EVIDENCE-BASED CARDIOLOGY
THIRD EDITION
CHRISTOPHER P. CANNON, BENJAMIN A. STEINBERG

エビデンス循環器病学
第3版

日本語版監修
道下一朗　　足利貴志
菅野晃靖　　福井和樹

翻　訳
神奈川PTCA研究会

ライフサイエンス出版

[原著]

Christopher P. Cannon MD
  Associate Professor of Medicine
  Harvard Medical School
  Senior Investigator, TIMI Study Group
  Cardiovascular Division
  Brigham Women's Hospital
  Boston, Massachusetts

Jonathan Walter Dukes, MD
  Postdoctoral Fellow in Cardiovascular Medicine
  Department of Medicine
  Division of Cardiology
  University of California
  San Francisco, California

Justin M. Dunn, MD, MPH
  Cardiology Fellow
  Department of Cardiovascular Medicine
  Cleveland Clinic
  Cleveland, Ohio

Benjamin A. Steinberg, MD
  Division of Cardiovascular Medicine
  Department of Medicine
  Duke University Medical Center
  Durham, North Carolina

Authorized translation of the original English edition
"Evidence-based Cardiology Third Edition"
by Christopher P. Cannon & Benjamin A. Steinberg

©2011 by Lipponcott Williams & Wilkins, a Walter Kluwer Business
©2012 Third Japanese Edition by Life Science Publishing Co., Ltd., Tokyo

訳者序

故 藤田直也医師に捧ぐ

"Evidence-Based Cardiology"の日本語翻訳『エビデンス循環器病学』は，初版，第二版と出版され，いずれも循環器医療に携わる方々のお役に立てたことを，大変光栄に存じます。このたび，"Evidence-Based Cardiology"第三版が出版されました。

初版，第二版は前東日本循環器病院心臓血管センター循環器内科部長であった故藤田直也先生が中心となって翻訳作業をされました。第二版は藤田先生より声を掛けていただき，神奈川PTCA研究会のメンバーと会長である私も加わり協同で翻訳作業を行いました。

第二版を刊行し，好評を得ていた矢先に，藤田先生は残念ながら病に倒れ帰らぬ人となってしまいました。その後，第三版が出版されたら，彼の遺志をついで是非，我々で翻訳したいと願っていたところ，今回第三版の翻訳を仰せつかり，再び神奈川PTCA研究会の多くの循環器専門医の皆様からご協力を得ることができ，翻訳本の出版に至りました。初版，第二版に引き続き，本書もより一層，皆様のお役に立てることを願っております。なお，翻訳にあたり，日本において未承認である薬品名は基本的に英文のままとし，また，明らかな誤植，データの記載の誤りは原論文を照会して訂正させていただきました。

最後に翻訳にご協力いただいた神奈川PTCA研究会の皆様には，心から御礼申し上げます。また，本書はライフサイエンス出版の多大なる尽力にて出版できますことを申し添えます。

2012年3月

国家公務員共済連合会横浜栄共済病院 診療部長　　道下　一朗
神奈川 PTCA 研究会会長
東京医科歯科大学医学部附属病院　　足利　貴志
横浜市立大学附属病院　　菅野　晃靖
神奈川県立循環器呼吸器病センター　　福井　和樹

日本語版監修

道下　一朗　横浜栄共済病院
足利　貴志　東京医科歯科大学医学部附属病院
菅野　晃靖　横浜市立大学附属病院
福井　和樹　神奈川県立循環器呼吸器病センター

翻　訳

秋田　孝子　菊名記念病院
浅田　俊樹　横浜栄共済病院
足利　貴志　東京医科歯科大学医学部附属病院
芦田　和博　横浜新都市脳神経外科病院
網代　洋一　国立病院機構横浜医療センター
荒川健太郎　藤沢市民病院
荒木　浩　昭和大学横浜市北部病院
有馬　健　湘南鎌倉総合病院
池田　泰子　町田市民病院
石橋　祐記　聖マリアンナ医科大学横浜市西部病院
磯村　直栄　昭和大学横浜市北部病院
伊藤　敦彦　公立学校共済組合関東中央病院
井守　洋一　湘南鎌倉総合病院
岩城　卓　横浜栄共済病院
上野　耕嗣　けいゆう病院
梅澤　滋男　平塚共済病院
大井　正也　横浜総合病院
大坂友美子　湘南鎌倉総合病院
大塚　雅人　横浜総合病院
大西　隆行　平塚共済病院
大西　祐也　平塚共済病院
大山　宗馬　湘南鎌倉総合病院
岡村　暢大　湘南鎌倉総合病院
小川　英幸　横浜市立大学附属病院
奥野　友信　イムス葛飾ハートセンター
小原　千明　昭和大学横浜市北部病院
小山田和弘　けいゆう病院
加藤　健一　横浜労災病院
加藤　大雅　横浜栄共済病院
加藤　陽子　東京医科歯科大学医学部附属病院
金森　健太　帝京大学医学部附属溝口病院
上嶋　亮　聖マリアンナ医科大学横浜市西部病院
川浦　範之　横浜市立大学附属病院
木村　一雄　横浜市立大学附属市民総合医療センター
木村　祐也　横浜栄共済病院
國島　友之　帝京大学医学部附属溝口病院
黒澤　利郎　町田市民病院

棗田　真吾　横浜栄共済病院
木暮　武仁　町田市民病院
小林　一士　平塚共済病院
小林　俊一　横浜船員保険病院
小山　幸平　聖マリアンナ医科大学病院
小山　豊　総合新川橋病院
齋藤　滋　湘南鎌倉総合病院
榊原　雅義　イムス葛飾ハートセンター
篠岡　太郎　東京医科歯科大学医学部附属病院
佐々木　毅　町田市民病院
佐々木俊雄　川崎市立多摩病院
佐々木理恵　横浜栄共済病院
佐藤　督忠　昭和大学藤が丘病院
椎貝　勝　イムス葛飾ハートセンター
椎葉　邦人　イムス葛飾ハートセンター
重永豊一郎　横浜市立大学附属病院
宍戸　晃基　湘南鎌倉総合病院
清水　規隆　たちばな台病院
清水　雅人　横浜南共済病院
下郷　卓史　聖マリアンナ医科大学病院
下浜　孝郎　北里大学病院
末永　英隆　湘南鎌倉総合病院
菅野　晃靖　横浜市立大学附属病院
杉下　靖之　公立学校共済組合関東中央病院
杉立　和也　湘南鎌倉総合病院
杉山　浩二　東京医科歯科大学医学部附属病院
鈴木　秀俊　横浜市立みなと赤十字病院
鈴木　雅仁　東京医科歯科大学医学部附属病院
鈴木　洋　昭和大学藤が丘病院
副島　京子　川崎市立多摩病院
髙村　武　横浜市立大学附属病院
竹下　聡　湘南鎌倉総合病院
竹村　仁志　町田市民病院
田中　慎司　湘南厚木病院
田中　直秀　国立病院機構横浜医療センター
田中　穣　湘南鎌倉総合病院
塚原　健吾　横浜市立大学附属市民総合医療センター

筒井	健太	帝京大学医学部附属溝口病院		藤波	竜也	東京医科歯科大学医学部附属病院
鶴見	由起夫	横浜総合病院		舟山	直宏	イムス葛飾ハートセンター
東條	大輝	北里大学病院		細田	順也	横浜市立大学附属病院
遠山	愼一	横浜船員保険病院		松下	浩平	横浜市立大学附属病院
飛田	一樹	湘南鎌倉総合病院		松実	純也	湘南鎌倉総合病院
中島	孝	横浜総合病院		松本	克己	横浜市立大学附属病院
中田	靖	横浜栄共済病院		水嶋	和彦	茅ケ崎徳洲会総合病院
仲地	達哉	神奈川県立循環器呼吸器病センター		水野	幸一	川崎市立多摩病院
中村	知史	東京医科歯科大学医学部附属病院		水野	真吾	湘南鎌倉総合病院
中村	浩章	平塚共済病院		道下	一朗	横浜栄共済病院
仁田	学	藤沢市民病院		宮澤	拓也	イムス葛飾ハートセンター
野末	剛	横浜栄共済病院		宮本	明	菊名記念病院
野村	悠	湘南鎌倉総合病院		武藤	和弘	神奈川県立循環器呼吸器病センター
袴田	尚弘	菊名記念病院		村上	正人	湘南鎌倉総合病院
林	英次郎	総合新川橋病院		森口	昌彦	東芝林間病院
速水	紀幸	帝京大学医学部附属溝口病院		柳下	敦彦	東京医科歯科大学医学部附属病院
疋田	浩之	横須賀共済病院		矢野	英人	藤沢市民病院
日比	潔	横浜市立大学附属市民総合医療センター		山内	正博	聖マリアンナ医科大学横浜市西部病院
福井	和樹	神奈川県立循環器呼吸器病センター		山中	太	湘南鎌倉総合病院
福田	直人	東芝林間病院		山家	謙	イムス葛飾ハートセンター
福田	正浩	菊名記念病院		柚本	和彦	横浜労災病院
藤井	洋之	横浜南共済病院		若林	公平	昭和大学藤が丘病院

謹告

本書において，薬剤の適応，副作用，投与法については正確を期しておりますが，それらは変更されることもあります．薬剤の使用にあたっては薬剤の添付文書をお読みいただき，それに従ってください．

序

　医学の他の領域と比べ，心臓病学の進歩は大規模臨床試験によっているといえる。薬剤，検査法，治療手技を評価する多数の試験がいま現在も進行中であり，前回の"Evidence-Based Cardiology"の出版以降も，いくつもの注目すべき臨床試験の結果が報告されてきた。

　本書の大きな目標は2点。(1)主要試験を体系的に要約すること，(2)主要な試験，ガイドラインを統合してその領域を概観することであり，その流れのなかで，参照した研究による情報を付与している。主要6領域の無作為化臨床試験の要約は，主要なものについては構造化，すなわち，デザイン，対象，治療，結果，必要に応じてあらたな視点を加え紹介している。いくつかの古い試験やレビューは削除し，新しいものを追加した。厳選したメタ解析，主要なレビュー論文，時に重要なトピックスに関する非無作為化試験についても，より簡略化した要約で紹介した。各章の文献に先行する概説は，関連する米国心臓協会／米国心臓病学会の診療ガイドラインに沿って展開している。

　第1章は予防医学，とくに脂質と栄養管理，さらには冠動脈疾患の各危険因子について述べた。ここは進展の著しい領域である。第2章は，プライマリーPCIとバイパス術による血行再建術について述べた。薬物溶出ステントや新しいデバイスについても述べている。第3章と第4章では，急性冠症候群に関する豊富なデータを概観した。急性冠症候群に対する治療オプションとしての，新規抗血小板薬，抗凝固薬の臨床試験や，ST上昇型心筋梗塞への侵襲的治療に関する新しい試験を取り上げた。第5章では心不全の薬物治療と，慢性心不全に対する再同期治療について述べた。第6章では心房細動治療における新しい薬剤，治療戦略，アブレーションや，心室不整脈に対する新しい薬剤，植え込み型除細動器など50以上の新しい臨床試験についても取り上げた。

　第5章，第6章は共著者(Justin M. Dunn, Jonathan Walter Dukes)によって，新たに見直して，アップデートすることができた。この第3版によって，読者諸賢がエビデンスに基づいた循環器病学の最新知見を把握し，患者へのよりよい治療に結びつくならば幸いである。

Christopher P. Canon, MD & Benjamin A. Steinberg, MD

目　次

第 1 章 心臓病の予防医学：冠動脈疾患の危険因子と一次，二次予防試験 1
- コレステロール，脂質および食事 1
  - 疫学 1
  - 全米コレステロール教育プログラム（NCEP）ガイドライン 4
    - 食事とビタミン 5
  - 特別食 5
- 薬物 7
  - 胆汁レジン製剤（コレスチラミン, colestipol）...... 7
  - フィブラート系（gemfibrozil, フェノフィブラート）...... 7
  - コレステロール吸収阻害薬（エゼチミブ）...... 8
  - HMG-CoA 還元酵素阻害薬（スタチン）...... 9
    - 一次予防試験 10
    - 二次予防試験 11
    - 一次予防と二次予防を組み合わせた試験 13
    - 早期スタチン導入試験 13
  - HDL コレステロールを上昇させる薬剤 14
    - ナイアシン 14
- 喫煙 15
- 糖尿病 15
  - メタボリックシンドローム 17
- 高血圧 17
  - 疫学 17
  - 病因 18
  - 診断，JNC 7 分類 18
  - 治療 18
    - 非薬物療法 18
    - 薬物療法 19
- 肥満 21
- 座りがちな生活習慣と運動 22
- 修正不能な危険因子 23
  - 家族歴 23
  - 年齢 23
  - 性別 23
- アルコール 24

ホルモン状態とホルモン療法 24
C 反応性蛋白 25
他の潜在リスク因子 27
    ホモシステイン 27
    リポ蛋白質関連ホスホリパーゼ A2 28
    感染 28
    遺伝子マーカー 29
一次および二次予防における抗血小板薬 30
    アスピリン 30
        一次予防試験 30
        二次予防試験 31
    クロピドグレル 31
参考文献 34

第 2 章　侵襲的手技と血行再建 99

冠動脈造影 99
    適応 99
    血流グレード 99
    狭窄形態 99
経皮的冠動脈インターベンション（PCI） 100
    施行と適応 100
    術者および施設症例数 101
    手技の詳細 101
        アクセス 101
        造影剤 102
        病変の評価 102
        バルーン血管形成術 104
        ステント 105
    薬物療法 106
        アスピリン 106
        ヘパリン 106
        低分子量ヘパリン 106
        直接トロンビン抑制薬 107
        チエノピリジン /ADP 受容体アンタゴニスト 107
        糖蛋白（GP）IIb/IIIa 受容体阻害薬 111
    PCI の適応 114

安定狭心症	114
不安定狭心症／非ST上昇型心筋梗塞	114
急性ST上昇型心筋梗塞	114
血栓溶解療法後	115
ステント留置とバルーン拡張術：大規模試験	115
直接ステント留置とバルーン前拡張	115
血行再建術再施行	116
合併症	116
入院中	116
入院中，退院後	118
再狭窄の治療と予防	119
薬物研究	119
放射線療法	120
薬剤溶出性ステント（DES）	120
方向性冠動脈粥腫切除術	122
回転式アテレクトミー（ロタブレータ（RA））	124
新しい技術	124
血栓切除	124
遠位塞栓保護	125
冠動脈バイパス術	126
大伏在静脈グラフト	126
内胸動脈	126
冠動脈バイパス術 vs. 薬物療法	126
冠動脈バイパス術 vs. 経皮的冠動脈インターベンション	127
参考文献	130

第3章 不安定狭心症／非ST上昇型心筋梗塞 205

疫学	205
病態生理	205
分類	205
不安定狭心症	205
非ST上昇型心筋梗塞	207
臨床と検査所見	207
病歴と症状	207
心電図	207
心原性酵素	207

クレアチンキナーゼとクレアチンキナーゼ MB 207
　　　トロポニン T と I 207
　　　ミオグロビン 208
　　　発症時における早期リスクの評価 208
　　治療 209
　　　アスピリン 209
　　　チエノピリジン系薬剤/ADP 受容体拮抗薬 209
　　　ヘパリン 210
　　　低分子ヘパリン（LMWH） 211
　　　直接トロンビン阻害剤 214
　　　GPIIb/IIIa 受容体阻害薬 215
　　　血栓溶解療法 216
　　　抗虚血薬物治療 216
　　　侵襲的戦略 218
　　非侵襲的検査 220
　　　トレッドミル運動負荷試験 220
　　　トレッドミル運動負荷核イメージング 220
　　　薬剤負荷イメージング 220
　　　超音波検査 220
　　　冠動脈コンピューター断層撮影血管造影 220
　　予後 220
　　　不安定狭心症 220
　　　非 ST 上昇型心筋梗塞 220
　　　事前のアスピリン使用（アスピリン不全） 221
　　　心電図 221
　　　トロポニン・レベル 221
　　　C 反応性蛋白 221
　　　B 型ナトリウム利尿ペプチド 221
　参考文献 222

第 4 章 ST 上昇型心筋梗塞 257
　疫学 257
　病因 257
　診断 257
　　疼痛 258
　　心電図 258

xi

心エコー図 258
血清マーカー 258
治療 259
　アスピリン 259
　クロピドグレル 259
　β遮断薬 260
　ACE阻害薬 261
　血栓溶解療法 262
　　血栓溶解療法の適応 262
　　禁忌 262
　　一般的薬物 263
　　予後規定因子 266
　経皮的冠動脈インターベンション 266
　　プライマリーPCI 266
　　ステント留置術 271
　抗血栓／抗血小板薬 272
　　ヘパリン 272
　　エノキサパリン 273
　　フォンダパリヌクス 273
　　直接トロンビン抑制薬 273
　　ワルファリン 274
　　静注糖蛋白 IIb/IIIa 受容体拮抗薬 275
　硝酸薬 277
　Ca拮抗薬 277
　抗不整脈薬 277
　マグネシウム 278
　アデノシン 278
　グルコース・インスリン・カリウム剤 278
その他の治療法 279
　鎮痛薬 279
　利尿薬 279
　血管収縮薬／変力薬（強心薬） 279
　一時ペーシング 279
　インスリン 280
　大動脈内バルーンポンプ 280
　緊急冠動脈バイパス手術 280

- 特殊な症例 280
  - 右室梗塞 280
    - 診断 280
    - 合併症 281
    - 治療 281
- 合併症 281
  - 早期 281
  - 亜急性期 282
  - 慢性期 283
- 心筋梗塞後の予後およびリスク層別化 283
  - 合併症のない経過 283
  - 合併症を伴う経過 285
  - 特殊検査 285
- 参考文献 287

第5章 心不全 375
- 疫学 375
- 病歴と身体所見 377
- 病因 377
- 検査 378
- 治療 379
  - 急性期 379
  - 長期治療 381
    - アンジオテンシン変換酵素阻害薬 381
    - アンジオテンシンⅡ受容体拮抗薬 382
    - RAS 拮抗薬（ACE 阻害薬 /ARB）併用 383
    - 利尿薬 384
    - アルドステロン拮抗薬 384
    - ジゴキシン 385
    - 血管拡張薬 385
    - アミオダロン 387
    - 治療の有効性が示されなかった薬剤 388
    - 治験中の薬剤 388
    - 両心室ペーシング 389
    - 手術療法 389
    - その他 392

xiii

合併症	393
心臓突然死	393
心房細動	393
塞栓症	393
参考文献	394

第6章 不整脈 ... 425

心房不整脈	425
疫学	425
自然歴	425
病因と危険因子	425
脳卒中の危険因子	426
治療	427
心拍数調節 vs. 洞調律維持	427
心拍数調節に対する薬物治療	428
心房細動の急性期除細動のための薬剤	429
洞調律の長期維持のための薬剤	433
カテーテルアブレーションおよび外科的アブレーション	435
電気的除細動	436
長期抗凝固療法	438
治験中の抗凝固療法治療薬	438
その他の治療法	440
心臓外科手術後の心房細動の予防	440
心室性不整脈	441
急性期治療：自動体外式除細動器（AED）	441
急性期治療：アミオダロン静注	442
二次予防の研究：薬剤か植込み型除細動器（ICD）か	442
一次予防の研究：抗不整脈薬	442
一次予防研究：薬剤とICD	444
一次予防研究：非虚血性心筋症患者	444
心臓ペーシング研究	445
ペースメーカーモード選択試験	445
血管迷走神経性失神に対するペーシング	446
心房細動予防としてのペーシング	446
うっ血性心不全に対する心臓再同期療法	446
参考文献	449

第1章 心臓病の予防医学：冠動脈疾患の危険因子と一次，二次予防試験

Christopher P. Cannon, Benjamin A. Steinberg

コレステロール，脂質および食事

疫学

　米国では推定1億700万人において総コレステロール値が上昇しており，全米コレステロール教育プログラム（NCEP）IIIガイドラインによれば3700万人（成人の5人に1人の割合）がコレステロール低下療法の対象となる。総コレステロールが10％低下すると冠動脈疾患による死亡率は約10％–15％，心筋梗塞発症はおよそ20％減少する。たとえば，食事や運動などの生活習慣の改善，もしくは薬物療法により総コレステロールが低下した場合，患者の年齢が若いほどその恩恵を受けるが，高コレステロール血症による疾患発症リスクが消失するには少なくとも5年以上かかるといわれている。また総コレステロール値が非常に低い場合は，正常の場合に比べてむしろ死亡率が高くなるとされているが，これはおそらく悪性腫瘍の罹患率がこの集団では高いからであろう。コレステロール値と他の主要な心血管危険因子を組み合わせた冠動脈疾患死のリスクを評価する心臓リスクシートが作成されていて，NCEP IIIガイドラインでは修正フラミンガムリスクスコアを用いて10年間の冠動脈疾患の発症リスクを評価している（**表1.1**参照）。

　低比重リポ蛋白(LDL)は総コレステロールよりも冠動脈疾患発症の強力な予測因子であることが，フラミンガム心臓病研究，Multiple Risk Factor Intervention Trial (MRFIT)試験，Lipid Research Clinics (LRC)試験などを含めた数々の研究において明らかにされている。事実，LDL値40 mg/dL以上ではLDL値が30 mg/dL多くなるごとに冠動脈疾患発症の相対リスクは30％ずつ増加する[Circulation 2004;110:227]。そのためLDL値がNCEP IIIガイドラインと次の更新版ガイドラインの中心に取り上げられている。そして，注目すべきは炎症のマーカーであるC反応性蛋白（CRP）が，LDLよりも予後評価に有用であることが示されている（後述参照）ことである。

　高比重リポ蛋白（HDL）値が高いと，冠動脈疾患死亡リスクが減少することにつながり，HDL値が1％減少すると冠動脈疾患発症リスクが2％–3％高くなる[17]。NCEP IIガイドラインではHDL値35 mg/dL以下を低HDLとしていたが，NCEP IIIガイドラインでは40 mg/dL以下を低HDLとし危険因子に挙げ，それに対しHDL値60 mg/dL以上ではリスクが低下するとしている（**表1.2**）。また，低HDLはメタボリックシンドロームの5つの診断項目のうちの一つとなっている（後述参

表1.1　男女の冠動脈疾患10年発症リスクの推計（フラミンガムポイントスコア）

1.年齢					
20-34:	－9/－7				
35-39:	－4/－3				
40-44:	0/0				
45-49:	3/3				
50-54:	6/6				
55-59:	8/8				
60-64:	10/10				
65-69:	11/12				
70-74:	12/14				
75-79:	13/16				

2. 総コレステロール mg/dL	20-39歳	40-49歳	50-59歳	60-69歳	70-79歳
＜160	0/0	0/0	0/0	0/0	0/0
160-199	4/4	3/3	2/2	1/1	0/1
200-239	7/8	5/6	3/4	1/2	0/1
240-279	9/11	6/8	4/5	2/3	1/2
≧280	11/13	8/10	5/7	3/4	1/2

3. 喫煙状況	20-39歳	40-49歳	50-59歳	60-69歳	70-79歳
非喫煙	0/0	0/0	0/0	0/0	0/0
喫煙	8/9	5/7	3/4	1/2	1/1

4. HDL (mg/dL)	
＞60:	－1/－1
50-59:	0/0
40-49:	1/1
＜40:	2

5. 収縮期血圧 mmHg	未治療	治療中
＜120	0/0	0/0
120-129	0/1	1/3
130-139	1/2	2/4
140-159	1/3	2/5
≧160	2/4	3/6

総ポイント	10年リスク(%)	総ポイント	10年リスク(%)	総ポイント	10年リスク(%)
＜0	＜1/＜1	9	5/1	18	≧30/6
1	1/＜1	10	6/1	19	≧30/8
2	1/＜1	11	8/1	20	≧30/11
3	1/＜1	12	10/1	21	≧30/14
4	1/＜1	13	12/2	22	≧30/17
5	2/＜1	14	16/2	23	≧30/22
6	2/＜1	15	20/3	24	≧30/27
7	3/＜1	16	25/4	25	≧30/30
8	3/＜1	17	≧30/5		

5つのコンポーネントを合算した総ポイントでCHDの10年リスクを推計する。10年リスクが20%を超えている場合CHD相当リスクとする（表1.2参照）。リスクが10%-20%でCHD危険因子が2個以上の場合，LDL値が130以上ならばLDL低下治療を開始すべきである（vs. 160以上で10年リスク10%未満：表1.2参照）。
CHD：冠動脈疾患，LDL：低比重リポ蛋白，HDL：高比重リポ蛋白

表1.2 ATP IIIのLDL目標値と，各リスクカテゴリーにおける生活習慣介入および薬物治療のカットポイントに関する最新の臨床試験エビデンスに基づく修正の提案

リスクカテゴリー	LDL目標値	生活習慣改善の開始	薬物治療を考慮[i]
高リスク CHD[a]あるいはCHD相当リスク[b] (10年リスク20%超)	< 100 mg/dL (任意の目標 < 70 mg/dL[f])	≧ 100 mg/dL[h]	≧ 100 mg/dL[j] (< 100 mg/dL：薬剤選択を考慮[i])
中度高リスク 2個以上の危険因子[c] (10年リスク10%–20%)	< 130 mg/dL[g]	≧ 130 mg/dL[h]	≧ 130 mg/dL (100–129 mg/dL：薬剤選択を考慮[k])
中度リスク 2個以上の危険因子[c] (10年リスク<10%)[d]	< 130 mg/dL	≧ 130 mg/dL	≧ 160 mg/dL
低リスク 0–1個の危険因子[e]	< 160 mg/dL	≧ 160 mg/dL	≧ 190 mg/dL (160–189 mg/dL：適宜LDL低下薬)

[a] CHDには心筋梗塞，不安定狭心症，安定狭心症，冠動脈形成術(PTCAあるいはバイパス)の既往，あるいは心筋虚血の有意な臨床的エビデンスを含む。
[b] CHD相当リスクには冠動脈以外の動脈硬化性疾患(末梢血管疾患，腹部大動脈瘤，頸動脈疾患(頸動脈起源の一過性脳虚血発作あるいは脳卒中，もしくは頸動脈の50%超の狭窄))，糖尿病，危険因子2個以上と10年CHDリスク20%超。
[c] 危険因子は次のもの：喫煙，高血圧(≧140/90 mmHgあるいは降圧薬服用中)，低HDLコレステロール(< 40 mg/dL)，若年発症CHDの家族歴(第一度近親男性55歳未満のCHD；第一度近親女性65歳未満のCHD)，年齢(男性65歳以上，女性55歳以上)。
[d] 10年リスク電子計算機はwww.nhlbi.nih.gov/guidelines/cholesterolにて入手可能。
[e] 危険因子0もしくは1個の人のほとんどは10年リスク10%未満であるため，0もしくは1個の人の10年リスク算定は不要である。
[f] 超高リスクでは選択目標の< 70 mg/dLがよい。高トリグリセリドの患者ではnon-HDL-C < 100 mg/dL。
[g] 任意のLDL-C目標値100 mg/dL未満。
[h] 高リスク，中度高リスクで生活習慣関連危険因子(例：肥満，運動不足，トリグリセライド上昇，低HDL-C，メタボリックシンドローム)を有する人はすべて，LDL-C値にかかわらず，これら危険因子修飾のための治療的生活習慣改善の候補である。
[i] LDL-C低下薬が用いられたときは，LDL-C値を少なくとも30%–40%低下に到達する強度で治療を行うべきである。
[j] 初診時LDL-Cが100 mg/dL未満ならば，臨床試験の結果からLDL低下薬の開始が治療の選択肢に入る。高リスクで高トリグセリドあるいは低HDL-Cならば，フィブラートあるいはニコチン酸とLDL低下薬の併用も考慮。
[k] 中度高リスク患者においては，初診時あるいは生活習慣改善治療の際のLDL-Cが100–129 mg/dLの場合，LDL-C低下薬によってLDL-C値を100 mg/dL未満とするかは，臨床試験に基づけば，治療選択肢の一つである。

Grundy SM, et al. Implications of recent clinical trials for the National Cholesterol Education Program Adult Treatment Panel III guidelines. *Circulation*. 2004;110: 227–39.

照)[Circulation 2005;112:2735]。non-HDLコレステロール(＝総コレステロール－LDLコレステロール)値も冠動脈疾患発症の予測因子であり[18]，新しいNCEPガイドラインではさまざまな危険因子の組み合わせカテゴリーにnon-HDLの目標値を設定している。

　高中性脂肪は独立した冠動脈疾患の危険因子とする数々のエビデンスがある[57]。およそ6万人近い症例を対象とした研究では種々の危険因子を補正した場合でも，高中性脂肪により男性では14％，女性では37％心血管リスクが増加した。肥満，身体活動低下，耐糖能異常，甲状腺機能低下症や，β遮断薬，エストロゲン，利尿薬の使用は中性脂肪値の上昇につながる。

　NCEPⅢガイドラインでは中性脂肪値150 mg/dL未満を「理想値」，150–199 mg/dLを「境界域」，200–499 mg/dLを「高値」，500 mg/dL以上を「きわめて高値」としている。また高中性脂肪も低HDLとともにメタボリックシンドロームの5つの診断項目のうちの一つとしている(後述参照)。

　リポ蛋白(a)(Lp(a))は構造的にはLDLに類似し，アポリポ蛋白(a)(apo(a))1分子が付着している。これは弱いが独立した冠動脈疾患の危険因子である。いくつかの研究結果からはLp(a)が危険因子であるか否かについては意見が一致していないが[56,57,59,60]，最低1年間以上の追跡調査した最近の27研究のメタ解析では，Lp(a)値の上位3群と下位3群を比較すると，上位3群は下位3群に比べ冠動脈疾患リスクが1.6倍の高かった。さらにWomen's Health Study(WHS)では女性においてLp(a)が最も高い群で，冠動脈疾患リスクが高いことが示された。また，ホルモン療法がそのリスクを減少させる効果があることも示されている　。Lp(a)値は測定することが困難で，それぞれの研究でさまざまな測定法や保存法が用いられている。重要な問題として，脂質低下薬でLp(a)の値を十分下げることが困難なこと，そもそもLp(a)の値を下げる臨床的意義がはっきりとはわかっていないことが挙げられる。

全米コレステロール教育プログラム(NCEP)ガイドライン

　NCEP Ⅲガイドラインは，20歳以上のすべての成人が少なくとも5年に1度は脂質を検査することを推奨していたが[3,14]，現在では，最初のスクリーニングとしてLDL値と中性脂肪値の測定をするよう勧めている。NCEP Ⅱと比較して，NCEP Ⅲでは以下の変更点がある。すなわち，(a)糖尿病患者と他の高リスク疾患(末梢血管疾患，症候性頸動脈疾患，腹部大動脈瘤)は冠動脈疾患症例と同等に扱い，(b)より高リスク患者の同定のため修正フラミンガムリスク表の使用，(c)リスクカテゴリー別non-HDLコレステロールの目標，(d)メタボリックシンドロームの追加である。

　NCEPにおけるLDLの目標値を表1.2に示す。注目すべきは，10年間の冠動脈疾

患のリスクが20％以上であれば，冠動脈疾患患者と同等であるとしたことである。表1.1はこの10年間のリスクを推定するための修正フラミンガムリスクスコアを示している。冠動脈疾患症例，もしくはそれと同等のリスクの症例では，LDL 100–129 mg/dLの場合には薬物療法は任意とした。しかしながら，その後に公表されたHeart Protection Study（HPS）[44]とPravastatin or Atorvastatin Evaluation and Infection Therapy-Thrombolysis In Myocardial Infarction 22（PROVEIT-TIMI 22）[46]によってNCEP IIIガイドラインは2004年に改訂された。とくに，高リスク症例もしくは超高リスク症例ではLDLコレステロール70 mg/dL未満でも治療の対象になりうると提唱されたことは注目すべき点である。さらに，LDLコレステロール100 mg/dL以上の症例は生活習慣の是正と同時にLDL薬物療法の適応であることが示された。

食事とビタミン

生活習慣の改善療法（therapeutic lifestyle changes; TLC）食における栄養構成は以下の通りである。飽和脂肪：総カロリーの7％以下，全脂肪：総カロリーの25％–35％，食物繊維：20–30 g/日，そしてコレステロール：200 mg/日以下。食物繊維摂取はコレステロールに対して影響が少なく，およそ25％の患者では食事療法をしても変化がなく，平均的には総コレステロール10％–15％の減少にとどまる。

Nurses' Health Study（NHS）[62]を含むいくつかの疫学研究で，ビタミンEの摂取量増加により心血管疾患が減少することが示された。冠動脈疾患患者2,002例を対象とした無作為化研究であるCambridge Heart Antioxidant Study（CHAOS）[62]において，ビタミンE摂取は心血管死と心筋梗塞を有意に減少させた。しかし，Alpha-Tocopherol Beta-Carotene Cancer Prevention（ATBC）試験[63]，GISSI予防試験[64]とHeart Outcomes Prevention Evaluation（HOPE）試験においては，いずれもビタミンE摂取による効果は認めらなかった[65]。さらに最近では，WHS試験においてビタミンE摂取による心血管疾患の改善効果は認められておらず[66]，高用量ビタミンE摂取を解析したメタ解析では，むしろビタミンE摂取群のほうが死亡率は高かった[67]。

特別食

1　魚とω-3脂肪酸摂取：オランダ人の男性852人を対象とした試験では，30 g/日（魚料理を週1–2皿相当）以上の魚を摂取している群では，50％以上の死亡率低下が認められた。2,033人の症例を対象とした無作為化研究のDiet and Reinfarction試験において，魚摂取，もしくは魚油サプリメントによりω-3脂肪酸摂取量を増加させたグループでは，そうでないグループと比較して29％死亡率を低下させた。17年間追跡調査された前向き症例対照研究である

Physicians' Health Study (PHS)において，男性での登録時の長鎖n-3脂肪酸値が第1四分位内の群と比較すると，第3四分位群（補正相対リスク0.28）と第4四分位群（補正相対リスク0.19）は，突然死の相対リスクが有意に低下していた[75]。11,324人を対象としたGISSI予防試験において，通常療法（たとえば，アスピリン，スタチンなどの投与）を受けていても850 mgのω-3脂肪酸摂取は突然死を45％減少，総死亡を20％減少させた。魚摂取量増加が脳卒中のリスクを減少させた報告もある[JAMA 2002;288:3130参照]。

　これらのデータに基づいて，最近米国心臓協会（AHA）は，冠動脈疾患の既往のある患者では1日当たり1 gのω-3脂肪酸を摂取するよう勧告した[76]。この必要量を満たすための十分な魚を摂取できない場合には，エイコサペンタエン酸（EPA）180 mgとドコサヘキサエン酸（DHA）120 mgを含む1 gの魚油カプセルを毎日補充することを推奨している。中性脂肪値が高い場合には，より高用量（2–4 g/日）を考慮すべきである。しかし，AHAは，とくに2006年の系統的レビューで，長鎖もしくは短鎖ω-3脂肪酸が死亡や心血管疾患，癌に対して効果がなかったことを考慮し，ω-3脂肪酸の研究は現在進行中であるとしている[77]。

2　高食物繊維食：21,930症例を対象としたATBC試験では，冠動脈疾患死亡リスクは食物繊維の摂取量と逆相関した（食物繊維摂取量で五分位に分けると，最高摂取群（34.8 g/日）は最低摂取群（16.1 g/日）に比べ，相対リスクは0.69であった）[71]。NHS試験の結果でも，食物繊維の摂取量と冠動脈疾患イベントの有意な関連が報告された。1日10 g食物繊維摂取が増加すると，多変量解析による相対リスクは0.81（95％の信頼区間（CI）0.66–0.99）となる。最後に，最近の医療女性専門職39,876人における試験では，食物繊維摂取量で五分位に分けると，最高摂取群（26.3 g/日）は最低摂取（12.5 g/日）より心血管イベントが有意ではないが21％少なかった[74]。

3　地中海風料理（パン食，フルーツ，マーガリンが多く，肉，バター，クリームが少ない）：605例を対象とした無作為化研究であるLyon Heart Studyでは，2.3年の経過中，死亡および心筋梗塞の73％の減少がみられ，3.8年の経過中総死亡の56％の有意な低下がみられた[68]。この食事の利点は，ω-3脂肪酸摂取増加と相関していた[Am J Cardiol 2000;85:1239参照]。

　さまざまな食事の，体重の減量やCVDに対する効果の研究は，結果もさまざまである。しかし，いくつかの明確なメッセージも示されている。2005年に，3つの食事（共通して飽和脂肪酸は少ないが，(a)高炭水化物，(b)高蛋白もしくは(c)高単価不飽和脂肪酸）を比較した無作為化研究であるOmniHeart試験が報告された[78]。3つの食事すべてで，ベースラインと比較して血圧とLDLコレステロールの改善を認めたが，高蛋白食と高単価不飽和脂肪酸食のほうがより改善してい

た。Dansingerらは2005年に4つの食事療法（Atkins（低炭水化物食），Ornish（低脂肪食），WeightWatcher（カロリー制限食），Zone（栄養バランス食））を比較したが，4つの食事とも体重や心臓・メタボリックシンドロームのリスクファクターに好影響をもたらし，患者は長期に継続することが可能であった[79]。要するに食事療法は，体重の調整や心血管の健康に影響することが可能であり，さらに大切なのは，患者が正しい食事内容を選択することよりも，継続できる食事療法を見つけることなのである。

薬物

胆汁レジン製剤（コレスチラミン，colestipol）

これらの薬物は胆汁酸に結合し，再吸収を防ぐことによって脂質レベルを低下させる。一般的には，LDLコレステロール値は15%–30%低下，HDLコレステロール値は3%–5%増加し，中性脂肪値は上昇することがある。一方，味が悪く，胃もたれ，胃内ガス貯留，膨満感，便秘などの消化器症状があるため，しばしばコンプライアンスが不良となる。また，多くの薬物との相互作用があるとともに，胆石のリスクも増加する。Lipid Research Clinic Coronary Primary Prevention Trial[22]では，平均総コレステロール291 mg/dL，平均LDL215 mg/dLの男性3,806人にコレスチラミンを使用し，7.4年以上の経過中に心筋梗塞を17%減少，冠動脈疾患死と心筋梗塞を19%減少させた。しかし，総死亡には有意差を認めなかった。Cholesterol Lowering Atherosclerosis Study（CLAS）試験[52]は，冠動脈造影を用いて冠動脈バイパス術前の162人の男性に対し，colestipolとナイアシンの併用を検討した小規模の研究である。薬物療法により，総コレステロール（26%）とLDL（43%）が低下し，HDL（37%）が増加し，動脈硬化退縮率（16.2% vs. 2.4%）が高くなり，バイパスグラフトの新規病変は少なかった。Familial Atherosclerosis Treatment Study（FATS）試験[53]とNational Heart, Lung, and Blood Institute studyでは，両試験ともcolestipol治療群にて脂質低下効果と冠動脈造影上の経過が良好であった。このように，コレステロールは心血管イベントの鍵であり，またコレステロール値をこれらの薬物が低下させることで，臨床的な予後を改善するという"脂質仮説"に重要であるが，その副作用や相互作用，より効果的で忍容性に優れた新薬が開発されたことなどから，臨床的には使用されることは少ない。

フィブラート系（gemfibrozil, フェノフィブラート）

これらの薬剤（たとえば，gemfibrozil（本邦未承認），フェノフィブラート）

は，一般的にはHDL値を10%–15%増加させ中性脂肪値は20%–50%減少させるが，LDL値にはあまり影響せず，通常，忍容性に優れている．Helsinki Heart Study[23]は，無症候性高コレステロール血症の男性4,081人でgemfibrozilの効果を評価した．5年間の経過観察期間で，gemfibrozilは心イベントを34%減少させ，冠動脈疾患の死亡率を26%減少させた．しかしながら，総死亡ではgemfibrozil群で事故，暴力，頭蓋内出血での死亡が多かったため，有意差を認めなかった．Veterans Affairs HDL Intervention Trial（VA-HIT）試験は2,531人の患者の二次予防効果を検討した研究であるが，gemfibrozilは有意ではないが死亡率を10%減少させ，冠動脈疾患による死亡と心筋梗塞の発症を20%減少させた[37]．

　World Health Organization Cooperative Study[21]は，高コレステロール血症の男性患者10,627人に対するクロフィブラートの効果を検討している．平均5.3年の経過観察期間で，クロフィブラートは非致死性心筋梗塞を25%減少させたが，総死亡は47%増加した（$p < 0.05$）．Coronary Drug Projectでは，クロフィブラートは総死亡に影響しなかった．

　1万人を対象にしたFenofibrate Intervention and Event Lowering in Diabetes（FIELD）試験では，フェノフィブラート群はコントロール群（プラセボ）に比較し臨床的な予後が改善していた[38]．しかし残念ながら，プラセボ群と比較しフェノフィブラート群で経過観察期間中のスタチン治療の開始例が多く，結果を曖昧にしている．

　最近，ACCORD試験の研究者が，既にシンバスタチンで治療されている5,518人の2型糖尿病の患者にフェノフィブラートもしくはプラセボを追加し，フィブラートの心血管疾患予防効果を評価した．4.7年間で，一次エンドポイントの心血管死，心筋梗塞，脳卒中には有意差を認めなかった．しかし，サブ解析に基づくと，高中性脂肪血症や低HDL血症に対してのフェノフィブラートを使用した症例では，その予防効果が示唆された．

コレステロール吸収阻害薬（エゼチミブ）

　この新しい薬剤は，食事性および胆汁性コレステロールの腸管壁からの吸収を阻害する作用をもつ．このエゼチミブ単独投与が中程度のLDL減少（18%）をもたらすことが知られており[Clin Ther 2001;23:1209]，さらに重要なことは，その効果はスタチン併用によってより増強することである[28,29]．LDLコレステロールが目標値に到達しない，769人の患者の無作為化研究で，スタチン単独群がわずか19%しか治療目標に到達しなかったのに対し，エゼチミブとスタチン併用群では実に72%が治療目標に到達した．スタチン併用投与でも認容性は良好で[30,32,33]，エゼチミブはスタチン単独療法でLDLが目標に到達しない患者に考慮されるべき薬剤である．しかしながら，スタチンにエゼチミブを併用した臨床的メリットについ

ては，現在なお調査中である。720人の家族性高コレステロールのある患者の研究 (Ezetimibe and Simvastatin in Hypercholesterolemia Enhances Atherosclerosis Regression (ENHANCE)) では，シンバスタチン80 mg投与に加え，エゼチミブ10 mg併用もしくはプラセボ併用に無作為に割り付けられた[31]。しかしながら，動脈硬化改善の指標として測定した一次エンドポイントである頸動脈内膜中膜複合体肥厚の変化では，有意差を認めなかった。エゼチミブのスタチンに併用した際のイベント予防評価に主眼を置いた現在進行中のIMPROVE-IT試験では，これによるLDL低下が，臨床的イベント改善をもたらすかどうかについて明らかにするであろう。

HMG-CoA還元酵素阻害薬（スタチン）

　この薬剤は肝臓でコレステロール合成の律速段階を抑制し，一般的にはLDL値を20％–60％減少させ，HDL値を5％–15％増加，そして中性脂肪値を10％–20％減少させる。効果の弱いものから強いものへと順にならべると，フルバスタチン，lovastatin（本邦未承認），プラバスタチン，シンバスタチン，アトルバスタチン，ロスバスタチンの順になる。プラバスタチン以外のすべてのスタチンはチトクロムP450によって代謝される。スタチンの副作用はおよそ1％–2％と少なく，これらは軽度の耐糖能異常，肝機能検査値上昇，ミオパシー（まれであるが，多くはナイアシン，シクロスポリン，gemfibrozilあるいはエリスロマイシンなどの併用で発症）である。NCEPが推奨するLDLレベルを達成するように徐々に増量することが重要である。なぜなら，およそ5,000人の冠動脈疾患患者を対象とした研究では，NCEPのLDLの目標値である100 mg/dL以下を達成しているのはわずか25％しかいなかったからである。

　スタチンが冠動脈疾患と総死亡率で有意な減少を達成するのには，以下に示すとおりいくつかの作用機序（「多面的作用」）が示されている。

1　血管内腔の拡大：多くの血管造影を行った臨床研究において（たとえば，CLAS-I, FATS, MARS, CCAIT, SCRIP, MAAS, PLAC-I, REGRESS, LCAS, SCAT, HATS[52,53,55]）血管内腔変化はごくわずかであり，この説は否定的である。
2　内皮依存の血管拡張の回復：小規模の研究では，急性冠症候群後早期のスタチン投与（10.4±0.7日）により，6週間後の内皮機能が早期に改善されることが報告されている。
3　血栓形成の抑制（後述の早期スタチン導入試験参照）。
4　抗炎症作用：スタチンが有意にCRPレベルを減少させる（Pravastatin Inflammation/CRP Evaluation (PRINCE)の結果[179]参照）。
5　動脈硬化病変でのコレステロール含有量の減少による，線維性被膜が安定化

すること，またその他の機序によるプラーク安定効果[Circulation 2001;103:926]。
　最近の59の無作為化対照比較研究のメタ解析が，コレステロールを下げる脂質低下薬のうち，スタチンだけが冠動脈疾患死および総死亡率（それぞれ34％と25％の相対比減少）を有意に減少させることを明らかにした[4]。他のスタチンのメタ解析において，スタチン治療は総死亡を22％，心血管死亡を28％，脳卒中を29％抑制した[3]。無作為化研究を解析した別の報告では，この薬剤の効果は時間とともに拡大することを報告している（最初の2年で死亡が7％低下するのに対し，5年経過すると25％低下する）。
　加えて，PROVE IT-TIMI試験（後述参照）の詳細な解析では，急性冠症候群の患者におけるコレステロール低下作用とは別に，多くの潜在的な多面的作用について強調している[12]。これらには，内皮活性化・機能への効果，凝固作用カスケード改善，炎症のマーカーに対する改善効果が含まれている。

一次予防試験

　West of Scotland Coronary Prevention Study（WOSCOPS）は平均総コレステロール272 mg/dLの6,595症例の無作為対照化研究である。5年間において，プラバスタチン群では非致死的心筋梗塞が29％減少し（$p<0.001$），心臓血管死亡率が32％減少し（$p=0.033$）そして総死亡率が22％減少した（$p=0.051$）。Air Force/Texas Coronary Atherosclerosis Prevention Study（AFCAPS/TexCAPS）[25]では，総コレステロールとLDLレベルは平均ではあるが，HDLレベルが平均より低下している男性および閉経女性9,605症例を，無作為にlovastatinあるいはプラセボに振り分けている。平均5.2年の追跡期間中に，lovastatin群では主要な急性冠動脈イベントのリスクが37％減少した（$p<0.001$）。注目すべきは，AFCAPS/TexCAPSエントリー患者のうち，NCEPガイドラインによって投薬が必要と考えられる症例はわずか17％であり，適応を拡大すべきであることを示唆している。さらに，アトルバスタチンとプラセボを比較検討したAnglo-Scandinavian Cardiac Outcomes Trial（ASCOT）（10,305症例）では，アトルバスタチン群がプラセボ群と比較して，非致死的心筋梗塞と致死的冠動脈疾患で有意な36％の減少がみられたことから（1.9％ vs. 3.0％，$p=0.0005$），当初の予定より早く，2002年10月に中止された[30]。
　最新の一次予防の試験には，心血管疾患既往がない2型糖尿病の2,838人の患者を登録したCollaborative Atorvastatin Diabetes Study（CARDS）[26]がある。この試験は，アトルバスタチン10 mg/日内服およびプラセボに無作為に割り付けられている。急性冠症候群，冠血行再建もしくは脳梗塞といった一次エンドポイントの相対危険度37％の減少がアトルバスタチン群で見られ，この試験も早期に中止となった。さらに，最新の一次予防試験で動脈硬化一次予防にさらなる可能性を認めるのが，Justification for the Use of Statins in Prevention: an

Intervention Trial Evaluating Rosuvastatin（JUPITER）試験[27]である。JUPITER試験では，LDL 130 mg/dL未満の高感度CRP 2.0 mg/L以上の健康なおよそ1万8千症例がロスバスタチン20 mg/日もしくはプラセボに無作為に割り付けられた。ロスバスタチン対プラセボで衝撃的にも心血管イベントが44％減少しており（$p<0.00001$），心血管疾患の既往のない患者でのリスク層別化の必要性が強調された。

さらに，スタチン内服患者における，一次エンドポイントのために血管内超音波（頸動脈もしくは冠動脈血管内超音波）を用い，プラーク断面積について観察している一次予防試験もある。ASTEROID (a study to evaluate the effect of rosuvastatin on intravascular ultrasound-derived coronary atheroma burden) [JAMA 2006;295:1556-1565参照]とMETEOR（measuring effects on intima-media thickness: an evaluation of rosuvastatin）[JAMA 2007;297:1344-1353参照]の両方がロスバスタチンを服用している患者のプラーク断面積を評価している。両試験ともに，それぞれの血管でのプラーク断面積が減少していることを明らかにした。さらにASTEROID試験では，高用量のロスバスタチンで動脈硬化の退縮に伴い，心血管イベントが改善していることを示唆した。

二次予防試験

Scandinavian Simvastatin Survival Study（4S）[34]は4,444人の総コレステロール（>213 mg/dL）の高い冠動脈疾患の既往のある患者を登録した無作為対照化研究である。5.4年間の追跡で，シンバスタチン40 mg/日投与により，総コレステロールは25％低下し，LDLは35％低下し，冠動脈疾患死亡は42％減少し，総死亡は有意に30％減少した。また，シンバスタチン投与患者における冠血行再建施行は34％減少し，脳血管イベントは致死性・非致死性を問わずに減少した。

Cholesterol and Recurrent Events（CARE）試験[35]では，総コレステロールが正常もしくは軽度高値（<240 mg/dL）の症例に対し，プラバスタチン40 mg/日の効果について検討した。5年間後，プラバスタチン群では心臓死と非致死的心筋梗塞が24％減少した（$p=0.003$）。治療前のLDLが125 mg/dL以下の場合は，糖尿病患者のみにおいても有意な改善が得られた。

Long-term Intervention with Pravastatin in Ischemic Disease（LIPID）試験[36]では冠動脈疾患既往があり，総コレステロールレベル155–271 mg/dLの9,000以上の症例でプラバスタチン（40 mg/日）の投与効果を検討している。プラバスタチン群では，冠動脈疾患死における相対危険率が24％減少し（$p<0.001$），総死亡における相対危険率が22％減少し（$p<0.001$），脳卒中における相対危険率が19％減少した（$p=0.048$）。血行再建における相対危険率の減少は20％（$p<0.001$）であった。このように，LIPIDとCAREの両試験では，総コレステロールレベルが正常であっても，冠動脈疾患患者に積極的にスタチンを用いることへの有効性をア

ピールした。

Post-CABG trial[54]は大伏在静脈用いたバイパス手術後，少なくとも1本は大伏在静脈バイパスが開存している1,351症例を用いて血管造影を施行した試験であるが，lovastatin（40–80 mg/日，必要があればコレスチラミン併用）を用いて積極的LDL低下療法を行った。85 mg/dL以下までLDLを下げることが，グラフト開存率の上昇と再血行再建術の29％減少につながっていると報告した。この成績は冠動脈バイパス術後の患者に積極的にLDLを下げることが重要であることを示唆した。

最新の最大規模二次予防試験にはTNT（Treating to New Targets）とIDEAL（Incremental Decrease in End Points Through Aggressive Lipid Lowering）がある[46,47]。両試験では安定冠動脈疾患症例（TNTでは10,001症例，IDEALでは8,888症例）を登録し，高用量もしくは通常量のスタチン（TNT試験ではアトルバスタチン10 mgもしくは80 mg，IDEAL試験ではシンバスタチン20 mgもしくはアトルバスタチン80 mg）に無作為に割り付けし，およそ5年間臨床経過を観察している。TNT試験では，80 mg群で10 mg群よりも，主要イベント（心疾患による死亡，非致死的心臓発作，心停止後の蘇生および脳卒中）の2.2％の絶対リスクの減少をもたらした（$p<0.001$）。IDEAL試験では，高用量スタチン群（アトルバスタチン80 mg）では主要エンドポイントである心疾患による死亡，非致死的心筋梗塞，心蘇生が少なかったが，高用量スタチン群での危険率0.89は統計的有意差を満たさなかった（$p=0.07$）。しかしながら，TNT試験，IDEAL試験を含め同様の試験では，スタチンの臨床的なメリットがあることで一致している。

さらに改善された二次予防戦略を明らかにするために，Clinical Outcomes Utilizing Revascularization and Aggressive Drug Evaluation（COURAGE）試験では，2,287の安定冠動脈疾患症例をPCI＋薬物治療＋生活習慣の改善もしくは薬物治療＋生活習慣の改善のみに無作為に割り付けられた（3章参照）。一次エンドポイントは，死亡もしくは非致死的心筋梗塞であり，4.6年にわたって追跡を行った。驚くべきことに，この試験では，臨床エンドポイントにおいてPCIを行った群と薬物療法の群では，有意差がない結果となった。この結果は，血行再建術は症状は改善させても臨床イベントの予防はしないという，これまでの小規模臨床試験から得られた結果を補強するものをなった。

脂質低下作用とは異なるスタチンの新たな多面的効果も期待され，入院中の本薬の使用頻度が増加している。Cardiac Hospitalization Atherosclerosis Management Program（CHAMP）試験では，入院中のスタチン使用が6％から86％に増加し，LDL目標値（<100 mg/dL）到達は6％から58％に達した［Am J Cardiol 2001;87:219参照］。

一次予防と二次予防を組み合わせた試験

　冠動脈疾患，糖尿病，もしくは閉塞性動脈疾患の20,536人の患者をシンバスタチン40 mg/日内服もしくはプラセボに無作為に割り付けしたHPS試験[44]では，スタチンの群で有意に総死亡が低下していた(12.9% vs. 14.7%，$p=0.003$)。興味深いのは，LDL値が3.0 mmol/L (116 mg/dL)未満の群で解析しても，シンバスタチンによるイベントの有意な減少がみられたことである。これらの結果は，脂質低下療法を行う対象を拡大するべきである，という結論をもたらした。

　また，高齢者高脂血症の治療効果については十分な検討が行われていなかった。PROspective Study of Pravastatin in the Elderly at Risk (PROSPER)試験では，血管病あるいはそのリスクファクターをもった年齢70–82歳の5,804症例がプラバスタチン40 mg/日，もしくはプラセボに無作為に割り付けられた。プラバスタチン群では冠動脈心疾患による死亡を相対的に24%減少させた。この大規模試験では，高齢患者においても，スタチン治療によるイベント抑制が期待できるというエビデンスが示された。

早期スタチン導入試験

　いくつかの研究において，急性冠動脈イベント発症後早期からのスタチン導入の有効性について検討がなされている。3,086例の不安定狭心症および非ST上昇型心筋梗塞の患者が登録されたMyocardial Ischemia Reduction with Aggressive Cholesterol Lowering (MIRACL)試験[40]では，80 mg/日のアトルバスタチン投与群においてプラセボ群と比較し，一次エンドポイントにおいて相対リスクが15%も低下した。これは主に虚血性イベント再発率が低減したことによるものであった（アトルバスタチン群 14.8% vs. プラセボ群 17.4%，$p=0.048$)。また，このメリットはLDL値やその低下率とは関係しておらず，脂質低下以外の多面的作用によるものである可能性が示唆された。

　PROVE IT-TIMI 22 は，急性冠症候群にて入院した4,162例を，標準的治療群（プラバスタチン40 mg/日）と積極的治療群（アトルバスタチン80 mg/日）に割り付け，平均24か月に渡って追跡し予後調査したものである。一次エンドポイントは総死亡，心筋梗塞，再入院を要する不安定狭心症，再血行再建術，脳卒中とされた[46]。平均2年のフォローアップ期間でのイベント発生率は，標準的治療群で26.3%，積極的治療群で22.4%であり，積極的治療群で16%という有意な危険率の低下を認めた($p=0.005$)。発症30日以内の早期から，この有益性は認められた。

　Aggrastat to Zocor (A to Z) のZ-phaseは，4,497例の急性冠症候群患者を早期積極的治療群（シンバスタチン40 mg/日を1か月投与後，80 mg/日に増量）と晩期標準治療群（プラセボを4か月投与後，シンバスタチン20 mg/日を投与）に無作為に割り付けし，24か月間に渡り追跡した研究である。一次エンドポイント（心血管死，非致死性心筋梗塞，急性冠症候群による再入院，脳卒中）は，早期積極

的治療群で2.3％の絶対的低下を認めたが，統計的には有意差は認められなかった（$p=0.14$）。しかし，この研究で得られた全体的な傾向は，PROVE IT-TIMI 22やTNTなどの他研究で得られた知見と同様なものであった。これら2つの研究をTNTおよびIDEAL[J Am Coll Cardiol 2006;48:438-445]の結果と合わせて考えると，冠動脈疾患患者における積極的脂質低下療法のエビデンスは確固たるものとなった。

HDLコレステロールを上昇させる薬剤

ナイアシン

ナイアシンは，肝でのトリグリセリドの合成や超低比重リポ蛋白（very low density lipoproteins；VLDL）の分泌を減少させることにより，末梢組織からの遊離脂肪酸の動員を抑制するビタミンBである。一般的にはナイアシンはLDL値を10-25％減少，HDL値を15％-35％増加，トリグリセリド値を20％-50％減少させ，さらにリポ蛋白（a）値も減少させる。一般的な副作用は潮紅であるが，アスピリンを毎日服用することでよりコントロール可能となる場合が多く，また，この徐放製剤も潮紅を軽減させる。その他の副作用として，高血糖，高尿酸血症，肝機能障害，消化性潰瘍の増悪などが報告されており，まれではあるが横紋筋融解症を発症することもある。心筋梗塞の既往を持つ8,000例の男性を登録した無作為化研究であるCoronary Drug Project[32]では，被験者に3 g/日のナイアシンを投与したところ，5年間の観察期間での非致死性心筋梗塞の発症率が27％低下し，15年間の観察期間での総死亡率が11％も低下した。他薬剤とのナイアシンの併用効果を検討した研究（たとえば，CLAS, FATS, HDL-Atherosclerosis Treatment Study（HATS）[52,53,55]）においても，脂質レベルの有意な改善と，冠動脈心疾患による死亡率の減少が証明されている。しかしながら，ナイアシンによる潮紅は多くの患者にとって同剤を服用することへの障害となっており，その副作用を軽減するために各種薬剤の併用が検証されているが，有効なものは確立されていない。

低HDL血症が心血管病の危険因子となることから，HDLコレステロールを上昇させる治療法が積極的に検討されている。コレステリルエステル転送蛋白（cholesterol ester transfer protein; CETP）阻害薬は，HDLコレステロールを著明に上昇させることが証明されているが，臨床データはまだ得られていない。最初に第3相試験に至ったトルセトラピブにおいては，積極的治療群において死亡率の増加を認めたため，残念ながら試験は中断した[N Engl J Med 2007;356:1304-1316; N Engl J Med 2007;357: 2109-2122]。この結果に関しては，薬剤による血圧上昇が悪影響をきたした可能性が高いとされているが，そのメカニズムに関してはよくわかっていない。しかしながら，さらなる心血管に対する有効性を期待して，現在なおHDLをターゲットとした新薬の開発が行われている[Lancet 2007; 370:1907-1914; Eur Heart

J 2010;31:390-393]。

喫煙

　喫煙は心筋梗塞のリスクを約3倍，冠動脈疾患による死亡リスクを約2倍増加させる[95-100]。喫煙者が他の主要な冠危険因子（たとえば，高血圧症，糖尿病，脂質異常症）を合併した場合には，その死亡や心筋梗塞のリスクは約20倍にまで増加する[96]。禁煙した場合には，そのリスクは数年かけて徐々に元のレベルにまで低下する[97]。受動的あるいは間接的な喫煙曝露では，冠動脈疾患による死亡率は平均20％-25％増加する[98,100]。しかし，受動喫煙の頻度が多い場合には，そのリスクは2倍近くにまで増加する[99]。事実，公共エリアでの禁煙条例が施行された地域を対象とした研究では，同地域での冠動脈疾患発生率の明らかな減少が示されている[101,102, Circulation2006;114:1490-1496, Arch Intern Med 2008;168:1950-1960]。また，金銭的誘因が禁煙支援に有用であることを示した研究もある[N Engl J Med. 2009; 360: 699-709]。

　禁煙補助薬の開発も進められている。禁煙補助目的によく使用される抗うつ薬であるbupropion（本邦未承認）に加え，新たな薬剤であるバレニクリンのさらなる有効性が証明された[103]。$\alpha_4\beta_2$ニコチン性アセチルコリン受容体部分作動薬であるバレニクリンは，現在，禁煙補助薬として承認されており，非常に有効であるということがわかってきている。さらに，バレニクリンは心血管疾患の既往のある患者においても，その安全性が示されている[104]。

糖尿病

　AHAは2005年時点において，米国で糖尿病と診断された患者は1500万人おり，加えて600万人が診断されずに存在していると推測している。また，その95％以上はインスリン非依存型糖尿病（NIDDM）の患者である。さらに，耐糖能障害は糖尿病の前駆段階と考えられ，そのような前糖尿病状態にあるものは6000万人にも及ぶと考えられている。最近10年間における冠動脈心疾患による死亡率は，一般国民では著明に低下しているにもかかわらず，糖尿病患者においては低下を認めていない[81]。そして，米国において，糖尿病で入院している患者の77％は，心血管疾患によるものである。NIDDMは，冠動脈心疾患による死亡リスクを男性において約2倍，女性において約3倍増加させる。心筋梗塞の既往がなくとも糖尿病患者では，心筋梗塞の既往のある非糖尿病患者と同様に，心筋梗塞と冠動脈心疾患による死亡リスクは高い[80,82]。その結果，現在ガイドラインでは糖尿病は冠動脈心疾患リスクと同等と考え，30歳以上の糖尿病患者すべてにアスピリン

(≧81 mg/日)の服用を推奨している。さらに糖尿病患者では，脳卒中のリスクも約2倍に増加する。

糖尿病患者は，しばしば改善可能な危険因子である高血圧や肥満を合併している。これらの危険因子を，たとえば運動療法，食生活の改善，薬物療法の導入により是正することは，個人の心リスクを減少させるためにきわめて重要である。厳格な血圧コントロールは，有意に大血管障害，細小血管障害(たとえば網膜症)の発生率を低下させる[87]。高血圧の予防，発見，診断および治療に関する米国合同委員会(JNC)第7次報告でのガイドラインでは，130/80 mmHg以下での血圧コントロールを推奨しており，米国糖尿病協会(ADA)と米国腎臓財団(NKF)も同様の推奨をしている。しかしながら，最近発表されたACCORD試験においては，収縮期血圧のコントロール目標を120 mmHg未満に設定しても，より標準的な140 mmHg未満に設定した場合と比して，明らかな優位性は示せなかった[88]。また，アンジオテンシン変換酵素(ACE)阻害薬とアンジオテンシンII受容体拮抗薬(ARB，たとえばロサルタン，イルベサルタン)は，血圧を下げるだけでなく，腎症の進行も抑制する(Irbesartan Microalbuminuria Type2 Diabetes in Hypertensive Patients Study (IRMA-2), Reduction of Endpoints in NIDDM with the Angiotensin II Antagonist Losartan Study (RENAAL), Irbesartan in Diabetic Nephropathy Trial (IDNT)) [89,90,93]。

Intensive glycemic control of individuals with IDDM in the Diabetes Control and Complications Trial (DCCT)によると，IDDM患者で強力に血糖値をコントロールした場合，LDLレベルが31%低下し，主要心血管イベントおよび末梢血管イベントを41%抑制したと報告している[N Engl J Med 1993; 329: 977参照]。現在のADAガイドライン[Diabetes Care 2009; 32: S13-S61参照]では，心血管疾患を合併しない患者においてはLDLコレステロール目標値を100 mg/dL未満とするよう推奨しており，心血管疾患を合併する患者においてはLDLコレステロール値を70 mg/dL未満，HDL値は45 mg/dL以上，トリグリセリド値は150 mg/dL未満を推奨している。

ACCORD (Action to Control Cardiovascular Risk in Diabetes)およびADVANCE (Action in Diabetes and Vascular Disease: Preterax and Diamicron Modified Release Controlled Evaluation)試験では，厳格な血糖コントロールが心血管疾患の転帰を改善するという仮説を検証した。ACCORD試験では2型糖尿病患者10,251人が登録され，HbA1c (NGSP)目標値を7.0%–7.9%とした標準治療群と，目標値を6.0%未満とした強化治療群に無作為割り付けされた。しかしながら，平均3.5年のフォローアップ後に，強化治療群において死亡率増加が確認されたため早期終了となっている。ADVANCE試験では2型糖尿病患者11,140人が，標準治療群と強化治療群(目標HbA1c 6.5%未満)に無作為割り付けされ，平均5年間にわたり大血管および微小血管の心血管転帰が検証された。この試験は一次エ

ンドポイント(大血管および微小血管の複合イベント)を満たしたが，これは主に腎症発生が減少したことに起因しており，主要有害心血管イベント(MACE)(死亡，心筋梗塞，脳卒中，心不全)に関しては両群間で統計学的に有意差は認められなかった．

STENO-2試験においては，前述の高血糖，高血圧，脂質異常，微量アルブミン尿を対象として，生活習慣改善と薬物療法を行う強化治療群と標準治療群との間で検証を行ったが，強化治療群において心血管および微小血管イベントを約50％減少させた[94]．小規模な研究ではあるが，これは糖尿病患者における包括的なリスク因子改善の有用性を強調している．

メタボリックシンドローム

本疾患は近年注目されるようになり，NECP IIIにおいても主要問題とみなされている．NECP IIIのガイドラインでは，メタボリックシンドロームは以下の3つ以上を有する場合をいう．(a)腹部肥満(ウエスト周囲：男性40インチ以上，女性35インチ以上)，(b)中性脂肪値150 mg/dL以上(もしくは高中性脂肪血症に対する薬物治療中)，(c) HDLコレステロール：男性40 mg/dL未満，女性50 mg/dL未満，(d)収縮期血圧129 mmHg以上ないしは拡張期血圧84 mmHg以上(もしくは高血圧症に対する薬物療法中)，(e)空腹時血糖値99 mg/dL以上(もしくは高血糖に対する薬物治療中)．National Health And Nutrition Examination Survey (NHANES) III調査によると，メタボリック症候群の有病率は20％以上である[83]．フィンランド研究によれば，本症候群を有するものは冠動脈心疾患のリスクが3-4倍高くなっている[84]．しかしながら，最近の研究では，メタボリック症候群であっても糖尿病を合併していないものについては，そのリスクは増加しないとされている[85]．

高血圧

疫学

約7000万人の米国人が高血圧である．高血圧患者のうち，他の冠危険因子のないものは20％，30歳から65歳になるまでに，収縮期血圧と拡張期血圧はそれぞれおよそ20 mmHgおよび10 mmHg上昇する．JNC 7次報告での全米健康栄養調査(NHANES)のデータによれば，治療を受けているのは59％にとどまり，良好なコントロール(140/90 mmHg未満)に達しているのはわずか34％に過ぎない．そして約1/3は高血圧を認識していない．フラミンガム心臓病研究の解析[108]では，年齢補正した高血圧ステージ2(収縮期血圧160 mmHg以上または拡張期血圧100

mmHg以上)の罹患率は，1950年から1989年までに有意に減少(男性，18.5%から9.2%，女性，28.0%から7.7%)していることが示された。これらの結果は重症高血圧に対する薬物治療の効果によるところが多いようである。しかし，他のフラミンガム研究の解析によると，生涯で高血圧を発症する頻度は90%以上である[109]。軽症高血圧の危険度は見過ごしてはならない。たとえば，収縮期高血圧(収縮期血圧140–159 mmHg)では心血管死は50%–60%増加する[107]。また，新しいJNC7のガイドラインでは，50歳以上では収縮期血圧140 mmHg以上は拡張期高血圧よりも重要な心血管疾患のリスク因子であると強調されている[105]。

病因

およそ90%–95%の症例は明らかな原因がない(本態性高血圧)。二次性高血圧の原因として，腎実質性疾患(2%–5%)，腎血管性高血圧(約1%)，原発性アルドステロン症(副腎腺腫60%，両側過形成40%)，クッシング症候群，褐色細胞腫[悪性10%，両側性10%，家族性10%(Ⅱ型多発性内分泌腺腫)]，大動脈縮窄症，多くの薬剤(たとえば，糖質コルチコイド，蛋白同化ステロイド，非ステロイド性消炎鎮痛薬(NSAIDs)[110]，アルコール，経口避妊薬，コカイン，シクロスポリン，交感神経作動薬，三環系抗うつ薬，およびアンフェタミン)，副甲状腺機能亢進症および末端肥大症がある。

診断，JNC 7分類

著しく血圧が高くないかぎり，治療を開始する前に3回の別々の機会で血圧を測定すべきである。新しいJNC7の分類は以下のとおりである(**表1.3**)[105]。
高血圧前症：収縮期血圧120–139 mmHg；拡張期血圧80–89 mmHg
高血圧ステージ1：収縮期血圧140–159 mmHg；拡張期血圧90–99 mmHg
高血圧ステージ2：収縮期血圧≧160 mmHg；拡張期血圧≧100 mmHg

治療

非薬物療法

体重の減少により降圧薬の投与量を減らすことができる。果実，野菜が豊富で，低脂肪食からなるDietary Approaches to Stop Hypertension (DASH)食によって高血圧患者で有意に血圧低下が認められた[135,137]。ナトリウム制限もまた，緩徐ながら効果的であった。56の試験を対象としたメタ解析では，一日あたりの尿中ナトリウム排泄量100 mgの低下は，収縮期血圧3.7 mmHgの低下と相関していた($p<0.001$)。

PREMIER無作為化研究では，減量，ナトリウム制限，運動量の増加，アルコール摂取の制限などを含む日常行動の改善の有用性が示された(*JAMA*

表 1.3 JNC 7 の分類と降圧治療

血圧分類 (収縮期/拡張期血圧, mmHg)	初期薬物治療積極的適応なし[a]	積極的適応あり[b]
正常血圧 (<120かつ<80)		
前高血圧 (120-139または80-89)	薬物治療なし	積極的適応となる薬剤
ステージ1高血圧 (140-159または90-99)	サイアザイド系利尿薬推奨。ACE阻害薬, ARB, β遮断薬, Ca拮抗薬を単独, あるいは併用	積極的適応となる薬剤, 必要に応じてその他の薬剤(利尿薬, ACE阻害薬, ARB, β遮断薬, Ca拮抗薬)
ステージ2高血圧 (≧160または≧100)	2剤併用推奨(通常はサイアザイド系利尿薬とACE阻害薬, ARB, β遮断薬またはCa拮抗薬の併用)	同上

[a] 高血圧前症, 高血圧ステージ1, ステージ2には生活習慣の改善が推奨される。
[b] JNC 7ガイドラインの表6参照(例:心筋梗塞後ならばβ遮断薬, ACE阻害薬, アルドステロン拮抗薬, 心不全ならば利尿薬, β遮断薬, ACE阻害薬, ARB, アルドステロン拮抗薬, 糖尿病ならば利尿薬, β遮断薬, ACE阻害薬, ARB, Ca拮抗薬)。
(Chobanian AV, et al. The Seventh Report of the Joint National Committee on Prevention, Detection, Evaluation, and Treatment of High Blood Pressure: the JNC 7 report. *JAMA*. 2003; 289: 2560-72.)

2003;289:2083参照)。さらに, LOOK ADHEA試験では糖尿病患者における厳格な生活習慣の改善は減量により効果があるだけでなく, 心血管危険因子である脂質や血圧にも効果があることが証明された[138]。

薬物療法

最新のJNC 7のガイドラインでは合併症のない大部分の高血圧患者において, サイアザイド系利尿薬単独もしくは他の薬剤との併用療法を推奨している(表1.3)[105]。4万8千人以上の患者が登録された18の無作為化研究をメタ解析した結果では, β遮断薬, 低用量の利尿薬投与で脳卒中(相対リスク0.71, 0.49, 0.66), うっ血性心不全(相対リスク0.58, 0.17, 0.58)の発症が減少することが示されている。低用量の利尿薬使用もまた, 冠動脈疾患を減らし, 総死亡を低下させる(RR 0.90, 95%CI 0.81–0.99)。

利尿薬やβ遮断薬と, より新しく高価なACE阻害薬やCa拮抗薬を比較した試験が行われたが(たとえば, CAPP (Captopril Prevention Project), Captopril Prevention Project, Nordil (Nordic diltiazem study), INVEST (International Verapamil SR-Trandolapril Study), STOP-HTN2 (STOP-HTN2 Study), CONVINCE (Controlled Onset Verapamil Investigation of Cardiovascular End Points trial), 効果において有意差は認められていない[118,119,124,130, JAMA 2003;289:2073参照]。

しかし, Anglo-Scandinavian Cardiac Outcomes Trial-Blood Pressure Lowering

Arm（ASCOT-BPLA）大規模試験は約2万例の患者をアムロジピンにペリンドプリルを併用した群とアテノロールにベンドロフルメチアジド（本邦未承認）を併用した群に無作為に割り付け比較したものであるが、この試験ではアムロジピン群において死亡や脳卒中の有意な減少がみられた。予定より早期に中止されたため、一次エンドポイントでは両群で有意差は認めなかった[125]。またサブ解析では頻脈の患者ではこの効果が弱いことが示された。[J Am Coll Cardiol 2009;54:1154-1161参照]。

Avoiding Cardiovascular Events Through Combination Therapy in Patients Living with Systolic Hypertension（ACCOMPLISH）試験は11,506例の高血圧と心血管イベントの危険因子を持つ患者をベナゼプリル・アムロジピンの併用群とベナゼプリル・ヒドロクロロチアジドの併用群に割り付けた[126]。一次エンドポイントは心血管死、非致死性心筋梗塞、致死性脳卒中、狭心症入院、心停止後の蘇生および冠血行再建術の施行である。平均観察期間36か月の時点で、ベナゼプリル・アムロジピンの併用群に一次エンドポイントで2.2%の絶対リスク低下（相対リスク19.6%低下）を認め、この試験は予定より早く中止された。

レニン・アンジオテンシン・アルドステロン系を抑制する2種類の薬剤の有効性を調べるために行われたONTARGET試験は、2万5千例以上の高リスク患者を対象とし、ramipril（本邦未承認）単独、テルミサルタン単独、双方の併用の3群に無作為に割り付けられた[127]。一次エンドポイントである心血管死、心筋梗塞、脳卒中、うっ血性心不全による入院は併用群で有効性は認めず、さらに併用群では有害事象が有意に多かった。したがってACE阻害薬とARBの併用療法はどちらか一方の投与に比べ臨床的に有効性はなさそうである。

JNC 7のガイドラインでは患者の病態や状態により、異なった薬物の使用を認めている[105]。最も重要なことは、ACE阻害薬は、糖尿病、左室機能低下を伴った心不全および心筋梗塞、慢性腎不全、脳梗塞既往、冠動脈疾患のリスクの高い患者に使用すべきだということである。β遮断薬は心不全、心筋梗塞、糖尿病、冠動脈疾患のリスク高い患者に投与可能である。アルドステロン拮抗薬は、心不全または陳旧性心筋梗塞患者に適応がある。アンジオテンシン受容体拮抗薬は糖尿病、慢性腎臓病患者に投与可能である。高齢者の収縮期高血圧には、長時間作用型ジヒドロピリジン系Ca拮抗薬が投与される[117]。これらの薬剤は冠動脈疾患高リスク患者または糖尿病患者にも使用できる。妊娠中の患者では、ラベタロール、ヒドララジン、メチルドパなどの薬剤が安全に使用できる。

Antihypertensive and Lipid-Lowering Treatment to Prevent Heart Attack Trial（ALLHAT）は少なくとも1つ以上の冠動脈疾患のリスクを持つ55歳以上の高血圧患者33,357例を対象に行われた[131]。患者は利尿薬クロルタリドン（本邦販売中止）12.5–25 mg/日、アムロジピン2.5–10 mgとリシノプリル10–40 mg/日を投与された（4番目のドキサゾシンは心血管イベントやうっ血性心不全による入院の増加に

より早期の段階で中止された）。追跡期間は平均4.9年で，これらの患者群間で致死的な冠動脈疾患や非致死的な心筋梗塞の発生に有意な差を認めなかった（全体で8.9％）。いくつかの副次的評価項目はクロルタリドン群にてアムロジピン群（心不全）やリシノプリル群（複合心血管病，脳卒中，心不全）よりも低かった。この結果に対しては，批判はあるものの，心血管イベントのリスクが高い患者においては，サイアザイド系利尿薬が第一選択薬であることを示している。

Second Australian National Blood Pressure Study（ANBP-2）は6,083例の白人高齢者を対象とし，ACE阻害薬と利尿薬がオープンラベルで投与された。ACE阻害薬投与群において死亡や心血管イベントは有意に減少したが，このリスク軽減に関しては男性に限られた（危険率0.83 vs. 女性1.00）。この試験は方法論的にはALLHATと比較して弱い点があるが，白人男性においてACE阻害薬による降圧治療が有効である可能性が示された。

収縮期高血圧は高齢者でよくみられ，治療を必要とされているが[115]，残念ながら収縮期血圧が140–160 mmHgで70歳以上の高齢者に対して，1/4の医師しか薬物治療を開始していないという報告がある。

目標血圧

Hypertension Optimal Treatment（HOT）試験[129]では18,790症例を，目標拡張期血圧が90 mmHg以下，85 mmHg以下，80 mmHg以下に無作為に割り付けた。一次エンドポイントの発生率は3群間で差は認められなかった。この試験において各群間の差が当初の予測より得られなかった理由として以下の2つが挙げられる。(a) 3群間で実際に得られた拡張期血圧の差は5 mmHgではなく，およそ2 mmHg程度しかなかったこと，(b)当初，2.5年間に1,100以上の主要心血管イベントの発生を予測していたものの，実際は3.8年間で724のイベントしか起こらなかったことである。このように，本試験では目標拡張期血圧を80 mmHg以下にすることが90 mmHg以下にするよりもイベントを少なくするとはいえなかった。しかし，糖尿病患者においては，目標拡張期血圧80 mmHg以下の群で，90 mmHg以下の群に比べて心血管イベントと死亡が有意に減少した（$p=0.005$, $p=0.016$）。African American Study of Kidney Disease and Hypertension Study（AASK）では，高血圧コントロール群（平均141/85 mmHg）と比較して，より低血圧コントロール群（平均128/78 mmHg）で心血管死および入院が18％低いことが示された。

肥満

米国において成人の過体重または肥満の人口は，1960年代初期ではおよそ全体の1/4だったが，現在ではおよそ2/3を占めている。また，米国では体重に関して，

成人のためのガイドラインがある。その他の指標としては，BMI（体重/体表面積）がよく用いられる（適正体重18.0–24.9，過体重25–30，肥満30以上）。しかし，脂肪量が多いのと筋肉量が多いのとを区別することが困難な点がBMIの欠点である[Eur Heart J 2007;28:2087-2093参照]。

多様な大規模データベースの解析の結果から，肥満はとくに若年者成人の，予測寿命を著しく縮めることが示された[144]。年間28万人以上は肥満が原因で死亡しており，米国における一次予防可能な死亡原因である「喫煙」をすぐに凌ぐであろう。

NHSから得られたデータより，18年間にある程度の体重増加があると冠動脈疾患死と非致死的心筋梗塞の発症が有意に増加する。5–7.9kgの体重増加における相対リスクは1.25だが，20kgの体重増加で相対リスクは2.65まで上昇した[137]。他の試験ではウエスト/ヒップ比やウエスト周囲径が大きいこと自体が，冠動脈疾患死や心筋梗塞の独立した予測因子であるとされている[143]。フラミンガム研究では体重の変動が総死亡や冠動脈死の増加と関連性があったとしている。

座りがちな生活習慣と運動

運動による良い効果には，体重を減少させることと，さらにリポ蛋白を望ましい組成（とくにHDL値）に変化させることがある[N Engl J Med 2002;347:1483参照]。観察的研究ではあまり運動しない人は死亡リスクが25 - 100%増加するとの報告がある。あるメタ解析では，椅子に座りがちな職業と活動的な職業では前者のほうが，冠動脈死リスクが2倍近く高いことが示された。

いくつもの試験で，運動による恩恵は強度と回数に比例するとの報告がある。MRFIT試験の登録者での解析では，中等度の身体活動の人はあまり体を動かさない人に比べて冠動脈死率が27％低いとしている[149]。他の試験ではランニング（有酸素運動）のほうが重量挙げ（無酸素運動）に比べ有効であると報告されている[154]。しかし，亜急性心筋梗塞の患者で行った運動後の内皮機能を評価した試験では，有酸素運動，筋力トレーニング，これらの組み合わせのいずれでも望ましい効果が得られた。注意すべき点は，この効果は，運動中止から1か月すると消失してしまうということである[Circulation 2009;119:1601-1608参照]。

強い強度の有酸素運動がいちばんよいが，そうでなくても動かないよりはわずかでも動くほうがよく，中年女性や高齢男性を対象とした2つの試験では，ウォーキングが確実に良いとされる[152,213]。7万2千人以上の女性を対象としたNHS試験では，活動的なウォーキング（週3時間以上）により，冠動脈イベントは35％減少するとされている[153]。ウォーキングはまた体重と体脂肪を減少させる[JAMA 2003;289;323参照]。最近のデータでは，規則的な運動は体重減少がなかったとしても，

心血管リスクを減少することが示されている[Arch Intern Med 2008;168:884-890参照]。

形式が一定している運動負荷試験で比較すると，もっと正確なリスク評価が可能である。Lipid Research Clinics Mortality Follow-up試験では，標準のトレッドミル運動負荷試験で十分な運動耐容能のある四分位の最上位群に比べると，最下位群では冠動脈死が8倍以上も高かったとしている。6,213人の男性を対象とした別の試験では最大運動耐容能は心血管死やその他の死亡の強い予知因子としている（1Mets増加するごとに12%生存率が上昇する）。

また，別の試験では激しい運動は急性心筋梗塞の引き金とされ，あまり運動しない人では，（1週間に1回以内），激しい運動後の1時間以内に心筋梗塞の相対危険率がきわめて上昇する（100倍以上）とされている[150,151]。したがって，運動は健康に保護的に働くが，その開始にあたっては医師による評価とコンサルトを受けた後，徐々に開始するべきである。

修正不能な危険因子

家族歴

家族歴があることは，他のリスクが低い場合でも最も重要なリスクとなる。45,317人の内科医が参加した試験では，もし親が70歳以前に心筋梗塞を発症していた場合，心臓死・経皮的冠動脈形成術（PTCA）や血行再建術を受ける相対リスクがおよそ2倍高くなることが示された。また，21,004人のスウェーデン人の双子を調査した試験によると，一方の一卵性双生児が55歳までに冠動脈疾患で死亡した場合，もう一方の双生児が冠動脈疾患で死亡するリスクは8倍以上高くなるという[160]。最近の2万人を対象としたコホート研究では，家族歴は既知の危険因子とは独立しており，冠動脈疾患を発症した患者のおよそ15%が家族歴に関係していることが示された[161]。

年齢

加齢とともに，心血管機能は徐々に低下し（たとえば心臓拡張機能，血圧調節），冠動脈疾患死のリスクは増大する[159]。NCEPガイドラインでは男性で45歳以上，女性では55歳以上が冠動脈疾患の危険因子と考えられている（表1.2）。

性別

冠動脈イベントは男性でより多い。この性差は，冠動脈疾患発症が女性で男性と比べて約10年遅れるからだとされるが，この原因はおそらく女性におけるエストロゲンの保護効果によるものと思われる。

アルコール

　適量のアルコール摂取（たとえば，1日あたり1-2杯）が冠動脈疾患発症と総死亡率を有意に減少させることを示した観察研究もある[163]。PHS試験の解析によると，1日1杯もしくは2杯の飲酒の補正相対リスクはそれぞれ0.79，0.84である。3万8千人の男性医療従事者を対象とした別の研究では，少なくとも週に3-4日の飲酒により，アルコールの種類や食事との割合にかかわらず，心筋梗塞発症を30％以上減少させたことを示した[165]。

　アルコールによる有効性の機序はHDL増加，抗血小板作用およびインスリン抵抗性改善による。しかし多量の飲酒による重大な健康リスクがあるため，多くの内科医は心血管リスクを低下させるために飲酒を推奨することに躊躇している。AHAの栄養委員会は，アルコールの保護的効果に関するデータを支持しているが，心血管疾患予防についてアルコールを単独では推奨していない。リスクとベネフィットについてよく考慮し，多くても男性で1日2杯，女性で1日1杯の飲酒にするよう勧めている[Circulation 2006;114:82-96参照]。

ホルモン状態とホルモン療法

　閉経女性のエストロゲン補充療法は，LDL値を約15％-20％減少，HDL値を15％-20％増加させる。主要な疫学データでは，エストロゲン補充療法により冠動脈死が著明に減少している[168,169]。しかし，乳癌の発症率は10％-30％増加，また子宮内膜癌の発症率は6倍かそれ以上になることが報告されている。

　しかし，これらの疫学データとは対照的に，最初の大規模な前向き無作為化研究（Heart and Estrogen/Progestin Replacement Study（HERS））では，6か月以内に冠動脈疾患を発症した2,763人の女性にエストロゲンとプロゲスチンを併用したところ，心血管死および心筋梗塞発症率を有意に減少させることができず（相対リスク0.99），ホルモン投与群では，1年目はイベントが増加し，4-5年目ではイベントが低下すると報告した[170,172]。

　16,608人の閉経女性を対象にエストロゲンとプロゲスチン，もしくはプラセボの投与を無作為に割り付けたWomen's Health Initiativeが早期に終了となった（フォローアップ期間5.2年）[173]。ホルモン投与群では有意に冠動脈疾患（HR 1.29），乳癌（HR 1.26），脳卒中（HR 1.41）の発症率を増加させ，逆に結腸直腸癌（HR0.63），股関節骨折（HR0.66）の発症率が低いことが報告された。総死亡は両群で等しかった。これらのデータから，エストロゲンとプロゲスチン補充療法は，リスク-ベネフィットの点から一次予防のための安全性と有効性を示すことができなかった。現在，エストロゲン単独での補充療法についての試験が進行中であ

る。
　ラロキシフェンは選択的エストロゲン受容体モジュレーターで，骨粗鬆症の治療に使用される。Multiple Outcomes of Raloxifene Evaluation (MORE) 試験では，7,705人の閉経骨粗鬆症の女性に対し，無作為にラロキシフェンを60 mg/日を投与する群と，120 mg/日投与する群，またはプラセボを投与する群に割り付けて検討された[171]。4年間の観察期間で，治療群と非治療群との間では心血管および脳血管イベントの発生に有意な差は認められなかった。しかし，ベースラインにて心血管リスクが高い1,035人の女性において，ラロキシフェン投与群（どちらの投与量でも）でプラセボと比較して有意に心血管イベント発症のリスクが低下すると報告された（RR 0.60, 95%CI 0.38–0.95）。心血管イベントの発生についての評価を主要な目的とした試験が必要となり，Raloxifene Use for The Heart (RUTH) 試験が行われた。冠動脈疾患もしくは冠動脈疾患の多重危険因子を有する10,101人の閉経後の女性にラロキシフェンを60 mg/日投与する群とプラセボを投与する群とに分け，中央値で5.6年間追跡された。この試験では次の二つが一次エンドポイントである。(1) 冠動脈に起因する死亡，心筋梗塞やそれ以外の急性冠症候群による入院，(2) 浸潤性乳癌。ラロキシフェン投与群とプラセボ投与群との間で冠動脈イベントの発生に有意差は認められなかったが，浸潤性乳癌のリスクは減少することが報告された。

C反応性蛋白

　CRPは，インターロイキン6 (IL-6) に反応して肝臓で合成される急性期反応性蛋白である。高感度アッセイ (hsCRP) は10 mg/L未満の低値においても正確な測定が可能で冠動脈疾患のリスク予測が可能である。hsCRP値の上昇と心血管イベント発症リスクが強く相関することが，数多くの研究で報告されている。また，最近の研究では，CRPが冠動脈疾患リスクのマーカーだけでなく，血管内皮反応を障害し，動脈硬化を促進することが指摘されている[Circulation 2000;102:1000,ibid 2165参照]。
　hsCRP高値群では心血管イベントのリスクが4倍以上に増加し，冠動脈疾患リスクが2倍に上昇することがWHSとWomen's Health Initiativeのコホート内症例研究[183]で示された。hsCRP四分位の最高値群では，脳卒中（RR 1.9），心筋梗塞（RR 2.9），末梢血管疾患（RR 4.1）と発症率が増加していた。PHS試験においてもCRP高値は心筋梗塞のリスク増加と相関し（補正RR 1.5），CRPと総コレステロール値両方の四分位の最高値群では5倍のリスクがあった[177]。PHSおよびWHS症例における別の試験では，CRPと総コレステロール/HDLコレステロールの五分位最高値群では主要イベントのリスクが8–9倍増加することがわかった[Circulation

2001;103:1813参照]。

CRPはまた，冠動脈疾患既往における予後予測因子でもある。CARE試験において，CRPの五分位最高値群ではイベント再発のリスクがほぼ2倍に増加していた[179]。CRP上昇群で非致死性心筋梗塞および突然死(SCD)が45％増加することが欧州の安定および不安定狭心症患者における前向き研究で示された。急性冠症候群患者ではCRP高値は予後不良の予測因子である[185]。これらの患者の初期評価において，hsCRP測定は他のマーカーよりも予後関連情報を与えてくれるもので[Circulation 2002;105:1760]，トロポニン正常例では有用と思われる。

さらに，最初の心血管イベントに関して，hsCRPはLDLコレステロールよりも強力な予後予測因子であることという優れた知見が得られた。LDLコレステロールとhsCRPの相関はわずかであるにもかかわらず（$r=0.08$），それぞれ両方が心血管イベント発症と同程度に強く相関していることがWHS登録者27,939人の分析で判明した[184]。最初の心血管イベントの補正相対リスクは，全体をCRPレベルの五分位でみると，女性（下位4分の1）と比較して，CRP値が上昇するにつれてそれぞれ1.4, 1.6, 2.0, 2.3（$p<0.001$）と増加し，LDLコレステロールでは0.9, 1.1, 1.3, 1.5（$p<0.001$）であった。主要イベントの46％はLDLコレステロール130 mg/dL未満に起こっていることから，CRPは低LDL患者における冠動脈疾患リスク評価にとくに有用であると考えられる。

スタチンはCRPレベルを効果的に低下させるようである。PRINCE試験では2,884人の患者が登録した（12週以上スタチンを中止した心血管疾患既往のある1,182症例を含む）[181]。一次予防コホートにおいて，プラセボ群では変化がなかったのに対して，プラバスタチン群ではhsCRPを16.9％低下させた。全例スタチン療法を受けたオープンラベル心血管疾患コホート研究においても，同様にhsCRPは14.3％低下していた。AFCAPS/TexCAPSにおいても，lovastatinは全経過中CRPを14％低下させた（$p<0.001$）。LDLコレステロールが中央値（149 mg/dL）以下で，CRPが中央値（1.6 mg/L）以上の場合でも，lovastatinの有意な予防効果が認められた[182]。CARE試験においてスタチン群はhsCRPを17％低下させ，プラバスタチン群においてはhsCRP9.9 mg/L未満でのイベント再発抑制率が25％であったのに対して，hsCRPが90パーセンタイル以上では54％抑制された。スタチンは数週間以内にhsCRPを低下させ，その作用はLDLコレステロール低下作用とは独立していることが示されている[Circulation 2001;103:1191, 2002;106:1447]。スタチンによるCRP低下が主要イベントを抑制するかどうかについて検討している前向き研究が現在進行中である。

アスピリンに関しては，PHS試験の解析結果では，男性のhsCRP高値群での使用が最も効果的であることが示された（心筋梗塞を56％抑制（低値群では14％））[177]。しかし，アスピリンのhsCRPへの影響に関する試験は，一致した見解が得

られていない[J Thromb Thrombol 2000;9:37, J Am Coll Cardiol 2000;37:2036参照]。このことからも，CRP高値の患者におけるアスピリン投与が冠動脈リスクを低下させるかどうかに関してさらなる研究がまたれる。

　hsCRPレベルは，ライフスタイルの改善でも低下する。減量，運動，禁煙，適度のアルコール摂取がhsCRPを低下させることを示した試験もある[Circulation 2002;105:564, 2003;107:443参照]。hsCRP上昇は糖尿病やメタボリックシンドローム患者においてみられることから[Diadetes Care 2000;23:1835, Circulation 2003;107:391参照]，積極的な血糖コントロールによってhsCRPレベルが低下することが期待される。

　2003年1月，AHAと米国疾病予防管理センター（CDC）は，豊富なデータと冠動脈疾患イベント予測因子としての可能性から，hsCRPが最も有用な炎症マーカーであるとの科学的声明を発表した[Circulation 2003;107:499参照]。2004年に行われたCDC/AHAの炎症マーカーと心血管イベントについてのワークショップにおいて，臨床診療でのCRPの測定を推奨している[Circulation 2004;110:e550-e553参照]。hsCRPの測定により，冠動脈疾患中等度リスク患者の直接的評価および管理をさらに向上することができ（10年間で10%-20%の冠動脈疾患リスク（修正フラミンガムリスクスコア表にて）），既往がある患者においても全体的な評価として有用である。しかしながら，報告ではhsCRPを治療のモニターとして使ったり，急性冠症候群管理の指標としたり，二次予防戦略の決定に使ったりすることは望ましくないとしている。もし，hsCRP値が10 mg/L以上の場合には炎症などの冠動脈疾患の鑑別もしなければならないとしている。無作為対照化研究に基づいた高いエビデンスによる推奨ではないことに注意しなければならない

　さらに最近，FDAによると，hsCRPが著明に増加しているときは，薬理学的な脂質降下療法の適応とされる。JUPITER試験によれば，その試験のエントリー基準であるLDLコレステロール値は正常範囲内だが，CRP値が上昇し，高齢で，少なくとも1つの心血管病リスク因子を有するような患者に対して，ロスバスタチンの適応となる[27]。

他の潜在リスク因子

ホモシステイン

　高ホモシステイン血症は冠動脈疾患，脳血管障害，および末梢血管疾患の独立した危険因子と考えられている。ホモシステインレベル高値であると，冠動脈疾患死亡率が増加することが多くの試験で指摘されている[191,198,200]。一方，これを否定する報告もある[170]。あるメタ解析によれば，前向き研究においてホモシステイン値が25%低下すると，虚血性心臓病および脳卒中のリスクが，それぞれ

11％、19％低下している[190]。5,569人が登録されたAFCAPS/TexCAPSの解析では、ホモシステイン高値は将来的に冠動脈イベント発生リスクの増加と関連する。しかし、対照的にLDL低値群においては、ホモシステイン値の測定がスタチン治療開始のための決め手とはならなかった。[201]。さらに、ホモシステイン値はフラミンガムリスクスコアより心血管疾患既往のない高齢者での心血管死予測おいて優れている[BMJ 2009;338:a3083参照]。

葉酸強化と総合ビタミン剤使用でホモシステインレベルを下げることが最近の2つの試験により示されている[193]。しかし、主にビタミンB群を用いたホモシステインを治療標的とした数多くの試験［NORVIT[194]、HOPE2[195]、a VA study of homocysteine lowering[196]、WENBIT trial[197]］では、良い結果が得られていない。ホモシステイン値の低下によってイベントを防ぐということは明らかでないとしている[JAMA 2008;299[17]:2027-2036, JAMA 2008;300[7]:795-804参照]。

リポ蛋白質関連ホスホリパーゼA2

リポ蛋白質関連ホスホリパーゼA2 (Lp-PLA2) は主にマクロファージと単球から産生される酵素であり、血小板活性化因子アセチルヒドロラーゼとして知られている。これは、プラーク内の酸化LDLを遊離脂肪酸、リゾホスファチジルコリンといった2つの炎症性物質に変換する[Eur Heart J 2009;30:2930-2938参照]。Lp-PLA2と動脈硬化との正確な関係はいまだ明らかではないが、将来予測として冠動脈および脳血管イベントとの密接な関連が観察コホート研究により示されている[Circulation 2004;110:1903-1908, Circulation 2005;111:570-575参照]。Lp-PLA2はhsCRPとは統計学的に独立しており、すでに低LDLコレステロールである症例では相対的高リスク群の予測因子となる可能性がある。PROVE IT-TIMI 22試験の追加解析では、Lp-PLA2は急性冠症候群直後のリスクの層別化には有用ではないが、Lp-PLA2レベルはスタチン治療およびその増量によって減少することが示された。急性冠症候群後30日でのLp-PLA2レベルの増加は、冠動脈イベントの再発を示唆する[203]。冠動脈疾患とLp-PLA2の活性・量には有意な関係性があることが、大規模共同研究にて示されており、それは血圧やnon-HDLコレステロールに匹敵するほどである[Lancet 2010;375:1536-1544参照]。

感染

ある種の感染症に血清学的に陽性の患者では、冠動脈疾患リスクが増加することがいくつかの試験にて示唆されていて、*Chlamydia pneumoniae*については強いエビデンスがある。しかし、*Chlamydia pneumoniae*に対するIgG抗体価についての15の前向き研究のメタ解析では（2000年）、3,169症例でわずか1.15（95% CI 0.97-1.36）の冠動脈疾患とのオッズ比であり、冠動脈疾患に対する*Chlamydia* pneumoniaeの関連性は低かった。

　PHSコホート内の症例研究，およびフラミンガム心臓研究の前向きコホート研究では，Chlamydia pneumoniaeに対するIgG抗体価の上昇は心筋梗塞リスクとはなりえないことが示された[J Am Coll Cardiol 2002;40:1408参照]。冠動脈疾患を有するChlamydia pneumoniae抗体価が上昇している患者に対して，アジスロマイシンを投与したAzithromycin in Coronary Artery Disease:Elimination of Myocardial Infection with Clamydia (ACADEMIC) 試験では，3か月後の4つの炎症マーカーの変動や，6か月後の臨床結果の比較では治療群とプラセボ群に有意な差は認めなかった。

　Clarithromycin in Acute Coronary Syndrome Patients in Finland (CLARIFY)試験では，不安定狭心症患者と非Q波梗塞患者において，クラリスロマイシンは虚血性冠動脈イベントのリスクを，プラセボと比較して減少させることが示された。対照的にAZACS試験では，1,400人の不安定狭心症もしくは急性心筋梗塞患者にアジスロマイシンが投与されたが，効果は認められなかった[Lancet 2003;361:809参照]。さらに7,000人以上のChlamydia pneumoniae抗体価が上昇している心筋梗塞後の患者が登録されたWeekly Intervention with Zithromax for Artherosclerosis and its Related Disorders (WIZARD) 試験では，アジスロマイシンとプラセボの2年間での効果に有意差は認められなかった[207]。

　しかし，抗菌薬ガチフロキサンとプラセボを比較したPROVE IT-TIMI 22試験では，急性冠症候群の4,162の症例を，平均2年間（1か月に10日の治療）追跡しているが[208]，総死亡，心筋梗塞数，再入院を必要とする不安定狭心症，再血行再建術(少なくとも割り付けてから30日後からの)，脳卒中といった一次エンドポイントに有意な差は認めなかった。アジスロマイシンを用いたACES試験と同様に，この試験により，感染が心血管疾患イベント再発のリスク因子の一つであるという説は覆された[N Engl J Med 2005;352[16]:1637-1645参照]。

遺伝子マーカー

　血小板糖蛋白ⅢaのPLA1/A2遺伝子多型とACE遺伝子が最も広く調べられている。PLA1/A2遺伝子多型に関する観察研究ではPLA2対立遺伝子により，心血管イベントが増大することが報告されていたが，さらに大規模に行われた研究で，それは否定されている[212,213]。PLA2対立遺伝子キャリアの冠動脈疾患のオッズ比は1.10 (95%CI 1.03-1.18) であることが，9,095の症例と12,508の対照にて行われた40の研究のメタ解析で示され，有意ではあるものの関連性は弱いことが示唆された[214]。ACE遺伝子については，ACE遺伝子の欠失対立遺伝子のホモ接合体では，およそ25%の心筋梗塞リスクの増加を認めることが15の研究のメタ解析で示された[211]。さらに，染色体9p21での対立遺伝子と心血管疾患リスクには密接

な関係があることが示されている。この研究は、まだ日が浅いために多くを語れない部分もあるが、少なくとも小さくはあるが有意に心筋梗塞に影響を与える遺伝性リスクとなるであろう[216]。

一次および二次予防における抗血小板薬

アスピリン

一次予防試験

　PHS試験ではアスピリン治療群（325 mg/隔日）で非致死的心筋梗塞発症が有意に44％減少し、心血管死は有意ではないものの4％減少した[222]。しかし、本研究は脳卒中の発症率が高くなったことから（相対危険度2.1）、途中で中止となった。英国の5,139人の内科医を対象とした研究では、アスピリン使用群（500 mg/日）において、死亡率は有意ではないものの10％減少したが、非致死的心筋梗塞発症には差を認めなかった。Swedish Angina Pectoris Trial（SAPAT）[222]では、2,035人をアスピリン75 mg/日とプラセボに無作為に割り付けた結果、アスピリン群では心筋梗塞と突然死が34％有意に減少したが、有意ではないものの出血性イベントが増加した（1.0％ vs. 0.7％）。

　米国心臓協会とU.S. Preventive Service Task Force（USPSTF）は、現在の不十分なエビデンスでは、一次予防において習慣的にアスピリンを内服することについては推奨も反対もできないとしていたが、USPSTFの最近のデータやそれに続くガイドラインでは、そのようなスタンスの変化の兆しがみえる。5万人以上の患者のメタ解析からは、消化管出血の危険性はあるものの、アスピリン使用によって心血管イベントが有意に減少したことが示された。とくに女性の脳卒中および男性の心筋梗塞では顕著であった[221]。WHS試験初期データでは、低用量アスピリン投与が女性の脳卒中予防に効果的であるが心筋梗塞発症には効果がないとしていることが、この結果によって裏づけされた[224]。これら、あるいは他のサブグループ解析に基づいて、USPSTFにおける最新ガイドラインでは、45–79歳の男性で、心筋梗塞発症予防が出血リスクを上回る場合、および55–79歳の女性で脳卒中発症予防が出血リスクを上回る場合、アスピリンを一次予防として用いることを推奨している。また長期的な心血管イベント発症リスクや、アスピリン療法の潜在的な恩恵を立証するために、フラミンガムリスクスコアを用いることを推奨している。調査結果からは、80歳以上の高齢患者ではアスピリン投与はデータが不十分であり推奨できないとしている[Ann Intern Med 2009;150:396-404参照]。Antithrombotic Trialists' Collaboration（ATT collaboration）では、フラミンガムリスクスコアはアスピリン療法で恩恵が少なくリスクの低い患者と、5％–10％

以上のリスクがあり臨床的恩恵が得られる患者を特定するのに有用としている[Lancet 2009;373:1849-1860参照]。米国糖尿病学会（ADA）ガイドラインでは，40歳以上の糖尿病患者ではすべての症例で冠動脈疾患リスクが増加するため，アスピリン投与を推奨している（最低81 mg/日）[Diabetes Care 2009;32:S13-S61参照]。

二次予防試験

Second Persantine-Aspirine Reinfarction Study（PARIS II）[1,200]ではアスピリンとペルサンチンの併用は1年間の死亡率を30%低下させた。PARIS IIを含めたメタ解析の結果では，アスピリン単独でも同様の死亡率減少が認められている。最近の観察研究において，アスピリンが禁忌ではない高齢者でもアスピリンの使用により死亡率が23%減少することが示されている[214]。しかしながら，退院時にこの有益な処方が行われたのは76%の症例にすぎなかった。

ATT collaborationの最近のメタ解析（2002）は，抗血小板薬群と対照群とを比較した試験（計13万5千症例），もしくは異なる2種類の抗血小板薬を比較した試験（計7万7千症例）などを対象とし，合計287の無作為化試験について解析した大規模なものである。ハイリスク患者（たとえば，急性心筋梗塞，急性および陳旧性脳卒中，一過性脳虚血発作，末梢動脈疾患，心房細動）では，抗血小板療法は重篤血管疾患（非致死性心筋梗塞，脳卒中，血管死）の発症を1/4，非致死性心筋梗塞を1/3，非致死性脳卒中を1/4，血管死を1/6減少させた（すべて$p<0.00001$）。それぞれのハイリスク群において，頭蓋外大出血（消化管出血など）の絶対的リスクを上回る絶対的なメリットが認められた（**図1.1**）。

米国では処方量は1,300 mg/日まで認められているが，心血管疾患予防を目的としたアスピリンの最近のメタ解析の結果では，75–81 mg/日より高用量ではメリットはなく，高用量では出血，とくに消化管出血のリスクが上昇することが示されている[JAMA 2007;297:2018-2024参照]。

アスピリン耐性は5%–10%存在するといわれている。ある研究ではアスピリン耐性はアスピリン感受性のある患者と比較し，総死亡，心筋梗塞，脳卒中のリスクを3倍高めるとしている[J Am Coll Cardiol 2003;41:966参照]。アスピリン耐性患者がクロピドグレルにより，十分もしくは高い恩恵が得られるかどうかは，さらなる研究が必要である。

クロピドグレル

Clopidogrel vs Aspirin in Patients at Risk of Ischemic Events（CAPRIE）試験では，心筋梗塞，虚血性脳卒中，あるいは末梢血管疾患を最近発症した1万9千人以上の患者を，クロピドグレル75 mg/日またはアスピリン325 mg/日に無作為に割り付けしている[226]。全体でみると，クロピドグレルは虚血性脳卒中，心筋梗塞あるいは血管死といった主要複合評価項目の頻度を有意に低下させた（5.32%/年

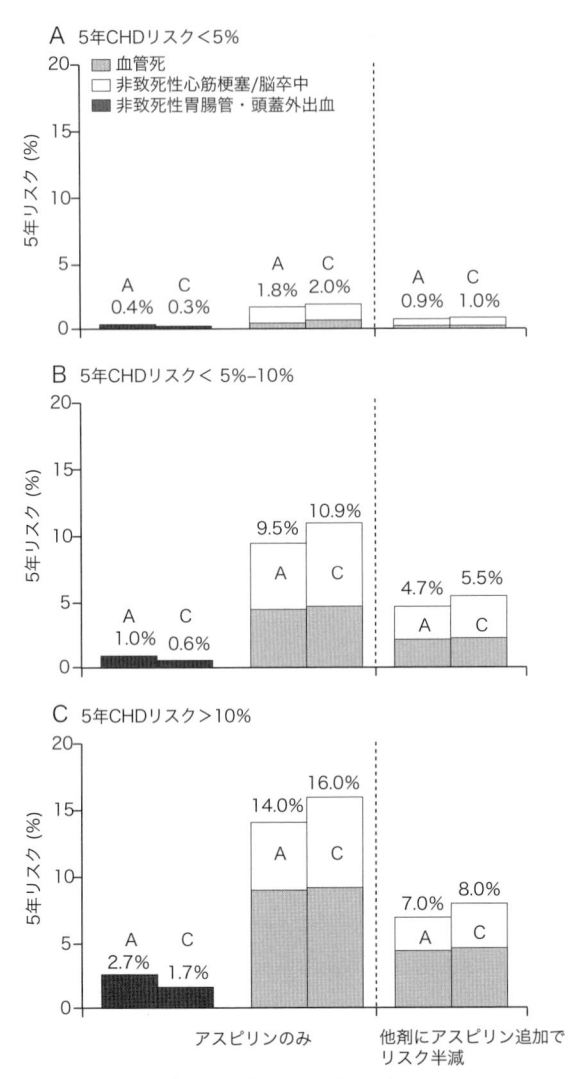

図 1.1 Antithrombotic Trialists' (ATT) Collaboration
未治療下冠動脈疾患5年発症リスクの異なる3群への一次予防試験における，アスピリンの効果。アスピリン群（棒グラフA）と対照群（棒グラフC）における血管死，非致死性心筋梗塞/脳卒中，非致死性胃腸管出血/頭蓋外出血。中央の棒グラフは実際のデータから求めたアスピリンによる絶対効果，右側の棒グラフはスタチン等を併用することによりリスクが半減することを仮定した時の効果。
Antithrombotic Trialists' (ATT) Collaboration. Aspirin in the primary and secondary prevention of vascular disease: collaborative meta-analysis of individual participant data from randomised trials. *Lancet*. 2009; 373: 1849-60. ©2009, with permission from Elsevier.

vs. 5.83％／年，$p=0.043$）。登録されたすべての症例における他の分析では，心筋梗塞イベント発症率が有意に19.2％減少している（$p=0.008$）[Am J Cardiol 2002;90:760 参照]。したがって，これらのデータによると，心筋梗塞，脳卒中または末梢血管疾患が明らかな場合，すべての患者にクロピドグレルを使用することは，将来の心筋梗塞，脳卒中，心血管死の発症リスクを減少させるであろう。さらに，CURE, CREDO, COMMITおよびCLARITY-TIMI 28（2-4章参照）の結果，急性冠症候群やPCI患者の二次予防としてのクロピドグレルの有用性は確立した。

　脳卒中ないし末梢血管疾患の既往，あるいは冠動脈疾患イベントの高リスク患者を対象とした，クロピドグレルとアスピリンの併用治療については，Clopidogrel for High Atherothrombotic Risk and Ischemic Stabilization, Management and Avoidance (CHARISMA) 試験[227]で評価されている。この試験は，15,603人の心血管疾患（心血管，脳血管，末梢血管病変）の既往および心血管イベントのリスクファクターを複数持つ患者を登録し，クロピドグレル75 mgとプラセボに無作為に割り付け,28か月の経過を追った。結果的にこの試験では，一次エンドポイント（28か月時点での脳卒中，心筋梗塞，心血管死）に有意差が認められなかった（クロピドグレル群6.8％ vs. プラセボ群7.3％）。しかしながら，心血管疾患既往の患者に限って解析するとクロピドグレルは統計的には有用性があり（クロピドグレル群6.9％ vs. プラセボ群 7.9％），CAPRIE試験の結果を再び確認する結果となった（そのため，この試験は"CAPRIE-like"コホート研究といわれる）。

参考文献

一般論文

1. Stampfer MJ, et al. Primary prevention of coronary heart disease in women through diet and lifestyle. *N Engl J Med.* 2000; 343: 16–22.

   この研究は，登録時に心血管病，癌，糖尿病を認めない84,129人のNHS登録者において行われた．14年の追跡調査の間，冠疾患死は296症例，非致死性心筋梗塞は832症例で認められた．低リスク被験者(コホートのわずか3％)は，以下の通りに定義された．非喫煙，BMIが25未満，アルコール摂取が少なくとも1日に1/2杯以上，中度から高度の運動を1日30分，食生活スコア(穀物繊維，魚介類からのn-3脂肪酸，葉酸が多く，飽和脂肪酸に対する多価不飽和脂肪酸の比が高く，トランス型脂肪酸，血糖負荷が少ない)がコホートの上位40％以内．年齢，家族歴，高血圧と高コレステロール血症の有無，閉経の有無で補正後，すべての因子は，独立かつ有意にリスクとなることが明らかとなった．冠疾患死または非致死性心筋梗塞において，低リスク女性は，他のすべての女性と比較して，83％の相対リスク低下を認めた．

2. Pearson TA, et al. AHA Guidelines for Primary Prevention of Cardiovascular Disease and Stroke: 2002 Update: Consensus Panel Guide to Comprehensive Risk Reduction for Adult Patients Without Coronary or Other Atherosclerotic Vascular Diseases. *Circulation.* 2002; 106: 388–91.

3. Smith SC Jr, et al. AHA/ACC guidelines for secondary prevention for patients with coronary and other atherosclerotic vascular disease: 2006 update: endorsed by the National Heart, Lung, and Blood Institute. *J Am Coll Cardiol.* 2006; 47: 2130–9.

4. Bucher HC, et al. Systematic review on the risk and benefit of different cholesterol-lowering interventions. *Arterioscler Thromb Vasc Biol.* 1999; 19: 187–95.

   このメタ分析は，85,431人症例が登録された59の無作為化対照比較試験よりなっており，スタチン13試験，フィブラート12試験，胆汁レジン製剤8試験，ホルモン8試験，ナイアシン2試験，n-3脂肪酸3試験，食事介入16試験が含まれていた．スタチンのみが，冠動脈疾患関連死(RRR 0.66, 95％ CI 0.54–0.79)および総死亡(RRR 0.75, 95％ CI 0.65–0.86)を有意に減少させた．メタ回帰解析では，試験間の結果の違いは主にコレステロール減少の大きさによるものとされた．

5. Mosca L, et al. Evidence-based guidelines for cardiovascular disease prevention in women: 2007 update. *Circulation.* 2007; 115: 1481–501.

6. Yusuf S, et al.; INTERHEART Study Investigators. Effect of potentially modifiable risk factors associated with myocardial infarction in 52 countries (the INTERHEART study): case-control study. *Lancet.* 2004; 364: 937–52.

   急性心筋梗塞に関する最大規模の国際的なこの症例対照研究は，心筋梗塞発症に対する喫煙，高血圧，糖尿病，ウエスト／ヒップ比，食事パターン，身体活動，アルコール摂取，血中脂質，心理社会的因子について評価している．数多くの結果によって，この対象において，これらの修正可能な危険因子によって心筋梗塞のリスクの90％は説明できるとされた．

7. Bhatt DL, et al.; REACH Registry Investigators. International prevalence, recognition, and treatment of cardiovascular risk factors in outpatients with atherothrombosis. *JAMA.* 2006; 295: 180–9.

8. Steg PG, et al.; REACH Registry Investigators. One-year cardiovascular event rates in outpatients with atherothrombosis. *JAMA.* 2007; 297: 1197–206.

Reduction of Atherothrombosis for Continued Health (REACH) 登録研究は心血管病あるいは重大な危険因子を有する5万人の外来患者において興味深い調査を行った。これらの論文では，上記対象におけるイベント発症率とともに，現今の診断および治療方針についても調査した。結果は血管床(冠動脈，脳血管，末梢血管，危険因子のみ)によって層別化され，複数の血管床に動脈硬化性病変があると診断された患者は，年イベント発症率が増加していた。

9 Ford ES, et al. Explaining the decrease in U.S. deaths from coronary disease, 1980–2000. *N Engl J Med*. 2007; 356: 2388–98.

米国における25-84歳の1980-2000年における心血管死の割合を調査，男性では10万人あたり542.9人から266.8人へ減少し，女性では10万人あたり263.3人から134.4人に減少した。この減少は，薬物治療と外科治療の改善(心筋梗塞に対する一次，二次予防，血行再建，心不全治療やその他治療)，危険因子の減少(総コレステロール減少，血圧低下，喫煙率低下，身体活動増加)，それら両方が同程度に貢献していると考えられた。しかし残念なことに，これらの恩恵の一部は心血管死を助長するBMIの人口全体にわたる上昇により相殺されていた。

脂質，コレステロール，食事

総説とメタ解析

10 Baigent C, et al.; Cholesterol Treatment Trialists' (CTT) Collaborators. Efficacy and safety of cholesterol-lowering treatment: prospective meta-analysis of data from 90,056 participants in 14 randomised trials of statins. *Lancet*. 2005; 366: 1267–78.

これは冠動脈疾患に対するスタチンの一次および二次予防の14臨床研究の集成であり，90,056名の患者を対象とし，うち死亡が8,186名，14,348名で主要心血管イベントが発生し，新規に5,103名が悪性腫瘍と診断された。LDLコレステロールの単位あたりの減少で解析され，mmol/Lあたり20%イベントが減少した。また絶対的イベント発生率は各患者背景と関連していた。

11 Cannon CP, et al. Meta-analysis of cardiovascular outcomes trials comparing intensive versus moderate statin therapy. *J Am Coll Cardiol*. 2006; 48: 438–45.

これは4つの主要臨床試験(PROVE IT-TIMI 22, A to Z, TNT, IDEAL)の総数27,548名，追跡期間約4年の解析であり，通常用量投与群と比較し，高用量スタチン(さまざまな用量のプラバスタチン，シンバスタチン，アトルバスタチン)を投与された患者において，総死亡もしくは心筋梗塞の16%，脳卒中の18%のオッズ比低下を認め，また心血管死亡のリスク低下の傾向を認めた。

12 Ray KK, et al. The potential relevance of the multiple lipid-independent (pleiotropic) effects of statins in the management of acute coronary syndromes. *J Am Coll Cardiol*. 2005; 46: 1425–33.

PROVE IT-TIMI 22から得られた教訓にすべてをさいたジャーナルの特集号の頂点となるこの総説では，心血管疾患に対してスタチンの，LDLコレステロール低下作用とは独立した臨床効果に対する，エビデンス，考えられるメカニズム，多くの生化学的効果の臨床的な結果に焦点があてられている。

13 Briel M, et al. Association between change in high density lipoprotein cholesterol and cardiovascular disease morbidity and mortality: systematic review and meta-regression analysis. *BMJ*. 2009; 338: b92.

　これはHDL値の測定と臨床アウトカムの報告された脂質療法に関する108の臨床研究のメタ解析であり，299,310名の心血管疾患リスクを有する患者を対象としている。LDLコレステロール値で補正すると，HDL値ではほとんど結果に差を認めなかった。LDLコレステロールの低下は臨床イベントの低下と強い関連を認めるものの，HDLコレステロール値の増加は臨床上の改善とは関連しなかった。この分析は，HDLコレステロールを上昇させるために使用されている治療法で区別しておらず，またこの各研究グループで多くの異なる介入が行われていることは重要である。

14 Expert Panel on Detection, Evaluation, and Treatment of High Blood Cholesterol in Adults. Executive Summary of The Third Report of The National Cholesterol Education Program (NCEP) Expert Panel on Detection, Evaluation, And Treatment of High Blood Cholesterol In Adults (Adult Treatment Panel III). *JAMA*. 2001; 285: 2486–97.

　このガイドラインでは薬物治療時のLDLコレステロールの治療目標と生活習慣改善治療（TLC）でのカットポイント値に焦点があてられている（表1.2）。高リスク群は修正フラミンガムポイントスコア（表1.1, 1.2）を使用し判断されている。中性脂肪値，non-HDL値，メタボリックシンドロームに関しても留意されている。

15 Grundy SM, et al. Implications of recent clinical trials for the National Cholesterol Education Program Adult Treatment Panel III guidelines. *Circulation*. 2004; 110: 227–39.

　2001年ガイドラインに対するこの改訂版は，高用量スタチン使用に関する最近の臨床研究（HPS，ALLHAT，ASCOT-LLA，PROVE IT-TIMI 22）に注目し，実地臨床へのこれらの関わりをレビューした。重要なことは高リスク患者においては，LDLコレステロール70 mg/dL未満を，新しい治療目標としての選択肢として推奨していることである。

疫学

16 Martin MJ, et al. Serum cholesterol, blood pressure, and mortality: implications from a cohort of 361,662 men. *Lancet*. 1986; 2: 933–6.

　この分析からコレステロール値と6年間心血管死亡との関係を示している。心血管死亡の増加のリスクは総コレステロール値で181 mg/dL程度から認められる。コレステロールで86パーセンタイル（＞253 mg/dL）以上のRRは3.8であった。

17 Gordon DJ, et al. High-density lipoprotein cholesterol and cardiovascular disease. Four prospective American studies. *Circulation*. 1989; 79: 8–15.

　FHS，Lipid Research Clinics Prevalence Mortality Follow-up Study（LRCF），Coronary Primary Prevention Trial（CPPT），MRFITのデータを解析した。1 mg/dL（0.026 mM）のHDLコレステロールの上昇は，男性（FHS，CPPT MRFITより）では2％，女性では（FHS）3％心血管疾患の減少と有意に関係する。致死的アウトカムのみ観察したLRCFでは1 mg/dLのHDLコレステロールの上昇は男性では3.7％，女性では4.7％の心血管死亡の減少と関係する。

18 Cui Y, et al. Non-high-density lipoprotein cholesterol level as a predictor of cardiovascular disease mortality. *Arch Intern Med*. 2001; 161: 1413–9.

　これはLipid Research Clinical Program Follow-up Studyの40歳から64歳までの男性2,406名，女性2,056名を対象としたデータの分析である。平均観察期間19年間でHDLコレステロールとnon-HDLコレステロールのベースライン値は男女ともに心血管死の強力な予測因子であり，LDLコレステロールは心血管疾患の予測因子としては，より弱

かった。non–HDLコレステロールおよびLDLコレステロール値の30 mg/dLの変化は，男性でそれぞれ19％と15％，女性で11％と8％の心血管リスク増加と関連した。

19 Ridker PM, et al. Non-HDL cholesterol, apolipoproteins A-I and B100, standard lipid measures, lipid ratios, and CRP as risk factors for cardiovascular disease in women. *JAMA*. 2005; 294: 326–33.

これはWHSが注目したさまざまな脂質マーカー（総コレステロール(TC)，LDLコレステロール(LDL-C)，HDLコレステロール(HDL-C)，non–HDLコレステロール(non–HDL-C)，アポ蛋白A-Ⅰ，B100，高感度CRP，TC/HDL-C比，LDL-C/HDL-C比，アポ蛋白B100/A-Ⅰ比，アポ蛋白B100/HDL比）についての分析である。non–HDL-CとTC/HDL-C比はアポ蛋白分画と同等に有用であり，高感度CRPは主要危険因子で補正した後も，全脂質マーカーの予後に重要であった。

20 Michos ED, et al. Prevalence of low low-density lipoprotein cholesterol with elevated high sensitivity C-reactive protein in the U.S.: implications of the JUPITER (Justification for the Use of Statins in Primary Prevention: An Intervention Trial Evaluating Rosuvastatin) study. *J Am Coll Cardiol*. 2009; 53: 931–5.

NHANESのデータを使用して，最新のガイドライン下でのスタチン治療の適応となる患者数と，さらにJUPITER Studyの結果に基づいて適応を拡大した場合の（LDL＜130 mg/dL，高感度CRP≧2 mg/L）患者数を計算した。その結果，冠動脈疾患の一次予防として追加で650万人の米国人患者にスタチン療法が適応となると推計した。

一次予防

21 Committee of Principal Investigators. A co-operative trial in the primary prevention of ischaemic heart disease using clofibrate. *Br Heart J*. 1978; 40: 1069–118.

デザイン：前向き，無作為化，プラセボ対照，多施設研究。平均追跡期間は5.3年。
目的：コレステロール値と主要心血管イベントに対するとクロフィブラートの効果を評価する。
対象：30–59歳までのTC値の高い（上位1/3）男性10,627名。
治療：クロフィブラート1.6 g/日 またはプラセボ。
結果：クロフィブラート投与群では総コレステロール値が8％低く，心筋梗塞発症が20％低かった。(4.6％ vs. 6.2％, $p＜0.05$)。また全体の虚血性心疾患イベントが低かった(5.9％ vs. 7.4％, $p＜0.05$)。

22 The Lipid Research Clinics Coronary Primary Prevention Trial results. I. Reduction in incidence of coronary heart disease. *JAMA*. 1984; 251: 351–64.

デザイン：前向き，無作為化，二重盲検，プラセボ対照，多施設研究。一次エンドポイントは冠動脈疾患関連死亡，非致死的心筋梗塞。平均追跡期間は7.4年。
目的：高コレステロール血症を伴った高リスク冠動脈疾患男性患者における，コレステロール値と主要心血管イベントに対する，コレスチラミンの効果を評価する。
対象：35–59歳の高コレステロール男性患者(TC＞265 mg/dL, LDL-C＞190 mg/dL) 3,806名。
治療：コレスチラミン24 g/日 またはプラセボ。
結果：コレスチラミンの使用によりTC値が9％低下，LDL-C値が13％低下した。またコレスチラミン使用群で冠動脈疾患関連死亡と心筋梗塞が19％低下した (8.1％ vs. 9.8％, $p＜0.05$)。

23 Frick MH, et al. Helsinki Heart Study: primary-prevention trial with gemfibrozil in middle-aged men with dyslipidemia. Safety of treatment, changes in risk factors, and incidence of coronary heart disease. *N Engl J Med*. 1987; 317: 1237–45.

デザイン：前向き，無作為化，二重盲検，プラセボ対照，多施設研究。一次エンドポイントは心臓死，心筋梗塞。平均観察期間は5年。
目的：高脂質値による高リスクの無症状中年男性における，冠動脈疾患に対するgemfibrozilの効果を検討する。
対象：40-55歳のnon-HDL値が200 mg/dL以上の男性患者4,081名。
治療：gemfibrozil 600 mg 1日2回 またはプラセボ。
結果：gemfibrozilは初期にはHDL-C値を10%以上上昇させたが，その後軽度の減少が認められた。TCとLDL-Cは初期にはそれぞれ11%，10%低下し，経過中その効果は持続した。gemfibrozil投与群は心イベントが34%低下し（7.3 vs. 41.4/1,000, $p<0.02$），2年目には顕著になった。死亡に関しては2群間で有意差は認められなかった（2.19% vs. 2.07%）。
コメント：サブ解析では中性脂肪高値群（200 mg/dL超）かつLDL/HDL比5以上の患者では心血管イベントが3.8倍高く，gemfibrozil投与群では71%のリスク低下効果を認めた。

24 Shepherd J, et al.; West of Scotland Coronary Prevention Study Group. Prevention of coronary heart disease with pravastatin in men with hypercholesterolemia. *N Engl J Med.* 1995; 333: 1301-7.

デザイン：前向き，無作為化，二重盲検，多施設研究。一次エンドポイントは冠動脈疾患による死亡，非致死的心筋梗塞である。平均観察期間は4.9年。
目的：中等度高コレステロール血症で心筋梗塞歴のない男性患者における，HMG-CoA還元酵素阻害薬のイベント抑制効果の評価。
対象：45-64歳のTC値が252 mg/dL（平均272 mg/dL）以上で，心筋梗塞歴のない男性6,544名。
治療：プラバスタチン40 mg 1日1回 またはプラセボ。
結果：プラバスタチン投与群は20%のTC低下，26%のLDL-C低下，31%の冠イベントの減少（非致死的心筋梗塞，冠動脈疾患死，$p<0.001$），心血管死の32%低下（$p=0.033$）と，全死亡の有意に近い22%低下（$p=0.051$）を認めた。冠イベント低下はベースラインのコレステロール値と独立していた（4S研究と同様）。

25 Downs JR, et al.; AFCAPS/TexCAPS Research Group. Primary prevention of acute coronary events with lovastatin in men and women with average cholesterol levels: results of AFCAPS/TexCAPS. *JAMA.* 1998; 279: 1615-22.

デザイン：前向き，無作為化，二重盲検，多施設研究，複合一次エンドポイントは致死性，非致死性心筋梗塞，不安定狭心症，心臓突然死。平均観察期間は5.2年。
目的：臨床的に明らかな動脈硬化がなく，TC，LDL-Cが平均的でHDL-Cが平均以下である人において，最初の冠イベントの抑制効果をlovastatinとプラセボ間で比較すること。
対象：45-73歳の男性と5,608名と，55-73歳の閉経後の女性997名でTC値が180-264 mg/dL，LDL-C値が130-190 mg/dL，HDL-C値が45 mg/dL（男性），47 mg/dL（女性）以下の人。
除外基準：糖尿病でインスリン治療例またはHbA1c 10以上，理想体重を50%以上超過している人。
治療：lovastatin20-40 mg 1日1回 またはプラセボ。
結果：lovastatin投与群は急性主要冠イベント初発の37%相対リスク減少と関連した（3.51% vs. 5.54%, $p<0.001$）。いくつかの二次エンドポイントがlovastatin投与群で少なかった（(a)心筋梗塞：RRR 40%, $p=0.002$, (b)不安定狭心症：RRR 32%, $p=0.02$, (c)血行再建術施行：RRR 33%, $p=0.001$, (d)冠イベント：RRR 25%, $p=0.006$, (e)心

血管イベント：RRR 25％，$p = 0.003$）。lovastatinはLDL-C値を25％低下させHDL-C値を6％上昇させた。また有害事象に有意差はみられなかった。
コメント：2群間の差は1年後に（23 vs. 40イベント）現れた。

26 **Colhoun HM, et al.; CARDS investigators. Primary prevention of cardiovascular disease with atorvastatin in type 2 diabetes in the Collaborative Atorvastatin Diabetes Study (CARDS): multicentre randomised placebo-controlled trial.** *Lancet.* 2004; 364: 685–96.

デザイン：イギリスとアイルランドで施行された前向き，無作為化，二重盲検，多施設研究。複合一次エンドポイントは急性冠動脈疾患，冠血行再建術，脳卒中初発までの時間。
目的：臨床的に明らかな動脈硬化がなく，心血管病リスクがある糖尿病患者における，アトルバスタチン（10 mg/日）とプラセボの主要心血管イベント予防に関する比較検討を行う。
対象：2,838人の患者で年齢は40–75歳，2型糖尿病を有し，心血管病がなく，LDL-Cが4.14 mmol/L以下，空腹時TGが6.78 mmol/L以下，少なくとも以下の一つを有する：糖尿病性網膜症，アルブミン尿，現在の喫煙，高血圧。
除外基準：HbA1C 12％以上，クレアチニン高値。
治療：アトルバスタチン10 mg/日，プラセボ。
結果：この研究は2回目の中間解析結果から，予定した2年前に中止となり，追跡期間の中央値は3.9年であった。アトルバスタチン群の複合一次エンドポイントはRRR 37％であった（$p = 0.001$）。この研究では，4年間で主要心血管イベントを予防するNNTは37であった。非有意の総死亡の減少を認めた（$p = 0.059$）。

27 **Ridker PM, et al.; JUPITER Study Group. Rosuvastatin to prevent vascular events in men and women with elevated C-reactive protein.** *N Engl J Med.* 2008; 359: 2195–207.

デザイン：前向き，無作為，二重盲検，多施設研究。一次エンドポイントは，心筋梗塞，脳卒中，動脈血行再建術，不安定狭心症による入院，心血管疾患による死亡の複合。
目的：LDL-C値が正常（130 mg/dL）で，hsCRPが高い明らかな健常成人において，ロスバスタチン（20 mg/日）とプラセボの，心血管疾患初発予防を比較する。
対象：心血管疾患の既往がなく，LDL-C値が130 mg/dL以下，hsCRPが2 mg/L以上である，17,802人の男女（男性50歳以上，女性60歳以上）。
除外基準：現在，または過去の脂質異常治療歴，潜在性に全身性炎症をもつ患者，免疫抑制剤投与。
治療：ロスバスタチン20 mg/日あるいはプラセボ。
結果：この研究は，追跡中央値1.9年で終了となった。ロスバスタチン投与群ではLDL-Cは50％低下，hsCRPは37％低下した。一次エンドポイントにおいて，ロスバスタチン群においてHR低下44％を認めた（ロスバスタチン群0.77/100人・年，プラセボ群1.36/100人・年，$p < 0.00001$）。一次エンドポイントの構成要因をみても，心筋梗塞はHR 0.46（$p < 0.0002$），脳卒中0.52（$p = 0.002$），冠動脈再建術0.54（$p < 0.0001$），不安定狭心症による入院0.59（$p = 0.09$），死亡0.80（$p = 0.02$）と，臨床的有害事象を示すエンドポイントの，強力な低下を示した。
コメント：この研究はスタチン治療が効果的であるかもしれない集団の同定にhsCRPを用いたことであって，スタチン治療の「治療目標」をhsCRPとした研究ではないことは銘記すべきである。FDAではこの研究を元に，この患者集団に対するロスバスタチンの適応を認可をした。

28 Dujovne CA, et al.; Ezetimibe Study Group. Efficacy and safety of a potent new selective cholesterol absorption inhibitor, ezetimibe, in patients with primary hypercholesterolemia. *Am J Cardiol*. 2002; 90: 1092–7.

デザイン：前向き，無作為，二重盲検，多施設研究。一次エンドポイントは12週間後の血漿LDL値パーセント低下。
目的：新しいコレステロール吸収阻害薬エゼチミブの安全性と効能を評価する。
対象：原発性高コレステロール血症患者892人。
除外基準：過去6か月以内の心筋梗塞，冠動脈バイパス術，経皮的冠動脈形成術。慢性心不全患者(NYHA分類IIIもしくはIV)，不安定狭心症，腎機能障害，肝胆汁性疾患。
治療：2週間以上の米国NCEPステップ1か厳格な食事療法と，4–8週間の単盲検によるプラセボ投与後に，LDL-C 130–250 mg/dLかつTG 350 mg/dL以上の患者を3:1の割合で，エゼチミブ10 mgあるいはプラセボの毎朝12週間内服に割り付けた。
結果：エゼチミブ群はLDL-Cが17％低下し，プラセボ群では0.4％上昇，有意差がみられた($p<0.01$)。LDLの低下効果は早期(2週)からみられ12週の治療期間持続した。エゼチミブは計算によって求められたLDL-C，アポリポプロテインB，TC，TG，HDL-C，HDL (3)コレステロールも有意に改善した($p<0.01$)。エゼチミブは忍容性もよく，プラセボと比較して血液検査項目，GI，肝臓，筋肉などの副作用にも差は見られなかった。

29 Davidson MH, et al.; Ezetimibe Study Group. Ezetimibe coadministered with simvastatin in patients with primary hypercholesterolemia. *J Am Coll Cardiol*. 2002; 40: 2125–34.

食事安定後に，2–12週間の洗い出し期間後，4週間の単盲検によるプラセボ投与を行い，投与前のLDL-C 145–250 mg/dLかつTG 350 mg/dL以上の患者を10グループ，エゼチミブ10 mg，シンバスタチン10，20，40，80 mg，エゼチミブ10 mg＋シンバスタチン10，20，40，80 mg，プラセボの連続12週間内服に無作為割り付けした。エゼチミブ＋シンバスタチン群はシンバスタチンの用量に応じて，LDL-Cが44％–57％低下，TGが20％–28％低下，HDL-Cが8％–11％増加した。シンバスタチン単独投与群と比べて，エゼチミブ＋シンバスタチン併用群ではLDL-C (13.8％低下，$p<0.01$)，HDL-C (2.4％増加，$p=0.03$)，TG (7.5％低下，$p<0.01$)を有意に改善した。エゼチミブとシンバスタチンの併用療法はシンバスタチン単独投与と同等の忍容性の高さだった。

30 Sever PS, et al.; ASCOT investigators. Prevention of coronary and stroke events with atorvastatin in hypertensive patients who have average or lower-than-average cholesterol concentrations, in the Anglo-Scandinavian Cardiac Outcomes Trial--Lipid Lowering Arm (ASCOT-LLA): a multicentre randomised controlled trial. *Lancet*. 2003; 361: 1149–58.

デザイン：前向き，無作為，二重盲検，多施設研究。一次エンドポイントは非致死性心筋梗塞，致死性冠動脈疾患。追跡期間中央値3.3年間(試験は早期終了)。
目的：コレステロール値正常の高血圧患者における，冠動脈疾患一次予防に対するコレステロール低下の有用性を評価する。
対象：ASCOT登録症例19,342例中の，TC 250 mg/dL以下の10,342例。40–79歳で，高血圧に加えて少なくとも3個以上の冠危険因子を有する。
除外基準：心筋梗塞の既往，現在加療中の狭心症，過去3か月以内の脳血管疾患，心不全。
治療：アトルバスタチン10 mgあるいはプラセボ。
結果：アトルバスタチン群はプラセボ群と比較し一次イベントが36％低下(1.9％ vs. 3.0％ HR 0.64, $p=0.0005$)。この利益は追跡1年目からみられた。アトルバスタチン群では死亡が13％低下した($p=0.16$)。

コメント：この研究のもう一方である，高血圧におけるアムロジピン±ペリンドプリルとアテノロール±ベンドロフルメチアジドの比較は，他で報告された。

31 **Kastelein JJ, et al.; ENHANCE Investigators. Simvastatin with or without ezetimibe in familial hypercholesterolemia.** *N Engl J Med.* 2008; 358: 1431–43.

デザイン：前向き，無作為，二重盲検，多施設研究。一次エンドポイントは24か月間の平均頸動脈内中膜の変化。

目的：家族性高コレステロール血症に対して，シンバスタチンに加えてエゼチミブ加えた際の動脈硬化進展に対する効果を評価する。

対象：高脂血症治療の既往の有無にかかわらず，治療前のLDL-C値が210 mg/dL以上の30–75歳(平均46歳)，家族性高コレステロール血症の男女720例。

除外基準：重度の頸動脈疾患，頸動脈血行再建術の既往，ホモ型家族性高脂血症，重度の症候性心不全，不整脈，最近の心血管イベント。

治療：シンバスタチン10 mgあるいはプラセボ。

結果：頸動脈内中膜厚の変化は両群で有意差を認めなかった(シンバスタチン単独群で0.0058 mm，シンバスタチン＋エゼチミブ併用群で0.0111 mm，$p = 0.29$)。試験終了時の平均LDL-Cは，シンバスタチン単独群で192.7 mg/dL，シンバスタチン＋エゼチミブ群では141.3 mg/dLであった($p < 0.01$)。

二次予防

32 **Coronary Drug Project Research Group. Clofibrate and niacin in coronary heart disease.** *JAMA.* 1975; 231: 360–81.

デザイン：前向き，無作為二重盲検試験，多施設研究。一次エンドポイントは全死亡。平均追跡期間74か月。

目的：クロフィブラートとナイアシン投与によるコレステロール値と主要心イベントへの効果の検討。

対象：心電図上，心筋梗塞の既往を認める30–64歳の8,341人。

治療：クロフィブラート1.8 g/日あるいはナイアシン3 g/日もしくはプラセボ。

結果：クロフィブラート群ではTCが非有意ながら6%低下，7%の心筋梗塞発症の低下を認めた。ナシアシン群では，総コレステロールを10%低下させ，中性脂肪を26%低下させた。また有意に非致死性心筋梗塞を低下させた(ただし，致死性心筋梗塞では認めなかった)。

コメント：15年間の追跡調査の結果，ナイアシン群においてプラセボ群と比較し死亡率を11%低下させた。(52.0% vs. 58.2%，$p = 0.0004$)。

33 **Buchwald H, et al.; Surgical Control of the Hyperlipidemias (POSCH) Group. Changes in sequential coronary arteriograms and subsequent coronary events.** *JAMA.* 1992; 268: 1429–33.(see also *Am J Cardiol* 1990; 66: 1293)

デザイン：前向き，無作為，オープンラベル，多施設研究。平均追跡期間は9.7年。

目的：部分的回腸バイパス術によるコレステロール低下が，冠動脈疾患による死亡，合併症発症を低下させるかを評価する。

対象：6–60か月前の心筋梗塞の既往と，6週間の食事療法後のTC≧220 mg/dLもしくはLDL-C≧140 mg/dLの患者。

除外基準：肥満，高血圧，糖尿病。

治療：末端200 cm，もしくは腸管の3分の1(どちらか長い方)に対する部分的回腸バイパス術。全患者にAHA第II相の食事療法を行う。

結果：手術群では総コレステロールとLDLコレステロール値を低下した(4.71 vs. 6.14

mM, 2.68 vs. 4.30 mM)。手術群では，5年間の追跡で心臓死，心筋梗塞の発症を35%低下した（82 vs. 125イベント数，$p < 0.001$）。手術群では有意に血管造影上の動脈硬化の進行が低かった（$p < 0.001$，追跡期間5年と7年）。手術群では冠動脈バイパス術（$p < 0.0001$）と血管形成術（$p = 0.005$）を受ける率が低かった。

34 Scandinavian Simvastatin Survival Study Group. Randomised trial of cholesterol lowering in 4444 patients with coronary heart disease: the Scandinavian Simvastatin Survival Study (4S). *Lancet.* 1994; 344: 1383–9.

デザイン：前向き，無作為化，二重盲検，プラセボ対照，多施設研究。一次エンドポイントは総死亡率。追跡期間中央値は5.4年。

目的：シンバスタチンが冠動脈疾患患者の予後を改善するかどうかを評価する。

対象：狭心症か6か月より以前の心筋梗塞の既往，コレステロール血中濃度が5.5–8.0 mMの35–70歳の4,444人。

除外基準：不安定狭心症，二次性高コレステロール血症，冠動脈バイパス術か血管形成術の予定。

治療：シンバスタチン20–40 mgを1日1回投与またはプラセボ。

結果：シンバスタチン群ではTCが25%，LDL-Cが35%低下し，HDL-Cが8%上昇した。シンバスタチン群では総死亡率が30%有意に減少し（8.2% vs. 11.5%，$p = 0.0003$），同様に非致死性心筋梗塞が39%（7.4% vs. 12.1%），虚血性心疾患死が41%（5.0% vs. 85%），心筋再灌流療法が34%（11.3% vs. 17.2%）減少した。また，LDL-Cの最小四分位の患者では35%のリスク低下が認められた。コスト解析からシンバスタチン治療群は，心血管関連入院日数が34%低く，1患者あたり3,872ドルの節約になり，有効な薬剤の費用を88%，1日あたり28セント低下した。その後の解析では，獲得した生存1年あたりの経費（逸失賃金を含む全経費）は，3,800米ドル（TC 309 mg/dLの70歳男性）から27,400米ドル（TC 213 mg/dL 35歳女性）の幅があった。

35 Sacks FM, et al.; Cholesterol and Recurrent Events Trial investigators. The effect of pravastatin on coronary events after myocardial infarction in patients with average cholesterol levels. *N Engl J Med.* 1996; 335: 1001–9.

デザイン：前向き，無作為，二重盲検，プラセボ対照，多施設研究。一次エンドポイントは冠動脈死と非致死性心筋梗塞。追跡期間中央値は5.0年。

目的：心筋梗塞後の典型的集団において，LDL-C低下が冠動脈イベントを予防するかを検討。

対象：過去3–20か月に心筋梗塞の既往があり，TCが240 mg/dL未満（平均209 mg/dL），LDL-Cが115–174 mg/dL（平均139 mg/dL）の患者。

除外基準：駆出率が25%未満，空腹時血糖220 mg/dL，症候性心不全。

治療：プラバスタチン40 mg1日1回またはプラセボ。

結果：プラバスタチン群で心臓死と非致死性心筋梗塞が24%低下（10.2% vs. 13.2%，$p = 0.003$），冠動脈バイパス術26%低下（7.5% vs. 10%，$p = 0.005$），バルーン拡張術23%低下（8.3% vs. 10.5%），脳卒中31%低下（$p = 0.03$），死亡率は20%低下していいたが有意ではなかった（$p = 0.10$）。一次エンドポイントの低下は治療前のLDL-Cが125 mg/dL以上に限られていた（150–175 mg/dLでは35%低下，125–150 mg/dLでは26%の低下，125 mg/dL未満の対象では3%の低下で有意ではなかった）。その後の解析では，プラバスタチンの投与は脳卒中の32%低下（$p = 0.03$）と脳卒中や一過性脳虚血発作の27%低下（$p = 0.02$）と関連があることが示された。他の解析では，LDL-Cが125 mg/dL未満の患者では，糖尿病患者のみで一次イベントの有意な低下が示された（*Circulation* 2002;105:1424参照）。

36 Long-Term Intervention with Pravastatin in Ischaemic Disease (LIPID) Study Group. Prevention of cardiovascular events and death with pravastatin in patients with coronary heart disease and a broad range of initial cholesterol levels. *N Engl J Med.* 1998; 339: 1349–57.

デザイン：前向き，無作為，二重盲検，プラセボ対照，多施設研究。一次エンドポイントは心血管死。平均追跡期間は6.1年。
目的：冠動脈疾患の既往を有する平均的コレステロール値の患者において，脂質低下療法を行うことの有効性を評価する。
対象：登録前に3–36か月以内に心筋梗塞か不安定狭心症を発症し，TCが155–271 mg/dLの31–75歳の9,014人。
除外基準：腎障害あるいは肝機能障害，コレステロール低下薬治療中，3か月以内の重大な内科的，外科的イベント。
治療：プラバスタチン40 mg1日1回もしくはプラセボ。
結果：プラバスタチン群では冠動脈疾患死が有意に低下した（6.4% vs. 8.3%，RRR 24%，$p < 0.001$），プラバスタチン群では全死亡率（11.0% vs. 14.1%，RRR 22%，$p < 0.001$），心筋梗塞（7.4% vs. 10.3%，RRR 29%，$p < 0.001$），脳卒中（3.7% vs. 4.5%，RRR 19%，$p = 0.048$），血行再建術（13% vs. 15.7%，RRR 20%，$p < 0.001$）が低下した。有意な有害事象とプラバスタチンとの関連はみられなかった。

37 Rubins HB, et al.; Veterans Affairs High-Density Lipoprotein Cholesterol Intervention Trial Study Group. Gemfibrozil for the secondary prevention of coronary heart disease in men with low levels of high-density lipoprotein cholesterol. *N Engl J Med.* 1999; 341: 410–8.

デザイン：前向き，無作為，プラセボ対照，二重盲検，多施設研究。一次エンドポイントは冠動脈死と非致死性心筋梗塞の複合。平均追跡期間は5.1年。
目的：低HDL-Cかつ低LDL-Cの男性において，HDL値を上昇させTGを低下させることが主要心血管イベントを低下させるかどうかを評価する。
対象：冠動脈疾患を有しHDL-C≧40 mg/dL，LDL≧140 mg/dL，中性脂肪≧300 mg/dLである74歳未満2,531人の男性。
治療：gemfibrozil 1,200 mg1日1回 またはプラセボ。
結果：gemfibrozil療法は1年で，LDL-Cは有意な低下を示さず，HDL-Cが6％上昇，TGは31％低下した。gemfibrozil療法は冠動脈関連死亡，心筋梗塞を有意に低下させた（17.3% vs. 21.7%，RRR 22%，$p = 0.006$）。全死亡率は非有意な10％の低下を示した（15.7% vs. 17.4%，$p = 0.23$）。

38 Keech A, et al.; FIELD study investigators. Effects of long-term fenofibrate therapy on cardiovascular events in 9795 people with type 2 diabetes mellitus (the FIELD study): randomised controlled trial. *Lancet.* 2005; 366: 1849–61.

デザイン：前向き，無作為化，プラセボ対照，二重盲検，多施設研究。一次エンドポイントは冠動脈死または非致死性心筋梗塞。
目的：2型糖尿病と脂質代謝異常症患者における，心血管疾患発症に対するフェノフィブラート投与の効果を評価すること。
対象：2型糖尿病とTC 3.0–6.5 mmol/LとTC/HDL-C 4.0以上，またはTG 1.0–5.0 mmol/Lの50–75歳，9,795人の患者。
治療：フェノフィブラート200 mg/日，またはプラセボ。
結果：一次イベントはフェノフィブラート群で5.2％，プラセボ群で5.9％であった（RRR 11%，$p = 0.16$）。フェノフィブラート群では非致死性心筋梗塞のリスクが有意に減少

し (24%, $p = 0.010$)，有意ではないが冠動脈疾患死亡を増加させた (19%, $p = 0.22$)。
コメント：この研究中にプラセボ群でフェノフィブラート群より多くの患者が他の脂質低下治療（主にスタチン）を開始されており (17% vs. 8%, $p < 0.0001$)，結果の解釈を複雑にしてしまった。

39 Ginsberg HN, et al.; ACCORD Study Group. Effects of combination lipid therapy in type 2 diabetes mellitus. *N Engl J Med.* 2010; 362: 1563–74.

デザイン：多施設，無作為，プラセボ対照。一次エンドポイントは心血管死，非致死性心筋梗塞，または非致死性脳卒中で平均追跡期間は4.7年。
目的：スタチンへの追加治療としてフェノフィブラートの心血管疾患の予防効果についての評価。
対象：2型糖尿病の5,518名。
治療：シンバスタチン，フェノフィブラートあるいはプラセボの追加。
結果：一次エンドポイントの年間発生率はフェノフィブラート群2.2%，プラセボ群2.4% ($p = 0.32$)。しかしながら事前に規定したサブグループ解析より性別，高トリグリセライド血症，または低HDL-C血症には効果的という，治療効果の不均一性が示唆された。

40 Schwartz GG, et al.; Myocardial Ischemia Reduction with Aggressive Cholesterol Lowering (MIRACL) Study Investigators. Effects of atorvastatin on early recurrent ischemic events in acute coronary syndromes: the MIRACL study: a randomized controlled trial. *JAMA.* 2001; 285: 1711–8.

デザイン：前向き，無作為化，二重盲検，プラセボ対照，多施設研究。一次エンドポイントは死亡，心筋梗塞，蘇生術を必要とした心停止，緊急入院を必要とする客観的な証拠を伴った再発する症候性虚血。追跡調査は4か月。
目的：急性冠症候群患者において早期からアトルバスタチンによる脂質低下治療の有効性を評価すること。
対象：保存的治療を受けている3,086名の不安定狭心症，非ST上昇型心筋梗塞。患者背景は以下の通りである。(a) 安静時15分以上続く胸痛，もしくは24時間以内に軽労作で出現する胸痛，狭心症の痛みのパターンが変化してきたもの，(b) 新たに出現した，もしくは動的なST波またはT波変化，新たに出現した壁運動異常，非侵襲性試験での陽性，(c) トロポニンまたはCK-MBが非ST上昇型心筋梗塞正常値上限の2倍以上。
除外基準：血清コレステロール270 mg/dL超，4週以内のQ波心筋梗塞，3か月以内の冠動脈バイパス術，6か月以内のPCI，左脚ブロックまたはペースメーカー調律，ナイアシン500 mg未満以外の脂質低下薬内服中の患者，ビタミンE内服 (400IU/日未満は含まず)，肝機能障害 (ASTが正常上限の2倍以上)，インスリン依存性糖尿病。
治療：高用量アトルバスタチン (80 mg/日) またはプラセボに，24-96時間以内に無作為化。
結果：アトルバスタチン群はプラセボ群と比べて，複合一次エンドポイントの有意な相対的減少を認めたが (14.8% vs. 17.4%, $p = 0.048$)，これは主に客観的な証拠を伴う再発性虚血イベントの低下によるものであった (RR 0.74, $p = 0.02$)。死亡，心筋梗塞および心停止に関しては両群間に有意差を認めなかった。脳卒中はアトルバスタチン群で有意に減少した (RR 0.41, $p = 0.02$)。脂質レベルはアトルバスタチン群で約40%低下した。しかし結果は脂質低下の程度に関連していなかった．3%の患者では3倍以上の肝機能異常を認めた。横紋筋融解症の症例は観察されなかった。

41 LaRosa JC, et al.; Treating to New Targets (TNT) Investigators. Intensive lipid lowering with atorvastatin in patients with stable coronary disease. *N Engl J Med.* 2005; 352: 1425–35.

デザイン：前向き，無作為化，実薬対照，二重盲検，多施設研究。一次エンドポイントは

冠疾患による死亡，非致死性で手技に依存しない心筋梗塞，心停止後の蘇生，脳卒中の複合。追跡期間中央値は4.9年であった。
目的：安定した冠疾患患者において，LDL-Cを100 mg/dL未満に低下させる効果を評価すること。
対象：臨床的に明らかな冠疾患（心筋梗塞の既往，冠疾患の客観的な根拠による狭心症の診断，冠血行再建の既往），LDL-Cが130 mg/dL未満の35–75歳の10,001名の患者。
治療：アトルバスタチン10 mg/日または80 mg/日。
結果：LDL-Cの平均は，アトルバスタチン80 mg群で77 mg/dL，10 mg群で101 mg/dLであった。一次エンドポイントが発症したのは，10 mg群で10.9%であったのに対し，80 mg群では8.7%であった（RR 22%，$p < 0.001$）。総死亡率は2群間で差はなかったが，肝酵素上昇は高用量群において有意に多く発症した（0.2% vs. 1.2%，$p < 0.001$）。

42 Pedersen TR, et al.; Incremental Decrease in End Points Through Aggressive Lipid Lowering (IDEAL) Study Group. High-dose atorvastatin vs usual-dose simvastatin for secondary prevention after myocardial infarction: the IDEAL study: a randomized controlled trial. *JAMA*. 2005; 294: 2437–45.

デザイン：前向き，無作為化，実薬対照，二重盲検，多施設研究。一次エンドポイントは冠疾患による死亡，非致死性心筋梗塞，心停止後の蘇生の複合。平均追跡調査期間は4.8年。
目的：心筋梗塞の既往がある患者において，高用量のアトルバスタチンと通常用量のシンバスタチン投与の，心血管疾患二次予防について比較。
対象：心筋梗塞の既往がある80歳以下の8,888名の患者。
治療：アトルバスタチン80 mg/日，シンバスタチン20 mg/日。
結果：LDL-Cは，シンバスタチン群で104 mg/dL，アトルバスタチン群で81 mg/dLであった。一次エンドポイントは，シンバスタチン群で10.4%，アトルバスタチン群で9.3%であった（ハザード減少11%，$p = 0.07$）。非致死性心筋梗塞は，アトルバスタチン群で有意に少なかった（7.2% vs. 6.0%，$p = 0.02$）。しかし，全死亡と原因別死亡には有意差は認められなかった。

43 Study of the Effectiveness of Additional Reductions in Cholesterol and Homocysteine (SEARCH), presented at the American Heart Association, New Orleans, LA, November 2008.

この国際的研究は無作為化した12,064名の心筋梗塞の既往のあるシンバスタチン80 mg/日または20 mg/日を内服，ホモシスチン低下療法として葉酸とビタミンB12を内服している18–80歳の男女を対象とした2×2因子デザインで行われた。患者は平均6.7年追跡調査され，複合一次エンドポイントとして主要冠イベント（非致死性心筋梗塞，冠血行再建，または冠疾患死亡），脳卒中，血行再建（冠動脈および非冠動脈の外科的手術，PTCA）とした。高用量シンバスタチン群ではLDL-Cは平均14 mg/dL低下したが，両スタチン群で一次エンドポイントに有意差はみられなかった（シンバスタチン80 mg群24.5% vs. 低用量群25.7%，$p = 0.10$）。高用量シンバスタチン群で多くのミオパチーを認めた（53/6,031 vs. 3/6,033）。葉酸/B12群では，ホモシスチンは平均3.8 μmol/L低下したが，一次エンドポイントについては有意差を認めていない（治療群25.5% vs. プラセボ群24.8%）。

一次予防および二次予防試験

44 Heart Protection Study Collaborative Group. MRC/BHF Heart Protection Study of cholesterol lowering with simvastatin in 20,536 high-risk individuals: a randomised placebo-controlled trial. *Lancet*. 2002; 360: 7–22.

デザイン：前向き，無作為化，二重盲検，プラセボ対照，多施設研究。一次エンドポイントは死亡率，致死性もしくは非致死性血管イベント（サブカテゴリ分析）。
目的：最初のコレステロール値に関わりなく，LDL-Cの減少が血管疾患の進展を減らすことができるか否かを検討。
対象：20,546人のイギリスの男性および女性。冠疾患，他の閉塞性動脈疾患，糖尿病，男性65歳以上の治療中高血圧を登録。
除外基準：慢性肝疾患，腎機能障害，炎症性筋肉疾患，重症心不全。
治療：シンバスタチン40 mg/日（平均コンプライアンス85%），または対応するプラセボ（他のスタチン使用17%）。
結果：シンバスタチン群ではプラセボ群と比較して全死亡率の有意な減少を認めた（12.9% vs. 14.7%，$p = 0.0003$）。このうち冠動脈死は18%の有意な減少を認め（5.7% vs. 6.99%，$p = 0.0005$），他の血管死でも有意に近い減少（1.9% vs. 2.2%，$p = 0.07$），非血管死は非有意の減少であった（5.3% vs. 5.6%，$p = 0.4$）。シンバスタチン群では，また非致死性心筋梗塞または冠動脈死発症率（8.7% vs. 11.8%，$p < 0.0001$），非致死性もしくは致死性脳卒中（4.3% vs. 5.7%，$p < 0.0001$），冠動脈もしくは冠動脈以外の血行再建療法の施行（9.1% vs. 11.7%，$p < 0.0001$）が低かった。この主要イベントの減少は1年目では有意ではなかったが，2年目以降は有意となった。イベントの減少はすべてのサブカテゴリで同様に有意であった。すなわち，脳血管障害，PAD，糖尿病，登録時の年齢が70歳未満か以上，登録時のLDL-Cが116 mg/dL（3.0 mM）未満もしくはTCが193 mg/dL（5 mM）未満であっても変化は同様であった。この処方でのミオパチーの年間頻度は約0.01%であった。悪性腫瘍の有意な出現はみられなかった。
コメント：このランドマークとなる試験により，開始時のコレステロール値にかかわらず，既存の内服治療にシンバスタチンを加えることによって，高リスク患者に相当な利点を与えることが証明された。服薬のコンプライアンス低下を考慮しても，この療法の実際の使用によって主要イベント率は約3分の1低下する。

45 ALLHAT Officers and Coordinators for the ALLHAT Collaborative Research Group. Major outcomes in moderately hypercholesterolemic, hypertensive patients randomized to pravastatin vs usual care: The Antihypertensive and Lipid-Lowering Treatment to Prevent Heart Attack Trial (ALLHAT-LLT). *JAMA*. 2002; 288: 2998–3007.

デザイン：前向き，無作為化，実薬対照，多施設研究。一次エンドポイントは全死亡率。二次エンドポイントは，非致死性心筋梗塞もしくは致死性冠動脈死の発症の複合，原因ごとの死亡率，悪性腫瘍。平均追跡期間は4.8年。
目的：冠動脈疾患の追加的な危険因子を少なくとも1つ以上有する，高齢の中等度高コレステロール血症，高血圧患者において，通常治療と比較してプラバスタチンが全死亡を低下させるかどうかを検討する。
対象：LDL-Cが120–189 mg/dL（CHD例ならば100–129 mg/dL）で，TGが350 mg/dL未満の55歳以上の10,355人。試験期間中，通常治療を行った患者のうち，冠動脈疾患のある患者の32%，冠動脈疾患のない患者の29%に脂質低下療法が開始となった。
治療：プラバスタチン40 mg/日および通常治療。
結果：4年で，通常治療でTCが8%減少したのと比較して，プラバスタチン群では17%の低下を認めた。LDL-Cレベルで評価すると，通常治療で11%減少と比較して，プラバスタチン群では28%の減少を認めた。2群間では全死亡率に有意差を認めなかった（14.9%プラバスタチン群 vs. 15.3%，$p = 0.88$）。プラバスタチン群では有意ではないが冠動脈疾患のイベントは相対的に9%減少した（6年発症率：9.3%プラバスタチン群 vs. 10.4%，RR 0.91，$p = 0.16$）。

コメント：通常治療とスタチン治療を受けた患者で有意差がないということは，通常治療群に二次予防を目的としてのスタチンが含まれていたことが理由かもしれない．

早期スタチン開始治療

46 Cannon CP, et al.; Pravastatin or Atorvastatin Evaluation and Infection Therapy-Thrombolysis in Myocardial Infarction 22 Investigators. Intensive versus moderate lipid lowering with statins after acute coronary syndromes. *N Engl J Med*. 2004; 350: 1495–504.

デザイン：前向き，無作為化，実薬対照，多施設研究．一次エンドポイントは全死亡，心筋梗塞，再入院を必要とする不安定狭心症，血行再建術（割り付け後少なくとも30日以後），脳卒中．

目的：アトルバスタチンに対するプラバスタチンの，追跡期間24か月における一次エンドポイントでの非劣性を確認する．

対象：急性冠症候群で入院10日以内の18歳以上の男性および女性患者4,162例．血行再建術後，脂質低下療法の既往のないもの（TCが240 mg/dL未満），すでに従来の脂質低下薬を受けている患者（TCが200 mg/dL未満）が登録された．

治療：プラバスタチン40 mg/日（標準治療）とアトルバスタチン80 mg/日（強化治療）．

結果：治療期間中のLDL-Cの中央値は，標準治療で95 mg/dL，強化治療で62 mg/dLであった（$p<0.001$）．一次エンドポイントの発症率は，標準治療群で26.3%，強化治療群で22.4%であり，強化治療によるHRの16%低下が認められた（$p=0.005$）．

コメント：この開拓的な試験でLDL-Cの"lower is better"が示された．

47 de Lemos JA, et al.; A to Z Investigators. Early intensive vs a delayed conservative simvastatin strategy in patients with acute coronary syndromes: phase Z of the A to Z trial. *JAMA*. 2004; 292: 1307–16.

デザイン：前向き，無作為化，二重盲検，実薬対照，多施設研究．一次エンドポイントは追跡期間中央値721日における心血管死，非致死性心筋梗塞，急性冠症候群による再入院，脳卒中の複合．

目的：急性冠症候群の患者にスタチン療法による早期・積極的介入の優位性の評価．

対象：21–80歳の心筋梗塞の既往のある，総コレステロールが250 mg/dLまたはそれ以下でまだスタチン治療を受けていない4,497名の患者．

治療：1か月間のシンバスタチン40 mg/日，その後は80 mg/日（強化群）とプラセボを4か月，その後シンバスタチン20 mg/日．

結果：8か月後のLDLコレステロール値は強化治療群で63 mg/dL，標準治療群で77 mg/dLであった．強化治療群の14.4%と標準治療群の16.7%は主要イベントを認めた（HR 0.89，$p=0.14$）．心血管死の低下は有意差を認めた（4.1% vs. 5.4% 強化治療群が優位，$p=0.05$）．しかし，その他のエンドポイントについては統計的に有意差は認めなかった．心筋症の比率は強化治療群において有意に高かった（9人0.4% vs. 標準治療群1人，$p=0.02$）．

コメント：この試験では一次エンドポイントに達しなかったが，すべての傾向は過去の試験とそれに付随する結果と一致する．さらに，脂質低下の程度を考慮すると，この試験は同様の試験結果と一致する（他の試験よりもこの試験では2群間でのLDLレベルの差が小さいため）．

48 Patti G, et al. Atorvastatin pretreatment improves outcomes in patients with acute coronary syndromes undergoing early percutaneous coronary intervention: results of the ARMYDA-ACS randomized trial. *J Am Coll Cardiol*. 2007; 49: 1272–8.

デザイン：前向き，無作為化，二重盲検，プラセボ対照，多施設研究。一次エンドポイントは30日間における総死亡，心筋梗塞，予定外の血行再建術。
目的：非ST上昇型心筋梗塞に対するPCIにおける，早期の積極的スタチン治療の優位性の検討。
対象：血行再建を行う非ST上昇型心筋梗塞患者171例。
治療：アトルバスタチン（CAG/PCI 12時間前に80 mg，その後CAG/PCI直前約2時間に40 mg投与）とプラセボ。すべての患者は，その後長期のアトルバスタチン治療を受けた（40 mg/日）。
結果：一次エンドポイントはアトルバスタチン群で5％，プラセボ群で17％に発症（$p = 0.01$），その違いの多くは再発性心筋梗塞の減少によるものであった。手技後のCK-MB上昇も有意に減少させた（7％ vs. 27％，$p = 0.001$，）。

HDL 増加試験

49 Kastelein JJ, et al.; RADIANCE 1 Investigators. Effect of torcetrapib on carotid atherosclerosis in familial hypercholesterolemia. *N Engl J Med.* **2007; 356: 1620–30.**

デザイン：前向き，無作為化，二重盲検，プラセボ対照，多施設研究。一次エンドポイントは，ベースラインと2年追跡検査時のBモード超音波検査による最大頸動脈内膜中膜厚の増加率。
目的：コレステリルエステル転送蛋白阻害薬であるtorcetrapibによるHDLコレステロール上昇が，臨床エンドポイントのサロゲートである頸動脈内膜中膜厚を減少させるかどうか検討する。
対象：ヘテロ接合型家族性高コレステロール血症の850例。
治療：アトルバスタチン単独投与またはアトルバスタチンとtorcetrapib 60 mgの併用投与。
結果：アトルバスタチン単独群のHDLコレステロール値は52.4 mg/dL，併用群では81.5 mg/dLと2群間でHDLコレステロール値に有意差を認めた。しかし，頸動脈内膜中膜厚の増加は，アトルバスタチン単独群では0.0053 mm/年，torcetrapib＋アトルバスタチン併用群では0.0047 mm/年と有意差を認めなかった（$p = 0.87$）。
　コメント：より最近の研究において，torcetrapib＋アトルバスタチン群の平均収縮期血圧がアトルバスタチン単独群に比して有意に上昇したことが確認された（アトルバスタチン単独群；1.3 mmHg，torcetrapib＋アトルバスタチン群；4.1 mmHg，$p < 0.001$）。

50 Nissen SE, et al.; ILLUSTRATE Investigators. Effect of torcetrapib on the progression of coronary atherosclerosis. *N Engl J Med.* **2007; 356: 1304–16.**

デザイン：前向き，無作為化，二重盲検，プラセボ対照，多施設研究。一次エンドポイントは，ベースラインと2年追跡検査時の血管内超音波検査によるアテローム量の比率。
目的：血管内超音波を用いて評価した冠動脈硬化の進行に対する，torcetrapibの効果の検討。
対象：冠動脈疾患患者1,188例。
治療：torcetrapib 60 mg/日あるいはプラセボ。目標LDLコレステロール値100 mg/dL未満として全例にアトルバスタチン投与。
結果：torcetrapib群で対照群と比べて，HDL-Cの60％の有意な上昇と，LDL-Cの20％低下を認めた。アテローム量はプラセボ群0.19％，torcetrapib群0.12％といずれの群も増加した（$p = 0.72$）。
コメント：再度，torcetrapibは有意な血圧の上昇に関連していた。

51 Barter PJ, et al.; ILLUMINATE Investigators. Effects of torcetrapib in patients at high risk for coronary events. *N Engl J Med.* **2007; 357: 2109–22.**

デザイン：前向き，無作為化，二重盲検，プラセボ対照，多施設研究。一次エンドポイントは追跡期間中央値550日における冠動脈疾患死，非致死的心筋梗塞，脳卒中，不安定狭心症による入院の複合。
目的：心血管高リスク患者において，torcetrapibにより主要心血管イベントを予防できるかどうかを検討する。
対象：安定CVD症例あるいは2型糖尿病患者15,067例。
治療：torcetrapib 60 mg/日あるいはプラセボ。目標LDLコレステロール値100 mg/dL未満として全例にアトルバスタチン投与。
結果：12か月の時点で，torcetrapib群では，ベースラインと比較してHDL-Cが有意に72.1％上昇し，LDL-Cが有意に24.9％低下した。しかし，torcetrapib群ではプラセボ群（アトルバスタチンのみ）と比較して，心血管イベント発症率（HR 1.25, $p = 0.001$），全死亡（HR 1.58, $p = 0.006$）も増加した。これらは，血清カリウムが有意に低下し，血清ナトリウム，重炭酸塩，アルドステロンが有意に上昇したことに随伴したものであった。
コメント：torcetrapibの開発はその後中止された。しかし，副作用である血圧上昇が臨床プロファイルを悪化させた可能性があり，これは薬剤クラス全体の効果ではないと考えられる。まだ回答は得られていない。他のコレステリルエステル転送蛋白（CETP）阻害薬の開発は継続している。

血管造影解析

52 Blankenhorn DH, et al. Beneficial effects of combined colestipol-niacin therapy on coronary atherosclerosis and coronary venous bypass grafts. *JAMA*. 1987; 257: 3233–40.

この前向き，無作為化，プラセボ対照，部分的盲検化，多施設研究では，40–59歳の非喫煙男性，CABG既往の162例が登録された。患者はcolestipol（15 g，1日2回）およびナイアシン（3–12 g/日），またはプラセボを服用。2年間の追跡で薬物群でTC 26％，LDL-Cが43％低下し，HDL-Cは37％上昇。また，動脈硬化退縮率も大きく（16.2％ vs. 2.4％，$p = 0.002$），バイパスグラフトの新規病変の出現や閉塞などの副作用も減少した（それぞれ$p < 0.04$, $p < 0.03$）。

53 Brown G, et al. Regression of coronary artery disease as a result of intensive lipid-lowering therapy in men with high levels of apolipoprotein B. *N Engl J Med*. 1990; 323: 1289–98.

この前向き，無作為化，二重盲検，プラセボ対照（あるいはcolestipol対照），多施設研究には，冠動脈疾患と診断されたか冠動脈疾患家族歴のある146例の男性が登録された。患者は，(a) lovastatin 20 mg 1日2回とcolestipolを最初の10日間は5 mg 1日3回，その後20 mg 1日3回に増量，(b) ナイアシン125 mg 1日2回その後2か月後に1 g 1日4回まで増量，およびcolestipol，(c) lovastatinとcolestipolのプラセボ（もしLDLが高ければcolestipolは投与）に割りつけられた。2.5年間の追跡期間後，c群（通常治療群）ではLDL-CとHDL-C値の変化は小さかった（それぞれ−7％，+5％）が，治療群では大きな変化を示し，colestipolとlovastatin併用群で−46％および+15％，ナイアシンとcolestipol併用群で−32％および+43％であった。9か所の冠動脈近位部のうち1か所でも病変が進行した症例は，通常治療では46％にみられたが，2治療群ではそれぞれ21％，25％であった。病変の退縮も治療群で多く認められた（32％，39％ vs. 通常治療群11％）。臨床上のイベント（死亡，心筋梗塞，症状悪化による血行再建術）も治療群で有意に少なかった（6.5％，4.2％ vs. 19.2％）。

54 Post Coronary Artery Bypass Graft Trial Investigators. The effect of aggressive lowering of low-density lipoprotein cholesterol levels and low-dose anticoagulation on obstructive changes in saphenous-vein coronary-artery bypass grafts. *N Engl J Med.* 1997; 336: 153–62.

デザイン：前向き，無作為化，2×2分割，多施設研究。一次エンドポイントは，グラフトのアテローム性動脈硬化の進展（新しい病変の出現，治療開始前の病変の進展，新たな閉塞）。血管造影は平均4.3年後に実施された。

目的：(a) 大伏在静脈グラフトに用いたCABG患者で，積極的なLDL-C低下が，通常の治療に比べよりグラフトの動脈硬化進展を防げるか，(b) 低用量の抗凝固療法がバイパスグラフトの閉塞を減らすかどうか。

対象：1–11年前に冠動脈バイパス手術を受け，少なくとも1グラフトが開存している，LDL-Cが130–175 mg/dL，21–74歳の1,351人の患者。

除外基準：5年以内の血行再建術か死亡の可能性が高い患者，EF30％以下，6か月以内に不安定狭心症または心筋梗塞を発症した患者。

治療：積極的治療群lovastatin 40–80 mg/日（目標LDL-C 85未満（実際の到達値は93–97））か，緩徐治療群lovastatin 2.5–5.0 mg/日（目標LDL-C 140未満（実際の到達値は132–136））。必要があればコレスチラミン併用。さらに低用量ワルファリン群（平均INR1.4）かプラセボに無作為化。

結果：積極的治療群では動脈硬化の進展が抑制され (0.6 mm以上の内径減少は27％ vs. 39％，$p < 0.001$)，血管再建術の施行率も29％低下した (6.5％ vs. 9.2％，$p = 0.03$)。ワルファリン群とプラセボ群の間には差は認められなかったが，7.5年追跡後のデータでは，低用量抗凝固療法で死亡と心筋梗塞発症は31％低下した。

55 Brown BG, et al. Simvastatin and niacin, antioxidant vitamins, or the combination for the prevention of coronary disease. *N Engl J Med.* 2001; 345: 1583–92.

デザイン：前向き，無作為化，二重盲検，プラセボ対照試験。一次エンドポイントは，最も強い狭窄部分の最初と最後の冠動脈造影像の患者一人あたりの平均変化。臨床一次エンドポイントは，心血管イベント（死亡，心筋梗塞，脳卒中，血行再建）の初発。追跡期間は3年。

目的：脂質降下療法と抗酸化療法が，冠動脈疾患と低HDL血症の患者に対して，単独または付加的に有効であるかどうかを決定すること。

対象：臨床的冠動脈疾患（心筋梗塞既往患者，PCI既往患者または狭心症の確診患者），低HDL-C値（男性 35 mg/dL以下，女性 40 mg/dL以下）で，正常LDL-C値（145 mg/dL以下）の患者160人。

除外基準：冠動脈バイパス移植手術既往者，重篤な高血圧患者，難治性の糖尿病患者。

治療：シンバスタチン＋ナイアシン，ビタミン，シンバスタチン＋ナイアシン＋抗酸化剤，プラセボ（ナイアシンプラセボは実薬 50 mgの投与であり明らかな紅潮反応を起こしたものの，脂質への影響は起こさなかった）。

結果：シンバスタチン＋ナイアシン群では，LDL-Cは42％減少し，HDL-Cは26％増加した。抗酸化剤群とプラセボ群ではHDL，LDL値は不変だった。シンバスタチン＋ナイアシンの併用によるHDLの保護的増加は，抗酸化剤による併用療法によって減少した。平均狭窄率はプラセボ群で3.9％，抗酸化剤群で1.8％，シンバスタチン＋ナイアシン＋抗酸化剤併用で0.7％増加 ($p = 0.004$)，シンバスタチン＋ナイアシン併用群で0.4％退縮した ($p < 0.001$)。この試験は臨床イベントの評価には検出力がたりないが，複合臨床エンドポイントの発症は，シンバスタチン＋ナイアシン併用群で，プラセボ群に比して有意に低く (3％ vs. 24％，$p = 0.003$)，シンバスタチン＋ナイアシン＋抗酸化剤

1. 心臓病の予防医学

併用群で中等度の14％であった。

トリグリセライド

臨床研究

56 Criqui MH, et al. Plasma triglyceride level and mortality from coronary heart disease. *N Engl J Med*. 1993; 328: 1220–5.

この研究はLipid Research Clinics Follow-up試験対象者の7,505人の患者が解析されている。12年間でのCHD死は男性でも女性でもトリグリセライド値によって増大した。しかし，他の変数で補正すると，統計的に有意とはならなかった。

57 Jeppesen J, et al. Triglyceride concentration and ischemic heart disease: an eight-year follow-up in the Copenhagen Male Study. *Circulation*. 1998; 97: 1029–36.

この試験は，Copenhagen Male Studyに参加し，試験開始時に心血管障害のない2,906人を対象としており，空腹時トリグリセライドの高値が虚血性心疾患(IHD)の独立した危険因子であることを報告している。8年間の追跡で，トリグリセライド値3分位群中，中等度群では，他のリスクで補正してもIHDのRRは1.5倍（95％CI 1.0–2.3, $p = 0.05$），最高値群では2.2倍（95％CI 1.4–3.4, $p < 0.001$）であった。高HDL-Cも含めて，いずれのHDL-Cの範囲でもトリグリセライドの増加に伴いリスクも徐々に増加したことは注目すべきである。

58 Miller M, et al.; PROVE IT-TIMI 22 Investigators. Impact of triglyceride levels beyond low-density lipoprotein cholesterol after acute coronary syndrome in the PROVE IT-TIMI 22 trial. *J Am Coll Cardiol*. 2008; 51: 724–30.

PROVE IT-TIMI 22試験事後解析では，LDL-C 70 mg/dL未満に低下させる積極的脂質低下治療における，トリグリセライド値の予後的意義を検討している。単変量および多変量解析どちらをとっても，スタチンによってトリグリセライド値が150 mg/dL未満は，死亡，心筋梗塞，急性冠症候群の再発の減少に有意に関連していた。このことは，LDL-C，non–HDL-C値，CRP値や他の予後因子で調整をした後も同様の結果であった。

リポ蛋白（a）

レビューとメタ解析

59 Danesh J, et al. Lipoprotein(a) and coronary heart disease. Meta-analysis of prospective studies. *Circulation*. 2000; 102: 1082–5.

このメタアナリシスは追跡期間1年以上の27の前向き試験で検討した（平均10年）。ベースライン時のLp（a）の上位3群と下位3群の患者で比較すると冠動脈疾患死，非致死性心筋梗塞発症の発症複合リスクは1.6（95％CI 1.4–1.8, $2p < 0.00001$）であった。一般集団を扱った18試験にかぎって解析しても，結果は同等であった（複合RR 1.7, 95％CI 1.4–1.9, $2p < 0.00001$）。血液貯蔵技術と分析方法に違いがあったにもかかわらず，18の住民研究，あるいは既往症のある患者を検討した9の研究において，有意な不均一性はみいだせなかった。

研究報告

60 Schaefer EJ, et al. Lipoprotein(a) levels and risk of coronary heart disease in men. The lipid Research Clinics Coronary Primary Prevention Trial. *JAMA*. 1994; 271: 999–1003.

この研究には，TC 265 mg/dL 超および LDL 190 mg/dL 超の 35–59 歳の男性 3,806 人を登録している。患者はコレスチラミンまたはプラセボに無作為割り付けされた。7–10 年間後に CHD を発症した 233 人の患者と，CHD のなかった 390 人の，ランダム化前に採血，凍結保存されていたサンプルから Lp (a) が測定され，Lp (a) レベルは CHD 発症症例で 21% 高値であった (補正後 $p < 0.01$)。

抗酸化薬

研究報告

61 Stephens NG, et al. Randomised controlled trial of vitamin E in patients with coronary disease: Cambridge Heart Antioxidant Study (CHAOS). *Lancet*. 1996; 347: 781–6.

デザイン：前向き，無作為化，二重盲検，プラセボ対照，単施設研究。一次エンドポイントは非致死的心筋梗塞，および心血管死＋非致死的心筋梗塞。追跡期間中央値は 510 日。
目的：冠動脈疾患の既往がある患者において高用量 α トコフェロール投与が，心筋梗塞発症や心血管死を抑制できるかを検討すること。
対象：血管造影で冠動脈に動脈硬化性病変が確認された 2,002 例。
除外基準：ビタミン E を含有するビタミンサプルメントの服用経験例。
治療：ビタミン E 400IU/日，または 800IU/日投与，もしくはプラセボ。
結果：治療群では有意に心血管死＋非致死的心筋梗塞が減少した (RR 0.53，95% CI 0.34–0.083，$p = 0.005$)。この複合エンドポイントに対する有意性は 66% の非致死的心筋梗塞の減少 (14 症例 vs. 41 症例；$p = 0.005$) に起因しており，心血管死には有意差を認めなかった (27 症例 vs. 23 症例；$p = 0.61$)。

62 Kushi LH, et al. Dietary antioxidant vitamins and death from coronary heart disease in postmenopausal women. *N Engl J Med*. 1996; 334: 1156–62.

1986 年に食事に関するアンケートに回答した，心血管疾患既往のない 34,486 人の女性による前向きコホート研究。7 年の追跡期間でビタミン E の摂取量増加と冠動脈疾患死の減少に相関関係を認めた。この相関はビタミン剤非服用群で最も強かった。ビタミン E 摂取量で 5 群に分割すると，上位 2 群における冠動脈疾患死の相対リスクは最下位の群に比し 0.42 であった。高用量摂取や長期間摂取した場合については触れられていないが，サプリメントによるビタミン E 摂取は有効ではないとされた。また，ビタミン A や C は冠動脈疾患死と有意な関連性を認めなかった。

63 Rapola JM, et al. Randomised trial of alpha-tocopherol and beta-carotene supplements on incidence of major coronary events in men with previous myocardial infarction. *Lancet*. 1997; 349: 1715–20.

デザイン：前向き，無作為化，二重盲検，プラセボ対照試験。一次エンドポイントは心臓死と心筋梗塞発症。追跡期間は 5.3 年。
目的：α トコフェロールと β カロテンのサプリメント服用の冠動脈イベント発症に対する効果を検討すること。
対象：心筋梗塞既往のある 50–69 歳の男性喫煙者 1,862 人。
除外基準：悪性疾患の罹患者，重症狭心症患者，ビタミン A，E あるいは β カロテンサプ

リメントの大量服用者。
治療：αトコフェロール50 mg/日あるいはβカロテン20 mg/日の投与，両剤併用，もしくはプラセボ。
結果：心臓死と心筋梗塞発症頻度に関しては両群間で有意差を認めなかったが，βカロテン群，βカロテンとαトコフェロール併用群で心臓死が多かった（それぞれのRRとp値：RR 1.75, $p = 0.007$；RR 1.58, $p = 0.03$）。αトコフェロール群では非致死性心筋梗塞が少なかった（補正RR 0.62 (0.41–0.96)）。著者らは，これは致死性心筋梗塞が多かったためとしている。
コメント：βカロテン血中濃度は正常の19倍であった。論説ではαトコフェロール投与量がCHAOS試験で使用された時の10分の1量であること，また今回は合成薬が使用されていること（CHAOS試験では天然薬）を問題視している。

64 GISSI-Prevenzione Investigators (Gruppo Italiano per lo Studio della Sopravvivenza nell'Infarto miocardico). Dietary supplementation with n-3 polyunsaturated fatty acids and vitamin E after myocardial infarction: results of the GISSI-Prevenzione trial. *Lancet.* 1999; 354: 447–55.

デザイン：前向き，無作為化，オープンラベル，多施設研究。一次エンドポイントは死亡，非致死性心筋梗塞，および脳卒中。平均追跡期間は3.5年。
目的：n-3多価不飽和脂肪酸（PUFA）とビタミンEの単独あるいは併用の，心筋梗塞後の合併症発症率と死亡率に及ぼす効果を検討すること。
対象：3か月以内に心筋梗塞に罹患した患者11,324人。
治療：n-3 PUFA（1 g/日），ビタミンE（300 mg/日）を単独ないし併用，あるいは無投薬。
結果：n-3 PUFA群では対照群に比し有意に死亡，心筋梗塞および脳卒中の発症を低下させた（12.3% vs. 14.4%，$p = 0.023$）。全死亡率はn-3PUFA群で20%低下した（8.3% vs. 10.4%）。ビタミンE群では死亡，心筋梗塞，および脳卒中が非有意な減少を示した（13.1% vs. 14.4%）。ビタミンEの使用により心血管死が有意に20%低下した。

65 Yusuf S, et al.; Heart Outcomes Prevention Evaluation Study Investigators. Vitamin E supplementation and cardiovascular events in high-risk patients. *N Engl J Med.* 2000; 342: 154–60.(see Ref 228 for expanded summary/ramipril results)

　この前向き，無作為化，2×2因子分析解析試験では，55歳以上の冠動脈疾患，脳卒中，末梢血管疾患，または糖尿病に他の心血管危険因子を一つ以上合併した高リスク患者9,541人をビタミンE(400IU/日)投与群とプラセボ投与群に無作為に割り付けた。結果，ビタミンE補充は有用ではなかった（心血管死，心筋梗塞，脳卒中の発症率は16.0% vs. 15.4%であった）。

66 Lee IM, et al. Vitamin E in the primary prevention of cardiovascular disease and cancer: the Women's Health Study: a randomized controlled trial. *JAMA.* 2005; 294: 56–65.

デザイン：前向き，無作為化，二重盲検，多施設にて，ビタミンEとアスピリン，もしくはその併用をプラセボと2×2因子分析で比較評価した。一次エンドポイントは，非致死性心筋梗塞，脳卒中，心血管死とすべての浸潤性癌の複合。平均追跡期間は10.1年であった。
目的：女性における心血管疾患または癌の予防に，ビタミンE補給が有効であるかどうかを評価すること（アスピリン群に関する結果は，別に報告された）。
対象：45歳以上の健常女性39,876例。
治療：1日おきのビタミンE 600IU投与とプラセボ投与。
結果：2群間の心筋梗塞発症率（RR 1.01, $p = 0.96$），脳卒中発症率（RR 0.98, $p = 0.82$），

癌発症率(RR 1.01, $p=0.87$), 全死亡(RR 1.04, $p=0.53$)に有意差を認めなかった。心血管死亡率は, ビタミンE投与群で有意に低かった(RR 0.76, $p=0.03$)。
コメント:心血管死亡率がビタミンE摂取群で低かったが, これは他のエンドポイントと整合性をもたず, 女性においてビタミンE摂取は心血管疾患や癌の発症予防として推薦されなかった。

67 Miller ER 3rd, et al. Meta-analysis: high-dosage vitamin E supplementation may increase all-cause mortality. *Ann Intern Med.* 2005; 142: 37–46.

高用量(≧400IU/日)もしくは通常量のビタミンE補充に関する19の試験に参加した計135,967例の再評価。著者らは高用量補充群において統合した全死亡リスクが高くなり, 全体で1万例あたり39例であるとした ($p=0.035$)。また低用量試験の統合解析では非有意な全死亡の低下傾向が示され, 1万例あたり16例減少した ($p>0.2$)。これらより全死亡率の増加が予想されるカットオフポイントは150IU/日であると同定した。ただし, これらの解析にはWHS試験(上記)は含まれていなかった。

特別食

68 de Lorgeril M, et al. Mediterranean alpha-linolenic acid-rich diet in secondary prevention of coronary heart disease. *Lancet.* 1994; 343: 1454–9.

この前向き, 無作為化, 二次予防試験は605人の初回心筋梗塞患者(91%が男性)を登録した。食事療法グループは1時間の教育講習を受けた。8週目と1年毎に食事調査とカウンセリングが実施された。追跡期間中(平均27か月)に, 地中海食グループでは, 質素な西洋料理を摂取したグループと比較して, 死亡や非致死性心筋梗塞の発症が73%低下した(2.7% vs. 11%, $p=0.001$)。その後の平均46か月の追跡期間での報告においても持続して有効性を示した。

69 Ascherio A, et al. Dietary intake of marine n-3 fatty acids, fish intake, and the risk of coronary disease among men. *N Engl J Med.* 1995; 332: 977–82.

この研究は, 詳細かつ妥当性の証明された食事療法の質問票にこたえた, Health Professionals Follow-up Study参加者44,895例を対象に行われた。6年間の追跡でn-3脂肪酸や魚の摂取と, 冠動脈疾患発症リスクとの間には関連性を認めなかった。多変量解析における冠動脈疾患発症のリスクは, n-3脂肪酸摂取量のもっとも多い最高五分位の群の男性では最小五分位群の男性と比較して1.12 (95%CI 0.96–1.31)であった。冠動脈疾患による死亡のリスクは, 魚を摂取しない男性と比較していくらかでも摂取している男性では0.74 (95%CI 0.44–1.23)であった。この結果は顕著であるが, 魚の摂取量が増えてもリスクは減少しなかった。論説では少しの魚摂取で良い結果が得られるものの, 摂取量を増やしてもさらに良くなるわけではないとしている。

70 Rimm EB, et al. Vegetable, fruit, and cereal fiber intake and risk of coronary heart disease among men. *JAMA.* 1996; 275: 447–51.(editorial 486–87)

この観察研究は, 食事質問票に回答のあった43,757例の男性医師を対象として行われた。6年間の追跡で, 繊維質摂取量の最大五分位群では心筋梗塞が41%減少した。もっともリスク減少と関連があったのは穀物繊維で, 10%増える毎のRRは0.71であった。論説では, 効果は最大量の穀物繊維摂取群に限られているが, これはこの群の健康なライフスタイル(喫煙率3.8%, 多量のビタミン摂取など)によるものとしている。

71 Pietinen P, et al. Intake of dietary fiber and risk of coronary heart disease in a cohort of Finnish men. The Alpha-Tocopherol, Beta-Carotene Cancer Prevention Study. *Circulation.* 1996; 94: 2720–7.

本研究は21,930例のATBC患者(全例男性, 喫煙者, 50–69歳)を対象としている。平

均6.1年間の追跡で心筋梗塞や冠動脈疾患死は食物繊維摂取量と負の関連を示した。食物繊維摂取量の最大五分位群（34.8 g/日）と最小五分位群（16.1 g/日）では冠動脈疾患死のRRは0.69（傾向$p<0.001$）であった。同効果は冠危険因子，βカロテン，ビタミンC，Eの摂取で補正しても変わらなかった。野菜や果物と比較して水溶性，穀物繊維が最も関連した。

72 Wolk A, et al. Long-term intake of dietary fiber and decreased risk of coronary heart disease among women. *JAMA*. 1999; 281: 1998–2004.

　本研究は1984年，1986年，1990年のNurses Health Studyの食事データ（半定量的な食事頻度調査票）を利用した。68,782例の女性のうち10年間で80%～90%を追跡することができた。食物繊維摂取の最大五分位群（平均22.9 g/日）は，最小五分位群（11.5 g/日）と比較して，主要冠動脈イベント発生が約50%少なかった（年齢補正RR 0.53，95%CI 0.40–0.69）。この効果は年齢，冠危険因子，食事因子，マルチビタミンサプリメントの使用などによる補正後は減弱した（RR 0.77，95%CI 0.57–1.04）。多変量解析によれば，食物繊維の摂取が10 g/日増えるごとのRRRは19%であった（95%CI 1%–34%）。

73 von Schacky C, et al. The effect of dietary omega-3 fatty acids on coronary atherosclerosis. A randomized, double-blind, placebo-controlled trial. *Ann Intern Med*. 1999; 130: 554–62.

　この前向き，無作為化，二重盲検，プラセボ対照試験では，魚油補充療法より冠動脈疾患患者の血管造影上の狭窄の進展を中等度減少させた。血管造影にて冠動脈疾患を指摘された223人の患者は，魚油濃縮物（55%エイコサペンタエン酸とドコサヘキサエン酸）6 g/日を3か月間さらに3 g/日を21か月間またはプラセボ摂取（平均的ヨーロッパ食に準じた脂肪酸量）に無作為に割り付けられた。プラセボ摂取群112人中80人，魚油摂取群111人中82人で摂取前と2年後の計2回冠動脈造影による評価が行われた。血管造影による分析では，プラセボ群では48の冠動脈セグメントで変化がみられ（36セグメントで軽度狭窄進展，5セグメントで中等度狭窄進展，7セグメントで軽度狭窄退縮），魚油摂取群では55冠動脈セグメントで変化がみられた（35セグメントで軽度狭窄進展，4セグメントで中等度進展，14セグメントで軽度狭窄退縮，2セグメントで中等度狭窄退縮，$p=0.041$）。魚油摂取群において心血管イベントが少ない傾向を示したが（$p=0.10$），LDL値は魚油摂取群でより高い傾向を示した。

74 Liu S, et al. A prospective study of dietary fiber intake and risk of cardiovascular disease among women. *J Am Coll Cardiol*. 2002; 39: 49–56.

　この前向きコホート試験は，心血管疾患または癌の既往歴のない39,876人の女性医療従事者を対象とし，食物繊維の摂取を評価するため半定量的な食物頻度調査票を使用した。6年の追跡調査で，177件の心筋梗塞を含む心血管疾患570件が発生した。最も食物繊維の摂取量が多い五分位群（中央値26.3 g/日）と最も摂取量の少ない五分位群（中央値12.5 g/日）を比較した場合，心血管疾患や心筋梗塞に関するRRは年齢や無作為化された治療で補正後，それぞれ0.65（95%CI 0.30–0.72）と0.46（95%CI 0.30–0.72）であった。心血管疾患リスクでさらに補正した場合，RRは0.79と0.68となり有意差はなかった。

75 Albert CM, et al. Blood levels of long-chain n-3 fatty acids and the risk of sudden death. *N Engl J Med*. 2002; 346: 1113–8.

　PHS参加者（94例，年齢と喫煙状態をマッチさせた184例の対照）の前向き，コホート内症例対照分析。17年の追跡期間において，心血管疾患の初回発作で突然死を来した94例の男性と，年齢と喫煙状態をマッチさせた184例の対照患者で，血中の脂肪酸組成をガス液体クロマトグラフィーを用いて分析し比較した。登録時の長鎖n-3脂肪酸血中

濃度は，潜在的交絡因子の調整前後でともに突然死のリスクと負の関連を示した（p = 0.004, 0.007）。長鎖n-3脂肪酸濃度で四分位に分けると，突然死のRRは，最も低い第1四分位群と比較して，第3四分位群（補正RR 0.28, 95％CI 0.09–0.87），第4四分位群（補正RR 0.19, 95％CI 0.05–0.71）で有意に低かった。

76 Kris-Etherton PM, et al.; American Heart Association. Nutrition Committee. Fish consumption, fish oil, omega-3 fatty acids, and cardiovascular disease. *Circulation*. 2002; 106: 2747–57.

AHAは冠動脈疾患と診断された患者は1日で約1 gのω-3脂肪酸を摂取することを推奨した。この必要条件を満たす十分量の魚を食べることができない場合には，180 mgのエイコサペンタエン酸と120 mgのドコサヘキサエン酸を含む1 gの魚油カプセルを毎日内服することを推奨している。TG高値を示す症例では，より多い量（2–4 g/日）を摂取してもよい。

77 Hooper L, et al. Risks and benefits of omega 3 fats for mortality, cardiovascular disease, and cancer: systematic review. *BMJ*. 2006; 332: 752–60.

著者らは最低6か月以上継続してω-3脂質サプリメント投与受けた患者を対象とした無作為化対照比較試験（48試験）とコホート試験（41試験）をレビューした。全体をあわせた総死亡率に差はなかった（RR 0.87, 95％CI 0.73–1.03）が，個々の研究結果は一貫していなかった。著者らはω-3脂質サプリメントが総死亡率や心血管アウトカム改善に有用であると結論づけることはできなかった。しかし，これらの分析に基づいて，ω-3脂質サプリメント服用が患者に有害性をもたらすシグナルもみられなかった。

78 Appel LJ, et al.; OmniHeart Collaborative Research Group. Effects of protein, monounsaturated fat, and carbohydrate intake on blood pressure and serum lipids: results of the OmniHeart randomized trial. *JAMA*. 2005; 294: 2455–64.

デザイン：前向き，無作為化，クロスオーバー，多施設研究。一次エンドポイントはベースライン，それぞれの食事療法後，そして試験期間の最後の血圧値，LDL-C。
目的：飽和脂肪酸を他の主たる栄養素におきかえた種々の食事療法が冠動脈危険因子に及ぼす影響を検討する。
対象：164例の前高血圧あるいはステージ1高血圧症例。
治療：炭水化物主体の食事療法，蛋白質（そのうちの約半分は植物由来）主体の食事療法，不飽和脂肪酸（そのうちのほとんどが単価不飽和脂肪酸）主体の食事療法の3つを，対象症例がそれぞれ6週間でクロスオーバーする。
結果：全体として，蛋白質と不飽和脂肪酸食事療法は，冠動脈疾患10年発症リスクを同程度に低下させた。蛋白質主体の食事療法は，炭水化物主体の食事療法と比して，成人において有意に血圧，LDL-C，TGを低下させ，HDL-Cを増加させた。不飽和脂肪酸主体の食事療法では，血圧，TGの有意な低下を認め，HDL-Cの上昇を認めた（しかし，炭水化物食事療法と不飽和脂肪酸食事療法を比較するとLDL-Cには差はなかった）。
コメント：本研究により，食事習慣の是正はたとえ6か月の期間であっても，その後それが維持されれば長期の心血管リスクを低下させることが強く示唆された。

79 Dansinger ML, et al. Comparison of the Atkins, Ornish, Weight Watchers, and Zone diets for weight loss and heart disease risk reduction: a randomized trial. *JAMA*. 2005; 293: 43–53.

デザイン：前向き，無作為化，単施設研究。一次エンドポイントは体重の変化，心疾患リスク指標（コレステロール，血圧，血糖），および1年後の自身決定食事療法の順守の程度。
目的：4つの異なる食事療法の，体重や心血管リスクの有意な改善とその維持に及ぼす効果の比較。

対象：ボストンの大学病院に所属する22歳から72歳までの成人160例．平均BMI 35kg/m^2，高血圧，脂質異常症，あるいは空腹時高血糖を合併している症例．
治療：4つの一般的な食事療法に無作為割り付けをした．4つの食事療法とは，Atkins（炭水化物制限），Zone（主要栄養素のバランスを考慮），Weight Watchers（カロリー制限），Ornish（脂肪制限）である．
結果：全体的として，それぞれの食事療法で，有意で軽度の体重減少が認められた．全体として1年後の食事療法の順守はよくはないが，体重減少が大きい症例ほど食事療法の順守率がよかった．LDL/HDL比はベースラインと比べてすべての食事療法で有意に改善した（$p<0.05$）が，血圧，血糖値は1年で改善を認めなかった．

糖尿病とメタボリックシンドローム

疫学

80 Haffner SM, et al. Mortality from coronary heart disease in subjects with type 2 diabetes and in nondiabetic subjects with and without prior myocardial infarction. *N Engl J Med.* 1998; 339: 229–34.

フィンランド人で行われた，この地域住民研究では，心筋梗塞の既往のない糖尿病症例（1,059例）は，心筋梗塞の既往のある非糖尿病症例（1,373例）と同等の心筋梗塞発症リスクをもつことが認められた．7年間の心筋梗塞の発症リスクは，心筋梗塞既往のある糖尿病例では45.0％，心筋梗塞の既往のない糖尿病例では22％であり，一方，非糖尿病例では，心筋梗塞既往のある症例では18.8％，心筋梗塞既往のない症例では3.5％であった．心筋梗塞の既往のない糖尿病症例と，心筋梗塞の既往のある非糖尿病症例においての危険因子で補正した冠動脈疾患による死亡率のHRは1.2（95％CI 0.6–2.4）であった．

81 Gu K, et al. Diabetes and decline in heart disease mortality in US adults. *JAMA.* 1999; 281: 1291–7.

第1回米国国民健康栄養調査（NHANES I:1971–1975）とNHANES I Epidemiologic Follow-up Survey（1982–1984）のデータの解析では，一般人口でみられる心臓疾患による死亡率の減少は，糖尿病症例では認めらなかった．この2つのコホートでは平均8–9年間で死亡率の追跡をしている．1971年から1975年の期間と1982年から1984年の期間を比較すると，非糖尿病症例の男性では，年齢補正をした心臓死は36.4％減少したが，糖尿病例の男性では13％の減少にとどまった．女性においては，非糖尿病症例では27％の心臓死の減少，糖尿病症例では23％の上昇を認めた．同様の変化が全死亡でも認められた．

82 Lotufo PA, et al. Diabetes and all-cause and coronary heart disease mortality among US male physicians. *Arch Intern Med.* 2001; 161: 242–7.

この前向き・コホート研究では，糖尿病罹患による死亡のリスクの増加率は，冠動脈疾患の既往がある症例の死亡のリスクの増加率とほぼ同等であり，冠動脈疾患による死亡に関しては，冠動脈疾患の既往が，糖尿病よりリスクが高いことが認められた．全部で91,285例の米国男性医師（40–80歳）を4グループに分けた，(a)糖尿病，CHD（心筋梗塞既往，狭心症）のない対照グループ，82,247例，(b)糖尿病歴あり，CHDのないグループ，2,317例，(c) CHDあり，糖尿病のないグループ，5,906例，(d)糖尿病もCHDもあるグループ，815例．平均5.5年のフォローアップで，糖尿病，CHDのないグループと比較して，年齢補正した死亡のRRは，糖尿病あり，CHDなしの群では2.3（95％CI 2.0–2.6），CHDあり，糖尿病なしの群では2.2（95％CI 2.0–2.4），CHD，糖尿病合併

群では4.7（95％CI 4.0-5.4）であった。同じくCHD死のRRは，3.3，5.6，12.0であった。BMI，喫煙習慣，アルコール摂取，活動度を補正してもこの関係に有意な変化を及ぼさなかった。

83 Ford ES, et al. Prevalence of the metabolic syndrome among US adults: findings from the third National Health and Nutrition Examination Survey. *JAMA*. 2002; 287: 356-9.

第3回米国国民健康栄養調査（1988年から1994年）に参加した8,814例で検討が行われた。ATP IIIによるメタボリックシンドロームの定義を用い，以下の項目の3項目以上をもつものをメタボリックシンドロームと定義した：腹囲が男性で102cm以上，女性で88cm以上，TG 150 mg/dL以上，HDL-Cが男性で40 mg/dL未満，女性で50 mg/dL未満，血圧が130/85 mmHg以上，血糖値が110 mg/dL以上。メタボリックシンドロームの頻度は，年齢補正をしない場合は21.8％，年齢補正をした場合は23.7％であった。メタボリックシンドロームの頻度は，20歳から29歳で6.9％，60歳から69歳で43.5％と年齢層があがるにつれて増加し，70歳以上では42.0％であった。年齢補正したメタボリックシンドロームの頻度は男性で24.0％，女性で23.4％と差はなかった。しかしアフリカ系アメリカ人女性では男性よりメタボリックシンドロームの頻度が57％高かった。メキシコ系アメリカ女性では男性よりメタボリックシンドロームの頻度が約26％高かった。

84 Lakka HM, et al. The metabolic syndrome and total and cardiovascular disease mortality in middle-aged men. *JAMA*. 2002; 288: 2709-16.

心血管疾患，癌，糖尿病がないフィンランド男性1,209例を対象とした，地域住民ベースの前向きコホート研究のデータを検討したものである。11.4年の観察期間で，全体で109例が死亡した。メタボリックシンドロームの頻度は，定義によって8.8％から14.3％であった。従来からのリスクで補正した後も，メタボリックシンドロームはCHD死（NCEPとWHOの定義を用いた）のリスクを2.9倍から4.2倍増加させた。WHOの定義を用いた場合，全死亡はメタボリックシンドロームがある群で1.9倍多かった。NCEPの定義では全死亡，心血管病死の予測因子としては弱かった。

85 Petersen JL, et al. Metabolic syndrome is not associated with increased mortality or cardiovascular risk in nondiabetic patients with a new diagnosis of coronary artery disease. *Circ Cardiovasc Qual Outcomes*. 2010; 3: 165-72.

冠動脈造影にて閉塞の確認された冠動脈疾患症例の観察研究において，糖尿病とメタボリックシンドロームの頻度を評価した。また6か月，1年，その後1年ごとで中央値5年での死亡，心筋梗塞，脳卒中を一次アウトカムとして頻度を評価した。新規に冠動脈疾患と診断された症例において，メタボリックシンドロームではなく，確実に糖尿病がアウトカムの有意な予測因子であった。

臨床研究

86 Lewis EJ, et al.; Collaborative Study Group. The effect of angiotensin-converting-enzyme inhibition on diabetic nephropathy. *N Engl J Med*. 1993; 329: 1456-62.

この前向き，無作為割り付け，プラセボ対照試験では，1日尿蛋白量が500 mg以上，血清クレアチニン濃度が2.5 mg/dL以下の，IDDM症例409例を対象とした。対象例は，カプトプリルあるいはプラセボを中央値3年間内服した。血清クレアチニン値が2倍（一次エンドポイント）になった症例はカプトリル群で少なかった（25例 vs. 43例，$p=0.007$）。血清クレアチニン値が2倍になる頻度は，カプトリル群全体で48％減少し，ベースラインクレアチニン値が2.0 mg/dLの群で76％の減少，1.5 mg/dLの群で55％の減少，1.0 mg/dLの群で17％の減少を認めた。カプトリルはまた死亡，透析，移植を50％減

少させ，この効果はプラセボ群との間の少ない血圧差とは独立したものであった．

87 UK Prospective Diabetes Study Group. Tight blood pressure control and risk of macrovascular and microvascular complications in type 2 diabetes: UKPDS 38. *BMJ*. 1998; 317: 703–13.

この前向き，無作為化，対照比較，多施設研究は，高血圧（参加時の平均血圧160/94 mmHg）を合併した2型糖尿病1,148例を対象とした．患者は主たる治療としてカプトリルあるいはアテノロールを用いた厳格血圧コントロール群（目標値150/85 mmHg以下），非厳格血圧コントロール群（目標値180/105 mmHg未満）に分類した．平均8.4年のフォローアップで，平均血圧は厳格血圧コントロール群にて有意に低かった（144/82 vs. 154/87 mmHg（非厳格コントロール群），$p<0.0001$）．厳格血圧コントロールは糖尿病に関連したエンドポイントを24％，糖尿病関連の死亡を32％，脳卒中を44％，細小血管合併症を37％，それぞれ有意に減少させた．全死亡は非有意な低下を示した．厳格血圧コントロールは，網膜症の2段階の悪化を34％減少させ，糖尿病性網膜症の研究チャートで評価される視力の3段階の悪化を47％減少させた．厳格血圧コントロール群のサブ解析（UK PDS 39, *BMJ* 1998; 317: 713–20）では，カプトプリルとアテノロールは降圧効果，大血管エンドポイント，網膜症の悪化に及ぼす効果は同等であった．

88 Cushman WC, et al.; ACCORD Study Group. Effects of intensive blood-pressure control in type 2 diabetes mellitus. *N Engl J Med*. 2010; 362: 1575–85.

本研究は，糖尿病例において収縮期血圧を140 mmHg以下に下降させることは，心血管を健常に保つために有効であるという仮説（そしてガイドラインの推奨）を検証した．4,733例の2型糖尿病例を，120 mmHg未満を目標とした厳格な血圧コントロール群と，通常の140 mmHg未満を目標とした治療群に分類した．平均追跡期間が4.7年間で，心血管死，心筋梗塞，脳卒中の一次エンドポイントの頻度には有意な差は認められなかった（厳格コントロール群で年間1.87％，通常の治療群で年間2.09％，$p=0.20$）．しかし厳格コントロール群では降圧治療に関連した有害事象が多かった（3.3％ vs. 1.3％，$p<0.001$）．

89 Parving HH, et al.; Irbesartan in Patients with Type 2 Diabetes and Microalbuminuria Study Group. The effect of irbesartan on the development of diabetic nephropathy in patients with type 2 diabetes. *N Engl J Med*. 2001; 345: 870–8.

この前向き，無作為化，二重盲検，プラセボ対照，多施設試験は微量アルブミン尿と2型糖尿病を合併した高血圧症例590例を対象とした．一次エンドポイントは糖尿病性腎症の発症（尿アルブミン排出率が200μg/分以上およびベースライン値より30％以上増加）までの時間．対象患者はイルベサルタン150 mg/日，300 mg/日，あるいはプラセボを内服した．2年間の追跡で，イルベサルタン投与群で，一次エンドポイントは有意に低かった（300 mg 5.2％，150 mg 9.7％ vs. プラセボ9.7％，HR 300 mg 0.30（$p<0.001$），150 mg 0.61（$p=0.081$））．平均血圧は300 mg群で141/83 mmHg，150 mg群で143/83 mmHg，そしてプラセボ群で144/83 mmHgであった（$p=0.004$（SBP：イルベサルタン投与全体群とプラセボ投与群との比較））．重大な有害事象発現頻度はイルベサルタン投与群において低かった（$p=0.02$）．

90 Brenner BM, et al.; RENAAL Study Investigators. Effects of losartan on renal and cardiovascular outcomes in patients with type 2 diabetes and nephropathy. *N Engl J Med*. 2001; 345: 861–9.

この前向き，無作為化，二重盲検，プラセボ対照，多施設試験では腎症（尿中アルブミン/クレアチニンが300以上と血清クレアチニン値が1.3–3.0 mg/dL）を合併した2型糖尿病例1,513例を対象とした．患者は1日50 mgから100 mgのロサルタンあるいはプ

ラセボを内服した。それまで内服していた降圧薬への追加としてロサルタンあるいはプラセボが投与された。追跡期間平均3.4年間で,ロサルタン群は一次エンドポイント(血清クレアチニンがベースラインの2倍,末期腎症(ESRD)あるいは死亡)がプラセボと比較してRRR 16％ (43.5% vs. 47.1%, $p = 0.02$)を認めた。ロサルタンは,血清クレアチニンがベースラインの2倍となる頻度を25% ($p = 0.006$),末期腎症を28% ($p = 0.002$)減少させたが,全死亡には有意な影響を及ぼさなかった。ロサルタンの有効性は,血圧の変化を越えたものであった。ロサルタンはプラセボと比較して,初回の心不全による入院を有意に低下させ(RRR 32%, $p = 0.005$),蛋白尿を35%減少させた($p < 0.001$プラセボと比較)。

91 Gerstein HC, et al.; Action to Control Cardiovascular Risk in Diabetes Study Group. Effects of intensive glucose lowering in type 2 diabetes. *N Engl J Med.* 2008; 358: 2545–59.

デザイン:前向き,無作為化,多施設研究。一次エンドポイントは非致死性心筋梗塞,脳卒中あるいは心血管死。

目的:厳格な血糖コントロールは,2型糖尿病症例の心血管イベント発症を減少させるという仮説を検討する。

対象:2型糖尿病でHbA1cが7.5%以上の10,251例で,40歳から79歳の心血管疾患を合併しているか,55歳から79歳までの解剖学的に終末臓器に障害あるいは動脈硬化の危険因子がある症例。

治療:HbA1cが6.0%未満を目標とした強化療法と,HbA1cを7.0%から7.9%を目標とした通常の治療を比較検討した。医療相談と生活習慣の是正は両群で行われた。血糖降下のための薬剤の選択に制限を設けなかった。

結果:平均のHbA1c値は2群において1年で有意差を認めた (6.4%,強化療法群 vs. 7.5% 通常の治療群)。3.5年の平均追跡期間で,強化療法群での高い死亡率が確認されたため本研究は中止となった (強化療法群で257例の死亡,通常の治療群で203例の死亡, $p = 0.04$)。早期の中止時点で,一次エンドポイントは強化療法群で352例,通常治療群では371例に認めた ($p = 0.16$)。強化療法群では,治療を必要とする低血糖エピソードの頻度が多かった($p < 0.001$)。

コメント:本研究の結果は驚きをもって迎えられた。このような結果になった機序は不明である。強化療法群は目標があまりに厳格だったかもしれない。あるいは血糖降下療法の方法が重要なのかもしれない。

92 Patel A, et al.; ADVANCE Collaborative Group. Intensive blood glucose control and vascular outcomes in patients with type 2 diabetes. *N Engl J Med.* 2008; 358: 2560–72.

デザイン:前向き,無作為化,多施設研究。一次エンドポイントは主要大血管イベント(心血管死,心筋梗塞,脳卒中)と主要細小血管イベント(腎症,網膜症)の複合とし,両イベントの合同評価と個別評価を行った。

目的:2型糖尿病患者において,強化血糖コントロール療法が主要大血管イベントと主要細小血管イベントを低減しうるかにつき検討。

対象:30歳以降に2型糖尿病と診断され,登録時に55歳以上だった患者のうち,主要大血管イベントや主要細小血管イベントの既往があるか,またはひとつ以上の冠危険因子を有していた11,140名を対象とした。なお,登録時HbA1cは登録基準,除外基準に含まれていなかった。

治療:強化血糖コントロールとして,HbA1c 6.5%以下となるようにグリクラジドと必要に応じてその他の薬剤を投与,あるいは標準血糖コントロール。

結果:追跡調査後の HbA1c の平均値は,強化コントロール群(6.5%)のほうが標準コント

ロール群 (7.3%) よりも低かった。主要大血管，細小血管イベントの複合は，強化コントロール群で低く (18.1% vs. 20.0%, $p=0.01$)，とくに腎症を中心とした主要細小血管イベントの発症率の低下が影響した (9.4% vs. 10.9%, ($p=0.01$))。網膜症や主要大血管イベントに対しては有意な差はみられなかった。

コメント：この現代の試験の複合エンドポイントは，これまでのいくつかの試験の総括となっている。すなわち，2型糖尿病に対する，強化血糖コントロール療法は細小血管イベント（腎症や網膜症）低減には有意な効果があるが，大血管イベント（心筋梗塞や脳梗塞）を改善させるのは困難であるという結果だった。しかし，特定の治療（たとえばメトフォルミンなど）がアウトカムを改善させるかについては，このスタディでも明らかにされなかった。

93 Lewis EJ, et al.; Collaborative Study Group. Renoprotective effect of the angiotensin-receptor antagonist irbesartan in patients with nephropathy due to type 2 diabetes. *N Engl J Med*. 2001; 345: 851–60.

この前向き，無作為化，二重盲検，プラセボ対照，多施設の初期の研究には，2型糖尿病で腎症を合併した高血圧患者1,715例が登録された。患者は，イルベサルタン群(300 mg/日)，アムロジピン群 (10 mg/日)，プラセボ群の3群に分けられた。目標血圧値は135/85 mmHg以下とし，平均追跡期間は2.6年で，イルベサルタン群は一次イベント（血清クレアチニン値倍化，末期腎疾患，死亡）をプラセボ群に比して20%，アムロジピン群に比して23%減少させていた (32.6% vs. 39% ($p=0.02$)，41.1% ($p=0.06$))。イルベサルタン群では，血清クレアチニン値倍化率はプラセボ群に比して33%，アムロジピン群に比して37%減少した (16.9% vs. 23.7% ($p=0.003$)，25.4% ($p<0.001$))。末期腎疾患のRRは両群に比し23%であった (14.2% vs. 17.8% ($p=0.07$)，18.3% ($p=0.07$))。これらは，血圧の差異では説明できなかった。各群での全死亡および心血管複合エンドポイントには有意差は認められなかった。

94 Gaede P, et al. Multifactorial intervention and cardiovascular disease in patients with type 2 diabetes. *N Engl J Med*. 2003; 348: 383–93.

この前向き，オープン，平行研究は，微量アルブミン尿を有する2型糖尿病患者160例をガイドラインにしたがった標準的な治療群と，強化療法群に無作為に割り付けた。強化療法群は，段階的な生活習慣の改善，および高血糖，脂質異常，微量アルブミン尿に対して薬物療法を行い，CVDを伴った患者には二次予防を目的にアスピリンを投与した。平均7.8年の経過観察中，強化療法群では心血管系疾患 (HR 0.47, 95%CI 0.24–0.73)，腎症 (HR 0.39, 95%CI 0.17–0.87)，網膜症 (HR 0.42, 95%CI 0.21–0.86) それぞれのリスクを有意に低下させた。

喫煙

95 Rosenberg L, et al. The risk of myocardial infarction after quitting smoking in men under 55 years of age. *N Engl J Med*. 1985; 313: 1511–4.

この前向き，症例対照研究は，初回心筋梗塞患者1,873例と対照群2,775例で構成されている。少なくとも直近12か月間に喫煙歴のある喫煙者は，喫煙未経験者と比較して，心筋梗塞発症の年齢補正RRは2.9であった (95%CI 2.4–3.4)。12–23か月前に禁煙した人の喫煙未経験者との比較では，心筋梗塞発症のRRは2.0であった (95%CI 1.1–3.8)。喫煙未経験者と2年前に禁煙した人の比較では，心筋梗塞発症リスクは同等であった (RR 1.0)。

96 Willett WC, et al. Relative and absolute excess risks of coronary heart disease among women who smoke cigarettes. *N Engl J Med*. 1987; 317: 1303–9.

この分析は，NHSに参加した119,404例を6年間経過観察したもので，30％が喫煙者であった。1日の喫煙本数と致死性CHD（多変量解析により，たばこ25本／日でRR 5.4），心筋梗塞（RR 6.3），および狭心症（RR 2.3）の発症リスク増大に関連していた。1日1－14本の喫煙した場合，死亡と心筋梗塞のRR（多変量解析）は1.8－2.5，1日15－24本の喫煙でRRは1.5－4.7，1日45本以上の喫煙ではRRは10.8であった。総じて，喫煙はおおよそイベント発症の50％に関連した。他の危険因子を合併すると絶対リスクは増大し，喫煙に高血圧を合併するとRRは22.2，喫煙に高コレステロール血症の合併でRRは18.9，喫煙に糖尿病を合併するとRRは22.3となった。

97　Kawachi I, et al. Smoking cessation and time course of decreased risks of coronary heart disease in middle-aged women. *Arch Intern Med.* 1994; 154: 169–75.

　この前向きコホート研究では，1976年の時点でCHDを罹患していない117,006人の看護師で構成され，平均観察期間は11.7年だった。多変量解析の結果，非喫煙者に比した喫煙者のRRは4.23であった（95％CI 3.60–4.96）。15歳以前から喫煙した人のRRは9.25であった。現在禁煙している喫煙経験者のRRは1.48（95％CI 1.22–1.79）であった。禁煙後リスクが3分の2に低下するまでに3年かかり，非喫煙者と同等までに低下すには10年から14年かかるという結果だった。

98　Steenland K, et al. Environmental tobacco smoke and coronary heart disease in the American Cancer Society CPS-II cohort. *Circulation.* 1996; 94: 622–8. (editorial 596–9)

　この前向き研究は，非喫煙者の女性353,180人，男性126,500人から構成されている。喫煙者と結婚した男性は冠動脈疾患による死亡率が22％増加したが，喫煙者と結婚した女性のRRは1.1であった（95％CI 0.96–1.22）。論説では，14研究から，喫煙者と結婚した非喫煙者はCHD死亡リスクが20％増加する解析が示された。

99　Kawachi I, et al. A prospective study of passive smoking and coronary heart disease. *Circulation.* 1997; 95: 2374–9.

　この解析は1982年に非喫煙者でCHDに罹患していないNHS参加者32,046人を対象とした。たばこ曝露の有無は，自己申告制で登録時の一時点のみで評価された。10年の経過観察で，補正CHDリスク（非致死性心筋梗塞および心臓死）は，高頻度曝露の人では有意に高く（RR 1.91；95％CI 1.11–3.28），機会曝露の人でもリスクが増加する傾向が認められた（RR 1.58；95％CI 0.93–2.68）。喫煙者との同居期間とCHD発生率に関連はなかった。

100　He J, et al. Passive smoking and the risk of coronary heart disease--a meta-analysis of epidemiologic studies. *N Engl J Med.* 1999; 340: 920–6.

　10件のコホート研究と8件の症例対照研究の分析によると，環境たばこ煙に曝露されいる非喫煙者は，曝露されていない非喫煙者と比較して，冠動脈性心疾患のRRは1.25であった（95％CI 1.17–1.32）。これは，男性，女性でも，家庭および職場での曝露でも有意な関連を示した。曝露される喫煙本数とリスクには用量・反応関係が示され，たばこ1–19本／日の場合のCHDのRRは1.23，20本／日の場合は1.31であった（$p = 0.006$の線形傾向）。

101　Centers for Disease Control and Prevention (CDC). Reduced hospitalizations for acute myocardial infarction after implementation of a smoke-free ordinance--City of Pueblo, Colorado, 2002–2006. *MMWR Morb Mortal Wkly Rep.* 2009; 57: 1373–7. Available at http://www.cdc.gov/mmwr/PDF/wk/mm5751.pdf

　コロラド州のこの町では，2003年6月1日より喫煙禁止令が施行された後から，急性心筋梗塞発症の有意な減少がみられることを報告した。その減少は，禁止令発令後わ

ずか18か月後から認められた。

102 Meyers DG, et al. Cardiovascular effect of bans on smoking in public places: a systematic review and meta-analysis. *J Am Coll Cardiol*. 2009; 54: 1249–55.

喫煙禁止令施行による心血管疾患への影響を調査するために，10の喫煙禁止令が発令された地域で行われた11の研究がまとめられた。急性心筋梗塞発症のリスクは，禁止令発令後から毎年段階的に低下傾向が見られ，罹患リスクは17％減少した。

103 Jorenby DE, et al.; Varenicline Phase 3 Study Group. Efficacy of varenicline, an alpha-4beta2 nicotinic acetylcholine receptor partial agonist, vs placebo or sustained-release bupropion for smoking cessation: a randomized controlled trial. *JAMA*. 2006; 296: 56–63.

バレニクリンの第3相試験についての3編のレポートは，禁煙補助薬であるニコチン受容体部分的作用薬のバレニクリンと，プラセボ，および徐放性bupropionの3群を比較したものである。数千人の成人喫煙者が対象であったが，バレニクリン投与群は，1年までの追跡期間において有意に禁煙率が高い状態にあった。禁煙は一酸化炭素の測定により確認された。精神的副作用を示すいくつかのレビューから，FDAは精神的有害事象の高リスク患者への使用にに警告を出している。

104 Rigotti NA, et al. Efficacy and safety of varenicline for smoking cessation in patients with cardiovascular disease: a randomized trial. *Circulation*. 2010; 121: 221–9.

症状の安定したCVD患者714人を対象に，バレニクリン群とプラセボ群の2群に無作為化し，12週間の禁煙カウンセリングを行った。バレニクリン群で禁煙率が高く，52週間の追跡期間中，心血管系の有害事象の発生率に差は認めなかった。

高血圧

総論・そのほか

105 Chobanian AV, et al.; National High Blood Pressure Education Program Coordinating Committee. The Seventh Report of the Joint National Committee on Prevention, Detection, Evaluation, and Treatment of High Blood Pressure: the JNC 7 report. *JAMA*. 2003; 289: 2560–72.

JNC7では，SBP 140 mmHg以上かつdBP 90 mmHg以上あるいは降圧療法を受けている場合を高血圧と定義した。JNC7は，SBP 120–139 mmHgまたはDBP 80–90 mmHgに，前高血圧（prehypertensive）という新しい区分を提唱した。薬物療法の適応の場合，JNC7では大多数の患者に対して第一選択薬として利尿薬とβ遮断薬を提唱している。JNC IVの場合と同様に，他の薬剤（たとえばACE阻害薬など）の使用も特定の患者背景に推奨している（本文参照）。もし血圧が目標値（＜140/90 mmHg未満，糖尿病あるいは，腎臓病を合併している場合は＜130/80未満）から収縮期血圧で20 mmHg，拡張期血圧で10 mmHg以上高い場合，はじめから2剤併用すべきである。

疫学と危険因子

106 Kannel WB. Blood pressure as a cardiovascular risk factor: prevention and treatment. *JAMA*. ; 275: 1571–6.

この解析は，フラミンガム心臓研究における36年間の観察から，30歳から65歳で，SBPで平均20 mmHg，DBPで平均10 mmHg上昇することが示された。過去40年間，高血圧症有病率に変化があった証拠はない。高血圧の単独の発症（糖尿病，肥満，高脂血症などの合併がない）は20％しかなかった。高血圧患者は，CAD（男性／女性：2.0/2.2），

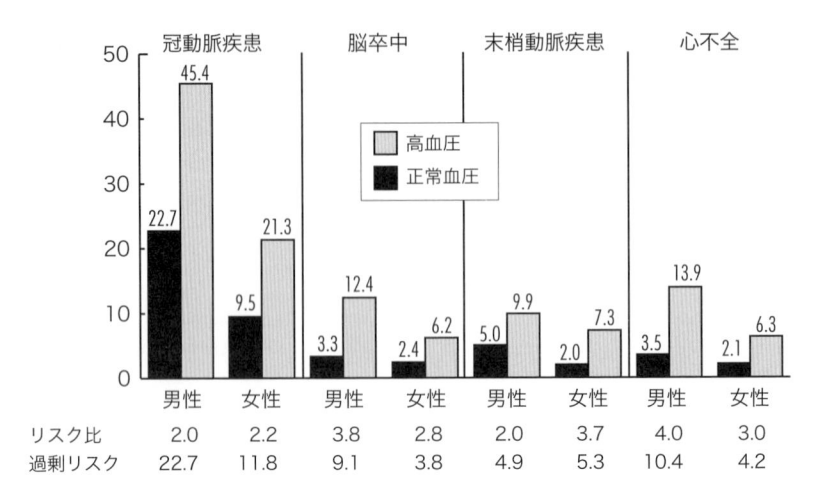

	冠動脈疾患		脳卒中		末梢動脈疾患		心不全	
	男性	女性	男性	女性	男性	女性	男性	女性
リスク比	2.0	2.2	3.8	2.8	2.0	3.7	4.0	3.0
過剰リスク	22.7	11.8	9.1	3.8	4.9	5.3	10.4	4.2

図1.2 36年間の追跡における，フラミンガム心臓研究参加者，35-64歳の高血圧状態と心血管イベントのリスク．冠動脈疾患には心筋梗塞，狭心症，突然死，その他の冠動脈死，冠不全症候群などの臨床徴候が含まれる．末梢動脈疾患は間欠性跛行により診断した．
(Kannel WB. Blood pressure as a cardiovascular risk factor: prevention and treatment. *JAMA*. 1996; 275: 1571-6.)

脳卒中(3.8/2.6)，末梢血管疾患(2.0/3.7)，うっ血性心不全(4.0/3.0)のRRが上昇していた．10年間の経過観察中における男女別の危険因子毎のCHD罹患リスクの上昇については，この章の**図1.2**を参照のこと．

107 O'Donnell CJ, et al. Hypertension and borderline isolated systolic hypertension increase risks of cardiovascular disease and mortality in male physicians. *Circulation*. 1997; 95: 1132-7.

　この前向きコホート研究は，Physicians Health Studyに参加した18,682例を平均11.7年経過観察した．孤立性収縮期高血圧(140-159 mmHg)では，脳卒中(RR 1.42)，心血管死(RR 1.56)ともに増加し，同様に全死亡率は22%高くなり，有意差はないものの心筋梗塞発症も増加した(RR 1.26)．

108 Mosterd A, et al. Trends in the prevalence of hypertension, antihypertensive therapy, and left ventricular hypertrophy from 1950 to 1989. *N Engl J Med*. 1999; 340: 1221-7.

　この解析は，フラミンガム心臓研究に参加した10,333例で行われた．1950年から1989年にかけて，年齢補正された収縮期血圧160 mmHg以上，拡張期血圧100 mmHg以上の高血圧患者は，男性で18.5%から9.2%，女性で28.0%から7.7%へと減少した．心電図上の左室肥大も男性で4.5%から2.5%へ，女性では3.6%から1.1%へ減少した．

109 Vasan RS, et al. Residual lifetime risk for developing hypertension in middle-aged women and men: The Framingham Heart Study. *JAMA*. 2002; 287: 1003-10.

　フラミンガム心臓研究参加者の中で1976-1998年の登録時に高血圧に罹患していなかった，55歳から65歳までの1,298例を対象とした前向きコホート研究である．55歳，65歳のいずれも，高血圧を発症しステージ1以上の高血圧になる生涯リスクは90%で

あった．生涯で降圧療法を受ける確率は60％だった．高血圧リスクは，女性では観察期間中で変化しなかったが，男性では，1976年から1998年までの期間での高血圧リスクでは，1952年から1975年までの期間のリスクより60％も上昇していた．その反面，ステージ2以上の高血圧（治療にも関わらず160/100 mmHg以上）に罹患する生涯リスクは，近年は両性で低下しており（1952–1975年：35％–57％ v.s. 1976–1998年：35％–44％），これは血圧上昇患者に対しての降圧療法の顕著な増加によるものだと思われた．

メタ解析

110 Johnson AG, et al. Do nonsteroidal anti-inflammatory drugs affect blood pressure? A meta-analysis. *Ann Intern Med.* 1994; 121: 289–300.

この研究は，38編の無作為化，プラセボ対照試験と12編の無作為化，非プラセボ対照試験（2種類のNSAID比較）で検討した．NSAID使用は仰臥位での平均血圧を5.0 mmHg上昇させた．NSAIDはまたβ遮断薬の降圧効果に拮抗した（6.2 mmHg血圧上昇）．スリンダクとアスピリンには，わずかな昇圧効果があることが見いだされた．

111 Schmieder RE, et al. Reversal of left ventricular hypertrophy in essential hypertension. A meta-analysis of randomized double-blind studies. *JAMA.* 1996; 275: 1507–13.

この39試験のメタアナリシスによると，左室重量の減少は，収縮期血圧の低下（$r = 0.46$, $p < 0.001$）および長期間の降圧療法（$r = 0.38$, $p < 0.01$）と明らかな相関が示された．ACE阻害薬は，β遮断薬や利尿薬よりも左室重量を減少させた（−13％ vs. −6％, $p < 0.05$；−13％ vs. −7％, $p = 0.08$）．

112 Law MR, et al. Use of blood pressure lowering drugs in the prevention of cardiovascular disease: meta-analysis of 147 randomised trials in the context of expectations from prospective epidemiological studies. *BMJ.* 2009; 338: b1665.

著者らは，各種降圧薬の効果を定量化するために，46,400人の患者を含む147件の無作為化試験のデータをまとめた．その結果，5種類（サイアザイド系利尿薬，β遮断薬，ACE阻害薬，ARB，Ca拮抗薬）の異なったクラスの降圧薬は，すべて同程度の血圧低下効果を有することが判明した．しかし，β遮断薬には，冠動脈疾患の既往がある患者において冠動脈疾患再発に対するリスクを低下させるという付加的な利点があり，同様にCa拮抗薬には，脳卒中のリスクをわずかに低下させるという利点を有する．ただし，一般集団では，著者らは降圧薬各クラス間で意味のある臨床的アウトカムの差をみいだすことはできなかった．

治療

β遮断薬と利尿薬に関する研究

113 Wikstrand J, et al. Primary prevention with metoprolol in patients with hypertension. Mortality results from the MAPHY study. *JAMA.* 1988; 259: 1976–82.

デザイン：前向き，無作為化，多施設，オープン研究．経過観察期間中央値は4.2年．
目的：メトプロロールはサイアザイド系利尿薬と比較して，広範囲に高血圧の心血管合併症を減少させるかを検討すること．
対象：40–64歳の白人男性3,234例．
治療：メトプロロールは平均174 mg/日，サイアザイド系利尿薬はヒドロクロロチアザイドでは平均46 mg/日，ベンドロフルメサイアザイドでは平均4.4 mg/日を投与．
結果：メトプロロール群では全死亡率が48％低下し（4.8 vs. 9.3例/1,000例・年），心血管

系死亡率が58％低下した(2.6 vs. 6.2例/1,000例・年)。

114 SHEP Cooperative Research Group. Prevention of stroke by antihypertensive drug treatment in older persons with isolated systolic hypertension. Final results of the Systolic Hypertension in the Elderly Program (SHEP). *JAMA.* 1991; 265: 3255–64.

デザイン：前向き，無作為化，多施設，二重盲検，プラセボ対照研究。一次エンドポイントは非致死性および致死性脳卒中。平均観察期間は4.5年。

目的：収縮期高血圧の症例において降圧薬療法が脳卒中のリスクを減少させるかを検証すること。

対象：収縮期血圧160–219 mmHg，拡張期血圧90 mmHg未満の60歳以上の4,736例（黒人14％，女性57％），そのうち3,161例は降圧薬服用中。

治療：ステップ1，クロルタリドン12.5–25 mg/日。ステップ2，さらにアテノロール25–50 mg/日追加。

結果：5年間で，脳卒中が36％減少 (5.2 vs. 8.2例/1,000例, $p = 0.0003$)，収縮期血圧は低下 (143 vs. 155 mmHg)，非致死性心筋梗塞と冠疾患死を27％減少した。

115 MRC Working Party. Medical Research Council trial of treatment of hypertension in older adults: principal results. *BMJ.* 1992; 304: 405–12.

デザイン：前向き，無作為化，単盲検，プラセボ対照研究。平均追跡期間は5.8年。

目的：65–74歳の男女に対する降圧療法が，脳卒中とCHDの死亡率，罹患率を減少させるかを検証すること。

対象：降圧薬を内服していない収縮期血圧160–209 mmHgで拡張期血圧115 mmHg以下の4,396例。

除外基準：3か月以内の脳卒中か心筋梗塞および糖尿病，気管支喘息。

治療：ヒドロクロロチアジド(25–50 mg/日)，アミロライド(2.5–5.0 mg/日)，アテノロール(50 mg/日)あるいはプラセボ。

結果：降圧薬治療患者は脳卒中を25％減少させ ($p = 0.04$)，冠動脈イベントを19％減少させた ($p = 0.08$)。β遮断薬では非有意な減少を示し，利尿薬は脳卒中を31％，冠動脈イベントを44％減少させた。

116 Neaton JD, et al.; Treatment of Mild Hypertension Study Research Group. Treatment of Mild Hypertension Study. Final results. *JAMA.* 1993; 270: 713–24.

デザイン：前向き，無作為化，多施設，二重盲検，プラセボ対照研究。平均追跡期間は4.4年。

目的：軽症高血圧に対する5種類の薬剤とプラセボによる長期管理を比較すること。

対象：2度の来院で拡張期血圧90–99 mmHgであり，降圧薬を服用していない45–69歳の902例。

治療：クロルタリドン15 mg/日(利尿薬)，アセブトロール400 mg/日(β遮断薬)，ドキサゾシン1 mg/日(α_1拮抗薬)，アムロジピン5 mg/日，エナラプリル5 mg/日あるいはプラセボをすべて午前中に投与。全例で減量，減塩，アルコール制限，運動量増加といった栄養学的および衛生学的指導を受けた。

結果：6つの群すべてで，拡張期血圧が8.6–12.3 mmHg減少した。降圧薬群では，有意差は認めないものの死亡と主要心血管イベントが減少した (5.1％ vs. 7.3％, $p = 0.21$)。また降圧薬群では，QOLを改善させ，安静時心電図異常を減少させた。5種類の降圧薬間では，左室重量，脂質レベル，その他の測定値に相違はみられなかった。

Ca拮抗薬，ACE阻害薬に関する研究

117 Staessen JA, et al.; Systolic Hypertension in Europe (Syst-Eur) Trial Investigators. Randomised double-blind comparison of placebo and active treatment for older patients with isolated systolic hypertension. *Lancet.* 1997; 350: 757–64.

デザイン：前向き，無作為化，二重盲検，プラセボ対照，多施設研究。一次エンドポイントは致死性および非致死性脳卒中の発生。追跡期間中央値は2年。
目的：孤立性収縮期高血圧の治療が脳卒中および心血管合併症を減少させられるかを検証する。
対象：60歳以上で，平均座位血圧が収縮期160–219 mmHg，拡張期95 mmHg未満の4,695例。
除外基準：うっ血性心不全，クレアチニン180μM，過去1年以内の心筋梗塞。
治療：ニトレンジピン10–40 mg/日にエナラプリル5–20 mg/日，ヒドロクロロチアジド12.5–25 mg/日の追加可能，および対応するプラセボ。
結果：2年間の経過観察で，治療群は全脳卒中が42％減少(7.9 vs. 13.7/年・1,000例，$p=0.003$)，致死性および非致死性心疾患エンドポイントを31％減少($p=0.03$)。治療群は，プラセボよりも収縮期血圧および拡張期血圧を有意に低下させた(−10.1 mmHgおよび−4.5 mmHg)。実薬治療群で心血管死亡率を低下させる傾向が認められたが(−27％，$p=0.07$)，全死亡率には影響がなかった(−14％，$p=0.22$)。
コメント：平均3.9年の追跡観察したサブ解析では，ニトレジピン投与群で痴呆症のリスクが55％減少した(*Arch Intern Med* 2002; 162: 2046参照)。

118 Hansson L, et al.; Captopril PreventionProject (CAPPP) study group. Effect of angiotensin-converting-enzyme inhibition compared with conventional therapy on cardiovascular morbidity and mortality in hypertension: the Captopril Prevention Project (CAPPP) randomised trial. *Lancet.* 1999; 353: 611–6.

デザイン：前向き，無作為化，多施設，オープン研究。一次エンドポイントは致死性および非致死性心筋梗塞，脳卒中および他の心血管疾患による死亡の複合。平均追跡期間は6.1年。
目的：カプトプリルと，従来からの降圧薬である利尿薬あるいはβ遮断薬の心血管疾患の罹患率と死亡率に対する効果を比較すること。
対象：2機会の測定で，拡張期血圧が100 mmHg以上の25–66歳の高血圧患者10,985例。
除外基準：二次性高血圧，血清クレアチニン150μM以上。
治療：カプトプリル50 mg/日を1日1回あるいは2回，β遮断薬(通常のメトプロロールおよびアテノロール)，利尿薬(通常のヒドロクロロチアジドおよびベンドロフルアジド)。
結果：2群間で，複合一次エンドポイントの発症率は同程度であった(カプトプリル群および従来薬群：11.1および10.2例/1,000人・年)。カプトプリル群は心血管死亡率を低下させる傾向にあったが(RR 0.77，$p=0.092$)，致死性および非致死性脳卒中は高頻度の傾向にあり(RR 1.15，$p=0.044$)，心筋梗塞発症率は同程度であった。
コメント：従来降圧薬群で脳卒中リスクが低いのは，初期の血圧が低いことに起因していた(−2 mmHg)。

119 Hansson L, et al.; NORDIL Study Group. Randomised trial of effects of calcium antagonists compared with diuretics and beta-blockers on cardiovascular morbidity and mortality in hypertension: the Nordic Diltiazem (NORDIL) study. *Lancet.* 2000; 356: 359–65.

デザイン：前向き，無作為化，オープン，エンドポイント盲検化，多施設研究。一次エン

ドポイントは致死性および非致死性脳卒中，心筋梗塞，その他の心血管疾患による死亡。平均追跡期間は4.5年。

目的：中年の高血圧患者で，Ca拮抗薬と利尿薬およびβ遮断薬の心血管疾患に対する効果を比較すること。

対象：拡張期血圧が100 mmHg以上の50–74歳の高血圧患者10,881例。

治療：ジルチアゼム180–360 mg/日投与群と，利尿薬，β遮断薬あるいは併用投与群。拡張期血圧90 mmHgに到達するための降圧薬追加も可能とした。

結果：収縮期および拡張期血圧は，ジルチアゼム群でも利尿薬，β遮断薬群でも効果的に低下した（血圧低下の程度は，23.3/18.7 mmHg vs. 20.3/18.7 mmHg，収縮期血圧の差，$p < 0.001$）。2群間では，複合一次エンドポイントの発生率に有意差は認められなかった（16.6（ジルチアゼム）vs. 16.2件/1,000人・年）。ジルチアゼム群の致死性および非致死性脳卒中の発生率は，利尿薬およびβ遮断薬群と比較して減少した（6.4 vs. 7.9件/1,000人・年，RR 0.80（95%CI 0.65–0.99，$p = 0.04$））が，致死性および非致死性心筋梗塞には有意差はなかった（7.4 vs. 6.3件/1,000人・年，RR 1.16（0.94–1.44），$p = 0.17$）。

120　PROGRESS Collaborative Group. Randomised trial of a perindopril-based blood-pressure-lowering regimen among 6,105 individuals with previous stroke or transient ischaemic attack. *Lancet.* 2001; 358: 1033–41.(editorial 1026–7)

デザイン：前向き，無作為化，二重盲検，プラセボ対照，多施設研究。一次エンドポイントは全脳卒中(致死性および非致死性)。平均追跡期間は3.9年。

目的：脳卒中あるいはTIAの既往のある高血圧患者および非高血圧患者における，降圧療法の有効性を検討すること。

対象：出血あるいは虚血性の脳卒中，あるいは5年以内のTIAで重大な障害がない患者6,105例。

治療：実薬（ペリンドプリル4 mg/日さらに臨床医の判断で利尿薬インダパミド2.5 mg/日を追加），あるいはプラセボ。

結果：経過追跡期間中，実薬群で血圧が9/4 mmHg低下。実薬群では60％が2剤を使用し，40％がペリンドプリル単独であった。実薬群はプラセボ群と比較して脳卒中の発生は有意に減少していた（10％ vs. 14％，RRR 28％，$p < 0.0001$）。また，実薬群は主要血管イベントを26％減少させた。高血圧と非高血圧のいずれのサブグループも同様に脳卒中を減少させた（$p < 0.01$）。ペリンドプリルとインダパミドの併用療法では血圧が12/5 mmHg低下し，脳卒中のリスクが43％減少した。一方，単剤療法では，血圧が5/3 mmHg低下したが脳卒中の発生を有意に減少させなかった。

コメント：論文の結論として，脳卒中およびTIAの既往のある患者に，血圧にかかわらず併用療法を日常的にすべきと結論付けていることに対して，論説は，併用療法ではなく利尿薬による治療を開始すべきと提唱している。さらにペリンドプリルによる収縮期血圧5 mmHgの低下は，以前の多くの利尿薬とβ遮断薬を使用した研究と同様に，脳卒中のリスクを約20％減少しうると指摘している。

121　Dahlöf B, et al.; LIFE Study Group. Cardiovascular morbidity and mortality in the Losartan Intervention For Endpoint reduction in hypertension study (LIFE): a randomised trial against atenolol. *Lancet.* 2002; 359: 995–1003.

デザイン：前向き，無作為化，プラセボ対照，盲検，並行群間，多施設共同試験。一次エンドポイント：死亡，心筋梗塞または脳卒中，平均追跡期間，4.8年間。

目的：心電図が左室肥大（LVH）基準を満たす高血圧症例において，ロサルタンをアテノロールと比較する。

対象：過去の高血圧治療の有無にかかわらず（収縮期血圧160–200 mmHg，拡張期血圧

95–115 mmHg, 心電図のLVH診断基準を満たす)高血圧例で, 年齢55歳–80歳の9,193例。

除外基準：二次性高血圧, 6か月以内の心筋梗塞または脳卒中, β遮断薬あるいはCa拮抗薬の必要な狭心症, 心不全あるいはLVEF 40％以下, いずれかのARB製剤, β遮断薬, HCTZあるいはACE阻害薬の服用必要例。

治療法：1–2週間のプラセボ服用後にロサルタン投与群とアテノロール投与群に割付。投薬は漸増スケジュールにそって140/90 mmHg未満の目標血圧に到達するまで追加投与をする。

結果：血圧はロサルタン投与群で30.2/16.6 mmHg, アテノロール投与群で29.1/16.8 mmHg低下した(試験治療間の差, SBP：$p = 0.017$, DBP：$p = 0.37$)。ロサルタン投与群は死亡, 心筋梗塞, 脳卒中の発生がアテノロール投与群より有意に低かった (11％ vs. 13％, HR 0.87, $p = 0.021$)、この結果は主に脳卒中の発生がより低いことによりもたらされた (5％ vs. 7％, HR 0.75, $p = 0.001$)。心血管死亡率に有意差はなかった (4％ vs. 5％, HR 0.89, $p = 0.21$)。またロサルタン投与群は糖尿病の新規発症の発生率がより低いことと関連した (6％ vs. 8％, HR 0.75, $p = 0.001$)。LIFE試験の主要なサブ解析では, 糖尿病, 高血圧および心電図のLVH基準を満たす1,195例における心血管アウトカムを検討した (Lancet 2002; 359: 1004)。平均4.7年の追跡期間で, 血圧の平均値は同等の低下であった (ロサルタン 146/79 mmHg, アテノロール 148/79 mmHg)。しかし, ロサルタン投与群は死亡, 心筋梗塞, 脳卒中の有意な24％RRRを示した。また, ロサルタン投与群は有意な心血管死亡率の低下 (RRR 37％, $p = 0.028$) と全死亡の低下 (RRR 39％, $p = 0.002$) も示した。これらのサブ解析の結果はロサルタンが血圧低下以上の利点を有することを示唆する。心電図のLVH診断基準を満たす収縮期高血圧症例 (DBP 90 mmHg未満) では, ロサルタン投与群はアテノロール投与群に比べ主要イベントが25％低いことと関連した (JAMA 2002; 288: 1491)。

コメント：この試験の結果は, 高血圧治療におけるACE阻害薬あるいはCa拮抗薬と従来の治療薬であるβ遮断薬や利尿薬とを比較した, CAPPP, NORDIL, STOP-HTN2試験の結果とは異なり, その有効性に違いは認められなかった。その理由として, この試験は心電図上LVHの診断基準を満たす高リスクの高血圧症例においてロサルタンの有効性を検討したためで, 低リスク症例にそのまま当てはめることは出来ない。

122 Teo KK, et al.; ACE Inhibitors Collaborative Group. Effects of long-term treatment with angiotensin-converting-enzyme inhibitors in the presence or absence of aspirin: a systematic review. *Lancet.* 2002; 360: 1037–43.

この概説はACE阻害薬治療を評価した6つの長期無作為試験から22,060人の患者データを調査した。SOLVD試験を除くすべての試験の解析からの結果, ACE阻害療法下では, アスピリン (ASA) 服用の有無とリスク低下の間には, 死亡, 心筋梗塞発症, 脳梗塞発症, 心不全による入院, 再灌流療法の複合転帰, あるいは心筋梗塞発症を除くいずれの個別の要素においても, 有意な差は認められなかった (交互作用$p = 0.01$)。全体として, ACE阻害薬療法は, ASAをベースラインで服用していた群 (OR 0.80, 99％ CI 0.73–0.88) と, 服用していなかった群 (OR 0.71, 99％ CI 0.62–0.81, 交互作用$p = 0.07$) の双方のリスクを明らかに低下させ, 主要臨床転帰を有意に22％減少させた ($p < 0.0001$)。

123 Wing LM, et al.; Second Australian National Blood Pressure Study Group. A comparison of outcomes with angiotensin-converting—enzyme inhibitors and diuretics for hypertension in the elderly. *N Engl J Med.* 2003; 348: 583–92.

デザイン：前向き, 無作為化, オープンラベル, 多施設共同試験。一次エンドポイントは死亡あるいは全心血管イベント。追跡期間中央値4.1年。

目的：高齢高血圧患者のACE阻害薬あるいは利尿薬による治療のアウトカムを比較する。
対象：6,083例の65–84歳の高血圧患者。
治療法：ACE阻害薬または利尿薬（エナラプリルとヒドロクロロチアジドを推奨，必須ではなし）。
結果：ACE阻害薬群は利尿薬群と比較して有意に一次イベントの低下を示した（HR 0.89, 95％CI 0.79–1.00, $p=0.05$）。男性ではHR 0.83（95％CI 0.71–0.97），女性では1.00であった。
コメント：この試験の批判としては，オープンラベル試験であること，使用薬剤に制限がないこと，いわゆるソフトエンドポイントが含まれることが挙げられる。また注目すべきは本試験には黒人症例の登録がほとんどない（黒人の割合の記載なし）。

124 Pepine CJ, et al.; INVEST Investigators. A calcium antagonist vs a non-calcium antagonist hypertension treatment strategy for patients with coronary artery disease. The International Verapamil-Trandolapril Study (INVEST): a randomized controlled trial. *JAMA*. 2003; 290: 2805–16.

デザイン：前向き，無作為化，オープン，多施設，エンドポイント盲検試験。一次エンドポイントは24か月での全死亡，非致死性心筋梗塞，非致死性脳卒中の初発。
目的：冠動脈疾患と高血圧を有する患者においてCa拮抗薬と非Ca拮抗薬の臨床アウトカムを比較する。
対象：冠動脈疾患と高血圧を有する50歳以上の22,576例。14か国の862施設。
治療法：Ca拮抗薬（徐放性ベラパミル，必要に応じてトランドラプリルを追加）と非Ca拮抗薬（アテノロール，必要に応じてヒドロクロロチアジド）。
結果：追跡期間中（平均2.7年後），両群間に全死亡，非致死性心筋梗塞，非致死性脳卒中の差はみられなかった（RR 0.98）。ガイドライン推奨血圧の達成は2群間でほぼ同等であった。ベラパミル群は糖尿病の新規発症が低かった（6.2％ vs. 7.3％）。この結果は，アテノロール群での第2ステップとしてヒドロクロロチアジドを追加することと関連していたと考えられる（ベラパミル群では保護作用を有するトランドラプリルを追加）。

125 Dahlöf B, et al.; ASCOT Investigators. Prevention of cardiovascular events with an antihypertensive regimen of amlodipine adding perindopril as required versus atenolol adding bendroflumethiazide as required, in the Anglo-Scandinavian Cardiac Outcomes Trial-Blood Pressure Lowering Arm (ASCOT-BPLA): a multicentre randomised controlled trial. *Lancet*. ; 366: 895–906.

デザイン：前向き，無作為化，多施設共同試験。一次エンドポイントは追跡期間中央値5.5年における致死性冠動脈疾患または心筋梗塞の発症。
目的：2つの降圧療法（Ca拮抗薬を主体にACE阻害薬を併用 vs. β遮断薬を主体に利尿薬を併用）を比較する。
対象：高血圧と，高血圧以外の心血管疾患危険因子を少なくとも3つ有する，40歳–79歳の19,257例。
治療法：アムロジピンを主体としたペリンドプリルとの併用治療 vs. アテノロールを主体としたベンドロフルメチアジドとの併用療法。
結果：アテノロール群における有意に高い死亡率のため，本試験は中央値5.5年の追跡で早期に中止された。この時点では，アムロジピン群で一次エンドポイントが非有意に有益である傾向がみられた（非補正HR 0.90, $p=0.1052$）。加えて，脳卒中（HR 0.77, $p=0.003$）および全死亡（HR 0.89, $p=0.025$）はアムロジピン群で有意に低下した。

126 Jamerson K, et al.; ACCOMPLISH Trial Investigators. Benazepril plus amlodipine or hydrochlorothiazide for hypertension in high-risk patients. *N Engl J Med*. 2008; 359: 2417–28.

デザイン：前向き，無作為化，二重盲検試験。一次エンドポイントは，心血管死，非致死性心筋梗塞，非致死性脳卒中，狭心症による入院，心臓突然死からの蘇生，冠動脈血行再建の複合エンドポイント。

目的：ヒドロクロロチアジドとベナゼプリル併用療法と，アムロジピンとベナゼプリル併用療法の比較。

対象：心血管イベントの高リスク（心血管疾患，血行再建術の既往，腎機能障害，末梢血管疾患，左室肥大，糖尿病）の，高血圧を有する10,506例。

治療法：ヒドロクロロチアジド＋ベナゼプリル vs. アムロジピン＋ベナゼプリル。

結果：平均36か月の追跡時点にて，一次エンドポイントの発症がベナゼプリル＋アムロジピン群で有意に抑制（9.6% vs. 11.8%，$p<0.001$）されたため，本試験は早期に中止された。RRRは19.6%であった。心血管死，非致死性心筋梗塞，非致死性脳卒中の複合といった狭義の二次エンドポイントは，ベナゼプリル＋アムロジピン群で有意に抑制された（HR 0.79，$p=0.002$）。

127 ONTARGET Investigators. Telmisartan, ramipril, or both in patients at high risk for vascular events. *N Engl J Med.* 2008; 358: 1547–59.

デザイン：多施設，無作為化，二重盲検，比較試験。一次エンドポイントは追跡期間56か月（中央値）における心血管死，心筋梗塞，脳卒中，うっ血性心不全による入院。

目的：ACE阻害薬，ARBまたは両者の併用療法による血圧コントロールを，心血管イベント抑制の観点で比較する。

対象：冠動脈疾患，末梢動脈疾患，脳血管疾患あるいは糖尿病を有する25,620例。

除外基準：ACE阻害薬の忍容性のないものはARB対プラセボの他の試験に割付けられた。

治療法：ramipril，テルミサルタン，あるいは両剤併用。

結果：一次エンドポイントはramipril群で16.5%，テルミサルタン群で16.7%，併用群で16.3%に発症した（ペアワイズ比較で有意差なし）。併用療法群ではramipril群と比較してより降圧され，副作用（症候性低血圧，失神，腎機能障害）の発生率が高かった。

多剤を用いた研究

128 Materson BJ, et al.; Department of Veterans Affairs Cooperative Study Group on Antihypertensive Agents. Single-drug therapy for hypertension in men. A comparison of six antihypertensive agents with placebo. *N Engl J Med.* 1993; 328: 914–21.

デザイン：前向き，無作為化，二重盲検，プラセボ対照，多施設共同試験。一次エンドポイントは拡張期血圧95 mmHg未満。追跡期間は1年間。

目的：年齢と人種に基づいて単剤療法として機序の異なる降圧薬を投与した際の効果を比較する。

対象：1,292人の拡張期血圧が95–109 mmHgの21歳以上の男性。

治療法：ヒドロクロロチアジド（HCTZ）12.5–50 mg/日，アテノロール 25–100 mg/日，クロニジン 0.2–0.6 mg/日，カプトプリル 25–100 mg/日，プラゾシン 4–20 mg/日，徐放型ジルチアゼム 120–360 mg/日およびプラセボ。

結果：全般的成功率（1年時の拡張期血圧が95 mmHg未満）は以下の通り：ジルチアゼム 59%，アテノロール 51%，クロニジン 50%，HCTZ 46%，カプトプリル 42%，プラゾシン 42%，プラセボ 25%。特定の薬剤は対象の特定のサブグループにおいてより効果的であった。黒人（若年，老年）ではジルチアゼム，若年白人ではカプトプリル，老年白人ではアテノロールが最も効果的であった。その後の1年間の追跡観察で，HCTZ，カプトプリル，アテノロールにおける左室肥大の有意な退縮が認められた（HCTZ −42.9 g，カプトプリル −38.7 g，アテノロール −28.1 g）。

コメント：この研究結果に対する解釈として、黒人と老年者は低レニン性高血圧の有病率が高いため、ACE阻害薬への反応が乏しく利尿薬やCa拮抗薬により反応するものと考えられる。

129 Hansson L, et al.; HOT Study Group. Effects of intensive blood-pressure lowering and low-dose aspirin in patients with hypertension: principal results of the Hypertension Optimal Treatment (HOT) randomised trial. *Lancet.* 1998; 351: 1755–62.

デザイン：前向き、無作為化、部分オープン、部分盲検（アスピリン群）、多施設共同試験。平均追跡期間は3.8年間。

目的：(a) 主要心血管イベントと3つの異なる降圧目標および降圧治療により達成された実際の拡張期血圧との関連を評価する、(b) 降圧療法に低用量アスピリンを併用することで主要心血管イベントを減少させるかについて検討する。

対象：拡張期血圧が100–115 mmHgで、50–80歳（平均61.5歳）の18,790例。

治療法：目標拡張期圧レベルを90 mmHg以下、85 mmHg以下、80 mmHg以下の3群に割付け。5段階の降圧療法が用いられた。ステップ1；フェロジピンを5 mg/日、ステップ2；低用量ACE阻害薬またはβ遮断薬の追加、ステップ3；フェロジピンを10 mg/日まで増量、ステップ4；ACE阻害薬またはβ遮断薬を増量、ステップ5；低用量代替薬またはヒドロクロロチアジド（HCTZ）の追加。全例に二重盲検法によりアセチルサリチル酸（ASA）75 mg/日あるいはプラセボに無作為割付けを行った。

結果：2年間で、3群の目標拡張期血圧はそれぞれ85%、67%、75%で達成された。平均拡張期血圧は、3群で85.2 mmHg、83.2 mmHg、81.1 mmHgと接近して一団となった。一次複合エンドポイントの発生率は3群間で有意差はなかったが、目標拡張期圧80 mmHg以下に割付けられた糖尿病患者では、90 mmHg以下の群に比べて有意に心血管イベントと死亡が低かった（$p = 0.005$、$p = 0.016$）。ASA服用群とプラセボ群で降圧に差はなかった。ASA服用群では主要心血管イベント発症を15%（$p = 0.03$）、致死性・非致死性心筋梗塞を36%（$p = 0.002$）低下させたが出血と脳梗塞の発症は同等であった。

コメント：本研究は2つの理由で統計的検出力が不足していた。(a) 実際の平均拡張期血圧レベルは予定されていた5 mmHg間隔ではなく約2 mmHg間隔となった。(b) 主要心血管イベントは2.5年間で1,100例以上と予測されたのに対し、3.8年間で724例しか発生しなかった。

130 Hansson L, et al.; STOP-Hypertension-2 study group. Randomised trial of old and new antihypertensive drugs in elderly patients: cardiovascular mortality and morbidity the Swedish Trial in Old Patients with Hypertension-2 study. *Lancet.* 1999; 354: 1751–6.

デザイン：前向き、無作為化、オープン（エンドポイント盲検化）、多施設共同試験。一次エンドポイントは致死性脳卒中、致死性心筋梗塞、その他の致死性心血管疾患。

目的：高齢高血圧の心血管疾患死亡および罹病率に対する、従来の降圧薬と新しい降圧薬の効果を比較する。

対象：高血圧（収縮期血圧180 mmHg以上、拡張期血圧105 mmHg以上の両方またはいずれか一方）を有する70–84歳の6,614例。

治療法：従来の降圧薬群（アテノロール50 mg/日またはメトプロロール100 mg/日またはピンドロール5 mg/日の単独あるいはヒドロクロロチアジド（HCTZ）25 mg/日＋amiloride 2.5 mg/日の併用）と新しい降圧薬群（エナラプリル10 mg/日またはリシノプリル10 mg/日あるいはフェロジピン2.5 mg/日またはイスラジピン2–5 mg/日）。

結果：血圧は全群において同程度に低下した。致死性脳卒中、致死性心筋梗塞、その他の致死性心血管疾患といった複合一次エンドポイントに両群で差は認めなかった（従来降圧薬群で19.8例/1,000人・年 vs. 新しい降圧薬群で19.8例/1,000人・年）。両群で致

死性・非致死性脳卒中，致死性・非致死性心筋梗塞，その他の心血管死亡の発生にも差は認めなかった．

131 ALLHAT Officers and Coordinators for the ALLHAT Collaborative Research Group. The Antihypertensive and Lipid-Lowering Treatment to Prevent Heart Attack Trial. Major outcomes in high-risk hypertensive patients randomized to angiotensin-converting enzyme inhibitor or calcium channel blocker vs diuretic: The Antihypertensive and Lipid-Lowering Treatment to Prevent Heart Attack Trial (ALLHAT). *JAMA*. 2002; 288: 2981–97. (editorials 3039–44)

デザイン：前向き，無作為化，実薬対照，多施設研究。一次エンドポイントは致死性CHDと非致死性MI．二次エンドポイントは，全死亡，脳卒中，複合CHD（一次エンドポイント，冠動脈血行再建術，入院を要する狭心症）と，複合CVD（複合CHD，脳卒中，入院せず治療された狭心症，心不全，末梢血管障害）．平均追跡期間4.9年．

目的：Ca拮抗薬やACE阻害薬が，利尿薬と比較してCHDや他のCVDイベントの発症率を低下させるか検討．

対象：55歳以上で高血圧，および少なくとも一つ以上CHDの危険因子をもつ33,357例．

除外基準：症候性HFにて入院あるいは治療の既往，左室駆出率35%未満．

治療：クロルタリドン12.5–25 mg/日（15,255例），アムロジピン2.5–10 mg/日（9,048例），あるいはリシノプリル10–40 mg/日（9,054例）．

結果：致死性冠動脈疾患あるいは非致死性心筋梗塞の発生率は，治療群で有意差はなかった（全体で8.9%）．クロルタリドンと比較して，アムロジピンとリシノプリルのRRは，それぞれ0.98（95%CI 0.9–1.07），0.99（95%CI 0.91–1.08）であった．全死亡率は同等であった．5年後の収縮期血圧はクロルタリドンは，アムロジピンと比較して0.8 mmHg，リシノプリルと比較して2 mmHg有意に低く（$p<0.001$），一方，拡張期血圧はアムロジピンと比較してクロルタリドンは0.8 mmHg有意に高かった（$p<0.001$）．アムロジピンとクロルタリドンとでは，二次エンドポイントは，アムロジピン投与群で6年間の心不全が多かったこと（10.2% vs. 7.7%，RR 1.38，95%CI 1.25–1.52）を除けば同程度であった．リシノプリルとクロルタリドンでは，リシノプリルで6年間の複合CVD（33.3% vs. 30.9%，RR 1.10，95%CI 1.05–1.16），脳卒中（6.3% vs. 5.6%，RR 1.15，95%CI 1.02–1.30），心不全（8.7% vs. 7.7%，RR 1.19，95%CI 1.07–1.31）の発症率が高かった．4番目の治療群であるα遮断薬のドキサゾシンは，クロルタリドンと比較して心血管イベントとうっ血性心不全による入院が多いため，2000年1月に中止された．

コメント：この大規模試験の結果は心血管イベントを有する患者には大きなリスクがあり，サイアザイド系利尿薬が第一選択薬として推奨できることを示唆している．しかし，腎疾患や腎に大きなリスクを持っている患者では，ACE阻害薬が考慮されるべきである．この試験結果は，HOPEで観察された脳卒中を保護することは血圧と独立したものであるとする結果と矛盾する．ALLHATに関する代表的な批判は，(a) 適切な血圧コントロールのために，多くの患者で併用療法を行ったため結果の妥当性に制限がある．(b) 黒人の影響が大きい：（黒人はACE阻害薬の反応が悪いため）リシノプリル群で血圧低下が小さかった．(c) ACE阻害薬への追加療法として，β遮断薬でなく利尿薬かCa拮抗薬にすべきであった．

132 Wright JT Jr, et al.; ALLHAT Collaborative Research Group. ALLHAT findings revisited in the context of subsequent analyses, other trials, and meta-analyses. *Arch Intern Med*. 2009; 169: 832–42.

ALLHATの研究者は近年，彼らの近年の大規模試験やメタ解析の背景における結果を再評価した．全体として，彼らは，元の試験の結論から，高血圧の最初の管理で，α遮断薬，Ca拮抗薬，ACE阻害薬のいずれも，サイアザイド系利尿薬に比べて優れて

いるものではないと結論付けている。しかし，利尿薬による新規糖尿病発症は，期間を限定した研究においては，アウトカム悪化にはつながらないとした。

133 ONTARGET Investigators. Telmisartan, ramipril, or both in patients at high risk for vascular events. *N Engl J Med.* 2008; 358: 1547–59.
デザイン：前向き，無作為化，実薬対照，3群，多施設研究。一次エンドポイントは追跡中央値56か月における心血管死，心筋梗塞，脳卒中，または，入院を要する心不全。
目的：糖尿病患者，心不全を合併しない血管疾患における，ARBまたはACE阻害薬，その併用の役割を決定する。
対象：血管疾患患者または高リスク糖尿病患者の心不全を合併しない患者，馴化期間後に残った25,620人。
治療：ラミプリル10 mg/日（ACE阻害薬群），テルミサルタン80 mg/日（ARB群），または両剤（併用群）。
結果：ACE阻害薬群の一次エンドポイント発症率は16.5％であったのに対し，ARB群16.7％，併用群16.3％であった。しかし，低血圧，失神，腎機能障害を含む有害事象は，すべて併用群で高かった。この研究では，臨床アウトカムがより良好ではないこと，有害事象が多いことから，この患者群に対するACE阻害薬とARBの併用を支持するものとはならなかった。

他の薬剤の研究

134 Parving HH, et al.; AVOID Study Investigators. Aliskiren combined with losartan in type 2 diabetes and nephropathy. *N Engl J Med.* 2008; 358: 2433–46.
新たな直接的レニン阻害剤であるアリスキレンが，この前向き，国際的，二重盲検，無作為化試験の599人の半数の患者でARBロサルタンに追加にされた。高血圧，2型糖尿病，腎障害の患者群を対象とし，一次エンドポイントは，6か月時点でのアルブミン/クレアチニン比の減少。アリスキレン投与群はアルブミン/クレアチニン比を示したことから，腎臓保護作用を有すると考えられた。アリスキレン群では緩徐で非有意なSBPの低下傾向を示し，有害事象は同様であった。

食事療法

135 Appel LJ, et al.; DASH Collaborative Research Group. A clinical trial of the effects of dietary patterns on blood pressure. *N Engl J Med.* 1997; 336: 1117–24.
この前向き，無作為化試験は，SBP 160 mmHg未満，DBP 80–90 mmHgの成人459例を対象としている。3週間，全例フルーツ，野菜，乳製品を減らした対照食を与えられた。その後，対照食，フルーツ・野菜の豊富な食事，フルーツ・野菜が豊富で低脂肪乳製品＋飽和脂肪酸と総脂肪を減らした配合食，の3つにランダムに割り付けた。体重と塩分摂取には介入しなかった。配合食は対照食と比較してSBPおよびDBPを有意に減少させた（それぞれ11.4 mmHg，5.5 mmHg，いずれも$p<0.001$）。

136 Whelton PK, et al.; TONE Collaborative Research Group. Sodium reduction and weight loss in the treatment of hypertension in older persons: a randomized controlled trial of nonpharmacologic interventions in the elderly (TONE). *JAMA.* 1998; 279: 839–46.
降圧薬単剤治療下でSBP 145 mmHg未満，DBP 85 mmHg未満，60–80歳の875例を対象とした前向き，無作為化試験である。肥満患者585例を，減塩（ナトリウムで1.8 g/日以下），減量，減塩と減量，一般的治療に割り付け，非肥満390例を減塩，一般的治療に割り付けた。介入の3か月後に，降圧薬服用中止が試みられた。追跡期間中央値

29か月で，減塩しない群と比較して減塩群では，心血管イベント（心筋梗塞，心不全，バイパス術，PTCA）の発症，高血圧の再発，降圧薬の再開が有意に減少し（相対HR 0.69, 95％CI 0.59–0.81, $p < 0.001$），違いの多くは後二者のエンドポイントの低下によってもたらされた。肥満例の減量群は，非減量群と比較して，心血管系イベントの発症，高血圧の再発，降圧薬の再開が少なかった（相対HR 0.70, 95％CI 0 0.57–0.87, $p < 0.001$）。総体として，平均3.5kgの減量と塩分制限は降圧薬治療の必要性をおおよそ30％減少させる。

137 Sacks FM, et al.; DASH-Sodium Collaborative Research Group. Effects on blood pressure of reduced dietary sodium and the Dietary Approaches to Stop Hypertension (DASH) diet. DASH-Sodium Collaborative Research Group. *N Engl J Med.* 2001; 344: 3–10.

この前向き研究は412例を，米国の標準的な食事の対照群と，DASH食（野菜・果物が豊富で低脂肪乳製品）に無作為化した。割り付けられた食事のなかで，参加者は30日間ずつ連続で高，中，低塩食をランダムに交叉して摂取。高塩分から中塩分へと塩分摂取を減らすと，対照食では収縮期血圧は2.1 mmHg（$p < 0.001$）減少し，DASH食では1.3 mmHg（$p = 0.03$）減少した。中塩分から低塩分へと塩分摂取を減少すると，収縮期血圧はさらに4.6 mmHg減少し（$p < 0.001$），DASH食では1.7 mmHg減少した（$p < 0.01$）。塩分の効果は，高血圧者と血圧正常者，黒人と白人，男性と女性のどの集団でも認められた。DASH食・低塩食の効果は相加的であり，もっともSBPの差が大きいのは，対照食＋高塩食とDASH食＋低塩食であった（後者が正常血圧者では7.1 mmHg，高血圧者では11.5 mmHg低下）。結論として，推奨されている100 mmol/日以下の塩分摂取とDASH食は両者とも確実に血圧を下げ，その併用はより効果がある。

138 Mente A, et al. A systematic review of the evidence supporting a causal link between dietary factors and coronary heart disease. *Arch Intern Med.* 2009; 169: 659–69.

著者らは食事介入とCHDアウトカムの前向きコホートまたは無作為化研究をまとめ，Brandford Hill Criteriaを用いて因果関係を検討した。全体で507のコホート研究と91の無作為化試験が含まれ，保護的食物因子（野菜，ナッツ，「地中海」様式），有害食物因子（トランス脂肪酸，高GI食）との関係を示す強力なエビデンスが示された。魚（ω-3脂肪酸），葉酸，全粒粉，食物中のビタミンEおよびC，βカロテン，アルコール，果物，食物繊維が保護的である中強度のエビデンスが示された。無作為化試験にかぎってみると，「地中海」様式の食事は保護的である。一方，冠動脈疾患発症におけつ食事の役割について強いエビデンスを示した。

139 Pi-Sunyer X, et al.; Look AHEAD Research Group. Reduction in weight and cardiovascular disease risk factors in individuals with type 2 diabetes: one-year results of the look AHEAD trial. *Diabetes Care.* 2007; 30: 1374–83.

5,154人の2型糖尿病患者を対象に，半数を積極的生活習慣介入群（vs. 一般治療）に割り付け，減量の心血管への効果について検討した。介入群は対照群に比して，顕著に体重が低下し（8.6％低下 vs. 0.7％，$p < 0.001$），LDL-C，HbA1c（7.6％から6.6 vs. 7.3％から7.2％），血圧，TG，HDL-Cなど冠危険因子の有意な改善がみられた。これらの効果はすべて有意にわずか1年の追跡でみられた。

侵襲的治療

140 van Jaarsveld BC, et al.; Dutch Renal Artery Stenosis Intervention Cooperative Study Group. The effect of balloon angioplasty on hypertension in atherosclerotic renal-artery stenosis. *N Engl J Med.* 2000; 342: 1007–14.

この前向き，無作為化研究で，動脈硬化性腎動脈狭窄（50％以上の狭窄），血清クレアチニン2.3 mg/dL以下の，106例の高血圧（2種類以上の薬剤を使用してもDBP 95 mmHg以上）患者が登録された。患者は，経皮的腎動脈形成術（PTRA）か薬物治療を受けた。血圧，降圧薬の用量，腎機能は3か月後，12か月後，腎動脈の開存性は12か月後に評価した。3か月後，血圧は同等であった（169/99 mmHg（PTRA），176/101 mmHg）。PTRAを施行した患者は，薬物治療群と比較して，毎日の薬物が用量は少なかった（2.1 vs. 3.2, $p < 0.001$）。薬物治療群のうち，22例が3剤以上使用しても高血圧が持続するか腎機能悪化のため，3か月後にPTRAが施行された。1年後，2群間ではSBP，DBP，1日の薬剤用量，腎機能に有意差は認められなかった。

141　Kalra P. The Impact of Renal Artery Revascularisation in Atherosclerotic Renovascular Disease: The Angioplasty and Stenting for Renal Artery Lesions (ASTRAL) Trial. Presented at the SCAI-ACC i2 Summit/American College of Cardiology Annual Scientific Session, Chicago, IL, March/April 2008.

　　有意な腎動脈狭窄をもつ患者において，経皮的腎動脈ステント治療と薬物治療の有効性評価のために，806名の患者をステント治療と薬物治療のみに無作為化した。27か月の追跡期間中に，全死亡，SBP，血清クレアチニン値のエンドポイント，または全血管イベントにおいて，ステント治療群に有意な効果はみられなかった。

肥満と体重

142　Willett WC, et al. Weight, weight change, and coronary heart disease in women. Risk within the 'normal' weight range. *JAMA*. 1995; 273: 461–5.

　　この前向きコホート研究はCADの既往のない30–55歳の看護師115,818例を対象とした。18年間で中等度の体重増加でもリスク（エンドポイントはCHD死と非致死性心筋梗塞）は増加した。5–7.9kg体重増加でRR 1.25, 8–10.9kg増でRR 1.64, 11–19kg増でRR 2.65。

143　Rexrode KM, et al. Abdominal adiposity and coronary heart disease in women. *JAMA*. 1998; 280: 1843–8.

　　NHSの44,702例のデータを8年間追跡し，ウェスト/ヒップ比，ウェスト周囲長高値はCHDリスクの増加と関連した。ウェスト/ヒップ比が0.88の場合，CHD死＋MIの補正RRは3.25（0.72未満と比較）であった。ウエスト周囲長が38インチ以上ではCHD死＋MIの補正RRは3.06であった。ウエスト/ヒップ比とウエスト周囲長の独立した予測値はBMI≧25kg/m²のサブグループにも認められた。

144　Bender R, et al. Effect of age on excess mortality in obesity. *JAMA*. 1999; 281: 1498–504.

　　この前向きコホート研究は，平均年齢40.4歳，平均BMI 36.6kg/m²の肥満の6,193例を対象とした。追跡期間中（中央値14.8年），標準化死亡比は肥満にて明らかに増加した（男性1.67，女性1.45）。この肥満に関係したリスクの増加は，男女とも加齢に伴い減少した（男性18–29歳2.46, 30–39歳2.30, 40–49歳1.99, 50–74歳1.31，女性18–29歳1.81, 30–39歳2.10, 40–49歳1.70, 50–74歳1.26, 傾向$p < 0.001$）。

145　Wilson PW, et al. Overweight and obesity as determinants of cardiovascular risk: the Framingham experience. *Arch Intern Med*. 2002; 162: 1867–72.

　　この研究は35–75歳のフラミンガム心臓研究の参加者を対象とし，最大44年間追跡した。狭心症，心筋梗塞，CHD，脳卒中を含むCVDの新規発症を評価項目とした。過体重（BMI 25.0–29.9），肥満（BMI 30以上）を対照である標準体重（BMI 18.5–24.9）群と比較した。過体重は高血圧リスクの上昇と関連した（年齢調整RR，男性1.46，女性1.75）。

新たな高脂血症，糖尿病の発症は肥満の進展との関連は小さかった。CVDの年齢補正RR (CI) は過体重群（男性1.21 (1.05–1.40)，女性1.20 (1.03–1.41)），肥満群（男性1.46 (1.20–1.77)，女性1.64 (1.37–1.98)）で上昇していた。

146 Flegal KM, et al. Prevalence and trends in obesity among US adults, 1999–2000. *JAMA*. 2002; 288: 1723–7.

米国国民健康栄養調査（NHANES）に参加した4,115人の成人男女の情報を分析した。肥満の年齢調整有病率は1999–2000年には30.5％と，1988–1994年のNHANES IIIの22.9％と比べ増加した（$p<0.001$）。この間に過体重の有病率も55.9％から64.5％へ増加した（$p<0.001$）。BMIが40以上の極度の肥満も2.9％から4.9％へ増加した（$p=0.002$）。男性では人種/民族間では過体重，肥満の有病率に有意な差は見られなかった。女性では体重過剰や肥満の有病率は非ヒスパニック系黒人女性で高値であった（高齢者の50％以上が肥満）。

147 Fontaine KR, et al. Years of life lost due to obesity. *JAMA*. 2003; 289: 187–93.

この研究では，米国生命表(1999)，第3回米国国民健康栄養調査(NHANES III; 1988–1994)，第1回米国国民健康栄養調査疫学追跡研究（NHANES I and II; 1971–1992)，NHANES II死亡率研究 (1976–1992) を分析した。白人では，体重過剰または肥満とYLL (years of life lost：損失生存年数) との間にはU字型の関係があった。最小YLLあるいは最長寿命と関連する至適BMIは，白人で23–25，黒人で23–30であった。いずれの体重増加レベルにおいても，若年者は年長者よりYLLが大きかった。最大YLLは，20–30歳でBMI 45以上の重度肥満の白人男性で13，白人女性で8であった。60歳以上の黒人では，体重過剰や中等度肥満はYLLとは関連せず，重度の肥満のみでYLLと関連した。しかし，若年の黒人で重度の肥満では，YLLは最大で男性で20，女性で5であった。

148 Bibbins-Domingo K, et al. Adolescent overweight and future adult coronary heart disease. *N Engl J Med*. 2007; 357: 2371–9.

2000年の青年期の肥満者の割合から，2020年の35歳の肥満の有病率と，モデルを用いて冠動脈疾患の発症率を推計した。著者らはこのような研究の欠点は認識しながらも，2035年までに肥満の増加に起因する冠動脈疾患症例の超過数が，10万例を超えると予測されると著者らは結論づけている。

活動と運動

149 Leon AS, et al.; MRFIT Research Group. Physical activity and 10.5 year mortality in the Multiple Risk Factor Intervention Trial (MRFIT). *Int J Epidemiol*. 1991; 20: 690–7.

この解析は，ミネソタ質問票によって余暇時間の身体活動 (LTPA) を評価されたMRFIT研究の男性12,138例を対象に検討された。LTPAは全死亡率，CHD死亡率，CV死亡率と負の関連を示し，LTPAの低い三分位群では中間の三分位群と比較して，それぞれ15％，27％，22％高い死亡率を示した。しかし，それよりLTPAが増加して（最高三分位）もリスクは低下しなかった。

150 Mittleman MA, et al.; Determinants of Myocardial Infarction Onset Study Investigators. Triggering of acute myocardial infarction by heavy physical exertion. Protection against triggering by regular exertion. *N Engl J Med*. 1993; 329: 1677–83.

この解析は，心筋梗塞後平均4日の1,228人に面談で施行した。発症前1時間以内の6ME (metabolic equivalent) 以上の強い労作が4.4％に認められた。労作から1時間以内の急性心筋梗塞が起こるRRは5.9％であった。しかし，そのリスクは労作回数とは逆相関した。（週に1回以下RR 107, 1–2回RR 19.4, 3–4回RR 8.6, 5回以上RR 2.4)。

151 Willich SN, et al.; Triggers and Mechanisms of Myocardial Infarction Study Group. Physical exertion as a trigger of acute myocardial infarction. *N Engl J Med*. 1993; 329: 1684–90.

この解析は，心筋梗塞後13日±6日目の1,194例に面接して行われた．心筋梗塞増加リスクは急性心筋梗塞発症時の強度の活動（6ME以上，7.1％の患者）と関連した（RR 2.1）．また1時間以内の活動でのRRも2.1，週4回未満の少ない活動でのRRは6.9（4回以上1.3）であった．

152 Kushi LH, et al. Physical activity and mortality in postmenopausal women. *JAMA*. 1997; 277: 1287–92.

この前向きコホート研究は，1986年の登録時に55歳から69歳であったアイオワ州の閉経後の女性40,417人を対象に，身体的活動性に関して質問票を郵送し行われた．交絡調整を行い，心疾患例と追跡調査3年以内の死亡例を除くと，習慣的な身体活動を行う女性はそうでない女性と比較して，平均7年間の観察期間中の死亡リスクが減少していた（RR 0.77，95％CI 0.66–0.90）．適度な身体活動の頻度の増加は死亡リスク減少と関連し，強い身体活動の増加も同様な傾向であった．適度の身体活動はするが強い身体活動はしない女性においても同様な傾向にあり，週に1回の適度な身体活動でさえも死亡率低下と関係していた（RR 0.78，95％CI 0.64–0.96）．

153 Manson JE, et al. A prospective study of walking as compared with vigorous exercise in the prevention of coronary heart disease in women. *N Engl J Med*. 1999; 341: 650–8.

NHS参加者72,488人による前向きコホート研究から，自己記入式アンケート調査にて早歩きの参加者は冠動脈イベントが少なかった．多変量解析では，最高の第5五分位群（1週間に3回以上，3マイル/時以上の速さでウォーキング）では，ほとんどある歩かない群と比較してRR 0.65（95％CI 0.47–0.91）であった．習慣的な6METs以上の強い運動でも同様に，30％–40％リスクが減少した．

154 Tanasescu M, et al. Exercise type and intensity in relation to coronary heart disease in men. *JAMA*. 2002; 288: 1994–2000.

このコホート研究はHealth Professionals' Follow-up Studyに参加した44,452人の米国人男性を対象とした．平均10.7年の観察で，1,700例のCHD新規発症が認められた．総身体活動，ランニング，ウエイトトレーニング，ボート漕ぎ運動はCHDリスクと負の関連が認められた．非致死性心筋梗塞，致死性CHDの補正RRは，総身体的活動のMETSで五分位に分けるとそれぞれ1.0，0.90（95％CI 0.78–1.04），0.87（0.75–1.00），0.83（0.71–0.96），0.70（0.59–0.82，傾向 $p < 0.001$）であった．週に1時間以上ランニングする男性は，そうでない男性と比較して42％のリスク減少（RR 0.58，95％CI 0.44–0.77，傾向 $p < 0.001$））が認められた．週に30分以上のウエイトトレーニングでは，23％のリスク減少（RR 0.77，95％CI 0.61–0.98，傾向 $p = 0.03$）が認めら，週に1時間のボート漕ぎ運動では18％のリスク減少（RR 0.82，95％CI 0.68–0.99）を認めた．平均的運動強度はCHDのリスク減少と関連し，かつ総運動量とは独立していた：中等度（4–6METs），高度（6–12METs）では，軽度（4METs未満）と比較してそれぞれ6％，17％のリスク減少効果（$p = 0.02$）．

155 Lichtenstein AH, et al.; American Heart Association Nutrition Committee. Diet and lifestyle recommendations revision 2006: a scientific statement from the American Heart Association Nutrition Committee. *Circulation*. 2006; 114: 82–96.

委員会はCVDと関連のある，食事と生活習慣について最近のデータをレビューした．とくに，飽和脂肪，トランス脂肪，コレステロールの摂取を制限した，バランスのある食事を推奨している．アルコール摂取については推奨するまではいかないが，適度

さを強調するにとどまっている。

156 Carnethon MR, et al. Cardiorespiratory fitness in young adulthood and the development of cardiovascular disease risk factors. *JAMA.* 2003; 290: 3092–100.

　CARDIA研究の一環として，1985年と1986年にトレッドミル試験を完了した18歳から30歳までの参加者を，2000年から2001年にかけて追跡調査した．1992年と1993年に再度テストを施行した集団もいた．心肺運動機能で層別して，2型糖尿病，高血圧，メタボリックシンドローム，高コレステロール血症の発症率を調査した．年齢・人種・性別・喫煙・家族歴（糖尿病・高血圧・若年性心筋梗塞）で補正すると，心肺運動機能の最低五分位の人は，上位3五分位と比較して，有意に糖尿病，高血圧，メタボリックシンドロームを発症しやすいことが示された（$p<0.001$）．統計的には，BMIの増大がこの効果の一部の原因となっている．心肺運動機能の一定期間をあけた増加は，このような心血管危険因子の発症リスクをたしかに改善するが，この効果は同時期の体重増加を調節できないと減弱してしまう．

157 Sigal RJ, et al. Effects of aerobic training, resistance training, or both on glycemic control in type 2 diabetes: a randomized trial. *Ann Intern Med.* 2007; 147: 357–69.

　2型糖尿病の251人の成人に対し，さまざまな運動（有酸素トレーニング，ウエイトトレーニング，あるいはその両者）の効果を，座りがちの生活の群を対照として，比較調査した．この無作為対照試験の一次エンドポイントは，6か月後のHbA1cの値とした．HbA1cが最大に変化したのは，有酸素トレーニングとウエイトトレーニングを組み合わせたトレーニング課程に参加した群であった．しかし，血圧や脂質などの他の心血管危険因子には両群間に差を認めなかった．

158 Manini TM, et al. Daily activity energy expenditure and mortality among older adults. *JAMA.* 2006; 296: 171–9.

　調査は放射性同位元素でラベルされた水と間接熱量測定法を用いて，302人の高い活動性を有する高齢者（70歳から82歳）を対象に，「通常の日常生活活動」におけるエネルギー消費量を測定した．年齢，性別，人種，調査地域，体重，身長，体脂肪率，睡眠時間で補正すると，平均調査期間6.5年で，通常の日常生活活動におけるエネルギー消費量は死亡リスクと有意に負の関連を示した．こうして高齢者の身体活動を最も科学的な方法で評価することで，活動性を上げることが低い死亡率と強く関連することが証明された．

修正不能な危険因子

159 Wei JY. Age and the cardiovascular system. *N Engl J Med.* 1992; 327: 1735–9.

　このレビューでは，心筋，血管系，心拍出量，拡張能，血圧調節，運動トレーニングの効果に，年齢が与える影響ついて述べられている．

160 Marenberg ME, et al. Genetic susceptibility to death from coronary heart disease in a study of twins. *N Engl J Med.* 1994; 330: 1041–6.

　この解析は1961年と1963年に21,004人のスウェーデン人双生児で調査された．平均追跡調査期間は26年である．一方が55歳未満でCHDで死亡した場合の，もう一方のCHD死亡のRRは，男性では一卵性が8.1，二卵性が3.8である．女性の場合，それぞれ15.0と2.6であった．全体的にRRは死亡年齢増加とともに減少した．

161 Andresdottir MB, et al.; Reykjavik Cohort Study. Fifteen percent of myocardial infarctions and coronary revascularizations explained by family history unrelated to conventional risk factors. The Reykjavik Cohort Study. *Eur Heart J.* 2002; 23: 1655–63.

この前向きコホート研究は，1967–1996年の間にレイキャビク地域に住む，33歳から81歳の9,328人の男性と10,062人の女性を対象とした．観察期間中（18–19年）の間に男性2,700人，女性1,070人がCHDを発症した．他の冠危険因子で補正後，CHDのHRは有意に上昇し，男性1.66（95％CI 1.51–1.82），女性1.64（95％CI 1.43–1.89）であった．心筋梗塞の家族歴の寄与率は，男性でCHD全体の15.1％，女性で16.6％であり，既知の危険因子とは独立していた．

162 Nabel EG. Cardiovascular disease. *N Engl J Med.* 2003; 349: 60–72.

当時のNHLBI所長が，心血管病の病因となっている既知の遺伝的要因についてレビューした．そのなかには家族性高コレステロール血症や，高血圧，腎疾患，止血バランスにつながる既知の遺伝的素因も含まれている．

アルコール

163 Camargo CA Jr, et al. Moderate alcohol consumption and risk for angina pectoris or myocardial infarction in U.S. male physicians. *Ann Intern Med.* 1997; 126: 372–5.

この前向きコホート研究は22,071人に対して行われ，中等量エタノール摂取がCHDリスクを減少した．1杯/日飲酒は1杯/週以下と比較して狭心症のRRが0.65（95％CI 0.52–0.81），心筋梗塞のRRが0.65（95％CI 0.52–0.81）であった．

164 de Lorgeril M, et al. Wine drinking and risks of cardiovascular complications after recent acute myocardial infarction. *Circulation.* 2002; 106: 1465–9.

この研究は，心筋梗塞後生存者で，飲酒習慣および食事習慣データが少なくとも2回しっかりと把握できている437例を対象とした．平均エタノール摂取量は総エネルギー摂取量の7.6％で，そのうちワインが92％を占めていた．4年の追跡調査で，104件のCV合併症（23％）が発生した．禁酒している例と比較して，総エネルギー比7.7％のエタノール摂取（1日に約2杯）では59％，総エネルギー比16％（1日に約4杯）では52％，合併症の補正リスクが減少した．

165 Mukamal KJ, et al. Roles of drinking pattern and type of alcohol consumed in coronary heart disease in men. *N Engl J Med.* 2003; 348: 109–18.

この研究は登録時に，CVDおよび癌を有していない38,077人の健康関連専門家男性を対象として質問票によってアルコール摂取量を評価した．12年の追跡調査の結果，週に3–4日あるいは5–7日の飲酒は，週に1日未満と比べて，心筋梗塞のリスクが低下した（多変量RR 0.68（95％CI 0.55–0.84），0.63（95％CI 0.54–0.74））．アルコールの種類によって追加的利点が確認されることはなかった．1日に12.5 gのアルコール摂取量増加により，4年間の観察期間で心筋梗塞のRRは0.78であった．

166 Maraldi C, et al. Impact of inflammation on the relationship among alcohol consumption, mortality, and cardiac events: the health, aging, and body composition study. *Arch Intern Med.* 2006; 166: 1490–7.

登録時に冠動脈疾患や心不全のない，70歳代の2,487人を対象にして，平均5.6年にわたり，アルコール消費量と血清炎症マーカー（IL-6, CRP）の関係を評価した．軽度から中等度の飲酒は炎症マーカーに影響しなかったが，心疾患の罹患率および死亡率の減少と有意に関連していた．

167 Bryson CL, et al. The association of alcohol consumption and incident heart failure: the Cardiovascular Health Study. *J Am Coll Cardiol.* 2006; 48: 305–11.

この前向きコホート研究は，65歳超の5,888例に対し，心不全のリスクとアルコール摂取を7年から10年の期間にわたって調査した．軽度，中等度の飲酒（週に1–6杯，7–13

杯の飲酒)は，まったく飲酒しないグループと比べて，心不全発症リスクが低かった。心筋梗塞発症や他の因子で調整した上でも，この傾向は維持された。

ホルモン状態とホルモン補充療法

168 Stampfer MJ, et al. Postmenopausal estrogen therapy and cardiovascular disease. Ten-year follow-up from the nurses' health study. *N Engl J Med.* 1991; 325: 756–62.

この前向きコホート研究は，CVDと癌の既往のない48,470人の閉経後女性を対象とした。危険因子で補正し，平均7年の追跡調査でエストロゲン療法で全死亡率が11％の有意な低下，心血管死亡率が28％低下，主要冠疾患発症のRRRを44％となった。脳卒中発症には差を認めなかった。

169 Grodstein F, et al. Postmenopausal estrogen and progestin use and the risk of cardiovascular disease. *N Engl J Med.* 1996; 335: 453–61.

この前向きコホート研究は，登録時にCVDの既往のない，30歳から55歳のNHS参加者59,337例を対象とした。平均追跡期間11.2年で，エストロゲン／プロゲスチン併用例では，主要なCHD（心筋梗塞，死亡）の発症が，ホルモン療法をうけていない例やエストロゲン単独例に比べ有意に少なかった（補正RR 0.39, 0.60）。したがって，プロゲスチンの追加投与は，閉経後のエストロゲン治療による心保護効果を減弱することはない。脳卒中においては有意な差を認めなかった。

170 Hulley S, et al.; Heart and Estrogen/progestin Replacement Study (HERS) Research Group. Randomized trial of estrogen plus progestin for secondary prevention of coronary heart disease in postmenopausal women. *JAMA.* 1998; 280: 605–13.

デザイン：前向き，無作為化，盲検，プラセボ対照，多施設研究。平均観察期間4.1年。
目的：冠動脈疾患を有する閉経女性で，エストロゲン＋プロゲステロンがCHDイベントのリスクを低下させるかどうかを検討する。
対象：80歳未満（平均年齢66.7歳）女性，2,763例。
除外基準：6か月以内のCHDイベント，3か月以内の性ホルモン使用，肺塞栓，深部静脈血栓症，乳がん，子宮内膜癌の既往。
治療：結合型ウマエストロゲン0.625 mg／日＋メドロキシプロゲステロン1錠／日，またはプラセボ。
結果：コンプライアンス率は1年で82％，3年で75％。一次エンドポイント（心筋梗塞＋心血管死亡）に差を認めなかった（相対HR 0.99）。ホルモン投与群ではLDLが11％低下し，HDLが10％上昇した（いずれも$p<0.001$）が，エンドポイントに効果を認めなかった。ホルモン投与群では1年目にイベントが増加し，4年目と5年目で減少した。ホルモン投与群では静脈血栓症（相対HR 2.89, 95％CI 1.50–5.58）と胆嚢疾患（相対HR 1.38, 95％CI 1.00–1.92）が多くみられた。

171 Barrett-Connor E, et al.; MORE Investigators (Multiple Outcomes of Raloxifene Evaluation). Raloxifene and cardiovascular events in osteoporotic postmenopausal women: four-year results from the MORE (Multiple Outcomes of Raloxifene Evaluation) randomized trial. *JAMA.* 2002; 287: 847–57.

デザイン：前向き，無作為化，盲検，プラセボ対照，多施設研究。一次エンドポイントは心筋梗塞，不安定狭心症，冠虚血，脳卒中，TIA。
目的：閉経後骨粗鬆症を有する女性のCVイベントに対するラロキシフェンの効果判定。
対象：7,705人の閉経後骨粗鬆症（椎体骨折の既往あるいは骨密度スコア（Tスコア<2.5）により診断）の女性（平均年齢67歳）。
除外基準：過去10年間に脳卒中・深部静脈血栓症の既往。

治療：ラロキシフェン60 mg/日群，ラロキシフェン120 mg/日群，プラセボ群。4年間治療。
結果：冠イベント，脳血管イベントについては3群間に有意差を認めなかった（ラロキシフェン60 mg/日群3.2%，ラロキシフェン120 mg/日群3.7%，プラセボ群3.7%）。CVリスクが登録時より高かった1,035人については，ラロキシフェン投与の両群において，プラセボ群と比較して有意にCVイベントが低下した（RR 0.60，95%CI 0.38-0.95）。開始1年間におけるCVイベント数は，コホート全体，CVリスクの高い女性（$p = 0.86$），CHDの既往のある女性（$p = 0.60$）でも有意な差を認めなかった。

172 Grady D, et al.; HERS Research Group. Cardiovascular disease outcomes during 6.8 years of hormone therapy: Heart and Estrogen/progestin Replacement Study follow-up (HERS II). *JAMA*. 2002; 288: 49–57.

デザイン：前向き，無作為化，二重盲検，プラセボ対照，多施設試験で4.1年間の追跡（HERS）と，引き続いて行われたオープンラベルの2.7年間の追跡（HERS II）。一次エンドポイントは非致死性心筋梗塞と虚血性心疾患による死亡。

目的：HERS試験の後半で認めたホルモン補充療法による虚血イベントリスクの低減効果が，その後の観察期間延長でも継続するのか，虚血性心疾患発症イベントのリスクを全体として軽減するかを検討する。

対象：HERS登録時平均年齢が67歳の虚血性心疾患を有する閉経後女性2,763人。HERS IIにての追跡に同意した2,321人（HERS生存例の93%）。

除外：80歳以上，または子宮摘出術を施行した症例。

治療：HERS試験では結合型エストロゲン0.625 mg/日＋メドロキシプロゲステロン酢酸エステル2.5 mg/日あるいはプラセボ（$n = 1,383$）が投与された。HERS IIではオープンラベルで医師の判断によりホルモン製剤が処方された。ホルモン製剤服薬遵守80%以上の率が，ホルモン製剤群では81%から6年後には45%に低下，プラセボ群では0（1年目）から8%（6年）に増加した。

結果：一次CHDイベント，二次心血管イベントの発生率はHERS，HERS II，全体で両群間に差はなかった。CHDイベントの非補正相対ハザードは，HERSでは0.99（95%CI 0.81-1.22），HERS IIでは1.00（95%CI 0.77-1.29），全体で0.99（95%CI 0.84-1.17）であった。全体の相対ハザードは，交絡の可能性のある因子や，スタチンの投与方法の違いで調整しても同様で（RH 0.97），対象を無作為化後に治療を厳格に遂行した症例（非脱落）のみに限定しても変わらなかった（RH 0.96）。同時発表の論文（*JAMA* 2002; 288: 58-66）において，血栓塞栓イベント，胆管手術，癌，骨折，全死亡のデータが発表された。ホルモン療法では静脈血栓症が増加（非補正intention-to-treat RH 1.40，95%CI 0.64-3.05; vs. RH 2.66（HERS I）），全体6.8年追跡でRH2.08（95%CI 1.28-3.40）であった。全体でRHは，胆管手術1.48（95%CI 1.12-1.95），癌発症は1.19（95%CI 0.95-1.50），骨折は1.04（95%CI 0.87-1.25）だった。死亡はホルモン群で261例，プラセボ群239例であった（RH1.10，95%CI 0.92-1.31）。

173 Writing Group for the Women's Health Initiative Investigators. Risks and benefits of estrogen plus progestin in healthy postmenopausal women: principal results From the Women's Health Initiative randomized controlled trial. *JAMA*. 2002; 288: 321–33.(editorial 366–368)

デザイン：前向き，無作為化，プラセボ対照，多施設の一次予防研究。一次エンドポイントはCHD死と非致死的心筋梗塞。主要有害事象は浸潤性乳がん。包括インデックスは，2つの一次エンドポイントのほか，脳卒中，肺塞栓症，子宮内膜癌，結腸直腸癌，大腿骨骨折，他の原因による死亡。

目的：米国で最も標準的に処方されているホルモン併用療法の主要効果とリスクを検討

する。
対象：子宮に問題ない閉経後の50–79歳の16,608人の女性。
除外基準：乳がんの既往，10年以内発症の他の癌，低ヘマトクリットと血小板低値。
治療：ウマエストロゲン0.625 mg/日＋メドロキシプロゲステロン酢酸エステル2.5 mg/日あるいはプラセボ。
結果：エストロゲン/プロゲスチン群はプラセボ群に比して，包括インデックス発症が多いため(HR 1.15, 95%CI 1.03–1.28)， 早期に中止した(平均5.2年，予定調査期間8.5年)。ホルモン投与群ではCHD (HR 1.29, 1.02–1.63)，乳がん (HR 1.26, 1.00–1.59)，脳卒中(HR 1.41, 1.07–1.85)，肺塞栓症(HR 2.13, 1.39–3.25)の発症率が有意に高く，結腸直腸癌(HR 0.63, 0.43–0.92)，大腿骨骨折 (HR 0.66, 0.45–0.98)の発症が低く，子宮がん発症は少ない傾向にあった(HR 0.83, 0.47–1.47)。全死亡は同等であった(HR 0.97, 0.82–1.18)。
コメント：死亡率は同等であったが，この試験の最終リスク対効果プロフィールは，慢性疾患の予防に求められる明らかに安全で効果的な介入という要求と合致しない。エストロゲン単独投与群に関しては試験は継続された。

174 Barrett-Connor E, et al.; Raloxifene Use for The Heart (RUTH) Trial Investigators. Effects of raloxifene on cardiovascular events and breast cancer in postmenopausal women. *N Engl J Med.* 2006; 355: 125–37.

デザイン：国際，多施設，無作為化，二重盲検，プラセボ対照研究。2つの一次エンドポイントは追跡期間中央値5.6年における冠動脈イベント(冠動脈死，心筋梗塞，ACSによる入院)と浸潤性乳がん。
目的：エストロゲン受容体調節因子であるラロキシフェンの，冠動脈疾患や乳がんへの効果を検討する。
対象：冠動脈疾患の既往や複数の危険因子を有する10,101人の閉経後女性 (平均年齢67.5歳)。
治療：ラロキシフェン60 mg/日あるいはプラセボ。
結果：冠動脈イベントは追跡期間中，両群で同等であった (HR 0.95, 95%CI 0.84–1.07)。ラロキシフェン群では有意に浸潤性の乳がん発症が少なかった (40 vs. 70イベント，HR 0.56, 95%CI 0.38–0.83)。この結果は主にラロキシフェン群でエストロゲン受容体陽性の乳がん発症が少なかったことに起因していた。全死亡に有意差はなかったが，ラロキシフェン群では静脈血栓症(HR 1.44)と脳卒中(HR 1.49)が有意に多かった。
コメント：ラロキシフェンは冠動脈イベントに影響を与えず，乳がん発症を減少させたものの，この有効性は静脈血栓症や脳梗塞のリスクのを踏まえて慎重に検討されるべきである。

175 ESPRIT team. Oestrogen therapy for prevention of reinfarction in postmenopausal women: a randomised placebo controlled trial. *Lancet.* ; 360: 2001–8.

デザイン：前向き，無作為化，二重盲検，プラセボ対照，多施設，二次予防研究。一次エンドポイントは再梗塞，心臓死，全死亡。
目的：心筋梗塞既往の閉経後の女性に対しエストロゲン単独療法が心イベント発症を抑制するかを調べる。
対象：初回心筋梗塞生存の50–69歳の閉経後女性1,017人。
除外基準：ホルモン補充療法の使用，1年以内の膣出血，乳がん，卵巣がん，子宮がんの既往，深部静脈血栓症あるいは肺梗塞の既往，重度の腎疾患，急性および慢性の肝疾患。
治療：エストラジオール2 mg 1日1回かプラセボを2年間投与。服薬コンプライアンスは両群とも不良 (2年終了時継続して内服できたのはエストラジオール群で43％，プラセボ群で63％)。

結果：2年後の心臓死や心筋梗塞再発は両群で同等（両群とも12.1％の発症），同様に全死亡も両群間に有意差を認めなかった(HR 0.79, 95%CI 0.50-1.27, $p=0.34$)。

176 Shetty KD, et al. Hormone replacement therapy and cardiovascular health in the United States. Med Care. 2009; 47: 600-6.

ホルモン補充療法とCVD発症率上昇の観察データを受け（WHI, *JAMA*. 2002; 288: 321-33)，ホルモン補充療法と心筋梗塞，脳卒中発症の疫学データを調べた。WHI発表以降ホルモン補充療法使用は有意に減少し，同時に女性の心筋梗塞発症が減少したが，脳卒中発症には影響はなかった。

C 反応性蛋白

177 Ridker PM, et al. Inflammation, aspirin, and the risk of cardiovascular disease in apparently healthy men. *N Engl J Med*. 1997; 336: 973-9.

Physicians' Health Study登録者のうち，8年以上の追跡で，心筋梗塞や脳卒中，静脈血栓症を発症した543人と，血管イベントのなかった543人の症例対照研究。心筋梗塞発症群(1.51 vs. 1.13 mg/L, $p<0.001$)や脳卒中発症群(1.38 vs. 1.13 mg/L, $p=0.02$)では，血管イベントのない群に比してCRP値は高かったが，静脈血栓症群では有意差を認めなかった (1.26 vs. 1.13 mg/L, $p=0.34$)。CRP値最高四分位群は最低四分位群群に比較して，心筋梗塞が約3倍(RR 2.9, $p<0.001$)，脳卒中が約2倍(RR 1.9, $p<0.02$)リスクが高かった。アスピリン投与はCRP値最高四分位群においては心筋梗塞発症を55.7％も低下させたのに対して，最低四分位群では13.9％の非有意な低下にとどまった。

178 Ridker PM, et al. C-reactive protein adds to the predictive value of total and HDL cholesterol in determining risk of first myocardial infarction. *Circulation*. 1998; 97: 2007-11.

この症例対照研究は，Physicians' Health Study登録者のうち初発心筋梗塞を発症した245人と，その対照群372人でCRP, TC, HDL-Cを比較した。平均追跡期間9年において，多変量解析し，CRP値と脂質のパラメーターを加えた予測モデルの方が，脂質パラメータのみのモデルよりもリスクをよく予測した。たとえばCRPとTCいずれも高値の群ではMI発症が5倍となる ($p=0.0001$)のに対して，CRPだけではRR 1.5, TCだけではRR 2.3と中等度のリスク上昇にとどまった。CRPはTCやTC/HDLが低い群でも高い群でも心筋梗塞発症の規定因子となった。

179 Ridker PM, et al.; Cholesterol and Recurrent Events (CARE) Investigators. Inflammation, pravastatin, and the risk of coronary events after myocardial infarction in patients with average cholesterol levels. *Circulation*. 1998; 98: 839-44.

このコホート内症例対照研究は，CARE試験において心筋梗塞あるいは心血管死の391人と，年齢，性をマッチさせた391人の対照群から構成される。症例群はCRP ($p=0.05$)とアミロイドA ($p=0.006$)が有意に高く，それぞれのパラメータ高値四分位群は有意にイベント再発のリスクが高かった (RR 1.77 ($p=0.02$), RR 1.74 ($p=0.02$))。最もリスクが高いのは，プラセボでCRPとアミロイドAの高値群であった (RR 2.81, $p=0.007$)。炎症パラメータとリスクとの関係はプラバスタチン内服群では減弱し，非有意となった(RR 1.29 ($p=0.5$) vs. RR 2.11 ($p=0.0048$) プラセボ)。

180 Koenig W, et al. C-Reactive protein, a sensitive marker of inflammation, predicts future risk of coronary heart disease in initially healthy middle-aged men: results from the MONICA (Monitoring Trends and Determinants in Cardiovascular Disease) Augsburg Cohort Study, 1984 to 1992. *Circulation*. 1999; 99: 237-42.

一般住民を対象としたMONICA (Monitoring Trends and Determinants in Cardiovascular Disease) に登録した936人の男性で検討。追跡期間8年で，CRP値が1標準偏差上昇することによるCHD発症のHRは1.67 (95%CI 1.29-2.17) で，年齢や喫煙などで補正してもHR 1.50 (95%CI 1.14-1.97) だった。

181 Albert MA, et al.; PRINCE Investigators. Effect of statin therapy on C-reactive protein levels: the pravastatin inflammation/CRP evaluation (PRINCE): a randomized trial and cohort study. *JAMA.* 2001; 286: 64-70.

デザイン：前向き，無作為化，プラセボ対照，一部二重盲検，一部オープンラベル，多施設研究。一次エンドポイントは24週での高感度(hs)CRPの変化。
目的：プラバスタチンの抗炎症作用をCRPで評価。
対象：全症例は2,884名。1,702名は心血管疾患の既往なし，既往のある1,182名はオープンラベル。全例6か月以内のスタチン投薬なし。
投与：一次予防群はプラバスタチン40 mgかプラセボ，二次予防は全例プラバスタチン。
結果：一次予防群ではプラバスタチンはhsCRPを16.9%低下 (0.02 mg低下)，プラセボは変化なし。この低下作用は12週で明らかとなり，この変化は性，ベースラインや治療下の脂質値，糖尿病，アスピリン使用やホルモン補充療法にかかわらず認められた。オープンラベルのCVDコホートでも14.3%のhsCRPの低下が認められた。

182 Ridker PM, et al.; Air Force/Texas Coronary Atherosclerosis Prevention Study Investigators. Measurement of C-reactive protein for the targeting of statin therapy in the primary prevention of acute coronary events. *N Engl J Med.* 2001; 344: 1959-65.

Air Force/Texas Coronary atherosclerosis Prevention Studyの5,742人のCRP値を，ベースラインと1年後に測定。5年追跡時に，ベースラインCRP値が高い群は冠動脈イベント発症率が高かった。lovastatinはCRPを14.8%低下 ($p<0.001$) させたが，この低下作用はlovastatinによる脂質低下とは関連しなかった。lovastatinはTC/HDLが中央値より低く，CRP値が中央値より高い群で，とくにCRP低下作用が大きかった ($p=0.02$)。一方，TC/HDL，CRP値がいずれも中央値より低い群では効果はなかった。

183 Pradhan AD, et al. Inflammatory biomarkers, hormone replacement therapy, and incident coronary heart disease: prospective analysis from the Women's Health Initiative observational study. *JAMA.* 2002; 288: 980-7.

Women's Health Initiative調査期間中に虚血性心疾患を合併した閉経後の女性304人と，年齢，喫煙，民族，調査期間 (平均2.9年) をマッチさせた304人の対照群による，前向き，コホート内症例対照研究。症例群は対照群に比べて，ベースラインにおけるCRPやIL-6の中央値が有意に高かった (0.33 vs. 0.25 mg/dL, $p<0.001$; 1.81 vs. 1.47 pg/mL, $p<0.001$)。症例対照比較からみたCHD発症の，CRP最高四分位の最低四分位に対するORは2.3 (95%CI 1.4-3.7 $p=0.002$)，IL-6最高四分位の最低四分位に対するORは3.3 (95%CI 2.0-5.5 $p<0.001$) であった。さらに脂質や脂質以外のパラメーターで調整すると，いずれの炎症パラメータもCHD発症リスクは2倍であった。ホルモン補充療法はCRP上昇と関連あった (IL-6の値とは関連せず)。CRP, IL-6の同等のベースライン値で症例対照を比較すると，ホルモン補充療法の有/無ではCHDのORは同等であった。このようにHRTの有無は，ベースライン時のCRP, IL-6の値と比較して，心血管リスクの予測因子としての重要性は弱いことが示された。

184 Ridker PM, et al. Comparison of C-reactive protein and low-density lipoprotein cholesterol levels in the prediction of first cardiovascular events. *N Engl J Med.* 2002; 347: 1557-65.

WHSに登録された27,939人でLDL-CとCRPが測定された。平均8年の追跡で，それぞれは心血管イベントと強く線形の関連を示したが，LDL-C値とCRP値の相関はごく

弱いもの (r = 0.08) だった。年齢，喫煙，糖尿，血圧，ホルモン補充療法の有無で調整すると，心血管イベント（心筋梗塞，脳梗塞，冠動脈血行再建，心血管死）初発のリスクは，CRP 値の五分位の順位が増すごとに，女性の最低五分位群と比較して，1.4，1.6，2.0，2.3 (p < 0.001) となった。同様に LDL-C の最低五分位と比較して，五分位の順位が上がるごと 0.9, 1.1, 1.3, 1.5 (p < 0.001) となった。同様の効果は複合エンドポイントの各コンポーネントでもみられた。主要イベントの 46％が LDL-C 130 mg/dL 未満で発症していた。重要なことは LDL-C と CRP は個々に違う高リスク患者の抽出をするため，単独で評価するより，両者を組み合わせて評価するほうが，より予後予測ができる。

185 Mueller C, et al. Inflammation and long-term mortality after non-ST elevation acute coronary syndrome treated with a very early invasive strategy in 1042 consecutive patients. *Circulation*. 2002; 105: 1412–5.

　冠動脈造影を受けた 24 時間以内に責任病変にステント留置を受けた 1,042 名の前向き，コホート研究。CRP 検査は入院時に施行。入院中死亡は CRP 10 mg/L 超で高かった (3.7%，CRP 3 mg/L 以下では 1.2%, 3–10 mg/L では 0.8%, CRP 10 mg/L 超と以下では RR 4.2, p=0.004)。平均 20 か月の追跡で，死亡率は CRP 3 mg/L 以下では 3.4%，3–10 mg/L では 4.4%，CRP 10 mg/L 超では 12.7% (CRP10 mg/L 超と以下では RR 3.8)。多変量解析では CRP は長期予後を規定する因子だった。

186 Ray KK, et al.; PROVE IT-TIMI 22 Investigators. Relationship between uncontrolled risk factors and C-reactive protein levels in patients receiving standard or intensive statin therapy for acute coronary syndromes in the PROVE IT-TIMI 22 trial. *J Am Coll Cardiol*. 2005; 46: 1417–24.

　PROVE IT TIMI 22 のこの追加解析は，積極的なスタチン療法が他の危険因子と独立して CRP レベルをより低下させることを証明した。さらに CRP 値は修正可能なものを含む，多くの臨床的危険因子，年齢，性別，BMI，喫煙，LDL-C，血糖，HDL-C，TG と有意に関連していた。これは薬物療法に加えて生活習慣への介入といった CRP を低下させる他の方法が冠動脈疾患二次予防に適切であることを示唆している。

187 Tsimikas S, et al. C-reactive protein and other emerging blood biomarkers to optimize risk stratification of vulnerable patients. *J Am Coll Cardiol*. 2006; 47: C19–31.

　冠動脈疾患のリスクを有する症例の全体的な評価と層別化に関し，CRP や他の今後有用となりそうな生化学マーカーの役割をレビューしている。これらの生化学マーカーの役割について，不要な侵襲的検査を未然に防ぎ，積極的な介入が最も妥当な症例を特定できるか，考察している。

188 Zacho J, et al. Genetically elevated C-reactive protein and ischemic vascular disease. *N Engl J Med*. 2008; 359: 1897–908.

　2 つの観察コホート研究のサブグループ，2,238 例の冠動脈患例と 4,474 例のその対照と，612 人の虚血性脳血管障害例と 1,224 例のその対照を用いて，DNA の多形を比較した。著者らは 4 種の多形が CRP レベルの上昇に有意に関連していることを特定した。しかし，一般集団における CRP の上昇は虚血イベントをよく予測するが，これらの多形を有する症例では有意なイベントの増加はなかった。著者らはこれらの結果から，CRP は虚血性動脈硬化疾患の発症に原因としての役割を演じてはいないことを示していると結論づけている。

189 Emerging Risk Factors Collaboration. C-reactive protein concentration and risk of coronary heart disease, stroke, and mortality: an individual participant meta-analysis. *Lancet*. 2010; 375: 132–40.

　54 の前向き研究から血管疾患を有しない 160,309 症例で，CRP 測定値と CVD リスク

を評価したメタ解析。危険因子で補正した結果，CRPは冠動脈疾患，虚血性脳卒中，心血管死，全死亡の予測に有用で，肺疾患やいくつかの癌と同様であった。CRPのCVD予測効果は従来からの危険因子によって大きく変化した。これらのデータはCRPが，病態生理の明らかでないベースに存在する炎症のマーカーであり，このような疾患プロセスでのリスク上昇を表しているとする考えを支持している。

そのほか

ホモシステイン

190 Homocysteine Studies Collaboration. Homocysteine and risk of ischemic heart disease and stroke: a meta-analysis. *JAMA.* ; 288: 2015–22.

このメタ解析は5,073例の虚血性心疾患および1,113例の脳血管イベントを含む，30の前向きまたは後ろ向き研究のデータから行われた。既知の心血管危険因子（CRFs）の交絡や回帰希釈バイアスなどの研究間の差は許容された。後ろ向き研究で疾患発症後に採血され測定されたホモシステインの方が，前向き研究でCVDを発症していない症例にから採血された場合よりも強い関連が観察された。また前向き研究においてもCRFsで補正した後，通常（約3 mM (0.41 mg/L)）より25％低いホモシステイン値が，IHDリスクの11％低下（OR 0.89，95％CI 0.83–0.96），脳卒中リスクの19％低下（OR 0.81，95％CI 0.69–0.95）と関連していた。

191 Nygård O, et al. Total plasma homocysteine and cardiovascular risk profile. The Hordaland Homocysteine Study. *JAMA.* 1995; 274: 1526–33.

この研究は既往に高血圧症，糖尿病，CHD，CVDのない40–67歳の16,176症例を対象とした。ホモシステインレベルは男性でより高値で年齢とともに増加していた（40–42歳：10.8 μM，65–67歳：12.2 μM）。女性においてはとくに1日の喫煙本数（0本：1.5，20本以上：11.7），総コレステロール値（＜155 mg/dL：10.3，≧310 mg/dL：11.2），DBP（＞70 mmHg：10.3，＞100 mmHg：11.2），心拍数（＜60拍/分：10.4，＞100拍/分：11.6）と強い正の関連を示した。身体活動との間には負の関連が観察された（なし：11.1，高度：10.4）。しかしリスクが増加する正確な閾値は依然はっきりしていない。

192 Morrison HI, et al. Serum folate and risk of fatal coronary heart disease. *JAMA.* 1996; 275: 1893–6.

この5,056例の後ろ向き研究では，15年間追跡の冠動脈疾患死亡率は血清葉酸レベルと関連があった（6ng/mL以上に対し3ng/mL未満で69％リスク増大）。論説コメントは葉酸摂取（食事またはサプリメント）がCVDを減少するか無作為化試験の必要性を強調している。

193 Jacques PF, et al. The effect of folic acid fortification on plasma folate and total homocysteine concentrations. *N Engl J Med.* 1999; 340: 1449–54.

この研究は1991年1月から1994年12月にフラミンガム・オフスプリング研究参加者から採取された血液サンプル解析し，続いて葉酸を豊富に含んだ穀類の強化療法前（1995年1月から1996年9月：対照群）と，後（1997年9月から1998年3月：研究群）で得られたサンプルが比較された。研究群でビタミンサプリメントを服用していない人では，平均葉酸値は開始時から追跡健診時にかけて2倍以上になり（4.6から10.0ng/mL，$p<0.001$)，低レベル（3ng/mL未満）の葉酸値症例は22.0％から1.7％と著明に減少した（$p<0.001$)。平均総ホモシステイン値は10.1から9.4 μMと低下し，13 μMを越える高ホモシステインレベルの症例は18.7％から9.8％に減少した（$p<0.001$)。対照群においては葉酸，ホモシステイン濃度に変化はなかった。

194 Bønaa KH, et al.; NORVIT Trial Investigators. Homocysteine lowering and cardiovascular events after acute myocardial infarction. *N Engl J Med.* 2006; 354: 1578–88.

3,749例の最近発症のAMI症例において無作為化、さまざまなビタミンB群投与療法(プラセボ対照)は、ホモシステインレベルを低下させたが、再発イベント(心筋梗塞、脳血管障害、突然のCAD死亡)への効果はなかった。

195 Heart Outcomes Prevention Evaluation (HOPE) 2 Investigators. Homocysteine lowering with folic acid and B vitamins in vascular disease. *N Engl J Med.* 2006; 354: 1567–77.

CVDまたは糖尿病を有する5,572例が、葉酸とビタミンB_6/B_{12}併用投与群とプラセボ群に無作為化割り付けされた。平均観察期間5年で、投与群で心血管死、死亡、脳血管障害などの一次エンドポイントに有意な効果はみられなかった。

196 Jamison RL, et al.; Veterans Affairs Site Investigators. Effect of homocysteine lowering on mortality and vascular disease in advanced chronic kidney disease and end-stage renal disease: a randomized controlled trial. *JAMA.* 2007; 298: 1163–70.

進行した慢性腎臓病とホモシステインレベル上昇を有する2,056人の退役軍人を無作為化し、葉酸とビタミンB_6/B_{12}併用投与群とプラセボ群に割り付けた。ホモシステイン値は低下したが、3か月での全死亡や、あらゆる二次エンドポイントにおいて差はなかった。

197 Ebbing M, et al. Mortality and cardiovascular events in patients treated with homocysteine-lowering B vitamins after coronary angiography: a randomized controlled trial. *JAMA.* 2008; 300: 795–804.

冠動脈造影法が(緊急あるいは待機的)行われた症例において、3,096人を無作為化し、葉酸とビタミンB_6/B_{12}の併用療法群とプラセボ群に割り付け(要因分析法)、死亡、心筋梗塞、不安定狭心症または脳卒中予防について検討した。葉酸/ビタミンの併用や、葉酸で一次エンドポイントを減少させるものはなかった。

198 Bostom AG, et al. Nonfasting plasma total homocysteine levels and all-cause and cardiovascular disease mortality in elderly Framingham men and women. *Arch Intern Med.* 1999; 159: 1077–80.

1979年から1982年の期間、フラミンガム研究に参加者した1,933例について非空腹時の血中ホモシステイン値が調べられた。平均年齢は70歳であった。追跡期間中(中央値10.0年)、ホモシステインの高値四分位群($14.26\mu M$以上)の全死亡と心血管死を、他の低値3群と比例ハザードモデルにて比較すると、RRはそれぞれ2.18および2.17であった(95%CI 1.86–2.56、および1.68–2.82)。これらのRRは年齢、性別、SBP、糖尿病、喫煙、TC、HDL-Cで補正した後も有意であった(それぞれ1.54 (1.31–1.82)、1.52 (1.16–1.98))。

199 Folsom AR, et al. Prospective study of coronary heart disease incidence in relation to fasting total homocysteine, related genetic polymorphisms, and B vitamins: the Atherosclerosis Risk in Communities (ARIC) study. *Circulation.* 1998; 98: 204–10.

この前向き解析は登録時45~64歳のARIC参加者15,792人を対象とした。平均観察期間3.3年。総血清ホモシステイン値(tHcy)は年齢、性別で補正した女性のCHD発症率と関連した($p<0.05$)が、男性では関連はみられなかった。CHDは血清ピリドキサル5-リン酸と負の関連を示し、また女性の場合、血清葉酸値およびビタミン補充と逆相関していた。他の危険因子で補正すると、ピリドキサル5-リン酸のみがCHD発症と関連した(RRは最高値五分位群と最低値五分位群で0.28 (95%CI 0.1–0.7))。メチレンテトラヒドロ葉酸還元酵素遺伝子のC677T変異とシスタチオニンβ合成酵素遺伝子の3か所の変異はCHD発症とは関連しなかった。

200 Nurk E, et al. Plasma total homocysteine and hospitalizations for cardiovascular disease: the Hordaland Homocysteine Study. *Arch Intern Med.* 2002; 162: 1374–81.

　この前向きコホート研究は40–42歳，65–67歳の17,361人を対象として，1992年4月から1998年5月(平均追跡期間5.3年)，ノルウェー西部で行われた。試験登録時，CVD既往のある群はCVDのない群よりも，平均総血清ホモシステイン値(tHcy)が高かった。高齢者群においてのみ，tHcy増加とともにCVDによる入院リスクは高くなった。この群においては多危険因子補正後，tHcyで5群(9未満，9から11.9，12から14.9，15から19.9，20 mM以上)に分類すると，RRは各々1.00(基準値)，1.00, 1.34, 1.67, 1.94であった(傾向$p<0.001$)。tHcyとCVD入院の関連はCVD既往群で有意に強かった(5 mM増加ごとの入院率：1.29 vs. 1.10，相互作用p値0.02)。

201 Ridker PM, et al.; Air Force/Texas Coronary Atherosclerosis Prevention Study (AF-CAPS/TexCAPS) Investigators. Plasma homocysteine concentration, statin therapy, and the risk of first acute coronary events. *Circulation.* 2002; 105: 1776–9.

　計5,569例のAFCAPS/TexCAPS参加者を対象に，ホモシステイン値が試験登録時と1年後で測定された。登録時のホモシステイン中央値はその後急性冠イベントを生じた群において有意に高値であった(12.1 mM，未発症群は10.9 mM，$p<0.001$)。ホモシステイン値で四分位に分けたところ，将来のイベント発生の相対危険度は低い群から順に1.0, 1.6, 1.6, 2.2 ($p<0.001$)であった。この増加するリスクは他の古典的危険因子で補正した後もわずかに減じたのみであった。LDL-Cとホモシステイン値がいずれも上昇しているサブグループは高リスクで，lovastatin療法により明らかに利益を受けていた(RR 0.46, 95%CI 0.29–0.75)。しかしながらCRPに対するこの試験の知見とは対照的に，lovastatin療法に対し異なった反応を示すLDL-C低値群の臨床像をホモシステイン値では予測できなかった。

202 Ebbing M, et al. Mortality and cardiovascular events in patients treated with homocysteine-lowering B vitamins after coronary angiography: a randomized controlled trial. *JAMA.* 2008; 300: 795–804.

デザイン：前向き，無作為化，二重盲検，対照比較試験。一次複合エンドポイントは全死亡，非致死的心筋梗塞，不安定狭心症による入院，非致死性血栓塞栓性脳卒中。
目的：冠動脈造影を行い，さまざまなホモシステイン低下療法の臨床心血管転帰に対する効果を調査する。
対象：冠動脈造影が施行された3,096例(平均62歳)。
治療：2×2要因デザインによりプラセボ群と3種の治療群(葉酸とビタミンB_6/B_{12}群，葉酸とビタミンB_{12}群，ビタミンB_6群)を比較した。
結果：この臨床試験の大多数は有意な冠動脈疾患を有していた(安定狭心症84％，2枝または3枝病変60％，急性冠症候群15％)。平均血清ホモシステイン値は葉酸とビタミンB_{12}投与群において1年間で30％低下した。しかしながら本試験は他の臨床試験から1つの治療群において潜在的リスクの懸念が生じ早期に中止された。38か月の中央観察期間を通じ，プラセボ群も含めたあらゆる治療群において臨床アウトカム(全死亡，心血管イベント)に有意差はなかった。

リポ蛋白関連ホスフォリパーゼA_2 (LP-PLA$_2$)

203 O'Donoghue M, et al. Lipoprotein-associated phospholipase A2 and its association with cardiovascular outcomes in patients with acute coronary syndromes in the PROVE IT-TIMI 22 (PRavastatin Or atorVastatin Evaluation and Infection Therapy–Thrombolysis In Myocardial Infarction) trial. *Circulation.* 2006; 113: 1745–52.

PROVE IT-TIMI 22trialの症例で，急性冠症候群直後と30日後にLp-PLA₂レベルを測定した。急性冠症候群発症時のLp-PLA₂レベルは臨床アウトカムを予測するのには有用ではなかったが，30日後のLp-PLA₂レベル上昇は，LDL-CやCRPと独立して臨床心血管イベントの高リスクと関連していることが判明した。

204 Mohler ER 3rd, et al.; Darapladib Investigators. The effect of darapladib on plasma lipoprotein-associated phospholipase A₂ activity and cardiovascular biomarkers in patients with stable coronary heart disease or coronary heart disease risk equivalent: the results of a multicenter, randomized, double-blind, placebo-controlled study. *J Am Coll Cardiol*. 2008; 51: 1632–41.

DarapladibはLp-PLA₂の選択的な阻害薬である。CVDを有するかそのリスクが同等な959例を対象に，darapladibの他の生化学マーカーへの効果を検討した。全症例にアトルバスタチンが投与されていた。darapladibの投与量40, 80, 160 mg/日は，Lp-PLA₂活性を用量依存的に阻害された（$p < 0.001$）。darapladib最大投与量160 mg/日群では12週のインターロイキン6と高感度CRPを有意に低下させた。臨床的な有害作用や血小板機能への有害な影響は，この短い試験期間では検出されなかった。このことはLp-PLA₂阻害薬としてのdarapladib療法は，おそらくCVDに関連した炎症を軽減するのに有用であることを示唆している。今後，臨床イベントの差や，まれな有害作用を検出できる試験が必要とされる。

205 Herrmann J, et al. Expression of lipoprotein-associated phospholipase A₂ in carotid artery plaques predicts long-term cardiac outcome. *Eur Heart J*. 2009; 30: 2930–8.

待機的に頸動脈内膜剥離術が施行された162例の頸動脈プラークにおいて，Lp-PLA₂の発現を定量的に評価し，局所発現の意味が調べられた。48か月間にわたり心血管死，心筋梗塞について追跡したところ，Lp-PLA2発現に加え，喫煙のみがイベントの予測因子であった。他の従来からの危険因子はCox比例ハザード解析では関連しなかった。著者らは動脈硬化が局所所見を有する全身疾患であることを証明した研究であると述べている。

感染

206 Danesh J, et al. *Chlamydia pneumoniae* IgG titres and coronary heart disease: prospective study and meta-analysis. *BMJ*. 2000; 321: 208–13.

このコホート内症例対照研究（症例496例，対照989例）は，*Chlamidia pneumoniae* IgG抗体価が高い上位3分の1の，冠動脈疾患に対するORは1.66（95％CI 1.25–2.21）であるが，喫煙や社会経済的地位の指標で補正すると1.22（0.82–1.82）へ低下することを示した。この試験結果にほかの14件の *C. pneumoniae* IgG抗体価の前向き研究でメタ解析（3,169例）を行った結果，オッズ比は1.15（95％CI 0.97–1.36）であり，研究間に有意な不均一性はみられなかった。

207 O'Connor CM, et al.; Investigators in the WIZARD Study. Azithromycin for the secondary prevention of coronary heart disease events: the WIZARD study: a randomized controlled trial. *JAMA*. 2003; 290: 1459–66.

この前向き，無作為化，プラセボ対照，多施設研究は，*Chlamidia pneumoniae* 抗体価が上昇している心筋梗塞後患者7,747人を登録した。患者はアジスロマイシン群（はじめの3日間は600 mg/日，その後11週間にわたり600 mg/週）とプラセボ群に分けられた。2年間の追跡の結果，2群間での複合一次エンドポイント（全死亡，心筋梗塞再発，血行再建，狭心症による入院）の発生に，有意差を認めなかった（アジスロマイシン群で7％の減少，HR 0.93，$p = 0.23$）。

208 Cannon CP, et al.; Pravastatin or Atorvastatin Evaluation and Infection Therapy-Thrombolysis in Myocardial Infarction 22 Investigators. Antibiotic treatment of *Chlamydia pneumoniae* after acute coronary syndrome. *N Engl J Med.* 2005; 352: 1646–54.

PROVE IT-TIMI 22試験の抗菌薬検討群では,急性冠症候群で入院した4,162名の患者が,ガチフロキサシン群(*C. pneumoniae*に有効な殺菌性抗菌薬)とプラセボ群に,無作為,二重盲検で割り付けられた。患者は,割り付け2週間後から,最初の2週間投薬を受け,その後は毎月10日間の投薬を試験終了まで受けた(平均2年間)。一次エンドポイントは全死亡,心筋梗塞,不安定狭心症による入院,血行再建,脳卒中の複合であった。結果は,2群間で全期間を通して,一次およびいくつかの二次エンドポイントの発生に有意差を認めなかった。この結果は,ある因果関係を示唆する根拠があるものの,*C. pneumoniae*に対する抗菌薬治療が心血管系疾患を減少するのに有効な手段でないとする,最も確信的なデータとなっている。

209 Grayston JT, et al.; ACES Investigators. Azithromycin for the secondary prevention of coronary events. *N Engl J Med.* 2005; 352: 1637–45.

安定した冠動脈疾患患者4,012人を,アジスロマイシン群(600 mg/週)とプラセボ群に無作為化し,1年間服用させた。平均追跡期間は3.9年。2群間で,冠動脈疾患死,心筋梗塞,冠血行再建,不安定狭心症での入院の複合発生率に有意差を認めなかった(アジスロマイシン群446件,プラセボ群449件)。

遺伝,その他

210 Marenberg ME, et al. Genetic susceptibility to death from coronary heart disease in a study of twins. *N Engl J Med.* 1994; 330: 1041–6.

21,004人のスウェーデン人双生児の26年間の追跡を解析した。双生児の片方が55歳未満で冠動脈疾患のため死亡した場合,もう一方が冠動脈疾患で死亡するRRは,男性では一卵性8.1,二卵性3.8であった。女性では,一卵性15.0,二卵性2.6であった。全体として,RRは加齢ともに低下した。

211 Samani NJ, et al. A meta-analysis of the association of the deletion allele of the angiotensin-converting enzyme gene with myocardial infarction. *Circulation.* 1996; 94: 708–12.

この解析は15の試験における3,394例の心筋梗塞患者と5,479例の対照群で行った。遺伝子型の比率は,II,22.7%,ID,49%,DD,28.3%であった。心筋梗塞のリスクはDD群でID, II混合群に比し高かった(OR 1.26, $p<0.001$)。2群間のオッズ比は,1.36(DD vs. II),1.24(DD vs. ID),1.09(ID vs. II)であった($p=$NS)。

212 Ridker PM, et al. Pl$^{A1/A2}$ polymorphism of platelet glycoprotein IIIa and risks of myocardial infarction, stroke, and venous thrombosis. *Lancet.* 1997; 349: 385–8.

この公的健康保険加入者を対象としたコホート内症例対照研究は,PL遺伝子多型と心血管系疾患の間に有意な関連がないことを示した。男性704人の症例群(初回心筋梗塞374人,脳卒中209人,静脈血栓症121人)と,対応させた704人の対照群からなり,平均追跡期間は8.6年であった。PL対立遺伝子型の頻度は,症例群(心筋梗塞13.5%,脳卒中13.4%,静脈血栓症14.5%),対照群(14.8%)で同等であった。

213 Laule M, et al. A1/A2 polymorphism of glycoprotein IIIa and association with excess procedural risk for coronary catheter interventions: a case-controlled study. *Lancet.* 1999; 353: 708–12.

この研究は血管造影で診断された冠動脈疾患患者連続1,000例と,年齢,性別を合わせた1,000例の対照群で構成されている。症例群のうち653例がインターベンションを

施行された(PTCA 271例,ステント280例,アテレクトミー102例).30日間の複合イベント(死亡,心筋梗塞,標的血管血行再建(TVR))の発症率から,A2多型性遺伝子と手技リスクの関連は証明されなかった(RR 1.36, $p = 0.37$).遺伝子多型と冠動脈疾患の存在の間にも関連は見られなかった(OR 0.99).これらの結果は,類似した小さな研究で示された結果と異なるが,PHSやECTIMといったより大きな集団の研究で確認されている.

214 Di Castelnuovo A, et al. Platelet glycoprotein receptor IIIa polymorphism Pl^{A1}/Pl^{A2} and coronary risk: a meta-analysis. *Thromb Haemost.* 2001; 85: 626–33.

冠動脈疾患に関する34の研究と血行再建後の再狭窄に関する6つの研究から,計9,095例の症例群と12,508例の対照群を対象とした.全体でPl^{A2}遺伝子多型保有者の冠動脈疾患のオッズ比は1.10(95%CI 1.03–1.18)であり,この遺伝子多型と冠動脈疾患の有意ながら弱い関連を示した.

215 Humphries SE, et al. Genetic testing for cardiovascular disease susceptibility: a useful clinical management tool or possible misinformation? *Arterioscler Thromb Vasc Biol.* 2004; 24: 628–36.

心血管系リスクを遺伝子検査で評価できると,一般市民に宣伝しているにも関わらず,著者らはその遺伝子検査結果がまだ現時点で臨床的に役立っていないと主張する.そのような検査の結果は,統計学的評価,身体所見,血清検査などの基本的な臨床評価を超えるような予測を加えるに到っていないと主張している.

216 Palomaki GE, et al. Association between 9p21 genomic markers and heart disease: a meta-analysis. *JAMA.* 2010; 303: 648–56.

著者らは,症例35,872例と対照95,837例を含む22の論文,47のデータセットをまとめた.9p21アレルが心血管リスクと有意に関連し,またその強度は個人の年齢によって変化した.全体としてはその効果は小さく,とくに古典的な危険因子を考えた場合にはその影響は弱かった.

217 Paynter NP, et al. Association between a literature-based genetic risk score and cardiovascular events in women. *JAMA.* 2010; 303: 631–7.

Women's Genome Health Studyの参加者19,313名において,著者らはNational Human Genome Research Instituteの一覧をもとに,遺伝子リスクスコアを構築した.101種の一塩基多型が心血管系疾患の発症に有意に関与していると報告されている.これらすべてを用いた遺伝子は,年齢で補正後,有意に心血管疾患の発症を予測したが(HR 1.02, $p = 0.006$),ほかの古典的危険因子で補正すると,その影響は有意でなくなった(HR 1.00).

一次予防,二次予防への抗血小板薬

総論とメタ解析

218 Weisman SM, et al. Evaluation of the benefits and risks of low-dose aspirin in the secondary prevention of cardiovascular and cerebrovascular events. *Arch Intern Med.* 2002; 162: 2197–202.

このメタ解析は二次予防目的で適応承認されている低用量アスピリン(<325 mg/日)を使用した6試験(6,300名)のデータを解析したものである.アスピリンは全死亡を18%,脳卒中を20%,心筋梗塞を30%,そのほかの血管イベントを30%減少させた.消化管出血はプラセボ群に比し2.5倍であった.全体として,アスピリンの全死亡に対するNNT(治療必要数)は67,一方で非致死性消化管出血に対するNNTは100であった.

結論として，血栓性イベントの二次予防におけるアスピリンの使用は好ましいリスク対効果プロフォールを示し，高リスク群に推奨されるべき治療である。

219 Antithrombotic Trialists' Collaboration. Collaborative meta-analysis of randomised trials of antiplatelet therapy for prevention of death, myocardial infarction, and stroke in high risk patients. *BMJ.* 2002; 324: 71–86.

この解析は287の無作為化試験の，抗血小板療法群と対照群の比較で135,000人，異なった抗血小板療法間の比較で77,000人で検討している。高リスク患者（急性心筋梗塞，急性脳卒中，脳卒中やTIAの既往，末梢動脈疾患，心房細動）において，抗血小板療法は重篤な血管イベント（非致死性心筋梗塞，脳卒中，血管死）を約1/4，非致死性心筋梗塞を約1/3，非致死性脳卒中を約1/4，血管死を約1/6程度減少させた（すべて$p<0.00001$）。そのほかの死亡について，特記すべき有害事象はなかった。それぞれの高リスクカテゴリーで，抗血小板療法の有益性が主要な頭蓋外出血イベントの絶対リスクを上回っていた。クロピドグレルはアスピリンに比べて，重篤な血管イベントの発症を10%低減させた。急性冠閉塞の高リスク患者では，アスピリンへの短期間のGPIIb/IIIa受容体拮抗薬静脈内投与が，1,000件あたり20以上の血管イベントを抑制（$p<0.0001$）したが，1,000件あたり23件の主要頭蓋外出血（しかし致死性はまれ）を引き起こした。

220 Baigent C, et al.; Antithrombotic Trialists' (ATT) Collaboration. Aspirin in the primary and secondary prevention of vascular disease: collaborative meta-analysis of individual participant data from randomised trials. *Lancet.* 2009; 373: 1849–60.

さまざまな臨床試験の患者個人レベルのデータを解析したメタ解析（上記）のデータを用いて，ATTの研究者らはアスピリンを一次予防に使用した際の，血管イベント抑制における有益性と，出血性イベント発症リスクにつきレビューした。著者らはアスピリンが重篤な血管イベント（心筋梗塞，脳卒中，血管死）の相対リスクを12%減少させ（$p=0.0001$），とくに非致死性心筋梗塞を劇的に抑制する（絶対リスクで5%減少）ことを示した。脳卒中発症の正味の抑制効果は，アスピリン群での出血性イベントの非有意の増加の影響で有意ではなかった。これらの効果は性別間で同等であった。アスピリン群は消化管出血や頭蓋外出血などを含むすべての出血性イベントを増加させた（0.10% vs. 0.07%，$p<0.0001$）。これらの結果から著者らは，一次予防としてのアスピリンの使用は，その有益性と無視できない出血性イベントの発症リスクを慎重に検討しなくてはならないと結論した。

221 Berger JS, et al. Aspirin for the primary prevention of cardiovascular events in women and men: a sex-specific meta-analysis of randomized controlled trials. *JAMA.* 2006; 295: 306–13.

著者らはアスピリンの心血管系疾患の一次予防に関する6つの試験を解析し，性別による有益性を評価した。全対象は95,456名で女性51,342名，男性44,114名であった。アスピリンは心血管系イベントのリスクを有意に低下させた（女性で12%，男性で14%）が，そのリスク低下は男女各集団で異なったイベントにより引き出された。女性の集団では心血管死，心筋梗塞に対する予防効果を示さなかったが，虚血性脳卒中を有意に減少させた（OR 0.76，$p=0.008$）。対照的に男性の集団では，脳卒中や心血管死に対する予防効果を示さなかったが，心筋梗塞の発症を有意に減少させた（OR 0.68，$p=0.001$）。また過去の報告と同様に，アスピリンは両集団において出血性イベントのリスクを有意に増大させた。

臨床研究

一次予防

222 Steering Committee of the Physicians' Health Study Research Group. Final report on the aspirin component of the ongoing Physicians' Health Study. *N Engl J Med.* 1989; 321: 129–35.

デザイン：前向き，無作為化，二重盲検，プラセボ対照試験。平均追跡期間は5年。
目的：低用量アスピリンが心血管死を減少させるか検討する。
対象：22,071人の男性内科医（40–84歳）。
治療：アスピリン群(325 mg/隔日)とプラセボ群。
結果：アスピリン群で心筋梗塞のリスクが44%減少 (0.255%/年 vs. 0.44%/年, $p<0.00001$)。この有益性は50歳以上の被験者に限定されていた。また，アスピリン群では心血管死の非有意な減少 (OR 0.96)，脳卒中リスの非有意な増加がみられた (RR 2.1, $p=0.06$)。安定狭心症患者333人においては，心筋梗塞の発症リスクがアスピリン群で87%と驚異的に低下した。
コメント：この試験は，アスピリン群での非致死性心筋梗塞の有意なリスク低下のため早期に中止された。しかし，結果として脳卒中と総心血管死に関するエビデンスは，低いイベント発症率のため結論に至らなかった。

223 Manson JE, et al. A prospective study of aspirin use and primary prevention of cardiovascular disease in women. *JAMA.* 1991; 266: 521–7.

約8万7千名のNHSのデータ解析から，週に1–6錠のアスピリンの服用が初回心筋梗塞発症の32%低減と関連することが示された ($p=0.005$)。この有益性は50歳以上の集団に限られ，喫煙者でもっとも顕著であった。また高血圧や高コレステロール血症を有するもので認められた。

224 Ridker PM, et al. A randomized trial of low-dose aspirin in the primary prevention of cardiovascular disease in women. *N Engl J Med.* 2005; 352: 1293–304.

デザイン：前向き，無作為化，二重盲検，プラセボ対照試験。平均観察期間10年間。一次エンドポイントは，非致死性心筋梗塞，非致死性脳卒中，心血管死。
目的：外見上健康な女性におけるアスピリンのCVD一次予防効果の検討。
対象：45歳以上の健常女性39,876人。
方法：アスピリン100 mgまたはプラセボを1日おきに内服。
結果：一次エンドポイントは，アスピリン群で非有意な減少を示すよい傾向はあった(RR 0.91, $p=0.13$)。しかし，出血性脳卒中の非有意な増加 (RR 1.24, $p=0.31$)の対価とともに，アスピリン群で虚血性脳卒中発症が24%減少した($p=0.009$)。2群間で心筋梗塞，心血管死の発症に有意差はなかった。消化管出血はアスピリン群で有意に高かった(RR 1.40, $p=0.02$)。

225 Collaborative Group of the Primary Prevention Project. Low-dose aspirin and vitamin E in people at cardiovascular risk: a randomised trial in general practice. Collaborative Group of the Primary Prevention Project. *Lancet.* 2001; 357: 89–95.

デザイン：前向き，無作為化，オープンラベル，2×2要因，多施設試験，一次エンドポイントは心血管死，非致死性心筋梗塞，非致死性脳卒中。
目的：臨床現場におけるアスピリンとビタミンEの心血管イベント一次予防効果を検証。
対象：高血圧，脂質異常症，糖尿病，肥満，若年発症心筋梗塞の家族歴，高齢(65歳以上)の冠動脈危険因子の1つ以上をもつ，50歳以上の女性，4,495人。約70%で冠動脈危険

因子を2つ以上有していた。
方法：低用量アスピリン（100 mg/日）とビタミンEの単剤，併用群と非服用群の比較。
結果：他の同様の試験でアスピリンの有用性が示されたため，平均3.6年の観察期間でこの試験は中止された。アスピリンの服用は，心血管死（0.8% vs. 1.4%，RR 0.56），心血管死もしくは，心筋梗塞，脳卒中（6.3% vs. 8.2%，RR 0.77）を有意に低下させた。出血はアスピリン群で多かった（1.1% vs. 0.3%）。ビタミンEのエンドポイントへの効果はみられなかった。
コメント：心血管イベント一次予防へのアスピリンのエビデンスが追加され，この効果は，用量（100から325 mg），年齢，性別，心血管危険因子とは独立していることが示された。

二次予防

226　CAPRIE Steering Committee. A randomised, blinded, trial of clopidogrel versus aspirin in patients at risk of ischaemic events (CAPRIE). *Lancet.* 1996; 348: 1329–39.
デザイン：前向き，無作為化，多施設試験。一次エンドポイントは虚血性脳卒中，心筋梗塞，血管死。平均観察期間1.9年。
目的：クロピドグレルとアスピリンの主要血管イベントに対する効果を比較。
対象：割り付け前1週間以上，6か月以内の虚血性脳卒中，割り付け前35日以内の心筋梗塞，もしくは有症状の末梢動脈疾患患者19,185人。
治療：クロピドグレル75 mg/日もしくはアスピリン325 mg/日。
除外基準：頸動脈内膜剥離術，脳梗塞後の高度障害，難治性高血圧，大手術の予定。
結果：クロピドグレル群で複合一次エンドポイントが8.7%の低下（年に5.32% vs. 5.83%/年，$p = 0.043$）。末梢動脈疾患サブグループで一次エンドポイント23.8%の有意な低下（$p = 0.003$）を認めた一方，脳卒中患者では7.3%（$p = 0.26$）の非有意な低下，心筋梗塞患者では3.7%の非有意な増加を示した（心筋梗塞の既往のある全例では7.4%低下）。引き続いての解析で，心筋梗塞の既往がある8,446人をサブ解析し，クロピドグレル群では複合心血管イベントが7.4%統計的に有意に低下した。好中球減少症を含む副作用に関しては差は認められなかった（クロピドグレル群0.1%，アスピリン群0.17%）。

227　Bhatt DL, et al.; CHARISMA Investigators. Clopidogrel and aspirin versus aspirin alone for the prevention of atherothrombotic events. *N Engl J Med.* 2006; 354: 1706–17.
デザイン：前向き，無作為化，多施設試験。一次エンドポイントは心筋梗塞，脳梗塞，心血管死の複合。
目的：一次および二次予防患者を対象として，クロピドグレルとアスピリンの2剤抗血小板療法群とアスピリン単独群の主要血管イベントに対する有効性の比較。
対象：二次予防群として心血管病の既往患者と，一次予防群として複数の危険因子を持つ患者15,603人。層別化はしなかった。
治療：クロピドグレル75 mg/日またはプラセボ。両群に低用量アスピリン（75–162 mg/日）の連日投与。
結果：一次エンドポイントはクロピドグレル＋アスピリン併用群で6.8%，アスピリン単独群で7.3%（$p = 0.22$）。重篤な出血はクロピドグレル＋アスピリン併用群で高かった（1.7% vs. 1.3%，$p = 0.09$）。複数の危険因子を持つ心血管病の既往のないサブグループでは，クロピドグレル＋アスピリン併用群はアスピリン単独群と同等の一次エンドポイント発症数であったが，心血管死のリスクは高かった（3.9% vs. 2.2%，$p = 0.01$）。心血管病既往のサブグループではクロピドグレル＋アスピリン併用群心血管イベントが12%低下した（$p = 0.046$）。
コメント：本試験の一次エンドポイントに関してはネガティブであったが，二次予防群

(CAPRIE-likeコホート)の結果はそれまでの他試験と同様であったことは重要である。しかし，心血管病の既往がない複数の危険因子を持つ患者で，抗血小板2剤併用療法が有効かどうかは明らかにはならなかった。

228 Mangano DT; Multicenter Study of Perioperative Ischemia Research Group. Aspirin and mortality from coronary bypass surgery. *N Engl J Med.* 2002; 347: 1309–17.

　このCABGを受けた5,065例を対象とした前向き，多施設試験から，早期のアスピリン使用が，死亡と虚血合併症のリスクを低下させることが示された。入院期間中の死亡率は3.2%，一方，非致死性の心，脳，腎，腸管虚血合併症は16.0%であった。48時間以内にアスピリン(650 mg以下)の投与された患者では，死亡率は70%近くまで低下した(1.3% vs. 4.0%(アスピリン服用なし)，$p<0.001$)。アスピリン療法は心筋梗塞の発症を48%(2.8% vs. 5.4%，$p<0.001$)，脳卒中を50%(1.3% vs. 2.6%，$p=0.01$)，腎不全を(0.9% vs. 3.4%，$p<0.001$)，腸管梗塞を62%(0.3% vs. 0.8%，$p=0.01$)低下させた。多変量解析によれば，アスピリン以外の独立した因子や薬剤でアウトカムの低下に関連するものはなかった。さらにアスピリンの使用で出血，胃炎，感染，創傷治癒不全の発症率(OR 0.63，95%CI 0.54–0.74)も増加しなかった。

その他

229 Gum PA, et al. Aspirin use and all-cause mortality among patients being evaluated for known or suspected coronary artery disease: A propensity analysis. *JAMA.* 2001; 286: 1187–94.

　CADの既往，あるいは疑われる患者の診断目的で薬物負荷エコーを行った連続6,174例を対象とした前向き，非無作為化，単施設の観察試験。アスピリンは2,310人(37%)に処方された。アスピリン禁忌例(消化性潰瘍疾患，腎不全やNSAID使用)や，重症弁膜症は除外された。追跡期間中(中央値3.1年)，276人(4.5%)が死亡。年齢，性，基本的な冠危険因子，他の内服薬，CADの既往，EF，運動耐容能，心拍改善度，心エコー上の虚血等で補正すると，アスピリンの使用は死亡率を減少させた(HR 0.67，95%CI 0.51–0.87，$p=0.002$)。アスピリンの服用傾向やそのほかの交絡因子，相互作用物質で補正しても，アスピリンの使用は死亡率低下と関連した(補正HR 0.56, 95%CI 0.40–0.78, $p<0.001$)。アスピリンに関連した死亡率低下のもっとも大きい患者背景は，高齢者，冠動脈疾患，運動耐容能の低下であった。

一次予防と二次予防に対する ACE 阻害薬

230 Heart Outcomes Prevention Evaluation Study Investigators. Effects of an angiotensin-converting-enzyme inhibitor, ramipril, on cardiovascular events in high-risk patients. *N Engl J Med.* 2000; 342: 145–53.(see vitamin E results)

デザイン：前向き，無作為化，二重盲検，2×2要因，多施設試験。一次エンドポイントは心血管死，心筋梗塞，脳卒中。平均追跡期間4.5年。
目的：左心機能不全や心不全を伴わない，冠動脈疾患の高リスク患者における，ACE阻害薬ramiprilの役割を評価する。
対象：55歳以上の冠動脈疾患，脳梗塞，末梢血管疾患，糖尿病に1つ以上の冠動脈危険因子(高血圧，TC高値，低HDL-C，喫煙，微量アルブミン尿症)を有する9,297人。
除外基準：心不全，EF40%未満，管理不良高血圧，4週間以内発症の心筋梗塞もしくは脳梗塞，あきらかな腎障害。
治療：ramipril (10 mg/日経口投与)，ビタミンE (400単位/日)，両剤併用もしくはプラセボの2×2群の比較。

結果:ramipril群は心血管死, 心筋梗塞, 脳卒中をプラセボ群と比べ22%減少させた(14.0% vs. 17.8%, $p<0.001$)。心血管死(6.1% vs. 8.1%, RR 0.74, $p<0.001$), 心筋梗塞(9.9% vs. 12.3%, RR 0.80, $p<0.001$), 脳卒中(3.4% vs. 4.9%, RR 0.68, $p<0.001$), 全死亡(10.4% vs. 12.2%, RR 0.84, $p=0.005$), 血行再建術 (16.3% vs. 18.8%, RR 0.85, $p<0.001$), 心停止(0.8% vs. 1.3%, RR 0.62, $p=0.02$ (補正後)), 心不全(9.1% vs. 11.6%, RR 0.77, $p<0.001$)や糖尿病関連合併症(6.4% vs. 7.6%, RR 0.84, $p=0.03$)の低下とramiprilは有意に関連した。3,577人のMICRO-HOPE試験 (*Lancet* 2000; 355: 253) では, ramiprilは一次イベントを25%, 心筋梗塞22%, 脳梗塞33%, 心血管死37%, 全死亡24%, 腎障害を24%低下 ($p=0.027$) させた。収縮期血圧2.4 mmHg, 拡張期血圧1.0 mmHgの変化で補正しても, ramiprilは複合一次エンドポイントのリスクを25%低下させた。

第2章　侵襲的手技と血行再建

Christopher P. Cannon, Benjamin A. Steinberg

冠動脈造影

適応

1. 不安定狭心症および非ST上昇型心筋梗塞（NSTEMI，第3章参照），またはST上昇型心筋梗塞(STEMI，第4章参照)
2. PCIまたは冠動脈バイパス術(CABG)後の狭心症再発
3. 薬物治療不応性狭心症
4. 心筋梗塞合併症（例：虚血の再発，心不全または低血圧，心室中隔穿孔，僧帽弁閉鎖不全，心室頻拍(VT)，血栓溶解療法不成功例）
5. 術前評価(弁形成・置換術，他の高リスク手術)
6. 負荷試験陽性(例：運動，超音波，核医学)
7. その他：大動脈解離，原因不明の心不全，先天性心疾患疑い，心臓移植後，心タンポナーデまたは心膜収縮，原因不明の持続性胸痛

血流グレード

「Thrombolysis in Myocardial Infarction (TIMI) 血流グレード」がもっともよく使われている血流グレード分類である。

グレード0：閉塞部遠位において，順行性の血流をまったく認めない

グレード1：造影剤が閉塞部より遠位に到達するが，末梢側の冠動脈のすべてが描出されてはいない

グレード2：閉塞部より末梢側の冠動脈全体が描出されるが，造影剤の冠動脈内への流入と消失は，正常冠動脈に比し遅延している

グレード3：正常血流

TIMI corrected frame countは，連続変数を用いて冠動脈血流を定量的に評価する方法で，TIMI血流グレードよりもさらに詳細な血流評価が可能である[1]。TIMI心筋灌流グレード（グレード0-3）は，TIMI血流グレードとともに，血栓溶解療法を受けた急性心筋梗塞患者の予後予測に有用である[Circulation. 2000; 101: 125，第4章参照]。

狭窄形態

ACC/AHAは以下のように分類している[2]。

Type A：不連続性，求心性，容易に到達可能，屈曲のない病変，滑らか，石灰化がわずかかない，非入口部，大きな側枝がない，血栓がない，病変長10 mm未満

Type B：管状，偏心性，中等度の蛇行，中等度の病変屈曲（45–90度），不規則な輪郭，中等度–高度な石灰化，3か月以内の完全閉塞，入口部，分岐部，血栓の存在，病変長10 mm以上

Type B1：Bの特徴を1つ

Type B2：Bの特徴を2つ

Type C：びまん性，高度な蛇行，高度な病変屈曲（90度以上），完全閉塞，3か月以上の完全閉塞，保護不可能な大きな側枝，変性した静脈グラフト

通常，type B病変とtype C病変における手技成功率は低く，再狭窄率は高い。とくにtype C病変ではその傾向が強い。

経皮的冠動脈インターベンション（PCI）

施行と適応

1. 十分な内科治療下においても有意な虚血を呈する安定狭心症/虚血冠動脈疾患患者
2. 不安定狭心症および非ST上昇型心筋梗塞（第3章参照）
3. 急性ST上昇型心筋梗塞（STEMI）（第4章参照）

これらの適応に対するPCIは，ほとんどの場合，ステント留置術がバルーン形成術単独よりも良好な結果をもたらすとされている（後述）。ステント留置術は，とくに以下のような適応においてきわめて有効である。

1. 冠動脈解離，または急性冠閉塞
2. 高リスク病変（例：CABG施行不可能な患者の左主幹部病変）
3. 静脈グラフト。2つの後ろ向き試験において再狭窄率の低下が報告されている（ステント17% vs. バルーン50%）（96，97）。これに対し，無作為化試験であるSaphenous Vein de novo（SAVED）では，統計学的には非有意なレベルの再狭窄低下が報告されている（ステント37% vs. 46%）。
4. 糖尿病患者。ステント留置を行うことで，バルーン単独例に比較し，6か月後の再狭窄が56%減少した（27% vs. 62%，$p<0.0001$）との報告がある；さらに，ステント留置群では，4年後における心臓死と非致死的心筋梗塞の発生が低率であった（14.8% vs. 26%，$p<0.02$）

ステント留置術はバルーン形成術に比べて急性冠閉塞（<1% vs. 5%）と再狭窄（通常15%–20%）が少ない。しかし，ステント留置術の欠点は，ステント再狭窄

が起きた際，再狭窄病変の治療が困難であることと，ステント血栓症（ただし，2剤併用抗血小板療法を行うことにより，その頻度は1％以下まで改善してきた（92頁参照））が起こりうることの2点である。

細胞増殖を抑制する物質でステントをコーティングした薬剤溶出性ステント（drug eluting stent：DES）は，金属ステント（bare metal stent：BMS）に比較して，ステント再狭窄のリスクを大きく低下させることが，多くの臨床試験で示されている（再狭窄の項を参照）。しかしDESでは，ステント血栓症，とくに留置後1年以降における血栓症リスクが，BMSに比し高い。第二世代のDES，とくにエヴェロリムス溶出性（Xience）ステントでは，治療成績は改善している（以下参照）。

術者および施設症例数

PCIの経験症例数の多い術者や施設において，より良好なPCIの成績が得られることが，1990年代早期から中期にかけて行われた多くの研究で明らかとなっている[7-10]。症例数の多い施設（400例/年以上）で多くの症例経験を有する術者がPCIを行った場合に，もっとも良好な結果がもたらされている。近年におけるステント技術と糖蛋白（GP）IIb/IIIa阻害薬の普及は，有害事象の発生を減少させてきたが，症例数の多い術者や施設と，症例数の少ないそれらとの間に存在する有害事象発生の差を縮小するには至っていない[12]。現在，ACC/AHA Joint Committee and Society for Cardiac Angiography and Intervention (SCAI)の勧告では，PCIの手技を維持するためには，1人の術者あたり年間最低75例以上，1つの施設あたり400例以上（最少200例）が必要とされている[J Am Coll Cardiol 2008; 51: 172-209]。急性心筋梗塞に対するプライマリーPCIの成績も，同様に症例数の多い施設で良好である（年間36症例以上が推奨されている）；この治療成績の優位性は，症例数の多い施設におけるdoor-to-balloon時間の短縮に起因するところが大きいと考えられている（第4章参照）。さらにガイドラインでは，STEMIに対するプライマリーPCIの安全性を検討するような臨床研究プロトコールは例外として，PCIは心臓外科手術のバックアップのある施設でのみ施行されるべきであると，これまで一貫して勧告してきた（第4章参照）。観察研究によると，施設内における心臓外科のバックアップがない施設においては，患者の死亡率の増加が示されている[16]。

手技の詳細

アクセス

通常アクセス部位としてもっとも使われるのは右大腿動脈である。患者に高度な大動脈疾患や大腿動脈疾患が存在する場合は，橈骨動脈または上腕動脈がしばしば使われる。診断カテーテル検査では，現在，6-Frがもっとも使われるカテー

テルサイズである。ある研究では、7-Frや8-Frのカテーテルに比し、6-Frは出血性合併症が少なく、成功率については同等であったとされている。さらにより最近のデータでは、診断カテーテル検査やPCIの際、橈骨動脈からアクセスすることにより、出血性合併症の発生を減少させる可能性があることも示唆されている[19,20]。

大腿動脈の止血デバイスは、より頻回に用いられるようになってきた。AngiosealとVasosealは、いずれもコラーゲンを用いたデバイスで、これらを用いることにより、より短時間の止血と安静解除、早期の退院とがもたらされることが、これまで多くの試験で示されている。しかし、大出血や血管合併症については、有意な減少をもたらすとの報告はほとんどない。ある無作為化試験では、AngiosealとVasosealを直接比較し、止血時間、安静時間、器具の不具合や血管合併症の頻度などで、両者には差がないことを示している[Catheter Cardiovasc Interv. 2002; 55: 421-425参照]。止血器具として3つめに承認されたPercloseは、血管を縫合して止血する器具である。ある研究では、Percloseの使用によって、止血時間、安静解除時間が短縮し、大合併症の発生が減少するとしている[Am J Cardiol; 2000: 85: 864]。さらに最近では、橈骨動脈からアクセスすることで、きわめて高い安全性と有効性を得られることが報告されている。急性のSTEMIに対して、PCIを受けた12の臨床研究に参加した3,324例の患者を対象にメタアナリシスを行い、経橈骨動脈の経大腿動脈に対する優位性が明らかとなった[Am Heart J. 2009; 158: 814-21]。経橈骨動脈は、出血が少なく（$p=0.0001$）、死亡、心筋梗塞、または脳卒中の複合エンドポイント（$p=0.001$）と総死亡（2.04% vs. 3.06%, $p=0.01$）が有意に低値で、経大腿動脈からのアプローチに比し優れていた。しかしこれらの分析は、無作為化試験に加え、症例対照研究やコホート研究なども含まれている。したがって、経橈骨動脈アプローチの優位性を結論づけるには、さらなるデータが必要である。

造影剤

いくつかの非無作為化観察研究において、低浸透圧イオン性造影剤の使用によって、非イオン性造影剤に比し、虚血イベントの再発が有意に抑制されることが報告されている。一方、いくつかの無作為化試験においては、互いに矛盾する結論が導かれているが[21-26]、過敏反応やアレルギー反応は、イオン性造影剤に比し、有意に低率であることで一致している。

病変の評価

通常、狭窄の評価はまず血管造影によって行われる。狭窄の程度は、主観的な目視評価か、定量的冠動脈造影（Quantitative coronary angiography：QCA）によって行われ、0%から100%までにグレード化される。QCAは、臨床試験で用いられることが多く、独立したcore laboratoryにおいて解析される。

血管内超音波（intravascular ultrasound：IVUS）は、3Dイメージを構築するこ

とが可能で，複雑病変や偏心性病変の評価においてより有用である。IVUSは，透視や血管造影に比べると，とくに冠動脈石灰化の検出に鋭敏である。IVUSは血管壁内の粥腫の評価にも有用であるが，これは通常，血管造影では検出できない。なぜなら，血管壁が外方向へと向かって拡大する血管"リモデリング"を起こすと，動脈硬化早期において血管壁へと粥腫が集積しても，血管内径には影響を与えることがないためである。またIVUSは，ステント留置後の評価にも用いられる。ステント端に解離を形成した病変の検出に有用である（もし深い解離や5mm以上の解離が認められれば，ステント留置が推奨される）。さらに，ステント不完全密着やステント拡張不全に対して有用である。

　RESIST研究では，ステント植え込みに成功した155名の患者が，追加バルーン拡張をしない群と，IVUSでステントが良好に拡張したと判断されるまで追加拡張する群（IVUS群）に，無作為に割り付けられた。6か月後の内径断面積は，IVUS群で20％大きかった（4.47 vs. 5.36 mm^2, $p=0.03$）が，平均内径や再狭窄率には差は認められなかった。CRUISE試験ではSTARS試験のなかから522例がIVUSのサブスタディとして選択され，IVUSにより判断されたステント植え込みが，血管造影のみで判断されたステント植え込みに比して優れているかどうかが検討された。9か月後，IVUS群では最小内腔径（MLD）が大きく，残存狭窄度が小さく，標的血管の再血行再建術（TVR）が有意に低値（8.5％ vs. 15.3％，$p<0.05$）であったが，死亡，心筋梗塞には差がなかった。OPTICUS試験では，有症性あるいは無症候性冠動脈疾患の患者550名が対象であり，IVUSと血管造影によるステント植え込みが比較された。6か月の時点で，MLD，再狭窄率に差は認められず，1年後では主要心血管イベント（MACE）頻度と再PCI率は変わらなかった。これらの結果から，費用と時間をかけてIVUSを全例で行うことは，今や推奨されない。

　血流予備量比（FFR）の測定は中等度狭窄を評価するのに有用である。PCIを施行すべきかどうか判断する際に，圧ワイヤーとアデノシンさえあればすぐに行うことができる。FFRとは同じ灌流域において，狭窄部での最大血流を理論的な正常最大血流で，除した値である。正常値は1.0であり，FFR 0.75以下であれば，心筋虚血が起こっている。ある研究[27]では，FFR 0.75未満の患者すべてにおいて，自転車エルゴメーター負荷，タリウムシンチグラフィ，あるいはドブタミン負荷心エコーで可逆性心筋虚血が認められた。PTCAやCABGにより血行が再建されると，すべての陽性所見は正常化したが，逆にFFRが0.75以上の患者の88％は，可逆性虚血所見が陰性であり，この誰もが1年以上の追跡で，血行再建が不要であった。より大規模な325例の無作為化試験[29]では，FFR 0.75未満の144例が通常のPTCAを受けた（対照群）が，FFR 0.75以上の患者は最適なPCIあるいは，内科的治療群に割り付けられた。2年後の心血管イベント回避率は，PTCA群と内科的治療群において対照群よりも有意に高かった（83％，89％，78％）。これらの最

新のデータによれば，血管造影のみならず，FFRを用いたPCIにより，血管造影のみで判断するよりもよい結果が得られた[32]。そのことを受けて，最新のガイドラインでは，FFR測定はクラスIIaに分類され，いまやエビデンスレベル"A"になっている[6]。

冠動脈血流速度に対するほかの非侵襲的評価法としては，CFVRがある。DEBATE IIの379例に対するサブスタディ[35]では，PCI終了時でのCFVR＜2.5は，30日後のMACE発生に対する独立した予測因子であり（OR 4.71，p＝0.034），1年後でも同様であった（OR 2.06，p＝0.014）。ほかの研究では，2.0を切るような低いCFVRではSPECTよりも高い精度でMACEを予測でき，多変量解析でもCFVRのみが唯一の予測因子であった。一方，中等度病変の25％から30％において，CFVRとFFRに予測の解離が認められ，最近の研究では，CFVRとFFR両者を用いた指標がより正確な予測因子であることが示されている[Circulation. 2002; 106: 441-6]。

バルーン血管形成術

バルーン拡張は通常は8–12 atmで行われる。高圧拡張はしばしばステント留置後の後拡張で施行され，しばしば石灰化病変で必要となる。無作為化試験では，長時間の拡張（5分）は手術の成功率を高めるが，主要イベント発生や再狭窄においては差がなかった。

ほとんどインターベンションではバルーン拡張術の成功率はおおむね90％–95％で達成されている（最初の大規模の報告では64％の成功率であった）[17]。病変部を通過できなかった場合や，不適切なバルーン拡張がなされてしまった場合や，急性閉塞が起きた場合には不成功に終わる。不成功の原因には慢性閉塞が含まれるが，ほかに病変長が長い，急角度，偏心性，入口部または分岐部病変，石灰化病変，壁在血栓関連の病変，症例数の少ない施設での治療，経験術数の少ない術者による治療，大伏在静脈グラフトに対する治療（とくに3年以上の古いグラフト），女性，高齢などがあげられる。

特記すべき特別なタイプのものに，カッティングバルーンがある。バルーンにいくつかの小さいブレードが付いており，より低い拡張圧で効果的な拡張が可能で，それゆえに血管の伸展や損傷がより少なくなっている。CUBA試験では，カッティングバルーンと通常のバルーン拡張の比較がなされた。6か月後の平均血管内径はカッティングバルーン群で大きかったが，死亡，心筋梗塞，再血行再建発症率には有意差を認めなかった。無作為化試験であるCAPAS試験[55]では，より小さい血管径について調べられた（3 mm以下の血管（平均2.2 mm），CUBA試験では血管径2.5–4.0 mm）。カッティングバルーン群では，3か月後の再狭窄率がバルーン拡張群に比べて有意に低率であり（25％ vs. 42％），1年後のイベント非発症生存率が良好であった（72.8％ vs. 61.0％）。3番目のより大規模な無作為化試験（1,238人）では，カッティングバルーン群は有意に低いTVR率であったが（11.5％

vs. 15.4％, $p=0.04$), 再狭窄率と主要心血管合併症には有意差を認めなかった[57]。しかし，最近のいくつかの上記に言及した試験を含むメタアナリシスでは，PCI時のルーチンなカッティングバルーンの使用は，臨床的な利益をえられないと結論づけている[60]。

ステント

1990年初旬に，第一世代のステント（Palmaz-Schatz（PS）とGianturco-Roubin）が使用可能となり，大規模無作為化試験においてバルーン血管拡張術と比較して低い再狭窄率をもたらした。それに続く第二世代のステントは，第一世代のステントと"同様"の結果を示すようにデザインされたバルーン血管拡張術との比較試験の結果を，第一世代ステントと比較される。たとえば，ASCENT (multilink), BEST (BeStent), EXTRA (XT), GR-II (Gianturco-RoubinII), SCORES (Radius), SMART (MicrostentII) などである[48, 52-54]。GR-IIステントはPSステントに比べて劣る結果を示し[52]，一方でほかのステントはPSステントと比較して同様で，優れた結果を示さなかった。しかし，これらの試験ではstent留置の対象となるような複雑病変(高度石灰化病変や屈曲病変)が除外されている。これらの複雑病変はPSステント留置が望ましくない病変であるので，新世代のステントが早期に導入された。ステント同士を比較した無作為化試験では，同様にデザインされているが，しかし，新世代と第二世代のステントの比較がなされている(たとえば，TENISS (Tenax vs. Nir), MULTILINK-DUET (Multilink vs. Multilink Duet))。多くの非無作為化試験，登録研究では同様にステントの比較がなされている。

近年の使用可能なステントの大部分は，バルーン拡張型のチューブステントであるが，一方で自己拡張型ステント（Wallstent, Radius）があり，後者は屈曲病変への追従が優れていて，屈曲した血管を通してもステント持ち込みが可能である。しかし，正確なステントサイズを決めることや，ステント留置を正確に行う点においてはやや難がある。ここ数年で，低プロファイルでより小さい径のステントが出現してきた（2.5 mm，2.25 mm，2.0 mm）。STRESS試験I-IIの331人を対象とした解析では，3 mm以下の血管におけるステント留置はバルーン拡張術よりも低い再狭窄率を示していた[126]。しかし，いくつかの無作為化試験では，小血管へのステント留置においては対立する結果を示している。3つの試験（ISAR-SMART，SISA，COAST) [127,129]ではステント留置とバルーン拡張術は同様の結果であったのに対して，2つの試験(BESMART) [128]ではステント留置が低い再狭窄率を示していた。バルーン拡張術に比べて，ステント留置のより大きい利点が，大血管へのステント留置や慢性完全閉塞，大伏在静脈バイパスグラフトなどへのステント留置において明らかに示されている。

薬物療法

アスピリン

　アスピリンではベアメタルステント（BMS）留置後は325 mg/日を1か月，シロリムス溶出性ステント（SES）留置後は3か月，パクリタキセル溶出性ステント（PES）留置後は6か月間投与が推奨されている．その後は75–162 mg/日投与が推奨されているが，期間などにはとくに規定はない（アレルギーや出血性合併症にかかわらず）．バルーン血管拡張術後のアスピリン投与は有意に虚血性合併症を減らすが[165]，留置後，チエノピリジン系薬剤との併用ではより良好な結果をもたらす．これらの推奨は主に各ステント留置試験でのアスピリン投与量に基づいている．CURRENT-OASIS 7試験の前段階のデータとして，PCIなどの侵襲的治療を受けた急性冠症候群（ACS）の患者群において，アスピリン75 mgと325 mg投与群では，30日後の心血管死，心筋梗塞，脳卒中などのイベント発生率には差を認めなかった．

ヘパリン

　ヘパリンはGPIIb/IIIa受容体拮抗薬の投与時に，50–60 U/kgをボーラスで投与される．高用量は主に，単回投与で使用される．単回投与時の治療域としては，活性凝固時間（ACT）で300–350秒である．術中の低いACT値は高い合併症率と関連し，一方で，高いACT値（400–600秒）では高い出血性合併症と関連する．ある試験では，待機的症例においてより少ない量のヘパリン（2,500 U，平均ACT 185秒）でも安全であると報告されている[73]．もし，PCIが虚血性合併症を併発するような手技でなければ（残存血栓など），長期間のヘパリン投与は必要ないと思われる．なぜならヘパリンは，虚血性合併症を減らさないし，出血性合併症の頻度を増加させるからである[71]．

低分子ヘパリン

　いくつかの試験ではPCI中の未分画ヘパリン（un-fractionated heparin, UFH）と低分子ヘパリン（low-morecular-weight heparin, LWMH）の効能を比較している．いくつかの試験では対立する結果が示されており，そのなかでは低分子量ヘパリンがPCI 1か月後まで投与されているものもある．ENTICESとREDUCE試験では，UFHに比べてエノキサパリンまたはレビパリンが有意に早期の虚血性イベントを減らす結果を示した．これらの結果は，ATLASTまたはERA試験では確認されなかった．出血性合併症のデータについてもまた対立するものがあり，4つのうちの2つの試験ではLWMHで出血性合併症を減らしている．NICE-1とNICE-4試験ではエノキサパリンが使用され，かつ，GPIIb/IIIa阻害薬が使用されていないが，その試験ではエノキサパリンは侵襲的な状況下での使用は安全で有用としている．

今までのさまざまな試験では，エノキサパリンの出血性合併症に関しては有意差を認めるものはなかった。より大規模試験であるSYNERGY試験では1万人以上の高リスクの不安定狭心症，または，非ST上昇型心筋梗塞患者群を対象としている。この試験はオープンラベル試験[74]であったがエノキサパリンの非劣勢が証明された。ExTRACT-TIMI25試験のサブ試験では（第4章参照），血栓溶解療法後にPCI施行されたST上昇型心筋梗塞の患者群において，エノキサパリンの優位性が証明された[75]。しかし，LWMHのモニターが必要なときは，これは不便である。抗Xaレベルはいくつかの試験で得られているが，ACT測定よりも長時間を要する。それゆえに，臨床的には非劣勢が有意であり，エノキサパリンはUFHに比べて優れているにもかかわらず，大多数の術者は，使い慣れていて簡便で術中に迅速なモニターが可能なUFHを使用し続けている。

直接トロンビン抑制薬

ヘパリン起因性血小板減少症（HIT）が判明している患者では，直接トロンビン抑制薬（例，アルガトロバンやbivalirudin）がしばしば用いられる。6,010人の患者を対象としたREPLACE2試験では，ヘパリンおよびeptifibatideもしくはabciximab（GPIIb/IIIa受容体阻害薬）とbivalirudin単独（必要に応じてGPIIb/IIIa受容体阻害薬）の効果を比較した[106]。bivalirudin群においてGPIIb/IIIa受容体阻害が追加使用されたのは7.2％のみであった。bivalirudin群はヘパリン＋GPIIb/IIIa受容体阻害薬群と比較して，死亡，心筋梗塞，30日での緊急再疎通療法，院内大出血（一次エンドポイント）を減少させなかった（9.2％ vs. 10.0％）。bivalirudin群では，有意に出血が少なかった（2.4％ vs. 4.1％）。一方で統計学的に有意ではなかったものの，bivalirudin群で心筋梗塞の発症が多い傾向がみられた（7.0％ vs. 6.2％）。クロピドグレルを術前投与されてPCIを受けた，安定もしくは低リスク不安定冠動脈疾患患者におけるbivalirudinのデータが，ISAR-REACT 3試験[107]によって提供され，bivalirudinにUFHを超える臨床的有益性（虚血および出血イベントの複合）はなかったものの，bivalirudinを投与されていた患者はより出血イベントが少なかった。

チエノピリジン/ADP受容体アンタゴニスト

最初に使用可能となった薬剤がチクロピジン（250 mg 1日2回投与を2-4週間）であったが，アスピリンおよびヘパリンと併用して用いられた場合，抗凝固療法（例：ヘパリン注射後にワルファリンを継続する）よりも効果的な投薬である。3つの無作為化試験（Intracoronary Stenting and Antithrombotic Regimen (ISAR)，Full Anticoagulation versus Aspirin and Ticlopidine (FANTASTIC)，Stent Anticoagulation Restenosis Study (STARS)）[76,77]において，50％-80％の心エンドポイント減少が得られた（**図2.1**）。

クロピドグレルは現在，チクロピジンの代替薬として一般に使用されている

[59,72,73]。ある研究によると，60％の血小板抑制（5 μ molのアデノシン二リン酸（ADP）を使用して測定）は，クロピドグレル通常量投与であれば4-5日間，チクロピジン250 mg 1日2回投与では6-7日間要したのに対し，クロピドグレル（300 mg）の負荷用量では2-4時間以内に達成された。Clopidogrel Aspirin Stent International Cooperative Study（CLASSICS）では，クロピドグレル（300 mgの負荷用量，その後75 mg/日，追跡期間28日）がチクロピジンと比べステント血栓症およびイベント発生を有意に抑制し，しかも忍容性がはるかに良好であった[81]（図2.1）。さらに重要なことは，Clopidogrel versus Aspirin in Patients at Risk of Ischaemic Events（CAPRIE）試験（第1章参照）に示されているように，クロピドグレルに伴う白血球減少のリスクは非常に低く（0.1％），アスピリンと同等であったことである。最近のデータによると，30％もの患者がクロピドグレルに反応しておらず，その主な原因はCYP3A4酵素活性が低いことに起因していることが示唆されており，この薬剤耐性に関してさらに研究が必要である。

最近のPCI-CURE研究[82]で，PCI前のクロピドグレル前投薬が，プラセボと比較して有意に心血管死，心筋梗塞，術後30日での緊急血行再建術を減少させたことが示された（4.5％ vs. 6.4％；相対リスク（RR），0.70，p=0.03）。クロピドグレルの長期投与では，心血管死もしくは心筋梗塞に関して31％の相対リスクの減少に至った（8.8％ vs. 12.6％，p=0.002，**図2.2**参照）。

Clopidogrel in Unstable Angina to Prevent Recurrent Events（CREDO）試験[87]では，治療前にクロピドグレル300 mgを負荷投与して待機的PCIを施行し，長期（1年間）にわたりクロピドグレル75 mg/日投与を継続した場合，PCI後1か月でク

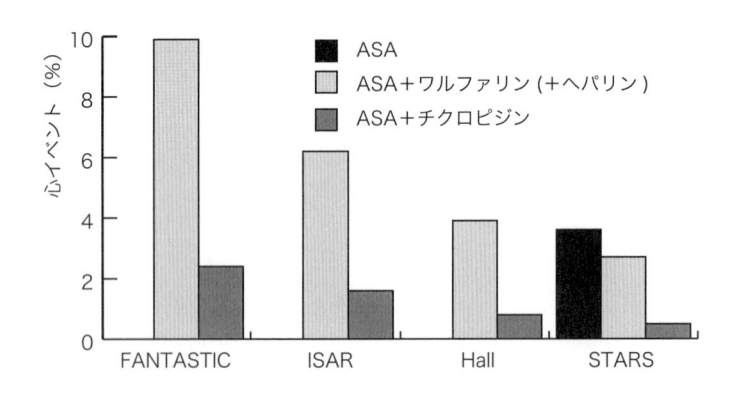

図2.1　冠動脈ステント留置におけるチクロピジン/クロピドグレル＋ASA
主要な冠動脈ステント研究のデータは，アスピリンとチクロピジンもしくはクロピドグレルによる投与法の優位性を示している。（参考文献77，78，79, *Circulation* 1996; 93:215-22.）

ロピドグレルを中止した場合に比べて，全死亡，心筋梗塞，脳梗塞の相対リスクが26.9%減少した（8.5% vs. 11.5%，$p=0.02$）。印象的なのは主要イベントに関して，PCI後29日から1年の間にクロピドグレルが投与されることによって，37.4%もの相対リスク減少が得られた点である（$p=0.04$，図2.3）。治療前の投薬タイミングに関しては，PCIの6時間前までにクロピドグレルを投薬された場合，28日間で主要イベントにおける38.6%の相対リスク減少が得られ（$p=0.05$），PCI前6時間以内では相対リスクは減少しなかった。GPIIb/IIIa受容体阻害薬を投薬され（45%）かつクロピドグレルを前投薬された患者では，30%のイベント減少が確認された（7.3% vs. 10.3%（前投薬なし，GPIIb/IIIa），$p=0.12$）。大出血はクロピドグレルで多く発生する傾向がみられた（1年時8.8% vs. 6.7%，$p=0.07$）。

さらに，PCI-CLARITY解析では，STEMI患者に対してPCI前平均3.5日でのクロピドグレル前投薬を調査した。クロピドグレルは心血管死，心筋梗塞，虚血再発作のリスクを低下させ，結果として緊急再血行再建術を46%減少させた（$p<0.001$）[88]。3つの解析（PCI-CURE, CREDO, PCI-CLARITY）からなるメタ解析では，死亡，PCI後の心筋梗塞を有意に29%減少させ（$p=0.004$），PCI前の心筋梗塞を31%減少させた（$p=0.005$）[88]ことから，ルーチンで早期からクロピドグレルを使用してPCIを施行することが支持される。つまり，これら3つの試験の結果は，PCIを施行する予定あるいはその可能性がある患者に対するクロピドグレルの手

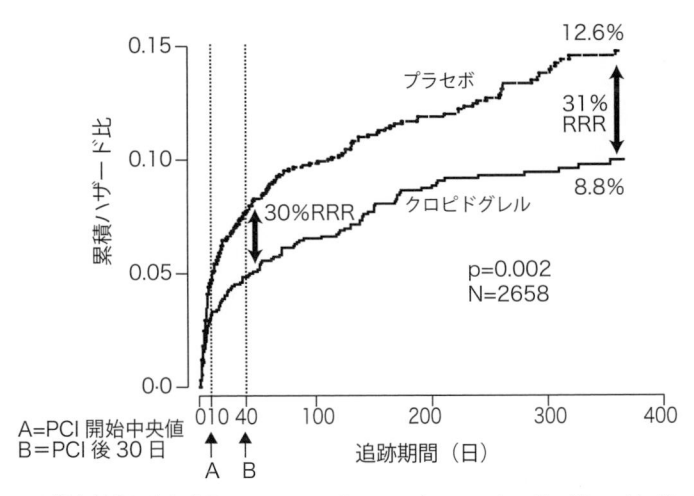

図2.2 2,658例を対象としたPercutaneous Coronary Intervention-Clopidogrel in Unstable angina to prevent Recurrent ischemic Events (PCI-CURE) [81]研究は，クロピドグレルの前投薬および継続投与を評価し，心血管死あるいは非致死的心筋梗塞に関して相対リスクを31%減少させることが判明した。(Mehta SR, Yusuf S, Peters R, et al. Effects of pretreatment with clopidogrel and aspirin followed by long-term therapy in patients undergoing percutaneous coronary intervention: the PCI-CURE study. Lancet. 2001; 358: 527–533より改変)

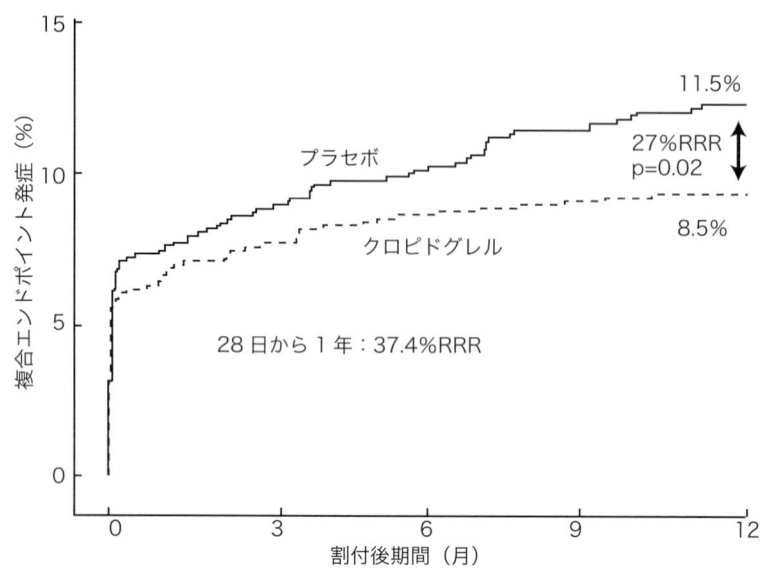

図2.3 2,116例を対象にしたClopidogrel in Unstable angina to Prevent Recurrent Events（CREDO）[86]試験の結果によると，1年で主要イベントを27％減少させた．28日以降1年までのクロピドグレル継続は，プラセボに比べて37％の相対リスク減少に関連していた．（Steinhubl SR, Berger PE, Mann JT, et al. Early and sustained dual oral antiplatelet therapy following percutaneous coronary intervention: a randomized controlled trial. *JAMA* 2002; 288: 2411-20.）

技前負荷投与および長期投与を支持するものである．有意な有益性はGPIIb/IIIa受容体阻害薬を投薬されていても減弱されていない．

一方で，もし高用量のクロピドグレルが使用されれば，PCI中のGPIIb/IIIa受容体阻害薬が不要になるかもしれないとする研究報告もある．待機的PCIを受けた2,159人の低リスク患者（14日以内心筋梗塞発症，急性冠症候群，トロポニン上昇は除外）がPCIの2時間以上前に600 mgの投与を受け，そしてabciximabかプラセボに無作為割り付けされたが[90]，30日での死亡，心筋梗塞，緊急標的血管再建術に関して2グループ間で有意差はなかった（それぞれ4％，$p=0.82$）．

最近，より強力なチエノピリジン系薬剤であるprasugrelが承認された．承認はTRITON-TIMI 38試験（225頁に詳細な抄録，第4章参照）での急性冠症候群（ACS）に対する使用結果に基づいたものであり（**図2.4**），今後prasugrelはアスピリン＋クロピドグレルによる治療にもかかわらず，不良な結果に至ったPCIへのACS患者に対するルーチン使用の役割を果たすことになろう．さらに，初期のデータはチトクロームP-450の遺伝子型に基づいてクロピドグレルに対する反応が減弱している患者がいることを示唆しているが，それらの患者において

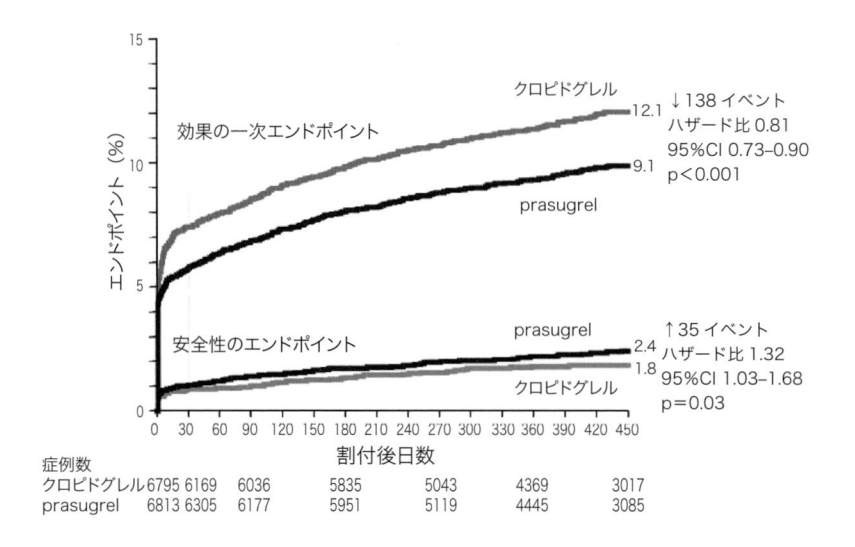

図2.4 高リスクPCI症例の心血管死，心筋梗塞，脳卒中を，P2Y12阻害薬prasugrelはクロピドグレルよりも抑制する
(Wiviott SD, Braunwald E, McCabe CH, et al. Prasugrel versus Clopidogrel in Patients with Acute Coronary Syndromes. *N Engl J Med* 2007; 357: 2001-2015. © 2007 Massachusetts Medical Society. All rights reserved. Translated with permission.

prasugrelが相当な有益性を提供する可能性がある．しかし，このことはいまだ大きな前向き無作為化試験で実証されていない[89]．より新しい抗血小板薬ticagrelorは非チエノピリジン系であるが，PCIを受けたACS患者でイベント発生を同等に減少させると考えられている(第3章参照)．

糖蛋白（GP）IIb/IIIa 受容体阻害薬

GPIIb/IIIa受容体阻害薬はPCIを受けるACS患者においてますます使用されつつある．使用するにあたって，使用ヘパリン量の減量が必要であり，高いACTを目標としていた初期の試験では出血が増加したことから，目標ACTはおよそ250秒程度となる．次に示す薬剤は現在もっとも使用されているものである．

abciximab

abciximab（本邦未承認）はGPIIb/IIIa受容体に強く結合するモノクローナル抗体フラグメントで，PCI患者において非常に有効な結果を示した．2,099人の高リスク患者（急性心筋梗塞，心電図変化や高リスクな臨床的もしくは冠動脈造影所見を伴った梗塞後狭心症）で構成されたEPIC (Evaluation of 7E3 for the Prevention of Ischemic Complications)試験では，abciximabを静脈内に0.25 mg/kgを急速静注し，その後に10 mg/分で12時間投与された群では，プラセボ群と比較してエンドポイントに至る患者が35％減少した．3年後のフォローアップで

も，abciximab投与の有効性は続いていた。1,265人の不安定狭心症の患者で構成されたCAPTURE（c7E3 Fab Antiplatelet Therapy in Unstable Refractory Angina）試験では，abciximabが投与された群は30日後に一次複合エンドポイントに至る患者が29%少なかったが，6か月後のフォローアップでは有意差を認めなかった。6か月後のフォローアップでabciximab投与の有効性がみいだせなかった原因は，PCI後1時間でabciximabの静脈内投与を終了させたことにあると考えられている。非急性冠症候群の患者2,399人で構成されたEPILOG（Evaluation in PTCA to Improve Long-term Outcome withabciximabGlycoprotein IIb/IIIa Blokade）試験では，abciximabは30日後の一次複合エンドポイントに至る患者を50%以上も減少させ，さらにその有効性は6か月後と1年後にも有意差をもって継続することを示した。

EPISTENT（Evaluation of Platelet IIb/IIIa Inhibtor for Stenting）試験では冠動脈疾患患者2,399人が登録され，ステント治療に加えプラセボを投与した群，ステント治療に加えabciximabを投与した群，バルーン拡張のみに加えてabciximabを投与した群に無作為に割り付けられた。abciximabが投与された2群では術後30日での死亡率，心筋梗塞，緊急の再灌流の発生率（5.3%，6.9%，10.8%）が明らかに低かった。一年後の死亡率もまた低かった。最近のすべてのabciximabに関する試験のメタ解析は6か月から3年のフォローアップで死亡率を約30%低下させることを示した（$p=0.003$；J Am Coll Cardiol. 2002; 37; 2059参照）。不安定狭心症患者，心筋梗塞患者にabciximabが冠動脈内投与されると，静脈内投与された場合と比較し，30日後の時点でのMACEが50%以上減少する[Circulation. 2003; 107: 1840参照]。同様の結果は他のGPIIb/IIIa受容体阻害薬でも認められる。

抗体反応はabciximabの初回投与後に6%–7%の患者で生じるが，R3（Reopro Readministration Registry）試験では2万3千人のabciximabの初回投与群と比較して500人の2回目以降のabciximab投与群では，有害なアレルギー反応，もしくは臨床事故，血小板減少の発生率に有意な差はみられなかったと報告した。

eptifibatide

ESPRIT（Novel Dosing Regimen of Eptifibatide in Planned Coronary Stent Implantation）試験では，2,064人が無作為に選ばれ，PCI治療を受けeptifibatide（本邦未承認）の2回ボーラス投与（180μg/kgを10分ごとに2回投与後2μg/kg/分で18時間から24時間持続投与）群とプラセボ投与群に分けられた。GPIIb/IIIa受容体阻害薬開始後48時間以内での，死亡，心筋梗塞，緊急のTVR，血栓性合併症の発生率はeptifibatideが投与された群で明らかに低かった（6.4% vs. 10.5%，$p=0.0015$）。この有効性は一次エンドポイントの異なる構成項目，具体的には死亡，心筋梗塞，TVRを含む場合（RR 0.65，95%CI 0.47–0.87），死亡と心筋梗塞を含む場合（RR 0.60，95%CI 0.44–0.82），死亡のみの場合（RR 0.5，95%CI 0.05–5.42）の

それぞれで一致していた。30日後と6か月では死亡率に差があり，Kaplan-Meier 生存曲線では時間経過で差が生じている[JAMA. 2001; 285: 2468-73参照]。

PURSUIT (Platelet Glycoprotein IIb/IIIa in Unstable Angina Receptor Suppression Using Integrilin Therapy) 試験 (第3章参照) では，PCIを受けた患者で30日後の死亡，心筋梗塞の発生率を31%減少したことが示された。

tirofiban

現在米国のFDAにより，PCIの施行をするかしないかにかかわらず，ペプチド模倣薬であるtirofiban (本邦未承認) の急性冠症候群での使用は認められているが，待機的なPCIには使用が認められていない。RESTORE (Randomized Efficasy Study of Tirofiban for Outcomes and Restenois) 試験では2,139人が登録され，10 μg/kgを急速静注後に0.15μg/kg/分で36時間持続投与する群とプラセボ群に無作為に分けた。tirofiban投与群では2日後，7日後での心イベント発生率の有意な低下を認めたが，30日後には有意差を認めなかった。PRISM-PLUS (Platelet Receptor Inhibition in Ischemic Syndrome Management in Patients Limited by Unstable Signs and Symptoms) 試験 (第3章参照) では，PCIを受けた患者で死亡と心筋梗塞の発生率が約30%減少したことを示した。TARGET試験はtirofibanの安全性，有効性をabciximabと比較した試験で，5,308人が冠動脈ステント留置に際し，tirofibanを投与 (10μg/kgを急速静注後に0.15μg/kg/分で18時間から24時間持続投与) される群とabciximabを投与される群に無作為に分けられた。tirofiban群ではabciximab群に比べ，30日後の複合一次エンドポイントである非致死性心筋梗塞，緊急のTVRの発生率が明らかに高かった (7.6% vs. 6.0%，p=0.038)。6か月後のフォローアップの時点ではこの有意差はなくなっている。こうした結果はtirofibanの投与量の設定が少なすぎたことによるものとの指摘もあったが，最近の研究では最初の1時間を過ぎた時点で70%しか血小板抑制ができていないことが判明し，それがこうした結果に至った原因と考えられている[Am J Cardiol 2002; 89: 647, Circulation 2002; 106: 1470]。それを受けていくつかの新しい試験ではより高用量を用いるようになり (25μg/kgを急速静注)，よい成績を示している。

GPIIb/IIIa受容体阻害薬に関する19試験 (前述した試験を含む) のメタ解析では，合計20,137人のデータを蓄積しているが，これらの試験は死亡を一次評価項目としている。PCI (急性心筋梗塞に対する緊急的もしくは待機的) を受けたこれらの患者のなかで，GPIIb/IIIa受容体阻害薬は30日後の全体の死亡率を明らかに減少させ (RR 0.69，95%CI 0.53-0.90)，同様に6か月での死亡率も減少させた (RR 0.79，95%CI 0.64-0.97)。他の複合臨床評価項目も減少させており，これらすべての試験において結果の差異はほとんどなかった。不安定狭心症，非ST上昇型心筋梗塞，ST上昇型心筋梗塞それぞれでのGPIIb/IIIa受容体阻害薬の使用に関するより詳しい議論は第3章，4章を参照とすること。

PCIの適応

安定狭心症
PCIと薬物療法
　ACME（Angioplasty Compared to Medicine）試験は一枝冠動脈病変の安定狭心症におけるPTCAと薬物療法の比較試験である。PTCA群は運動耐用能の改善と狭心症に対する薬物治療の減量に有効であったが，心筋梗塞が4％，緊急冠動脈バイパス術が2％と高い結果であった。
　VAACME（Veterans Administration Angioplasty Compared）試験でも一枝冠動脈病変患者においてはPTCAにより運動耐用能，狭心症症状，QOLの改善がえられた。
　RITA-2（Randomized Intervention Treatment of Angina）試験ではPTCAにより狭心症症状の改善，トレッドミルでの運動時間の延長を認めたが，PTCAの手技に関連した死亡や心筋梗塞は増加してしまうという結果であった。もっとも近年に行われたCOURAGE（Clinical Outcomes Utilizing Revascularization and Aggressive Drug evaluation）試験では2千人以上が登録され，非常にリスクの高いものを除いて，非侵襲的検査にて診断されたすべての冠動脈疾患が対象となっており，積極的に薬物療法だけを行う群と積極的な薬物療法に加えPCIを行った群での比較が行われた。平均観察期間4.6年においてPCI群は薬物療法群と比較して死亡，心筋梗塞，心血管イベントを改善させることができなかった（PCI群19％，薬物療法群18.5％）。この試験結果は冠動脈疾患の病態生理の違いによる治療選択を強調している。つまり薬物療法単独でも改善効果は認められるが，急性もしくは非常に厳しい冠動脈狭窄に対しては，PCIを選択するべきであるとしている。

不安定狭心症／非ST上昇型心筋梗塞
　近年の大規模臨床試験は早期の侵襲的治療戦略が保存的治療に比べて，とくにSTの低下やトロポニンIの上昇を認めるような高リスク群において優れていることが報告されている。(第3章を参照)

急性ST上昇型心筋梗塞
　Door-to-balloon-time（患者到着からバルーン拡張までの時間）の短い経験豊富な施設においては，血栓溶解療法と比較し，プライマリーPCIは死亡率を下げることができるとされている（第4章参照）。しかし施設におけるPCIの稼働状況や経験数が制限要素となる。

血栓溶解療法後
　1980年代の試験（TAMI I 試験，TIMI IIA試験，ECSG試験，第4章参照）では血栓溶解療法後にルーチンにimmediate PTCAもしくはPCIを行うことは有害とさ

れ，18-48時間と発症から時間が経過した後のPTCAも同様に悪い結果であった（SWIFT試験，TIMI IIB試験，第4章参照）。PTCAもしくはPCIは心原性ショック，胸痛や虚血が持続する場合，心室細動や心室頻拍を合併するようなリスクの高い状況を有する患者が適応とされている。現在は血栓溶解療法後でもルーチンにPCIを行うことは安全であるとデータが集積されている（PACT試験，TIMI 14試験，ExTRACT-TIMI 25試験Am J Cardiol. 2001; 88: 831-6および第4章参照）。広範前壁心筋梗塞や線維素溶解後早期（6時間未満）の高リスクの患者においては，TRANSFER-AMI試験やCARESS-AMI試験の結果に基づいて，現在ではPCIが推奨されている。

ステント留置とバルーン拡張術：主要な試験

すべての主な臨床試験においてバルーン拡張術単独に比べると，ステント留置ではかなりの再狭窄抑制効果が報告されている。重要な試験結果については以下の通りである。

1. STRESS（Stent Restenosis Study）試験では410名の患者でステント留置とバルーン拡張術が比較された。ステント留置群において高い治療成功率と6か月後の再狭窄率の改善（31% vs. 46%，$p=0.046$）を認め，有意ではないが再血行再建率も低い傾向を示したが，臨床的イベントの有意な低減効果は認められなかった。
2. 2,399名の患者で行われたEPISTENT試験では，ステント単独もしくはステントとabciximabの併用はPTCAにabciximabを併用したものに比較し6か月後のTVRが有意に低い結果であった（10.6%，8.7%，15.4%，$p=0.005$，$p<0.001$）。

PTCAの結果でステントを使用するかどうかというよりも，最初からステント留置を目的とすることが標準的な冠動脈病変に対する治療戦略となってきており，バルーン単独の治療は一般的にはステントが適さない病変でのみ行われている。

直接ステント留置とバルーン前拡張

現在は多くの術者が直接ステント留置を行っており，手技時間の短縮，放射線暴露時間や造影剤使用量の低減，治療コストの減少等の多くの利益に寄与する可能性がある。欠点としてはステント通過時の血管障害やステント不通過のリスクが高くなる可能性がある。しかし，いくつかの試験では直接ステント留置の除外基準とされたような高度石灰化，高度の近位部屈曲，閉塞等の病変においても，直接ステント留置が不可能で前拡張を必要とする割合は3%-6%と低い。直接ステント留置と前拡張後のステント留置とを比較した多くの試験では，主な臨床結果には有意差が認められていない。直接ステント留置でTLRが低かったことを報告している試験もある（18% vs. 28%）。要するに十分に病変の選択が行われていれば直接ステント留置が成功する可能性は高く，少なくとも前拡張を行う場合と

同等の臨床成績が得られ，コストの面や手技上の利点が得られる可能性がある。

血行再建術再施行

　血管造影上の50％までの再狭窄は症状が現れないため，症状が再発した場合に再PCIは行われる[Circulation 2001; 104: 2289]。再狭窄はアテローム動脈硬化性プラークとは反対に，線維性増殖性組織によって起こるため，PCIは高い割合で成功する（95％–100％）。しかし，再狭窄が再度起こる割合は高く，びまん性のステント内再狭窄病変では50％を超える。最初のPTCA後の再狭窄への治療として，ステント留置は再度のPTCAに比較してよい結果であった。無作為化試験であるREST試験[157]にて，ステント留置群はPTCA群に比較して再狭窄と標的血管再血行再建術（TVR）の割合は低かった（それぞれ18％ vs. 32％，10％ vs. 27％）。

　ステント内再狭窄の治療において，回転性粥腫切除術（RA）のようなプラーク縮小の技術や方向性粥腫切除術（directional atherectomy）はPTCA単独治療より効果的であるが，再狭窄は依然として30％の症例に生じた。ステント内再狭窄の治療に再度ステント留置を行うことについてはRIBS (Restenosis Intrastent Balloon versus Stent) 試験で検討された[158]。この試験に参加した450人の患者で再ステント留置は手技後MLDが大きかった（2.77 mm vs. 2.25 mm, $p<0.001$）。また，6か月後のフォローアップの時点でも継続していた（1.69 mm vs. 1.54 mm, $p=0.046$）。サブ解析にて，血管径3 mm以上の標的血管の患者では再狭窄の割合が低く，再ステント留置を行わない割合も多かった（27％ vs. 49％, $p=0.007$, 84％ vs. 62％, $p=0.002$）。これらの結果は試験に参加している患者の3–5年までの長期フォローアップにて確認された。しかし，それぞれの群において多くの患者でイベントの発生が起こり，大きな血管径のみよい結果であった[J Am Coll Cardiol 2005; 46: 756-60]。

　この時期にステント再狭窄患者300人を対象にしたISAR-DESIRE試験の結果が明らかになり，DESは6か月後の再狭窄を抑制するという点でバルーン冠動脈形成術より優れている可能性があるとされた[160]。ステントエッジ病変を含む"in-segment"分析に基づいた造影上の再狭窄が一次エンドポイントでバルーン形成術群では44.6％に対し，SES群で14.3％，PES群で21.7％であった（バルーン形成術はそれぞれのステント群に対し$p<0.001$で有意差を認めた）。

合併症

入院中

1. 待機的PCIでの死亡（<0.2）。
2. 心筋梗塞（<0.5％）。原因としては末梢塞栓，側枝閉塞，血栓や突然の閉塞，重篤な解離などの閉塞に至る病変合併症などである。後ろ向き試験では小さいQ波がない心筋梗塞（症状や心電図変化がないものやルーチンでとられた

CKやCK-MB採血によって見つかったもの）でさえ，虚血の合併症と後に再発した心筋梗塞，血行再建術，死亡率を増加させる結果となった[134]。
PCI後の高感度トロポニン値の上昇はさらによく起こる。TOPSTAR試験[137]において，半分以上の患者はPCI後24時間でトロポニンT値が上昇した。この試験で，GPIIb/IIIa阻害薬の使用はトロポニン上昇を有意に減少させた。大規模試験で将来これらの結果を調査する必要がある。とくに，CK-MBが正常でありトロポニンが軽度上昇することが予後悪化の因子となるかどうかの検討が必要である。

3. 重篤な解離形成と突然の閉塞（＜1％）。閉塞は広範な解離形成，血栓，冠攣縮によって起こる。または，ステント塞栓症や留置ミスによるもののこともある[Am J Cardiol 2001; 88: 634]。そして活性凝固時間（ACT）が低いときに起こりやすく[136]，アスピリンはこれらの発生を減少させると証明されている。一方で，GPIIb/IIIa阻害薬の使用は緊急再血行再建術を減少させる結果となっている。治療の選択肢として(a)保存的な薬物治療（側副血行路が十分であるかjeopardized myocardiumが小さければ妥当である），(b)ステント留置（90％以上の患者で血流は改善，しかし梗塞は20％くらい起こり，再閉塞は10％程度であった（数日から数週間で）），(c)再PTCA（成功率は50％，灌流カテーテルは多くの症例に使用され，10-30分のバルーン拡張が認められた），(d)緊急冠動脈バイパス手術（25％-50％にQ波のある心筋梗塞を認めた）

4. 穿孔（＜0.5％）。小さい穿孔は長い時間バルーン拡張を行い，カバードステントを使用することで治る。大きい穿孔は一般的に心タンポナーデとなる。ある主要な大学病院では2万5千例以上のPCIで心タンポナーデの発症率は0.12％と報告した。また，手技後に心タンポナーデとなる症例は45％であった（PCIからの平均時間4.4時間）。

5. 緊急冠動脈バイパス手術（＜0.5％）。ある大きな大学の施設では1992年に1.5％あった緊急冠動脈バイパス手術が，2000年には0.14％に減少したと報告した[Circulation 2002; 106: 2346]。手術に至る原因は一般的に重篤な解離，穿孔もしくは再発した急性冠閉塞であった。

6. 他の急性の合併症：(a) アレルギー反応：一般的に造影剤によるものである。もし重篤であればエピネフリンで治療する。もし，前もってわかっているなら，プレドニゾロン，ジフェンヒドラミン（Benadryl），H2拮抗薬の前投与が必要である。(b)低血圧：循環血液量減少（水分不足，出血），心拍出量減少（虚血，心タンポナーデ，不整脈），重篤な血管拡張作用（血管迷走神経反射（とくに大腿動脈にシースを挿入されているとき），過剰な硝酸薬投与）などさまざま理由がある。(c) 不整脈：徐脈（3％），血管迷走神経反射によるものがほとんどである；伝導障害（脚ブロックもしくは完全房室ブロック），予防のた

117

めの一時的ペースメーカー留置は回転性粥腫切除術（RA）または，右冠動脈へのレオリティック血栓除去のときの適応である；心室頻拍，心室細動（＜0.5%）は冠動脈内造影剤注入により起こることがある（とくに右冠動脈）。

入院中，退院後
ステント血栓症

亜急性ステント血栓症は手技の1%–2%に起こり（高圧のバルーン拡張と抗血小板薬の投与方法が紹介されるまでは5%以上といわれていた），そして一般的には心筋梗塞や死亡という結果となる。クロピドグレルのnon-responderはステント血栓症の高リスク群である[Thromb Haemost 2003; 89; 783]。しかし，これらのデータは予備的なものにすぎず，そのような患者がクロピドグレルの量を増やすことで解決できるかどうか，もしくはかわりとなる因子がみいだされるかどうかは将来の研究が必要である。ある研究ではステント血栓症は90%心筋梗塞を合併し，死亡率は17%と報告している[142,143; J Am Coll Cardiol 2002; 40: 1567]。

亜急性，遅発性ステント血栓症は薬剤溶出性ステント（DES）時代にとくに問題となっている。それは新生内膜肥厚やステントの内皮細胞増殖をゆっくり抑制するからである。DES留置を受けた患者にとって，ステント血栓症によくある原因のひとつはチエノピリジン（クロピドグレル）の中断である[144,145]。また，ステント血栓症に続発するST上昇型心筋梗塞患者は，新規病変のST上昇型心筋梗塞より予後が悪かったという報告もある[146]。

再狭窄

再狭窄は一般的には亜急性から慢性に起こる現象で，PCI後2か月から数年で起こり，それは内皮細胞増殖と血管のリモデリングによるものである（一般的には動脈硬化の進行によるものは少ない）。最初1年での再狭窄発症は血管形成術では30%–40%であり（慢性閉塞では50%–60%に至る），ベアメタルステント留置では15%–20%であり，DES留置では5%まで低下した（再度の再血行再建が必要なもの）。リスク因子は臨床的に（糖尿病，不安定狭心症，喫煙，男性，高血圧，末期腎不全，高脂血症），解剖学的に（血管造影上目に見える血栓（155），大動脈から入口部，近位部の位置，大伏在静脈，左前下行枝（LAD），慢性閉塞，標的血管径，標的病変長），手技的に（残存狭窄30%以上）分類された。いくつかの試験は再狭窄の割合についてステントストラットの厚さの影響に注目した。無作為化試験であるISAR-STEREOとISAR-STEREO 2試験[162,163]では薄いストラットのステントは厚いストラットのステントに比較して再狭窄，標的血管再血行再建術の割合は低かった。批判家たちはステント留置の圧や調べられたステントの性状やデザインの違いのような交絡因子がこれらの試験にある，と主張した。DESは再狭窄の割合を著しく減少させた。

腎機能障害

患者の5%は一時的に血清クレアチニン1 mg/dLが上昇する。過度な造影剤の使用はクレアチニンを上昇させるリスクとなる（3 mL/kg以上）；他の危険因子：糖尿病，75歳以上の年齢，手技前の脱水，心不全，肝硬変の合併，ネフローゼ，高血圧，蛋白尿，NSAIDsの使用，動脈からの注入[CMAJ 2005; 172[11]:1461-1471;N Engl J Med 2006; 354: 379-386]。もし，もともとクレアチニンが高ければ，手技前後の十分な点滴は明らかに有用である(147)。N-アセチルシステイン（Mucomyst）の使用はもともとの腎機能障害とともに腎障害悪化の保護の作用をもたらすことが示された[150,151; N Engl J Med 2000; 343: 180;J Am Coll Cardiol 2002; 40: 1383;Catheter Cardiovasc Interv 2002; 57: 279（後の試験では効果がなかった））。ドーパミン-1受容体選択的作動薬fenoldopamはいくつかの以前の研究で保護する効果を示した（*Am Heart J.* 2002; 143: 894）。しかし無作為化観察研究である315人対象のCONTRAST研究では，効果がなかった[152]。以前のデータでは重炭酸ナトリウムが入った点滴は生理食塩水よりすぐれていることを提案した[153]。しかし，最近の臨床データはそれらの所見とは矛盾している[154]。最後に，コレステロール塞栓症は後にクレアチニン値が上昇する原因となる（造影剤腎症と比較して数週間から数か月 vs. 1-2日）。また治療は保存的治療以外になく，腎機能が50％まで低下することがある。

他の手技後の合併症

血小板減少症はヘパリン（ヘパリン起因性血小板減少症；HIT）もしくはGP/IIb IIIa阻害剤のどちらかによって起こる（発症率1％以下）。HITの既往がわかっているのであれば，直接トロンビン阻害薬（hirudin（本邦未承認）など）を使うべきである。

感染症：大腿アプローチに比べて上腕アプローチは感染の危険度が高い；施設によっては待機的インターベンションの場合，シースの交換を行った後で抗菌薬の予防投与を行う。

血管合併症には大腿動脈血腫や後腹膜血腫，動静脈瘻，仮性動脈瘤などがある[142]。

再狭窄の治療と予防

薬物研究

アスピリン[165]や，低分子ヘパリン[167,174,185]，未分画ヘパリン[171]の皮下投与，abciximab（本邦未承認）[183]，hirudin（本邦未承認）[170]，HMG-CoA還元酵素阻害薬[168,175]，ACE阻害薬，β遮断薬[186]，Ca拮抗薬[178,184]，n-3脂肪酸[182]，血小板由来成長因子（PDGF）アンタゴニスト[169]，トロンボキサン拮抗薬[166,172]，NO供与体，抗菌薬[187]，抗アレルギー薬（たとえばトラニラスト[188]）など，多数の治療法が無益であると無作為化試験で証明している。

シロスタゾールは血小板凝集阻害薬（最近米国で間欠性跛行に対する治療薬として承認された）であり，いくつかの小さな試験[179; Int J Cardiol 2001; 78: 285-291参照]で効果が期待されている．PCIを受けた糖尿病患者では，シロスタゾールはアスピリンとクロピドグレルに併用した場合，併用しない場合と比較し，9か月後の標的病変の血行再建術（TLR）を減らす[181]．しかし，これらの結果はより大きな試験での証明が必要である．

放射線療法

血管内放射線療法（IVRT）は，再狭窄率が20％未満程度であり，初期のステント内再狭窄（ISR）研究において期待される結果をもたらした．Scripps Coronary Radiation to Inhibit Proliferation Post-Stenting (SCRIPPS), Washington Radiation for In-Stent Restenosis Trial (WRIST), GAMMA[189-191,193]ではガンマ線が用いられ，一方でBeta Energy Restenosis Trial (BERT), BETA-WRIST, INHIBIT, START, BRITE II[198,199,201,202]ではベータ線が用いられた．LONG WRIST研究では，36–80 mmの病変を調べ，ガンマ線ははじめの1年ではMACEを1/3に減らし，さらに15 Gyよりも18 Gyのほうがより効果があることをみいだした（22％ vs. 42％, $p<0.05$）[196]．また，SVG WRISTのデータはガンマ線の再狭窄予防効果は静脈グラフトでも認めることを証明し[195]，The BRITE SVGは小規模な非無作為化コホート研究で，新しい器具を用いたベータ線を評価し，良好な結果を得た[Am J Cardiol. 2003; 92: 312-4参照]．

初期の放射線治療で重要なことは晩期（1か月以上後の）ステント血栓症で，ある研究[131]では放射線治療後6.6％の患者に起きた．これらの晩期イベントは，放射線治療が治癒過程を遅らせるため起きやすいようである．WRIST PLUSとWRIST 12[192,194]のように連続した研究では，長期間のチエノピリジン治療を行い，ステント血栓症を低く抑えた．最近は，近接放射線療法（もし可能であれば）時に新規のステント留置を避けること，放射線療法後少なくとも6–12か月の抗血小板薬の2剤併用療法を勧めている．

放射線療法で留意すべきなのは，晩期のステント内再狭窄を起こすこと，治療部位が瘤状に拡大することである．BERTの2年間のデータでは，6か月から2年間で15％に再狭窄を認めた．一方で，瘤や仮性瘤についての証拠は認めなかった[Circulation. 2002; 106: 539参照]．

薬剤溶出性ステント（DES）

ISRの予防でもっとも目覚しいものは，DESの留置である．これらのステントは緩徐に薬剤を溶出することにより，平滑筋細胞の増殖や新生内膜の増殖，炎症を抑える．シロリムス（ラパマイシン）は天然のマクロライド系抗菌物質で，免疫抑制能を示す．また，細胞周期のある時点に作用して分裂を抑制することで，平滑筋細胞の増殖と遊走を阻害する．

Siloimus-Eluting Stent in Coronary Lesions（SIRIUS）試験[205]では15–30 mmの長い病変をもつ典型的な集団（糖尿病患者28％，高脂血症72％，高血圧70％，PCIあるいはCABGの既往がある患者37％）にこのステントを使用した。最初の400人の8か月後の造影所見では，対照群が31.1％の再狭窄を認めたのに対し，SES群はたった2％の再狭窄しか認めなかった。合計のセグメント内再狭窄はそれぞれ32.3％，9.2％であった。近位部の狭窄は両群ともに5.8％であり，この領域でのバルーン傷害が前後拡張やステントデリバリーに関連することを示す。

　4つの大きなSES試験[206]をメタ解析した長期データが，2009年にまとめられた。待機的にPCIを受けた1,748人を対象とした，SESとBMSの比較では，TVRの比率はSESに好意的に持続（15.2% vs. 30.1%，$p<0.0001$）し，5年間死亡やMI，ステント血栓症の増加を認めなかった。このステントはまた，広い範囲の病変（SIRIUS試験は，近位部や完全閉塞，血栓性病変を除外した）で試された。この試験は現在FDAの仮承認を受けたオフラベル使用である（下記参照）。

　パクリタキセル溶出性ステント（PES）は市場でヒットした2番目のDESである。パクリタキセルは，微小血管機能を障害し，分裂を抑制するタキサン誘導体である。この物質は高用量では毒性を示す。TAXUS IV試験では，新規病変患者1,314人を登録しPESと非コーティングステントを，一次エンドポイントを9か月後の造影所見として比較した[209]。心臓血管死や心筋梗塞，ステント血栓症などの複合臨床エンドポイントは2群間で同等であったが，一方で再狭窄（26.6% vs. 7.9%，$p<0.001$），TLR（11.3% vs. 3.0%，$p<0.001$）はPES群で明らかに抑制した。

　このように，初期の試験がDESでのMACEの改善の手がかりをつかんでいる間に，DESの大きな利益は繰り返されるTVR，つまりステント内再狭窄の減少にあることが次々に明らかになった。第二世代のDESは必ずしも死亡や心筋梗塞の減少は導かなかった[210]。

　さらに重要なことに，DESは主に，比較的大きな冠動脈の単純な，新規の，短い病変で，安定狭心症患者に対する使用を試され，承認されている。ひとつの例外はTAXUS試験で，1,156人の前述の研究よりも長く狭い複雑病変に対し無作為にBMSあるいはPESを使用し，場合によっては複数のステントが留置された[211]。9か月後の最初のエンドポイントである虚血によるTVRは，PES群で明らかに低かった（8.6% vs. 15.7%，$p<0.001$）。異なった病変と患者群（糖尿病やST上昇型心筋梗塞，ステント内再狭窄に対する使用）を対象としたデータはよい結果を残したが，これらはDESの非承認の使い方である[212]。

　もっとも新しい世代のDESはゾタロリムス溶出性ステント（ZES（Endeavor））やエベロリムス溶出性ステント（EES（Xience, Promus））などが含まれる。Endeavorステントは，2番目に承認されて，ENDEAVOR II試験でBMSより優れていることが証明された[217]。しかし，ENDEAVOR III試験[218]では，8か月後の

血管造影結果はSESより優位ではなかった。しかし，最近承認されたDESであるEES (Xience) は，いくつかの試験[219]で第一世代DESと比較し，死亡や心筋梗塞を有意に減らすことが示された。第二世代のDESの有益性は精製されたポリマーからの薬物輸送の薬理力学や多くのインターベンションで好んで使われるステントデリバリーシステムによる。

第二世代のDESに関するいくつかの試験では，とくにXienceステントで第一世代のものと比較して興味深い結果が認められた。SPIRIT III試験では，病変長が28 mm以下で対象血管径が2.5–3.75 mmの病変に対するPCIに関して，1,002人の安定冠動脈疾患に対するEESの使用とPESとを比較した。心筋梗塞やTVRを含むMACEはEES群が9か月 ($p=0.03$) と1年後 ($p=0.02$) に関して低かった。2年まで延長した結果では，EESを支持する，ステント内血栓症を抑制する兆候が認められた。これらのデータは，SPRIT IV試験から得られた予備データによっても支持されているようである。

これらのステントは，今や新しい生物分解性のステント，つまり時間とともに生体に吸収されるステントと比較されている。それらの有益性は開存性を維持する直接の足場であり，薬物を運ぶことでステント内再狭窄を予防し，それから長期間かけて溶けることで晩期の合併症を防ぐ。もっとも新しいものは溶解性ポリマーから作られた，エベロリムス溶出性ステントである[219]。2年間の長期成績では複数の画像技術によりその安全性と効果が証明された。

前述のように，ステントから放出された薬剤は再狭窄を予防するだけではなく，ステント血栓症の危険性を増加させるステントの緩徐な内皮化を引き起こす。このことは，DES関連の試験からの長期データを複合解析することにより導かれた知見に符合する。PESとSESの初期の9つの試験から蓄積された知見は，BMSと比較し，1年目の血栓症の危険性が増加することを証明した[216] (**図2.5**参照)。

しかし，その他の長期解析は統計学的に有意な程度まで，ステント血栓症の兆候を検出できなかった[206]。このデータに基づき1年以内のステント血栓症の恐れから，現在の推奨されている薬物療法は，出血性リスクがあるにも関わらず，DES留置後少なくとも1年間の，チエノピリジンにアスピリンを加えた，抗血小板薬の2剤併用療法である。

方向性冠動脈粥腫切除術

方向性冠動脈粥腫切除術 (DCA) は粥腫を取り除く切断器具を用いた，効果的なデバルキング技術である。DCAは8Fあるいは9Frシースが必要であり，末梢血栓をしばしば起こし，理想的な病変が少なく，難しい技術である。偏心性で，石灰化のない，短い病変で蛇行のない血管が手技に適している。

Coronary Angioplasty versus Excisional Atherectomy Trial (CAVEAT) IとCAVEAT II[108]試験は両方ともに，冠動脈と静脈グラフトいずれに対してもDCA

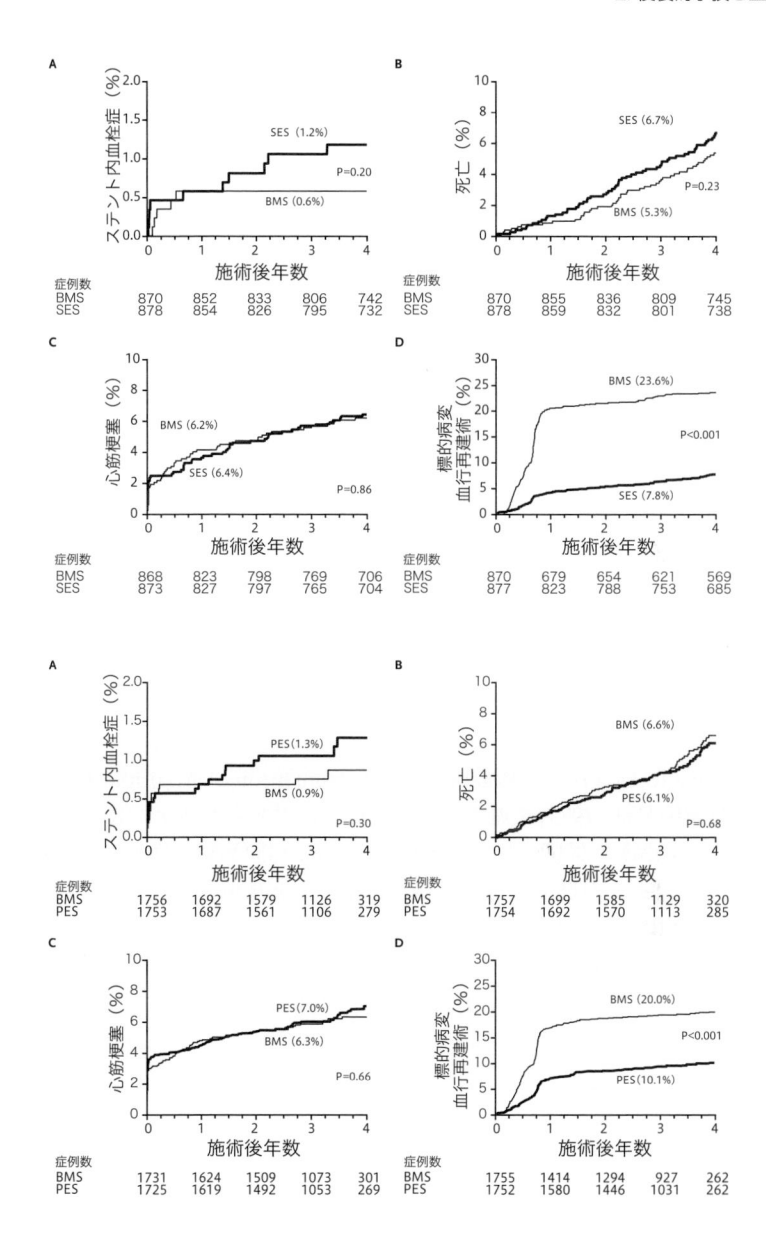

図2.5. BMSと比較した，SES（上4つのグラフ）あるいはPES（下4つのグラフ）を留置された患者におけるステント内血栓症，死亡，MI，TLRの発生頻度。(From Stone GW, et al. Safety and efficacy of sirolimus-and pacritaxel-eluting coronary stents. *N Engl J Med* 2007; 356: 998-1008. 2007 Massachusetts Medical Society. All rights reserved. Translated with permission)

がPOBAよりも初期成功率が高いことを示した。しかし、粥腫切除群は再狭窄率の低下は明らかではなく、死亡やMI発症頻度が高かった。Optimal Atherectomy Restenosis Study（OARS）とBalloon versus Optimal Atherectomy Trial（BOAT）[110,111]は粥腫切除術が低い再狭窄率を示し、重篤な合併症は同程度であった。BOAT試験では方向性粥腫切除は適応があれば、PTCAの併用で行った。

粥腫切除とステント留置を比較した試験はない。DESの登場で、戦略としての粥腫切除術は衰えた。Pre Rapamycin-eluting stent FlExi-CuT（PREFECT）登録研究によると、DCAは分岐部病変に対するステント留置前の治療としては妥当な方法かもしれないが、十分な無作為化試験のデータが欠如している[112]。

回転式アテレクトミー（ロータブレータ（RA））

RAはダイアモンドコーティングされた刃が選択的に動脈硬化性プラークを削る一方で、健常な弾性組織は削らない（ディファレンシャルカッティング）。この技術は、複雑で石灰化したび慢性の動脈硬化病変に対し、血管のコンプライアンスと血管径を増加させることで、ステントのデリバリーと拡張を容易にする。

RAはBあるいはC型病変に対し行った、Excimer Laser, Rotational Atherectomy, and Balloon Angioplasty Comparison（ERBAC）試験で評価され、アテレクトミー群はPTCAやエキシマレーザー群より手技成功率が高いことが判明した。しかし、6か月後の再狭窄はPTCAと比較し高かった（57% vs. 47%, $p<0.05$）。

この試験が完了した後に、十分に技術的に改良され、追加の試験が行われた。The Study to Determine Rotablator and Transluminal Angioplasty Strategy（STRATAS）試験では、497人を無作為化し血管径に対する刃のサイズが大きい（刃冠動脈比70%–90%）アグレッシブ群と標準サイズの群（刃冠動脈比50%–70%）を比較した。6か月後、両群で平均血管径、再狭窄、臨床的な心イベントに有意差は認めなかった。同様の結果が、COBRA study[113]で認められた。The Rotation Atherectomy Does Not Reduce Recurrent In-Stent Restenosis（ARTIST）試験[114]ではステント再狭窄に対するRAの使用効果を検討した。RAとバルーン形成術併用群では、バルーン単独形成術群と比較して、6か月後で高い再狭窄率を認めた（65% vs. 51%, $p=0.039$）。

新しい技術

血栓切除

Possis社のAngioJet catheterは、高速の生理食塩水が噴射され局所的に強烈な陰圧部分を作りだす（ベンチュリ効果）。これにより水流ジェット内に血栓が引き込まれてふやけ、カテーテル内に導かれて、体外に排出される。The Vein graft

AngioJet studyは，冠動脈もしくは静脈グラフトに，治療から24時間以上前の血管造影検査で血栓が確認された，狭心症もしくは心筋梗塞の患者352人を対象に，6時間以上のウロキナーゼ持続点滴群と，AngioJetを用いた血栓吸引群の2群に無作為割り付けを行ったものである[61]．30日の時点で，AngioJet群の患者において，MACE（死亡，心筋梗塞，再血行再建術）が有意に少なかった（16% vs. 33%，$p<0.001$）．AngioJet群において徐脈が24%にみられたが，アトロピン投与や体外式一時ペーシングにより問題なく管理された．

ACC 2010において，JETSTENT試験におけるAngioJetの追加結果が発表された．血栓を有するST上昇型の心筋梗塞患者501人を，ステント留置単独群とAngioJet後のステント留置群に割り付けたもので[62]，一次エンドポイント（30分後のST上昇の改善）だけでなく，6か月後における臨床的な心疾患イベントについても，AngioJet群において良好であった．

TAPAS試験からも，プライマリーPCIにおける血栓吸引に関して，同様の結果が得られている[67]．プライマリーPCIを施行された1,071人において，血栓吸引群に割り付けられた患者群おいて，STセグメントの改善がより多く達成され，心筋blushが良好であり，そしてまた，心筋灌流が良ければ臨床経過も良好であるという結果が得られた．以上の知見より，AngioJetの使用で，迅速な血栓除去後にそのままステントを留置することが可能になったといえる．典型的な血栓を有する急性心筋梗塞患者において，とくに有効性が高いかもしれない．

遠位塞栓保護

大伏在静脈グラフト（SVG）の血管内治療において，血栓や組織片が飛んで末梢塞栓を起こすことはよく経験することだが，これがno reflowの主原因で，高頻度にCK上昇を招く．Saphenous vein graft Angioplasty Free on Emboli Randomised（SAFER）[64]は，狭心症状を有し，心筋虚血が証明され，直径3–6 mmのSVGの中位部において50%以上の狭窄を有する患者801人を，GuardWire（Medtronic/PercuSurge）使用群と，従来的なワイヤーを使用する群に割り付けたものである．GuardWire群において，30日におけるMACEの42%の相対的減少を認めた（9.6% vs. 16.5%，$p=0.004$）．この減少は主に心筋梗塞（8.6% vs. 14.7%，$p=0.008$）と，no reflow（3% vs. 9%，$p=0.02$）の減少によって得られたものである．この遠位塞栓保護は，GPIIb/IIIa受容体阻害薬を使用の有無にかかわらずその有効性が証明された．

Filter deviceも，血管内治療時にTIMIグレード3を得るために遠位塞栓を予防する一つの方法である．Filter WireEX During Transluminal Intervention of Saphenous Vein Grafts（FIRE）試験において，FilterWireEXはGuardWireと比較して，30日後のMACEは同等であった（9.9% vs. 11.6%）[65]．

しかし，緊急のPCIにおいて，遠位塞栓保護デバイスが確実な効果をもたらしているわけではない（Enhanced Myocardial Efficacy and Recovery by Aspiration of Liberated Debris (EMERALD)) [66]。ST上昇型心筋梗塞でプライマリーPCIを受ける患者252人を，通常のPCI群と，遠位微小循環を保護するGuardWireを用いた治療群に割り付けられた。血栓塊が効果的に取り出せたにもかかわらず，微小血管循環，梗塞サイズ，臨床結果で両群間に差は認めなかった。現在，技術上可能であれば，SVGの血管内治療に対して遠位保護デバイスの使用が推奨されている。

冠動脈バイパス術

手術死に対する危険因子は，高齢，女性，喫煙，左室機能障害，緊急手術，解剖学的異常である。

大伏在静脈グラフト

術後早期にSVGの8%–12%が閉塞し（そのほとんどは技術的要因による），12%–20%以上が1年以内に閉塞する（典型的には内膜増殖や血栓による）。その後年2%–4%の割合で閉塞が起こる（10年間で全体の50%にも達する）。Post-CABG trial（第1章参照）の結果では，積極的脂質低下療法（平均到達LDL値90 mg/dL）により，グラフトの動脈硬化が30%–40%遅くなったことが示された。

内胸動脈

内胸動脈は10年間の開存率が85%–95%であり，その使用は長期の生存率を改善させる。Coronary Artery Surgery Study (CASS) 登録解析によれば，27%の致死率低下が報告されている[248]。他の報告では，3枝病変の患者において内胸動脈を使用すると，10年後の致死率を40%低下させたとしている[238]。

冠動脈バイパス術 vs. 薬物療法

3つの主要な臨床研究－the European Coronary Surgery Study (ECSS)，CASS，Veterans Administration (VA) study－が，バイパス手術が有効である患者を同定するのに役立っている。これらの研究は，血行再建術として内胸動脈が一般的に使用される以前に行われたものである。ECSSでは，65歳以下の男性患者768人を評価し，内服療法に比較して外科的手術が生存率を改善させるという結果を得た。この効果の大半は，LAD近位部に狭窄を有する症例で認められた[227]。CASSでは，65歳以下の患者780人に対し，3枝病変で，かつ駆出率が50%以下となった症例にCABGを行うと，死亡率が低下する傾向があることが示された[228]。

左冠動脈主幹部相当の病変（LADやLCXの近位部における重症病変）を有し，左室機能障害を伴った患者に対して，CABGにより良好な生存率が得られたという長期成績が示されている．VA studyでは，11年の観察において，CABG群と内服治療群で死亡率に有意差は認めなかったが，サブグループにおける解析では，(a) 3枝病変で左室機能障害を伴うもの，(b) 臨床的に高リスクな患者（次のうち少なくとも2つを満たすもの；安静時ST低下，心筋梗塞の既往，高血圧）という対象では，CABGが有効であった[27]．

これら3つの研究と，そのほか4つの小さい研究を合わせた2,649人のメタ解析より，CABGは内服管理と比較して，5年時（OR 0.61），7年時（OR 0.68），10年時（OR 0.83）での死亡率を有意に低下させた[223]．リスクの減少は，主幹部病変や3枝病変をもった患者においてとくに顕著であった（OR 0.32，0.58）．高リスク患者（次のうち2つを認めるもの；重度の狭心症，高血圧，心筋梗塞の既往，安静時のST低下）においては，CABGを施行した患者では10年後に29％の致死率低下が得られた．その一方で，低リスク患者（重度の狭心症，高血圧，心筋梗塞の既往などを認めないもの）では，有意でないものの，逆に死亡率が高くなる傾向があった．これらより結論として，重度の冠動脈疾患患者で，左室機能低下と高リスクな臨床的特徴をもつものは，薬物療法に比してバイパス手術が有意に有益であると言える．

冠動脈バイパス術 vs. 経皮的冠動脈インターベンション

RITA-1, German Angioplasty Bypass Surgery Intervention (GABI), Emory Angioplasty versus Surgery trial (EAST), Coronary Angioplasty versus Bypass Revascularization Intervention (CABRI), Estudio Randomizado Argentino de Angioplastia versus Cirugia (ERACI) [220-223]はすべて，1-3枝冠動脈病変を有する安定型狭心症患者を対象としたものである．結果として，CABGとPTCA治療において，死亡率に有意差は認められなかったが，CABGを受けた患者のほうが，入院期間が長くなるものの，再血管内治療は少なく，QOLもより良好であった（狭心症状が少なく，心機能が良好であった）．The Bypass Angioplasty Revascularization Intervention (BARI) trialでは，1,829人の患者が登録され（41％は3枝病変），CABG群では5年後において，85％再血行再建術が少なかったが，死亡率には有意な低下はみられなかった[234]．重要な点として，糖尿病患者においては，CABG群では，PTCA群に比して44％死亡率の低下が認められた．

1996年に発表された8つの研究（登録患者数3,371人）のメタ解析では，CABG群とPTCA群において，死亡率に有意差はみられなかった．CABG群では，1年後の血管内治療が90％少なかった．これらの試験に選ばれたほんのわずかの患者（5％-10％）が実際に無作為に割り付けられただけで，これらの所見を高リスク患

者(たとえば,主幹部病変や重度の左室機能障害,慢性完全閉塞病変)に当てはめることはなかなかできない。これらの研究は,ステントが自由に使えるようになる前に行われたものであるということも付け加えておく必要がある。

　The Arterial Revascularization Therapy Study (ARTS) は,多枝冠動脈病変を有する1,200人の患者に対して,ステント治療とバイパス手術を比較したもので,30日後の心血管事故は同様であった(バイパス手術群6.8％,ステント群8.7％)が,バイパス手術群において,再血行再建術が必要となる患者が有意に少なかった(0.8％ vs. 3.7％(1年時：3.5％ vs. 16.8％))。The Stent or Surgery (SoS) trialでは,998人の多枝冠動脈病変をもつ患者が,PCI群(78％の病変がステント治療を受けた)と,CABG群に無作為に割り付けられた。CABG群では,1年後の再血行再建術が低かったが(5.8％ vs. 20.3％),死亡率には有意差を認めなかった[238]。ERACI IIは,同様にデザインされた研究であり,450人の患者が登録された。PCI群においてここでも再血行再建術の割合が高かった(18か月の時点で,16.8％ vs. 4.8％ (CABG), $p<0.002$)が,30日後と18か月後の死亡率は有意に少なかった(0.9％ vs. 5.7％, $p<0.013$, 3.1％ vs. 7.5％, $p<0.017$)。4つ目の研究であるThe Angina with Extremely Serious Operative Mortality Evaluation (AWESOME) は,米退役軍人省医療センターにて登録された554人の高リスク患者を対象としている。PCI群において,30日と6か月の時点での死亡率がやや少なかったが,3年後は同程度であった。さらに,CABG群において再血行再建術の割合は低かった(4％ vs. 11％)。これら上記の研究のメタ解析によると,外科手術と経皮的アプローチでは同等の安全性を認め,再血行再建に関しては,外科手術が良好であった[240-242](図2.6)。

　薬剤溶出性ステント(DES)により,多枝病変に対するPCIとCABGの差を埋めると信じられているが,いまだ大きな無作為化試験はされていない。CABGとDES治療を比べた初期の大規模観察研究では,再血行再建術は,CABG群において良好であった。CABGとDESを比較したさらに注目すべきものは,Synergy between PCI with TAXUS and Cardiac Surgery (SYNTAX) 試験[246]である。左冠動脈主幹部もしくは3枝病変を有する1,800人の患者を,DESを用いたPCI群とCABG群に無作為に割り付けた前向き研究で,一次エンドポイントは12か月の時点での死亡,脳卒中,心筋梗塞,再血行再建術の複合によるものである。血管内治療を行う循環器医と心臓外科医がともに,それぞれの患者に対し,解剖学的に同等の血行再建術が施行されうるかを確かめるために協力しているという点は注目すべきことである。PCI群により有効な薬物治療が行われていたという差があったにも関わらず,1年後の一次エンドポイントはCABG群に良好な結果が得られ(PCI群17.8％,CABG群12.1％,$p=0.0015$),PCI群は非劣性を証明することはできなかった。死亡と心筋梗塞というクリニカルエンドポイントは,統計的に

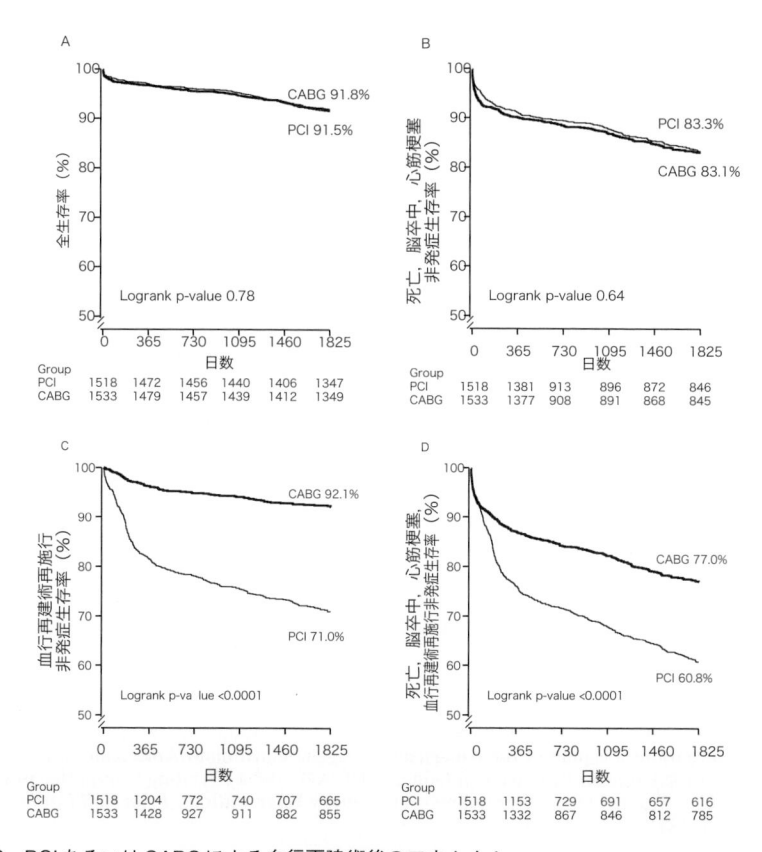

図2.6 PCIあるいはCABGによる血行再建術後のアウトカム
A: 死亡率，B: 死亡，脳卒中，心筋梗塞，C: 血行再建術再施行，D: 死亡，脳卒中，心筋梗塞，血行再建術再施行。
Daemen J, et al. Long-term safety and efficacy of percutaneous coronary intervention with stenting and coronary artery bypass surgery for multivessel coronary artery disease a meta-analysis with 5-year patient-level data from the ARTS, ERACI-II, MASS-II, and SoS Trials. Circulation. 2008;118:1146-1154.

両群に差は認めず，また，脳卒中に関してはPCI群の方が優れていた（PCI, 0.6％，CABG, 2.2％, p=0.003）。予想されたように，一次エンドポイントは，PCI群において再血行再建術が有意に多かったことによってもたらされた結果である（PCI群13.7％，CABG群5.9％，p<0.0001）。FREEDOM試験は約1,500人の患者が登録されており（シロリムス溶出性ステント vs. CABG），この問題を今後示していくだろう。

参考文献

ガイドラインと分類法

1 Gibson CM, et al. TIMI frame count: a quantitative method of assessing coronary artery flow. *Circulation.* 1996; 93: 879–88.

連続変数として冠動脈血流を定量化する新しい方法が記述されている。合計393人（急性心筋梗塞315人と心筋梗塞ではない78人）が分析され，TIMIフレームカウントが再現可能な指標であった（2回のインジェクションの違いは4.7±3.9フレーム）。正常患者ではLADが完全に造影されるのに，RCAとLCXの1.7倍を要した（36.2 vs. 20.4/22.2フレーム，いずれも$p<0.001$）。修正フレームカウント（LADは1.7で割った）は血栓溶解後90分では39.2で，18から36時間後では31.7フレームで（$p<0.001$）いずれもMIのない患者より多かった。

2 Zaacks SM, et al. Value of the American College of Cardiology/American Heart Association stenosis morphology classification for coronary interventions in the late 1990s. *Am J Cardiol.* 1998; 82: 43–9.

1994年6月から1996年10月の連続957インターベンション1,404病変の前向き分析。手技の成功率は91.9％であった。タイプA，B1，B2では成功率に有意差はなかったが（96.3％，95.5％，95.1％），いずれもタイプCよりは成績がよかった（88.2％，$p<0.003$, $p<0.004, p=0.0001$）。重回帰分析ではCTOと血管蛇行が手技失敗の予測因子であった。病変タイプはデバイス使用または合併症の予測因子ではなかった。合併症の予測因子は，分岐部病変（$p=0.0045$），血栓の存在（$p=0.0001$），保護不可能な主要枝がある病変（$p=0.0468$），変性した静脈グラフト（$p=0.0283$）であった。

3 Smith SC Jr, et al. ACC/AHA/SCAI 2005 guideline update for percutaneous coronary intervention: a report of the American College of Cardiology/American Heart Association Task Force on Practice Guidelines (ACC/AHA/SCAI Writing Committee to Update the 2001 Guidelines for Percutaneous Coronary Intervention). *J Am Coll Cardiol.* 2006; 47: e1–121.

この総合的なガイドラインは，血管造影およびPCIを受ける患者の，予想される結果や適応の基準，内科的管理についてまで，また経皮的心肺補助技術など，最先端まですべてのことを記述している。

4 King SB 3rd, et al. 2007 focused update of the ACC/AHA/SCAI 2005 guideline update for percutaneous coronary intervention: a report of the American College of Cardiology/American Heart Association Task Force on Practice guidelines. *J Am Coll Cardiol.* 2008; 51: 172–209.

前述の2005年ガイドラインの部分改訂。主に，NSTEMIの侵襲的戦略，STEMIの複雑な戦略，薬剤溶出ステントや抗血小板療法について記述されている。

5 Eagle KA, et al. ACC/AHA 2004 guideline update for coronary artery bypass graft surgery: a report of the American College of Cardiology/American Heart Association Task Force on Practice Guidelines (Committee to Update the 1999 Guidelines for Coronary Artery Bypass Graft Surgery). *Circulation.* 2004; 110: e340–437.

米国胸部外科学会，胸部外科医学会の共同によって，内服治療やPCIと比較した，CABG手術合併症や術中・術後の患者管理について書かれている。高齢者や併存疾患，低左心機能，心移植といった特別な患者についても触れられている。1999年ガイドラインからCABGのことについて改訂された。

6 Kushner FG, et al. 2009 focused updates: ACC/AHA guidelines for the management of patients with ST-elevation myocardial infarction (updating the 2004 guideline and 2007 focused update) and ACC/AHA/SCAI guidelines on percutaneous coronary intervention (updating the 2005 guideline and 2007 focused update) a report of the American College of Cardiology Foundation/American Heart Association Task Force on Practice Guidelines. *J Am Coll Cardiol*. 2009; 54: 2205–41.

　もっとも新しいこのガイドラインは主にPCI患者 (とくに急性STEMIの緊急状態やUA/NSTEMIの早期侵襲的治療) に対する補助的な内服薬の選択と投与時期について書かれている。加えて，FFR測定の推奨，保護されていない左主幹部病変のPCI，急性STEMIにおけるステント選択について訂正している。

術者および病院の手術件数と結果の関係

7 Jollis JG, et al. The relation between the volume of coronary angioplasty procedures at hospitals treating Medicare beneficiaries and short-term mortality. *N Engl J Med*. 1994; 331: 1625–9.

　1987年から1990年までのPTCAを受けた218,000人のメディケア患者の分析。PTCA件数の多い上位10%の施設と少ない下位10%の施設 (年間50件足らず) での死亡率に有意差が認められた(2.5% vs. 3.9%)。また，CABG施行率の差もこれら施設間で認められた(2.8% vs. 5.3%)。

8 Kimmel SE, et al. The relationship between coronary angioplasty procedure volume and major complications. *JAMA*. 1995; 274: 1137–42.

　このコホート研究は手術件数の少ない病院で合併症が多いことを示した。コホートは心筋梗塞以外による初PTCA施行患者19,594人。治療件数が多いことは，低い死亡率 ($p = 0.04$)，緊急バイパス術 ($p < 0.001$)，主要合併症 ($p < 0.001$) と関連していた。多変量解析でもこれらの関連は保たれたが，死亡率は有意な差とはならなかった。年間200件未満の手術件数の病院とそれ以上の病院を比較したが，結果に違いはなかった。しかし，400から599件と600件以上の病院は200件未満の病院に対して主要合併症の補正オッズ比はそれぞれ0.66と0.54 ($p = 0.03$, $p = 0.001$)であった。

9 Jollis JG, et al. Relationship between physician and hospital coronary angioplasty volume and outcome in elderly patients. *Circulation*. 1997; 95: 2485–91.

　1992年に984病院6,115名の医師が治療した97,478人のメディケア患者が対象。手術件数の中央値は医師1人あたりわずか13件で，病院あたりでは98件であった。リスク因子調整後では，術者の手術件数が少なければバイパス手術率が上昇(年間25件未満3.8% 25–49件3.4% 50件以上2.6%, $p < 0.001$)し，病院の手術件数もバイパス手術率と死亡率に関連が認められた (年間100件未満3.9%, 12.9% 100–199件3.5%, 12.5% 200件以上3.0%, 12.3%, $p < 0.001$)。よい結果がみられるのは術者病院それぞれ年間75メディケア件数/年と200メディケア件数/年であった。論説ではこれらのデータはステント時代の初期のもので，GP IIb/IIIa阻害薬が使用される前のものだと指摘している。

10 Ritchie JL, et al. Association between percutaneous transluminal coronary angioplasty volumes and outcomes in the Healthcare Cost and Utilization Project 1993–1994. *Am J Cardiol*. 1999; 83: 493–7.

　214施設163,527件の分析では，年間400件以上の施設は200件未満の施設より優れている結果を示した。

11 Ritchie JL, et al. Coronary artery stent outcomes in a Medicare population: less emergency bypass surgery and lower mortality rates in patients with stents. *Am Heart J*. 1999; 138: 437–40.

1994-1996年度におけるメディケア支出のデータ分析。30万件の冠動脈形成術で合計74,836ステントが留置された。古典的血管形成術群とステント群のいずれにおいても，年間200件以上の手術件数の病院は，短期結果がより良好であった。

12 McGrath PD, et al. Relation between operator and hospital volume and outcomes following percutaneous coronary interventions in the era of the coronary stent. *JAMA*. 2000; 284: 3139-44.

65-99歳のメディケア患者に1997年に施行したPCIの分析。手術件数が年間30件未満の術者と60件以上の術者，80件未満の施設と160件以上の施設で比較した。件数の多い術者と件数の多い施設の組み合わせで30日間死亡率とCABG(4.6%)が少なかった。また，少ない術者と少ない施設の組み合わせではそれらが多かった(6.1%)。

13 Srinivas VS, et al. Effect of physician volume on the relationship between hospital volume and mortality during primary angioplasty. *J Am Coll Cardiol*. 2009; 53: 574-9.

ニューヨーク州の急性心筋梗塞のPCIレジストリの7,321例の患者データは，医師経験と病院の手術件数が結果に有意差をもたらすことを示した。手術件数の多い病院ではリスク因子調整後死亡率は手術件数の少ない医師のほうが多い医師より高かった（OR 0.58, 95% CI 0.39-0.86）。件数の多い病院と医師の組み合わせは少ない病院と医師の組み合わせより低い死亡率 (3.2% vs. 6.7%, $p = 0.03$) であったが，リスク調整後では有意な差はみられなかった(3.8% vs. 8.4%, $p = 0.09$)。

14 Vogt A. Hospital mortality from PCI is unrelated to procedural volume. presented at European Society of Cardiology 2009 Congress

入院PCI患者474病院の236,849症例で，ドイツの全国調査。全体の院内死亡率は2.2%であった。年齢，性別，STEMI，ショック，糖尿病，腎不全，心不全，左主幹部病変での調整後では病院の手術件数と死亡率には関連がみられなかった。これらのデータは施設の手術件数より術者の手術件数がより重要であることを示唆する。しかしドイツのデータをアメリカに適応するのは，ドイツの件数の少ない病院よりアメリカのそれはさらに件数が少ないため注意を要する。

15 Nallamothu BK, et al.; National Registry of Myocardial Infarction (NRMI) Investigators. Relation between hospital specialization with primary percutaneous coronary intervention and clinical outcomes in ST-segment elevation myocardial infarction: National Registry of Myocardial Infarction-4 analysis. *Circulation*. 2006; 113: 222-9.

NRMI（National Registry of Myocardial Infarction）においてSTEMI患者に対して直接的PCIと血栓溶解療法を行った比率によって病院を分け，結果を評価した。直接的PCI率がもっとも高かった施設群（＞88.5%）はもっとも院内死亡率が低かった（もっとも高い群と低い群での調整後RR 0.64, $p = 0.006$）。これらの違いは血栓溶解療法で治療された患者までは及ばなかった。加えて，来院から初回バルーン拡張までの時間はもっともPCI率が高い群で有意に短かった(99.6分 vs. 118.3分, $p < 0.001$)。

16 Pride YB, et al.; NRMI Investigators. Outcomes among patients with non-ST-segment elevation myocardial infarction presenting to interventional hospitals with and without on-site cardiac surgery. *JACC Cardiovasc Interv*. 2009; 2: 944-52.

2004-2006年のNRMI（National Registry of Myocardial Infarction）におけるNSTEMI患者100,071人において，病院に現場の心臓外科がいるかいないかでの死亡率を評価した。PCIの有無にかかわらず，外科を擁する施設の院内死亡率が低く (5.0% vs. 8.8%, $p < 0.001$)，アスピリンやβ遮断薬やスタチンの投与がなされる傾向にあり（すべて$p < 0.05$），PCI率が高かった(38.4% vs. 14.1%, $p < 0.001$)。しかし内服薬や病院背景などを調整した後の分析では，死亡率の違いはほとんどなくなり（HR 0.98, $p = 0.0050$），PCI

施行患者の死亡率はほとんど同一であった (1.3% vs. 1.0%, $p = 0.51$)。

技術面

17 Grüntzig AR, et al. Nonoperative dilatation of coronary-artery stenosis: percutaneous transluminal coronary angioplasty. *N Engl J Med.* 1979; 301: 61–8.

バルーン血管形成術の最初の主要報告で,狭心症(平均期間13か月)の50人の患者に血管形成術が施行された。全患者は手技前日から3日間アスピリン1日1gを,手技中はヘパリンとデキストランを投与され,6–9か月のフォローアップ期間にはワルファリンが投与された。手技成功率は64%であった。5人がCABGを要し,3人が心筋梗塞を発症した。

18 Metz D, et al. Comparison of 6F with 7F and 8F guiding catheters for elective coronary angioplasty: results of a prospective, multicenter, randomized trial. *Am Heart J.* 1997; 134: 131–7.

この試験は6Fカテーテルの使用が出血や手技による合併症を減らすことを示した。EFが30%以上で6Fカテーテルが適合できる460人の患者が登録された。手技成功率(87% 6F, 88% 7Fと8F)とステント使用率 (21% 6F, 25% 7Fと8F) に違いはみられなかった。6Fでは大腿穿刺部合併症が約40%少なく (13.8% vs. 23.5%, $p < 0.01$),手技時間と透視時間が短く,造影剤量が少なく,シース抜去後の大腿部圧迫時間が短かった (11.7分 vs. 14.1分, $p < 0.01$)。

19 Sciahbasi A, et al. Arterial access-site-related outcomes of patients undergoing invasive coronary procedures for acute coronary syndromes (from the ComPaRison of Early Invasive and Conservative Treatment in Patients With Non-ST-ElevatiOn Acute Coronary Syndromes [PRESTO-ACS] Vascular Substudy). *Am J Cardiol.* 2009; 103: 796–800.

PRESTO-ACS研究でのPCIを受けた患者のサブセットでアクセスサイト関連の合併症について調査した。すべての患者はNSTEMI ACSに対してPCIが行われ,臨床的イベントの結果は,経大腿動脈も経橈骨動脈も違いがなかった (2.9% vs. 2.6%, $p = 0.79$)。経橈骨動脈では出血が少なかった (2.4% vs. 0.7%, $p = 0.03$)。1年後のフォローアップでは経橈骨動脈患者は死亡あるいはMI発生率が低く (8.3% vs. 4.9%, $p = 0.05$),出血も少なかった (2.7% vs. 0.7%, $p = 0.03$)。留意しなければならないのは,無作為化されておらず後ろ向き研究であることである。

20 Pristipino C, et al.; Prospective REgistry of Vascular Access in Interventions in Lazio Region Study Group. Major improvement of percutaneous cardiovascular procedure outcomes with radial artery catheterisation: results from the PREVAIL study. *Heart.* 2009; 95: 476–82.

9施設の,実際の臨床においてPCIを受けた連続1,052人の観察研究で,経橈骨動脈が509人,経大腿動脈が543人であった。主要な出血,小規模な出血,手技に伴う脳卒中,アクセスサイト合併症が複合一次エンドポイントであった。これらのイベントは経橈骨アクセス群で低かった (1.96% vs. 4.2%, $p = 0.03$)。この結果は多変量解析後でもみられた (OR 0.37, 95% CI 0.16–0.84)。

造影剤

21 Grines CL, et al. A randomized trial of low osmolar ionic versus nonionic contrast media in patients with myocardial infarction or unstable angina undergoing percutaneous transluminal coronary angioplasty. *J Am Coll Cardiol.* 1996; 27: 1381–6.

211人の急性心筋梗塞または不安定狭心症患者に対する無作為化比較試験では,イオ

ン性低浸透圧造影剤の使用は心筋虚血の合併症のリスクを減少させることが示された。PTCA時に非イオン性またはイオン性の低浸透圧造影剤が使用された。イオン性低浸透圧造影剤群では最初の入院時に再冠動脈造影を必要とする(3.0% vs. 11.4%, $p=0.02$)あるいは再PTCAを必要とする(1.0% vs. 5.8%, $p=0.06$)心筋虚血の再発率は低値であった。1か月の時点でイオン性低浸透圧造影剤群ではバイパス術の必要性は減少し(0% vs. 5.9%, $p=0.04$),あらゆる狭心症の症状(8.5% vs. 20.0%, $p=0.04$)または安静時胸痛(0% vs. 5.9%, $p=0.04$)が減少した。

22 Schräder R, et al. A randomized trial comparing the impact of a nonionic (Iomeprol) versus an ionic (Ioxaglate) low osmolar contrast medium on abrupt vessel closure and ischemic complications after coronary angioplasty. *J Am Coll Cardiol.* 1999; 33: 395–402.

　この前向き,無作為化比較試験はPTCAを施行された2,000人の患者から構成された。再インターベンションを必要とする冠動脈再閉塞の頻度は両群間で差は認められなかった。カテ室内では2.9%(イオメプロール:非イオン性) vs. 3.0%(イオキサグレート:イオン性),カテ室退出後では3.1%(イオメプロール:非イオン性) vs. 4.1%(イオキサグレート:イオン性)であった。重大な心筋虚血の合併症の発生頻度は同等であった(緊急CABG 0.8% vs. 0.7%,心筋梗塞1.8% vs. 2.0%,院内心臓死0.2% vs. 0.2%)。イオメプロール群では冠動脈解離(31.6% vs. 25.7%, $p=0.004$)やステント使用の比率(31.6% vs. 25.7%, $p=0.004$)が高値であった。一方,治療を必要とするアレルギー反応はイオキサグレート群のみに発生した(0.9%, $p=0.002\%$)。

23 Davidson CJ, et al. Randomized trial of contrast media utilization in high-risk PTCA: the COURT trial. *Circulation.* 2000; 101: 2172–7.

　リスクの高いインターベンション治療される856患者が無作為化され,非イオン性等浸透圧造影剤群(イオジキサノール群)とイオン性低浸透圧造影剤群(イオキサグレート群)に割り付けられた。造影上,手技成功率は非イオン性等浸透圧造影剤群が高値(92.2% vs. 85.9%, $p=0.004$)だった。一次エンドポイントである院内心筋梗塞,急性閉塞,再冠動脈造影,緊急再冠動脈インターベンションは非イオン性等浸透圧造影剤群が低値(5.4% vs. 9.5%, $p=0.027$)であった。多変量解析でも同様の違いを認めた($p=0.01$)。

24 Bertrand ME, et al.; Visipaque in Percutaneous Transluminal Coronary Angioplasty [VIP] Trial Investigators. Influence of a nonionic, iso-osmolar contrast medium (iodixanol) versus an ionic, low-osmolar contrast medium (ioxaglate) on major adverse cardiac events in patients undergoing percutaneous transluminal coronary angioplasty: A multicenter, randomized, double-blind study. *Circulation.* 2000; 101: 131–6.

　この前向き,無作為化,並行比較,二重盲試験には1,411人が登録され,患者はPTCA中イオジキサノール群(非イオン性等浸透圧造影剤)とイオキサグレート群(イオン性低浸透圧造影剤)に割り付けられた。2日以内での複合一次エンドポイント(死亡,脳血管障害,心筋梗塞,CABG,再PTCA),1か月以内での複合一次エンドポイントでは両群に有意差を認めなかった。しかしイオジキサノール群ではイオキサグレート群と比較し過敏症反応($p=0.007$)と薬疹($p=0.002$)の発生率は低値であった。

25 Solomon RJ, et al.; Investigators of the CARE Study. Cardiac Angiography in Renally Impaired Patients (CARE) study: a randomized double-blind trial of contrast-induced nephropathy in patients with chronic kidney disease. *Circulation.* 2007; 115: 3189–96.

　多施設,無作為化,二重盲比較試験に登録され冠動脈造影施行した慢性腎臓病患者414人をイオパミドール群(796 mOsm/kg)とイオジキサノール群(290 mOsm/kg)に割り付けられた。イオパミドール群の4.4%とイオジキサノール群の6.7%に5 mg/dL以

上の血清クレアチニン上昇 ($p=0.39$：初期成績として) を認めた。一方サブ解析として糖尿病患者ではイオパミドール群の5.1%とイオジキサノール群の13.0%に5 mg/dL以上の血清クレアチニン上昇 ($p=0.11$) を認めた。著者らは数字上ではイオパミドール群の方が好ましいように思われるが，両造影剤群は同等で臨床上有意差はないと締めくくっている。

26 Mehran R, et al. Ionic low-osmolar versus nonionic iso-osmolar contrast media to obviate worsening nephropathy after angioplasty in chronic renal failure patients: the ICON (Ionic versus non-ionic Contrast to Obviate worsening Nephropathy after angioplasty in chronic renal failure patients) study. *JACC Cardiovasc Interv.* 2009; 2: 415-21.

146人の腎機能障害（そして造影剤腎症のリスクの高い）のある患者146人をイオジキサノール群（非イオン性等浸透圧造影剤）とイオキサグレート群（イオン性低浸透圧造影剤）に割り付け，造影後0~3日間での血清クレアチニン上昇のピークの中央値を比較した。一次エンドポイントは両群に差は認めなかった（イオジキサノール 0.09 mg/dL vs. イオキサグレート群 0.15 mg/dL, $p=0.07$）。しかし著者らは腎保護療法としてN-アセチルシステインの使用が両造影剤群の差を減らしているかもしれないのでより大規模研究が必要であると警告している。

病変評価（冠血流予備量比と血管内超音波）

27 Pijls NH, et al. Measurement of fractional flow reserve to assess the functional severity of coronary-artery stenoses. *N Engl J Med.* 1996; 334: 1703-8.

胸痛と約50%中等度冠動脈狭窄のある連続患者45人に自転車負荷，タリウムシンチグラム，ドブタミン負荷心エコー，冠動脈造影検査を施行した。FFR 0.75未満を示した21人すべてに少なくとも1つの非侵襲的検査で虚血の再現を得た。血行再建術（PTCAかCABG）施行後にすべての陽性検査の結果は正常に復した。一方，FFR 0.75以上を示した24人中21人はすべての非侵襲的検査において虚血の再現は認めなかった。これらの患者は14か月のフォローアップ中血行再建術は施行されなかった。虚血発現のFFRの感度88%，特異度100%，陽性予知率100%，陰性予知率88%，精度93%を示した。

28 Fitzgerald PJ, et al.; CRUISE Investigators. Final results of the Can Routine Ultrasound Influence Stent Expansion (CRUISE) study. *Circulation.* 2000; 102: 523-30.

Stent Anti-Thrombotic Regimen Study (STARS) に参加した45施設中16施設522人をIVUSガイド下ステント留置群が血管造影ガイド下ステント留置群と比較して良好な結果を得られるかを決定するためにIVUSサブ解析として登録した。9か月後IVUSガイド群はより大きいMLD (2.9 mm vs. 2.7 mm, $p<0.001$)，より低い残存狭窄率 (7.6% vs. 9.8%, $p<0.001$)，より高いバルーンサイズと拡張気圧 (3.88 mm vs. 3.69 mm, 18.0 atm vs. 16.6 atm, $p<0.001$) を示した。IVUS群は有意に低率なTVR率 (8.5% vs. 15.3%, $p<0.05$) を示したが死亡，心筋梗塞に差は認めなかった。IVUS情報に基づいた追加治療は36%の患者に施行された（高圧拡張59%，より大きなサイズのバルーン33.7%，追加ステント7%）。要約するとIVUSガイド下ステント留置群は血管造影ガイド下ステント留置群と比較してステント拡張を改善しより低いTVRをもたらした。

29 Bech GJ, et al. Fractional flow reserve to determine the appropriateness of angioplasty in moderate coronary stenosis: a randomized trial. *Circulation.* 2001; 103: 2928-34.

2.5 mm以上の血管径で，かつ50%以上の中等度狭窄のPTCA施行予定の325例をFFR 0.75以上に基づきdeferred PTCAとした群の安全性，有効性を，PTCA施行群と比較検討した。2か月以内に再現性の虚血を認めた群は除外した。FFR 0.75未満を示した144例はPTCAを施行した（対照群）。FFR 0.75以上を示した181例をインターベンショ

ン群（performance群）と薬剤群（deferral群）に1：1に割り付けた．一次エンドポイントは死亡，心筋梗塞，PTCA，主要インターベンションを必要とする手技関連合併症からなる2年後の心イベント回避とした．2年後イベント回避率はperformance群（83％），薬剤群（89％）は対照群（78％）と比較し有意に高率だった．狭心症回避率はperformance群，薬剤群はほぼ同等（50％ vs. 49％ 1年，51％ vs. 70％ 2年）であった．それに対し対照群は有意に高率であった（1年67％，80％ 2年）．

30 **Bishop AH, et al. Fractional flow reserve: critical review of an important physiologic adjunct to angiography.** *Am Heart J.* 2004; 147: 792–802.

著者らはFFRを計測することがステント留置後の結果を評価することと同様に，他の心外膜疾患（微小血管病変，左室肥大症，糖尿病など）に影響されるとしても測定することが重要であることをレビューした．さらに筆者らはもっとも適した病変にステント留置するトリアージとしてFFRを用いることができるか論じている．

31 **Christou MA, et al. Meta-analysis of fractional flow reserve versus quantitative coronary angiography and noninvasive imaging for evaluation of myocardial ischemia.** *Am J Cardiol.* 2007; 99: 450–6.

冠動脈病変の評価を，FFRとQCAや非侵襲的画像診断で評価を比較している．31研究を検討した．それぞれの検査法の感度，特異度，またROC曲線で評価した．著者らはFFRやドブタミン負荷心エコーが機能的狭窄病変の予測因子となるのに対しQCAは予測因子とはならないと結論している．

32 **Tonino PA, et al.; FAME Study Investigators. Fractional flow reserve versus angiography for guiding percutaneous coronary intervention.** *N Engl J Med.* 2009; 360: 213–24.

20施設において，多枝冠動脈疾患患者1,005例を，PCI施行時の薬剤溶出性ステント留置を血管造影の単独ガイド下で行う群と，血管造影とFFR測定の併用ガイド下で行う群のいずれかに無作為に割り付けた．無作為化の前に，PCIを要する病変を血管造影所見に基づいて同定した．血管造影ガイド下でPCIを行う群では適応となったすべての病変に対してステント留置を行い，FFRガイド下でPCIを行う群ではFFRが0.80以下の場合にのみステント留置を行った．一次エンドポイントは1年後の死亡率，非致死性心筋梗塞発生率，血行再建術再施行率とした．1年間のイベント発生率は，血管造影群で18.3％（91例），FFR群で13.2％（67例）であった（$p=0.02$）．さらに患者あたりの使用ステント数は，FFR群で少なかった（2.7 vs. 1.3, $p<0.001$）．一方治療適応病変数は，同等であった（2.7 vs. 2.8, $p=0.34$）．この臨床試験において多枝冠動脈疾患患者に対する薬剤溶出性ステントを用いたPCIの施行時にFFRを測定を行うことにより，ステント数を減らすだけでなく1年後の臨床結果を改善させた．

33 **Mudra H, et al.; OPTICUS (OPTimization with ICUS to reduce stent restenosis) Study Investigators. Randomized comparison of coronary stent implantation under ultrasound or angiographic guidance to reduce stent restenosis (OPTICUS Study).** *Circulation.* 2001; 104: 1343–9.

前向き，無作為化試験で550人の症候性冠動脈病変もしくは無症候性虚血の患者に対し，IVUSガイド下か血管造影ガイド下での2つ以下のステント植え込みする群に割り付けられた．6か月後内腔径（IVUSガイド群1.95 mm vs. アンギオガイド群1.91 mm），再狭窄率（24.5％ vs. 22.8％）に両群に差は認めなかった．1年後両群のMACE，再PCIの頻度は同等であった．

34 Chamuleau SA, et al.; Intermediate Lesions: Intracoronary Flow Assessment versus 99mTc-MIBI SPECT(ILIAS) Investigators. Prognostic value of coronary blood flow velocity and myocardial perfusion in intermediate coronary narrowings and multivessel disease. *J Am Coll Cardiol.* 2002; 39: 852–8.

PTCAを予定されている安定多枝病変の191例に前向き多施設試験を施行した。ドップラーガイドワイヤーを用いて他枝の中等度狭窄末梢におけるCFVRを測定した。SPECT陰性かCVFRが2.0以上の場合には中等度狭窄病変に対するPTCAは延期された。中等度狭窄病変に対するPTCAは182例で延期された。1年後CFVRはSPECTと比較し主要心イベントのより正確な指標であった。多変量解析ではCFVRは心イベントの唯一の有意な予測因子であった。

35 Albertal M, et al.; Doppler Endpoints Balloon Angioplasty Trial Europe (DEBATE) II Study Group. Coronary flow velocity reserve after percutaneous interventions is predictive of periprocedural outcome. *Circulation.* 2002; 105: 1573–8.

計379例のDEBATE IIの患者でドップラーフローガイド下血管形成術を施行した。PTCA前のCFVR測定と対照血管のCFVRはバルーン形成術後の正常CFVR (2.5以上)の独立した因子であった。手技後の低CFVR (2.5未満)は30日後の心イベント (OR4.71, $p = 0.034$)や1年後心イベント (OR2.06, $p = 0.014$)の独立した予測因子であった。30日後の心イベントを除外すると1年後心イベント発生率は手技後のCFVR2.5未満と2.5以上群に差は認めなかった。

血行再建術と内科的治療の比較

36 Parisi AF, et al.; Veterans Affairs ACME Investigators. A comparison of angioplasty with medical therapy in the treatment of single-vessel coronary artery disease. *N Engl J Med.* 1992; 326: 10–6.

デザイン：前向き，無作為化，多施設研究。一次エンドポイントは運動耐容量変化，狭心症発作頻度そしてニトログリセリン使用。

目的：有意冠動脈病変が1か所で患者に対する内科的治療とPOBAの比較。

対象：212人の70から99％の単一狭窄を有する患者。

治療法：内科的治療としては経口ISDNと，舌下ニトログリセリンそして/あるいはβ遮断薬そして/あるいはCa拮抗薬が投与された。POBA群では，手技の前および手技後一か月間Ca拮抗薬が投与され，手技の最中と12時間後までヘパリンとニトログリセリンが投与された。全例1日325 mgの経口アスピリンが投与された。

結果：POBA成功率は80％であり，狭窄度は76％から36％に低下した。PTCA群では，より少ない狭心症 (64％ vs. 46％, $p < 0.01$)，よりよい運動耐容量 (試験開始前に比べた6か月後の値で+2.1分 vs. +0.5分, $p < 0.0001$)，そしてよりQOLが改善 (+8.6 vs. +2.4単位, $p = 0.03$) した。しかし，PTCAはより多くの合併症 (緊急CABGが2例であり，5例で心筋梗塞 (内科的3例)，16例で再PTCA) がみられた。

37 Folland ED, et al.; Veterans Affairs ACME Investigators. Percutaneous transluminal coronary angioplasty versus medical therapy for stable angina pectoris: outcomes for patients with double-vessel versus single-vessel coronary artery disease in a Veterans Affairs Cooperative randomized trial. *J Am Coll Cardiol.* 1997; 29: 1505–11.

デザイン：前向き，無作為化，二重盲検，多施設研究。

目的：冠動脈病変が存在する慢性狭心症患者に対するPOBAと内科的治療の比較。

対象：トレッドミル試験陽性の安定型狭心症328例：101例は二枝病変 (近位部2/3に70％以上狭窄) と，227例の一枝病変。

除外基準：内科的治療に反応しない不安定狭心症，以前に再血行再建が行われた，あるいは左室駆出率30％以下。

治療：内科的治療あるいはPOBA。

結果：二枝病変患者では，トレッドミル運動負荷時間（研究開始後2ないし3年の時点），狭心症からの解放あるいはQOLにおいて有意な差は認められなかった。しかし，心筋シンチでの灌流改善はPTCA群の方が，少なく（59％ vs. 75％），また最高狭窄度の平均は高かった（74％ vs. 56％）。一枝病変患者においては，POBA群でより運動時間が改善（+2.1 vs. +0.6分，$p < 0.001$）し，QOL（+7.1 vs. +1.5，$p = 0.01$）も，狭心症が無くなる頻度（48％ vs. 63％，$p = 0.02$）も良好であった。

38 RITA-2 trial participants. Coronary angioplasty versus medical therapy for angina: the second Randomised Intervention Treatment of Angina (RITA-2) trial. *Lancet*. 1997; 350: 461–8.

デザイン：前向き，無作為化，二重盲検，多施設研究。一次エンドポイントは死亡と非致死的心筋梗塞。観察期間は2.7年。

目的：内科的保存療法でもPOBAでも適当と判断された患者における両治療の比較。

対象：1,018例の患者，grade 2狭心症53％，47％が以前に心筋梗塞，7％のみが三枝病変。

除外基準：7日以内に不安定狭心症であったもの，左主幹部病変，早期再血行再建が必要あるいは予定される者。

治療法：内科的治療あるいはPOBA。POBA群では，POBAは中央値5週で93％の症例に対して行われた。

結果：POBA群では死亡＋心筋梗塞発症率が高かった（6.3％ vs. 3.3％，$p = 0.02$）。ほとんどの場合，利点は手技関連イベントに寄与した。しかし，PTCA群では2年の時点でgrade 2狭心症は7％少なく，3か月の時点でより長いトレッドミル運動時間が得られた（+35秒，$p < 0.001$）。

39 Boden WE, et al.; COURAGE Trial Research Group. Optimal medical therapy with or without PCI for stable coronary disease. *N Engl J Med*. 2007; 356: 1503–16.

デザイン：前向き，無作為化，多施設研究一次エンドポイントは中央値4.6年の時点での死亡，非致死性心筋梗塞の複合エンドポイント。

目的：最適な内科的治療法に比して，安定冠動脈病変患者において臨床イベント発症を防ぐために，ステント植え込みが優れているかを検討する。

対象：有意冠動脈病変（少なくとも心外膜冠動脈一枝以上に70％超の狭窄を有する）があり，客観的な虚血の徴候（心電図あるいは負荷）を伴うが，不安定狭心症を除く2,287例。

治療：患者は最適な内科的治療あるいは，ステントによる再灌流療法に無作為化された。最適な内科治療とは，ステント植え込みの場合には2剤抗血小板療法を，さらに持続性メトプロロール，アムロジピン，硝酸イソソルビド，強力な脂質低下療法（LDLの目標が60–85 md/dL），レニン・アンジオテンシン系拮抗薬，そしてHDLを上昇させる治療である。PCI群では，ほとんどの者がDESでなくBMSで治療されたが，6か月間はこれらの治療が継続された。

結果：両群の一次エンドポイント発生頻度に有意な差は認められなかった（PCI群で19.0％，内科的治療群で18.5％，$p = 0.62$）。この結果は，脳卒中を加えた場合でも同様であり，また急性冠症候群や心筋梗塞による再入院についても同様であった。内科的治療群では，再灌流療法（PCI or CABG）の頻度が有意に高かった（内科的治療群32.6％ vs. PCI群21.1％，$p < 0.001$）。

結論：この試験は，安定した固定病変を有する狭心症患者におけるステント治療のゴールをはっきりさせるために行われた。ここで注目しなければならない点としては，(a)

DESが使われた患者はほとんどいなかった，(b)患者は研究者によって，行われ，判定された冠動脈造影の後にはじめて無作為化された（したがって，研究に入れるかどうかという点でバイアスが存在した可能性がある）。しかし，そもそもこの研究は，プラーク破裂の結果心筋梗塞に陥る病変は，冠動脈造影上きつい狭窄病変でない，という前提になりたっている。

ステント研究

ステント植え込みと POBA の比較

40 Fischman DL, et al.; Stent Restenosis Study Investigators. A randomized comparison of coronary-stent placement and balloon angioplasty in the treatment of coronary artery disease. *N Engl J Med.* 1994; 331: 496–501.

デザイン：前向き，無作為化，オープンラベル，多施設研究。一次エンドポイントは冠動脈造影上の再狭窄。
目的：新規冠動脈病変に対する待機的POBAとPSステント植え込みの臨床経過と再狭窄から見た比較。
対象：冠動脈径3 mm以上で病変長15 mm以下の70％以上の新規病変を有する410名の患者。
除外基準：7日以内の心筋梗塞，EF＜40％，瀰漫性冠動脈病変，左主幹部病変，そして造影上血栓を認める場合。
治療：POBAあるいはPSステント植え込み全例で325 mg/日のアスピリンが投与された。ステント植え込みの場合には，デキストラン（治療2日前に開始）および，ヘパリンは治療前に1万–1万5千Uが投与され，シース抜去後4から6時間点滴投与された，1か月間ベルサンチン75 mg×3/日とワルファリンが投与された。
結果：ステント群ではよりよい手技成功（96.1％ vs. 89.6％，$p<0.011$），大きな内径（1.7 mm vs. 1.2 mm，$p<0.001$，6か月で1.56 vs. 1.24 mm，$p<0.01$）そして，低い6か月再狭窄率（31％ vs. 42％，$p<0.0469$）であった。2群間で早期（0から14日）臨床事象に有意差は無かった（10.5％ vs. 15％）。有意差はなかったが，ステント群では再血行再建術率が低値だった（10％ vs. 15％，$p<0.06$）。1年の経過観察では，ステント群の154例（75％）と，POBA群の141例（70％）で有害事象（死亡，心筋梗塞，再血行再建術）を認めなかった。
コメント：1年間の費用分析では，追跡期間での費用は少なかったが，全体では800ドル，ステントの方が費用が高額であった。

41 Serruys PW, et al.; Benestent Study Group. A comparison of balloon-expandable-stent implantation with balloon angioplasty in patients with coronary artery disease. *N Engl J Med.* 1994; 331: 489–95.

デザイン：前向き，無作為化，多施設研究。一次エンドポイントは入院中の死亡，脳卒中，心筋梗塞，CABGあるいは再血行再建術。
目的：新規冠動脈病変による安定狭心症における，待機的POBAとステント植え込みの比較。
対象：30歳から75歳で，3 mm以上の冠動脈に15 mm以下の新規病変を有する一枝病変の安定狭心症520例。
治療：POBAあるいはPSステント植え込み全例250から500 mg/日のアスピリンと，75 mg×3/日のベルサンチン（手技1日前に開始し，6か月間継続）が投与された。ヘパリン1万Uが手技前に投与され，ステント植え込みの場合には，デキストラン1,000 mLが6–8時間かけて投与され，その後ワルファリンが3か月間（INR 2.5–3.5）投与された。

結果：入院期間中の死亡，脳卒中，心筋梗塞あるいはその後の再血行再建術は両群で差はなく，これらすべて合計発生頻度にも差はなかった (6.2% vs. 6.9%)。7か月目の複合一次エンドポイントはステント群で有意に低値 (20.1% vs. 29.6%, $p = 0.02$) であり，この差は，主として2回目のPTCAが少ないことに起因した(10% vs. 20.6%, $p = 0.01$)。1年の経過観察でも同様な死亡，心筋梗塞，CABGであったが，ステント群では一次エンドポイントが26％少なかった (23% vs. 31%, $p = 0.04$)，これは再PTCA率が約50%少ない (10% vs. 21%, $p = 0.001$) からであった。5年の経過観察では，ステント群ではTVR率が絶対的に10％低値であった (17.2% vs. 27.3%, $p = 0.008$: J Am Coll Cardiol 2001; 37: 1598–600)。

コメント：ステント植え込みは再インターベンション率を低下させるが，主要臨床有害事象には影響しない。ステント群で入院期間が長いのは，強力な抗血栓治療に起因した。

42 Serruys PW, et al.; Benestent Study Group. Randomised comparison of implantation of heparin-coated stents with balloon angioplasty in selected patients with coronary artery disease (Benestent II). *Lancet*. 1998; 352: 673–81.

デザイン：前向き，無作為化，二重盲検，多施設研究。一次エンドポイントは6か月での死亡，心筋梗塞と再血行再建術。

目的：新規冠動脈病変患者におけるPOBAとステント植え込みの比較。

対象：血管経3 mm以上，病変長18 mm以下の一つないし複数の新規冠動脈病変を有する安定あるいは安定化された不安定狭心症患者827例。

除外基準：左主幹部，分枝血管径が2.0 mm以上ある分岐部病変，EF<30%, 7日以内の心筋梗塞。

治療：ヘパリン・コーティング・ステント (10, 15あるいは20 mm) 植え込みあるいはPOBA，さらに，臨床的あるいは冠動脈造影的経過観察に1:1に追加無作為化された。ステント群ではチクロピジン250 mg×2/日が1か月間投与された。

結果：ステント群では一次エンドポイント発生が大体1/3低値であった (12.8% vs. 19.3%, $p = 0.013$)。30日でのステント血栓症率はたった0.2%であった。血管造影が行われたサブグループでは，ステント群でより大きな内腔径 (1.89 mm vs. 1.66 mm, $p = 0.0002$) と，少ない再狭窄率 (165 vs. 31%, $p = 0.0008$) が認められた。臨床経過観察群では，ステント群で1年イベント回避生存率が良好であった(89% vs. 79%, $p = 0.004$, RRs：心有害事象 0.66，TVR 0.60))。血管造影を行ったステント群では，臨床経過観察ステント群に比して，2.5倍再PTCAが行われた (13.5% vs. 5.4%) が，これはPOBA群では1.5倍にしか過ぎなかった(18.7% vs. 12.4%)。

43 Betriu A, et al. Randomized comparison of coronary stent implantation and balloon angioplasty in the treatment of de novo coronary artery lesions (START): a four-year follow-up. *J Am Coll Cardiol*. 1999; 34: 1498–506.

デザイン：前向き，無作為化，多施設研究一次エンドポイントは，6か月再狭窄率と，4年の臨床観察における死亡，心筋梗塞，TVRの複合観察項目。

目的：POBAと比較して新規冠動脈病変ではステント植え込み治療がより低い再狭窄率を有し，長期のよりよい臨床経過を示すかどうかの検討。

対象：安定あるいは不安定狭心症452名。

治療：ステント植え込み229例とPOBA 223例ステント植え込みの場合にはアスピリン，ジピリダモール，デキストラン，Ca拮抗薬，ヘパリン，ワルファリン，これは最初の100例のみで，その後はデキストラン，ジピリダモール，ワルファリンを中止し，チクロピジンに代えられた。

結果：手技成功率はPOBA群84％，ステント群95％。6か月後には，ステント群では再

狭窄率がPOBA群よりも低値 (22% vs. 37%, $p<0.002$) であり，4年後には，両群で死亡率，非致死的心筋梗塞率に差はなかった．しかし，ステント群ではTVRが少なかった (12% vs. 25%, $p=0.0006$)．再手技のほとんど(84%)は6か月以内に行われた．

44 Witkowski A, et al.; AS (Angioplasty or Stent) trial investigators. A randomized comparison of elective high-pressure stenting with balloon angioplasty: six-month angiographic and two-year clinical follow-up. *Am Heart J.* 2000; 140: 264–71.

デザイン：前向き，無作為化，単盲検，多施設研究．一次エンドポイントは6か月後の再狭窄率と2年での有害事象回避生存率．
目的：抗血小板剤療法と高圧拡張によるステント植え込みがPOBAと同様の結果が得られるか否か．
対象：2.5 mm以上の血管径にある15 mm未満の50％超の単一新規病変によるCCS IからIVの狭心症患者400例．
除外基準：急性あるいは亜急性心筋梗塞，ヘパリン，アスピリンあるいはチクロピジンを投与できない例，左主幹部病変，分岐部病変，完全閉塞．
治療：標的病変を前拡張した後，14気圧以上でPOBAあるいはPSステント植え込み全例治療2日以上前からアスピリン300 mg/日，チクロピジン250 mg 1日2回を開始し，1か月間継続．
結果：6か月で，ステント群では再狭窄率が低い傾向 (18.2% vs. 24.0%, $p=0.055$)．2年ではステント群ではPOBA群に比して有害事象回避率が高かった (83.1% vs. 73.5%, $p=0.017$)．この差は，ステント群でTVRが低値であることに起因したが (17.2% vs. 25.5%, $p=0.02$)，死亡や心筋梗塞の発生には差は認められなかった．

条件付きのステント挿入

45 Weaver WD, et al.; OPUS-1 Investigators. Optimum percutaneous transluminal coronary angioplasty compared with routine stent strategy trial (OPUS-1): a randomised trial. *Lancet.* 2000; 355: 2199–203.

デザイン：前向き，無作為化，オープン，多施設研究．一次エンドポイントは6か月後の死亡，心筋梗塞，TVR．
目的：血流障害を有したすべての冠動脈狭窄に，最初からステント留置することが最善の治療戦略なのか不明である．POBAのみか，血流維持ができない時のみステント留置を行う2者選択で治療が行われた多施設での結果を比較検討した．
対象：21歳から81歳の安定・不安定狭心症，発症24時間以内の急性心筋梗塞患者479名．冠動脈に70％以上の狭窄を有し，病変長2 mm以上，血管径3 mm以上が対象．
治療：最初からステント留置予定のシステマティック・ステント群，または暫定的にステント留置を行う条件付きステント群（20％以上の狭窄残存，急性冠閉塞，2 mm以下の狭窄，血流障害を来す解離を認めた際に臨時でstentを留置する）の比較．IVUS使用は術者の判断．abciximab使用頻度は15％未満．全例にアスピリンとチクロピジン投与．
結果：システマティック・ステント群では98.7％にステントが留置され，条件付きステント群では37％の患者に1本以上のステントが留置された．6か月後，前者は有意に死亡率，心筋梗塞合併頻度，TVRが低かった (6.1% vs. 14.9%, $p=0.003$)．主な原因はTVR率による (4% vs. 10%, $p=0.007$)．システマティック・ステント群の初回費用は高いものの，6か月後の総費用は両者で同等であった．

46 Lafont A, et al.; F.R.O.S.T. Study Group. The French Randomized Optimal Stenting Trial: a prospective evaluation of provisional stenting guided by coronary velocity reserve and quantitative coronary angiography. *J Am Coll Cardiol.* 2000; 36: 404–9.

デザイン：前向き，無作為化，オープン，多施設研究。一次エンドポイントは6か月後の造影上最小血管内径(MLD)。
目的：最初からステントを留置するシステマティック・ステントと冠血流予備能および定量的冠動脈造影を用いた条件付きステント群の比較。
対象：251名の待機的経皮的冠動脈形成術施行患者。
治療：経皮的冠動脈形成術後冠血流予備能が2.2未満，残存狭窄35％以上，または救済処置として必要な場合にステント留置する条件付きステント群と最初からステントを留置するシステマティック・ステント群に2群化。
結果：条件付きステント群では48.4％，システマティック・ステント群では全例ステント留置された。6か月後両群間でMLD (1.90 mm（条件付き）vs. 1.99 mm, $p=0.39$)，再狭窄(27.1％ vs. 21.4％, $p=0.37$)に有意差は認めなかった。TLRやMACEs (死亡，急性心筋梗塞，TLR)も同等の結果であった(15.1％ vs. 14.4％，15.1％ vs. 16.0％)。

47 Serruys PW, et al.; Doppler Endpoints Balloon Angioplasty Trial Europe (DEBATE) II Study Group. Randomized comparison of primary stenting and provisional balloon angioplasty guided by flow velocity measurement. *Circulation*. 2000; 102: 2930-7.

目的：条件付きステント群が，最初からステント留置するプライマリー・ステント群と同様に効果的で費用が抑えられることの証明。
対象：単一新規冠動脈病変で病変長が25 mm未満の冠動脈血管形成術予定の620名の安定・不安定狭心症患者。
除外基準：1週間以内の心筋梗塞発症，完全閉塞，入口部または分岐部，バイパス血管が吻合してある，蛇行が強い，血栓を含む血管病変。
治療：プライマリー・ステント群と冠血流予備能ガイド下にPOBAを行う群に分けた。後者は冠血流予備能2.5，残存狭窄35％を指標にステントを留置する群とそのまま終了する群にさらに無作為化された。
結果：POBA後25％の患者にBailout目的にステントが留置された。2群間で1年後の無事故生存率に差は認めなかった（プライマリー・ステント群86.6％，条件付きステント群85.6％）。入院の長期化や外科的血行再建を要した関係で1年間のコストは条件付きステント群で高くなった(€6,537 vs. €5,885, $p=0.014$)。2回目の無作為化の結果，バルーンで最適の結果が得られら場合(93.5％ vs. 84.1％, $p=0.066$)でも得られない場合(89.3％ vs. 73.3％, $p=0.005$)でも1年後の無事故生存率はステント留置群で良好な結果を示した。
結論：バルーンで良好な結果が得られてもステントを留置した方がMACEsを減少させる。

48 Di Mario C, et al.; DESTINI Study Group (Doppler Endpoint STenting INternational Investigation). Randomized comparison of elective stent implantation and coronary balloon angioplasty guided by online quantitative angiography and intracoronary Doppler. *Circulation*. 2000; 102: 2938-44.

デザイン：前向き，無作為化，二重盲検，多施設研究。一次エンドポイントは1年後のMACE (死亡，心筋梗塞，TLR)。
目的：条件付きステント群とプライマリー・ステント群の予後評価。
対象：ステント留置適応のある738名の患者。
除外基準：亜急性心筋梗塞 (24時間未満も含む)，無動または奇異性運動を認める心筋梗塞巣の血管病変，慢性完全閉塞，グラフト，入行部病変，POBAまたはステント留置後の再狭窄，ROTAまたはDCAが必要な血管。
治療：待機的にステントを留置した群 (370名，386病変)，またはQCA，ドプラ―CFRガイド下PTCAを行った群(368名，384病変)に2群化。バルーン血管形成術において，

最終的な残存狭窄がQCAで35％未満，type CからFの解離を認めない，狭窄遠位のCFRが2.0以上を，"最適PTCA"とみなした。
結果：最適PTCAとなったのは166（43％）病変であった。最適とならない主な原因は，CFRが2.0以下（62％），有意残存狭窄（44％）であった。1年後の死亡，心筋梗塞，TLRは有意差を認めなかった（17.8％ vs. 18.9％ガイド下PTCA群）。条件付きステント群と比較して，最適PTCA群はTLR（17.6％ vs. 14.1％ 条件付きステント群，p＝NS），死亡＋心筋梗塞＋TLR（20.1％ vs. 18.0％，p＝NS）に有意差は認めなかった。
結論：POBAのみで十分と判断できたのは43％のみであった。CFRはどの施設でも行えるものではなく，術者と施設の経験を要する。

直接ステント留置

49 Brito FS Jr, et al.; DIRECT Study Investigators. Comparison of direct stenting versus stenting with predilation for the treatment of selected coronary narrowings. *Am J Cardiol*. 2002; 89: 115–20.

411症例を直接ステント留置と，前拡張後にステント留置を行う場合に無作為に分けた前向き，多施設研究。重度の石灰化病変は除外されている。造影上の成功率は直接群で100％（内2.8％に前拡張を要した），前拡張群で98.6％であった（p＝0.12）。直接群はバルーン使用本数を減らし，手技時間を短縮する傾向にあった（22.7分 vs. 25.6分）。透視時間と造影剤使用量には差は認めなかった。6か月後の死亡，心筋梗塞，TVRの頻度は両群間で同等の結果であった。主要心イベント回避生存率は直接群で87.5％，前拡張群で85.5％であった（p＝0.0002の同等性）。

50 Brueck M, et al. Direct coronary stenting versus predilatation followed by stent placement. *Am J Cardiol*. 2002; 90: 1187–92.

有症状で1つまたは複数の冠動脈病変を認める335名の患者を無作為に分けた前向き研究（狭窄率：60％–95％，病変長：30 mm以下，血管径2.5–4.0 mm）。病変除外基準は過度の石灰化，近位部強度蛇行，完全閉塞病変。患者は直接ステント留置群と前拡張後ステント留置群に分けられた。直接群の内5％はステントが通過せず前拡張を行った。直接群はより手技時間が短く（42.1分 vs. 51.5分，p＝0.004），透視被爆時間が短く（10.3分 vs. 12.5分，p＝0.002），造影剤使用量が少なく（163 mL vs. 197 mL，p＜0.0001），コストも少ない結果となった。院内合併症頻度は同等で，直接群は6か月後の再狭窄率（20％ vs. 31％，p＝0.048），治療冠動脈枝再血行再建術（18％ vs. 28％，p＝0.03）は低い傾向であった。

51 TRENDS (Tetra Randomized European Direct Stenting). Preliminary results presented at the Transcatheter Cardiovascular Therapeutics meeting, Washinton, DC September 2002

直接ステント留置群と前拡張後にステント留置した群の，造影検査と臨床的アウトカムが同等で敦子とを示した合計941名の前向き，無作為化，多施設研究。両群間は同様の患者背景で，病変はほとんど偏心性，type B病変であった。除外基準は完全閉塞病変と保護されていない左主幹部病変。直接群で5.7％の症例で前拡張を行ったが，31例中25例はステントが標的血管を通過しなかったことがその理由である。6か月後造影上のMLD（2.91 mm（直接群）vs. 2.95 mm）と再狭窄率（11.6％ vs. 11.4％）に有意差は認めなかった。手技時間（34.3分 vs. 37.5分，p＝0.01），造影剤使用量（175 mL vs. 186 mL，p＝0.05）は直接群で少ない結果となった。死亡，心筋梗塞，TLRに有意差は認めなかった（7.1％ vs. 8.8％）。

ベアメタルステント vs. ステント研究

52 Lansky AJ, et al.; GR-II Randomized Clinical Trial Investigators. Randomized comparison of GR-II stent and Palmaz-Schatz stent for elective treatment of coronary stenoses. *Circulation*. 2000; 102: 1364–8.

755名の症例をGianturco-Robin (GR)-IIステントまたはPSステント留置に無作為割り付けした前向き研究。30日後の主要心イベント頻度はGR-II群で有意に高く認めた (4.2% vs. 1.3%, $p<0.01$)。これはGR-IIでステント血栓症が多いことが原因であった (3.9% vs. 0.3%, $p=0.001$)。1年後のTLR (一次エンドポイント) はGR-II群で有意に高かった (27.4% vs. 15.3%, $p<0.001$)。

53 Baim DS, et al.; NIRVANA Investigators (NIR Vascular Advanced North American Trial). Final results of a randomized trial comparing the NIR stent to the Palmaz-Schatz stent for narrowings in native coronary arteries. *Am J Cardiol*. 2001; 87: 152–6.

849症例の単一冠動脈病変にNIRステントとPSステントを無作為割り付けし留置した前向き研究。30日後のMACEs (死亡＋心筋梗塞＋TLR：4.3% vs. 4.4%) は同等であった。一次エンドポイントである9か月後の治療冠動脈枝慢性期不成功率 (TVF) はNIR群16.0%, PS群17.2%で同等の成績であった ($p<0.001$：同等性試験)。71%の症例で確認造影が施行され, 再狭窄頻度に有意差は認めなかった (NIR 19.3% vs. 22.4%)。

54 Baim DS, et al.; ASCENT Invesigators (ACS MultLink Stent Clinical Equivalence in De Novo Lesions Trial). Final results of a randomized trial comparing the MULTI-LINK stent with the Palmaz-Schatz stent for narrowings in native coronary arteries. *Am J Cardiol*. 2001; 87: 157–62.

1,040症例の新規単一冠動脈病変に無作為にACS Multilink (ML) ステントかPSステントを留置した前向き多施設研究。30日後のMACEs (ML 5.0% vs. 6.5%) は有意差を認めなかった。一次エンドポイントである9か月後の治療冠動脈枝慢性期不成功率 (TVF) はML 15.1%, PS 16.7%と同等の成績を示した ($p<0.001$：同等性試験)。確認造影でも再狭窄頻度は有意差を認めなかった (16.0% vs. 22.1%)。

新しいデバイス / 手技

カッティングバルーン

55 Izumi M, et al. Final results of the CAPAS trial. *Am Heart J*. 2001; 142: 782–9.

合計248のtypeB/C, 血管径3 mm以下の小血管病変をカッティング・バルーンによる血管形成術 (CBA) 群と従来のバルーンのみでの治療 (PTCA) 群に無作為に割り付けた。3か月後の冠動脈造影検査ではCBA群での再狭窄率が低かった (25.2% vs. 41.5%, $p=0.009$)。1年後のイベント回避生存率はCBA群72.8%, PTCA群61.0%であった ($p=0.047$)。

56 Adamian M, et al. Cutting balloon angioplasty for the treatment of in-stent restenosis: a matched comparison with rotational atherectomy, additional stent implantation and balloon angioplasty. *J Am Coll Cardiol*. 2001; 38: 672–9.

ステント内再狭窄 (ISR) を来した合計648病変をCBA, RA, ステント追加, バルーン形成術の4つのグループに分けた。最終的に258病変が適合した。急性期内径はステント群でもっとも良好な値であった (ステント2.12 mm, CBA 1.70 mm, RA 1.79 mm, PTCA 1.56 mm)。しかし半年後の内腔損失はCBA 0.63 mm, RA 1.30 mm, ステント1.36 mm ($p<0.0001$) であり, CBAでの再狭窄が低かった (20% vs. 35.9% vs. 41.4%, $p<0.05$)。

多変量解析の結果，TLRの予測因子としてはCBA (OR 0.17, $p=0.001$)と，ベースライ
ンのび慢性再狭窄であった(OR 2.07, $p=0.02$)。

57 Mauri L, et al. Cutting balloon angioplasty for the prevention of restenosis: results of the Cutting Balloon Global Randomized Trial. *Am J Cardiol*. 2002; 90: 1079–83.

この前向き多施設研究では1,238人の患者をカッティングバルーン血管形成(CBA)と，従来のPTCAとに無作為割付けした。6か月の時点でフォローアップの血管造影が施行され，一時エンドポイントである再狭窄率はCBA群で31.4%，PTCA群で30.4%であった。TVR回避率はCBA群で少し高く，それぞれ88.5%と，84.6%であった($p=0.04$)。冠動脈穿孔はCBA群のみで0.8%の確率で発生し($p=0.03$)，CBAとPTCAにおける心筋梗塞，死亡，すべてのMACEの発生率はそれぞれ4.7% vs. 2.4% ($p=0.03$)，1.3% vs. 0.3% ($p=0.06$)，13.6% vs. 5.1% ($p=0.34$)であった。

58 Albiero R, et al.; RESCUT Investigators. Cutting balloon versus conventional balloon angioplasty for the treatment of in-stent restenosis: results of the restenosis cutting balloon evaluation trial (RESCUT). *J Am Coll Cardiol*. 2004; 43: 943–9.

多施設(欧州の23施設)で全428人の患者，すべてのタイプのステントの再狭窄を無作為割付けした。多くは20 mmより短い病変長であった。患者はCBA群と従来のPTCA群に割り付けられた。使用バルーン数はCBA群で少なく，1つを使用した割合は82.3% vs. 75.4%であった($p=0.03$)。バルーンスリップの頻度はCBA群で低かった(6.5% vs. 25.1%, $p<0.01$)。追加のステント植込みの必要性はCBA群で低い傾向にあった(3.9% vs. 8.0%, $p=0.07$)。7か月の時点でQCAによって計測される再狭窄の発生率に有意差を認めず，MACEの累積発生率は両群で同様であった。

59 REDUCE II (Restenosis Reduction by cutting Balloon Evaluation). Preliminary results presented at Transcathter Cardiovascular Therapeutics meeting, Washington DC September 2002 (not subsequently pulished)

全466人の患者，すべてのタイプのステントの再狭窄を無作為割付けした。カッティングバルーン血管形成術(CBA)とPOBAのみで治療された。QCAパラメーターにほとんど有意差はなく手技的な成功は同等であった。CBA群では病院内死亡，心筋梗塞，TLRの割合が4.0% vs. 8.2% (0.049)で少なかった。しかし，6か月後の血管造影では狭窄率，再狭窄の発生率，MLDの割合に有意差は認めなかった。

60 Bittl JA, et al. Meta-analysis of randomized trials of percutaneous transluminal coronary angioplasty versus atherectomy, cutting balloon atherotomy, or laser angioplasty. *J Am Coll Cardiol*. 2004; 43: 936–42.

16試験，全9,222人をレビューし，PTCAと，DCA，カッティング・バルーン，レーザーアテレクトミーを比較。この試験では，いずれの試験も血管造影の改善と臨床イベントをエンドポイントとしていた。付加的治療のいずれも30日の死亡率 (OR 1.06, 95% CI 0.46–1.92)，造影上の再狭窄(OR 1.04 95%CI 0.46–1.92)，血行再建術再施行(OR 1.04 95%CI 0.94–1.14)，1年間での累積有害心イベント (OR 1.09 95%CI 0.99–1.20)を改善させなかった。また早期 (30日間) に付加的治療群において周術期の心筋梗塞の発症率の増加(OR 1.83, 95%CI 1.43–2.34)，MACEの増加 (OR 1.54, 95%CI 1.25–1.89)を認めている。

血栓除去術

61 Kuntz RE, et al.; VeGAS 2 Investigators. A trial comparing rheolytic thrombectomy with intracoronary urokinase for coronary and vein graft thrombus (the Vein Graft AngioJet Study [VeGAS 2]). *Am J Cardiol*. 2002; 89: 326–30.

デザイン：前向き，無作為化，オープン，多施設研究。一次エンドポイントは30日間の死亡，Q波梗塞，緊急冠動脈バイパス術，TLR，脳卒中，ステント閉塞。

目的：冠動脈疾患における安全で効果的なレオリティック血栓除去術の評価。レオリティック血栓除去術（AngioJet）と血栓溶解療法（冠動脈内ウロキナーゼ注入）の安全性と効果を比較。

対象：術前24時間以前発症の狭心症もしくは心筋梗塞の患者352人で，血管造影にて分散した可動性のある陰影欠損も認めるか，側孔付き注入カテーテルにより確認された血栓による完全閉塞。

除外基準：24時間以内の心筋梗塞あるいは血栓溶解療法，治療の必要な2枝以上の病変，2 mm未満の標的血管径。

治療：標準的冠動脈治療もしくはグラフト内ウロキナーゼ注入（6時間以上継続）か，AngioJetシステムを利用したレオリティック血栓除去が行なわれた。付加的血栓溶解療法もしくはabciximabの投与は推奨されなかった。またAngioJetをクロスオーバーして行なうことは禁じられた。30日間の短期成功は，MLDの20％の改善，最終狭窄度が50％以下，TIMIグレードIII，主要血管イベントからの回避。

結果：手技的成功はウロキナーゼ群よりAngioJet群において高かった（86％ vs. 72％，$p = 0.002$）。両治療は30日間の一次エンドポイントにおいては同等に効果的であった。(AngioJet 29％，ウロキナーゼ30％)．しかし，AngioJetで治療された患者においてMACEの発生は少なかった（死亡＋心筋梗塞＋血管形成術再施行：16％ vs. 33％ $p < 0.01$)。徐脈はAngioJetで治療された24％の患者で発生し，アトロピンと一時ペーシングで改善した。

コメント：トライアルは2群の間の安全性に相違が生じ，研究者らがウロキナーゼ使用を留保したため，途中で早期に中断された。さらに，機械的血栓除去により早期の血栓除去とステントの留置がカテ室で一期的に可能となった。

62 Comparison of AngioJet Rheolytic thrombectomy Before Direct InfantArtery Stenting to Direct Alone in patient with acute myocardial infarction (JET STENT) Presented by Dr.David Atoniucci at the ACC.

JETSTENT試験ではST上昇型急性心筋梗塞患者501例に対し，AngioJetを用いた血栓吸引後にステント留置を行う群と直接ステント単独群に無作為に割り付けた。すべての患者はabciximab，そして一時的ペースメーカーを留置され，バルーンによる前拡張は推奨されなかった。一次エンドポイントのST回復を示した症例の比率はAngioJet群で有意に高かった（85.8％ vs. 78.8％，$p = 0.043$）。さらにAngioJet群で6か月後の心血管イベントにおいてよりよい結果が得られた（12.0％ vs. 20.7％，$p = 0.012$）。しかしAngioJet群では手技時間が長く，また出血，ペーシング挿入，血管穿孔など合併症の発生率が高かった。

63 Sardella G, et al. Thrombus aspiration during primary percutaneous coronary intervention improves myocardial reperfusion and reduces infarct size: the EXPIRA (thrombectomy with export catheter in infarct-related artery during primary percutaneous coronary intervention) prospective, randomized trial. *J Am Coll Cardiol*. 2009; 53: 309–15.

デザイン：一次エンドポイントは心筋濃染グレード（MBG）≧2および90分後の＞70％のST回復。

目的：ST上昇型心筋梗塞患者において，プライマリーPCIの補助療法としての血栓吸引が心筋灌流および梗塞サイズに与える影響を評価する。

結果：9か月後では血栓吸引群で心臓死の割合が少なかった（4.6％ vs. 0％，$p = 0.02$）。加

えて MBG≧2 (88% vs. 60%, $p=0.001$) と，ST回復の程度 (64% vs. 39%, $p=0.001$) も優れていた。3か月では梗塞巣の大きさは血栓吸引群で減少していた。

コメント：2年間のデータからは手動的血栓吸引により死亡率を減少させることが示された (AHA2009にて発表)。

末梢保護

64 Baim DS, et al.; Saphenous vein graft Angioplasty Free of Emboli Randomized (SAFER) Trial Investigators. Randomized trial of a distal embolic protection device during percutaneous intervention of saphenous vein aorto-coronary bypass grafts. *Circulation.* 2002; 105: 1285–90.

デザイン：前向き，無作為割付け，対照比較，多施設試験。一次エンドポイントは，30日後の主要な心有害事象 (MACE)：死亡＋心筋梗塞 (MI)＋緊急バイパス術＋標的血管に対する血行再建術。

目的：大伏在静脈バイパスグラフト (SVG) を対象として，GuardWire (末梢塞栓を予防するデバイス) 使用時と従来のガイドワイヤー使用時 (対照群) とでのステントの有効性を比較。

対象：801例。狭心症既往，大伏在静脈グラフトの中間部に位置する標的病変の血管径の＞50％の狭窄による心筋虚血の徴候が冠動脈造影で認められ，参照血管径3–6 mm。最初の142人では病変はグラフト長の1/3以上には及ばなかった。

除外基準：クレアチンキナーゼMB上昇を伴う亜急性心筋梗塞，顕著な左室機能不全 (EF＜25％)，クレアチニン値＞2.5 mg/dL，アテレクトミー症例。

治療：従来の0.014インチのガイドワイヤー使用のステント植込みと，バルーン閉塞デバイスである0.014インチのPercuSurge GuardWire使用のステント植込みとに無作為化。血小板GP IIb/IIIa受容体拮抗薬使用の有無により層別化。

結果：30日間のMACEに関して，Gurd wire使用群で相対リスクが42％低下した (9.6％ vs. 16.5％, $p=0.004$)。これは心筋梗塞の減少 (8.6％ vs. 14.7％, $p=0.008$)，"no-reflow"現象の減少 (3％ vs. 9％, $p=0.02$) の寄与が大きかった。末梢保護デバイスの有益性はGP IIb/IIIa拮抗薬の使用の有無によらなかった。

コメント：冠動脈，頸動脈，腎動脈に対する末梢保護デバイスはまだ検証されていない。

65 Stone GW, et al.; FilterWire EX Randomized Evaluation (FIRE) Investigators. Randomized comparison of distal protection with a filter-based catheter and a balloon occlusion and aspiration system during percutaneous intervention of diseased saphenous vein aorto-coronary bypass grafts. *Circulation.* 2003; 108: 548–53.

前向き，無作為，オープン化，多施設共同研究。SVGの1か所以上の新規病変に対する待機的ステント植込み術によるPCI施行例，全部で651人。FilterWire EXもしくはGuardWireを使用し治療が施行された。手技の成功はFilterWire EX群95.5％ vs. GuardWire群97.2％ ($p=0.25$)。30日後の主要心血管イベントはFilterWire EX群9.9％，GuardWire群11.6％とで同等であった ($p=0.53$)。非劣性の検定では$p=0.0008$。

66 Stone GW, et al.; Enhanced Myocardial Efficacy and Recovery by Aspiration of Liberated Debris (EMERALD) Investigators. Distal microcirculatory protection during percutaneous coronary intervention in acute ST-segment elevation myocardial infarction: a randomized controlled trial. *JAMA.* 2005; 293: 1063–72.

デザイン：前向き，多施設，無作為化，対照比較試験。一次エンドポイントは持続的ホルター心電図モニタリングによる造影剤注入から30分後の完全なST回復 (STR)，5–14日のTc 99 m sestamibi画像による梗塞サイズの縮小。

目的：プライマリーPCIでの末梢塞栓保護の，梗塞サイズと再灌流への影響を評価。
対象：急性ST上昇型心筋梗塞で，血栓溶解療法不成功後の，プライマリーPCI，緊急インターベンションを施行する501例。
治療：末梢保護群はバルーン閉塞および塞栓子吸引末梢保護デバイスを使用後にPCIを施行，対照群はPCIのみ。
結果：末梢保護群のうち73％で目視可能なdebrisが吸引された。STの改善もしくは梗塞サイズは2群で差は生じなかった。6か月後の主要心イベント発生は同等であった。(バルーン閉塞10％ vs. 塞栓子吸引末梢保護デバイス11％，$p=0.66$)。

67 Svilaas T, et al. Thrombus aspiration during primary percutaneous coronary intervention. *N Engl J Med.* 2008; 358: 557–67.

デザイン：前向き，単施設，無作為化，対照比較試験。一次エンドポイントはブラッシュスコア0もしくは1点（低心筋灌流グレード），二次エンドポイントとして完全なST回復と，臨床アウトカムも検討された。
目的：ST上昇型心筋梗塞においてプライマリーPCI中の血栓吸引が，微小血管灌流に与える影響について考察した。
対象：ST上昇型心筋梗塞においてプライマリーPCIを受けた1,071人の患者。
治療：従来通りのPCIと，血栓吸引（アテローム性血栓の組織病理学的検査により確認）を併用したPCI。
結果：血栓吸引群ではブラッシュスコアが低くでる割合は少なく（17.1％ vs. 6.3％，$p<0.001$)，そしてST回復の割合も多かった（56.6％ vs. 4.2％，$p<0.001$)。30日における死亡率と，重篤なイベントの発生率は心筋のブラッシュスコアと反比例していた。ブラッシュスコアが低ければ低いほど臨床アウトカムは悪化した ($p<0.001$)。

68 Haeck JD, et al. Randomized comparison of primary percutaneous coronary intervention with combined proximal embolic protection and thrombus aspiration versus primary percutaneous coronary intervention alone in ST-segment elevation myocardial infarction: the PREPARE (PRoximal Embolic Protection in Acute myocardial infarction and Resolution of ST-Elevation) study. *JACC Cardiovasc Interv.* 2009; 2: 934–43.

　ST上昇型心筋梗塞を発症した284人を，血栓吸引による近位部塞栓保護とプライマリーPCI組み合わせたProxisシステムを施行した群と従来のプライマリーPCI単独とに無作為に割り付けた。60分でのST回復は2群間で有意差はなかった（80％ vs. 72％，$p=0.14$）。しかし早期の完全なST回復の割合(66％ vs. 50％, $p=0.009$)は有意に低下し，ST部分のカーブ面積も低下した。しかし臨床的な脳心エンドポイントは少ない発生率で30日間で同等であった。

69 Srinivasan M, et al. Adjunctive thrombectomy and distal protection in primary percutaneous coronary intervention: impact on microvascular perfusion and outcomes. *Circulation.* 2009; 119: 1311–9.

　上記68の試験の結果を踏まえ，著者らはプライマリーPCIにおける機械的血栓除去と，末梢塞栓保護のこれまでのエビデンスと現在の役割を考察した。

補助的薬物治療

アスピリン

70 Schwartz L, et al. Aspirin and dipyridamole in the prevention of restenosis after percutaneous transluminal coronary angioplasty. *N Engl J Med.* 1988; 318: 1714–9.

　この前向き，無作為化，二重盲検，プラセボ対照試験ではPTCA予定患者376人を登

録。アスピリンとジピリダモールの併用 (330 mg, 75 mg 1日3回) あるいはプラセボに割り付けられ，PTCA開始24時間前からフォローアップ血管造影まで投与を受けた。フォローアップの血管造影(249人)では，2群間の再狭窄発症率に有意差は認めなかった(37.7 vs. 38.6％（プラセボ))。しかし，アスピリン・ジピリダモール併用群はプラセボ群と比較して周術期のQ波梗塞が有意に少なかった(6.9 vs. 1.6％, $p = 0.0113$)。アスピリン，その他の抗血小板薬についてはステント再狭窄予防のための抗血小板薬レジメを参照。

ヘパリン

71 Garachemani AR, et al. Prolonged heparin after uncomplicated coronary interventions: a prospective, randomized trial. *Am Heart J*. 1998; 136: 352–6.

本前向き無作為化試験は連続した191例のPTCA成功例を対象とした。ヘパリン延長静注群 (12–20時間持続静注) と，術後ヘパリン非投与群に無作為化した。ステント植込み施行率はヘパリン群33％, 非投与群36％, 心筋梗塞発症は3％, 4％, 血管合併症は3％, 1％であった。論説では6つの試験を含んだ2,186人を対象にしたメタアナリシスについて言及しており，PCI後のヘパリン投与は，虚血性イベントと非有意なOR 0.91 (0.45–1.84) の関連をしめし，出血性合併症にはOR 2.54 (1.44–4.47) の有意な関連が認められた(1,000人の患者に対して，追加で27件の合併症)。

72 Lincoff AM, et al.; PROLOG Investigators. Standard versus low-dose weight-adjusted heparin in patients treated with the platelet glycoprotein IIb/IIIa receptor antibody fragment abciximab (c7E3 Fab) during percutaneous coronary revascularization. *Am J Cardiol*. 1997; 79: 286–91.

本試験 (無作為化2×2パイロット研究) はabciximab (0.25 mg/kgのボーラス静注後, 10μg/分の持続静注を12時間) を使用しPCIを行った103人を対象とした。これらの患者は高用量のヘパリン投与群 (100 U/kgのボーラス静注をPCI前に行い，その後ACTを300–350秒に保つよう毎時ボーラス静注を使用，または10 U/kg/時の持続静注をACTの測定を行わずに使用) と低用量のヘパリン使用群 (70 U/kgのボーラス投与後に追加して処置中にボーラス静注30 U/kg，または7 U/kg/時の持続静注をACTの測定を行わずに使用) に割り付けられた。この試験はさらに，シース抜去した時間で2群に分け無作為化を行っている。早くにシース抜去を行った群ではPCI後すぐにヘパリンを中止し，シースは6時間後に抜去した。一方，後でシース抜去を行った群では12時間ヘパリン投与を継続し，シースはその後4–6時間で抜去した。群間で7日間の虚血性イベントに差異は認められなかった。早くにシース抜去を行った群ではベースラインからの平均ヘモグロビン値の低下が軽度であった($p = 0.03$)。低用量のヘパリンを使用し，早くにシース抜去を行った群ではCABGに関連しない小出血が非有意に多かった。

73 Kaluski E, et al. Minimal heparinization in coronary angioplasty--how much heparin is really warranted? *Am J Cardiol*. 2000; 85: 953–6.

非緊急PTCAを行った連続した341人の患者に対して，前向き，無作為，オープン試験を行った。未分画ヘパリンをPTCAの前に2,500単位投与した(5分後のACTの平均値は185秒)。院内死亡2例とQ波心筋梗塞1例が認められた。6人の患者にTVRの必要なPTCA後14日以内の急性冠閉塞が認められた。6か月間の追跡では，184人中3人の心臓死 (不整脈死1人，心臓手術後死亡2人) と1人のQ波心筋梗塞を認め，9.7％の患者にTVRが必要であった。この試験により最適なヘパリン使用に関する大規模無作為化二重盲検比較試験の必要性が認められた。

低分子ヘパリン

74 SYNERGY Trial Investigators. Enoxaparin vs unfractionated heparin in high-risk patients with non-ST-segment elevation acute coronary syndromes managed with an intended early invasive strategy: primary results of the SYNERGY randomized trial. *JAMA*. 2004; 292: 45–54.

デザイン：前向き，無作為割付け，オープンラベル，多施設研究。一次エンドポイントは30日の全死亡＋非致死的心筋梗塞。安全性アウトカムは大出血または脳卒中。
目的：早期の侵襲的治療を受ける非ST上昇型心筋梗塞で未分画ヘパリン（UFH）と低分子ヘパリン（エノキサパリン）の有効性と安全性を比較。
対象：10,027人の早期に侵襲的治療を受ける非ST上昇の心筋梗塞の患者。
治療：エノキサパリン皮下注群とUFH静注群を比較した。無作為化後に投与を開始し，担当医が抗凝固療法不要と判断するまで継続。
結果：一次エンドポイント発症は，エノキサパリン群696例（14.0％）vs. UFH群722例（14.5％）。臨床的な虚血イベントに有意差を認めなかった。出血はエノキサパリン群で多く，TIMI大出血は9.1％ vs. 7.6％とエノキサパリン群で有意に多かった（$p=0.008$）。この試験で設定された，エノキサパリンのUFHに対する非劣性のマージンに合致することが示された。

75 Gibson CM, et al.; ExTRACT-TIMI 25 Investigators. Percutaneous coronary intervention in patients receiving enoxaparin or unfractionated heparin after fibrinolytic therapy for ST-segment elevation myocardial infarction in the ExTRACT-TIMI 25 trial. *J Am Coll Cardiol*. 2007; 49: 2238–46.

本研究は20,479人の患者が参加したExTRACT-TIMI 25のサブ解析である。STEMI患者に線溶療法としてエノキサパリン群またはUFH群に無作為割り付けを行っているが，線溶療法後にPCIを行った4,676人の患者をサブグループとして解析した。入院期間中も盲検化して治療が行われ，また，PCIの施行率はエノキサパリン群で低かった。PCI施行例において，エノキサパリン投与をうけた患者の30日間の死亡または心筋梗塞発症は有意に低かった（10.7％ vs. 13.8％UFH，RR 0.77，$p<0.001$）。PCI施行例では大出血に両群間の差はみられなかった（1.4％ vs. 1.6％UFH，$p=\mathrm{NS}$）。ExTRACT-TIMI 25の全体結果は第4章，低分子ヘパリンについては第2章，第4章参照。

チエノピリジン

76 Schömig A, et al. A randomized comparison of antiplatelet and anticoagulant therapy after the placement of coronary-artery stents. *N Engl J Med*. 1996; 334: 1084–9.

デザイン：前向き無作為化，オープンラベル，多施設研究。一次心エンドポイントは心死亡＋心筋梗塞＋冠動脈バイパス術＋冠動脈形成術再施行。非心関連エンドポイントは非心臓死＋脳血管事故＋重篤な出血＋末梢血管イベント。
目的：ステント植込みから30日後の転帰を抗血小板薬併用療法と抗凝固薬療法とで比較する。
対象：ステント植込みに成功した517例。
除外基準：冠動脈バイパスへのブリッジを意図としたステント例，心原性ショック。
治療：抗血小板薬併用療法群：チクロピジン250 mg×2回／日を4週間投与，ヘパリンは12時間。抗凝固療法：phenprocoumonを4週間投与，ヘパリンは5–10日間静注。両群にアスピリンを試験期間中投与。
結果：30日において心エンドポイントの発生は抗血小板療法群で1.6％と，抗凝固療法

群の6.2%に比して75%の減少が認められ，心筋梗塞の発症は，有意に減少した（0.8% vs. 4.2%, $p=0.02$)。一次非心エンドポイントの発生は，抗血小板薬併用群で90%の減少を認め(1.2% vs. 12.3%, $p<0.001$)，末梢血管イベントの87%の低下(0.8% vs. 6.2%, $p=0.001$)，出血性合併症は抗凝療法群のみで発生した (6.5%, $p<0.001$)。抗血小板療法群で，ステント再閉塞が86%減少した(0.8% vs. 5.4%, $p=0.004$)。

77 Bertrand ME, et al. Randomized multicenter comparison of conventional anticoagulation versus antiplatelet therapy in unplanned and elective coronary stenting. The full anticoagulation versus aspirin and ticlopidine (FANTASTIC) study. *Circulation*. 1998; 98: 1597–603.

デザイン：前向き，無作為化，多施設研究。一次エンドポイントは，出血および末梢血管合併症。二次エンドポイントは，死亡，心筋梗塞およびステント閉塞。
目的：Wiktorステント植え込み後，抗凝固薬投与と積極的な抗血小板療法の出血および血栓症に対する影響の比較。
対象：485人の待機的(58%)または緊急(42%)冠動脈ステント治療患者。
除外対象：血小板数15万以下，出血性疾患，最近(6か月以内)の消化管出血，最近の脳卒中，標的部位の血管造影により証明された血栓，アスピリンまたはチクロピジンへのアレルギー。
治療：アスピリンによる抗血小板剤療法，100–325 mg/日および6週間にわたり1日2回のチクロピジン250 mg（一次投与（500 mg），カテーテル室において）投与。またはヘパリンによる抗凝固療法(目標APTT時間，正常の2.0–2.5倍)，その後6週間のワルファリン投与（目標INR 2.5–3.0）。抗凝固療法群にはアスピリン投与。全症例は処置前にヘパリン1万単位の静注を受けた。
結果：99%においてステント植え込みに成功。抗血小板療法群で出血および末梢血管合併症が少なかった (13.5% vs. 21%, OR 0.6, $p=0.03$)。待機的ステント治療を行った患者の主要心イベントは，抗血小板療法群で少なかった (2.4% vs. 9.9%, OR 0.23, $p=0.01$)。抗血小板療法群では平均入院期間が短かった(4.3 vs. 6.4日, $p=0.0001$)。

78 Urban P, et al.; MATTIS Investigators. Randomized evaluation of anticoagulation versus antiplatelet therapy after coronary stent implantation in high-risk patients: the multicenter aspirin and ticlopidine trial after intracoronary stenting (MATTIS). *Circulation*. 1998; 98: 2126–32.

デザイン：無作為化，オープンラベル，多施設研究。複合一次エンドポイントは30日以内の心血管死，心筋梗塞，血行再建術の再施行。
目的：冠動脈ステント植え込みを受ける高リスク患者において，抗血小板薬療法と抗凝固薬療法を比較する。
対象：350例，ステント植込み後6時間以内で以下の基準を満たす患者。(a)バルーン血管形成術後の急性冠閉塞治療のためのステント植え込み施行，(b)血管造影所見不良，(c)血管へのステント植込み部位が45 mm以上(または3本以上のステント植込み)，(d)問題となる血管が細い場合（最大のバルーン内径≦2.5 mm）。研究者により8種類の異なるステントが使用された。
除外基準：最近の心筋梗塞，持続性虚血，術前または術中のGP IIb/IIIa受容体拮抗薬投与，30日の追跡期間内の冠インターベンション施行予定。
治療：投与期間30日。アスピリン250 mg 1日1回，チクロピジン200 mg 1日2回の投与群と，アスピリン250 mg 1日1回＋抗凝固薬投与群(目標INR2.5–3.0)。
結論：抗血小板療法群で心血管イベントの減少傾向が認められ(5.6% vs. 11%, $p=0.07$)，主要血管合併症と出血合併症の有意な減少が認められた (1.7% vs. 6.9%, $p=0.02$)。

亜急性ステント血栓症による閉塞事例は正確には評価されなかった（血管造影のエンドポイントはなかった）。チクロピジン投与群の3例（1.7%）で，無症候性顆粒球減少症を発症した。

79 Leon MB, et al.; Stent Anticoagulation Restenosis Study Investigators. A clinical trial comparing three antithrombotic-drug regimens after coronary-artery stenting. *N Engl J Med.* 1998; 339: 1665–71.

デザイン：前向き，無作為化，オープンラベル，多施設研究。複合一次エンドポイントは30日以内の死亡，心筋梗塞，標的病変の血行再建術，血管造影上の確かな血栓症。
目的：待機的冠ステント植込み後の，3種類の抗血栓薬の有効性および安全性を比較。
対象：参照血管径が3–4 mmで60%以上の狭窄への冠動脈ステント留置の成功を得られた患者1,653例。
除外基準：7日以内の心筋梗塞，abciximab投与，30日以内の血行再建術予定。
治療：次の3群に割付け。 アスピリン単独群（325 mg/日を経口投与）。アスピリン＋ワルファリン群（アスピリン 325 mg＋ワルファリンを経口投与，INRを2.0–2.5）。アスピリン＋チクロピジン群（アスピリン 325 mg＋チクロピジン 250 mg×2回/日）。
結果：A＋T群では複合一次エンドポイントの発症において顕著な減少が認められた（0.5%，A＋W 2.7%，A単独3.6%，$p < 0.001$，3群すべての比較）。A単独群では，出血性合併症（1.8% vs. A＋T 5.5%，A＋W 6.2%）および血管外科的合併症（0.4% vs. 2.0% vs. 2.0%）の頻度が少なかった。好中球減少症，血小板減少症の発症は全体で0.3%，群間差はみられなかった。

80 Moussa I, et al. Effectiveness of clopidogrel and aspirin versus ticlopidine and aspirin in preventing stent thrombosis after coronary stent implantation. *Circulation.* 1999; 99: 2364–6.

本症例対象研究は，冠動脈ステント植え込みを行った1,689人の患者に実施。1,406人はチクロピジン（500 mg負荷投与，以後250 mg×2回/日）およびアスピリン（325 mg/日），283人はクロピドグレル（300 mg負荷投与，以後75 mg/日）およびアスピリン。除外基準は，経口抗凝固薬の必要，abciximab投与，手技不成功。1か月のフォローアップで，両群のステント血栓症（1.5%（T＋A）vs. 1.4%（C＋A）），主要有害心イベント（3.1% vs. 2.4%）は同等であった。クロピドグレル＋アスピリン群では，好中球減少症，下痢，発疹の副作用発生率が有意に低かった（5.3% vs. 10.6%，RR 0.53，$p = 0.006$）。

81 Bertrand ME, et al.; CLASSICS Investigators. Double-blind study of the safety of clopidogrel with and without a loading dose in combination with aspirin compared with ticlopidine in combination with aspirin after coronary stenting : the clopidogrel aspirin stent international cooperative study (CLASSICS). *Circulation.* 2000; 102: 624–9.

デザイン：前向き，無作為化，二重盲検，プラセボ対照，多施設研究。一次エンドポイントは末梢血管合併症あるいは大出血性合併症，好中球減少，血小板減少，心関連以外のイベントによる早期投与中止に複合。二次エンドポイントは心臓死，心筋梗塞，標的血管の再血行再建術（TVR）の心イベント。
目的：クロピドグレルのチクロピジンと同等の効力およびよりよい忍容性の実証。
対象：1,020例。非ヘパリン被覆ステントを使用し，一枝（参照血管径＞2.8 mm）への待機的または緊急冠動脈ステント（1または2本）成功。
除外基準：急性STEMI，正常値の2倍以上のCK上昇，左主幹冠動脈へのステント，静脈グラフト，分岐部病変，1か月以内のGPIIb/IIIa受容体拮抗薬または抗血小板薬（アスピリンを除く）の使用（または施術後の必要），2か月以内の経皮および手術による血行再建（PTCA，CABG）。

治療：チクロピジン250 mg 1日2回を4週，クロピドグレル75 mg 1日1回を4週，クロピドグレル300 mg負荷投与後に75 mg 1日1回（2–28日まで）。全例にアスピリン325 mg 1日1回投与。

結果：クロピドグレルの両群において一次エンドポイント，大出血，好中球減少症，血小板減少症および早期治療中止が有意に低率であった。一次エンドポイント発症率は，クロピドグレル負荷投与群2.9％，クロピドグレル75 mg群6.4％（全クロピドグレル群4.6％），チクロピジン群9.1％（$p = 0.005$）であった。3群における二次エンドポイントの発症率に有意差はなかった(0.9％，1.5％，1.2％)。

コメント：クロピドグレルはチクロピジンと比べて，より安全で忍容性が高く，冠動脈ステント留置後の主要有害心イベントを抑制する効果が示された。この試験は，より強い効果を実証するものではなかったが，クロピドグレルのチクロピジンに対する非劣性を支持する結果であった。

82 Mehta SR, et al.; Clopidogrel in Unstable angina to prevent Recurrent Events trial (CURE) Investigators. Effects of pretreatment with clopidogrel and aspirin followed by long-term therapy in patients undergoing percutaneous coronary intervention: the PCI-CURE study. *Lancet.* 2001; 358: 527–33.

デザイン：前向き，無作為化，プラセボ対照，二重盲検，多施設共同試験。一次エンドポイントは30日以内の心血管死，心筋梗塞，標的血管緊急再血行再建術（TVR）の複合と試験終了時の心臓死もしくは心筋梗塞。平均追跡期間は8か月であった。

目的：PCI施行前のクロピドグレル投与がプラセボ群に比べて，PCI後の主要な虚血イベントを抑制するかどうかを検討。またPCI後1年間にわたるクロピドグレルの長期投与の効果についても検討した。

対象：発症24時間以内に入院した急性冠症候群の患者2,658人で平均年齢は61歳。心電図では新規の虚血の所見が認められるもの（ST上昇1 mm未満），もしくは心筋逸脱酵素の上昇（正常値の2倍以上）。

除外基準：抗血栓薬または抗血小板薬禁忌，出血のリスクが大きい患者，NYHA分類IVの心不全，経口抗凝固療法の必要，3か月以内に冠動脈血行再建術を行った患者，GPIIb/IIIa受容体拮抗薬を3日以内に内服した患者。

治療：クロピドグレル300 mg負荷投与後75 mgを1日1回，プラセボ群ではそれにマッチさせて3–12か月（平均9か月）の投与を行った。無作為化後平均10日でPCI施行。全例でアスピリン75–325 mg 1日1回投与。GPIIb/IIIa受容体拮抗薬の使用はPCI施行時以外禁止された。

結果：PCI前，クロピドグレル群はプラセボ群に比較して心筋梗塞，難治性の虚血所見は低かった（12％ vs. 15.3％，RR 0.76，$p = 0.008$）。PCI後30日で，クロピドグレル群は心血管死，心筋梗塞，標的血管緊急再血行再建術（TLR）の複合一次エンドポイントの発生が少なかった（4.5％ vs. 6.4％，RR 0.70，$p = 0.03$）。PCI後のクロピドグレル長期投与は，複合エンドポイントの低下（$p = 0.03$）と心血管死または心筋梗塞（$p = 0.047$）の発症率低下に関連していた。PCI施行前後をあわせた心血管死または心筋梗塞発生率はクロピドグレル群で31％低下した（8.8％ vs. 12.6％，$p = 0.002$，図2.3参照）。クロピドグレル使用群はプラセボ群と比較して大出血の発生率は同等であった。

83 Steinhubl SR, et al.; EPISTENT Investigators. Ticlopidine pretreatment before coronary stenting is associated with sustained decrease in adverse cardiac events: data from the Evaluation of Platelet IIb/IIIa Inhibitor for Stenting (EPISTENT) Trial. *Circulation.* 2001; 103: 1403–9.

デザイン：非無作為化，多施設共同研究。複合一次エンドポイントは30日後の全死亡，

非致死的心筋梗塞もしくは標的血管再血行再建（TVR）と1年後の全死亡，心筋梗塞，標的血管再血行再建術（TVR）．

目的：冠動脈ステント留置前のチクロピジン投与が重篤な心イベントを持続して減少させる結果となるかどうかを評価する．

対象：プラセボもしくはabciximabに無作為に分けられたEPISTENTに参加した1,603人を対象とした．これらの患者のうち，研究者の判断にて932人がステント留置前にチクロピジンの前投与を受けた．

除外基準：EPISTENT参照．

治療：abciximab投与（ボーラスと12時間の点滴）にてステント留置群，プラセボにてステント留置群，abciximabにてバルーン拡張術群．研究者はステント留置前に一般の診療と同じようにチクロピジンを用いてすべての患者を治療することを推奨された．すべての患者はアスピリンを前投与されていた．

結果：プラセボ群に割り付けられた患者のなかで，チクロピジンの前投与は1年後の死亡，心筋梗塞もしくは標的血管再血行再建（TVR）の発症率を有意に低下させた（補正HR 0.73，95％CI 0.54–0.98，$p = 0.036$）．30日後の一次エンドポイントの発症率は，プラセボ＋チクロピジン非投与群で13.4％，プラセボ＋チクロピジン群で8.9％，abciximab＋チクロピジン非投与群では5.5％，abciximab＋チクロピジン群で5.2％（$p = 0.028$，abciximab＋チクロピジン非投与群とプラセボ＋チクロピジン群の比較）．プラセボ群においてチクロピジン前投与の効果は主に心筋梗塞の発症の低下に起因していた（8.4％ vs. 12.5％，$p = 0.048$）．1年後では，プラセボ群においてチクロピジン前投与を行わなかった患者に比して，チクロピジン前投与群患者で一次エンドポイントの発症が少なかった（20.7％ vs. 28.5％，$p = 0.008$）が，abciximab群においてチクロピジン前投与はイベント発生の差には関連しなかった（abciximab＋チクロピジン群19.5％ vs. abciximab／チクロピジン非投与群20.9％）．患者背景とチクロピジン使用の傾向をコントロールしたCox回帰モデルでは，プラセボ群とabciximab群の両群において，チクロピジンの前投与が1年後の標的血管再血行再建術（TVR）の独立した予測因子と同定された（HR 0.62，95％CI 0.43–0.89，$p = 0.01$）．しかし，多変量モデルにおいて，標的血管再血行再建術（TVR）に対するチクロピジンの有益な効果はabximab治療によって減弱した．

コメント：チクロピジンの前投与の期間が明確ではない．プラセボ群でのチクロピジンの有益な効果はアスピリン耐性の患者での抗血小板作用によるのもかもしれない．

84 Taniuchi M, et al. Randomized comparison of ticlopidine and clopidogrel after intracoronary stent implantation in a broad patient population. *Circulation*. 2001; 104: 539–43.

デザイン：前向き，無作為化，二重盲検，プラセボ対照，並行群間試験．一次エンドポイントは2週間の治療を完全に終えることができなかったものとした．

目的：冠動脈ステント治療を行う患者において，アスピリンとチクロピジンの併用療法と比較してアスピリンとクロピドグレルの併用療法で2週間治療を行う相対的な安全性を判定すること．

対象：ステント植え込みに成功した1,067人の患者．

除外基準：アスピリン，チクロピジン，クロピドグレルに不耐性がわかっている患者．

治療：チクロピジンの初回投与は500 mgでその後250 mgとアスピリン325 mgにて14日間投与（522人）．クロピドグレルの初回投与は300 mgでその後は75 mgとアスピリン325 mgにて14日間投与（494人）．

結果：一次エンドポイントはチクロピジン群で3.64％，クロピドグレル群で1.62％の患者

で発生した ($p = 0.04$)。チクロピジンの中断のもっとも多かった重篤なイベントは発疹であった (チクロピジン群で0.96%, クロピドグレル群で0.2%)。血小板減少症 (チクロピジン群0.57%, クロピドグレル群1.01%) や好中球減少症 (それぞれ0.38%と0%) の発症頻度は両群間で有意差はなかった。チクロピジン群において心臓死の発症率が高い傾向にあった(1.53% vs. 0.61%)が, ステント血栓症の発症率は2群間で同様であった (2.02% vs. 1.92%)。ステント血栓症の多くは治療の最初8日以内に起こったが, それぞれのグループで1例ずつ2週間の治療期間の後に起こった。30日後でのMACEの発症率はチクロピジン群で4.6%, クロピドグレル群で3.85%であった。

85 Bhatt DL, et al. Meta-analysis of randomized and registry comparisons of ticlopidine with clopidogrel after stenting. *J Am Coll Cardiol.* 2002; 39: 9–14.

このデータはステント留置を行った合計13,955人でクロピドグレルとチクロピジンを比較したと公表された登録研究とトライアルを総合し解析したものである。全体のMACEsの割合はクロピドグレル群で2.10%, チクロピジン群で4.04%であった。それぞれのトライアルの不均一性を補正すると, クロピドグレル群の虚血イベントのチクロピジン群に比したオッズ比は0.72と有意に低かった (95%CI 0.59–0.89, $p = 0.002$)。また, クロピドグレル群はチクロピジン群に比して死亡率が有意に低かった (0.48% vs. 1.09%, OR 0.55, 95%CI 0.37–0.82, $p = 0.003$)。著者らはこのような結果はこれらの試験のほとんどで使用されているクロピドグレル負荷投与による急速な抗血小板効果によるものか, もしくはクロピドグレル療法の患者コンプライアンスがよりよいことによるものかもしれないと述べている。

86 Hongo RH, et al. The effect of clopidogrel in combination with aspirin when given before coronary artery bypass grafting. *J Am Coll Cardiol.* 2002; 40: 231–7.

これは緊急症例ではない初回の冠動脈バイパス術を行った連続した224人の非無作為化観察研究であり, 術前7日間にクロピドグレルを内服していない群 (165人) とクロピドグレル内服している群(59人)を比較した試験である。両群間で患者背景に差はなかった。クロピドグレル群では24時間の平均胸腔ドレーンの排液量が多く (1.2L vs. 0.84L, $p = 0.001$), 赤血球輸血 (2.5 U vs. 1.74 U, $p = 0.036$), 血小板輸血 (0.86 U vs. 0.24 U, $p = 0.001$), 新鮮凍結血漿輸血 (0.68 U vs. 0.24 U, $p = 0.015$) も多かった。出血による再手術はクロピドグレル群において10倍多かった (6.8% vs. 0.6%, $p = 0.018$)。また, クロピドグレル群では5日以内の退院が少ない傾向にあった(33.9% vs. 46.7%, $p = 0.094$)。

87 Steinhubl SR, et al.; CREDO Investigators. Early and sustained dual oral antiplatelet therapy following percutaneous coronary intervention: a randomized controlled trial. *JAMA.* 2002; 288: 2411–20.

デザイン:前向き, 無作為化, 二重盲検, プラセボ対照, 多施設共同試験。一次エンドポイントは1年後の死亡, 心筋梗塞, 脳卒中, 28日後の死亡, 心筋梗塞, 標的血管緊急再血行再建術(per-protocol解析)。

目的:待機的PCI後の長期(1年)クロピドグレル治療,術前クロピドグレル負荷投与の評価。いずれもアスピリン療法への追加治療。

対象:待機的PCIを予定としている患者もしくはPCIを行う可能性が高いと思われる患者, 合計2,116人。

除外基準:抗血栓療法, 抗血小板療法禁忌, 2週間以内のPCI不成功, ステント留置に不適格な冠動脈の解剖学的形態あるいは左主幹部に50%以上の狭窄, 2期的に手技を行う予定, 無作為化前の下記投薬:7日以内のGP IIb/IIIa拮抗薬, 10日以内のクロピドグレル, 24時間以内の血栓溶解薬。

治療:PCI 3–24時間前にクロピドグレル負荷投与 (300 mg) もしくはプラセボを投与。全

例それ以降クロピドグレル75 mg/日投与され，28日間継続された。29日目から12か月までは負荷投与された患者ではクロピドグレルを75 mg/日投与され，対照群ではプラセボを投与された。この試験期間中，両群でアスピリンが継続された。GPIIb/Ⅲa阻害剤はper-protocol患者の45％で投与された。PCIは86％の患者で行われた。
　結果：長期のクロピドグレル投与は1年後の死亡，心筋梗塞，脳卒中の相対リスクを26.9％減少させた（8.5% vs. 11.5%（プラセボ），$p=0.02$）。事前に設定された解析ではないが，クロピドグレル群において，29日目から1年後まで主要イベントの相対リスクを37.4％減少させた（$p=0.04$）。28日後，クロピドグレルの前投与は死亡，心筋梗塞，標的血管緊急再血行再建術（urgent TVR）の相対リスクを非有意に18.5％減少させた（6.8% vs. 8.3%, $p=0.23$）。しかし，事前に設定されたサブ解析で，PCI6時間以前にクロピドグレルを投与された群の，まったく低下しなかった6時間以内投与群に比した相対リスク減少率は38.6％であった（$p=0.05$）。GP IIb/IIIa阻害剤とクロピドグレル前投与を受けた患者では，イベントを30％低下させた（7.3% vs. 10.3%（GPIIb/Ⅲa阻害剤の投与なし），$p=0.12$）。大出血のイベントはクロピドグレル群で多い傾向であった（1年後，8.8% vs. 6.7%, $p=0.07$）。
　コメント：この試験はCUREとPCI-CUREとともに，PCI後のアスピリンとクロピドグレルの長期投与を推奨するものである。

88 Sabatine MS, et al.; Clopidogrel as Adjunctive Reperfusion Therapy (CLARITY)-Thrombolysis in Myocardial Infarction (TIMI) 28 Investigators. Effect of clopidogrel pretreatment before percutaneous coronary intervention in patients with ST-elevation myocardial infarction treated with fibrinolytics: the PCI-CLARITY study. *JAMA*. 2005; 294: 1224–32.

　これはCLARITY-TIMI28（詳細は第4章参照）のサブ解析として前向きに計画されたもので，本試験に参加しており，血管造影に割り当てられPCIを行った1,863人を解析したものである。すべての患者は試験に参加した時にクロピドグレルかプラセボ（アスピリンや他の薬物治療への追加）に無作為に割り付けられた。患者はその後に血管造影を行った（2-8日後）。最初の割り付けにかかわらず，PCIを受けた患者はすべてその後にクロピドグレルを投与された。しかし，最初にクロピドグレルに割り付けられた患者（結果としてPCI前2日から8日に投与された）では，PCI前の心筋梗塞，脳卒中を有意に減少させ（4.0% vs. 6.2%, $p=0.03$），同様にPCI後の心血管死，心筋梗塞，脳卒中を減少させた（3.6% vs. 6.2%, $p=0.008$）。ST上昇型心筋梗塞に対して線溶療法の後にPCIを行った群において，PCI前，来院時のクロピドグレル前投与は大出血や小出血の割合は増やさずに（2.0% vs. 1.9%, $p>0.99$），30日の心血管死，心筋梗塞，脳卒中を有意に減少させた（7.5% vs. 12.0%, $p=0.001$）。

89 Mega JL, et al. Cytochrome p-450 polymorphisms and response to clopidogrel. *N Engl J Med*. 2009; 360: 354–62.

　チトクロームP450遺伝子多型によって，クロピドグレルへの臨床的な反応がさまざまであることはこれまでのデータで示唆されていた。TRITON-TIMI 38の調査者たちは遺伝子型により層別化し，クロピドグレル投与を受けている急性冠症候群の患者の心血管イベントを評価した。TRITON-TIMI 38のなかでCYP2C19遺伝子多型のキャリアは，キャリアでない患者と比較して，複合一次エンドポイントである心血管死，心筋梗塞，脳卒中の発症をRR 53％増加させた（12.1% vs. 8.0%, $p=0.01$）。とくにキャリア群ではステント血栓症のリスクが3倍増加した（2.6% vs. 0.8%, $p=0.02$）。これらの結果は薬理学的所見を臨床アウトカムに反映させた最初の研究の一つであり，遺伝的プロファイルを薬物治療の適応に反映する初期の結果となった。

90 Kastrati A, et al.; Intracoronary Stenting and Antithrombotic Regimen-Rapid Early Action for Coronary Treatment (ISAR-REACT) Study Investigators. A clinical trial of abciximab in elective percutaneous coronary intervention after pretreatment with clopidogrel. *N Engl J Med.* 2004; 350: 232–8.

デザイン：無作為化，二重盲検，プラセボ対照研究。一次エンドポイントは30日後の死亡，心筋梗塞，標的血管緊急再血行再建術(TVR)の複合とした。
目的：クロピドグレルを前投与されていて，待機的PCIを行う予定の安定した患者においてabciximab投与とプラセボを比較した。
対象：待機的PCIを行う予定の低リスクの安定した冠動脈疾患を有する合計2,159人。
除外基準：亜急性心筋梗塞 (14日以内) の患者，急性冠症候群の患者，トロポニンが陽性もしくは他の酵素の上昇が認められる患者。
治療：PCIの間abciximabかプラセボを点滴にて投与。すべての患者は600 mgのクロピドグレルを治療前に投与された。
結果：abciximab群とプラセボ群において，一次エンドポイントの発症率は有意差がなかった(abciximab群4% vs. プラセボ群4%, $p = 0.82$)。出血イベントもまたほぼ同等であった。重度の血小板減少症の発症のみが2群間で有意差を示した (abciximab群1% vs. プラセボ群0%, $p = 0.002$)。

91 Kastrati A, et al.; Intracoronary Stenting and Antithrombotic: Regimen Rapid Early Action for Coronary Treatment 2 (ISAR-REACT 2) Trial Investigators. Abciximab in patients with acute coronary syndromes undergoing percutaneous coronary intervention after clopidogrel pretreatment: the ISAR-REACT 2 randomized trial. *JAMA.* 2006; 295: 1531–8.

デザイン：無作為化，対照比較，二重盲検，多施設共同国際研究。一次エンドポイントは30日後の死亡，心筋梗塞，標的血管緊急再血行再建術 (TVR) の複合。出血の合併症を二次エンドポイントとした。
目的：非ST上昇型心筋梗塞に対してPCIを行う患者においてクロピドグレルに加えてabciximabを追加投与した効果を評価すること。
対象：PCIを行う非ST上昇型心筋梗塞2,022人の患者。
治療：abciximabをボーラス投与後，静注しPCIを行う群もしくはプラセボ投与にてPCIを行う群に分けられた。両群ともにクロピドグレル600 mgの前投与を受けた。
結果：一次エンドポイントの発症率はabciximab群で有意に低かった(8.9% vs. 11.9%, $p = 0.03$)。しかし，この結果はトロポニンが上昇している患者に限られた。出血の割合は両群間で有意差はなかった。

糖蛋白 IIb/IIIa 受容体拮抗薬

92 EPIC Investigation. Use of a monoclonal antibody directed against the platelet glycoprotein IIb/IIIa receptor in high-risk coronary angioplasty. *N Engl J Med.* 1994; 330: 956–61.

デザイン：前向き，無作為化，二重盲検，多施設共同試験。30日目の一次エンドポイントは死亡，心筋梗塞，CABG，急性虚血に伴う繰り返されたPCI，手技不成功によるステント留置，または大動脈バルーンパンピングの留置。
目的：PTCAまたはDCAを施行された患者における，モノクローナル抗体であるc7E3 Fabがもたらす臨床効果の判定。
対象：発症12時間以内の有症状の急性心筋梗塞か，24時間以内に心電図変化を伴う梗塞後狭心症の2回の発作か，臨床所見または造影上高リスクのいずれかと判断された，

経皮的治療を受けた2,099名の高リスク患者(PTCA90%, 方向性冠動脈粥腫切除術5%, 両者が施行された例5%)。

除外基準：出血傾向，6週間以内の大手術，2年以内の脳卒中。

治療：abciximab 0.25 mg/kgをボーラス静注し（治療10分前），その後abciximabかプラセボを12時間10μg/分で持続投与，あるいはプラセボのボーラス投与のあとプラセボ　12時間持続投与。全例にヘパリン (1万–1万2千単位を単回投与；目標ACTは300–350秒）。

結果：abciximabの単回投与＋持続投与群では，エンドポイント（死亡，心筋梗塞，予期しない外科的血行再建術，繰り返されたPCI，IABPの使用）が35％低下し，プラセボ群12.8％ vs 単回投与群11.4% ($p=0.43$ vs. プラセボ) vs. 単回投与＋持続投与群8.3％ ($p=0.008$ vs. プラセボ）であった。単回＋持続群は心筋梗塞の発症率に関し，有意な減少が認められた：5.2% vs. 8.6% （プラセボ，$p=0.013$)。単回＋持続群は出血性合併症に関連していた：14% vs. 7% ($p=0.001$)。追跡調査にて，abciximabはより長期にわたる有意なリスクの減少に関与しており，6か月の時点で27% vs. 35.1% ($p=0.001$)，3年の時点で41.1% vs. 47.2%（単回投与のみ）vs. 47.2%（プラセボ）であった($p=0.009$)。3年の追跡の際，心筋梗塞あるいは治療抵抗性の不安定狭心症を発症した患者群（全患者の28%）において，死亡率の有意な減少を示した (5.1% vs. 12.7%, $p=0.01$)。

コメント：有意な出血性合併症は，高用量のヘパリン投与が原因である可能性がある。

93　IMPACT-II Investigators. Randomised placebo-controlled trial of effect of eptifibatide on complications of percutaneous coronary intervention: IMPACT-II. *Lancet.* 1997; 349: 1422–8.

デザイン：前向き，無作為，二重盲検，多施設試験。30日目の一次エンドポイントは死亡，心筋梗塞，予定外の外科手術または繰り返し施行されたPCI，急性冠閉塞によるステント留置。

目的：非外科的血行再建術を施行された患者において，eptifibatideの虚血性合併症の減少効果の判定。

対象：待機的，緊急，救急救命でPCIを施行された4,010名の患者(PTCA, 91%–93%)。

除外基準：出血傾向，6週間以内の大手術，脳卒中の既往。

治療：eptifibatide 135μg/kgかプラセボを静注し（治療10–60分前に），その後20–24時間0.5または0.75μg/kg/分で持続投与あるいはプラセボ。

結果：30日の時点で，複合一次エンドポイントに有意差は認めなかった (135/0.5群9.2% vs. 135/0.75群9.9% vs. プラセボ群11.4% ($p=0.063$, 0.22))。on-treatment解析では，135/0.5群が複合一次複合エンドポイントの22%の有意な減少を認めた (9.1% vs. 11.6%, $p=0.035$)。出血性合併症および輸血率に有意差は認められなかった。

94　CAPTURE investigators. Randomised placebo-controlled trial of abciximab before and during coronary intervention in refractory unstable angina: the CAPTURE Study. *Lancet.* 1997; 349: 1429–35.

デザイン：前向き,無作為,プラセボ対照,多施設試験。30日目の一次エンドポイントは死亡，心筋梗塞，虚血再発に伴う緊急インターベンション。

目的：難治性不安定狭心症に対して，PCI前からPCI直後までのabciximabがアウトカムを改善させるかどうかを評価すること。

対象：安静時のST上昇，ST低下，T波異常のいずれかを伴う胸痛があり，ヘパリンと硝酸薬の投与開始2時間を経過しても1回以上の発作（安静時胸痛かつ/または心電図以上）を認めた1,265例。

除外基準：最近発症の心筋梗塞，直ちにPCIを必要とする持続性虚血，造影所見上の左主

幹部病変。
治療：造影後，無作為にabciximab (0.25 mg/kg投与後，10μg/分で持続投与)とプラセボに割り付けられ，投与はPCI前18–24時間からPCIの1時間後まで(PCIの際，もし血管の開存を保つために必要があれば，ステント使用)。ACTの目標は300秒。
結果：試験は有意な治療効果を認めたため，早期に終了された(1,400名の参加が予定されていた)。abciximab群は30日目の一次エンドポイントである死亡，心筋梗塞，インターベンションを必要とするような虚血の29%の減少が認められた (11.3% vs. 15.9%, $p =$ 0.012)。この差異の大部分は心筋梗塞の発症の減少：4.1% vs. 8.2% ($p = 0.002$)による (心筋梗塞の定義は，2つの検体でCKもしくはCK-MBが正常上限値の3倍以上)。心筋梗塞の発症は，abciximab投与を受けた患者のPTCA前，直後で少なかった(前0.6% vs. 2.1%, $p = 0.029$, 直後2.6% vs. 5.5%, $p = 0.043$)。重要なこととして，6か月の時点でイベントの発症率に差異がなかった (31% vs. 30.8%)。abciximab群において，2倍の大出血性合併症の発症が認められた (3.8% vs. 1.9%, $p = 0.043$)。心電図により虚血を評価したサブ試験では (332名の患者がPCI開始からPCI後6時間までモニターされた)，abciximab群では2エピソード以上の有意なST変化(≥ 1 mm)が少なかった(5% vs. 14%, $p < 0.01$)。
コメント：他の試験と対照的に，治療の前後にabciximabを投与された患者は，治療開始から18–24時間のイベントの発症率は抑制されていた。長期的な利点が観察されなかったのは，インターベンション後12時間の持続投与を行わなかったためかもしれない。

95 EPILOG Investigators. Platelet glycoprotein IIb/IIIa receptor blockade and low-dose heparin during percutaneous coronary revascularization. *N Engl J Med*. 1997; 336: 1689–96.

デザイン：前向き，無作為，二重盲検，多施設共同試験。30日目の複合一次エンドポイントは死亡，心筋梗塞，緊急のCABGまたはPCIを必要とする虚血イベント。
目的：abciximabの利益がインターベンションをうけるすべての患者にもたらされるか，ヘパリンの用量調節によって出血性合併症を減らすことができるかの評価。
対象：緊急または待機的にインターベンションが施行された2,792名の患者。
除外基準：24時間以内の心電図変化を伴う急性心筋梗塞または不安定狭心症，ステント留置またはアテレクトミーの予定，3か月以内のPCI，抗凝固療法施行中，治療6週間以内の大手術または出血。
治療：abciximab (施術10–60分前0.25 mg/kg単回静注，その後12時間0.125μg/kg/分で持続投与)とヘパリン (100 U/kg単回投与)，abciximabとヘパリン70 U/kg，プラセボとヘパリン100 U/kgに割り付けた。
結果：abciximab群は30日目の死亡，心筋梗塞，緊急の再血行再建術の頻度を低減させた：5.4%, 5.2% vs. 11.7% (OR 0.45, 0.43；両者とも$p < 0.001$)。広範囲非Q波梗塞も少なかった(CKが正常値の5倍)：2.5%, 2% vs. 5.6% ($p < 0.001$)。大出血の発生率は変わらなかったが，abciximabとヘパリン通常量群では，小出血の頻度が上昇した (7.4% vs. 4% (低用量ヘパリン), $p < 0.001$)。6か月の時点で，血行再建術再施行率は変わらず，複合エンドポイント (死亡，心筋梗塞，再血行再建術) のわずかな減少が認められた：22.3%, 22.8% vs. 25.8% ($p = 0.04$)。1年の追跡ではabciximab群にて持続した効果が示された (一次エンドポイントの発生率はabciximab＋低用量ヘパリン群9.6%，abciximab＋通常用量ヘパリン群9.5%，プラセボ群16.1%)。
コメント：出血の発生率を抑えるため，可能なかぎり早期にシースは抜去し，治療後のルーチンのヘパリン投与を控えるようにする。

96 RESTORE Investigators. Effects of platelet glycoprotein IIb/IIIa blockade with tirofiban on adverse cardiac events in patients with unstable angina or acute myocardial infarction undergoing coronary angioplasty. *Circulation.* 1997; 96: 1445–53.

デザイン：前向き，無作為化，二重盲検，プラセボ対照，多施設共同試験。複合一次エンドポイントは死亡，心筋梗塞，PTCAの不成功か虚血再発によるCABG，虚血による標的血管に対するPTCA再施行，完全または切迫急性冠閉塞に対するステント留置。
目的：高リスクのPTCAを施行された患者に対するtirofibanの効果の評価。
対象：症状を認めてから72時間以内で，60％の狭窄度の2,139名の患者。
除外基準：ステント留置か補助的ロタブレーションの予定。
治療：tirofiban（10μg/kgを3分以上かけてボーラス静注，その後36時間0.15μg/kg/分で投与）またはプラセボ。すべて患者にアスピリンとヘパリン投与。
結果：初回の治療では，PTCAが全患者の92％–93％に施行され，アテレクトミーが7％–8％に施行された。30日の時点では，複合一次エンドポイント発症率は同等であった（10.3％ vs. 12.2％, $p = 0.16$）。緊急，救急のCABGとPTCAのみでは，その頻度は8％ vs. 10.5％（$p = 0.052$）。しかし，tirofiban群は2日目と7日目のイベント発生が有意に少なく（RR 0.62, $p = 0.005$，RR 0.73, $p = 0.022$），その理由の大部分は再梗塞，PTCA再施行が少なかったことによる（2日目2.7％ vs. 4.4％ （$p = 0.039$），1.1％ vs. 3.2％ （$p = 0.001$）；7日目3.6％ vs. 5.3％ （$p = 0.055$），2.7％ vs. 4.4％ （$p = 0.034$））。大出血と血小板減少は同程度であった（5.3％ vs. 3.7％ （$p = 0.096$），1.1％ vs. 0.9％）。

97 EPISTENT Investigators. Randomised placebo-controlled and balloon-angioplasty-controlled trial to assess safety of coronary stenting with use of platelet glycoprotein-IIb/IIIa blockade. *Lancet.* 1998; 352: 87–92.

デザイン：前向き，無作為，二重盲検，プラセボ対照，多施設共同試験。複合一次エンドポイントは30日の時点での死亡，心筋梗塞，緊急の再血行再建術。
目的：60％以上の冠動脈狭窄を有する患者に対し，abciximab投与とステント留置を併用することによる，糖蛋白IIb/IIIa阻害剤の薬効評価。
対象：虚血性心疾患と安定した冠動脈病変（60％以上）を有する2,399名の患者。
除外基準：保護されていない左主幹部病変，2年以内の脳梗塞，過去3か月以内のPCI，収縮期血圧180 mmHg以上，拡張期血圧100 mmHg以上。
治療：ステント留置＋プラセボ，ステント留置＋abciximab（治療60分前までに0.25 mg/kgを単回投与し，その後12時間0.125μg/kg/分で持続投与（最大10μg/分まで）），バルーン拡張＋abciximabに割り付けられた。全例にアスピリンとヘパリン（70 U/kgと100 U/kgがabciximab，プラセボ群に単回投与された）。チクロピジンの導入は，試験参加前に行われることが推奨された。
結果：ステント＋abciximab群は，30日時点での複合エンドポイントを，ステント＋プラセボ群に比較して50％以上減少させ（5.3％ vs. 10.8％，$p < 0.01$），一方，バルーン拡張＋abciximab群では36％の減少させた（6.9％, $p = 0.007$）。死亡と広範囲心筋梗塞（CKが正常値の5倍を超えていることで定義）は，abciximab群で発生が少なかった（3.0％, 4.7％ vs. 7.8％（プラセボ群））。しかし，Q波梗塞の頻度は同程度であった（0.9％, 1.5％）。大出血合併症に有意差は認められなかった（1.4％, 2.2％）。

98 Lincoff AM, et al.; Evaluation of Platelet IIb/IIIa Inhibition in Stenting Investigators. Complementary clinical benefits of coronary-artery stenting and blockade of platelet glycoprotein IIb/IIIa receptors. *N Engl J Med.* 1999; 341: 319–27.

このEPISTENT試験の6か月の時点での結果を踏まえたレポートは，ステント留置とabciximab併用の持続した効果を実証している。複合エンドポイントの発生率はス

テント＋abciximab群で6.4％，バルーン拡張＋abciximab群で9.2％，ステント留置のみの群で12.1％であった。ステント留置＋abcimb群での死亡率も，バルーン拡張＋abciximab群より有意に低かった (0.5％ vs. 1.8％, $p=0.02$ (ステント留置のみ：1.2％, $p=0.12$))。この死亡率の優位性は，1年後も持続していた。

99 ESPRIT Investigators. Enhanced Suppression of the Platelet IIb/IIIa Receptor with Integrilin Therapy. Novel dosing regimen of eptifibatide in planned coronary stent implantation (ESPRIT): a randomised, placebo-controlled trial. *Lancet.* 2000; 356: 2037–44.

デザイン：前向き，無作為，二重盲検，プラセボ対照，多施設共同試験。一次エンドポイントは48時間以内の死亡，心筋梗塞，緊急TVR，血栓溶解目的でのGP IIb/IIIa阻害薬療法。二次エンドポイントは30日の死亡，心筋梗塞，緊急のTVRである。

目的：eptifibatideのボーラス2回投与が冠動脈ステント留置術を受けた患者の転帰を改善させるかを決定する。

対象：ステント留置予定の2,064名。

除外基準：緊急PCIを要する胸痛の継続，24時間以内の心筋梗塞，90日以内のPCI，30日以内に次回のPCI予定，1か月以内の脳梗塞かTIA，出血素因，6週間以内の大手術の予定，収縮期血圧200 mmHg以上または拡張期血圧110 mmHg以上，血小板数10万以下，クレアチニン350 μM以上。

治療：プラセボかeptifibatide (10分間隔で2回180 μg/kgを投与し，その後18–24時間2 μg/kg/分で持続投与)を使用。GPIIb/IIIa受容体拮抗薬の救済的使用は盲検にて使用可能。

結果：eptifibatide群は有意に複合一次エンドポイントの発生率が低かった (6.4％ vs. 10.5％, $p=0.0015$)。この優位性は一次エンドポイントのいずれの要素でも認められ，死亡/心筋梗塞/TVR (RR 0.65, 95％CI 0.47–0.87)，死亡/心筋梗塞 (RR 0.60, 0.44–0.82)，死亡(RR 0.5, 0.05–5.42)。30日の時点でも，eptifibatide群は二次エンドポイントである死亡/心筋梗塞/緊急のTVRを低下させた(6.8％ vs. 10.5％, $p=0.0034$)。eptifibatide群はプラセボ群に比して大出血の発生率が高かった (1.3％ vs. 0.4％, $p=0.027$)。ACTの最も低い三分位群では大出血の有意差は認められなかった (ACT 244秒以下；両群とも0.6％)。6か月の追跡では，複合エンドポイントである死亡または心筋梗塞の発症率は，eptifibatide群7.5％，プラセボ群11.5％ (RR 0.63, 95％CI 0.47–0.84, $p=0.002$)，複合エンドポイントの死亡/心筋梗塞/TVRの発症率は14.2％, 18.2％であった (RR 0.75；95％信頼区間0.60–0.93)。6か月の死亡率はeptifibatide群で0.8％，プラセボ群で1.4％であった (RR 0.56, 95％CI 0.24–1.34, $p=0.19$)。Kaplan-Meier生存曲線は時間経過とともに離れ，30日から6か月の間で死亡率がもっとも解離した (*JAMA* 2001; 285: 2468–73)。1年時点でも，有意差が持続し (6.6％ vs. 10.5％, $p=0.015$)，コスト分析においてeptifibatideの使用による救命のコストは$1,407/年であった (*JAMA* 2002; 287: 618)。

コメント：6か月，12か月の時点で認められる持続した優位性は，ステント留置術を受ける患者の治療のスタンダードとしてGP IIb/IIIa拮抗薬を使用することを支持する。

100 Topol EJ, et al.; TARGET Investigators. Do Tirofiban and ReoPro Give Similar Efficacy Trial. Comparison of two platelet glycoprotein IIb/IIIa inhibitors, tirofiban and abciximab, for the prevention of ischemic events with percutaneous coronary revascularization. *N Engl J Med.* 2001; 344: 1888–94.

デザイン：前向き，無作為，二重盲検，ダブルダミー，多施設試験。一次エンドポイントはPCI後30日の死亡，非致死性心筋梗塞もしくは緊急標的血管再血行再建術。

目的：2種類のGP IIb/IIIa拮抗薬であるtirofibanとabciximabの安全性と有効性の比較。
対象：冠動脈およびバイパス動脈の70％以上の狭窄を有する de novo 病変あるいは再狭窄病変に対しステント治療予定の5,308人。
除外基準：心原性ショック，急性ST上昇型心筋梗塞，血清クレアチニン2.5 mg/dL以上，出血高リスクあるいは出血の継続，血小板12万以下。
治療：tirofiban（10μg/kgをボーラス後18-24時間に0.15μg/kg/分の持続投与），もしくはabciximab（0.25 mg/kgボーラス後，12時間0.125μg/kg/分（最高10μg/kg/分）の持続投与）。全例術前にアスピリンを250-500 mg。クロピドグレル負荷投与300 mg，可能ならば維持量75 mgをPCIの2-6時間前から30日間使用。全例PCI前からACT 250秒を目標に70 U/kgのヘパリン。
結果：両群とも95％の患者でステント治療施行。死亡，非致死性心筋梗塞，緊急標的病変再血行再建の複合一次エンドポイントは，abciximab群でtirofiban群に比して有意に低かった（6.0％ vs. 7.6％，$p = 0.038$）。abciximab群は心筋梗塞（CK-MBが正常上限の3倍または新たなQ波の出現）発症率が低かった（5.4％ vs. 6.9％，$p = 0.04$）が，術後30日間の死亡（0.4％ vs. 0.5％，$p = 0.66$），緊急標的病変再血行再建（0.7％ vs. 0.8％，$p = 0.49$）は，両群に有意差はなかった。サブグループ解析では，いずれのサブグループ（年齢65歳以上/以下，性別，糖尿病，クロピドグレル前治療）でもabciximab群が有意であった。大出血や輸血は両群同等であった（abciximab 0.7％ vs. 0.9％，$p = $NS）が，tirofiban群では小出血（2.8％vs. 4.3％，$p < 0.001$），血小板減少症（10万/mm^{3}未満，0.1％ vs. 0.9％，$p < 0.001$）が少なかった。しかし，6か月での複合一次エンドポイントは2群で有意差はなかった（14.8％vs. 14.3％，$p = 0.59$）（Lancet 2002;360:355-360）。
コメント：2件の試験より，TARGETでのtirofibanの用量では，薬剤投与後15-60分は血小板抑制作用がabciximabにくらべ低かく，このことにより同試験で医原性血管障害が多かった（Am J Cardiol. 2002; 89: 647, ibid 1293）。

101 PRICE Investigators. Comparative 30-day economic and clinical outcomes of platelet glycoprotein IIb/IIIa inhibitor use during elective percutaneous coronary intervention: Prairie ReoPro versus Integrilin Cost Evaluation (PRICE) Trial. Am Heart J. 2001; 141: 402-9.

待機的PCIもしくはステント治療の患者320人を対象とした前向き，無作為，二重盲検試験。患者はabciximabまたはeptifibatideの追加治療を受けた。eptifibatide群はabciximab群に比して入院コスト（一次エンドポイント）が低かった（中央値7,207米ドル vs. 8,268米ドル，$p = 0.009$）。eptifibatide群は30日コスト中央値も低かった（7,207ドル vs. 8,336米ドル，$p = 0.009$）。死亡，非致死性心筋梗塞，緊急血行再建術は両群同等だった（退院時4.9％ vs. 5.1％，30日後5.6％ vs.6.3％）。血小板機能測定装置（Ultra Rapid Platelet Function Assay）を用いた155人の血小板抑制効果のサブ解析で，eptifibatide群でabciximab群より効果が早く出現しより持続した（$p < 0.00001$）。

102 Karvouni E, et al. Intravenous glycoprotein IIb/IIIa receptor antagonists reduce mortality after percutaneous coronary interventions. J Am Coll Cardiol. 2003; 41: 26-32.

著者らは19の無作為，プラセボ対照試験で，GP IIb/IIIA拮抗薬のPCI症例20,137人を検討した結果を総括した。一次エンドポイントは死亡率，二次エンドポイントは心筋梗塞，心イベントの複合，大出血。PTCAとステントの試験で，待機的，緊急/救急（急性心筋梗塞）が対象となった。術後ヘパリンは約半分の試験で用いられた。30日時点でGPIIb/IIIa拮抗薬の使用は死亡率を有意に低下させた（RR 0.69，95％CI 0.53-0.90）。この効果は6か月後でも継続した（RR 0.79，95％CI 0.64-0.97）。この効果はすべての試験で均一にみられ，急性心筋梗塞であるかどうか，ヘパリン静注を継続したかどうかに

は関連しなかった。留意すべき点として、術後にヘパリンを継続した例で出血が多くみられた(RR 1.70, 95％CI 1.36–2.14)。

103 Deibele AJ, et al. Intracoronary eptifibatide bolus administration during percutaneous coronary revascularization for acute coronary syndromes with evaluation of platelet glycoprotein IIb/IIIa receptor occupancy and platelet function: the Intracoronary Eptifibatide (ICE) Trial. *Circulation*. 2010; 121: 784–91.

　この研究では緊急PCIを行ったACSの43例を、カテーテル施行中のeptifibatideのボーラス静注群と冠動脈投与に無作為化した。一次エンドポイントは冠状静脈洞採血で測定した局所の血小板GP IIa/IIIb受容体結合率。結果は冠動脈投与群で有意に高濃度だった。微小血管灌流をTIMIフレームカウントで測定したところeptifibatideの冠動脈投与群で有意に良好な結果だった。

104 Valgimigli M, et al.; Multicentre Evaluation of Single High-Dose Bolus Tirofiban vs Abciximab With Sirolimus-Eluting Stent or Bare Metal Stent in Acute Myocardial Infarction Study (MULTISTRATEGY) Investigators. Comparison of angioplasty with infusion of tirofiban or abciximab and with implantation of sirolimus-eluting or uncoated stents for acute myocardial infarction: the MULTISTRATEGY randomized trial. *JAMA*. 2008; 299: 1788–99.

デザイン：無作為化、比較対象試験、治療非盲検、2×2要因での多施設試験。一次エンドポイントは各比較で異なり、薬剤比較では治療後90分でのST回復(非劣性マージン)、ステント比較では8か月後の死亡、再梗塞、TVRの複合。
目的：ST上昇型急性心筋梗塞での再還流戦略における、GPIIb/IIIa拮抗薬の使用とステントの選択の比較。
対象：イタリア、スペイン、アルゼンチンでのSTEMIもしくは新たな左脚ブロックの745人。
治療：PCI中のabciximabもしくは高濃度のtirofibanの静注と、BMSもしくはDES(2×2要因、非盲検比較)。
結果：薬剤間に一次エンドポイントでの有意差はなく、事前に設定された非劣性マージンに到達した(RR 1.020, 非劣性 $p<0.001$)。さらに両薬剤の出血性合併症でも差はなかった。しかしステント比較では、一次エンドポイントである8か月後のMACEの発症に関してDES群が良好な結果だった (7.8% vs. 14.5%, $p=0.004$)。これはDES群の血行再建術再施行率の低下が影響した。

トロンビン阻害薬

105 Bittl JA, et al.; Hirulog Angioplasty Study Investigators. Treatment with bivalirudin (Hirulog) as compared with heparin during coronary angioplasty for unstable or postinfarction angina. *N Engl J Med*. 1995; 333: 764–9.

デザイン：前向き、無作為、二重盲検、多施設試験。一次エンドポイントは入院中の死亡、急性冠閉塞、もしくは心原性の臨床症状の悪化。観察期間は6か月。
目的：不安定狭心症もしくは心筋梗塞後狭心症のPCIの際に、bivalirudinが死亡率や虚血性イベントに関してヘパリンより有意性があるかを検証。
対象：不安定狭心症または心筋梗塞後の狭心症にPCIを行った4,098人。
治療：bivalirudin群では1.0 mg/kgボーラス、その後4時間 2.5 mg/kg/時、14–20時間1.0 mg/kg/時持続、ヘパリン群では175 U/kgボーラス、その後18–24時間15 U/kg/時持続投与した。両薬剤は血管形成術の前にはじめ、ACTで用量調節した。全症例アスピリンを300–325 mg投与した。
結果：6か月後の一次エンドポイントは、両群で11.4％ vs.12.2％と有意差はなかった。bivalirudin群で6.2% vs. 7.9%, $p=0.039$ と治療7日間での合併症が少なかった。心筋

梗塞後狭心症患者では，bivalirudin群で一次エンドポイントが有意に低かった（9.1% vs. 14.2%，$p = 0.04$）が，6か月間の死亡，心筋梗塞，再治療は有意差はなかった（20.5% vs.25.1%，$p = 0.1$）。bivalirudin群では出血性合併症が少なかった（3.8%vs. 9.8%，$p < 0.001$）。

106 Lincoff AM, et al.; REPLACE-2 Investigators. Bivalirudin and provisional glycoprotein IIb/IIIa blockade compared with heparin and planned glycoprotein IIb/IIIa blockade during percutaneous coronary intervention: REPLACE-2 randomized trial. *JAMA*. 2003; 289: 853–63.

　この前向き，無作為，二重盲検，三重偽薬の多施設試験では，PCIの6,010例を，ヘパリン＋GP IIb/IIIa拮抗薬（eptifibatideもしくはabciximab）併用群，もしくはbivalirudin単独群（0.75 mg/kgボーラス，PCI中1.75 mg/kg/時，必要に応じてGP IIb/IIIa拮抗薬を条件付き投与）に割り付けた。条件付きGP IIb/IIIa治療はbivalirudin群で7.2%，ヘパリン＋GP IIb/IIIa群で5.2%であった。一次エンドポイントである30日間の死亡，心筋梗塞，緊急再血行再建術，入院中の出血は，bivalirudin群でヘパリン＋GP IIb/IIIa群に比して非有意に低下した（9.2% vs. 10.0%，$p = 0.32$）。4つの一次エンドポイントの構成要因のうち，両群で有意差がみられたのは出血のみであり，bivalirudin群で出血が有意に低かった（2.4% vs. 4.1%）。3件の構成要素による二次エンドポイント（死亡，心筋梗塞，緊急再血行再建術）では，ヘパリン＋GPIIb/IIIa薬群で低い傾向が見られた（7.1%vs. 7.6%（bivalirudin群））。この違いは主にbivalirudin群で心筋梗塞発症が多いことによった（7.0% vs. 6.2%）。bivalirudin群で患者1人当たり448米ドル，コストが少なかった。

107 Kastrati A, et al.; ISAR-REACT 3 Trial Investigators. Bivalirudin versus unfractionated heparin during percutaneous coronary intervention. *N Engl J Med*. 2008; 359: 688–96.

デザイン：前向き，無作為，二重盲検，多施設試験。一次エンドポイントは30日間の死亡，心筋梗塞，虚血に対する緊急標的血管再血行再建術もしくは大出血。臨床における最終的な有益性をみるエンドポイントとしてデザインされた。
目的：術前にクロピトグレルを投与したPCI患者において，bivalirudinが未分画ヘパリンより有効かを検証。
対象：PCIの2時間以上前から600 mgのクロピトグレルを投与された，安定狭心症もしくは，低リスク（心臓マーカー正常）不安定狭心症4,570人。
治療：bivalirudinもしくは未分画ヘパリンをPCI中に使用。
結果：一次エンドポイントはbivalirudin群で8.3%，未分画ヘパリン群で8.7%であった（$p = 0.57$）。二次エンドポイントである死亡，心筋梗塞，虚血に対する緊急標的血管再建術は，bivalirudin群で5.9%，未分画ヘパリン群5.0%であった（$p = 0.23$）。大出血はbivalirudin群で3.1%，未分画ヘパリン群で4.6%であった（$p = 0.008$）。このように両者に虚血に関する臨床的な有意性はなかったが，bivalirudinはPCIをうけた低リスク不安定狭心症患者の出血を低下させた。第4章のHORIZONS-AMI参照。

方向性冠動脈粥腫切除術

108 Topol EJ, et al.; CAVEAT Study Group. A comparison of directional atherectomy with coronary angioplasty in patients with coronary artery disease. *N Engl J Med*. 1993; 329: 221–7.

デザイン：前向き，無作為，対照比較，多施設試験。一次エンドポイントは6か月後の再狭窄率。

目的：POBAとDCAのアウトカムの比較．
対象：症候性のCADで冠動脈インターベンションを受けていない1,012人．
治療：POBAもしくはDCA．
結果：残存狭窄50％以下の治療成功率は，DCA群で高かった（89％ vs. 80％）が，早期の合併症（11％ vs. 5％）が多く，入院コストも高かった．DCA群では6か月後の再狭窄がと低い傾向がみられたが（50％ vs. 57％，$p = 0.06$），死亡もしくは心筋梗塞のリスクは高かった（8.6％ vs. 4.6％，$p = 0.007$）．

109 Adelman AG, et al. A comparison of directional atherectomy with balloon angioplasty for lesions of the left anterior descending coronary artery. *N Engl J Med*. 1993; 329: 228–33.

デザイン：前向き，無作為，非盲検，多施設試験．一次エンドポイントはフォローアップにおける血管造影での再狭窄率（中央値5.9か月）．
目的：左前下行枝近位部のPOBAとDCAの再狭窄率の比較．
対象：左前下行枝に60％以上の新規病変を持つ274人．
治療：POBAもしくはDCA．
結果：DCA群で有意ではないが成功率が高かった（94％ vs. 88％，$p = 0.06$）．合併症の発症率は同等であった（5％ vs. 6％）．フォローアップの冠動脈造影において，再狭窄率，観察期間での再狭窄率（43％ vs. 46％），最小内腔径（1.61 vs. 1.55 mm）も同等であった．

110 Simonton CA, et al. 'Optimal' directional coronary atherectomy: final results of the Optimal Atherectomy Restenosis Study (OARS). *Circulation*. 1998; 97: 332–9.

デザイン：前向き，多施設の登録研究．一次エンドポイントは6か月後の血管造影上の再狭窄．
目的：最適なDCAによって，長期の臨床的再狭窄，血管造影上の再狭窄を低下できるかを検討．
対象：18歳から80歳の狭心症あるいは心機能検査で虚血陽性で，下記の血管造影上の基準に合致した199人．(a) 参照血管径3.0–4.5 mm，(b) 責任血管の狭窄率60％以上，(c) 軽度から中等度の屈曲，標的病変の軽度の石灰化あるいは非石灰化．DCA後に15％以上の残存狭窄があれば血管形成術を追加．213病変を対象とした．
治療：7FrでのDCA．
結果：DCA後の血管形成術は87％と高頻度であった．早期治療成功率は97.5％，平均残存狭窄率は7％，主要合併症（死亡，緊急バイパス術，Q波心筋梗塞）発症率は2.5％，非Q波心筋梗塞（CK-MBが正常上限値の3倍以上）の発症率は14％．1年後の標的血管再血行再建術は17.8％．6か月の再狭窄率は28.9％（主要予測因子は術後の血管径）．
コメント：以前のDCA試験よりも本試験での再狭窄率は低かった．

111 Baim DS, et al.; BOAT Investigators. Final results of the Balloon vs Optimal Atherectomy Trial (BOAT). *Circulation*. 1998; 97: 322–31.

デザイン：前向き，無作為化，二重盲検，多施設試験．一次エンドポイントはフォローアップ造影時の再狭窄率（中央値6.9か月）．
目的：DCAとバルーン形成術の再狭窄の比較．
対象：直径3 mmより大径血管における冠動脈単一新規病変を有する患者1,000人．
治療：DCA（大径サイズ）による積極的組織摘除＋必要時バルーン形成術，あるいはバルーン形成術単独．
結果：DCA群で手技成功率が高率（99％ vs. 97％，$p = 0.02$），残存狭窄は低率（15％ vs. 28％，$p < 0.0001$）であった．主要合併症率は同程度であった（2.8％ vs. 3.3％）．しかしDCAはCK-MB上昇（正常上限値3倍以上）が高率であった（16％ vs. 6％，$p < 0.0001$）．

追跡造影ではDCA群の再狭窄率(一次エンドポイント)は低率であった(31.4% vs. 39.8%, $p=0.016$)。1年追跡ではDCA群は死亡(0.6% vs. 1.6%, $p=0.14$)、TVR(17.1% vs. 19.7%, $p=0.33$)、標的部位再血行再建(15.3% vs. 18.3%, $p=0.23$)、TVF(死亡、Q波心筋梗塞、TVR, 21.1% vs. 24.8%, $p=0.17$)で非有意な低下を示した。

112 Tsuchikane E, et al.; PERFECT Investigators. Pre-drug-eluting stent debulking of bifurcated coronary lesions. *J Am Coll Cardiol.* 2007; 50: 1941–5.

前向き、多施設、登録研究に分岐部病変への薬剤溶出性ステントを使用したPCI患者99人を登録。主血管のみへのステント留置前に、分岐部の主血管と分枝(適切であれば)の両血管にDCAによるプラークのデバルキングが行われ、9か月後に追跡造影が施行された。主要アウトカム(再狭窄発症率)は主血管と分枝おいて、それぞれ1.1%と3.4%認められた。院内MACEはみられなかった。この小規模非無作為化試験は、主血管へのDES留置前のDCAが分岐部病変への複雑ステント留置術における、容認される戦略の一つである可能性が示唆された。

回転性アテレクトミー試験

113 Dill T, et al. A randomized comparison of balloon angioplasty versus rotational atherectomy in complex coronary lesions (COBRA study). *Eur Heart J.* 2000; 21: 1759–66.

デザイン:前向き、無作為化、オープンラベル、多施設試験。一次エンドポイントは手技成功、標的病変の6か月再狭窄率、追跡期間内の主要心イベント。

目的:複雑冠動脈病変に対する回転性アテレクトミーとバルーン形成術のアウトカムの比較。

対象:狭心症あるいは血管造影上の標的病変狭窄率が70%から99%で平均内腔径1 mm以下、病変長5 mm以上の20歳から80歳の冠動脈疾患患者502人。複雑病変(石灰化、入口部か分岐部、偏心性、びまん性、屈曲性)。

除外項目:不安定狭心症、4週間以内の心筋梗塞、2か月以内の標的病変へのPCI歴、左室駆出率30%未満。

治療:回転性アテレクトミー(burrサイズ1.25–2.5 mm)あるいはバルーン形成術。全患者にアスピリン、ニトログリセリン、ニフェジピン、ヘパリン(目標ACT 350以上とし15–20KU)を投与。不完全拡張時のステント留置は可。

結果:手技成功はバルーン形成術に比較して回転性アテレクトミーにて高率であった(85% vs. 78%, $p=0.038$)。Q波心筋梗塞(ともに2.4%)、緊急バイパス術(1.2% vs. 2.4%)、死亡(1.6% vs. 0.4%)といった手技関連合併症は両群間で差はみられなかった。PTCA群でステント留置が高率で、多くは不完全拡張のbailout目的であった(14.9% vs. 6.4%, $p<0.002$)。Bailoutステントをエンドポイントに含んだ場合、手技成功率は回転性アテレクトミーで84%、バルーン形成術で73%であった($p=0.006$)。6か月後では、再狭窄率は両群で同程度であった(回転性アテレクトミー49%、PTCA 51%)。

114 vom Dahl J, et al.; ARTIST Investigators. Rotational atherectomy does not reduce recurrent in-stent restenosis: results of the angioplasty versus rotational atherectomy for treatment of diffuse in-stent restenosis trial (ARTIST). *Circulation.* 2002; 105: 583–8.

デザイン:前向き、無作為化、多施設(24ヨーロッパ圏施設)試験。一次エンドポイントは6か月後のQCAによるMLD。

目的:びまん性ISR(ステント内再狭窄)に対するバルーン形成術(PTCA)+回転性アテレクトミー(RA)治療の安全性と有効性をPTCA単独治療と比較する。

対象:狭心症加えて、あるいは標的血管に関連する虚血の客観的証拠を有し、以下のすべてを伴う298人:ステント端±5 mmに70%以上のISR、ステント径2.5 mm以上、

ISRのみが治療病変，ISR長10–50 mm，病変に回転性アテレクトミーがアクセス可能。
治療：RA+PTCAあるいはPTCA単独。RAはstepped-burrアプローチで，引き続き低圧(6気圧)による付加的PTCAを行う。GP II/IIIa阻害薬は可能なかぎり使用しない。
結果：初期手技成功率（残存狭窄＜30％）は両群間で同程度であった（89％ PTCA，88％ RA）。しかし6か月後の血管造影では，PTCA群でMLDの平均獲得径が0.67 mmでRA群の0.45 mmに比し優れていた（$p = 0.0019$）。狭窄部内腔の平均獲得径は25％と17％（$p = 0.002$）で，再狭窄発症率は51％（PTCA）と65％（RA，$p = 0.039$）であった。6か月後のイベント回避生存率はRA群（79.6％）に比しPTCA群（91.3％）で有意に高率であった（$p = 0.0052$）。

115 Stankovic G, et al.; AMIGO Investigators. Comparison of directional coronary atherectomy and stenting versus stenting alone for the treatment of de novo and restenotic coronary artery narrowing. *Am J Cardiol*. 2004; 93: 953–8.

この前向き多施設（46ヨーロッパ圏施設）試験は753患者をDCA+ステントとステント単独に無作為化した。平均病変長はDCA/ステント群で14.6 mm，ステント単独群で14.3 mmであった。8か月後，フォローアップ造影を施行したサブグループ（74％）において再狭窄発症率に差はみられなかった（DCA群26.7％ vs. ステント単独群22.1％，$p = $NS）。死亡（1.3％ vs. 0.8％，$p = 0.725$），死亡＋心筋梗塞＋TVRのTVF（23.9％ vs. 21.5％，$p = 0.487$）は両群間で同程度であった。

特殊状況

慢性完全閉塞

血管形成術

116 Violaris AG, et al. Long-term luminal renarrowing after successful elective coronary angioplasty of total occlusions. A quantitative angiographic analysis. *Circulation*. 1995; 91: 2140–50.(editorial 2113–2114)

この解析は4つの前向き再狭窄試験から，7％の慢性閉塞を含む2,930患者に焦点にあてた。閉塞群は再狭窄率が高率で（44.7％ vs. 34.0％，RR 1.58，$p < 0.001$），ほとんどはより再閉塞が多いことが原因であった（19.2％ vs. 5.0％）。閉塞群では平均内腔径損失も大きかった（0.43 vs. 0.31 mm，$p < 0.001$）。論説では，閉塞群に心筋梗塞の既往がより多いことを指摘した。引き続き起こる遠位血管床血流低下は，血流が緩徐になる原因となり(とくに血管形成術後に)，再閉塞を増加させる結果となった。

ステント留置術

117 Rubartelli P, et al.; Gruppo Italiano di Studio sullo Stent nelle Occlusioni Coronariche (GISSOC). Stent implantation versus balloon angioplasty in chronic coronary occlusions: results from the GISSOC trial. *J Am Coll Cardiol*. 1998; 32: 90–6.

この無作為化試験は3 mm径の完全閉塞血管におけるPTCA成功患者110人で検討された。患者はPSステント＋ワルファリン1か月とバルーン形成術のみに無作為化された。追跡血管造影（平均9か月）ではステント群でMLDが大きく（1.74 mm vs. 0.85 mm，$p < 0.001$），再狭窄率が低く（32％ vs. 68％，$p < 0.001$），再閉塞がより少ない（8％ vs. 34％，$p = 0.003$）ことが明らかになった。ステント群はさらに虚血の再発（14％ vs. 46％，$p = 0.002$）とTLR（5.3％ vs. 22％，$p = 0.038$）が低率であったが，入院はより長期であった。

118 Buller CE, et al.; TOSCA Investigators. Primary stenting versus balloon angioplasty in occluded coronary arteries: the Total Occlusion Study of Canada (TOSCA). *Circulation*. 1999; 100: 236–42.

このプライマリーステント（ヘパリン被覆PSステント）とバルーン形成術の比較のための前向き，多施設，無作為化試験は，有症状の自己冠動脈非急性完全閉塞（TIMIグレード0/1フロー）の患者410人で検討されている．無作為化はガイドワイヤーの病変通過後に行われ，閉塞期間（6週間以内 vs. 6週間より長期か閉塞期間不明）で層別化された．ステント群へのクロスオーバーは10％であった．6か月での一次エンドポイントの発生，TIMI3獲得不成功（血管造影診断）はステント群で有意に低率であった（10.9％ vs. 19.5％，$p = 0.024$）．ステント群はさらに6か月後の再狭窄発症率が低率（＞50％狭窄度；55％ vs. 70％，$p < 0.01$）で，TVRがより少なかった（8.4％ vs. 15.4％，$p = 0.03$）．

119 Hochman JS, et al.; Occluded Artery Trial Investigators. Coronary intervention for persistent occlusion after myocardial infarction. *N Engl J Med*. 2006; 355: 2395–407.

デザイン：前向き，無作為化，多施設試験．一次エンドポイントは4年後の死亡，心筋梗塞，NYHA心機能分類Ⅳ心不全の複合．
目的：びまん性ISR治療の安全性の検討．
対象：心筋梗塞発症3日から28日後での梗塞関連血管の完全閉塞を有し，高リスクの要因（EF＜50％あるいは近位部閉塞）を有している安定冠動脈疾患患者2,166人．心筋梗塞領域でのアキネシスやディスキネシスが明らかでない患者では無作為化前に負荷心電図を行い，高度な虚血は除外した．
治療：梗塞関連血管へのステントPCI＋至適内服治療と至適内服治療単独の比較．
結果：4年の追跡にて，一次エンドポイントはPCI群で17.2％，内服治療群で15.6％であった（HR 1.16，$p = 0.20$）．再発性非致死的心筋梗塞はPCI群で6.9％，内服治療群で5.0％（$p = 0.08$）：特筆すべきは6例（0.6％）の再梗塞はPCIに割り当てられたために起こった．これらの結果は，残存する虚血が証明されない進行した心筋梗塞患者にはPCIが貢献しないことを明らかにした．

静脈グラフト病変

血管形成術

120 de Feyter PJ, et al. Balloon angioplasty for the treatment of lesions in saphenous vein bypass grafts. *J Am Coll Cardiol*. 1993; 21: 1539–49.

このレビューで，初期成功率は90％，再狭窄率は42％と評価された．慢性完全閉塞，びまん性SVG疾患，慢性グラフト血栓で予後が悪かった．

ステント

121 Savage MP, et al.; Saphenous Vein De Novo Trial Investigators. Stent placement compared with balloon angioplasty for obstructed coronary bypass grafts. *N Engl J Med*. 1997; 337: 740–7.

デザイン：前向き，無作為化，多施設試験．一次エンドポイントは再狭窄．
目的：静脈バイパスグラフトの閉塞疾患においてステント留置とバルーン形成術を比較する．
対象：冠動脈バイパスグラフト閉塞患者220人．
除外項目：発症7日以内の心筋梗塞，駆出率＜25％，複数のステントが必要なびまん性病変，血栓性病変．
治療：PSステントかバルーン形成術．

結果：ステント群で手技効果（心合併症なく残存狭窄＜50%）が高かった（92% vs. 69%, $p<0.001$）。しかしステント群はより出血性合併症が高率であった（17% vs. 5%, $p<0.01$）。再狭窄率に有意差はなかったが(37%ステント群 vs. 46%, $p=0.24$)，ステント群は死亡，心筋梗塞，再バイパス手術，TLRの回避の複合エンドポイントが有意によかった（73% vs. 58%, $p=0.03$）。

122 Vermeersch P, et al. Randomized double-blind comparison of sirolimus-eluting stent versus bare-metal stent implantation in diseased saphenous vein grafts: six-month angiographic, intravascular ultrasound, and clinical follow-up of the RRISC Trial. *J Am Coll Cardiol.* 2006; 48: 2423–31.

75患者96SVG病変をBMSかDESでのPCIに無作為化し，一次エンドポイントであるステント内晩期内腔損失を評価するため全患者に6か月後に血管造影を施行した。6か月での内腔損失はSES群で有意に低値であった（0.38 mm vs. 0.79 mm, $p=0.001$）。さらにTLR（5.3% vs. 21.6%, $p=0.047$）とTVR（5.3% vs. 27%, $p=0.012$）はSES群で有意に低率であったが，MACEは6か月で同程度であった。とりわけ，長期フォローアップ試験においては，平均32か月の死亡はBMS群で低率（29% vs. 0%, $p<0.001$）で，6か月でのDESの再血行再建術での利点は失われていた（DELAYED-RRISC, *J Am Coll Cardiol* 2007; 50: 261–7. Epub 2007 Jun 13）。

123 Brilakis ES, et al. A randomized controlled trial of a paclitaxel-eluting stent versus a similar bare-metal stent in saphenous vein graft lesions. The SOS (Stenting of Saphenous Vein Grafts) trial. *J Am Coll Cardiol.* 2009; 53: 919–28.

もう一方のSOS試験と混同しないこと，本研究は112箇所のSVG病変を有する80患者を，BMSとPESに，対照比較，多施設試験として無作為化した。一次エンドポイントは血管造影上の12か月後の病変内再狭窄発症率（冠動脈造影上）。一次エンドポイントはPES群で劇的に低率で（9% vs. 51%, $p<0.0001$），18か月後ではTLRは同様に有意に低率であった（5% vs. 28%, $p=0.03$）。PES群における標的血管不全と心筋梗塞は非有意に減少する傾向を示し，死亡率は同等であった。

124 Rodés-Cabau J, et al. Comparison of plaque sealing with paclitaxel-eluting stents versus medical therapy for the treatment of moderate nonsignificant saphenous vein graft lesions: the moderate vein graft lesion stenting with the taxus stent and intravascular ultrasound (VELETI) pilot trial. *Circulation.* 2009; 120: 1978–86.

研究者らは30%から60%のSVGの1病変以上を有する57症例を，PESによるPCIと薬物治療に割り付け，ベースラインと12か月フォローアップで，IVUSと血管造影を施行した。一次エンドポイントはIVUSでのSVGの最小径と，病気を起こしていないSVGでのアテローム体積の変化とした。フォローアップでは，薬物治療を受けた患者はPESでのPCIを受けた患者と比較し有意に病変が進行していた（22% vs. 0%, $p=0.014$）。加えて最小血管面積もPES群でより大きく増加した($p=0.001$)。12か月後，薬物治療群のMACEは19%，PES群は3%であった($p=0.091$)。

小血管

125 Akiyama T, et al. Angiographic and clinical outcome following coronary stenting of small vessels: a comparison with coronary stenting of large vessels. *J Am Coll Cardiol.* 1998; 32: 1610–8.

この研究は小血管に対するステント留置術が予後不良であること関連していることを示した。全部で1,673病変，1,298連続症例が認められ，75%で血管造影によるフォローアップが施行された。血管径3 mm未満と3 mmの症例の間に手技成功や亜急性ス

テント内血栓閉塞の発症に差はなかった (95.9% vs. 95.4%, 1.4% vs. 1.5%) が, 血管径3 mm未満の群の再狭窄率は高く (32.6% vs. 19.9%, $p<0.0001$), 心イベント回避生存率は低かった(63% vs. 71.3%, $p<0.007$)。

126 Savage MP, et al.; Stent Restenosis Study (STRESS) Investigators. Efficacy of coronary stenting versus balloon angioplasty in small coronary arteries. *J Am Coll Cardiol*. 1998; 31: 307–11.

症候性CADを有するSTRESS I-II患者331人を対象とした血管造影サブスタディ。新規病変でQCAにて病変長15 mm以下, 血管径3 mm以下。PSステント術が163人, バルーン形成術が168人に施行された。バルーン形成術と比較してステント留置術は手技後血管径が大きく (2.26 mm vs. 1.80 mm, $p<0.001$), この優位性は6か月後も持続していた (1.54 mm vs. 1.27 mm, $p<0.001$)。6か月後の再狭窄発症率はステント群34%, バルーン形成術群55%であった ($p<0.001$)。フォローアップ1年の時点で心イベント (死亡, 心筋梗塞, 血行再建術) 回避生存率はステント群で有意に良好であり (78% vs. 67%, $p=0.019$), これは主にTLRの低下によるものだった (16.1% vs. 26.6%, $p=0.015$)。

127 Kastrati A, et al.; ISAR-SMART Study Investigators. A randomized trial comparing stenting with balloon angioplasty in small vessels in patients with symptomatic coronary artery disease. *Circulation*. 2000; 102: 2593–8.

デザイン: 前向き, 無作為化, 多施設共同試験。一次エンドポイントは6か月の時点での血管造影上の再狭窄発症。
目的: バルーン形成術と比較してステント留置術は再狭窄減少に関連しているかを評価すること。
対象: 血管径2.0–2.8 mmの症候性CAD患者の404症例。
除外基準: 3日以内の心筋梗塞, 左主幹部狭窄, ステント内再狭窄。
治療: ステント留置術あるいはバルーン形成術。補充療法はabciximab, チクロピジン, アスピリンを投与。
結果: バルーン形成術群の16.5%で少なくとも1つのステントを留置した。6か月後の血管造影での再狭窄率は両群で同等であった (35.7%ステント vs. 37.4%PTCA, $p=0.74$)。7か月の時点での死亡＋心筋梗塞 (3.4% vs. 3.0%), 標的血管再血行再建術 (20.1% vs. 16.5%, $p=0.35$) は同等であった。
コメント: 事前に設定されたサブグループ解析として, 長い病変長 (15 mm以上) の98症例 (24%) では, バルーン形成術群と比較してステント群は, 相対的に再狭窄率を有意に41%減少 (35.6% vs. 60.6%, $p=0.028$) したが, 1年後の標的血管再血行再建術では有意差はなかった (*Am J Cardiol* 2002; 89: 58)。

128 Koning R, et al.; BESMART (BeStent in Small Arteries) Trial Investigators. Stent placement compared with balloon angioplasty for small coronary arteries: in-hospital and 6-month clinical and angiographic results. *Circulation*. 2001; 104: 1604–8.

デザイン: 前向き, 無作為化, 二重盲検, 多施設共同試験。一次エンドポイントは6か月後の血管造影での再狭窄。
目的: 小血管に対するステント留置術とバルーン形成術を評価すること。
対象: 3 mm以下の小血管で局所的な新規病変を有する症候性の381症例。
除外基準: 入口部や分岐部病変, EF30%以下, 3日以内の心筋梗塞, アスピリンあるいはチクロピジンが禁忌。
治療: ステント留置術あるいはバルーン形成術。
結果: 血管造影での成功率は同等であった (97.6%ステント, 93.9%PTCA)。フォローアップ血管造影では (91%で施行), ステント群で再狭窄が有意に55%相対的減少していた

(21% vs. 47%, $p=0.0001$)。標的病変再血行再建術はステント群で有意に低かった(13% vs. 25%, $p=0.0006$)。

129 Doucet S, et al.; Stent In Small Arteries(SISA) Trial Investigators. Stent placement to prevent restenosis after angioplasty in small coronary arteries. *Circulation*. 2001; 104: 2029-33.

デザイン：前向き，無作為化，多施設共同研究。一次エンドポイントは6か月後の血管造影上の再狭窄(85.3%で施行)。
目的：小血管に対するステント留置術とバルーン形成術における再狭窄率と，他の主要アウトカムを比較する。
対象：新規病変，参照血管径2.3-2.9 mmの安定狭心症，安定化した不安定狭心症，無症候性の心筋虚血が証明された351症例。
治療：バルーン形成術あるいはステント留置術。
結果：血管造影上の成功はステント群で98.2%，バルーン形成術群で93.9%（$p=0.0065$）。バルーン形成術群では37症例（20.3%）がステント留置にクロスオーバーした。臨床的成功はステント群の方が高かった (95.3% vs. 87.9%, $p=0.007$)。入院中の心臓合併症である死亡（なし），Q波心筋梗塞（なし），非Q波心筋梗塞 (4.9%バルーン vs. 1.8%ステント)，CABG (0.5% vs. 0.6%)，再血行再建術 (2.7% vs. 0.6%)は両群に有意差はなかった。ステント群で院内心イベントが少ない傾向であるのは (3.0% vs. 7.1% バルーン, $p=0.076$)，非Q波心筋梗塞の発症が少なかったことによる。6か月の時点での血管造影上の再狭窄率 (28%ステント vs. 32.9%)あるいは標的血管再血行再建術 (17.8% vs. 20.3%)に有意差はなかった。

糖尿病

130 Kip KE, et al. Coronary angioplasty in diabetic patients. The National Heart, Lung, and Blood Institute Percutaneous Transluminal Coronary Angioplasty Registry. *Circulation*. 1996; 94: 1818-25.

1985年から1986年に行われたNHLBI登録から281人の糖尿病患者，1,833人の非糖尿病患者の解析を行った。糖尿病患者は非糖尿病患者と比較して年齢が高く，3枝病変，動脈硬化病変，合併症の頻度が高かった。9年のフォローアップでは糖尿病患者は死亡率が2倍以上高く (35.9% vs. 17.9%)，非致死的心筋梗塞の発症率 (29% vs. 18.5%)，CABG (36.7% vs. 27.4%)，再血行再建術(43.7% vs. 36.5%)が多かった。

131 Van Belle E, et al. Effects of coronary stenting on vessel patency and long-term clinical outcome after percutaneous coronary revascularization in diabetic patients. *J Am Coll Cardiol*. 2002; 40: 410-7.

性別，糖尿病治療方法，病変部，血管径，最小病変径でマッチさせた，ステント留置(157人)あるいはバルーン形成術 (157人)を施行した314人の糖尿病患者を対象とした。他のベースラインでの特徴は両群で同等であった。6か月の時点でステント群はバルーン形成術群と比較し再狭窄 (27% vs. 62%, $p<0.0001$)と閉塞率 (4% vs. 13%, $p<0.005$)が有意に低かった。また6か月の時点でステント群では駆出率は変わらなかったが，バルーン形成術群では有意に低下していた ($p=0.02$)。4年のフォローアップではステント群では心臓死＋非致死的心筋梗塞 (14.8% vs. 26.0%, $p=0.02$)，血管再建術 (35.4% vs. 52.1%)が低かった。

132 Sabaté M, et al.; DIABETES Investigators. Randomized comparison of sirolimus-eluting stent versus standard stent for percutaneous coronary revascularization in diabetic patients: the diabetes and sirolimus-eluting stent (DIABETES) trial. *Circulation*. 2005; 112: 2175–83.

デザイン：前向き，無作為，多施設共同試験。一次エンドポイントは9か月後のステント内晩期損失と血管造影上の再狭窄。
目的：糖尿病患者におけるBMSとSESの効果を比較すること。
対象：糖尿病患者160症例，そのうち33％がインスリン治療中で新規の冠動脈狭窄。
治療：BMSあるいはSESでのPCI。
結果：9か月後の血管造影でのステント内晩期損失はSES群 (0.06 mm) はBMS群 (0.47 mm) と比較し有意に低く ($p<0.001$)，またTLR (7.3% vs. 31.3%, $p<0.001$) とMACE (11.3% vs. 36.3%, $p<0.001$) も有意に低かった。インスリンを使用している患者と使用していない患者の結果は同等であった。
コメント：SESのTLRの差が持続することと，長期の安全性が，長期間のフォローアップで証明された。しかし患者がクロピドグレルの内服を中断したときには1年と2年の間でステント内血栓症が観察された (*Eur Heart J*. 2007; 28;1946–52.)。

133 Lee SW, et al. A randomized comparison of sirolimus- versus Paclitaxel-eluting stent implantation in patients with diabetes mellitus. *J Am Coll Cardiol*. 2008; 52: 727–33.

デザイン：前向き，無作為化，多施設共同試験。一次エンドポイントは6か月後のステント内再狭窄とした。
目的：糖尿病患者におけるSESとPESの効果の比較。
対象：自己冠動脈狭窄を有する糖尿病患者400症例。
治療：SESあるいはPESを使用したPCI。
結果：6か月の血管造影のフォローアップではSESはステント内再狭窄 (3.4% vs. 18.2%, $p<0.001$)，とセグメント内再狭窄 (4.0% vs. 20.8%, $p<0.001$) が有意に低く，9か月の標的病変再血行再建術 (2.0% vs. 7.5%, $p=0.017$) も有意に低かった。9か月の時点での死亡，心筋梗塞の発症率は両群で同等であった。
コメント：24か月のフォローアップでは死亡と心筋梗塞は両群の間で同等であったが，SESは標的血管再建術 (5.5% vs. 12.0%, $p=0.014$) と標的病変再建術 (3.5% vs. 11.0%, $p=0.004$) において有意に低かった (*J Am Coll Cardiol* 2009; 53; 812–3)。

合併症

インターベンション後のCK/CK-MBとトロポニンの試験

134 Abdelmeguid AE, et al. Significance of mild transient release of creatine kinase-MB fraction after percutaneous coronary interventions. *Circulation*. 1996; 94: 1528–36.

PTCAあるいはDCAを施行した4,484症例を後ろ向きに研究した。3,776症例ではCK, CK-MBの上昇は認められなかった (グループ1)。CKが100–180 IU/LではMBが4%以上だったのは450症例 (グループ2)，CKが181–258IU/LでMBが4%以上だったのは258症例 (グループ3) であった。CK-MB上昇の予測因子はDCA (OR 4.1) とカテーテル中の合併症発生 (OR 2.1)。3年時で，CK, CK-MB上昇例では，心筋梗塞 (RR 1.3)，心臓死 (RR 1.3) が多かった。虚血性合併症 (死亡，心筋梗塞，血行再建) はCKの高いグループで多かった (グループ1, 2, 3 ; 37.3% vs. 43.3% vs. 48.9%)。

135 Kong TQ, et al. Prognostic implication of creatine kinase elevation following elective coronary artery interventions. *JAMA*. 1997; 277: 461–6.

この後ろ向きコホート研究はCKとCK-MBが上昇した253連続症例とCK上昇のない120症例から構成された。CK上昇群では心臓死が上昇し ($p = 0.02$)，正常値の3倍以上がもっとも高かった (100 U/L CK上昇ごとにRR 1.05)。この影響は，手技の種類やアウトカムとは独立していた。死亡率の予測因子でもっとも関与しているのはPeak CKとEF (いずれも$p<0.001$)であった。

136 Tardiff BE, et al.; IMPACT-II Investigators. Clinical outcomes after detection of elevated cardiac enzymes in patients undergoing percutaneous intervention. *J Am Coll Cardiol*. 1999; 33: 88–96.

IMPACT-IIデータベースのこの解析は心筋逸脱酵素のたとえ小さな上昇でも，短期間の有害事象のリスクと関連していることが示された。CK上昇がみられなかったのは1,779例(76%)，CKが正常上限値の1–3倍であったのが323症例(13.8%)，3–5倍が3.6%，5–10倍が3.7%，10倍以上が2.9%であった。ステントを含むすべてのデバイスで，CK-MBの上昇は術後30日と6か月での複合エンドポイント発症率の増加(6か月後において，CK-MB正常では20.2%–27.3%，正常上限1–3倍では26.9%–40.0%)を伴っていた。急性冠閉塞を伴わない手技成功患者でも，リスクの程度は心筋逸脱酵素の上昇に関連していた。他の研究でも，血管形成術にアテレクトミーを併用すると，血管形成術単独より手技後のCK-MBの上昇がみられている($p<0.0001$)。

137 Bonz AW, et al. Effect of additional temporary glycoprotein IIb/IIIa receptor inhibition on troponin release in elective percutaneous coronary interventions after pretreatment with aspirin and clopidogrel (TOPSTAR trial). *J Am Coll Cardiol*. 2002; 40: 662–8.

この研究は前向き，無作為化，二重盲検，プラセボ対照，単施設で，PCIを施行した安定狭心症の109症例が登録された。すべての症例がPCIの1日前にクロピドグレル(375 mg)，アスピリン(500 mg)が投与された。症例はtirofiban (10μg/kgボーラスの後，0.15μg/kg/分で18時間)あるいはプラセボに無作為に割り付けられた。PCIの12時間後，24時間後，48時間後の時点で，tirofibanを投与された症例はトロポニンT放出の検知される率が低かった(12時間後40% vs. 63%, $p<0.05$, 24時間後48% vs. 69%, $p<0.05$, 48時間後58% vs. 74%, $p<0.08$)。9か月の時点でtirofiban群は死亡＋心筋梗塞＋標的血管再血行再建術の発生が低かった (2.3% vs. 13.0%, $p<0.05$)。将来的にこれらの所見を確認する大きな試験が必要とされ，とくに正常CK-MB値で，トロポニンの小さな上昇が予後悪化と関連があるかどうか確認する必要がある。*Ann Clin Biochem* 2002; 39: 392–7ではトロポニンIが$2.0\mu g/L$以上であった27%の症例は，2年後の狭心症の再発，再PCI，CABG，心臓死の上昇と関連していた。

138 Ellis SG, et al. Death following creatine kinase-MB elevation after coronary intervention: identification of an early risk period: importance of creatine kinase-MB level, completeness of revascularization, ventricular function, and probable benefit of statin therapy. *Circulation*. 2002; 106: 1205–10.

この分析は，成功したPCIで緊急手術またはQ波心筋梗塞ではない8,409人の連続的非急性心筋梗塞患者を対象とした。平均追跡期間は3.2年であった。PCI後のルーチン検査でCK-MB上昇は17.2%であった。症例を前向きにCK-MBが1–5倍，5倍以上で層別化した。CK-MBが1–5倍まで上昇した患者ではPCI後の第1週での死亡はなく，CK-MBの上昇に伴う早期死亡の過剰リスクはほとんどが最初の3か月から4か月で発生した。CK-MBが5倍以上，1–5倍，1倍以下であった群の生命表での4か月後の死亡リスクはそれぞれ8.9%，1.9%，1.2%であった($p<0.001$)。不完全な血行再建($p<0.001$)，慢性心不全のクラス($p=0.005$)，退院時のスタチン治療なし ($p=0.009$)は4か月後の死亡と関連していた。

139 De Labriolle A, et al. Prognostic significance of small troponin I rise after a successful elective percutaneous coronary intervention of a native artery. *Am J Cardiol.* 2009; 103: 639–45.

3,200の連続的な待機的PCI症例のコホート研究において，全例で手技後トロポニンIを測定して，1年まで臨床転帰を検討した。751例の患者にてトロポニンIが正常上限の3倍以上を認め，解剖学的に複雑血管症例および多血管へのPCI症例にて増加していた。しかし，1年後において，死亡および心筋梗塞発生率(2.8% vs. 3.5%, $p = 0.3$)またはMACE (9.6% vs. 10.4%, $p = 0.5$)にトロポニンIの増加（正常上限値の3倍以上）の有無は関連しなかった。本研究は手技後全例で，高感度トロポニンIを測定することに疑問を呈することとなった。

140 Prasad A, et al. Prognostic significance of periprocedural versus spontaneously occurring myocardial infarction after percutaneous coronary intervention in patients with acute coronary syndromes: an analysis from the ACUITY (Acute Catheterization and Urgent Intervention Triage Strategy) trial. *J Am Coll Cardiol.* 2009; 54: 477–86.

ACUITY試験（第3章を参照）から，NSTEMI症例のうちPCIを含む侵襲的戦略を受けた7,789例の患者（総症例の56%）において，周術期あるいは手技後自然発生的な心筋梗塞の予後における重要性を評価した。PCI周術期発症の心筋梗塞は466例 (6.0%)，PCI後自然発生的な心筋梗塞は200例 (2.6%) で認められた。これらの患者では，30日の死亡率 (3.2% vs. 5.0%, $p < 0.0001$) と12か月の死亡率 (6.0% vs. 16.0%, $p < 0.0001$) において有意差を認めた（リスク調整前）。リスク調整後，PCI後自然発生的な心筋梗塞(HR 7.49, $p < 0.0001$) は死亡の有意な予測因子であったが周術期発症は予測因子とならなかった。結論するのは難しいが，この結果は高リスクNSTE-ACSの急性患者すべてに適応できる。

ステント血栓症

141 Mak KH, et al. Subacute stent thrombosis: evolving issues and current concepts. *J Am Coll Cardiol.* 1996; 27: 494–503.

この優れた総説は，亜急性ステント血栓症の発生率を有意に減少させたステントテクニックの進歩と抗血栓療法について述べている。抗血小板治療の重要性が強調された。

142 Hasdai D, et al. Coronary angioplasty and intracoronary thrombolysis are of limited efficacy in resolving early intracoronary stent thrombosis. *J Am Coll Cardiol.* 1996; 28: 361–7.

この後向き分析は，1,761人の連続症例のうちの，初期ステント血栓症（30日以内）が起こった29人，44のステントについて検討した。急性心筋梗塞は患者の90%で生じ，5例 (17%) 死亡。14例にバルーン血管形成術 (PTCA)，7例にPTCA＋ウロキナーゼ，2例にウロキナーゼだけを施行した。これにより，冠血流が48%で回復した (14例のPTCAのうち6例，7例のPTCA+UKのうち4例，2例のUKのうち1例)。論説でステント血栓症の危険因子として，緊急時のステント使用とすでにある血栓を指摘している。

143 Cutlip DE, et al. Stent thrombosis in the modern era: a pooled analysis of multicenter coronary stent clinical trials. *Circulation.* 2001; 103: 1967–71.

6件のステント臨床研究と関連する登録研究から，アスピリンとチクロピジンを内服し1つ以上の冠動脈ステント治療を受けた，6,186例の患者を検討した。30日において，0.9%はステント血栓症 (0.7%は血管造影にて確認) を認めた。BMSをもちいたこのコホート研究における血栓症の施術関連予測因子は，残存する解離，総ステント長と最

終的な血管径であった。

144 Jeremias A, et al. Stent thrombosis after successful sirolimus-eluting stent implantation. *Circulation*. 2004; 109: 1930–2.

単一施設観察研究におけるSESを用いPCIを施行した652例に対して，前向き観察をおこなった（中央値100日）。7例のステント血栓症が追跡調査期間中に発症した。これらの患者は有意により小さな最終バルーン径(2.75 vs. 3.00 mm, $p=0.04$)であり，半分以上の(4/7)は手技の後に抗血小板治療を中止していた。これらの7例のステント血栓症患者のうち，1例は死亡，5例は心筋梗塞が再発した。

145 Iakovou I, et al. Incidence, predictors, and outcome of thrombosis after successful implantation of drug-eluting stents. *JAMA*. 2005; 293: 2126–30.

ヨーロッパでの多施設観察研究において，SESまたはPESでPCIを施行した2,229例を経過観察した。すべての患者は無期限にアスピリンを投与され，クロピドグレルまたはチクロピジンはSES後では3か月以上，PES後では6か月以上投与した。9か月の追跡調査において，亜急性血栓症(PCI後30日以内)が0.6％と遅発性血栓症(30日以降)が0.7％で発症した。最終的に，SESでPCIを施行した0.8％，PESでPCIを施行した1.7％でステント血栓症があった($p=0.09$)。本コホートでのステント血栓症の独立した予測因子は，早期抗血小板治療中断(HR 89.78, $p<0.001$)，腎不全(HR 6.49, $p<0.001$)，分岐部病変(HR 6.42, $p<0.001$)，糖尿病(HR 3.71, $p=0.001$)と低左室駆出率(HR 1.09, 10％の減少ごとに$p<0.001$)であった。

146 Chechi T, et al. ST-segment elevation myocardial infarction due to early and late stent thrombosis a new group of high-risk patients. *J Am Coll Cardiol*. 2008; 51: 2396–402.

190例のSTEMIでの後ろ向き研究において，明らかなステント血栓症を115例で確認した。すべての患者は，急性期に最初のPCIを施行されていた。新規冠動脈病変にてSTEMIを来した症例と比較して，ステント血栓症患者は，再灌流成功率が得られず($p<0.0001$)，遠位塞栓が高率($p=0.01$)で，院内での重篤で有害な心イベントまたは脳血管事故($p=0.003$)を有していた。しかし，退院まで生存した患者の間では，6か月間の転帰は，変わりはなかった($p=0.7$)。

その他

147 Solomon R, et al. Effects of saline, mannitol, and furosemide to prevent acute decreases in renal function induced by radiocontrast agents. *N Engl J Med*. 1994; 331: 1416–20.

冠動脈造影を受けた慢性腎不全(平均のクレアチニン，2.1 mg/dL) 78例の前向き無作為試験。症例は，血管造影前12時間0.45％の生理食塩水を，造影後12時間は0.45％の生理食塩水，0.45％の生理食塩水＋マンニトールまたは0.45％の生理食塩水＋フロセミドを投与された。マンニトールとフロセミドは，血管造影の直前に投与した。血管造影後クレアチニンの0.5 mg/dL以上の増加は，26％でみられた。0.45％の生理食塩水投与群は，マンニトール投与とフロセミド群と比較してクレアチニン増加は低かった(11％ vs. 28％，40％，$p=0.05$)。血管造影の48時間後における平均血清クレアチニンの増加は，0.45％の生理食塩水投与群よりフロセミド群で有意に高かった($p=0.01$)。

148 Narins CR, et al. Relation between activated clotting time during angioplasty and abrupt closure. *Circulation*. 1996; 93: 667–71.

本研究は，低いACTが有害転帰と関連することを示した。連続1,290例の非緊急血行再建術症例のうちの術中，入院中の急性閉塞した62例と，124例のマッチングさせた対照群で検討した。急性閉塞症例は，最初のACT値および最小ACT値が低値であった(350 vs. 380秒，345 vs. 370秒)。高いACT値は，より大出血合併症と関係していなかった。

175

149 Schaub F, et al. Management of 219 consecutive cases of postcatheterization pseudoaneurysm. *J Am Coll Cardiol.* 1997; 30: 670–5.

この研究は，カテーテル後の偽性動脈瘤を有する219例の患者を対象とした。圧迫包帯は，128例の患者で再使用され32％で成功した（成功率は10 mm以上71％ vs. 10 mm以下95％，抗凝固薬あり72％ vs. 抗凝固薬なし93％）。超音波ガイド下圧縮修復は，124例の患者(49例では最初の治療法として)で行われた。成功率は84％であり，圧迫治療後でより高かった（圧迫包帯後89％ vs. 圧迫包帯なし76％，$p = 0.04$）。全体として，外科的修復術が7％で必要だった。

150 Kay J, et al. Acetylcysteine for prevention of acute deterioration of renal function following elective coronary angiography and intervention: a randomized controlled trial. *JAMA.* 2003; 289: 553–8.

待機的冠動脈造影を受けた安定した中等度の腎機能不全（クレアチニン・クリアランス60 mL/分未満）200例の，前向き，無作為，二重盲検，プラセボ対照試験。血管造影の前日および当日に，患者は経口アセチルシステイン600 mg 1日2回またはプラセボを投与された。アセチルシステイン群は，プラセボと比較して48時間での血清クレアチニン値が25％以上増加する割合が有意に低かった（4％ vs. 12％，相対$p = 0.03$）。平均血清クレアチニンも，アセチルシステイン群で低かった（1.22 mg/dL vs. 1.38 mg/dL，$p = 0.006$）。アセチルシステインの利点は，すべての患者で7日間以上持続した。

151 Marenzi G, et al. *N*-acetylcysteine and contrast-induced nephropathy in primary angioplasty. *N Engl J Med.* 2006; 354: 2773–82.

初回PCIを施行したSTEMI連続354人を，プラセボ，標準用量のアセチルシステイン，高用量N-アセチルシステインに無作為化した。院内の死亡率は，造影剤腎症を来した患者で有意に高かった（26％ vs. 1％，$p < 0.001$）。クレアチニンの25％以上増加は，プラセボ群で33％，標準用量アセチルシステイン群で15％，高用量アセチルシステイン群で8％生じた（$p < 0.001$）。

152 Stone GW, et al.; CONTRAST Investigators. Fenoldopam mesylate for the prevention of contrast-induced nephropathy: a randomized controlled trial. *JAMA.* 2003; 290: 2284–91.

この前向き，無作為，多施設試験では，クレアチニン・クリアランス（CrCl）60 cm³/分未満の315例を登録した。患者はフェノルドパム（0.05–0.10 μg/kg/分）またはプラセボを，血管造影の1時間前から造影後12時間続けた。一次エンドポイントである96時間以内で血清クレアチニンレベルが25％以上増加する割合に両群間で差はなかった。96時間以内で血清クレアチニンの増加は，フェノルドパム群46例（33.6％），プラセボ群44例（30.1％）であった（$p = 0.54$）。さらに30日での死亡，新しい透析，入院に差はなかった。

153 Merten GJ, et al. Prevention of contrast-induced nephropathy with sodium bicarbonate: a randomized controlled trial. *JAMA.* 2004; 291: 2328–34.

静注造影剤（たとえば，CTスキャン，血管造影等）を必要としている放射線科的検査または手技をうける119例を，生理食塩水または等浸透圧炭酸水素ナトリウムにて水分補給を受ける群に無作為化した。いずれの患者も造影剤より1時間前より3 mL/kg/時，そして手技の間とその後6時間1 mL/kg/時の補給をうけた。一次エンドポイントである2日以内のクレアチニンの25％以上増加は，生理食塩水群13.6％，等浸透圧炭酸水素ナトリウム群1.7％であった（$p = 0.02$）。ベースラインの血清クレアチニンは，生理食塩水群が等浸透圧炭酸水素ナトリウム群よりわずかに高かったが（1.89 vs. 1.71，$p = 0.09$），造影負荷は，2群間で同程度だった。

154 Brar SS, et al. Sodium bicarbonate vs sodium chloride for the prevention of contrast medium-induced nephropathy in patients undergoing coronary angiography: a randomized trial. *JAMA*. 2008; 300: 1038–46.

冠動脈造影を受けた中等度から重度の慢性腎臓病患者 (eGFR≦60 mL/分/1.73 m^2) を,無作為化し血管造影前・中・後に炭酸水素ナトリウムまたは生理食塩水を同量投与した。患者は糖尿病, 心不全, 高血圧または75歳以上の年齢のうちの少なくとも1つを有している。急性の腎臓障害 (4日以内にクレアチニンの25％以上増加) の率は, 2群で同程度だった (炭酸水素ナトリウム群13.3％, 生理食塩水群14.6％, $p = 0.82$)。30日時点での,死亡率, 透析, MIまたは脳血管のイベントも同様であった。

再狭窄

総説と種々の論文

155 Van Belle E, et al. Restenosis rates in diabetic patients: a comparison of coronary stenting and balloon angioplasty in native coronary vessels. *Circulation*. 1997; 96: 1454–60. (editorial 1374–1377).

この後向き検討では, ステントを用いないバルーン血管形成術を受けている糖尿病性患者で, 再狭窄のリスクが増加したことを示した。300例のステント症例 (1本の血管治療, 高圧バルーン膨張なし, 糖尿病患者19％), そして300例のバルーン血管形成術 (PTCA) 患者を検討した。PTCA群では, ステント群の2倍近く高い再狭窄率であり (63％ vs. 36％, $p = 0.0002$), 一方, ステント群では糖尿病症例と非糖尿病症例での再狭窄は同等であった (25％ vs. 27％)。論説は, これらの所見から血管リモデリングが (新生内膜増殖に比べて) 糖尿病患者におけるPTCA後再狭窄の増加の原因となっていると指摘している。しかし, これらの所見は糖尿病でのステント治療で特別な利点が示さなかった他の研究と矛盾している。結果の違う一つの可能性として, ステント群で高圧バルーン拡張不足が, 結果としてより少ない血管の損傷, その後の新生内膜内膜増殖を押さえた (後者は, とくに糖尿病患者における再狭窄過程に重要であるだろう)。

156 Douglas JS Jr. Pharmacologic approaches to restenosis prevention. *Am J Cardiol*. 2007; 100: 10K-6K.

DESによってステント内再狭窄が減少する進歩にもかかわらず, DESでさえ再狭窄は多く残っている。ステント内再狭窄をさらに減らす可能性がある以下の薬剤について検討された。プロブコール, AGI-1067, トラニラスト, トラピジル, ピオグリタゾンならびにシロスタゾールをはじめとする抗血小板薬である。

PTCA後再狭窄病変に対する経皮的冠動脈インターベンションの再施行

157 Erbel R, et al.; Restenosis Stent Study Group. Coronary-artery stenting compared with balloon angioplasty for restenosis after initial balloon angioplasty. *N Engl J Med*. 1998; 339: 1672–8.

デザイン：前向き, 無作為化, 多施設研究。一次エンドポイントは治療6か月後の血管造影における再狭窄。

目的：POBA成功例の再狭窄病変への治療戦略として, POBAの再治療と冠動脈ステント留置を比較検討。

対象：POBA成功後に臨床的かつ血管造影で再狭窄ありと判定された383名。

治療：POBAもしくはPalmaz-Shatzステント留置。ただし, POBA群で症候性の冠動脈解離をきたし管理困難な症例ではステント群へのクロスオーバーが認められた。

結果：再狭窄（18% vs. 32%, $p=0.03$）およびTVR（10% vs. 27%, $p=0.001$）はステント群で有意に少なかった。この差はPOBA群で標的血管のMLDが小さかった（1.85 vs. 2.04 mm, $p=0.01$）ことが影響した。ステント群は治療250日目までのイベント回避生存率がより良好であった（84% vs. 72%, $p=0.04$）。しかし，統計学的有意差はないものの治療6か月時点での死亡と心筋梗塞は多かった（5.6% vs. 2.3%）。亜急性ステント血栓症はステント群でより多く発生した（3.9% vs. 0.6%）。

コメント：これらの結果は，TVRは減少し，死亡や心筋梗塞などのハードエンドポイントが増加した先行研究とも合致する。

158 Alfonso F, et al.; Restenosis Intra-stent: Balloon Angioplasty Versus Elective Stenting (RIBS) Investigators. A randomized comparison of repeat stenting with balloon angioplasty in patients with in-stent restenosis. *J Am Coll Cardiol*. 2003; 42: 796–805.

デザイン：前向き，無作為化，多施設研究。一次エンドポイントは6か月後のステント内再狭窄の再発。

目的：ステント内再狭窄への治療戦略として，POBAと再ステント留置を比較検討した。

対象：最後のステント留置から1か月以上経過したステント内再狭窄患者450例。

治療：POBAあるいはステント留置。

結果：ステント群では治療直後の平均血管径がPOBA群よりも大きかったが，再狭窄発症率は同等であった（ステント群38% vs. POBA群39%）。さらに，1年生存率も同等であった（ステント群77% vs. POBA群71%, $p=0.19$）。しかし，事前に設定されたグループである血管径3 mm以上の患者群では，再狭窄率（27% vs. 49%, $p=0.008$），イベント回避生存率（84% vs. 62%, $p=0.002$）はステント群が有利であった。

コメント：この2群はその後中央値4.3年にわたり経過観察され，同等の臨床結果であること，血管径が保持されていることが予後予測因子であることが報告された（*J Am Coll Cardiol* 2005; 46: 756–60.）。

159 Neumann FJ, et al. Effectiveness and safety of sirolimus-eluting stents in the treatment of restenosis after coronary stent placement. *Circulation*. 2005; 111: 2107–11.

前向き，多施設登録研究。ステント内再狭窄病変をシロリムス溶出ステント（SES）で治療した162名が対象。6か月後の冠動脈造影で，病変内晩期損失径は0.08 mm，再狭窄発症率は9.7%であった。本研究よりステント内再狭窄病変の治療でのDESの有用性が支持され，さらなる臨床試験が行われた（下記参照）。

160 Kastrati A, et al.; ISAR-DESIRE Study Investigators. Sirolimus-eluting stent or paclitaxel-eluting stent vs balloon angioplasty for prevention of recurrences in patients with coronary in-stent restenosis: a randomized controlled trial. *JAMA*. 2005; 293: 165–71.

デザイン：前向き，無作為化，多施設研究。一次エンドポイントは6か月後のステント内再狭窄再発。ステント群とPOBA群を比較。

目的：ステント内再狭窄病変への治療戦略として，POBAとDES追加留置を比較検討した。

対象：自己冠動脈病変におけるベアメタルステント再狭窄病変の300例。

治療：POBA，シロリムス溶出ステント（SES）あるいはパクリタキセル溶出ステント（PES）のいずれかを使用。全患者で治療直前にクロピドグレル負荷投与。

結果：6か月後の追跡血管造影では，再狭窄発症率はPOBA群44.6%，SES群14.3%（POBA群に対して$p<0.001$），PES群21.7%（POBA群に対して$p=0.001$）であった。SES群とPES群を比較すると，再狭窄率（$p=0.19$）と標的血管再血行再建術率（SES群で8%，PES群で19%）ではSES群が優れていた。

161 ISAR-DESIRE 2 (Intracoronary Stenting and Angiographic Results: Drug Eluting Stents for In-Stent Restenosis 2). Preliminary results presented at TCT 2009, San Francisco, CA.

450例のSES留置後再狭窄症例を，SES再留置あるいはPES追加留置のいずれかに無作為割り付けして比較。1年後の晩期損失径は同等 (SES群0.40 vs. PES群0.38)。死亡，心筋梗塞，ステント血栓症の複合エンドポイントも同等であった (SES群6.1%，PES群6.3%，$p=$ NS)。

ステントデザインの効果（ストラットの厚さ）

162 Kastrati A, et al. Intracoronary stenting and angiographic results: strut thickness effect on restenosis outcome (ISAR-STEREO) trial. *Circulation*. 2001; 103: 2816–21.

前向き無作為化研究。651名の患者をストラット厚の異なるステントで治療し，再狭窄率や臨床成績を比較検討。薄ストラット群はACS MultiLinkステント，厚ストラット群はACS MultiLink Duettステントを使用した。30日時点で，緊急標的血管再血行再建術率は両群ともに1.5%で同等。死亡，心筋梗塞も同等だった。6か月後の追跡造影は薄ストラット群の79%，厚ストラット群の82%に施行され，一次エンドポイントであるステント内再狭窄率は薄ストラット群で有意に低かった (15% vs. 25.8%，$p=0.003$)。1年後までに薄ストラット群の8.6%，厚ストラット群の13.8%が再狭窄による虚血のため標的血管再血行再建術を要した ($p=0.03$)。ステントデザインのわずかな相違が血管造影所見や臨床成績に影響しうることを示した。

163 Pache J, et al. Intracoronary stenting and angiographic results: strut thickness effect on restenosis outcome (ISAR-STEREO-2) trial. *J Am Coll Cardiol*. 2003; 41: 1283–8.

前向き無作為化試験。血管径2.8 mm以上の患者611名を対象に，ステントストラットの厚みが再狭窄率に与える影響を検証した。薄ストラット群は50 μm厚の，厚ストラット群は140μm厚のステントを使用。血管径，病変長，MLD，GP IIb/IIIa阻害剤使用率は両群同等であった。6か月後のQCAでは，薄ストラット群でMLDはより大きく，晩期血管内腔損失は小さかった。さらに，再狭窄発症率 (17.9% vs. 31.4%，$p<0.001$) と標的血管再血行再建術率も低かった (12.3% vs. 21.9%)。1年後での死亡＋心筋梗塞は同等であった。

164 Briguori C, et al. In-stent restenosis in small coronary arteries: impact of strut thickness. *J Am Coll Cardiol*. 2002; 40: 403–9.

対照血管径3 mm以下の小血管へPCIを行い，追跡造影ができた821例の後ろ向き解析。薄ストラット群 (0.10 mm以下) は400人505病変。厚ストラット群は421人436病変であった。薄ストラット群の再狭窄率は厚ストラット群と比較し有意に低かった (28.5% vs. 36.6%，$p=0.009$)。さらに，血管径を2.50 mm以下，2.51–2.75 mm，2.76–2.99 mmの3つのサブグループに分けると，ストラット厚が影響したのは2.76–2.99 mm群のみ ($p=0.006$) であった。ロジスティック回帰分析による再狭窄の予測因子は，ステント長，ステント厚および糖尿病であった。

薬剤の研究

165 Schwartz L, et al. Aspirin and dipyridamole in the prevention of restenosis after percutaneous transluminal coronary angioplasty. *N Engl J Med*. 1988; 318: 1714–9.

前向き，無作為化，二重盲検，プラセボ対照，多施設研究で，PTCAを施行した376名が対象。アスピリン330 mg/日とジピリダモール75 mg 1日3回もしくはプラセボをPTCAの24時間前から開始。PTCAの16時間前から8時間後までジピリダモールは持続

静注（10 mg/時）で投与。追跡血管造影を行った249例の再狭窄率は同等（実薬群37.7% vs. プラセボ群38.6%）であった。周術期Q波心筋梗塞は，実薬群で77%少なかった（1.6% vs. 6.9%, $p = 0.01$）。

166 Serruys PW, et al.; Coronary Artery Restenosis Prevention on Repeated Thromboxane-Antagonism Study Group (CARPORT). Prevention of restenosis after percutaneous transluminal coronary angioplasty with thromboxane A2-receptor blockade. A randomized, double-blind, placebo-controlled trial. *Circulation*. 1991; 84: 1568–80.

前向き，無作為化，二重盲検，プラセボ対照，並行群研究。新規病変へPOBAを行った697人の患者が対象。トロンボキサンA_2受容体拮抗薬GR32191Bを術前に80 mg，術後40 mg/日を6か月間，もしくはアスピリン（術前250 mg静注）および術後プラセボ6か月を投与したした。6か月後の追跡造影575例の検討では，両群間で内腔径や臨床イベントに差はなかった。

167 Faxon DP, et al.; ERA Investigators. Low molecular weight heparin in prevention of restenosis after angioplasty. Results of Enoxaparin Restenosis (ERA) Trial. *Circulation*. 1994; 90: 908–14.

前向き，無作為化，二重盲検，プラセボ対照，多施設研究。458症例のPTCA成功症例を対象。エノキサパリン40 mg/日皮下注1日1回かプラセボを1か月投与した。6か月後再狭窄率は両群間で同等であった（プラセボ群51% vs. エノキサパリン群52%, $p = 0.63$）。臨床イベント発症率は，小出血がエノキサパリン群で多かった以外には，同等であった。

168 Weintraub WS, et al.; Lovastatin Restenosis Trial Study Group. Lack of effect of lovastatin on restenosis after coronary angioplasty. *N Engl J Med*. 1994; 331: 1331–7.

前向き，無作為化，二重盲検，プラセボ対照，多施設研究。自己冠動脈に対する待機的PTCA成功の404例。lovastatin 40 mg 1日2回を施術7–10日前から投与もしくはプラセボに割り付け。6か月後の追跡血管造影（321例）では，両群で血管径の減少に有意差はなかった（術前64% vs. 63%，6か月後44% vs. 46%, $p = 0.50$）。

169 Maresta A, et al.; STARC Investigators. Trapidil (triazolopyrimidine), a platelet-derived growth factor antagonist, reduces restenosis after percutaneous transluminal coronary angioplasty. Results of the randomized, double-blind STARC study. *Circulation*. 1994; 90: 2710–5.

前向き,無作為化,二重盲検,比較研究。75歳未満でPTCAを新規病変へ施行した254例。トラピジル 300 mg・8時間毎もしくはアスピリン100 mg 1日3回を6か月投与した。6か月後の血管造影でトラピジル群は再狭窄率が低かった（24.2% vs. 39.7%, $p < 0.01$）。臨床イベントは，狭心症発作がトラピジル群で少なかった（25.8% vs. 43.7%）以外は両群間で同等であった。

170 Serruys PW, et al.; Helvetica Investigators. A comparison of hirudin with heparin in the prevention of restenosis after coronary angioplasty. *N Engl J Med*. 1995; 333: 757–63.

前向き，無作為化，二重盲検，多施設研究。1,141例の不安定狭心症患者を3群に分けた。グループ1はヘパリンをボーラス1万単位静注後に24時間持続投与し，3日間プラセボを1日2回皮下注射した。グループ2はhirudinを40 mg/24時間で投与し，3日間プラセボを1日2回皮下注射した。グループ3は3日間hirudin 40 mgを1日2回皮下注射する以外は2群と同じ。hirudin治療群は早期（96時間後）心臓合併症を減少させた（11% vs. 7.9% vs. 5.6%）が，一次エンドポイントである7か月目の心イベント回避生存率は有意差がなかった（67.3% vs. 63.5% vs. 68%）。6か月目の平均MLDはそれぞれ1.54, 1.47, 1.56 mmであった（$p = 0.08$）。

171 Brack MJ, et al.; SHARP Trial Investigators. The Subcutaneous Heparin and Angioplasty Restenosis Prevention (SHARP) trial. Results of a multicenter randomized trial investigating the effects of high dose unfractionated heparin on angiographic restenosis and clinical outcome. *J Am Coll Cardiol*. 1995; 26: 947–54.

 前向き，無作為化，並行群，オープンラベル，多施設研究。新規病変へのPTCAの成功した339例の患者。4か月間のヘパリン1万2500単位皮下注1日2回施行群と，治療なし群にわけた。平均4.2か月後に行われた追跡血管造影では，両群間の平均内腔径には差がなかった。

172 Savage MP, et al.; M-HEART II Study Group. Effect of thromboxane A2 blockade on clinical outcome and restenosis after successful coronary angioplasty. Multi-Hospital Eastern Atlantic Restenosis Trial (M-HEART II). *Circulation*. 1995; 92: 3194–200.

 前向き，無作為化，二重盲検，多施設研究。待機的PTCAを行った752例。PTCAの1–6時間前よりアスピリン325 mg/日か，sulotroban 800 mg 1日4回あるいはプラセボを内服開始し，6か月継続した。アスピリン群はsulotroban群と比較して血管造影上の再狭窄が少なかった(39% vs. 53%, $p = 0.006$)。

173 Cairns JA, et al.; EMPAR Collaborators. Fish oils and low-molecular-weight heparin for the reduction of restenosis after percutaneous transluminal coronary angioplasty. The EMPAR Study. *Circulation*. 1996; 94: 1553–60.

 前向き，無作為化，部分的オープン，多施設研究。待機的にPTCAを新規病変へ行った814例。PTCAの6日前(中央値)から5.4 gのn-3脂肪酸製剤あるいはプラセボを開始し18週間継続。シース除去後，病変部位拡張に成功した653症例を無作為割り付けし，エノキサパリン30 mg 1日2回皮下注群と対照群(無治療)で6週間追跡した。追跡冠動脈造影(18±2週)では患者ごと，病変ごとの再狭窄率は，いずれの群間でも有意な差はみられなかった(魚油46.5% vs. 39.7%，プラセボ44.7% vs. 38.7%，エノキサパリン45.8% vs. 38.0%，無治療45.4% vs. 40.4%)。

174 Karsch KR, et al.; REDUCE Trial Group. Low molecular weight heparin (reviparin) in percutaneous transluminal coronary angioplasty. Results of a randomized, double-blind, unfractionated heparin and placebo-controlled, multicenter trial (REDUCE trial). Reduction of Restenosis After PTCA, Early Administration of Reviparin in a Double-Blind Unfractionated Heparin and Placebo-Controlled Evaluation. *J Am Coll Cardiol*. 1996; 28: 1437–43.

 前向き，無作為化，二重盲検，多施設研究。待機的PTCAに適した安定狭心症または不安定狭心症の625例。低分子ヘパリンreviparin 7,000単位をPTCA前に，24時間で10,500単位を継続投与し，3,500単位1日2回を28日間，あるいはヘパリン1万単位を24時間後プラセボ皮下注へ移行。両群間で死亡，心筋梗塞，再インターベンション，CABGの複合一次エンドポイント(reviparin群33.3% vs. 32%)，血管径の損失，出血に差はなかった。reviparin群は急性イベントが少なかった(3.9% vs. 8.2%, $p < 0.03$)。

175 Bertrand ME, et al.; PREDICT Trial Investigators. Effect of pravastatin on angiographic restenosis after coronary balloon angioplasty. The PREDICT Trial Investigators. Prevention of Restenosis by Elisor after Transluminal Coronary Angioplasty. *J Am Coll Cardiol*. 1997; 30: 863–9.

 待機的PTCA症例でTC値が200–310 mg/dLの患者695例を対象に，前向き，無作為，二重盲検，プラセボ対照，多施設研究を行った。患者を6か月のプラバスタチン40 mg/日内服群とプラセボ内服群に割り付けた。2群間で平均血管内径に有意差を認めなかった(1.54 mm (プラバスタチン) vs. 1.54 mm, $p = 0.21$)。晩期損失径，正味獲得径に関しても2群間で有意差はなかった。再狭窄率も同等であった(39.2% (プラバスタ

チン) vs. 43.8%, $p = 0.26$)。

176 **Kosuga K, et al. Effectiveness of tranilast on restenosis after directional coronary atherectomy.** *Am Heart J.* 1997; 134: 712–8.
非無作為化試験において、DCA施行成功192例を対象とした。40例は3か月間トラニラスト経口内服、残り152例は投与しなかった。3か月後と6か月後に冠動脈造影検査を施行したところ、トラニラスト内服群で明らかな最小血管径が大きかった (2.08 vs. 1.75 mm, $p = 0.004$; 2.04 vs. 1.70 mm, $p = 0.003$)。3か月後の再狭窄率はトラニラスト内服群で非投与群の半分以下であった (11% vs. 26%, $p = 0.03$)。術後1年においてトラニラスト内服群は臨床イベントが有意に少なかった ($p = 0.013$)。

177 **Kastrati A, et al. Restenosis after coronary stent placement and randomization to a 4-week combined antiplatelet or anticoagulant therapy: six-month angiographic follow-up of the Intracoronary Stenting and Antithrombotic Regimen (ISAR) Trial.** *Circulation.* 1997; 96: 462–7.
ISAR登録432例の治療6か月後の冠動脈造影で、抗血小板療法が良好な再狭窄予防の効果を示すことができなかった。抗血小板併用療法 vs.抗凝固療法で再狭窄率 (26.8% vs. 28.9%)、平均内腔径 (1.95 mm vs. 1.90 mm)、晩期損失径 (1.10 vs. 1.15 mm)、標的血管再血行再建率 (14.6% vs. 15.6%) に有意差を認めなかった。論説では、本検討は再狭窄の差異を検出する検出力が乏しかったと指摘している。

178 **Dens JA, et al. Usefulness of Nisoldipine for prevention of restenosis after percutaneous transluminal coronary angioplasty (results of the NICOLE study). NIsoldipine in COronary artery disease in LEuven.** *Am J Cardiol.* 2001; 87: 28–33.
無作為、二重盲検、プラセボ対照、単施設研究によりPCI成功826例を対象とした。患者はニソルジピン内服群 (2週間20 mg/日その後3年間40 mg/日) とプラセボ群に割り付けられた。6か月の時点では2群間で最小血管径、初期獲得径、晩期損失径、径狭窄率、再狭窄発症率に有意な差異はなかった。ニソルジピン内服群は予定外CAG ($p = 0.006$)、CABG ($p = 0.012$)、標的病変再PTCA ($p = 0.017$) の発生が低下した。これらはニソルジピン投与群では狭心症再発率が低かったこと (12% vs. 21%, $p = 0.004$) によってもたらされた結果であろう。

179 **Tsuchikane E, et al. Impact of cilostazol on restenosis after percutaneous coronary balloon angioplasty.** *Circulation.* 1999; 100: 21–6.
PTCA成功例211例 (273病変) を対象とし、無作為にシロスタゾール内服群 (200 mg/日3か月間) とアスピリン内服群 (250 mg/日) へ割り付けた。フォローアップの血管造影検査 (193患者) において、シロスタゾール内服群はアスピリン内服群よりも、再狭窄率、再血行再建率が有意に低かった (17.9% vs. 39.5%, $p < 0.001$, 11.4% vs. 28.7%, $p < 0.001$)。

180 **Douglas JS Jr, et al.; Cilostazol for Restenosis Trial (CREST) Investigators. Coronary stent restenosis in patients treated with cilostazol.** *Circulation.* 2005; 112: 2826–32.
最近BMSを留置した705例を対象とした、シロスタゾールとプラセボでステント内再狭窄予防の効果を検討した前向き、無作為、二重盲検、プラセボ対照試験。一次エンドポイントである6か月後の再狭窄はシロスタゾール群で低かった (22.0% vs. 34.5%, $p = 0.002$)。この結果は小血管病変、長い病変、前下行枝病変、糖尿病患者においても一貫性があった。臨床的予後としての出血、再入院、標的血管再血行再建術、心筋梗塞、死亡率に関しては2群間で差を認めなかった。

181 Lee SW, et al. Drug-eluting stenting followed by cilostazol treatment reduces late restenosis in patients with diabetes mellitus the DECLARE-DIABETES Trial (A Randomized Comparison of Triple Antiplatelet Therapy with Dual Antiplatelet Therapy After Drug-Eluting Stent Implantation in Diabetic Patients). *J Am Coll Cardiol.* 2008; 51: 1181-7.

DESを使用したPCIの400例の糖尿病患者を対象とした，前向き，無作為，多施設研究である．標準的2剤併用治療（アスピリン+クロピドグレル内服）に，シロスタゾール追加とプラセボ追加に割り付けた．6か月後，ステント内およびセグメント内の晩期損失径は有意にシロスタゾール群で低かった（$p = 0.025$，$p = 0.031$）．再狭窄発症率はシロスタゾール群で低く（8.0% vs. 15.6%，$p = 0.033$），標的血管再血行再建術（2.5% vs. 7.0%，$p = 0.034$），MACE発生率（3.0% vs. 7.0%，$p = 0.066$）も低かった．

182 Johansen O, et al. N-3 fatty acids do not prevent restenosis after coronary angioplasty: results from the CART study. Coronary Angioplasty Restenosis Trial. *J Am Coll Cardiol.* 1999; 33: 1619-26.

待機的PTCA施行予定の500例を対象とした前向き，無作為，二重盲検，プラセボ対照研究．術前2週間前より術後6か月まで，n-3脂肪酸内服（5.1 g/日）群とコーンオイル内服（プラセボ）群とに割り付けた．再狭窄率（MLDで40%未満と定義）は2群間で有意差を認めなかった（40.6% vs. 35.4%，$p = 0.21$）．

183 ERASER Investigators. Acute platelet inhibition with abciximab does not reduce in-stent restenosis (ERASER study). *Circulation.* 1999; 100: 799-806.

冠動脈ステント留置術を施行する225例を対象とした前向き，多施設，二重盲検，プラセボ対照試験．abciximab投与（12時間投与or 24時間投与）群と，プラセボ群に割り付けた．血管径が3.0-3.5 mmで60%以上の新規狭窄を認める病変を標的血管とした．6か月後，群間でステント内容量阻害率（一次エンドポイント）に有意差はなかった．

184 Jørgensen B, et al. Restenosis and clinical outcome in patients treated with amlodipine after angioplasty: results from the Coronary AngioPlasty Amlodipine REStenosis Study (CAPARES). *J Am Coll Cardiol.* 2000; 35: 592-9.

PTCA施行予定の585例を対象とした，前向き，無作為，二重盲検，プラセボ対照，多施設研究．PTCA 2週間前よりアムロジピン（5-10 mg）群とプラセボ群とに割り付け投与開始．他のCa拮抗薬は中止とした．ステント留置は救済的ステントもしくは不成功PTCAのみにかぎった（15.6%）．2群間における平均血管内径損失に有意差はなかった（アムロジピン群0.30 mm vs. プラセボ群0.29 mm）．4か月の時点でアムロジピン群は死亡+心筋梗塞+CABG+再PTCAの発生率が有意に少なかった（9.4% vs. 14.5%，$p = 0.049$）．この結果は再PTCAイベントの差によった（3.1% vs. 7.3%，$p = 0.02$）．

185 Meneveau N, et al. Local delivery of nadroparin for the prevention of neointimal hyperplasia following stent implantation: results of the IMPRESS trial. A multicentre, randomized, clinical, angiographic and intravascular ultrasound study. *Eur Heart J.* 2000; 21: 1767-75.

ステント留置後の250例を対象とした前向き，無作為，非盲検，多施設試験である．対照群と，nadroparin血管壁内局所投与群（2,500抗Xa単位/mLを2 mL）とに割り付けた．nadroparin群ではステント血栓症，冠動脈解離，側枝閉塞，末梢塞栓，急性冠閉塞の増加はなかった．6か月後の造影検査で，一次エンドポイントである晩期損失径（0.84 mm対照 vs. 0.88 mm），再狭窄発症率（20% vs. 24%）に有意差はなかった．IVUSサブステディから，ステント内の平均新生内膜面積は2.90 mm^2 vs. 2.86 mm^{2}と差はみられなかった．主要心イベント発生率も同等だった．

186 Serruys PW, et al.; EUROCARE study group. Carvedilol for prevention of restenosis after directional coronary atherectomy : final results of the European carvedilol atherectomy restenosis (EUROCARE) trial. *Circulation*. 2000; 101: 1512–8.

全406例を対象とした，前向き，二重盲検，無作為，プラセボ対照研究である。377人の患者にDCAで50％狭窄以下を達成した（89％はステント不使用で達成）。DCA術前24時間前から5か月後までカルベジロール群（25 mg×2回／日）とプラセボ群に割り付け投与された。平均6か月後の冠動脈造影検査では最小血管内径（プラセボ群1.99 mm vs. カルベジロール群2.00 mm），再狭窄率（23.4％ vs. 23.9％）ともに有意差がなかった。標的血管の再血行再建術（16.2％ vs. 14.5％），心イベント回避生存率（79.2％ vs. 79.7％）に関しても差を認めなかった。

187 Neumann F, et al. Treatment of Chlamydia pneumoniae infection with roxithromycin and effect on neointima proliferation after coronary stent placement (ISAR-3): a randomised, double-blind, placebo-controlled trial. *Lancet*. 2001; 357: 2085–9.

ステント留置術成功後の1,010例を対象とした，前向き，無作為，プラセボ対照，二重盲検，多施設研究。ロキシスロマイシン群（300 mg／日×28日）とプラセボ群に割り付けた。2群間で一次エンドポイントである再狭窄率（31％ vs. 29％，$p = 0.43$）および標的血管再血行再建術施行率（19％ vs. 17％，$p = 0.30$）に差はなかった。興味深いことに，*Chlamydia pneumoniae*抗体価の高い患者において，ロキシスロマイシン使用による再狭窄予防効果が有意に大きかった（抗体価1/512の調整OR：再狭窄0.44，血行再建術0.32）。

188 Holmes DR Jr, et al. Results of Prevention of REStenosis with Tranilast and its Outcomes (PRESTO) trial. *Circulation*. 2002; 106: 1243–50.

デザイン：前向き，無作為化，プラセボ対照，二重盲検，多施設試験。一次エンドポイントはPCI後9か月での死亡，心筋梗塞，虚血による標的血管再血行再建術。

目的：PCI成功例において，トラニラストが再狭窄率や主要心血管イベント発生率を減少させうるかを検討する。

対象：11,484例のPCI成功後の患者（心筋梗塞発症の兆候なし）。

治療：トラニラスト内服（300 mgもしくは450 mg 1日2回を，1か月あるいは3か月）とプラセボ。

結果：9か月の時点で，一次エンドポイントは3群間（プラセボ群15.8％，1か月トラニラスト群15.5％，3か月トラニラスト内服群16.1％）で差はなかった。2,018例の冠動脈造影によるサブ解析において，平均最小血管径に差はなかった（トラニラスト群1.72–1.78 mm，プラセボ群1.76 mm）。再狭窄発症率も同等であった（32％ vs. 35％）。1,107例のIVUSサブ解析においてプラーク容積に群間差はみられなかった（トラニラスト群37.5–46.1 mm^3 vs. プラセボ群39.3 mm^3，$p = 0.16$–0.72）。

放射線

ガンマ線

189 Teirstein PS, et al. Catheter-based radiotherapy to inhibit restenosis after coronary stenting. *N Engl J Med*. 1997; 336: 1697–703.

55例の冠動脈再狭窄例（62％はステント内再狭窄）を無作為に^{192}Ir（イリジウム）投与（800–3,000 cGY, 20–45分）群とプラセボ群に割り付けた。イリジウム群には糖尿病合併が少なかった。53例の冠動脈造影（6.7±2.2か月後）にて最小血管径はイリジウム群の方が大きかった（2.43 mm vs. 1.85 mm，$p = 0.02$）。再狭窄率に関してもイリジウム群の方が69％低かった（17％ vs. 54％，$p = 0.01$）。以後の長期のフォローアップが必要ではあ

るが，イリジウム使用による明らかな合併症は認めなかった。2年後のフォローアップでは死亡率＋心筋梗塞＋標的血管再血行再建術はイリジウム群において55％低かった（23.1％ vs. 51.7％, $p = 0.03$）。この差は標的血管再血行再建術施行率の75％低下によった（15.4％ vs. 44.8％, $p < 0.001$）。

190 Waksman R, et al.; In-Stent Restenosis Trial (WRIST) Investigators. Intracoronary gamma-radiation therapy after angioplasty inhibits recurrence in patients with in-stent restenosis. *Circulation*. 2000; 101: 2165–71.

デザイン：前向き，無作為化，二重盲検，プラセボ対照。一次エンドポイントは死亡＋心筋梗塞＋標的血管再血行再建術。
目的：冠動脈内ガンマ線療法による，ステント内再狭窄予防効果を検討する。
対象：ステント内再狭窄患者130例（自己冠動脈100名，大伏在静脈グラフト30名）。冠動脈径3.0–5.0 mm，病変長47 mm未満。
治療：カテーテルによるガンマ線放射群（^{192}Ir線源，平均留置時間22分間）とプラセボ群に割付け。
結果：一次エンドポイントである6か月における死亡率＋心筋梗塞＋標的病変血行再建率は，ガンマ線放射群で有意に少なかった（29.2％ vs. 67.6％, $p < 0.001$）。これは標的血管血行再建術施行率の差によるところが大きかった（13.8％ vs. 63.1％, $p < 0.001$）。死亡率はガンマ放射線群4.6％に対してプラセボ群6.2％であり，Q波心筋梗塞の例はなかった。12か月後のフォローアップでも同じ傾向であった。
コメント：ガンマ線放射群の再狭窄のほとんどはステント端で認めた。

191 Leon MB, et al. Localized intracoronary gamma-radiation therapy to inhibit the recurrence of restenosis after stenting. *N Engl J Med*. 2001; 344: 250–6.

デザイン：前向き，無作為化，二重盲検，多施設試験。複合一次エンドポイントは9か月における死亡＋心筋梗塞＋緊急CABGもしくは標的血管再血行再建術。
目的：ガンマ線照射がステント内再狭窄に有効かどうかを検討する。
対象：252例。自己冠動脈のステント留置血管に60％以上の狭窄，血管径は2.75–4.00 mmで病変長は45 mm以下。
除外項目：72時間以内の心筋梗塞，可視性の血栓，EF＜40％，abciximab使用予定例。
治療：^{192}Irによるガンマ線照射群とプラセボ群に割付け。800–3,000cGyの線量（シードの数は6，10，14個）による治療，デバイスの留置時間はおよそ20分。多く（70％以上）の病変は複雑病変（タイプ2B，C）。
結果：放射線治療群でステント内再狭窄率は58％低かった（$p < 0.001$）。9か月の時点で一次エンドポイント発症率に関しても放射線治療群はプラセボ群に比して有意に低かった（28.2％ vs. 43.8％, $p = 0.02$）。遅発血栓症発症率は放射線治療群で5.3％，プラセボ群で0.8％であった（$p = 0.07$）。費用対効果のサブスタディでは初期コストは，患者一人につき4,100米ドル高く（15,724 vs. 11,675米ドル, $p < 0.001$），1年では2,200米ドル高かった。しかし，もし抗血小板薬の延長により遅発血栓症が抑制できるならば，放射線照射治療の長期的な医療費は低下するかもしれない（*Circulation*. 2002; 106: 691–7）。

192 Waksman R, et al. Prolonged antiplatelet therapy to prevent late thrombosis after intracoronary gamma-radiation in patients with in-stent restenosis: Washington Radiation for In-Stent Restenosis Trial plus 6 months of clopidogrel (WRIST PLUS). *Circulation*. 2001; 103: 2332–5.

PCI後，自己冠動脈もしくは静脈グラフト内にびまん性再狭窄を認めた連続120例（病変長＜80 mm）を対象とした（ステント使用率28.3％）。PCI後にガンマ線放射線治療施行（^{192}Irシード，2 mmの距離で14 Gy）。全例クロピドグレルを6か月間内服した。遅発閉

塞，遅発血栓症の発症率をWRIST，LONG WRIST試験（1か月だけの抗凝固療法群）の125例のガンマ線照射群，126例のプラセボ群を対照として比較した。6か月の時点で，長期抗血小板療法では完全閉塞が5.8%，遅発血栓症が2.5%で，これは対照のガンマ線照射群より低く，プラセボ群と近い値であった。

193 Sapirstein W, et al. FDA approval of coronary-artery brachytherapy. *N Engl J Med*. 2001; 344: 297–9.

デザイン：SCRIPS IIIとWRIST-Plusからの登録症例の試験。一次エンドポイントは，ステント血栓症，死亡率。

目的：晩期ステント血栓症を予防するために，ステント後にベータ線照射を行った症例に対し，長期抗血小板療法が必要か否かを検討。

対象：血管径が2.75–4.0 mm，病変長が80 mm未満の，冠動脈またはバイパスグラフトのステント内再狭窄病変を有する500症例。注目すべきは，SCRIPS IIIの25%，WRIST-Plusの29%で小線源照射療法時に新たなステント留置が行われた。

治療：対象は，14 Gyのベータ線照射を受け，クロピドグレルを6か月間内服した。新たなステントを照射時に留置した場合，クロピドグレルを12か月間内服した。

結果：発売前の再調査の時点で，534症例が2つの試験に登録された。うち206症例が(38.6%)を7か月間追跡した。晩期血栓症は，3症例にしか発生しなかった。これら全症例で，血栓症の回避率は99%であった。

194 Waksman R, et al. Twelve versus six months of clopidogrel to reduce major cardiac events in patients undergoing gamma-radiation therapy for in-stent restenosis: Washington Radiation for In-Stent restenosis Trial (WRIST) 12 versus WRIST PLUS. *Circulation*. 2002; 106: 776–8.

びまん性ステント内再狭窄連続120症例にPCIを施行し（33%にステント追加留置），ガンマ線照射（^{192}Ir線源，2 mmの距離で14 Gy）を行った。全症例にクロピドグレルを12か月間投与。15か月の臨床イベントを，クロピドグレルを6か月投与したWRIST PLUS症例と比較した。晩期血栓症は，両試験で有意差はなかった。(3.3%（12か月）vs. 4.2%，$p = 0.72$）。12か月間投与群では12–15か月に，血栓症は認めなかった。12か月間投与群で，有意にMACE発生率が低く（21% vs. 36%，$p = 0.01$），標的病変再血行再建術も少なかった(20% vs. 35%，$p = 0.009$）。

195 Waksman R, et al. Intravascular gamma radiation for in-stent restenosis in saphenous-vein bypass grafts. *N Engl J Med*. 2002; 346: 1194–9.

デザイン：前向き，無作為化，プラセボ対照，二重盲検試験。一次エンドポイントは，12か月間の心臓死，Q波心筋梗塞，標的血管再血行再建術とこれらイベントの複合。

目的：大伏在静脈グラフトのステント内再狭窄に対する経静脈ガンマ線照射の効果を明らかにする。

対象：条件付きステント留置，レーザー，アテレクトミーを用いたPTCAに成功し，狭心症と大伏在静脈グラフトのステント内再狭窄をきたした120症例。

治療：ガンマ線照射（^{192}Ir線源，2.5–4 mmの血管で14–15 Gy，4 mm以上の血管で18 Gy），またはプラセボ。

結果：6か月後，ガンマ線照射群はプラセボ群に比し再狭窄率が50%減少した（21% vs. 44%，$p = 0.005$）。再狭窄率は，すべてのセグメント（ステント部，傷害部，照射部）で低下していた。心臓死，Q波心筋梗塞の発生は両群で有意差を認めなかったが，照射群で，再血行再建術発生率が低かった（1年間，17% vs. 57%，$p < 0.001$）。晩期血栓症の頻度は同等であった(両群1.7%）。

196 Waksman R, et al.; Washington Radiation for In-Stent Restenosis Trial for Long Lesions Studies. Intracoronary radiation therapy improves the clinical and angiographic outcomes of diffuse in-stent restenotic lesions: results of the Washington Radiation for In-Stent Restenosis Trial for Long Lesions (Long WRIST) Studies. *Circulation.* 2003; 107: 1744–9.

デザイン：前向き，無作為化，プラセボ対照，オープンラベル試験。一次エンドポイントは，1年間の死亡，梗塞，標的病変血行再建。
目的：びまん性ステント内再狭窄に対する血管内放射線照射療法の効果と安全性を明らかにすること。
対象：36-88 mmの病変をもつ120症例，また，18 Gyで照射した120症例（登録患者群）。
治療：^{192}Ir線源により2 mmの距離で15 Gy照射，またはプラセボ。登録患者群は18 Gy。
結果：6か月間で再狭窄発生率は，73％（プラセボ），45％（15 Gy），38％（18 Gy）。1年間の一次エンドポイント発生率はプラセボ群63％，15 Gy 42％（$p < 0.05$），18 Gyでわずか22％であった。

197 Limpijankit T, et al. Long-term follow-up of patients after gamma intracoronary brachytherapy failure (from GAMMA-I, GAMMA-II, and SCRIPPS-III). *Am J Cardiol.* 2003; 92: 315–8.

GAMMA-I，GAMMA-II，SCRIPPS-IIIの試験結果から，ステント内再狭窄への放射線照射療法が不成功で，その後の繰り返しPCIまたはCABGを受けた生存症例223例のサブセットを組み合わせた結果を示した。CABGと比較してPCIを受けた群で総有害事象（死亡，TVR，心筋梗塞）が悪化することを報告した。これらは，未治療の冠動脈またはステント内再狭窄の病変への，DESの使用以前に報告されている試験であることを留意すべきである。

ベータ線

198 King SB 3rd, et al. Endovascular beta-radiation to reduce restenosis after coronary balloon angioplasty: results of the beta energy restenosis trial (BERT). *Circulation.* 1998; 97: 2025–30.

23症例のこの小試験では，PTCA後のベータ線照射の安全性，実用性が示された。^{90}Sr/Y線源で12，14または16 Gyの照射を行った。23症例中21症例（91％）で線源が到達可能であった。院内での合併症発症，死亡はなく，20症例の確認造影では，晩期損失径はわずか0.5 mmで，再狭窄率は15％であった。より大規模な無作為化二重盲検試験が進行中である。64症例の6か月間の経過観察では，全体の再狭窄率は14％であった（12 Gyで20％，14または16 Gyで11％）。

199 Waksman R, et al. Intracoronary beta-radiation therapy inhibits recurrence of in-stent restenosis. *Circulation.* 2000; 101: 1895–8.

この小規模な前向き試験では，血管径が2.5-4.0 mm，病変長が47 mm未満で初期治療が成功（合併症がなく，残存狭窄30％以下）した，50％以上狭窄のステント内再狭窄50症例を対象とした。除外基準は72時間以内の心筋梗塞，EF20％未満，造影上の血栓，同一冠動脈内の複数の病変とした。^{90}Y（イットリウム）線源を用い，1.0 mmの距離で20.6 Gyのベータ線照射を行った。6か月後，造影上の再狭窄発生率は22％，標的病変再血行再建術は26％，標的血管再血行再建術は34％であった。

200 Serruys PW, et al. Safety and performance of 90-strontium for treatment of de novo and restenotic lesions: the BRIE Trial (Beta Radiation in Europe). Circulation 2000; 102:II-750.

この前向き，無作為化，多施設試験では，新規病変をもつ150症例を対象とした。対

象はステントもしくはPOBAの後, Novoste Betacath system(30 mm線源)で加療された。6か月後, 血管造影上の再狭窄発症率は33.6％, 標的血管再血行再建術は15.4％。ジオグラフィック・ミスが41％に認められ, 結果として再狭窄率が増加(16.3％ vs. 4.3％), とくに治療部分の端に再狭窄が多くみられた (*J Am Coll Cardiol.* 2001; 38: 415–20)。ステント傷害部位でのジオグラフィック・ミスは, 再狭窄率を増やしたが, 一方, バルーンによる損傷部位でのジオグラフィック・ミスは, 再狭窄率を増加させなかった。

201 Waksman R, et al.; INHIBIT investigators. Use of localised intracoronary beta radiation in treatment of in-stent restenosis: the INHIBIT randomised controlled trial. *Lancet.* 2002; 359: 551–7.

デザイン：前向き, 無作為化, 二重盲検, 多施設試験。一次エンドポイントは, 9か月以内の死亡, Q波心筋梗塞, 標的血管再血行再建術。冠動脈造影上のエンドポイントは再狭窄発症。

目的：^{32}Pを放射線源とするベータ線の放射線治療が, MACEやステント内再狭窄治療後の再狭窄を軽減するかを評価。

対象：1箇所の自己冠動脈ステント内再狭窄に対してPTCAを施行された332症例。対照血管径2.4–3.7 mm, 病変長45 mm未満。

除外基準：72時間以内発症の急性心筋梗塞, 胸部への放射線照射の既往, 血管造影での塞栓, 標的血管が多枝病変。

治療：automatic afterloaderを用い, centering catheterを介し^{32}Pベータ放射線またはプラセボにて治療。

結果：^{32}Pベータ放射線照射を施行した群は, 対照群と比べ, 死亡, Q波心筋梗塞, 標的血管血行再建率の複合エンドポイントが56％減少(15％ vs. 31％, $p = 0.0006$), 血管造影上の再狭窄発症率を50％減少(26％ vs. 56％, $p < 0.0001$)。

202 Popma JJ, et al.; Stents And Radiation Therapy (START) Investigators. Randomized trial of 90Sr/90Y beta-radiation versus placebo control for treatment of in-stent restenosis. *Circulation.* 2002; 106: 1090–6.

この前向き, 無作為化, プラセボ対照, 多施設試験は, 病変長20 mm未満のステント内再狭窄を有する476症例を対象とした。冠動脈インターベンション後, 16または20 Gy(血管径に応じて)のベータ線照射治療群とプラセボ群に割り当てられた。8か月の一次エンドポイントは, 再狭窄, TLR, TVR, MACE。ベータ線照射治療群はプラセボ群と比べ, 再狭窄率が有意に低かった(ステント内14％ vs. 41％, 解析部位28.8％ vs. 45.2％)。ベータ線照射治療群は臨床アウトカムの改善を認めた(TLR 13.6％ vs. 24.4％, TVR 17％ vs. 26.8％, MACE 18.6％ vs. 27.7％)。

薬剤溶出ステント

203 Serruys PW, et al. Coronary-artery stents. *N Engl J Med.* 2006; 354: 483–95.

著者らは, 冠動脈ステント留置の総説, とくに血管ステント留置の始まりから薬剤溶出性ステントの病態生理の基礎まで, そしてその臨床データを示した。

204 Morice MC, et al.; RAVEL Study Group. Randomized Study with the Sirolimus-Coated Bx Velocity Balloon-Expandable Stent in the Treatment of Patients with de Novo Native Coronary Artery Lesions. A randomized comparison of a sirolimus-eluting stent with a standard stent for coronary revascularization. *N Engl J Med.* 2002; 346: 1773–80.

デザイン：前向き, 無作為化, 二重盲検, プラセボ対照試験。一次エンドポイントは晩期損失径(施術直後の最小血管径と6か月後の血管径の差)。

目的：金属ステントと比べ，新規病変にてシロリムス溶出性ステント留置が再狭窄を軽減させられるかを検討。

対象：安定または不安定狭心症，無症候性虚血性心疾患238症例，1箇所の冠動脈新規狭窄病変（径2.5-3.5 mm）を有し，18 mm長ステント留置にて治療可能である病変を有する症例。

除外基準：心筋梗塞，左冠動脈主幹部病変，冠動脈入口部病変，ステント留置前に拡張不十分な石灰化病変，冠動脈造影上標的血管内に血栓像を認める病変，左室駆出率30％未満の症例。

治療：シロリムス溶出性ステント，またはコーティングされていないBx Velocityステントを留置。全例チクロピジンあすいはクロピドグレルを2か月。

結果：シロリムス溶出性ステント群におけるステント留置晩期損失径は−0.01 mm，対照群は0.80 mm（$p<0.0001$）。シロリムス溶出性ステント群では再狭窄発症は認めなかったが，対照群では26％（$p<0.0001$）。MACE（死亡，心筋梗塞，PCI再施行，CABG）回避率は，シロリムス溶出性ステント群で96.7％，対照群では72.9％であった（$p<0.0001$）。亜急性ステント血栓症はなかった。

205 Moses JW, et al.; SIRIUS Investigators. Sirolimus-eluting stents versus standard stents in patients with stenosis in a native coronary artery. *N Engl J Med*. 2003; 349: 1315–23.

デザイン：前向き，無作為化，二重盲検，プラセボ対照試験。一次エンドポイントは心臓死，心筋梗塞，TVRで定義される9か月における標的血管不全。

目的：新規自己冠動脈病変におけるシロリムス溶出Bx Velocityステントの安全性と標的血管不全を軽減する効果を，非被覆Bx Velocityステントと比較する。

対象：未治療の1箇所の高リスク病変（血管径2.5-3.5 mm，病変長15-30 mm）の治療を要する1,058人の症例。26％に糖尿病が，42％に多枝病変を認めた。病変のほとんどがタイプB2またはC。

除外基準：24時間以内に発症した心筋梗塞，保護されていない左主幹部，冠動脈入口部病変，完全閉塞，冠動脈造影上の血栓，ステント留置前に拡張不十分な石灰化病変，左室駆出率25％未満，腎機能障害，PTCAバルーン以外のデバイスで以前に治療されている症例，30日以内のインターベンションもしくは30日以内に予定された症例。

治療：シロリムス溶出ステント，非被覆ステント。抗血小板療法は3か月間行われた。

結果：標的血管不全（一次エンドポイント）は，BMS群と比較して，シロリムス溶出性ステントでは60％近く低下した（21.0％から8.6％，$p<0.001$）。BMS群と比較して，シロリムス溶出性ステントでは，ISRが91％低下（3.2％ vs. 35.4％，$p<0.001$）。ステント前後5 mmを含むセグメント内のISRは，シロリムス溶出性ステント群で75％減少した（8.9％ vs. 36.3％，$p<0.001$）。糖尿病症例においては，シロリムス溶出性ステント群でのステント内およびセグメント内の再狭窄率はそれぞれ8.3％と17.6％であり，これに比べて金属ステント群では48.5％と50.5％であった。遠位端は，ステント内と同等の治療効果を反映しており，それゆえ近位端よりも強い効果は認められないものの，有意な効果を認めた（晩期損失径，0.17 mm vs. 0.33 mm，$p<0.001$）。対照群では，ISRは留置するステント長が10 mm伸びるごとに13％増加したが，シロリムス溶出性ステント群では，わずか1.6％であった。冠動脈瘤の合併は，シロリムス溶出性ステント群で2症例（0.6％），対照群では4症例（1.1％）に認められた。ステント内血栓症の合併率も同等であった（0.6％ vs. 1.1％）。141症例に対してIVUSを施行したサブスタディでは，シロリムス溶出ステントを留置した症例全体の90％に内膜量の減少を認め，もっとも減少率が低かったのは，より小さい血管の近位端であった。

コメント：SIRIUSコホートは，RAVELコホートよりもより再狭窄率が高くなる臨床像の

症例，複雑な病変の症例が多かった。しかし，いくつかの病変のタイプは除外されており（前を参照），進行中の試験がこれらの問題を検討する。近位端の調査結果は，ステント留置前後のPTCAバルーン拡張による，この領域への傷害を示唆している。しかし，SIRIUSの上記調査結果は，カナダのコホートC-SIRIUS（*J Am Coll Cardiol* 2004; 43: 1110-5）やヨーロッパのコホートE-SIRIUS（*Lancet* 2003; 362: 1093-9）でも確認されている。SIRIUS試験での費用対効果解析では，DES留置が費用対効果について一貫して優れていると証明できなかった（*Circulation* 2004; 110: 508-14）。

206 Caixeta A, et al. 5-year clinical outcomes after sirolimus-eluting stent implantation insights from a patient-level pooled analysis of 4 randomized trials comparing sirolimus-eluting stents with bare-metal stents. *J Am Coll Cardiol*. 2009; 54: 894-902.

　これはSES対BMSの4つの試験（RAVEL, SIRIUS, E-SIRIUS, C-SIRIUS），1,748症例の5年の追跡調査をまとめたものである。死亡あるいは心筋梗塞に差がない（SES 15.1％ vs. BMS 13.6％）一方で，TVRはSES群で有意に減少した（15.2％ vs. 30.1％, $p < 0.001$）。とりわけ，ステント内血栓症の定義はさまざまだが，Academic Research Consortium の定義によるステント血栓症の発生率は，5年で差はなかった（5年目のステント血栓症確定／可能性 2.1％ vs. 2.0％, $p = 0.99$）。

207 Park SJ, et al. A paclitaxel-eluting stent for the prevention of coronary restenosis. *N Engl J Med*. 2003; 348: 1537-45.

　この前向き，ランダム化，三重盲検，多施設試験は，病変長＜15 mm未満，血管径2.25-3.25 mmの限局性の冠動脈病変177症例を登録した。症例はポリマー化してないステントに低用量（1.3 μg/mm²）または高用量（3.1 μg/mm²）のパクリタキセルを塗布したステント，あるいはBMSが留置された。4-6か月後の追跡冠動脈造影検査で，高用量群はBMS群に比べて再狭窄度（平均14％ vs. 39％, $p < 0.001$），晩期内腔損失径（0.29 vs. 1.04 mm, $p < 0.001$），再狭窄発症率（4％ vs. 27％, $p < 0.001$）において良好な結果であった。

208 Colombo A, et al.; TAXUS II Study Group. Randomized study to assess the effectiveness of slow- and moderate-release polymer-based paclitaxel-eluting stents for coronary artery lesions. *Circulation*. 2003; 108: 788-94.

　この前向き，無作為化，多施設試験は，全526症例を登録し，2種類のパクリタキセル溶出ステント（1か月以上溶出するスローリリース群，あるいは最初の2日間にほとんど溶出するモデレートリリース群）をそれぞれの対照となるBMSと比較した。病変は標準的リスクの新規病変であった（平均病変長約10 mm, 平均参照血管径2.75 mm）。患者はアスピリンとクロピドグレルを6か月間内服した。両パクリタキセル溶出ステント群はBMS群と比較して，一次エンドポイントである血管内超音波によるステント内正味容積閉塞率の減少を示した（スローリリース群60％，モデレートリリース群62％の減少）。12か月後にMACEは薬剤溶出ステント群で有意に減少した（スロー群10.9％，対照群22.0％, $p = 0.02$, モデレート群9.9％，対照群21.4％, $p = 0.017$）。これらの減少はTVRの減少（スロー群10.1％ vs. 対照群15.9％, $p = 0.20$, モデレート群6.9％ vs. 対照群19.1％, $p = 0.005$），TLRの減少（スロー群4.7％ vs. 対照群12.9％, $p = 0.03$, モデレート群3.8％ vs. 対照群16.0％, $p = 0.002$）によるものだった。重要なことは，薬剤溶出ステントが対照群と比較して近位部と遠位部両セグメントで狭窄の非有意な減少がみられながら，ステント端効果の徴候がまったくなかったことである。

209 Stone GW, et al.; TAXUS-IV Investigators. A polymer-based, paclitaxel-eluting stent in patients with coronary artery disease. *N Engl J Med*. 2004; 350: 221-31.

　この前向き，ランダム化，多施設試験は，新規病変にステント留置を行った1,314症例を登録し，二重盲検法によりBMS群または徐放性PES群に割り付けした。9か月後に

追跡冠動脈造影検査を732例に行った。9か月後に虚血により行ったTVRは，BMS群で12%，PES群で4.7%であった（$p<0.001$）。TLR率（11.3% vs. 3.0%，$p<0.001$）と血管造影上の再狭窄発症率（26.6% vs. 7.9%，$p<0.001$）もまた有意に減少した。しかし，死亡，心筋梗塞，ステント血栓症の発生率は同等であった。

210 Malenka DJ, et al. Outcomes following coronary stenting in the era of bare-metal vs the era of drug-eluting stents. JAMA. 2008; 299: 2868–76.

この観察研究には，Medicareで薬剤溶出ステント発売前にベアメタルステントを留置された38,917症例と，薬剤溶出ステント発売後にステント留置された28,068症例で検討された。危険因子で調整ののち，2年後までの再血行再建術の繰り返しは有意に薬剤溶出ステント以後の患者で低かった（HR 0.82，95%CI 0.79–0.85）。2年後の死亡とST上昇型心筋梗塞の合計は同等であった（HR 0.96，95%CI 0.92–1.01）。

211 Stone GW, et al.; TAXUS V Investigators. Comparison of a polymer-based paclitaxel-eluting stent with a bare metal stent in patients with complex coronary artery disease: a randomized controlled trial. JAMA. 2005; 294: 1215–23.

デザイン：前向き，無作為化，二重盲検，プラセボ対照，多施設共同試験。一次エンドポイントは，9か月後までに虚血により行われたTVR。

目的：パクリタキセル溶出ステント留置の安全性と有効性を確立すること。とくにより細い，より長い，複数のステントを必要とする複雑病変を多く対象とした。

対象：一枝に新規病変を有する1,156症例で，最近心筋梗塞を起こした証拠がないもの。

治療：パクリタキセル溶出ステントあるいは塗布されないステントの留置。6か月間の抗血小板療法。

結果：パクリタキセル溶出ステント群で一次エンドポイントであるTVR率（17.3% vs. 12.1%，$p=0.02$）が有意に減少し，TLR率（15.7% vs. 8.6%，$p<0.001$）も有意に減少した。全体を通して，B2/C病変が78%，平均対照血管径2.69 mm，病変長17.2 mmに平均1.38本のステントが留置された。血管造影による再狭窄発症率はパクリタキセル溶出ステント群で減少し（33.9% vs. 18.9%，$p<0.001$），この効果は小血管，大血管，そして複数ステント留置症例でも一貫して認められた。心臓死＋心筋梗塞の発症率（5.5% vs. 5.7%），ステント血栓症の発症率（両群0.7%）は同等であった。

212 Marroquin OC, et al. A comparison of bare-metal and drug-eluting stents for off-label indications. N Engl J Med. 2008; 358: 342–52.

米国国立心・肺・血液研究所ダイナミックレジストリーの6,551症例の観察研究で，BMSまたはDESをオフラベル使用か否かで，留置された症例の1年後の結果を観察した。このなかには再狭窄，バイパスグラフト，左主幹部病変，入口部，分岐部，完全閉塞へのステント留置を含み，対照血管径が2.5 mm未満，3.75 mm以上，あるいは病変長30 mm以上へのステント治療が含まれていた。このオフラベル使用はBMS群の54.7%，DES群の48.7%に行われていた。オフラベル使用のステント留置を受けた症例は，1年後の非調整死亡率（5.3% vs. 2.7%，$p<0.001$）と，心筋梗塞発症率（5.3% vs. 3.8%，$p=0.0002$）が有意に高かった。しかし，これらの発症率はDESオフラベル使用群で，BMSオフラベル使用群と比較して低値であった。危険調整後は，DES群とBMS群で死亡あるいは心筋梗塞発症に差はなかった。DES群でPCI再施行あるいは再血行再建術が有意に低値であった。

213 James SK, et al.; SCAAR Study Group. Long-term safety and efficacy of drug-eluting versus bare-metal stents in Sweden. N Engl J Med. 2009; 360: 1933–45.

スエーデンの全国規模のPCI登録にて，冠動脈ステント留置を受けた47,967症例を平均2.7年追跡した調査が行われた。BMS18,659例，DES10,294例のシングルステント留

置の比較において，危険調整後の死亡，心筋梗塞発生率に差はなかった．再狭窄率はDESコホートにて有意に低かった (3.0/100例・年 vs. 4.7/100例・年，RR 0.43, 95%CI 0.36-0.52)．

214 De Luca G, et al. Efficacy and safety of drug-eluting stents in ST-segment elevation myocardial infarction: a meta-analysis of randomized trials. *Int J Cardiol.*. 2009; 133: 213-22.

著者らは，3,605症例を含むST上昇型心筋梗塞への初期PCIをDES対BMSで行った11のトライアルを集計した．全試験はエンドポイントは12か月までであり，総計した死亡 (DES 4.1% vs. BMS 4.4%，$p=0.59$)，心筋梗塞再発 (3.1% vs. 3.4%，$p=0.38$)，ステント血栓症 (1.6% vs. 2.2%，$p=0.22$) の発生率に差はなかった．DES群でTVRが有意に低率であった (5.0% vs. 12.6%，$p<0.0001$)．1,178人を含む4つのトライアルの部分調査で，これらの結果は18-24か月まで同等であった．

215 De Luca G, et al. Short and long-term benefits of sirolimus-eluting stent in ST-segment elevation myocardial infarction: a meta-analysis of randomized trials. *J Thromb Thrombolysis.* 2009; 28: 200-10.

著者らは，ST上昇型心筋梗塞への初期PCIに対するシロリムス溶出ステント(SES)の有効性と安全性を，BMSまたはSESにランダム化した2,769症例を含む9トライアルの結果を集計し調査した．12か月までの結果が利用でき，SES群でTVRが有意に低率であった (4.9% vs. 13.6%，$p<0.0001$)．加えて，SES群で死亡率 (2.9% vs. 4.2%，$p=0.08$)，心筋梗塞再発 (3.0% vs. 4.3%，$p=0.06$) が改善する傾向を認めた．12か月までにステント血栓症に差は認めず (1.9% vs. 2.5%，$p=0.36$)，これらの結果は2年から3年の追跡調査の行われた4トライアル569症例のサブセットでも維持された．

216 Stone GW, et al. Safety and efficacy of sirolimus- and paclitaxel-eluting coronary stents. *N Engl J Med.* 2007; 356: 998-1008.

調査者らは，SES (1,748例) とPES (3,513例) 両者の初期9つのランダム化試験を集計し，臨床エンドポイント，DESのとくに遅発性ステント血栓症の発生率を調査した．4年の追跡調査時点で，死亡と心筋梗塞発生率は，SES, PES, BMS群でそれぞれ同等であった．TLRはBMS群と比較して，DES群で有意に低かった．しかしながら，4年後までにBMS群 (0.9%，$p=0.20$) に比べて，SES群 (1.2%)，PES群 (1.3%，$p=0.30$) で，ステント血栓症が多かった．留意すべき点として，SES群で1年以内にステント血栓症を発症した5例のうち，2例だけがアスピリンとクロピドグレルを服用しており，一方，2例はアスピリンのみ，1例はまったく抗血小板薬を内服していなかった．同様に，PES群の遅発性ステント血栓症9例のうち，3例がアスピリンのみ，5例がまったく抗血小板薬を内服していなかった (1例は内服状況が不明)．結果として，いずれのDES留置でもアスピリンとチエノピリジンの2剤抗血小板療法を最低1年間は行うことを推奨することにガイドラインがアップデートされた．

217 Fajadet J, et al.; ENDEAVOR II Investigators. Randomized, double-blind, multicenter study of the Endeavor zotarolimus-eluting phosphorylcholine-encapsulated stent for treatment of native coronary artery lesions: clinical and angiographic results of the ENDEAVOR II trial. *Circulation.* 2006; 114: 798-806.

この前向き，ランダム化，二重盲検試験は，新規の1か所の病変を有する1,197例をゾタロリムス溶出ステント(ZES)またはBMS留置に割り付けた．平均対照血管径は2.75mmで，平均病変長は14.2 mm．9か月後までに一次エンドポイントのTVFはZES群で低く (7.9% vs. 15.1%，$p=0.0001$)，TLRも同様だった (4.6% vs. 11.8%，$p=0.0001$)．追跡冠動脈造影検査を行った531例のサブセットで，再狭窄はZES群で低かった (13.2%

vs. 35％, $p<0.0001$)。

218 Kandzari DE, et al.; ENDEAVOR III Investigators. Comparison of zotarolimus-eluting and sirolimus-eluting stents in patients with native coronary artery disease: a randomized controlled trial. *J Am Coll Cardiol.* 2006; 48: 2440–7.

調査者らは，安定した新規自己冠動脈病変へのPCI 436症例をZESとSESに3:1にランダム化した。一次エンドポイントは8か月後の冠動脈造影でのセグメント内の晩期内腔損失であった。一次エンドポイントはZES群で有意に高値であり (0.34 mm vs. 0.13 mm, $p<0.001$), セグメント内再狭窄発症率も同様であった(11.7% vs. 4.3%, $p=0.04$)。臨床的に行われたTLRと，TVFはZES群とSES群で同等であった。しかしながら，院内MACEはZES群で低率であった(0.6% vs. 3.5%, $p=0.04$)。

219 Stone GW, et al.; SPIRIT III Investigators. Comparison of an everolimus-eluting stent and a paclitaxel-eluting stent in patients with coronary artery disease: a randomized trial. *JAMA.* 2008; 299: 1903–13.

デザイン：前向き，ランダム化，単盲検試験。一次エンドポイントは8か月後の追跡冠動脈造影検査時のセグメント内晩期内腔損失。
方法：現在のエベロリムス溶出ステント(EES)と以前のPESとの比較。
対象：安定した冠動脈疾患1,002例で，病変長28 mm未満，対照血管径2.5–3.75 mmのもの。
結果：晩期内腔損失はEES群がPES群より有意に低値であった (0.14 mm vs. 0.28 mm, $p<0.004$)。9か月後にTVFは同等だった (7.2% vs. 9.0%, 非劣性$p<0.001$)。心筋梗塞が少なく，TVRが低率であることより，MACEはEES群で9か月後 (4.6% vs. 8.1%, $p=0.03$), および1年後(6.0% vs. 10.3%, $p=0.02$)とも低率であった。
コメント：2年後の追跡調査で，ステント血栓症の発生率を含む臨床結果は，EES群で良好であった(*Circulation.* 2009; 119: 680–6)。近く発表されるSPIRIT IVの結果も，EESはPESに比してTVFが有意に低率(4.2% vs. 6.8%, 相対危険0.62, $p=0.001$)であった(*N Engl J Med.* 2010; 362: 1663–74)。

220 Ormiston JA, et al. A bioabsorbable everolimus-eluting coronary stent system for patients with single de-novo coronary artery lesions (ABSORB): a prospective open-label trial. *Lancet.* 2008; 371: 899–907.

調査者らは，前向き，オープンラベル法にて新しい生体吸収性EESを安定新規冠動脈病変の30症例に留置した。これまでの研究では，12か月後までに30%が吸収 (ステント体積減少)，18か月後までに60%が吸収されることが示されている。ステントサイズは3.0×12 mmまたは3.0×18 mmに制限されていた。1年間のイベント率は低く，1例 (3.3%)の心筋梗塞のみで，TLRと遅発性ステント血栓症は認めなかった。血管内超音波検査にてステント内の晩期内腔損失は0.44 mmだった。臨床イベントについては，ステントが生体に吸収された2年後の解析で確認された(*Lancet.* 2009; 373:897–910)。

221 Bavry AA, et al. Appropriate use of drug-eluting stents: balancing the reduction in restenosis with the concern of late thrombosis. *Lancet.* 2008; 371: 2134–43.

長期2剤併用抗血小板療法を受けていないDES症例における晩期ステント血栓症の多くのデータに照らして，著者らはステント治療の適応をレビューし，BMSがより適切であろう症例 (例，医療を受けにくいもの，出血リスクが高まるもの，近い将来侵襲的手術を受ける可能性があるもの) について論じた。彼らは，とくにステント内再狭窄の低リスク症例などは，BMSが十二分なアウトカムを示すことを強調した。

CABG 手術

総説，メタ解析

222 Eagle KA, et al. ACC/AHA 2004 guideline update for coronary artery bypass graft surgery: summary article. A report of the American College of Cardiology/American Heart Association Task Force on Practice Guidelines (Committee to Update the 1999 Guidelines for Coronary Artery Bypass Graft Surgery). *J Am Coll Cardiol.* 2004; 44: e213–310.

223 Yusuf S, et al. Effect of coronary artery bypass graft surgery on survival: overview of 10-year results from randomised trials by the Coronary Artery Bypass Graft Surgery Trialists Collaboration. *Lancet.* 1994; 344: 563–70.

このレビューでは，CABGを受けた1,324例を薬物療法を受けた1,325例と比較している。CABG群では有意に5年時(10.2% vs. 15.8%，OR 0.61, $p=0.0001$)，7年時(15.8% vs. 21.7%，OR 0.68, $p<0.001$)，10年時(26.4% vs. 30.5%，OR 0.83, $p=0.03$)における死亡率が低かった。リスクの減少は左主幹部病変が，3枝病変，1または2枝病変よりも大きかった (OR 0.32 vs. 0.58 vs. 0.77 (1枝または2枝病変))。10年後の死亡率は，高リスク症例 (次の2つを有するもの：重症狭心症，高血圧の既往，心筋梗塞の既往，安静時ST低下)では29%減少し，中等度リスク症例は10%の減少，低リスク症例(ST低下以外のリスクなし)では有意ではないが死亡率が高くなる傾向があった。

224 Nwasokwa ON. Coronary artery bypass graft disease. *Ann Intern Med.* 1995; 123: 528–45.

この詳細な文献レビューでは，バイパス術後10年で大伏在静脈グラフトの開存率は50%以下，内胸動脈グラフトの開存率は90%を超えることを示した。内胸動脈グラフトの使用は，症状を軽減し，左室機能を改善し，再手術を低減し，生存率を改善した。抗血小板療法のグラフト閉塞を抑える役割についてもレビューされている。

225 Pocock SJ, et al. Meta-analysis of randomised trials comparing coronary angioplasty with bypass surgery. *Lancet.* 1995; 346: 1184–9.

このデータ解析は，8件の試験(CABRI, RITA, EAST, GABI, MASS, ERACI, Toulouse, Lausanne)の3,771例の患者を対象とした。平均観察期間は2.7年。PTCAとCABGで全体の心臓死亡率に差は認めなかった。しかしCABG群では初年度の再インターベンションが90%も少なく (3.3% vs. 33.7%)，狭心症の頻度も少なかった。1年間でPTCA症例の18%でCABGが施行された。長期的な効果については不明である (たとえば大伏在静脈グラフト疾患など)。

226 Roach GW, et al.; Multicenter Study of Perioperative Ischemia Research Group and the Ischemia Research and Education Foundation Investigators. Adverse cerebral outcomes after coronary bypass surgery. *N Engl J Med.* 1996; 335: 1857–63.

この前向き試験の対象は2,108例であり，その6.1%に脳イベント(タイプⅠ3.1% (退院時における局所障害，昏迷，昏睡，66人中55人は非致死性脳卒中)，タイプⅡ3% (知的機能の悪化，記憶欠如，てんかん発作) を合併した。この合併症は院内死亡率の増加と関連し，それぞれ21% (タイプⅠ)，10% (タイプⅡ) vs. 2% (脳イベントなし)であった。また入院日数が長期化し (25日，21日，10日)，退院後の中期的，長期的なケアが必要となった。予後予測因子は，タイプⅠでは近位部大動脈の動脈硬化症，神経疾患の既往歴，年齢であり，タイプⅡでは年齢，高血圧，肺疾患，アルコール消費量であった。

試験

CABG vs. 薬物療法

227 European Coronary Surgery Study Group. Long-term results of prospective randomised study of coronary artery bypass surgery in stable angina pectoris. *Lancet.* 1982; 2: 1173–80.

デザイン：前向き，無作為化，オープン試験。一次エンドポイントは全死亡。追跡期間5-8年。
目的：狭心症で多枝冠動脈病変を有する症例におけるCABGと薬物療法の治療効果を比較検討する。
対象：軽度から中等度の狭心症，50％以上の2枝主要冠動脈狭窄病変，良好な左室機能を有する65歳未満の男性768例。
治療：CABGあるいは薬物療法。
結果：CABG群で全体の生存率が高く（8年生存率88.6％ vs. 79.9％），この有効性のほとんどは左前下行枝近位部病変を有する症例で認められた（10年生存率76％ vs. 66％）。左主幹部病変を有する症例での有効性は得られなかった。外科手術が有効である独立した予後予測因子として，安静時心電図異常，運動時1.5 mmのST低下，末梢血管疾患，高齢が挙げられた。

228 CASS Principal Investigators and Their Associates. Myocardial infarction and mortality in the coronary artery surgery study (CASS) randomized trial. *N Engl J Med.* 1984; 310: 750–8.

デザイン：前向き，無作為化，オープン，並行群試験。一次エンドポイントは全死亡。平均追跡期間6年。
目的：軽度の狭心症と血管造影によって冠動脈疾患を認める症例で，CABGが死亡率と心筋梗塞発症率を低下させるかを検討する。
対象：70％以上の冠動脈狭窄病変を有する65歳以下の780例。
除外基準：CABGの既往，不安定狭心症，心不全（NYHA心機能分類III/IV）。
治療：CABGあるいは薬物療法。
結果：CABG群で死亡率が低く（1.1％/年 vs. 1.6％/年），とくに左室駆出率50％以下の症例（$p = 0.085$），3枝病変かつ左室駆出率50％以下の症例（$p = 0.063$）でその傾向がみられた。3枝病変かつ左室駆出率35％-49％の症例では，その後の追跡調査でもCABG群において有意に死亡率が低かった（死亡率12％ vs. 35％，$p = 0.009$）。10年の追跡調査では，薬物療法群の40％にCABGが施行され死亡率の差がなくなった（薬物療法群79％ vs. CABG群82％）が，左室駆出率50％未満の症例ではCABG群において有意に成績が良かった（79％ vs. 61％，$p = 0.01$）。
コメント：左主幹部病変に相当する病変（左前下行枝と左回旋枝の近位部高度狭窄病変）を有する912名の長期追跡調査では，CABGが生存期間を延長することが示された（13.1年 vs. 6.2年）。しかし，70％以上の右冠動脈狭窄病変があっても，左室機能が正常な症例ではその効果は認めなかった（15年生存率63％ vs. 54％，$p = $ NS）（*Circulation.* 1995; 91: 2335）。

229 Veterans Administration Coronary Artery Bypass Surgery Cooperative Study Group. Eleven-year survival in the Veterans Administration randomized trial of coronary bypass surgery for stable angina. *N Engl J Med.* 1984; 311: 1333–9.

デザイン：前向き，無作為化，多施設，オープン試験。一次エンドポイントは全死亡。平均追跡期間11.2年。

目的：安定狭心症患者におけるCABGと薬物療法の効果を比較検討する。
対象：6か月間以上持続する安定狭心症患者686例。
除外基準：6か月以内発症の心筋梗塞，不安定狭心症，拡張期血圧100 mmHg以上，非代償性うっ血性心不全。
治療：CABGあるいは薬物療法。
結果：7年後の生存率において2群間に有意差を認めたが(CABG群77％ vs.薬物療法群70％, $p = 0.043$)，この差は11年後には認められなかった(57％ vs. 58％)。CABGは以下のサブグループにおいて有利であった，(a) 3枝病変かつ左室機能障害の血管造影高リスク，11年生存率50％ vs. 38％ ($p = 0.026$)，(b)安静時ST低下，心筋梗塞の既往歴，高血圧の既往のうち少なくとも2つを有する臨床的高リスク症例，11年生存率49％ vs. 36％ ($p = 0.015$)，(c)血管造影および臨床上の高リスク症例，11年生存率54％ vs. 24％ ($p = 0.005$)。左室機能障害(左室駆出率45％未満，拡張末期圧14 mmHg以上，収縮能障害)を有する症例では，7年生存率はCABG群で高く(74％ vs. 63％, $p = 0.049$)，11年生存率では差はなかった(53％ vs. 49％)。
コメント：その後の18年の追跡調査では高リスク群においてもCABGの利点は認めなくなった。全体としてCABGの利点は5年目から消失しはじめており，これはグラフト病変の進行と並行して進んだ。

CABG vs. PTCA

230 RITA Trial Participants. Coronary angioplasty versus coronary artery bypass surgery: the Randomized Intervention Treatment of Angina (RITA) trial. *Lancet*. 1993; 341: 573–80.

デザイン：前向き，無作為化，多施設試験。一次エンドポイントは死亡または心筋梗塞。平均追跡期間2.5年。
目的：CABGまたはPTCAで同等の血行再建が行えるかどうかを検討。
対象：冠動脈多枝病変を有する1,011例(55％は2枝以上の病変を有する)。
除外基準：左主幹部病変，PTCAあるいはCABGの既往歴，有意な弁膜症。
治療：CABGあるいはPTCA。
結果：5年時において死亡および心筋梗塞の複合一次エンドポイントの発生に有意差はなかった(8.6％ vs. 9.8％，RR 0.88，95％CI 0.59–1.29)。CABG群では回復期間が長かったが追加処置は少なかった。2年間で再造影は7％ vs. 31％ ($p < 0.001$)で施行され，再血行再建や一次エンドポイントの発生は11％ vs. 38％ ($p < 0.001$)であった。またCABG群では狭心症が少なかった(22％ vs. 31％，2年時)。その後の論文ではPTCA群で2年時の失業率(26％ vs. 22％)が高いことが示された(*Circulation*. 1996; 94: 135)。

231 Hamm CW, et al.; German Angioplasty Bypass Surgery Investigation (GABI). A randomized study of coronary angioplasty compared with bypass surgery in patients with symptomatic multivessel coronary disease. *N Engl J Med*. 1994; 331: 1037–43.

デザイン：前向き，無作為化，多施設試験。一次エンドポイントは1年間の狭心症の回避。
目的：症候性の冠動脈多枝病変の患者に対するCABGとPTCAの臨床効果を比較検討する。
対象：75歳未満の8,981名をスクリーニングし，359例を登録(少なくとも2枝の主要血管に対する血行再建が必要かつ技術的に可能な症例)。
除外基準：完全閉塞病変，30％以上の左主幹部の狭窄，発症4週間以内の心筋梗塞，CABGまたはPTCAの既往歴。
治療：CABGあるいはPTCA。
結果：CABG群では入院日数が長く(19日 vs. 5日)，手技に伴う心筋梗塞の発症が多かっ

た(8.1% vs. 2.3%, $p=0.022$)。しかし，CABG群では院内死亡率は同等で(2.5 vs. 1.1%)，再インターベンションは少なく(6% vs. 44%, $p<0.001$)，退院時の狭心症も少なかった(7% vs. 18%，1年後の有意差なし)。また抗狭心症薬の投与も少なかった(12% vs. 22%, $p=0.041$)。

232 King SB 3rd, et al.; Emory Angioplasty versus Surgery Trial (EAST). A randomized trial comparing coronary angioplasty with coronary bypass surgery. *N Engl J Med.* 1994; 331: 1044-50.(editorial 1086-7)

デザイン：前向き，無作為化，多施設試験。複合一次エンドポイントは3年後の死亡，Q波心筋梗塞，タリウムシンチによる広範囲欠損。

目的：冠動脈多枝病変を有する患者に対するCABGとPTCAの成績を比較検討する。

対象：2枝あるいは3枝の冠動脈病変を有する392例(5,118名をスクリーニング，842例が適格)。

除外基準：CABGまたはPTCAの既往歴，5日未満の心筋梗塞，陳旧性(8週以上)の慢性閉塞病変，30%以上の左主幹部狭窄，左室駆出率25%未満。

治療：CABGあるいはPTCA。

結果：3年後の死亡率(7.1% vs. 6.3%)，複合一次エンドポイント(28.8% vs. 27.3%)に有意差はなかった。しかし，CABG群では再CABG(1% vs. 22%, $p<0.001$)，PTCA(13% vs. 41%, $p<0.001$)，狭心症の発症(12% vs. 20%)が少なかった。

233 CABRI Trial Participants. First-year results of CABRI (Coronary Angioplasty versus Bypass Revascularisation Investigation). *Lancet.* 1995; 346: 1179-84.

デザイン：前向き，無作為化，多施設，オープン試験。一次エンドポイントは1年後の死亡と狭心症のクラス。

目的：インターベンションを要する冠動脈多枝病変の患者に対するCABGとPTCAの効果を比較検討する。

対象：多枝病変，典型的な狭心症または不安定狭心症を有する75歳以下の患者1,054例(62%はクラスIIIの狭心症)。

治療：CABGあるいはPTCA。

除外基準：発症10日以内の心筋梗塞，左室駆出率35%未満，CABGまたはPTCAの既往歴。

結果：1年間の追跡調査では，死亡率は2群間で同等であった(CABG群2.7%，PTCA群3.9%)。CABG群は81%も再インターベンションが少なく(6.5% vs. 33.6%, $p<0.001$)，35%も狭心症発作が少なく，薬剤投与量も少なかった。クラスIVの狭心症または不安定狭心症を有する患者で1年間の死亡率がもっとも高かった(5% vs. 2.7%)。

コメント：完全血行再建が要求されておらず，完全閉塞病変が除外されていない。

234 Bypass Angioplasty Revascularization Investigation (BARI) Investigators. Comparison of coronary bypass surgery with angioplasty in patients with multivessel disease. *N Engl J Med.* 1996; 335: 217-25.(editorial 257-6)

デザイン：前向き，無作為化，多施設試験。一次エンドポイントはすべての死亡率追跡期間5.4年。

目的：冠動脈多枝病変と重症狭心症あるいは虚血を有する患者に対するCABGとPTCAの効果を比較検討する。

対象：1,829例(41%は冠動脈3枝病変)。

治療：CABGあるいはPTCA。

結果：CABG群とPTCA群の院内死亡率(1.3% vs. 1.1%)，5年生存率(89% vs. 86%, $p=0.19$)は同等であった。CABG群では，院内Q波心筋梗塞の発症は高いが(4.6% vs. 2.1%, $p<0.01$)，5年間の再血行再建率は85%低く(8% vs. 54%)，糖尿病患者(登録者の19%)で

の5年生存率も44％高かった（81％ vs. 66％，$p = 0.003$）。PTCA群の5年間のCABG施行率は31％であった。

コメント：論説では，BARI，EAST，CABRI試験のデータを統合し，CABGが死亡率の非有意な14％の減少と関連することを示した（95％CI −37％−＋16％）。続く934例の医療費とQOLの解析では，PTCA群で初期医療費は35％低かったが，5年後にはわずか5％にその差は縮まった（56,000米ドル vs. 58,900米ドル，$p = 0.047$）。CABG群は1年生存が延長する毎に26,000米ドルのコストが減少し，仕事への復帰は5週間遅れるものの3年後の社会状況は良好であった。他の解析では，病変数が多いほどCABGによる血行再建が好まれ（92％ vs. 78％，$p < 0.001$），とくに99％−100％病変では多かった（78％ vs. 22％）。

235 Rodriguez A, et al.; ERACI II Investigators. Argentine Randomized Study: Coronary Angioplasty with Stenting versus Coronary Bypass Surgery in patients with Multiple-Vessel Disease (ERACI II): 30-day and one-year follow-up results. *J Am Coll Cardiol.* 2001; 37: 51–8.

デザイン：前向き，無作為化，二重盲検，プラセボ対照，多施設試験。一次エンドポイントは30日以内の死亡，心筋梗塞，再血行再建術，脳卒中。
目的：症状を伴う冠動脈多枝病変を有する患者において，ステントによる経皮的冠動脈形成術(PTCR)と従来のCABGとを比較検討する。
対象：多枝病変患者2,759例をスクリーニング，血行再建の適応のある450例。
治療：PTCR 225例，CABG 225例。
結果：30日間でPTCR群はCABG群より主要有害イベントの発症が少なく（3.6％ vs. 12.3％，$p = 0.002$），死亡率も有意に低かった（0.9％ vs. 5.7％，$p < 0.013$）。追跡期間中（平均18.5か月）もPTCR群の死亡率は引き続き低かった（3.1％ vs. 7.5％，$p < 0.017$）。しかし同様のデザインの試験で以前に示されたように，PTCR群はCABG群と比較して再血行再建率が高かった（16.8％ vs. 4.8％，$p < 0.002$）。

236 Serruys PW, et al.; Arterial Revascularization Therapies Study Group. Comparison of coronary-artery bypass surgery and stenting for the treatment of multivessel disease. *N Engl J Med.* 2001; 344: 1117–24.

デザイン：前向き，無作為化，並行群試験。一次エンドポイントは1年以内の死亡，心筋梗塞，脳血管疾患，冠動脈血行再建術再施行からの回避。
目的：多枝病変患者で冠動脈ステント留置術とCABG手術を比較する。
対象：1,205例（平均年齢61歳）で，安定または不安定狭心症，もしくは無症候性心筋虚血患者であり，異なる2本の冠動脈に2つ以上の未治療の病変があり，ステント留置が検討できる余地のある病変を持つ，バイパス術あるいは冠動脈形成術未治療の患者。
除外基準：LVEF 30％以下，明らかなうっ血性心不全，脳血管障害の既往，1週間以内の貫壁性心筋梗塞，重症の肝疾患または腎疾患，大伏在静脈の疾患，好中球減少症または血小板減少症，アスピリンまたはチクロピジンに忍容性がないか禁忌，大手術を必要としている患者。
治療：ステント留置術またはCABG手術。心臓血管外科医とインターベンション医の意見が，どちらの方法を用いても同等の血行再建が可能と判断された場合に無作為化された。無作為化から治療までの平均期間は，バイパス術群で27日，ステント留置群で11日であった。GP IIb/IIIa受容体拮抗薬を用いたのは4％未満の患者であった。
結果：1年後の死亡，脳卒中，心筋梗塞の発症率に2群間に有意差はなかった。ステント留置群と比較して，CABG手術群では心イベント回避生存率が高かった（87.8％ vs. 73.8％，$p < 0.001$）。この違いは，主にステント留置群で血行再建術再施行率が高かっ

たためであり，脳卒中と心筋梗塞を発症せずに再施行を受けたのはステント留置群で16.8%，CABG手術群で3.5%であった。2群間で，死亡率 (2.8% vs. 2.5%)，脳卒中発症率 (2.0% vs. 1.5%)，心筋梗塞発症率 (4.0% vs. 5.3%) については，有意差は認められなかった。初回手技の費用は，ステント留置群の方が，患者一人当たり4,212米ドル少なかったが，この差は1年後の追跡調査の時には2,973米ドルまで狭まっていた。CABG手術患者で，CK-MBの上昇が61%に認められ，正常値上限の5倍以上の上昇が12%に認められ，臨床イベントの独立した予後予測因子であった。その後の報告 (*Circulation* 2001; 104: 533) では，ステント留置術を受けた糖尿病患者のイベント回避生存率がもっとも低かった (63.4% vs. 84.4% (糖尿病あり/CABG)，76.2% (糖尿病なし/ステント)，88.4% (糖尿病なし/CABG))。これが，血行再建術再施行を増加させた主因である。有意差はないが，CABG手術を受けた糖尿病患者の死亡率が，ステント留置術を受けた糖尿病患者の死亡率よりも低い傾向が認められた (3.1% vs. 6.3%)。

コメント：この試験では，GP IIb/IIIa受容体拮抗薬を用いた患者が少なかったが，使用率が高ければ，2.8%のステント血栓症の発症率の低下と，ステント群における30%のCK-MB上昇が減少したであろう。晩期グラフト不全に関してGP IIb/IIIa受容体拮抗薬，クロピドグレル，コーティング・ステントを用いた新時代における，より長期の追跡を行った時の結果は明らかではない。

237 Morrison DA, et al.; Angina With Extremely Serious Operative Mortality Evaluation (AWESOME). Percutaneous coronary intervention versus coronary artery bypass graft surgery for patients with medically refractory myocardial ischemia and risk factors for adverse outcomes with bypass: a multicenter, randomized trial. Investigators of the Department of Veterans Affairs Cooperative Study #385, the Angina With Extremely Serious Operative Mortality Evaluation (AWESOME). *J Am Coll Cardiol*. 2001; 38: 143–9.

デザイン：前向き，無作為化，多施設試験。一次エンドポイントは生存率。二次エンドポイントは不安定狭心症，再入院，反復する心臓カテーテル検査，CABG手術またはPCIによる反復する血行再建術。

目的：薬物治療抵抗性の心筋梗塞に罹患した高リスク患者を対象に，PCIとCABG手術を比較する。

対象：22,662人スクリーニングし，薬物治療抵抗性の心筋梗塞であることが証明されている554例。開心術の既往，70歳以上，左室駆出率 (LVEF) 35%未満，7日以内の心筋梗塞，大動脈バルーンパンピング (IABP) の必要という，5個のCABG手術高リスク臨床的因子のうち1個以上を有する患者。

治療：PCIまたはCABG。左内胸動脈 (LIMA) を使用した手術は，1995年の57%から2000年には78%に増加した (平均70%) が，一方でステントの使用は26%から88%に増加しており (平均54%)，GP IIb/IIIa受容体拮抗薬の使用は1%から52%に増加した (平均11%)。

結果：入院中生存率と30日生存率は，CABG群で96%と95%，PCI群で99%と97%であった。6か月後の追跡調査では，生存率に，このわずかな差が認められていたが (CABG群90%，PCI群94%)，3年後の追跡調査では，生存率は両群で同等となった (CABG群79%，PCI群80%，$p=0.46$)。不安定狭心症回避率は両群間で有意差を認めなかったが (CABG群65%，PCI群59%，$p<0.16$)，不安定狭心症と反復する血行再建術の回避率は，PCI群と比較してCABG群で有意に良好であった (CABG群61% vs. PCI群48%，$p=0.001$)。

238 SoS Investigators. Coronary artery bypass surgery versus percutaneous coronary intervention with stent implantation in patients with multivessel coronary artery disease (the Stent or Surgery trial): a randomised controlled trial. *Lancet*. 2002; 360: 965–70.

デザイン：前向き，無作為化，オープン，多施設試験。一次エンドポイントは反復する血行再建率。平均追跡期間は2年間。
目的：多枝病変冠動脈疾患(CAD)患者で，ステントによるPCIとCABG手術を比較する。
対象：症状を有する多枝病変冠動脈疾患患者988例。
除外基準：CABG手術またはPCIの既往，弁形成術や心筋，大血管，頸動脈，大動脈などの血行再建術の適応がある患者。
治療：ステント留置を伴う冠動脈形成術(PCI)あるいはCABG手術。PCI群において，平均治療血管数は2.2本で，ステントを留置した病変は78％であった。
結果：CABG群と比較してPCI群では血行再建術再施行率が高かった（21％ vs. 6％，$p<0.0001$）。2年後の追跡調査における死亡または心筋梗塞の発症率は両群で同等であった(PCI群9％，CABG群10％)。しかし，死亡率はCABG手術群で有意に低かった(2％ vs. 5％，$p=0.01$)。
コメント：ステント群で血行再建術再施行率が高かったが，その比率はBARIやEAST試験で認められた率の半分程度であった。

239 Diegeler A, et al. Comparison of stenting with minimally invasive bypass surgery for stenosis of the left anterior descending coronary artery. *N Engl J Med.* 2002; 347:561–6.

左前下枝（LAD）近位部に高度狭窄病変のある症候性の220例を，低侵襲手術（開胸して体外循環を使用しない）またはステント留置術に無作為化した。6か月の時点で，手術群はステント留置群と比較して，心臓死，心筋梗塞，TLRなどのMACEの発症が低かった（15％ vs. 31％，$p=0.02$）。この差は，主にステント留置群で再狭窄に対するTLRが高いためであり（8％ vs. 29％，$p=0.003$），死亡と心筋梗塞を合わせた発症率は，両群間で有意差は認められなかった（手術群6％ vs. ステント留置群3％，$p=0.50$）。6か月の時点で，ステント留置群と比較して，手術群は狭心痛回避患者が多かった（79％ vs. 62％，$p=0.03$）。ステント留置群で，GP IIb/IIIa受容体拮抗薬の投与を受けていなかったことには留意しなければならない。

240 Bravata DM, et al. Systematic review: the comparative effectiveness of percutaneous coronary interventions and coronary artery bypass graft surgery. *Ann Intern Med.* 2007; 147: 703–16.

23の無作為化試験に登録された5,019例のPCI治療患者（バルーン形成術とBMS，DESは小規模の1試験のみ）と，4,944例のCABG手術患者の比較を行った。10年以上の追跡期間で，両群間の死亡率の差は1％未満であった。以前の研究結果と同様に，手術関連の脳卒中はCABG群で高かった（CABG群1.2％ vs. PCI群0.6％，$p=0.002$）。しかし，血行再建術再施行はCABG群で有意に低かった（5年間で33％低下，$p<0.001$，5年の絶対値はPOBA 46.1％，ステント40.1％，CABG 9.8％）。狭心症症状の回避は，CABG群で良好であった。留意すべき点として，データの交絡因子となる，患者が有する特定の併発症に関しては評価されていないこと，DESがごく少数の患者にしか使用されていないことがある。

241 Daemen J, et al. Long-term safety and efficacy of percutaneous coronary intervention with stenting and coronary artery bypass surgery for multivessel coronary artery disease: a meta-analysis with 5-year patient-level data from the ARTS, ERACI-II, MASS-II, and SoS trials. *Circulation.* 2008; 118: 1146–54.

ステント留置患者が多く登録されている試験のメタ解析で，4つの無作為化試験に登録され，5年間の追跡調査を行った3,051例について解析した。複合一次エンドポイントである死亡＋心筋梗塞＋脳卒中の発症率は両群で同等であった（PCI群16.7％ vs. CABG群16.9％，$p=0.69$）が，血行再建術再施行率はCABG群で有意に低かった（PCI

群29.0% vs. CABG群7.9%, $p<0.001$)。不均一性解析からは糖尿病患者の治療効果の違いは明らかではなかった。しかし, この4試験はBMSを使用しており, DESはこのメタ解析に含まれていないことに留意しなければならない。

242 Hlatky MA, et al. Coronary artery bypass surgery compared with percutaneous coronary interventions for multivessel disease: a collaborative analysis of individual patient data from ten randomised trials. *Lancet.* 2009; 373: 1190–7.

10の無作為化試験のデータ解析を行った。6試験がバルーン形成術とCABG手術の比較, 4試験がBMSとCABG手術の比較であった。平均追跡期間は5.9年。死亡率は, PCI群とCABG群で同等であった (PCI群16% vs. CABG群15%, $p=0.12$) が, 糖尿病患者のサブグループ解析では, 死亡率はCABG群のほうが低かった (HR 0.70, 95%CI 0.56–0.87)。患者年齢が高齢になると, CABG群での死亡率が有意に低下する傾向にあった ($p=0.002$ for interaction)。CABG群の方がPCI群より有効であるとされる高齢患者や糖尿病患者を除くと, どちらの治療法を選択するかは, 患者特有のパラメーターで判断すべきである。

243 Hannan EL, et al. Long-term outcomes of coronary-artery bypass grafting versus stent implantation. *N Engl J Med.* 2005; 352: 2174–83.

ニューヨーク州の心臓病登録研究のデータを用いて, 多枝病変患者への血行再建術として, BMSを使用したPCI群22,102例とCABG群37,212例の解析を行った。この非無作為化コホート研究では, リスク調整生存率はCABG群で有意に高かった。病変での層別解析でも, 左前下行枝(LAD)近位部病変を含む3枝病変患者では, HR 0.64 (95% CI 0.56–0.74), 近位部でない左前下行枝 (LAD)病変を含む2枝病変患者では, HR 0.76 (0.60–0.96)でCABG群で生存率が高かった。血行再建術再施行率は, ステント留置群 (CABG追加施行7.8%, 再PCI 27.3%)で, CABG群(CABG再施行0.3%, 再PCI 4.6%)と比較して高かった。

244 Hannan EL, et al. Drug-eluting stents vs. coronary-artery bypass grafting in multivessel coronary disease. *N Engl J Med.* 2008; 358: 331–41.

上記の追跡調査において, ニューヨーク州の心臓病登録研究のデータを用いて, 多枝冠動脈疾患 (CAD) に対して, DESによるPCIか, CABGのいずれかで治療された患者について解析を行った。PCI群9,963例, CABG群7,437例。追跡期間およそ18か月。3枝病変患者でのリスク調整解析で, 全生存率はCABG群で高く (CABG群94% vs. PCI群92.7%, $p=0.03$), 心筋梗塞回避生存率もCABG群で高かった (92.1% vs. 89.7%, $p<0.001$)。2枝病変患者でも同様の結果を認め, 全生存率はCABG群で高く (96% vs. 94.6%, $p=0.003$), 心筋梗塞回避生存率もCABG群で高かった (94.5% vs. 92.5%, $p<0.001$)。この解析データからは, 多枝病変冠動脈疾患患者においては, 死亡率, 心筋梗塞発症率ともに, PCIよりもCABG手術の方が良好であった。

245 Seung KB, et al. Stents versus coronary-artery bypass grafting for left main coronary artery disease. *N Engl J Med.* 2008; 358: 1781–92.

非保護左主幹部病変 (ULMCA) 患者に対して, PCI群1,102例とCABG群1,138例ついてアウトカムの解析を行った。PCI群では, BMS留置が318例 (28.9%), DES留置が784例 (71.1%), 平均追跡期間は1,017日であった。死亡率は両群間に差はなく (PCI群のHR 1.18, 95%CI 0.77–1.80), 死亡＋心筋梗塞＋脳卒中でも差はなかった (PCI群のHR 1.10, 95%CI 0.75–1.62)。TVRの率は, ステント留置群で有意に高かった(HR 4.76, 95%CI 2.80–8.21)。PCI群において, BMSとDESのアウトカムには差はなかった。この結果は3年間追跡でも同様であった (*J Am Coll Cardiol.* 2009; 54: 853–9)。

246 Serruys PW, et al.; SYNTAX Investigators. Percutaneous coronary intervention versus coronary-artery bypass grafting for severe coronary artery disease. *N Engl J Med.* 2009; 360: 961–72.

デザイン：前向き，無作為化，多施設試験。非劣性試験で，一次エンドポイントは12か月の死亡，脳卒中，心筋梗塞，血行再建術再施行の複合。
目的：3枝病変，左主幹部病変（またはその両方）の患者に対する，DESを使用したPCIとCABG手術の比較。
対象：1,800例の未治療の3枝病変，左主幹部病変患者。心臓血管外科医とインターベンション医の双方が，手術とPCIのどちらでも解剖学的に適切と判断した病変の患者。
治療：50％以上の狭窄で血管径1.5 mm以上のすべての血管に，ステントを使用したPCIかCABGのどちらかの治療法で完全血行再建をした。
結果：複合一次エンドポイントは，CABG群で有意に低く（CABG群12.4％ vs. PCI群17.8％，$p = 0.002$），この結果はPCI群で血行再建術の再施行が有意に高かったことが主因である（CABG群5.9％ vs. PCI群13.5％，$p < 0.001$）。この試験では，非劣性のマージンを満たすことは出来なかった。しかし，ガイドラインが推奨する薬物療法は，PCI群でより多く行われていた（たとえば，アスピリン，チエノピリジン，スタチン，ACE阻害剤の退院時服用）。12か月の死亡，心筋梗塞発症率は2群間で同等であったが，脳卒中の発症率はPCI群で低かった（CABG群2.2％ vs. PCI群0.6％，$p = 0.003$）。
コメント：SYNTAXスコアを使用して，個々の患者の病変の解剖学的構造の複雑さをスコア化した。SYNTAXスコアで患者を層別化することにより，CABG手術がより有効である，PCIが適切である患者を判断する手助けとなる（*Am J Cardiol.* 2007;99: 1072–81）。

247 BARI 2D Study Group. A randomized trial of therapies for type 2 diabetes and coronary artery disease. *N Engl J Med.* 2009; 360: 2503–15.

デザイン：糖尿病合併冠動脈疾患症例の前向き，無作為，多施設試験。一次エンドポイントは，5年間の死亡率と，死亡＋心筋梗塞＋脳卒中の複合。
目的：2型糖尿病と安定狭心症を合併した症例に対する至適治療法を評価すること。
対象：12か月以内に血行再建術が行われていない2型糖尿病と冠動脈疾患を合併した2,368人で，血管造影による診断後に無作為化（PCIまたはCABGのいずれも適切であることが確保され，緊急血行再建術を必要とせず，左主幹部病変を有さない症例）。
治療：薬物療法か血行再建術のどちらかに無作為化。無作為化は，血行再建術がPCIかCABGに層別化され，2×2ファクトリアルデザインとして，インスリン抵抗性改善療法かインスリン療法かにも無作為化された（目標：HbA1c＜7.0％）。763人がCABGグループ（CABG施行群378人，薬物療法群385人），1,605人がPCIグループ（PCI施行群798人，薬物療法群807人）の選択となった。977人がインスリン抵抗性改善療法，967人がインスリン療法に無作為化された。
結果：5年生存率に，薬物療法群と血行再建術群の間に有意差は認められず（血行再建術群88.3％，薬物療法群87.8％，$p = 0.97$），インスリン抵抗性改善療法群とインスリン療法群の間にも有意差は認められなかった（インスリン抵抗性改善療法群88.2％，インスリン療法群87.9％，$p = 0.89$）。主要心血管イベント回避率は，グループ間で有意差は認められなかった（血行再建術群77.2％ vs. 薬物療法群75.9％，$p = 0.70$，インスリン抵抗性改善療法群77.7％ vs. インスリン療法群75.4％，$p = 0.13$）。しかし，血行再建術で層別化すると，CABGグループにおける主要心血管イベント発生率は，CABG施行群で薬物療法群より低く（CABG施行群22.4％ vs. 薬物療法群30.5％，$p = 0.002$），この効果はPCIグループでは認められなかった。重篤な低血糖は，インスリン療法群（9.2％）でインスリン抵抗性改善療法群（5.9％）よりも高頻度であった（$p = 0.003$）。

コメント：COURAGE（前述参照）の結果にエビデンスを追加し，PCIによる血行再建術は，より選択を限定すべきであるとするデータを提供した．BARI 2Dの対象では，DES（35%）とチエノピリジン系薬剤（21%）が少数であることに留意すべきである．

グラフトの開存

248 Loop FD, et al. Influence of the internal-mammary-artery graft on 10-year survival and other cardiac events. *N Engl J Med.* 1986; 314: 1–6.

この後ろ向き解析では，1971年から1979年までにCABGが施行された5,931例に焦点をあてた．このうち3,625例が大伏在静脈グラフトのみを使用した．内胸動脈グラフト群で生存率が高かった．10年で，1枝病変でそれぞれ93.4%（内胸動脈）vs. 88%（大伏在静脈，$p = 0.05$），2枝病変で90% vs. 79.5%（$p < 0.0001$），3枝病変で82.6% vs. 71%（$p < 0.001$）であった．Cox多変量解析では，大伏在静脈グラフト群の相対リスクは，それぞれ死亡1.61，遅発性心筋梗塞1.14，心イベントに伴う入院1.25，心臓再手術2.0であった．

249 Cameron A, et al. Coronary bypass surgery with internal-thoracic-artery grafts--effects on survival over a 15-year period. *N Engl J Med.* 1996; 334: 216–9.(editorial 263–5)

この解析では，CASS登録の5,637例に焦点をあてた．このうち749例に動脈グラフトを使用．多変量解析で，内胸動脈群は15年死亡率が27%低かった．死亡率の差は経過とともに広がり，利点はすべての主要なサブグループで認められた．論説では，放射線障害，広範囲の腕頭動脈硬化症，鎖骨下動脈スチール症候群の内胸動脈グラフトの禁忌についてなど特定の状況について言及している．

250 Fitzgibbon GM, et al. Coronary bypass graft fate and patient outcome: angiographic follow-up of 5,065 grafts related to survival and reoperation in 1,388 patients during 25 years. *J Am Coll Cardiol.* 1996; 28: 616–26.

この後ろ向き試験では，1969年から1994年にCABGを施行した1,388例（ほとんどが男性退役軍人）に焦点をあてた．91%は静脈グラフトを使用した．大伏在静脈グラフトの開存率は，早期88%，1年後81%，5年後75%，15年後50%であった．15年で50%を超える狭窄は44%だった．動脈グラフトの開存率は有意に良く，早期95%，5年後80%であった．再手術における死亡（6.6% vs. 1.4%独立した初回CABG）と合併症発症は，ほとんどが静脈グラフトのアテローム塞栓によるものであった．

251 Goldman S, et al.; Department of Veterans Affairs Cooperative Study Group No. 297. Predictors of graft patency 3 years after coronary artery bypass graft surgery. *J Am Coll Cardiol.* 1997; 29: 1563–8.

この後ろ向き試験では，術後7–10日に開存していた656グラフトを有するVAの男性266例に焦点をあてた．多変量解析による3年間のグラフト開存性の予測因子（外科手技vs.抗血小板療法との関連）は，TC 225 mg/dL以下（$p = 0.024$），近位部吻合が2か所以下（$p = 0.032$），静脈保存溶液の温度5℃以下（$p = 0.004$），レシピエントの血管径 > 1.5 mm（$p = 0.034$）であった．

252 Lopes RD, et al. Endoscopic versus open vein-graft harvesting in coronary-artery bypass surgery. *N Engl J Med.* 2009; 361: 235–44.

これはPREVENT IV試験（CABG症例の静脈グラフトを転写因子E2Fのデコイであるedifoligideで処置した試験）の3,000症例に対して行われた，後ろ向きプール解析である．本研究は，術後12–18か月の静脈グラフト機能不全(75%以上の狭窄)を一次エンドポイントとして検討した．静脈の採取方法は外科医の判断（非無作為化）で行われ，登録時患者背景は内視鏡的採取群と切開採取群で同等であった．しかし静脈グラフト機能不全は，内視鏡的採取群が切開採取群よりも多かった（46.7% vs. 38.0%，$p < 0.001$）．臨

床転帰は，死亡率(7.4% vs. 5.8%，$p=0.005$)，死亡または心筋梗塞の発生率(9.3% vs. 7.6%，$p=0.01$)，死亡か心筋梗塞か血行再建術の複合(20.2% vs. 17.4%，$p=0.04$)でも，内視鏡的採取群は悪かった。この研究は，静脈採取法に疑問があり，さらに無作為化されたデータが必要であることを示した。

253 Jones RH, et al.; STICH Hypothesis 2 Investigators. Coronary bypass surgery with or without surgical ventricular reconstruction. *N Engl J Med.* 2009; 360: 1705–17.

CABGの必要な虚血性心筋症例の拡張した左室容量を，縮小術を行うことにより改善効果が得られるか検討した試験。左室駆出率35%以下でCABGの適応となる冠動脈疾患を有し，外科的心室再建の適応となりうる1,000人を，CABG単独群とCABG＋外科的左室再建併用群に無作為に割り付けた。追跡期間の中央値は48か月で，一次エンドポイント(死亡および心疾患による入院の複合)は，両群間で有意差はなかった(CABG単独群59% vs. CABG＋左室再建併用群58%，$p=0.90$)。外科的左室再建の併用により収縮末期容積が19%減少したが(CABG単独では6%)，症状は両群間で差がなかった。

254 Shroyer AL, et al.; Veterans Affairs Randomized On/Off Bypass (ROOBY) Study Group. On-pump versus off-pump coronary-artery bypass surgery. *N Engl J Med.* 2009; 361: 1827–37.

デザイン：前向き，無作為，多施設共同研究。一次エンドポイントは12か月以内の死亡，脳卒中，心筋梗塞，再血行再建術の複合の非劣性。

目的：人工心肺を用いないCABG(オフポンプ)と人工心肺を用いたCABG(オンポンプ)の結果を検討すること。一次エンドポイントは，術後1年の死亡，再血行再建術，心筋梗塞の複合。

対象：CABG(緊急または待機的)が施行された2,203人。

治療：オンポンプまたはオフポンプCABG。

結果：術後1年の一次エンドポイントの合併率はオンポンプ群で良好(7.4% vs. 9.9%，$p=0.04$)，30日間では両群間に有意差はなかった(オンポンプ群5.6% vs. オフポンプ群7.0%，$p=0.19$)。これらの臨床成績の差異の一因として，オフポンプ群のバイパスグラフト数が少ないことが考えられる(不完全血行再建率：オンポンプ群11.1% vs. オフポンプ群17.8%，$p<0.001$)。フォローアップの血管造影によるグラフト開存率でも，オフポンプ群で低かった(82.6% vs. 87.8%，$p<0.01$)。短期の神経心理学的転帰では，両群間で有意差はなかった。

第3章 不安定狭心症/非ST上昇型心筋梗塞

Christopher P. Cannon, Benjamin A. Steinberg

疫学

　毎年，米国では年間，約132万人が不安定狭心症／非ST上昇型心筋梗塞で入院しており，世界中では200万から250万人が入院している。

病態生理

　不安定狭心症／非ST上昇型心筋梗塞は典型的には，プラークの破綻による非閉塞性の冠動脈血栓の結果としておこる。その他の原因には，血管攣縮（Prinzmetal型狭心症，微小血管性狭心症）や進行性の機械的閉塞，二次性の原因（たとえば，頻脈，発熱，甲状腺中毒，貧血，低血圧）がある（**図3.1**参照）。

　急性冠症候群（ACS）の患者では，顕著な炎症と不安定プラークを非責任病変の血管にも認めており病変が広範囲に進展していることを示唆している。

　急性冠症候群患者の血管内エコーにおいてプラーク破綻は，70%以上の症例で責任病変以外の病変部位，血管でも認められた。さまざまなタイプの狭心症における好中球ミエロペルオキシダーゼ（MPO）活性を測定した研究では，不安定狭心症においては左右冠動脈循環での好中球ミエロペルオキシダーゼ（MPO）の値が低下しており，広範囲の炎症によって好中球活性化で酵素（MPO）が減少したと考えられている。

分類

不安定狭心症

　狭心症のカナダ心臓血管学会（CCS）分類と不安定狭心症のBraunwald分類[Circulation 2000;102:118-122]が，もっともよく使われている。CCS分類ではクラスIは強い運動時のみの狭心発作，クラスIIは軽度の労作での狭心発作，クラスIIIは発作のために日常生活が制限される，クラスIVは日常生活ができず，安静時にも狭心発作がある。Braunwald分類では重症度分類，臨床分類，治療分類により分かれている。重症度は3つのクラスに分類されている。クラスIは，2か月以内に安静時胸痛を伴わず，新規発症（2か月以内）で重症または増悪している狭心症。クラスIIは亜急性期の狭心症で一か月以内に安静時胸痛を認めるが48時間以内には認めない。クラスIIIは急性期の狭心症で48時間以内に1回以上の症状があるもの。

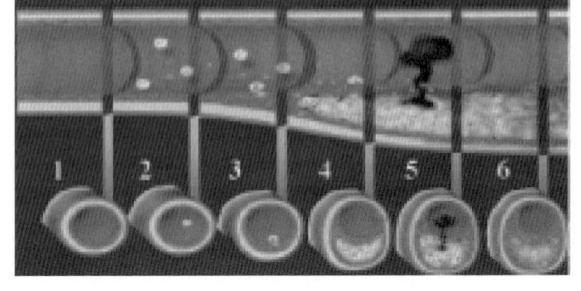

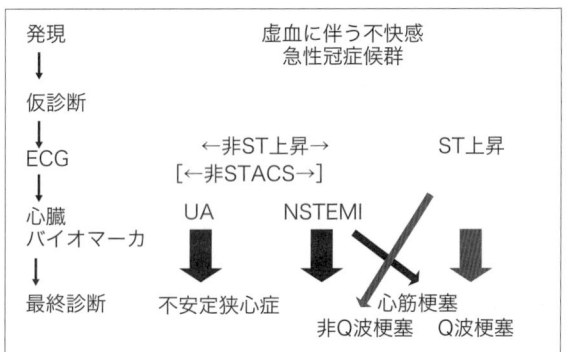

図 3.1・急性冠症候群の病理
図上：正常内皮細胞から冠動脈性心疾患の動脈硬化への進行の図解。循環している脂質が（フレーム1-2），沈着し粥腫が形成され（フレーム3-4），不安定な粥腫となり破綻もしくは安定したまま（フレーム5），閉塞性の冠動脈性心疾患へ至る（フレーム6）。図下：急性冠症候群の臨床像。冠動脈の部分的閉塞を示唆する非ST上昇の心電図と完全な閉塞を示唆するST上昇の心電図所見からQ波梗塞となるまでの相関関係
(Reprinted from Anderson IL, et al. ACC/AHA 2007 guidelines for the management of patients with unstable angina/non-ST-elevation myocardial infarction: a report of the American College of Cardiology/American Heart Association Task Force on Practice Guidelines (Writing Committee to Revise the 2002 Guidelines for the Management of Patients With Unstable Anginal Non-ST-Elevation Myocardial Infarction): developed in collaboration with the American College of Emergency Physicians, American College of Physicians, Society for Academic Emergency Medicine, Society for Cardiovascular Angiography and Interventions, and Society of Thoracic Surgeons. *J Am Coll Cardiol* 2007; 50: e1-e157, with permission from Elsevier)

また，患者は臨床分類によっても分類される。クラスAは貧血，感染，甲状腺中毒などによる二次性の不安定狭心症。クラスBは一次性の不安定狭心症。クラスCは心筋梗塞後の不安定狭心症（心筋梗塞後2週間以内）。クラスIIIBの患者はさらにトロポニン陽性と陰性に分けられる。治療分類による分類は，1；未治療か最低限の治療，2；慢性安定狭心症の標準的な治療（たとえば経口のβ遮断薬，硝酸薬，Ca拮抗薬），3；最大限の治療（経口薬とニトログリセリンの静脈内注射）である。

非ST上昇型心筋梗塞

不安定狭心症の患者の1/3から1/2は，クレアチンキナーゼ（CK）-MBやトロポニンのような心筋壊死のマーカーの上昇で規定される非ST上昇型心筋梗塞る。

臨床と検査所見

病歴と症状

典型的な胸部不快感は，安静時に起こるか頻度が増加し，少なくとも5分から20分以上継続するが数時間継続することはない。ニトログリセンリンの舌下投与により，一時的，不完全な症状の緩和が得られる。大部分の胸痛発作はニトログリセリンの舌下投与で好反応を示す。

心電図

不安定狭心症と非ST上昇型心筋梗塞ではSTの低下が20%–30%で認められ，一過性のST上昇が2%–5%で認められる。これらの変化は重篤な結果を予期するものである。T波の陰転化は約20%で認められる。もしも5つ以上の誘導でこれらの所見が認められれば，リスクはさらに高くなる。非ST上昇型心筋梗塞ではQ波が15%–25%で認められる。

心原性酵素

クレアチンキナーゼとクレアチンキナーゼMB

これらのマーカーは非ST上昇型心筋梗塞患者での心筋壊死で上昇する。これらの数値は典型的には虚血症状から約6時間で上昇を始め，48時間から72時間で正常化する。

トロポニンTとI

トロポニンの上昇は心筋梗塞に有効な判定基準である。これらのマーカーはCKに比較すると感度に優れ，不安定狭心症と診断された3人に1人が非ST上昇型心筋梗塞と診断され（これらは［微小梗塞］といわれている），心筋梗塞と診断され

る率が高くなると思われる。21の試験のメタ解析では2種類のタイプのトロポニンが同程度の感度と特異度を持つと認められた。ある研究では安静時胸痛を訴える患者の39％にトロポニン値の上昇が認められるが、一方でCK-MBの上昇は10％を下回る。トロポニン値は症状の発症後4から6時間以内に上昇し始め、数日間は上昇し続ける、そのため2-7日間以内に発症した心筋梗塞の診断における有用なマーカーとされている。同様な理由ではあるが、CK-MB値は通常、梗塞指標として、最初の数日における再梗塞を診断する上で必要である。

ミオグロビン

心筋特異性が低いこと・短期間(24時間以内)の上昇であることから有用性は限られている。しかしながらミオグロビン陰性は心筋梗塞除外のために有用であるとも言われている。

発症時における早期リスクの評価

TIMIリスクスコア（TRS）は7つの予測因子（それぞれ1ポイント）から構成されている：すなわち年齢＞65歳、冠動脈疾患の3つ以上の危険因子、狭窄率＞50％の冠動脈狭窄の存在、初期心電図でのST変化、24時間以内に2回以上の狭心発作、7日以内のアスピリンの使用、血清心筋マーカーの上昇である。

TIMI 11B試験とESSENCE試験のデータによると、14日間でのイベント発生率は、TIMIリスクスコア0-1では4.7％だが、スコア6-7では40.9％と増加する（**図3.2**）[73]。このスコアはTIMI 3 Registry[Am J Cardiol 2002;23:223参照]やPRISM-PLUS[Eur Heart J 2002;90:303参照]、CURE[Circulation 2002;106:1622]を含む8つの研究で立証されており、リスクが高い場合はGP IIb/IIIa阻害の優れた治療効果も予測した。TACTICS-TIMI 18試験の事前解析では、TIMIリスクスコアが0-2の群では侵襲的治療と保存的治療では同様の結果であったのに対し、高いスコアでは早期の侵襲的治療により有効な治療効果を得ることができた。つまり、このスコアには汎用性があり、迅速に評価可能で、不安定狭心症／非ST上昇型心筋梗塞の患者において、治療反応が異なる患者を分類することができる。

Boersmaらは[Circulation 2000;101:2557参照]、同方法でPURSUIT試験データの解析に基づいたリスク評価スコアを発展させた。もっとも重要な死亡関連特性は年齢、高い心拍数、低い収縮期血圧、ST基線低下、心不全徴候、心筋マーカーの上昇であった。

最後になるが、死亡率を予測するリスクスコアは、15,007人の患者登録したGRACE登録研究に基づいている。評価モデルは、9つの臨床的基準：高齢、心筋梗塞の既往、心不全の既往、診察時の頻拍、診察時の低血圧、クレアチニンの上昇、生体マーカーの上昇、診察時のST低下、PCI未施行、に基づいて、不安定狭心症、ST上昇型心筋梗塞、非ST上昇型心筋梗塞の患者の6か月での死亡率の予測をしている。このスコアもまた、心筋梗塞予後もしくは死亡のリスクを予測できる。

3. 不安定狭心症/非ST上昇型心筋梗塞

（グラフ）
エンドポイント発症率（%）
- 0/1: 4.7
- 2: 8.3
- 3: 13.2
- 4: 19.9
- 5: 26.2
- 6/7: 40.9

凡例：
1) 65歳以上
2) CAD危険因子3個以上
3) CADの診断（狭窄50%以上）
4) 過去7日間のASA使用
5) 最近（24時間以内）の重度胸痛
6) 0.5mm以上のST変化
7) 心臓マーカー上昇

リスクスコアは総ポイント（0-7）

横軸：TIMIリスクスコア

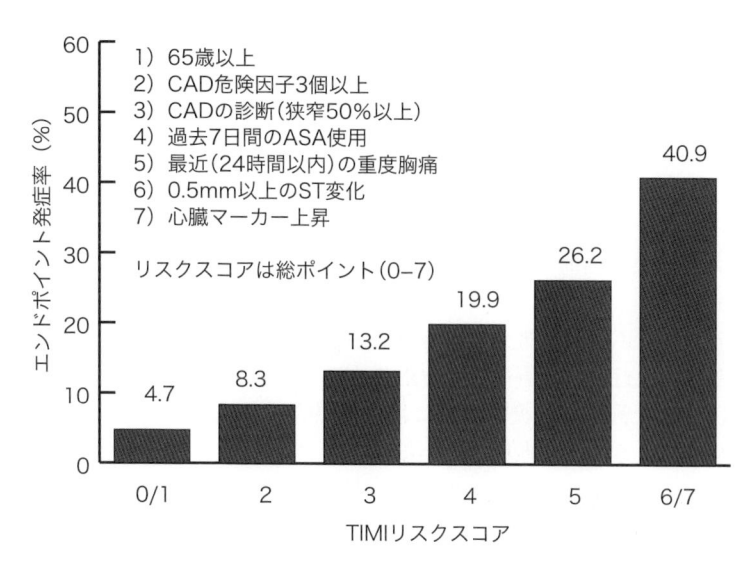

図3.2 このリスクスコアはTIMI 11B試験とESSENCE試験の患者のデータに基づいており，リスクスコアが高いほどイベントリスクが増えていくのが明確に示されている。
(Antman EM, et al. The TIMI risk score for unstable angina/non-ST elevation MI. A method for prognostication and therapeutic decision making. *JAMA* 2000;284:835-842.)

治療

アスピリン

　不安定狭心症や非ST上昇型心筋梗塞患者にアスピリン（初期投与160-325 mg，1日81-325 mg服用）を投与すると，致死的あるいは非致死的心筋梗塞のリスクが急性期には50%-70%，3か月から3年では50%-60%低下すると報告された[6,7]。慢性期の治療にアスピリンを低用量（75-81 mg）で使用すると，高用量に比べ，出血のリスクは低く，同等の効果が得られる[11]。

チエノピリジン系薬剤/ADP受容体拮抗薬

　チクロピジン（ticlopidine），クロピドグレル（clopidogrel），prasugrelの3薬剤がチエノピリジン系薬剤として市販されており，クロピドグレルとprasugrelは血液学的な副作用，とくに白血球減少症（クロピドグレスは0.1%以下，チクロピジンでは1%の発生リスク）の頻度が少ないので好まれる傾向にある。4番目の薬剤のticagrelorは非チエノピリジン系の薬剤で，血小板のADP受容体に可逆的に結合する。

　不安定狭心症に対するチクロピジンの初期の検討では250 mg 1日2回投与により心血管死亡率と再梗塞発生率は50%近く低下した[10]。クロピドグレルの効

209

果は最近CURE試験で検討された[11]。不安定狭心症と非ST上昇型心筋梗塞患者12,662例を，アスピリン単独（アスピリン単独群）とクロピドグレル（初回投与は300 mgで1日量75 mg）＋アスピリン（クロピドグレル群）に無作為に割りあて平均9か月経過観察を行った結果，心血管死亡，心筋梗塞，脳卒中の発生はアスピリン群に比べクロピドグレル群で20％有意に減少した。クロピドグレルは300 mg初期投与され，それから2時間しないうちに両群の事故発生カーブは解離を始めた。一年間の重大な出血の頻度はクロピドグレル群で有意に高かった（3.7％対2.7％）。

これらの結果をふまえ，アメリカ心臓病学会とアメリカ心臓協会のガイドラインは変更され，血行再建治療を行うか内科治療にするかに関わらず，不安定狭心症あるいは非ST上昇型心筋梗塞患者には，理想的には1年間，アスピリンにクロピドグレルを加えることを推奨している。

プラスグレルの効果はTRITON-TIMI 38試験により検討された。対象は不安定狭心症と非ST上昇型心筋梗塞（全体の74％を占める）にST上昇型心筋梗塞を含む急性冠症候群患者13,608例で，PCIの予定となり，多くはクロピドグレルを前投与せずに血管造影が施行されている[12]。prasugrelは心血管死亡，心筋梗塞，脳卒中のリスクをクロピドグレル12.1％からprasugrel 9.9％（$p<0.001$）へ全体で19.1％低下させた。PCIを受けた不安定狭心症と非ST上昇型心筋梗塞患者で検討すると，施行15か月の時点で主要エンドポイントである心血管死亡，心筋梗塞，脳卒中はクロピドグレルよりprasugrelで有意に少なかった（9.9％対12.1％，ハザード比0.82，$p=0.002$）。この結果，prasugrelは急性冠症候群でPCIを施行する時に限りその使用が承認された。

ticagrelorは急性冠症候群患者（不安定狭心症，非ST上昇型心筋梗塞とST上昇型心筋梗塞）を対象としたPLATO試験で検討された。PLATO試験（PLATelet Inhibition and Patient Outcome）はST上昇の有無に関わらず急性冠症候群で入院した18,624例を対象とし，ticagrelorとクロピドグレルの心血管事故に対する予防効果を比較した試験である。この試験の主要エンドポイントは1年後の心血管，心筋梗塞および脳卒中による死亡であり，クロピドグレルでは11.7％に生じたのに対し，ticagrelorでは9.8％であった（HR 0.84，95％CI 0.77–0.92，$p<0.001$）。重大な出血の頻度は，全体としては両群に差異は認められなかったが（$p=0.43$），CABGに随伴するものを除くとticagrelorはクロピドグレルより高い傾向を示した。全体の死亡率はticagrelorは4.5％で5.9％のクロピドグレルより（$p<0.001$）低値であった。

ヘパリン

6つの臨床試験をメタ解析すると，未分画ヘパリン（UFH 60–70 U/kg急速静注後，活性化部分トロンボプラスチン時間（aPTT）をコントロールの1.5–2.0倍を目

標に12–15 U/kg/hrで静脈内投与）はアスピリンと併用した場合，再梗塞や虚血の再発作を抑制する傾向が認められた（オッズ比0.67，95％信頼限界（CI）0.44–1.02）[17]。不安定狭心症ではヘパリンの投与を48時間以上続けると副作用が増加すると指摘されている。また，ヘパリン注入を中止するとリバウンド現象がおこり，不安定狭心症や心筋梗塞が悪化する危険がある[16]。

低分子ヘパリン（LMWH）

ESSENCE試験とTIMI IIB試験によりエノキサパリン（enoxaparin）（1 mg/kgを1日2回皮下注）は未分画ヘパリンより有効であり，発症6週間後の死亡，心筋梗塞，緊急血行再建といった重大な事故は15％–20％減少することが示された[21,23]。EVET試験は規模は小さいものの，エノキサパリンと他の低分子ヘパリンであるtinzaparinを直接比較した試験であり，エノキサパリン群では不安定狭心症の発生や血行再建を必要とする例も少なかった[J Am Coll Cardiol 2001；37:365参照]。

FRISC (the Fragmin during Instability in CAD) 試験[19]では，ダルテパリン（dalteparin）（6日間120IU/kg，1日2回皮下注の後7,500IU/日を35–45日間投与）の投与により，死亡と心筋梗塞は6日後の時点で偽薬に比べ有意に減少したものの，FRIC (the Fragmin in Unstable Coronary Artery Disease) 試験ではダルテパリンと未分画ヘパリンの静脈投与の効果は同等とされた[20]。FRISC II試験ではダルテパリンの使用を拡大して120IU/kgを1日2回，3か月間投与したが，死亡と心筋梗塞の発生は30日後では有意に減少したものの，3か月後にはその有意差は消失した。FRAXIS (Fraxiparine in Ischemic Syndrome) 試験[24]ではfraxiparineは未分画ヘパリンに比べ有益な効果を示さなかったが，この試験の登録患者には低リスクの患者が多く含まれていた。

なぜ，唯一エノキサパリンのみ明らかな有効性を示すのかは明らかではないが，エノキサパリンは，抗トロンビン活性に対する抗Xa因子の比はダルテパリンやfraxiparineに比べかなり高い（3.8:1.0）。最新のアメリカ心臓病学会とアメリカ心臓協会のガイドラインでは不安定狭心症と非ST上昇型心筋梗塞の治療として低分子ヘパリンと未分画ヘパリンをクラスIaとし，フォンダパリヌクス（fondaparinux）とbivalirudinは侵襲的な治療を行う場合のみクラスIbとして推奨している。（図3.2，図3.3）

低分子ヘパリンは血小板糖蛋白IIb / IIIa（GP IIb / IIIa）阻害薬との併用が可能である。INTERACT (Integrilin and Enoxaparin Randomized Assessment of Acute Coronary Syndrome Treatment) 試験では，eptifibatideを投与された746例の不安定狭心症と非ST上昇型心筋梗塞患者を無作為にヘパリンとエノキサパリンに割り当てた結果，エノキサパリン群で発症30日後の死亡と心筋梗塞の発生率が有意に減少した[25]。A to Z試験は血小板糖蛋白IIb / IIIa（GP IIb / IIIa）阻害薬と主に非侵襲的治療を受けた患者で，未分画ヘパリンとエノキサパリンの効果を

A

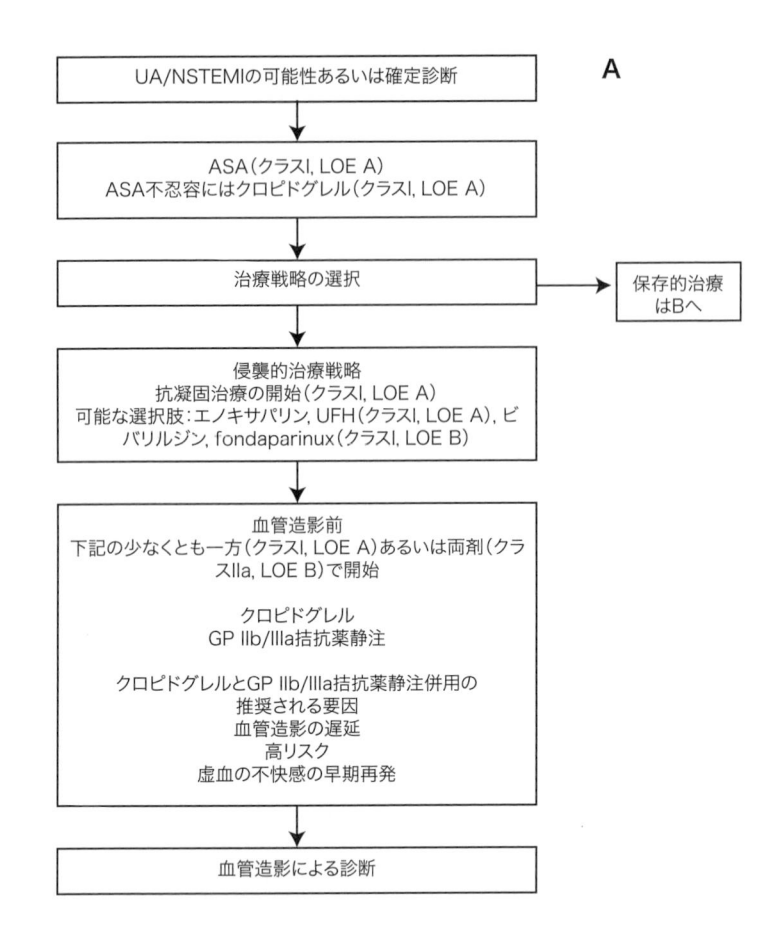

```
┌─────────────────────────────────┐
│ UA/NSTEMIの可能性あるいは確定診断 │
└─────────────────────────────────┘
                 ↓
┌─────────────────────────────────┐
│        ASA(クラスI, LOE A)        │
│ ASA不忍容にはクロピドグレル(クラスI, LOE A) │
└─────────────────────────────────┘
                 ↓
┌─────────────────────────────────┐        ┌──────────┐
│         治療戦略の選択            │───────→│ 保存的治療 │
└─────────────────────────────────┘        │  はBへ   │
                 ↓                          └──────────┘
┌─────────────────────────────────┐
│          侵襲的治療戦略           │
│   抗凝固治療の開始(クラスI, LOE A)  │
│ 可能な選択肢：エノキサパリン, UFH(クラスI, LOE A), ビ │
│ バリルジン, fondaparinux(クラスI, LOE B) │
└─────────────────────────────────┘
                 ↓
┌─────────────────────────────────┐
│           血管造影前              │
│ 下記の少なくとも一方(クラスI, LOE A)あるいは両剤(クラ │
│        スIIa, LOE B)で開始        │
│                                 │
│         クロピドグレル            │
│       GP IIb/IIIa拮抗薬静注        │
│                                 │
│ クロピドグレルとGP IIb/IIIa拮抗薬静注併用の │
│          推奨される要因           │
│           血管造影の遅延          │
│             高リスク             │
│        虚血の不快感の早期再発      │
└─────────────────────────────────┘
                 ↓
┌─────────────────────────────────┐
│        血管造影による診断         │
└─────────────────────────────────┘
```

Writing Committee to Revise the 2002 Guidelines for the Management of Patients With Unstable Angina/Non-ST-Elevation Myocardial Infarction. ACC/AHA 2007 guidelines for the management of patients with unstable angina/non-ST-Elevation myocardial infarction: a report of the American College of Cardiology/American Heart Association Task Force on Practice Guidelines (Writing Committee to Revise the 2002 Guidelines for the Management of Patients With Unstable Angina/Non-ST-Elevation Myocardial Infarction) developed in collaboration with the American College of Emergency Physicians, the Society for Cardiovascular Angiography and Interventions, and the Society of Thoracic Surgeons endorsed by the American Association of Cardiovascular and Pulmonary Rehabilitation and the Society for Academic Emergency Medicine. *J Am Coll Cardiol.* 2007 Aug 14;50(7):e1-e157.

3. 不安定狭心症/非ST上昇型心筋梗塞

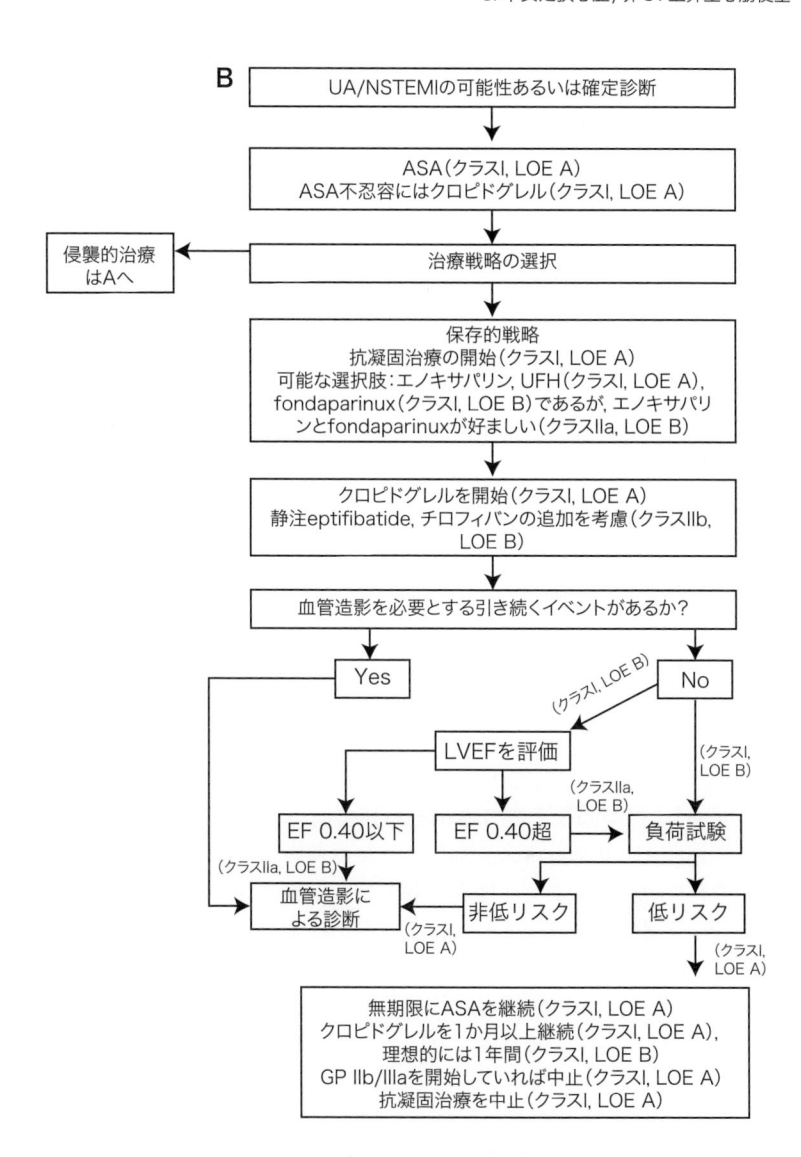

```
B    UA/NSTEMIの可能性あるいは確定診断
               │
               ▼
       ASA(クラスI, LOE A)
   ASA不忍容にはクロピドグレル(クラスI, LOE A)
               │
               ▼
侵襲的治療 ◄── 治療戦略の選択
はAへ           │
               ▼
          保存的戦略
     抗凝固治療の開始(クラスI, LOE A)
   可能な選択肢:エノキサパリン, UFH(クラスI, LOE A),
   fondaparinux(クラスI, LOE B)であるが, エノキサパリ
   ンとfondaparinuxが好ましい(クラスIIa, LOE B)
               │
               ▼
   クロピドグレルを開始(クラスI, LOE A)
   静注eptifibatide, チロフィバンの追加を考慮(クラスIIb,
                  LOE B)
               │
               ▼
   血管造影を必要とする引き続くイベントがあるか?
         │                    │
        Yes                   No
                 (クラスI, LOE B)
                     │
                     ▼
                 LVEFを評価
              (クラスIIa,           (クラスI,
               LOE B)               LOE B)
         ┌────────┼────────┐
         ▼        ▼        ▼
      EF 0.40以下  EF 0.40超 → 負荷試験
       (クラスIIa, LOE B)
         │        │        │
         ▼        ▼        ▼
      血管造影に  非低リスク   低リスク
      よる診断    (クラスI,
                 LOE A)     (クラスI,
                            LOE A)
                              │
                              ▼
         無期限にASAを継続(クラスI, LOE A)
      クロピドグレルを1か月以上継続(クラスI, LOE A),
          理想的には1年間(クラスI, LOE B)
      GP IIb/IIIaを開始していれば中止(クラスI, LOE A)
          抗凝固治療を中止(クラスI, LOE A)
```

図3.3 不安定狭心症(UA)/非ST上昇心筋梗塞(NSTEMI)の治療戦略
UA, NSTEMIへのアプローチ初期におけるガイドラインの推奨戦略。Aは侵襲的治療, Bは保存的治療。

比較した試験である。アスピリンとチロフィバンを投与された高リスク急性冠症候群患者3,987例を無作為にエノキサパリンと未分画ヘパリンに振り分けた試験で，うち60％の患者には血管造影が施行された。エノキサパリン群では死亡，心筋梗塞，治療抵抗性虚血の発生率が未分画ヘパリンより12％低下し（8.4％対9.4％），この試験の目標としたこの薬剤の非劣性は証明されたが，優位性を示すまでには到らなかった（$p=0.023$）。最後に，SYNERGY試験ではカテラボに搬送された1万例の患者を対象とし，この2つの薬剤が比較検討された。その結果，30日後の死亡と心筋梗塞に関して，エノキサパリンはヘパリンより優れた効果を示すことはできず，非劣性という結果であった。(詳細は第2章参照)

　低分子ヘパリンは未分画ヘパリンより血小板を刺激することが少なく，ヘパリン起因性血小板減少症（HIT）の頻度はヘパリンより少ないが，低分子ヘパリンによる小出血の頻度は未分画ヘパリンよりも高い。

　五糖類のXa阻害剤であるフォンダパリヌクスは未分画ヘパリンや低分子ヘパリンに代わる薬剤として，OASIS (The Organization to Assess Strategies for Ischemic Syndromes) 5試験において非常に大規模な検討がなされた[27]。不安定狭心症と非ST上昇型心筋梗塞患者20,078例を，無作為にエノキサパリンあるいはフォンダパリヌクスに割り当て，9日後の死亡，心筋梗塞，虚血の再発を主要エンドポイントとして検討した結果，主要エンドポイントには有意な差異は認められなかった（フォンダパリヌクス5.8％ vs. エノキサパリン5.7％）。しかし，フォンダパリヌクスを用いてPCIを施行した患者にカテーテル起因性血栓が発生したため，PCI時に抗凝固薬として本剤を単独で使用することは懸念され，多くのインターベンショナリストは未分画ヘパリンへ変更することを考えている。もっとも，ガイドラインには変更可能な薬剤として記載はされているが，2010年半ばにおける急性冠症候群の管理として，この薬剤はまだ承認されてはいない。

直接トロンビン阻害剤

　GUSTO IIb試験では，急性冠症候群（心電図変化を伴った胸痛）患者にhirudin (hirudin) が使用され，30日後の死亡と心筋梗塞の発生は，ヘパリンに比べ有意ではないものの11％減少した[35]。OASIS-2試験ではhirudinは中等量（0.4 mg/kg急速投与後0.15 mg/kg/時の持続投与）で使用され，7日後の心血管死と心筋梗塞は有意ではないものの16％減少した。GUSTO IIb，TIMI 9B，OASIS 1，OASIS 2をメタ解析すると35日後の死亡と心筋梗塞のリスクはヘパリンに比べ10％有意に低下した（$p=0.015$）[38]。現在hirudinの適応は，ヘパリン起因性血小板減少症（HIT）の抗凝固のためのみとされているが，これらの結果は，直接抗トロンビン薬を用いた大規模試験をさらに実施する必要があることを示している。

　REPLACE-2試験（第2章参照）のほかに，bivalirudinではACUITY試験が行われた。その試験では，侵襲的治療を受けた不安定狭心症と非ST上昇型心筋梗塞患

者13,819例をヘパリン（未分画ヘパリンか低分子量ヘパリンのどちらか）＋GP IIb / IIIa阻害薬，bivalirudin＋GP IIb / IIIa阻害薬，bivalirudin単独の3群に振り分け，虚血イベント，出血，それから虚血と出血を組み合わせた臨床的有益性を主要エンドポイントとして比較検討された。ヘパリンとbivalirudinの比較では，GP IIb / IIIa阻害薬の併用下の検討ではあったが，bivalirudinの虚血発作と出血の頻度はヘパリンと同等であった。bivalirudinをGP IIb / IIIa阻害薬を併用せず単独で使用した場合の出血の頻度は，ヘパリンにGP IIb / IIIa阻害薬を併用した群より有意に少なかった。この試験は早期より積極的に侵襲性の高い管理が施行された症例で検討されたため，bivalirudinは不安定狭心症と非ST上昇型心筋梗塞の早期管理の一つとして，侵襲的治療戦略を受けた患者でのみクラスI（エビデンスレベルB）として推奨されることとなった。

糖蛋白 IIb/IIIa 受容体阻害薬

静注薬

ACC/AHAガイドラインでは，不安定狭心症と非ST上昇型心筋梗塞でカテーテル，PCIを施行予定の患者にはGP IIb/IIIa受容体拮抗薬の静脈投与もしくは，クロピドグレルの使用が推奨されている（クラスIA）。eptifibatideやtirofibanはいわゆるアップストリーム治療としてクラスIBである。造影までの時間が短い場合は，それからabciximabを用いる。

クロピドグレルとGPIIb/IIaともに，状況に応じて使用する（クラスIIa）。

保存的治療中の患者において，GPIIb/IIIa阻害薬の使用はクラスIIbとなっているが，虚血発作を繰り返す場合のみに追加投与するのも適切である。（**図3.3A, B参照**）

1. tirofiban: PRISM-PLUS[39]，tirofiban（0.4μg/kg/min 30分間，その後0.10μg/kg/min 48–72時間），ヘパリン，アスピリン投与でヘパリン単独投与に比べて，7日後の死亡，心筋梗塞，虚血発作が低減し[32]し，死亡，心筋梗塞は30日で約30％減少した。

2. eptifibatide: PURSUIT，eptifibatide（180μg/kgボーラス投与後に2.0μg/kg/min）で30日の死亡，心筋梗塞が約10％少なかった。

3. abciximab（0.25μg/kg bolus投与後に0.10μg/minで12時間持続投与）Evaluation of 7E for the Prevention of Ischemic Complications (EPIC), Evaluation in PTCA to Improve Long-term Outcome with Abciximab Glycoprotein IIb/IIa Blockade (EPILOG), c7E3 Fab Antiplatelet Therapy in Unstable Refractory Angina (CAPTURE) は不安定狭心症の患者における介入試験であるが，30日の死亡，心筋梗塞，虚血によって引き起こされる血行再建率を30％–60％低減させたことを示した（第2章参照）。The 6-month results of the Evaluation of Platelet IIb/IIIa inhibitor for Stenting (EPISTENT)

試験はステント治療のみ，ステント+abciximab，バルーン+abciximabを比較した介入試験であるが，不安定狭心症のサブグループで死亡，心筋梗塞の10％の絶対リスク減少を示した。しかし，7,800人のACS患者を登録したthe large Global Utilization of Streptokinase and Tissue Plasminogen Activator for Occluded Coronary Arteries（GUSTO）IV ACS試験では，abciximabはプラセボと比較して30日の死亡，心筋梗塞を減少させず，abciximab群において投与後48時間での死亡率が高かった[45]。これらの結果から，PCIが遅れてしまうACS患者には，abciximabは推奨されない。ISAR-REACT 2試験では，PCIを施行するACS患者においては，クロピドグレルを追加することによって，abcximabはその効果が発揮されるが，トロポニン上昇の患者にかぎられた。

GPIIb/IIIa 受容体拮抗薬の投与のタイミングについては，9,492患者が対象のEARLY-ACS試験に記載されている[49]。彼らは，狭心症，非ST上昇型心筋梗塞の患者を無作為に，PCIの12時間以上前よりeptifibatideを投与する早期投与群と造影後のインターベンション前に投与する待機的投与群とに割り付けた。死亡，心筋梗塞，血行再建を必要とする虚血，PCI中の血栓性合併症よりなる一次エンドポイントは両群間で有意差はなかった（早期群9.3％ vs. 待機群10.0％，$p=0.23$）。出血性合併症は，早期群で多かった。よって，GPIIb/IIa阻害の早期開始は，この研究の結果より推奨されない。

経口薬

静脈投与薬に比較して経口薬は，死亡や出血性合併症のリスクを増加させるという報告がある[Circulation 2002;106;375；Am J Med 2002;112:647参照]。OPUS TIMI 16試験は，orbofiban群で30日死亡が増加したため，途中で中止になった[42]。SYMPHONY試験[43]では，sibrafibanとアスピリンで主要イベントを比較したが，sibrafibanで出血が多かった。このため，より大規模なSYMPHONY II試験[44]は，早期に中止になった。

血栓溶解療法

血栓溶解療法はTIMI 3やUnstable Angina Study Using Eminase（UNASEM）試験[50,51]で有益性が認められなかった。Thrombolysis and Angioplasty in unstable Angina（TAUSA）[52]においては，血栓溶解剤の使用によって出血や心筋梗塞が増加し，PTCA中に追加で血栓溶解剤の冠注をすることは，効果がなかった。

抗虚血薬物治療

β遮断薬

狭心症，非ST上昇型心筋梗塞におけるβ遮断薬の無作為試験のデータはわずかしかない。しかし，ST上昇型心筋梗塞，亜急性心筋梗塞，心不全，日常生活で虚血症状を示す狭心症においては，有意な有効性が認められているので，不安

定狭心症，非ST上昇型心筋梗塞においても同様に考えるのが適切である（第4章参照）。ACSでPCIを施行する患者において死亡率を減少させることによる[J Interv Cardiol 2003; 16: 299-305]。薬剤選択としては，メトプロロール（5 mg静注を5分毎3回行い，25-50 mgを6-8時間毎内服する），プロプラノロール（0.5-1.0 mg静注し40-80 mgを6-8時間毎内服），アテノロール（5 mg静注し，50-100 mg/日内服）である。著明なI度房室ブロック（PR＞0.25, II度またはIII度房室ブロックでペースメーカー留置されていない場合，気管支喘息，心不全で重症な左室機能不全，心拍＜50, 収縮期血圧＜90 mmHgの場合は禁忌である。

2007年ACC/AHAガイドラインでは以下の場合の不安定狭心症，非ST上昇型心筋梗塞に対するβ遮断薬の静脈投与を有害であるとクラスIIIとして追加した。上記のβ遮断薬の禁忌がある場合，心不全や低心拍出の症状がある場合，年齢＞70歳，収縮期血圧＜120 mmHg未満，心拍数＞110の頻脈，や心拍数＜60の徐脈，症状発現してから6時間を経過している場合を含む，他の心原性ショックの危険因子がある場合，である。

硝酸薬

硝酸剤は繰り返す心筋虚血の治療に有効であり，左室のEDPと収縮期血圧を低下させる。NTG 3Tの舌下投与で効果がない場合は，5-200μg/分でNTGを静脈投与する。急性肺水腫で硝酸剤が無効の場合はモルヒネの投与を検討する。低血圧（とくに右室梗塞）やシデナフィル（Viagra）などが24時間以内に投与されている場合は禁忌である。しかし，硝酸剤でアウトカムを改善するというデータはないので，虚血緩和のための使用は推奨されるが，β遮断薬やACE阻害薬などのエビデンスのある治療に優先されるべきではない。

Ca拮抗薬

Ca拮抗薬は症状を改善するのに有効であるが，無作為試験では，死亡や心筋梗塞は減少させなかった。ジルチアゼムは非Q波梗塞（多くは非ST上昇型心筋梗塞）で有効である可能性がある。Diltiazem Reinfarction Studyにおいて，ジルチアゼム（90 mg, 1日4回）は入院中の死亡を有意に減少させた[29]。しかし，Multicenter Diltiazem postinfarction Trial Research Groupによると，左心機能不全のない患者のpost hoc解析では，ジルチアゼム（60 mg, 1日4回）は，有効性がなかった。硝酸剤同様に不安定狭心症，非ST上昇型心筋梗塞においては，Ca拮抗薬は虚血の症状の軽減効果はあるが，臨床のアウトカムにおいては有意な効果は認めていない。さらに，ジヒドロピリジン系Ca拮抗薬（とくに短時間作用型のニフェジピン）は，β遮断薬を使用していない場合，反射性の頻脈（や有害事象）を起こす可能性があることを，臨床家は心得ておかなければならない。

3-ヒドロキシ-3-メチルグルタリル補酵素A阻害薬（HMG-CoA阻害薬，ス

タチン）

　Myocardial Ischemia Reduction with Aggressive Cholesterol lowering (MIRACL) studyでは，3,086人の保存的治療中の狭心症/非ST上昇型心筋梗塞を高容量のアトルバスタチン（80 mg 1日1回）投与群とプラセボ投与群に無作為割り付けした[64]。アトルバスタチン群では平均LDL-コレステロールは124 mg/dLから72 mg/dLに減少し，死亡，非致死性心筋梗塞，蘇生が必要な心停止，再入院を要する虚血症状が有意に減少した。CHAMPの結果では，スタチンを入院中に開始した場合，1年後に90％がスタチンを服用しており58％がLDL-C＜100 mg/dLであったが，入院中に開始しなかった場合は1年後の内服率はわずか10％で，LDL-C＜100 mg/dLに達したのは6％であった。[Am J Cardiol 2001; 87:819参照]ACS患者，とくに侵襲的治療を行う患者においては，より早期からより高用量投与するデータが増えてきている[J Am Coll Cardiol 2009; 54:2290-2295参照]。スタチン治療の詳細は第1章参照。

侵襲的戦略
冠動脈造影

　冠動脈造影で多枝病変は40％-50％，一枝病変は30％-35％，左主幹部病変は5％-10％にみられ，有意狭窄がないのは10％-20％である。

　冠動脈造影をルーチンに行うかどうか9件の無作為試験が行われているが，最近の5件の結果は侵襲的戦略の有効性を示している。最初の臨床試験であるTIMI 3Bでは，早期に冠動脈造影を施行して血行再建施行した場合，重大な心イベントは，低減しないが，再入院が少ないという結果であった[53]。これに対しVeterans Affairs Non-Q wave Infarction Strategies in Hospital (VANQWISH) studyでは中等度から高度のリスクの患者は，侵襲的戦略に利益はなく，死亡率が高い傾向にあることを示した[54]。VANQWISHの侵襲群ではCABGの周術期死亡率が高かった（12％）。TIMI 3BとVANQWISHはどちらもGPIIb/IIa拮抗薬や冠動脈ステントが標準として使用される以前の試験である。

　FRagmin and Fast Revascularization during InStability in CAD studyでは，侵襲群では非侵襲群に比較して死亡，心筋梗塞が有意に少なかった（6か月で9.4％ vs. 12.1％；$p=0.031$）[56]。サブ解析ではこの結果は男性にのみ認められた。

　TACTICS-TIMI 18は心電図変化，心筋マーカーの上昇，冠動脈疾患の既往（冠動脈造影，血行再建術，心筋梗塞の既往）のうち少なくとも1つを有する患者2,220人が登録された試験である[57]。早期侵襲的戦略群（4-8時間以内に冠動脈造影を施行して適切な血行再建を行う）は，保存的戦略群（虚血を繰り返す場合や負荷試験が異常であった場合のみ，カテーテル検査を施行する）に比して，死亡，非致死性心筋梗塞，ACSのための再入院が6か月で22％少なかった。トロポニンTが上昇している場合は，これらのエンドポイントが39％減少した。

Randomised Intervention Trial of unstable Angina（RITA）3 trial[58]では，1,810人の不安定狭心症，非ST上昇型心筋梗塞患者が，早期インターベンション群と保存的治療群に無作為に割り付けられた。インターベンション群は，4か月で死亡，心筋梗塞，虚血の再発が34％低かった。他の2つの小規模無作為試験において，早期インターベンションの有効性が示された。[TRUCS; Eur Heart J 2000; 21: 1954参照, VINO Eur Heart J 2002; 23: 230参照]

ICTUS trialで，"選択的侵襲"戦略の仮説について検証するため，高リスク（すべての患者はトロポニンTの上昇を認め，心電図変化があるか，または冠動脈疾患の既往）非ST上昇型心筋梗塞1,200人において，早期侵襲治療群より保存的な選択的侵襲治療群に割り付け，選択的治療群では狭心症症状を繰り返す場合，血行動態や心電図が不安定な場合，退院前の負荷テストで明らかな虚血を認めた場合のみにPCIを施行した[60]。すべての患者は入院中に現在と同様の投薬で，アスピリン，エノキサパリン，abciximab（PCI例）が使用され，クロピドグレルと積極的な脂質低下療法がすすめられた。1年の死亡，心筋梗塞，狭心症による再入院に差はなかったが，選択的侵襲群の約半分に血行再建が施行されていたことに注目すべきである。

要約すると，多くの研究結果をうけて，最新のACC/AHAガイドラインは以下を認める場合，早期侵襲的治療はクラスI適応としている。

（a）積極的治療にも関わらず，安静時や軽労作で狭心症症状，虚血症状を認める，(b)トロポニンT，トロポニンIの上昇，(c)新規の(新規と考えられる)ST低下，(d)心不全徴候，症状，あるいは僧房弁逆流の新規発症または増悪，(e)非侵襲的な負荷テストで高リスク所見，(f) EF40％未満，(g)血行動態の破綻，(h)持続性心室頻拍，(i) 6か月以内のPCIの既往，あるいはCABGの既往，(j)高リスクスコア(たとえばTRS，GRACEリスクスコア図3.2，3.3A参照)。早期侵襲戦略の時期については，TIMACSで早期(割り付け後中央値14時間)と晩期(中央値50時間後)で比較された。全体としては主要エンドポイント(死亡，心筋梗塞，脳卒中)に有意差はなかったが，GRACEリスクスコアの高い患者においては早期治療で有意に減少した[N Engl J Med 2009; 360: 265-2175]。このように，非常に不安定な患者においては12-24時間以内にカテーテルを行うべきであり，それ以外では2-3日後でもよい。

経皮的冠動脈インターベンション

PCIの成功率は90％-95％である。虚血性合併症は，GP IIb/IIIa阻害薬の経静脈的同時投与により減少する(前章参照)。

冠動脈バイパス手術

CABGの手術死亡率は，難治性不安定狭心症患者では一般的に3％-4％である(慢性安定狭心症患者では約2％)。重篤な左室機能不全を伴う左主幹部病変および3枝病変の患者で，生存率の改善が証明されている(第2章参照)。術前の冠動脈

バルーン拡張術により安定することがある。

非侵襲的検査

トレッドミル運動負荷試験
　トレッドミル運動負荷試験は，急性期に施行すべきではない。安静時虚血を認めないか，低レベルの虚血およびCHFを認める低リスク患者では，最低12時間から24時間経過後にトレッドミル運動負荷試験(ETT)を施行できる。中等度リスク患者では，少なくとも2，3日は待つべきである。高リスク患者（たとえば≧2 mmのST低下）ならば，ETTではなくカテーテル検査を考慮すべきである。

トレッドミル運動負荷核イメージング
　ACC/AHAガイドラインで，クラスIで推奨されるのは次の患者群である。ベースラインのST異常，脚ブロック，左室肥大，心室内伝導遅延，ペースメーカ調律，期外収縮，ジゴキシン効果。画像により，低レベル/非診断的ETTの感度が上昇する。灌流欠損サイズは死亡や主要心イベントの予測因子である。

薬剤負荷イメージング
　薬剤負荷イメージングは，高度の身体的制約のある患者に適応となる。

超音波検査
　胸痛があるが，心電図異常を認めないか，ECG所見がわかりにくい場合（左脚ブロック(LBBB)，ペースメーカ調律)，超音波検査により壁運動異常の有無が評価できる。

冠動脈コンピューター断層撮影血管造影
　救急部に来院した胸痛患者で，実際にACSである可能性が低いと思われる場合，現在では冠動脈コンピューター断層撮影血管造影（CCTA）が，冠動脈疾患を"除外する"一つの選択肢となっている。ROMICAT trialの368人の患者のデータで，このような低リスク患者（トロポニンおよびECG陰性）では，64スライスCTA（コンピューター断層撮影血管造影）により初回入院中にACS患者を有効に"除外する"ことができると示されている[68]。すなわち，正常CTA所見は，冠動脈疾患のリスクがとくに低いことを示している。しかし，冠動脈プラークや狭窄を認める患者では，さらなる精査を必要とする。

予後

不安定狭心症
　入院中死亡率は1%–2%，1年死亡率は7%–10%，1か月再梗塞率は約5%である。20%–25%の患者が1年以内に再入院する。虚血再発は，約3倍の死亡率と相関する。

非ST上昇型心筋梗塞
　院内死亡率は3%–4%，再梗塞率は8%–10%，1年死亡率は10%–15%である（後

者はST上昇型の患者に類似する)。
事前のアスピリン使用（アスピリン不全）
　事前のアスピリン使用は，30日の死亡とMIのリスク増加と関連する。
心電図
　TIMI 3 Registry分析では，入院時ECGでのLBBB（RR 2.8）と0.5 mmのST上昇（RR 2.5）は，1年の死亡とMIのリスクが増加することを示している。T波陰転はリスク増加との関連はなかった[99]。
トロポニン・レベル
　トロポニン・レベルは，多くの予後に関する情報を提供することが示されている。TIMI 3BとFRISC分析では，トロポニンTレベルと有害転帰との強い相関が示されている[83,84]。FRISC試験では，LMWHのアスピリンを上回る効果は，トロポニンTレベルが上昇した患者に限定されている[83]。5つのトライアル（CAPTURE, PRISM, PRISM-PLUS, Paragon B, ISAR-REACT 2）からは，GPIIa/IIIb抑制の効果は，トロポニンTレベルが上昇した患者で拡大し，トロポニン陰性患者には効果がない[J Thromb Thrombolysis 2001;11:211, Circulation 2001; 103: 2891参照][85, 86]。TACTICS-TIMI 18では，トロポニン・レベル高値は，早期の侵襲的治療グループと保守的治療戦略グループとの比較で，主要心イベントの40％の減少と相関するが，正常レベル（トロポニンI＜0.1ng/mLまたはトロポニンT＜0.01ng/mL）の患者では早期の侵襲的治療に効果を認めない[87]。トロポニン高値が予後不良であることは，有意の造影上のCADを認めない患者においても認められる。
C反応性蛋白
　死亡患者ではC反応性蛋白（CRP）レベル高値がみられる。複数の分析で，死亡予測においてCRPとトロポニンには相加作用と個別作用があることが示されている[90-93]。
B型ナトリウム利尿ペプチド
　脳性（B型）ナトリウム利尿ペプチド（BNP）は，心室心筋で主に合成される神経ホルモンである。OPUS-TIMI 16での2,525人のACS患者のバイオマーカーのサブ解析では，症状の発現から平均40±20時間で血漿試料中のBNPを測定している[95]。80pg/mL以上のベースラインBNPレベルは，30日と10か月の死亡，心不全，新規あるいは再発MIのリスク増加と有意に相関する。1,676人のTACTICS-TIMI 18の患者の解析でも同様の結果で，加えて，BNPはトロポニンI測定に有意に予後の補完情報を付与することが示された[96]。A to Z試験からの順次データで，ACS後のBNPの連続した外来での測定は，新たな心不全または死亡を予測できることが示されている。

参考文献

総説と病態生理学

1 Braunwald E. Unstable angina: an etiologic approach to management. *Circulation.* 1998; 98: 2219–22.

この論説は，5つの異なる，しかし互いに排反しないUAの原因を述べている。(a)既存の粥腫に非閉塞性の血栓を生じる（もっとも一般的），(b)動的閉塞（たとえばプリンツメタル型異型狭心症，微小血管性狭心症），(c)進行性機械的閉塞，(d)炎症および/または感染，(e)二次的原因(たとえば発熱，甲状腺中毒症，低血圧)。

2 Libby P. Current concepts of the pathogenesis of the acute coronary syndromes. *Circulation.* 2001; 104: 365–72.

この論文は，炎症と急性血栓症からACSに至る発症機序を説明している。また，スタチンやPPARアゴニストのような薬剤による，この過程を軽減する無数の機序についても述べている。

3 Anderson JL, et al. ACC/AHA 2007 guidelines for the management of patients with unstable angina/non-ST-Elevation myocardial infarction: a report of the American College of Cardiology/American Heart Association Task Force on Practice Guidelines (Writing Committee to Revise the 2002 Guidelines for the Management of Patients With Unstable Angina/Non-ST-Elevation Myocardial Infarction) developed in collaboration with the American College of Emergency Physicians, the Society for Cardiovascular Angiography and Interventions, and the Society of Thoracic Surgeons endorsed by the American Association of Cardiovascular and Pulmonary Rehabilitation and the Society for Academic Emergency Medicine. *J Am Coll Cardiol.* 2007; 50: e1-e157.

このガイドラインは，UA/NSTEMIのリスク評価，薬理学的およびインターベンション管理のすべての見地からの包括的なアプローチを述べている。

4 Rioufol G, et al. Multiple atherosclerotic plaque rupture in acute coronary syndrome: a three-vessel intravascular ultrasound study. *Circulation.* 2002; 106: 804–8.

トロポニンI上昇を伴う初回のACS後にPCIを受けた患者計24名で，主要3枝に血管内超音波が施行された。50のプラーク破綻（平均2.08件/患者）が，プラーク内に内腔を有する皮膜の破裂と関連した。責任病変のプラーク破綻は，9人 (37.5%) の患者で認められた。19人(79%)の患者で責任病変以外に1つ以上のプラーク破綻を認め，これらのうち責任血管と異なる血管で認められる割合は70.8%と高かった。ACS発症時には単一の病変が臨床的に活性化されているが，この症候群は冠動脈全体の不安定性と関連していると思われる。

5 Thygesen K, et al.; Joint ESC/ACCF/AHA/WHF Task Force for the Redefinition of Myocardial Infarction. Universal definition of myocardial infarction. *Eur Heart J.* 2007; 28: 2525–38.

新しい生化学的技術と新しいマーカーを用い，関連学会は梗塞の検出の特異度の増加に取り組んでいる。心筋壊死の完全な評価のため，生化学的分析だけでなく，病態生理学的基礎，臨床シナリオも含めて定義が改訂された。

薬剤と研究

アスピリン

6 Lewis HD Jr, et al. Protective effects of aspirin against acute myocardial infarction and death in men with unstable angina. Results of a Veterans Administration Cooperative Study. *N Engl J Med.* 1983; 309: 396–403.

デザイン：前向き無作為化二重盲検プラセボ対照多施設研究。主要エンドポイントは12週間の死亡かMI。

目的：アスピリンがUA患者の死亡と急性MIを減少させることができるかの決定。

対象：安静時痛が前月以降に始まり，1週間以内まで症状があり，以下のCADの証拠が1つかそれ以上あった1,266人の男性。MIの既往，1 mm以上のST低下，ニトログリセリンで5分以内に改善する労作性狭心症。

除外基準：新規のQ波あるいはST上昇,酵素の上昇(正常の2倍以上),重篤な心不全(NYHA心機能分類IV)，心室性不整脈，経口抗凝固薬投与，出血性素因，アスピリンに対するアレルギーか不耐性，最近のアスピリン摂取 (3-7日)，6週以内のMI，12週以内のバイパス手術，前週の心臓カテーテル。

治療：アスピリンバッファー 324 mg 1日1回あるいはプラセボを12週間。

結果：12週の時点で，死亡と非致死的MIは50%減少した(3.4% vs. 6.9%，$p = 0.005$，1.6% vs. 3.3%，$p = 0.054$)。治療群およびプラセボ群の両群で胃腸症状あるいは失血の徴候に違いは認めなかった。

7 Cairns JA, et al. Aspirin, sulfinpyrazone, or both in unstable angina. Results of a Canadian multicenter trial. *N Engl J Med.* 1985; 313: 1369–75.

デザイン：前向き無作為化二重盲検プラセボ対照多施設研究。主要エンドポイントは死亡と非致死的MI。

目的：UAの急性期管理におけるアスピリン，サルフィンピラゾン，または両者併用の薬効を評価する。

対象：心筋虚血の兆候(労作性狭心症，痛みを伴う一過性のSTまたはT波の変化，院内で少なくとも3回，ニトログリセリン舌下投与で10分以内に症状改善)と不安定な痛みのパターン(次第に強くなる痛みか，持続時間が15分の痛み)をもつ555人の70代の患者。

除外基準：12週以内のMI，研究薬剤が禁忌，ECG上の新規のQ波，30分以上続く重篤な胸痛，酵素(少なくとも以下の2つ：アスパラギン酸アミノトランスフェラーゼ，乳酸脱水素酵素，CK)が上昇(正常上限の2倍以上)し，CK-MB分画陽性あるいはMB 5%超。

治療：アスピリン325 mg 1日4回，サルフィンピラゾン200 mg 1日4回を両方とも内服あるいは両方とも内服しない。

結果：アスピリン群は非アスピリン群より心臓死とMIが51%少なかった (8.6% vs. 17%，$p = 0.008$)。アスピリン群では全死亡が71%少なかった (3.0% vs. 11.7%，$p = 0.004$)。intention-to-treat解析では，アスピリン群は心臓死と非致死的MIが30%少なく ($p = 0.072$)，心臓死が56%少なく ($p = 0.009$)，全死亡が43%少なかった ($p = 0.035$)。サルフィンピラゾンはどの転帰イベントにも効果はなかった。

8 Peters RJ, et al.; Clopidogrel in Unstable angina to prevent Recurrent Events (CURE) Trial Investigators. Effects of aspirin dose when used alone or in combination with clopidogrel in patients with acute coronary syndromes: observations from the Clopidogrel in Unstable angina to prevent Recurrent Events (CURE) study. *Circulation.* 2003; 108: 1682–7.

UA/NSTEMIにおけるクロピドグレルのCURE trialの患者（下記参照）は，さまざまな用量（1日75–325 mg）のアスピリン治療に加えて，クロピドグレルかプラセボに無作為に割り付けられた。クロピドグレルはすべてのアスピリン用量の群で効果があったが，アスピリン用量が増えるにつれて有意に出血のリスクが増加し，虚血イベント減少効果は認めなかった。著者たちは，クロピドグレルの使用にかかわらず，もっとも適切なアスピリンの用量は75–100 mgであると結論している。

9　Lopes RD, et al. Antiplatelet therapy in older adults with non-ST-segment elevation acute coronary syndrome: considering risks and benefits. *Am J Cardiol*. 2009; 104: 16C–21C.

著者らは，高齢のNSTMI患者における複数の抗血小板薬（アスピリン，P2Y (12)遮断薬，GPIIb/IIIa阻害薬）投与のリスクと利点について報告している。出血のリスクの増加だけでなく，関連したトライアルや，高齢者に特有の利点についても報告されている。

チエノピリジン

10　Balsano F, et al.; Studio della Ticlopidina nell'Angina Instabile Group. Antiplatelet treatment with ticlopidine in unstable angina. A controlled multicenter clinical trial. *Circulation*. 1990; 82: 17–26.(editorial 296–8)

この無作為試験では652人の患者が，従来の治療群（アスピリンなし）かチクロピジン250 mgを1日2回投与する群に割り当てられた。6か月間でチクロピジン群は心血管死や非致死的心筋梗塞からなる一次エンドポイントを46％減少させ（チクロピジン群7.3％ vs. 対照群13.6％, $p = 0.009$），致死的または非致死的心筋梗塞を53％減少させた（チクロピジン群5.1％ vs. 対照群10.9％, $p = 0.006$）。

11　Yusuf S, et al.; Clopidogrel in Unstable Angina to Prevent Recurrent Events Trial Investigators. Effects of clopidogrel in addition to aspirin in patients with acute coronary syndromes without ST-segment elevation. *N Engl J Med*. 2001; 345: 494–502.

デザイン：前向き，無作為，二重盲検，プラセボ対照，多施設共同試験。一次エンドポイントは心血管死，心筋梗塞，脳梗塞の複合。平均の観察期間が9か月（3–12か月）であった。

目的：非ST上昇型急性冠症候群に対しアスピリンに加えて抗血小板薬であるクロピドグレルを投与した際の有効性と安全性を評価すること。

対象：不安定狭心症および心電図変化を伴う非ST上昇型心筋梗塞患者12,562人。いずれの患者も血清心筋マーカーが陽性で，冠動脈疾患の病歴を持ち，また胸部症状が出現してから24時間以内であった。

除外基準：60歳以下，抗血小板療法の禁忌例，ST上昇，出血や心不全リスクの高い患者，抗凝固薬服用中の患者，3か月以内に血行再建術を受けた患者，3日以内にGP IIb/IIIa拮抗薬の投与を受けたもの。

治療：アスピリン（1日1回75 mgから325 mg）とクロピドグレル（初期投与量300 mg，その後1日1回75 mg），またはアスピリンとプラセボ。

結果：クロピドグレル群は心血管死，非致死的心筋梗塞，1年後の脳梗塞に関して，プラセボ群と比較して20％の相対に減少した（クロピドグレル群9.3％ vs. プラセボ群11.4％, $p < 0.001$）。クロピドグレル群はまた一次複合エンドポイントや難治性虚血の発生率を有意に低下させた（クロピドグレル群16.5％ vs. プラセボ群18.8％, 相対リスク（RR）0.86, $p < 0.001$, 24時間時：クロピドグレル群1.4％ vs. プラセボ群2.1％, 相対リスク減少34％, $p = 0.002$）。入院中の難治性虚血，重症心筋虚血，心不全，血行再建術施行の発症率についてもクロピドグレル群で有意に低下した。クロピドグレル

群はプラセボ群に比べて1年間の大出血率が多かった (クロピドグレル群3.7% vs. プラセボ群2.7%, RR1.38, $p=0.001$)が, 致死性の出血および出血性脳梗塞を有意に増加させることはなかった (クロピドグレル群2.1% vs. プラセボ群1.8%, $p=0.13$)。1日1回75 mgから100 mgのアスピリンを投与されていた人は, 1日1回200 mgから325 mgのアスピリンを投与されていた人に比べて出血イベントが少なかった (2.0% vs. 4.0%, アスピリン単独投与群2.6%に対し, クロピドグレル併用群は4.9%)。325 mgのアスピリン単独投与群と比較し, クロピドグレルとアスピリンを低用量服用群では出血イベントが低率であった。

コメント:クロピドグレルによる有益性は投与2時間以内に現れる。有益性はTIMIリスクスコアの低, 中, 高で一貫していた(*Circulation* 2002;106:1622参照)。

12 Wiviott SD, et al.; TRITON-TIMI 38 Investigators. Prasugrel versus clopidogrel in patients with acute coronary syndromes. *N Engl J Med*. 2007; 357: 2001–15.

デザイン:前向き, 無作為, 二重盲検, 実薬対照, 多施設国際共同試験。一次エンドポイントは15か月間の心血管死, 再梗塞, および脳梗塞発症の複合。安全性のエンドポイントは出血。

目的:急性冠症候群への経皮的冠動脈インターベンションを受ける患者に対するクロピドグレルと新規チエノピリジン系薬剤prasugrelの比較。

対象:中等度から高度の急性冠症候群のリスクを持ち, 経皮的冠動脈インターベンション施行の予定された13,608人の患者。中等度から高度のリスクを持った不安定狭心症または非ST上昇型心筋梗塞が10,074人, ST上昇型心筋梗塞3,534人。

治療:クロピドグレル群は初期投与量300 mgでその後1日1回75 mg投与, prasugrel群は初期投与量60 mgでその後1日1回10 mg投与。

結果:prasugrel群で一次エンドポイントが絶対値で2.2%減少した (prasugrel群9.9% vs. クロピドグレル群12.1%, $p<0.001$)。しかし, 大出血の発生率はクロピドグレル群1.8%に対してprasugrel群2.4%と有意に上昇 ($p=0.03$)しており, 致死性出血の発症率についても同様に増加していた(prasugrel群1.4% vs. クロピドグレル群0.9%, $p=0.01$)。

コメント:本研究の結果に基づき, FDA (アメリカ食品医薬品局)は高リスクの急性冠症候群患者に対しての経皮的冠動脈インターベンションの際のprasugrelの使用を認めた。しかし, 出血の高リスク患者については1日投与量を5 mg程度に抑えるよう医師に忠告する黒枠警告も付記されている。

13 Wallentin L, et al.; PLATO Investigators. Ticagrelor versus clopidogrel in patients with acute coronary syndromes. *N Engl J Med*. 2009; 361: 1045–57.

デザイン:前向き, 無作為, 二重盲検, 実薬対照, 多施設国際共同試験。一次エンドポイントは12か月間の心血管死, 心筋梗塞, および脳梗塞の複合。安全性のエンドポイントはすべての大出血。

目的:急性冠症候群患者において, クロピドグレルと新しい可逆的直接作用型経口P2Y12受容体拮抗薬ticagrelorを比較検討する。

対象:PLATO試験において急性冠症候群 (ST上昇型または非ST上昇型)で入院しアスピリン治療を受けた18,624人の患者。

治療:ticagrelor群は初期投与量180 mgでその後1日2回90 mg投与, クロピドグレル群は初期投与量300-600 mgでその後1日75 mg投与。

結果:ticagrelor群は心血管死, 心筋梗塞, 脳梗塞の発症率を16%減少させた (クロピドグレル群11.7% vs. ticagrelor群9.8%, $p<0.001$)。全死亡もクロピドグレル群5.9%に対し, ticagrelor群4.5%と減少した ($p<0.001$)。大出血の発症率は両群間に有意差は認めなかった (ticagrelor群11.6% vs. クロピドグレル群11.2%, $p=0.43$)が, 冠動脈バ

イパス術に関連しない出血の発生率が高かった(クロピドグレル群3.8% vs. ticagrelor群4.5%)。

未分画ヘパリンとワルファリン

14 Théroux P, et al. Aspirin, heparin, or both to treat acute unstable angina. *N Engl J Med.* 1988; 319: 1105–11.

デザイン:前向き,無作為,二重盲検,プラセボ対照,二施設共同試験。主要エンドポイントは死亡,心筋梗塞,難治性の狭心症であった。

目的:不安定狭心症の早期管理におけるアスピリン内服,ヘパリン静注,および両者の併用の有効性を評価する。

対象:安静時や最小限の運動時に起こる胸痛の頻度が増加したか,または24時間以内に起こった最後の胸痛エピソードが20分間続いた75歳以下の479人の患者。心筋虚血と一致する心電図変化を必須としたが,心電図変化がない場合,診断は2人の循環器専門医によって確認することとした。CKレベルは正常値上限の2倍未満。

除外基準:アスピリン常用,ヘパリンまたはアスピリン使用禁忌,6か月前以内の経皮的冠動脈形成術または12か月前以内のバイパス手術施行あるいは予定患者。

治療:1日2回の325 mgのアスピリン投与,または1時間あたり1,000単位のヘパリン静注(6日間の平均投与)。

結果:心筋梗塞の発症率はアスピリン群(3% vs. プラセボ群12%, $p = 0.01$),ヘパリン群(0.8%, $p < 0.001$),併用群(1.6%, $p = 0.003$)いずれでも有意に低下した。この3群ではいずれも死亡を認めなかった。ヘパリン群はアスピリン群に比して,難治性狭心症により有効であった(RR 0.47, 95%CI 0.21–1.05, $p = 0.06$)。両者の併用療法はより重篤な出血と関連していた(併用群3.3% vs. ヘパリン単独群1.7%)。

コメント:比較の適切な検出力をうるため,245人の患者が無作為にアスピリン群とヘパリン群に追加割り当てされた。全体で484人の患者がこの2つの治療群に無作為に割り当てられ,ヘパリン群では5.7±3.3日の間に心筋梗塞発症率が78%低下した(ヘパリン群0.8% vs. アスピリン群3.7%, $p = 0.035$)。プラセボ群でのみ1.7%の死亡であった。

15 RISC Group. Risk of myocardial infarction and death during treatment with low dose aspirin and intravenous heparin in men with unstable coronary artery disease. *Lancet.* 1990; 336: 827–30.

デザイン:前向き,無作為,二重盲検,プラセボ対照,2×2因子,多施設共同試験。一次エンドポイントは死亡および心筋梗塞。

目的:不安定狭心症および非Q波心筋梗塞の急性期治療におけるアスピリンまたはヘパリン投与の有効性の評価と,これら患者の対するプラセボ群に比したアスピリンの長期効果の確認。

対象:70歳以下の,非Q波梗塞または4週間以内に増悪した狭心症796人の男性で,72時間以内に胸痛のエピソード,安静時心電図あるいは退院前の運動負荷検査で心筋虚血を示したもの。

除外基準:Q波梗塞,心筋梗塞既往による心筋障害,冠動脈バイパス術の既往,完全左脚ブロックおよびペースメーカー移植術後,抗凝固療法またはアスピリン治療を併用しているもの,出血リスクの増加。

治療:1年間1日1回のアスピリン75 mg投与あるいはそのプラセボ,ヘパリンボーラス(6時間毎1日4回1万単位投与し,その後6時間毎7,500単位投与を4日間継続),プラセボ。

結果:試験はISIS-2結果発表をうけて早期に中止された(最小のフォローアップ期間は12か月から3か月に減少)。アスピリン投与群ではいずれの期間でも心筋梗塞および死亡

のリスクが著明に減少した(5日間：オッズ比0.43, $p = 0.033$, 1か月：0.31, $p < 0.0001$, 3か月：0.36, $p < 0.0001$)。ヘパリン単独使用ではベネフィットは示されなかった。アスピリンおよびヘパリン併用群では最初の5日間でイベントが減少していた(併用群1.4% vs. アスピリン単独群3.7%, $p = NS$, ヘパリン単独群5.5%, $p = 0.045$, プラセボ群6.0%, $p = 0.027$)。アスピリンによる胃腸症状は投与3か月後にしばしば認めた。

16 Théroux P, et al. Reactivation of unstable angina after the discontinuation of heparin. *N Engl J Med.* 1992; 327: 141–5.

この研究はアスピリンを服用していない患者においてヘパリンを中断した場合の明らかなリバウンド効果を証明した。403人の患者がヘパリン静注群、アスピリン内服群、2剤併用群、および非使用群に割り当てられ、難治性狭心症や心筋梗塞の発症なしに、6日間の治療が完結された。治療終了後、ヘパリンのみ使用していた群ではその後の96時間の間により多くの頻度で不安定狭心症や心筋梗塞の再活性化を認めた。ヘパリン単独使用群では107人の患者の内、14人で虚血イベントを認めたのに対し、他の3群の患者では各5人にしか虚血イベントを認めなかった($p < 0.01$)。これら14人のうち11人が緊急の血行再建術(血栓溶解療法、血管形成術、またはバイパス手術)を要したのに対し、他の3群では併せて2人の患者しか血行再建術を要しなかった($p < 0.01$)。

17 Oler A, et al. Adding heparin to aspirin reduces the incidence of myocardial infarction and death in patients with unstable angina. A meta-analysis. *JAMA.* 1996; 276: 811–5.

このメタ解析は1,353人の患者が登録された6つの無作為試験からなっている。アスピリンとヘパリン併用の方がアスピリン単独投与より好ましい傾向にあった(死亡および心筋梗塞のRR 0.67, 95%信頼区間0.44–1.02)。併用療法はまた再発性の心筋虚血を有意ではない減少と関連した(RR0.82, 95%信頼区間0.40–1.17)。再灌流率に有意差は認められなかった(RR1.03, 95%信頼区間0.74–1.43)が、一方でアスピリンとヘパリンの併用療法は大出血を有意に増加させなかった(RR1.99, 95%信頼区間0.52–7.65)。

18 Organization to Assess Strategies for Ischemic Syndromes (OASIS) Investigators. Comparison of the effects of two doses of recombinant hirudin compared with heparin in patients with acute myocardial ischemia without ST elevation: a pilot study. *Circulation.* 1997; 96: 769–77.

デザイン：前向き、無作為、オープン、多施設共同試験。一次エンドポイントは7日以内の心血管死、心筋梗塞、難治性狭心症の複合。

目的：不安定狭心症または非ST上昇型心筋梗塞患者に対して3日間hirudinまたはヘパリンを使用した場合の臨床効果を比較する。

対象：不安定狭心症または非ST上昇型心筋梗塞疑いの909人の患者。直近の胸痛のエピソードが12時間以内にあり、心筋虚血を示唆する心電図変化、または以前に冠動脈疾患の診断。

治療：未分画ヘパリン(5,000単位ボーラス投与、その後1,000–1,200単位/時)、低用量hirudin (0.2 mg/kgのボーラス投与、その後0.10 mg/kg/時の静注)、または中等量hirudin (0.4 mg/kgのボーラス投与、その後0.15 mg/kg/時の静注)で72時間。

結果：7日間の心血管死、心筋梗塞新規発症、難治性狭心症の一次エンドポイント発症率は、ヘパリン群6.5%、低用量hirudin群4.4%、中等量hirudin群3.0%であった($p = 0.27$：ヘパリンと低用量hirudin群、$p = 0.047$：ヘパリンと中等量hirudin群)。心筋梗塞新規発症率はhirudinで低率(低用量hirudin群2.6%, 中等量hirudin群1.9%、ヘパリン群4.6%)であった(ヘパリンと低用量hirudin群の比較では$p = 0.14$、ヘパリンと中等量hirudin群の比較では$p = 0.046$)。虚血イベントは低用量hirudin群では治療中断後24

時間程度,中等量hirudin群では治療中断後5日程度で認められたが,hirudinとヘパリンとの効果の差異は180日継続した。

低分子ヘパリン

19 **Fragmin during Instability in Coronary Artery Disease (FRISC) study group. Low-molecular-weight heparin during instability in coronary artery disease.** *Lancet.* 1996; 347: 561–8.

デザイン：前向き,無作為,二重盲検,プラセボ対照,多施設共同試験。一次エンドポイントは6日間の死亡または心筋梗塞。

目的：不安定狭心症または非Q波梗塞の患者において,ダルテパリンの皮下投与を,アスピリン,抗狭心症薬に追加した際,上乗せ効果があるかを評価する。

対象：胸痛72時間以内の1,506人の患者 (男性は40歳以上,女性は閉経後1年以上)。すべての患者は,2か月以内に狭心症の新規発症あるいは悪化もしくは安静時胸痛がみられたか,胸痛が持続し心筋梗塞が疑われ,連続する2誘導でSTの1 mm以上の低下があるかT波の陰転化が1 mm以上あり,その誘導で異常Q波のないもの。

除外基準：出血リスクの増加したもの。

治療：1日2回120単位/kgのダルテパリンを6日間皮下投与,その後35–45日間7,500単位/日か,プラセボ対照群に割り当て。

結果：6日間では,ダルテパリン群で死亡あるいは心筋梗塞発症が63％低減し (ダルテパリン群1.8％ vs. プラセボ群4.8％, $p = 0.001$),40日間では有意ではない減少を認めた (ダルテパリン群8％ vs. プラセボ群10.7％, $p = 0.07$)。

コメント：その後の解析ではリスクの階層化を行う上で,退院前にトロポニンTを測定することの付加的価値が示された。

20 **Klein W, et al.; FRIC Investigators. Comparison of low-molecular-weight heparin with unfractionated heparin acutely and with placebo for 6 weeks in the management of unstable coronary artery disease. Fragmin in unstable coronary artery disease study (FRIC)** *Circulation.* 1997; 96: 61–8.

デザイン：前向き,無作為,部分オープンラベル,多施設共同並列試験。一次エンドポイントは死亡,心筋梗塞または狭心症再発。

目的：不安定狭心症あるいは非Q波梗塞の急性期治療における体重調整されたダルテパリン皮下投与の有効性と安全性を未分画ヘパリンと比較,および抗凝固薬の延長効果をダルテパリン群とプラセボ群で比較。

対象：72時間以内に胸痛のエピソードがあり,入院時の心電図において隣接する少なくとも2誘導において1 mV以上のST低下を一時的あるいは持続して認めたか,隣接する2誘導において1 mV以上のT波の陰転化を一時的あるいは持続して認めた1,482人の患者。

除外基準：新たな異常Q波,完全左脚ブロック,血栓溶解療法の適応,抗凝固薬の内服,拡張期血圧が120 mmHg以上か収縮期血圧が90 mmHg以下,出血性素因,最近の外科手術,脳血管イベントの既往。

治療：第1相 (オープン試験：1日目から6日目まで)：120 IU/kgのダルテパリンを1日2回皮下投与あるいは未分画ヘパリンの静注。第2相 (二重盲検：6日目から45日目まで)：7,500 IUのダルテパリンを1日1回皮下投与あるいはプラセボ。

結果：最初の6日間では,死亡,心筋梗塞,狭心症再発に2群間で有意差は認められなかった (ヘパリン群7.6％ vs. ダルテパリン群9.3％：95％信頼区間0.84–1.76)。死亡あるいは心筋梗塞 (3.6％ vs. 3.9％),血行再建術 (5.3％ vs. 4.8％)。6日から45日目では複合エ

ンドポイントは同様の発症率（ともに12.3％）であり，血行再建術も同様（プラセボ群14.2％ vs. ダルテパリン群14.3％）であった．ダルテパリン群は第1相の死亡率が高率であった（ヘパリン群3人 vs. ダルテパリン群11人，RR3.37，95％CI 1.01–11.24）．

コメント：ダルテパリンが有益性に乏しいのは抗血栓作用としてのXa因子阻害率が低い（たった2.0）ためであろう．

21 Cohen M, et al.; Efficacy and Safety of Subcutaneous Enoxaparin in Non-Q-Wave Coronary Events Study Group. A comparison of low-molecular-weight heparin with unfractionated heparin for unstable coronary artery disease. *N Engl J Med*. 1997; 337: 447–52.

デザイン：前向き，無作為，二重盲検，プラセボ対照，多施設共同並列試験．一次エンドポイントは14日間の死亡，心筋梗塞または狭心症再発．

目的：不安定狭心症あるいは非Q波梗塞患者に対するエノキサパリンの有効性と安全性を未分画ヘパリンと比較する．

対象：10分以上の安静時胸痛を24時間以内に訴えた3,171人の患者で，次の3つの所見のうち一つを伴うもの．(1)少なくとも2つの連続する誘導において，あらたな1 mm以上のST低下，あるいは一過性のST上昇，T波の変化，(2)以前の心筋梗塞確定診断か血行再建術の既往，(3)非侵襲的あるいは侵襲的検査により虚血性心疾患の考えられるもの．入院時にST部分の変化を伴っていたのは3分の1のみであった．

除外基準：左脚ブロックまたはペースメーカー植え込み例，持続性のST上昇，心不全など突然の原因で生じた狭心症状，抗凝固療法の禁忌，クレアチニン・クリアランスが30 mL/分以下．

治療：2日目から8日目（平均2.8日）まで1日2回1kgあたり1 mgのエノキサパリンを皮下投与あるいは未分画ヘパリンを使用した．

結果：エノキサパリン群では14日間で死亡，心筋梗塞，狭心症再発が16％低減し（エノキサパリン群16.6％ vs. ヘパリン群19.8％，$p = 0.019$），その効果は30日間持続した（エノキサパリン群19.8％ vs. ヘパリン群23.3％，$p = 0.016$）．エノキサパリン群ではまた30日間の血行再建術が減少した（エノキサパリン群27％ vs. ヘパリン群32.2％，$p = 0.001$）．大出血の発症率は30日間で同等（エノキサパリン群6.5％ vs. ヘパリン群7.0％）であったが，出血イベント全体では注射部の出血斑のためか，エノキサパリン群の方が高率（エノキサパリン群18.4％ vs. ヘパリン群14.2％，$p = 0.001$）であった．

22 FRagmin and Fast Revascularisation during InStability in Coronary artery disease (FRISC II) Investigators. Long-term low-molecular-mass heparin in unstable coronary-artery disease: FRISC II prospective randomised multicentre study. *Lancet*. 1999; 354: 701–7.

デザイン：前向き，無作為化，部分盲検並行群間，多施設研究．一次エンドポイントは3か月間の死亡または心筋梗塞．

目的：非侵襲的治療を受けている患者において，ダルテパリンによる長期治療効果をプラセボと比較検討する．

対象：過去48時間以内に虚血症状を呈し心電図変化（0.1 mV以上のST低下やT波陰転下）やマーカー上昇（CK-MB 6 mg/l以上，トロポニンT 0.1 mg/L以上）を伴う2,267例（年齢中央値67歳）．

除外基準：過去6か月以内の血管形成術，過去24時間以内の血栓溶解療法の施行や適応となる症例，血行再建術が予定されている症例．

治療：オープンラベルのダルテパリンを5日間以上投与後に，1日2回のダルテパリン120IU/kg皮下注，あるいはプラセボに無作為割り付けし，3か月間投与する．

結果：30日の時点で，ダルテパリン群では死亡または心筋梗塞の発症に有意な低下がみられた(3.1% vs. 5.9%, $p = 0.002$)。しかし3か月の時点では，その低下は有意ではなかった (6.7% vs. 8.0%, $p = 0.17$)。3か月間における死亡，心筋梗塞，あるいは血行再建の発生率に有意な低下がみられた (29.1% vs. 33.4%, $p = 0.031$)が，この効果は6か月の時点まで持続していなかった (38.4% vs. 39.9%, $p = 0.50$)。1年の時点で死亡率は有意に減少していた(Lancet 2000;356:9)。

23 Antman EM, et al.; TIMI 11B Investigators. Enoxaparin prevents death and cardiac ischemic events in unstable angina/non-Q-wave myocardial infarction. Results of the thrombolysis in myocardial infarction (TIMI) 11B trial. *Circulation*. 1999; 100: 1593–601.

デザイン：前向き，無作為化，二重盲検，プラセボ対照，多施設試験。一次エンドポイントは8日および43日での死亡，心筋梗塞，あるいは緊急血行再建術。

目的：不安定狭心症あるいは非Q波心筋梗塞症例において，死亡および心イベント発症の予防に対する，エノキサパリン長期投与の効果を，標準的な未分画ヘパリン投与と比較して検討する。

対象：過去24時間以内に安静時の虚血性症状を呈し，ST変化あるいはCK-MBかトロポニン陽性である3,910症例。

除外基準：24時間以内に血行再建術が予定されている症例，狭心症が治療可能な原因である症例，Q波梗塞への移行症例，2か月以内のCABG，あるいは半年以内のPTCA，登録前に24時間以上にわたる未分画ヘパリンの投与，ヘパリン起因性血小板減少症 (HIT) の既往，抗凝固療法の禁忌症例。

治療：エノキサパリン (1 mg/kg皮下注1日2回 (急性期)，続いて60 mg (65kg以上) あるいは40 mg (65kg未満)1日2回) を急性期 (2–8日間) そして慢性期 (43日まで)，あるいは未分画ヘパリン静注(急性期のみ)。

結果：エノキサパリン群では，43日での死亡，心筋梗塞あるいは緊急血行再建からなる一次複合エンドポイントに有意な12%の減少がみられた。この効果は8日目でもみられていた (12.4% vs. 14.5%, $p = 0.048$)。最初の72時間と初回の全入院期間中，両群間で主要な出血性合併症の発生率に有意差はみられなかった。しかし，長期のエノキサパリン治療は，大出血 (自然発生および手技に伴う) の発生頻度と関連していた (2.9% vs. 15%, $p = 0.021$)。1年のフォローアップでは，エノキサパリン治療の有意な効果は持続していた (一次複合エンドポイント，32.0% vs. 35.7%, $p = 0.022$; *J Am Coll Cardiol* 2000;36:693参照)。

コメント：この結果をESSENCEのデータと合わせて解析すると，死亡および心筋梗塞の有意な低下が8日(4.1% vs.5.3%)，14日(5.2% vs. 6.5%)，そして43日(7.1% vs. 8.6%)でみられる。

24 FRAX.I.S. Study Group. Comparison of two treatment durations (6 days and 14 days) of a low molecular weight heparin with a 6-day treatment of unfractionated heparin in the initial management of unstable angina or non-Q wave myocardial infarction: FRAX.I.S. (FRAxiparine in Ischaemic Syndrome). *Eur Heart J*. 1999; 20: 1553–62.

この前向き，無作為化，対照試験は不安定狭心症および非Q波心筋梗塞症 (48時間以内の狭心症とST低下，T波陰転化，あるいは血栓溶解が正当化されないST上昇) 3,468症例を登録した。nadoparinの短期 (6日間) または長期 (14日間) 投与，あるいは未分画ヘパリン投与 (6±2日間) に割り付けられた。14日の時点で，心血管死，狭心症の再発，そして不安定狭心症の再発からなる一次複合エンドポイントの発症率は3つの治療群間で同等であった (ヘパリン，18.1%；短期nadoparin，17.8%；長期nadoparin，20%)。

出血性合併症の発症率が長期のnadoparin群で高かった（14日の時点で，3.5% vs. 1.6%（未分画ヘパリン），1.5%（短期nadoparin））。

25 Goodman SG, et al.; Integrilin and Enoxaparin Randomized Assessment of Acute Coronary Syndrome Treatment (INTERACT) Trial Investigators. Randomized evaluation of the safety and efficacy of enoxaparin versus unfractionated heparin in high-risk patients with non-ST-segment elevation acute coronary syndromes receiving the glycoprotein IIb/IIIa inhibitor eptifibatide. *Circulation*. 2003; 107: 238–44.

この前向き，無作為化，非盲検，多施設試験は，ST上昇を伴わない虚血性胸部症状を有する746症例を登録した。未分画ヘパリンあるいはエノキサパリンが投与された。すべてのアスピリン（160 mg初期投与，1日80–325 mgの維持量），GP IIb/IIIa受容体拮抗薬eptifibatide（180 mg/kgボーラス静注，続いて2.0μg/kg/minで48時間投与），心臓カテーテル検査，冠動脈血行再建は治験担当者の裁量に委ねられた。96時間の時点での一次エンドポイント，非CABG TIMI major bleedingの発症率は，エノキサパリン群で未分画ヘパリン群に比較して有意に低かった（1.8% vs. 4.6%, $p = 0.03$）。またエノキサパリン群では，30日における死亡および非致死的心筋梗塞の発症が有意に低下していた（5.0 vs. 9.0%, $p = 0.031$）。本研究の限界は，非盲検デザインであること，冠動脈血行再建までの時間が長いこと（中央値で101時間vs. TACTICS-TIMI 18では21時間）である。進行中のSYNERGY試験では同様の問題をGP IIb/IIIa受容体拮抗薬で治療された8,000症例において検討している。

26 Blazing MA, et al.; 'A to Z' Investigators. Safety and efficacy of enoxaparin vs. unfractionated heparin in patients with non-ST-segment elevation acute coronary syndromes who receive tirofiban and aspirin: a randomized controlled trial. *JAMA*. 2004; 292: 55–64.

この前向き，無作為化，非盲検，多施設研究では，高リスクの急性冠症候群（ST変化あるいは心筋マーカー陽性）3,987症例を登録した。すべての症例でアスピリンとチロフィバンが投与された。60%で冠動脈造影が施行された。心臓カテーテル検査室でのエノキサパリンから未分画ヘパリンへのクロスオーバーは許可された。エノキサパリン（1 mg/kg 12時間毎）あるいは体重で調整した未分画ヘパリンに無作為に割り付けられた。エノキサパリンは，死亡，心筋梗塞，あるいは難治性の虚血において，未分画ヘパリンに比較して，非有意ではあるが12%の減少があった（8.4% vs. 9.4%, $p = 0.23$）。しかしながら本研究は非劣性を示すデザインであったため，その目標は達せられた。

27 Fifth Organization to Assess Strategies in Acute Ischemic Syndromes Investigators. Comparison of fondaparinux and enoxaparin in acute coronary syndromes. *N Engl J Med*. 2006; 354: 1464–76.

デザイン：前向き，無作為化，二重盲検，ダブルダミー，多施設，国際研究。プライマリエンドポイントは9日での死亡，再梗塞，あるいは難治性の虚血の複合エンドポイント。主要な出血および臨床転帰についても6か月まで追跡された。

目的：急性冠症候群症例において，フォンダパリヌクスとエノキサパリンの有効性および安全性を，虚血性および出血性事象に関し比較する。

対象：24時間以内に心臓の虚血性症状を呈し，次の2つ以上を有する20,078症例；年齢60歳以下，トロポニンあるいはCK-MBの上昇，あるいは虚血性の心電図変化。

除外基準：ヘパリン禁忌例，最近の出血性脳卒中，重度の腎機能障害，あるいは抗凝固の追加的な適応症例。

治療：フォンダパリヌクス2.5 mg1日2回（退院まで，あるいは8日間まで，いずれか早い方），あるいはエノキサパリン1 mg/kg1日2回（2–8日間，あるいは臨床的に安定するまで；

軽度-中等度の腎機能低下例では減量)．
結果：両群において，一次エンドポイントの発症率は同等であった(フォンダパリヌクス
5.8% vs. エノキサパリン 5.7%，ハザード比フォンダパリヌクス1.01, 95%CI 0.90–1.13)．
この結果は非劣性マージンを満たしていた．しかし，9日での主要な出血の発生率は，
フォンダパリヌクス群で有意に低かった(2.2% vs. 4.1%, $p<0.001$)．出血を含めて解
析すると，複合臨床エンドポイントかつ/あるいは出血の発症はフォンダパリヌクス
で低かった(7.3% vs. 9.0%, $p<0.001$)．さらに，30日と180日での死亡率はフォンダ
パリヌクス群で有意に低かった($p=0.002, 0.005$)．

28 Petersen JL, et al. Efficacy and bleeding complications among patients randomized to enoxaparin or unfractionated heparin for antithrombin therapy in non-ST-Segment elevation acute coronary syndromes: a systematic overview. *JAMA.* 2004; 292: 89–96.

ESSENCE，A to Z，SYNERGY，TIMI 11B，ACUTE II，INTERACT 試験のデータ
をまとめ，未分画ヘパリンあるいはエノキサパリンに無作為に割り付けられ，30日で
の臨床エンドポイントまで追跡された，非ST上昇心筋梗塞21,946症例を解析した．死
亡率は両群間で同等であった(各々 3.0%)．しかしながら，30日での死亡あるいは心筋
梗塞の複合エンドポイントはエノキサパリン群で有意に低下していた(10.1% vs. 11%,
OR 0.91, 95%CI 0.83–0.99)．7日以内での主要な出血あるいは輸血も同等であった．

β 遮断薬，Ca 拮抗約，硝酸薬

29 Gibson RS, et al.; Diltiazem Reinfarction Study Group. Diltiazem and reinfarction in patients with non-Q-wave myocardial infarction. Results of a double-blind, randomized, multicenter trial. *N Engl J Med.* 1986; 315: 423–9.

デザイン：前向き，無作為化，二重盲検，多施設試験．一次エンドポイントは14日での再梗塞．
目的：ジルチアゼムが非Q波心筋梗塞後の症例において早期の再梗塞率を減少させるか
  否かを検討する．
対象：非Q波心筋梗塞症(CK-MB上昇かつ30分に及ぶ虚血性疼痛あるいはST変化(少な
  くとも2つの誘導における，1 mm以上の上昇または低下，あるいはT波陰転化))の
  576症例．
除外基準：新規のQ波梗塞，心拍数50/分以下，高度ブロック，心原性ショック，あるい
  は収縮期100 mmHg以下の持続，過去3か月以内のCABGの施行，Ca拮抗薬治療を受
  けている症例．
治療：24–72時間以内にジルチアゼム 90 mgを6時間ごとあるいはプラセボに無作為割り
  付け．
結果：ジルチアゼム群では14日での再梗塞率が有意に低く(5.2% vs. 9.3%, $p=0.03$)，
  難治性の狭心症も50%減少していた(3.5% vs. 6.9%, $p=0.03$)．死亡率には有意差は
  みられなかった(3.1% vs. 3.8%)．副作用はジルチアゼム群で多かった(全体で24% vs.
  6%(房室ブロック，6% vs. 2%；収縮期血圧90 mmHg未満，8% vs. 2%))が，ジルチ
  アセムを副作用のため中止した症例は4.9%に過ぎなかった．

30 Holland Interuniversity Nifedipine/Metoprolol Trial (HINT) Research Group. Early treatment of unstable angina in the coronary care unit: a randomised, double blind, placebo controlled comparison of recurrent ischaemia in patients treated with nifedipine or metoprolol or both. *Br Heart J.* 1986; 56: 400–13.

この前向き，無作為化，二重盲検，プラセボ対照，多施設研究は，不安定狭心症515
症例を登録した．その内338人はβ遮断薬による治療を受けていなかった．β遮断薬
による治療を受けていなかった症例では，3群間(ニフェジピン，メトプロロール，あ

るいは両方)において，48時間での虚血の再発あるいは心筋梗塞の発症率に有意差はみられなかった。しかし，ニフェジピン群で心筋梗塞の発症が高い傾向がみられた(RR 1.51，95%CI 0.87-2.74)。β遮断薬をすでに服用していた症例では，ニフェジピンの追加は効果的であった(RR 0.68，95%CI 0.47-0.97)。これらの結果から，過去にβ遮断薬投与を受けていない症例では，メトプロロールは不安定狭心症に対し短期的な効果があり，ニフェジピンのみの投与は有害である可能性が示唆された。

31 Gheorghiade M, et al. Effects of propranolol in non-Q-wave acute myocardial infarction in the beta blocker heart attack trial. Am J Cardiol. 1990; 66: 129-33.
　この後ろ向き解析は，非Q波心筋梗塞を呈する601人のbeta-Blocker Heart Attack Trialの症例(17%)を対象とした。この試験の症例は，プロプラノロール，1日180-240 mg，あるいはプラセボに無作為に割り付けられた。フォローアップでは(中央値24.6か月)，死亡，突然死，そして再梗塞の発症率は同等であった。

32 Doucet S, et al. Randomized trial comparing intravenous nitroglycerin and heparin for treatment of unstable angina secondary to restenosis after coronary artery angioplasty. Circulation. 2000; 101: 955-61.
　この前向き，無作為化，二重盲検，単施設研究は，過去6か月以内に不安定狭心症で入院し血管形成術(ステントなし)を受けた200症例を登録した。ニトログリセリン(NTG)，ヘパリンの静注，その両者，あるいはプラセボを63±30時間投与された。狭心症再発はNTG群で低かった(42.6%(NTGのみ), 41.7%(NTG＋ヘパリン) vs. 75%(プラセボ，ヘパリンのみ)，$p<0.003$)。血管造影を必要とする難治性の狭心症もNTGで少なかった(4.3%，4.2%，22.9%，29.2%，$p<0.002$)。死亡や心筋梗塞症の発生は無かった。これらの結果から，再狭窄に関連した不安定狭心症においては，血栓形成よりも，平滑筋細胞の増殖や血管反応性の亢進がより重要であることが示唆された。

33 Emery M, et al.; GRACE Investigators. Patterns of use and potential impact of early beta-blocker therapy in non-ST-elevation myocardial infarction with and without heart failure: the Global Registry of Acute Coronary Events. Am Heart J. 2006; 152: 1015-21.
　NSTEMIにおけるβ遮断薬の有用性を検討する目的で，GRACEレジストリー中のNSTEMI 7,108症例が解析された。禁忌のない症例の76%でβ遮断薬が来院24時間以内に開始されていた(Killip IではIIIよりもより高率，$p<0.001$)。多変量解析では，このようなβ遮断薬早期治療は，NSTEMI症例において，より低い入院中死亡率に関連していた。この有用性は，Killip IよりもKillip II/IIIの症例においてより顕著であった。より低い死亡率は，全体のNSTEMI症例において6か月間持続していた。

34 Ambrosio G, et al.; GRACE Investigators. Chronic nitrate therapy is associated with different presentation and evolution of acute coronary syndromes: insights from 52,693 patients in the Global Registry of Acute Coronary Events. Eur Heart J. 2010; 31: 430-8.
　事前の硝酸剤治療が，続発する虚血イベントを抑制するかについて，GRACEレジストリー中のACS 52,693症例(STEMI 41%，UA/NSTEMI 59%)で検討した。全体で，42,138(80%)症例は事前の硝酸剤投与がなく，10,555症例(20%)では入院前に硝酸剤の内服治療を受けていた。臨床背景での調整後は，事前の硝酸剤治療は，STEMIに対して，UA/NSTEMIでの発症の有意な予測因子であった(OR 1.36, $p<0.0001$)。心筋バイオマーカー値も事前の硝酸剤治療群で有意に低かった(すべてに対し$p<0.0001$)。観察研究ではあるが，これらの結果から，慢性の硝酸剤投与は急性冠症候群の重症度を緩和させるかもしれないことが示唆される。

直接的トロンビン阻害薬

35 Global Use of Strategies to Open Occluded Coronary Arteries (GUSTO) IIb investigators. A comparison of recombinant hirudin with heparin for the treatment of acute coronary syndromes. *N Engl J Med*. 1996; 335: 775–82.

デザイン：前向き，ランダム化，二重盲検，多施設研究。一次エンドポイントは30日後の死亡または非致死性MI（または再梗塞）。
目的：すべてのタイプのACS患者において，hirudinの臨床的有効性をヘパリンと比較。
対象：過去12時間以内に胸痛を有し，持続するST上昇または低下≧0.5 mm（4,131例），またはT波陰転化（8,011例）を認める12,142例。
除外基準：経口抗凝固療法，活動性出血，脳卒中の既往，血清クレアチニン値＞2.0 mg/dL，ヘパリン禁忌例，SBP＞200 mmHgまたはDBP＞110 mmHg。
治療：ヘパリン群またはhirudin群（0.1 mg/kgボーラス静注後，0.1 mg/kg/時（GUSTO IIaでは0.6 ボーラス後，0.2））にランダム化。
結果：hirudin群では，30日後の死亡およびMIが，有意ではないが11%減少した（8.9% vs. 9.8%，$p=0.06$）。事後解析では，hirudin群で24時間後の死亡およびMIが有意に減少した（1.3% vs. 2.1%，$p=0.001$）。hirudin群で中等度の（しかし重篤でない）出血が多かった（8.8% vs. 7.7%）。ST上昇を認める患者は，より若年で心リスク因子が少なかったが，30日後の死亡率は高かった（6.1% vs. 3.8%）。

36 Organisation to Assess Strategies for Ischemic Syndromes (OASIS-2) Investigators. Effects of recombinant hirudin (lepirudin) compared with heparin on death, myocardial infarction, refractory angina, and revascularisation procedures in patients with acute myocardial ischaemia without ST elevation: a randomised trial. *Lancet*. 1999; 353: 429–38.

デザイン：前向き，ランダム化，多施設，二重盲検，二重ダミー研究。一次エンドポイントは7日後の心血管死または新規MI。
目的：UAまたはNSTEMI疑い患者において，hirudinの主要心イベント減少効果が，ヘパリンより優れているかを評価。
対象：21–85歳のUA（60歳未満では異常心電図所見が必要）または非ST上昇型急性MI疑いの10,141例。
除外基準：過去6か月以内のPTCA，予定された血栓溶解療法またはプライマリーPTCA，過去1年以内の脳卒中既往。
治療：ヘパリン群は5,000単位のボーラス静注後，15単位/kg/時で72時間持続静注。hirudin群は0.4 mg/kgのボーラス静注後，0.15 mg/kg/時で72時間持続静注。
結果：hirudin群では7日後の心血管死およびMIの相対リスクが，有意ではないが16%低下した（3.6% vs. 4.2%，$p=0.077$）。また，hirudin群では7日後の心血管死，MI，難治性狭心症の相対リスクが有意に18%低下した（5.6% vs. 6.7%，$p=0.0125$）。両群間の差違の多くは最初の72時間に認められた：心血管死またはMIの相対リスク0.76（$p=0.039$），心血管死，MI，難治性狭心症の相対リスク0.78（$p=0.019$）。hirudin群では大出血を多く認めたが(1.2% vs. 0.7%，$p=0.01$)，致死的な出血は多くなかった。

37 Stone GW, et al.; ACUITY Investigators. Bivalirudin for patients with acute coronary syndromes. *N Engl J Med*. 2006; 355: 2203–16.
デザイン：前向き，ランダム化，多施設，オープンラベル研究。一次エンドポイントは7日後の心血管死または新規MI。30日後の一次複合エンドポイントは，虚血イベント（死亡，MI，虚血に起因する再血行再建），出血性イベント，虚血と出血を総合した総括

的臨床有益性を含む。
目的：中等度から高リスクUA/NSTEMIに対するPCI施行時の，ヘパリン（UFH）と比較した抗トロンビン薬としてのbivalirudinの非劣勢の立証（可能であればあらかじめ定義した優位性）。
対象：明らかな心電図変化，トロポニンあるいはCK-MBの上昇，既知の冠動脈疾患，あるいは＞65歳・最近7日のアスピリン内服・24時間に二回以上のUA・3つ以上の心危険因子のTIMIリスクスコア4因子を満たす，のいずれか一つ以上を有する13,819例。
除外基準：STEMI，最近の大出血。
治療：GP IIb/IIIa阻害薬とヘパリン併用群，GP IIb/IIIa阻害薬とbivalirudin併用群，bivalirudin単独群の3群。
結果：GP IIb/IIIa阻害薬使用群の比較では，虚血イベント（bivalirudin＋GP IIb/IIIa 7.7％ vs.ヘパリン＋GP IIb/IIIa 7.3％），出血（5.3％ vs. 5.7％），総括臨床イベント（11.8％ vs. 11.7％）いずれも有意差はなく，それぞれ非劣勢許容範囲を満たしていた。ヘパリン＋GP IIb/IIIa阻害薬群とbivalirudin単独群の比較でも，複合虚血エンドポイントは非劣勢を示し（bivalirudin 7.8％ vs.ヘパリン＋GP IIb/IIIa，$p=0.32$），有意に出血率は低く（3.0％ vs. 5.7％，$p<0.001$），有意な総括的臨床有益性（10.1％ vs. 11.7％，$p=0.02$）が示された。

38 Direct Thrombin Inhibitor Trialists' Collaborative Group. Direct thrombin inhibitors in acute coronary syndromes: principal results of a meta-analysis based on individual patients' data. *Lancet.* 2002; 359: 294–302.

このメタアナリシスは，登録数200例以上で，7日間の直接的トロンビン阻害薬またはヘパリン治療にランダム化し，30日以上追跡した11のランダム化研究の患者35,970例を調査した。直接的トロンビン阻害薬は，ヘパリンと比較して治療終了時（4.3％ vs. 5.1％，OR 0.85，95％CI 0.77–0.94，$p=0.001$），および30日後（7.4％ vs. 8.2％，0.91，0.84–0.99，$p=0.02$）の死亡またはMIのリスクが低かった。これはMIの発生が少なかったことによる（2.8％ vs. 3.5％，0.80，0.71–0.90，$p<0.001$）。サブ解析では，ACSおよびPCI試験の両方で，死亡またはMIに対する直接的トロンビン阻害薬の有効性が示された。死亡またはMIの減少は，hirudinおよびbivalirudinで明らかであったが，一価の薬剤（アルガトロバン，efegatran，inogatran）では認められなかった。ヘパリンと比較して，大出血リスクはhirudinで増加したが，bivalirudinでは低下した。

糖蛋白 IIb/IIIa 阻害薬

39 Platelet Receptor Inhibition in Ischemic Syndrome Management in Patients Limited by Unstable Signs and Symptoms (PRISM-PLUS) Study Investigators. Inhibition of the platelet glycoprotein IIb/IIIa receptor with tirofiban in unstable angina and non-Q-wave myocardial infarction. *N Engl J Med.* 1998; 338: 1488–97.

デザイン：前向き，ランダム化，二重盲検，多施設研究。一次エンドポイントは7日後の死亡，MI，難治性虚血。
目的：UAおよび非Q波心筋梗塞患者の急性期虚血イベントの予防効果において，短時間作用型非ペプチド糖蛋白IIb/IIIa阻害薬tirofibanの臨床的有効性を研究する。
対象：持続する胸痛，あるいは安静時または最小限の労作により繰り返す狭心症の発作を過去12時間に有し，新たなST-T変化（≧1 mmのST上昇または下降，≧3 mmの少なくとも3つの誘導または前胸部誘導（V1を除く）におけるT波陰転，あるいは≧1 mmの偽正常化），あるいはCKまたはCK-MB上昇を示す患者1,915例。
除外基準：＞20分の長いST上昇，48時間以内の血栓溶解療法，過去6か月以内の血管形成

術，一か月以内のCABG，一年以内の脳卒中，活動性出血または出血の高リスク，血小板減少症の既往または血小板数＜150,000，クレアチニン＞2.5 mg/dL。

治療：(a) tirofiban群：tirofiban 0.6μg/kg/分で30分投与後，0.15μ/kg/分で投与＋プラセボ（ヘパリン），(b) 併用群：tirofiban 0.4μg/kg/分で30分投与後，0.1μ/kg/分で投与＋ヘパリン，(c) ヘパリン群：ヘパリン＋プラセボ(tirofiban)。

結果：tirofiban＋ヘパリン群ではヘパリン群に比して，7日後の複合エンドポイントが有意に減少した（12.9％ vs. 17.9％，相対リスク0.68；$p=0.004$）。この有意差は30日後および6か月後にも持続していた(18.5％ vs. 22.3％，$p=0.03$；27.7％ vs. 32.1％，$p=0.02$)。tirofiban＋ヘパリン群は，7日後および30日後の死亡またはMIも有意に減少していた（4.9％ vs. 8.3％，$p=0.006$；8.7％ vs. 11.9％，$p=0.03$）。

コメント：有効性はいずれの治療法においても認められ，30日後の死亡またはMIの減少は，薬物治療群25％，PCI群34％，CABG群30％であった。トロポニンのサブ解析でも，最大トロポニン値で測定される梗塞サイズはtirofibanとヘパリンの併用により減少した。血管造影の解析 (1,491例) では，tirofiban＋ヘパリン併用群でヘパリン群よりも血栓率が低く（オッズ比0.65；$p=0.002$），TIMIグレード3の率が高かった（82％ vs. 74％）。

40 Platelet Receptor Inhibition in Ischemic Syndrome Management (PRISM) Study Investigators. A comparison of aspirin plus tirofiban with aspirin plus heparin for unstable angina. *N Engl J Med.* 1998; 338: 1498–505.

デザイン：前向き，ランダム化，多施設研究。一次エンドポイントは48時間後の死亡，心筋梗塞，難治性虚血。

目的：アスピリンが投与されている患者において，UA治療に対するtirofiban静注とUFH静注の比較。

対象：3,232例。ランダム化の24時間以内に安静時または増強する胸痛を有し，次の基準の少なくとも一つを有する患者：(a) 隣接する少なくとも2つの誘導でST低下≧1 mm，一過性（＜20分）のST上昇またはT波陰転化，(b) 心筋由来酵素の上昇，(c) 6か月以上前のMIおよび血行再建術の既往，1か月以上前の冠動脈手術，運動負荷または薬物負荷のストレス試験陽性，以前の冠動脈造影における50％以上の狭窄。

除外基準：48時間以内の血栓溶解療法，クレアチニン値＞2.5 mg/dL，出血の高リスク，血小板減少症の既往，SBP≧180 mmHg，DBP≧110 mmHg。

治療：tirofiban 0.6μg/kg/分で30分投与後，0.5μg/kg/分で48時間投与＋プラセボ（ヘパリン），またはUFH (5,000単位をボーラス投与後，1,000単位/時で48時間投与し，6時間後および24時間後にaPTTに基づき必要があれば修正)。全例でアスピリン300~325 mg/日を投与。

結果：tirofiban群では，48時間後の一次エンドポイント発生率が32％減少した（3.8％ vs. 5.6％，RR0.67，$p=0.01$）。30日後のエンドポイント発生率は同等であった（15.9％ vs. 17.1％，$p=0.34$）。7日後の死亡率はtirofiban群で有意に低く（2.3％ vs. 3.6％，$p=0.02$），死亡およびMIは減少傾向を示した（5.8％ vs. 7.1％，$p=0.11$）。tirofiban群では血小板減少が増加したが（1.1％ vs. 0.4％，$p=0.04$），大出血の発生は同等であった（0.4％）。30日後の死亡または心筋梗塞の発生は，トロポニンI陽性患者（13.0％）で陰性患者(4.9％)に比し多く ($p<0.0001$)，トロポニンTについても陽性患者(13.7％)で陰性患者 (3.5％) に比し多かった ($p<0.001$) （文献85参照）。トロポニンI陽性患者では，tirofiban群で死亡（補正ハザード比0.25，95％CI 0.09–0.68，$p=0.004$）およびMI（補正ハザード比0.37，95％CI 0.16–0.84，$p=0.01$）のリスクが大きく低減した。

41 PURSUIT Trial Investigators. Inhibition of platelet glycoprotein IIb/IIIa with eptifibatide in patients with acute coronary syndromes. *N Engl J Med.* 1998; 339: 436–43.

デザイン：前向き，ランダム化，二重盲検，プラセボ対照，他施設研究。一次エンドポイントは30日後の死亡または非致死性MI。

目的：ST上昇を伴わないACS患者において，ヘパリンおよびアスピリンにeptifibatideを追加投与することの有効性を検討。

対象：過去24時間（中央値11時間）に10分間持続する虚血性胸痛を有し，ECG変化（胸痛の前後12時間の一過性または持続性ST低下≧0.5 mm，一過性ST上昇≧0.5 mm，T波陰転化≧1 mm），あるいは正常上限より高値のCK-MBを認める患者10,948例。

除外基準：持続性ST上昇≧1 mm，SBP≧200 mmHgまたはDBP≧100 mmHg，過去6週以内の大手術，過去30日以内の非出血性脳卒中または出血性脳卒中の既往，腎不全，血栓溶解療法またはGP IIb/IIIa阻害薬使用の予定，過去24時間以内の血栓溶解療法。

治療：eptifibatide 180μg/kgボーラス後，1.3または2.0μg/kg/分で72時間（72時間静注の終了近くでインターベンションを施行した場合は96時間まで），またはプラセボ；1.3μg/kg/分の点滴静注は3,218例を登録後中止された。プロトコールではカテーテル術および血行再建術は採用されなかった。

結果：eptifibatide群では，30日後の死亡およびMIが相対的に9.6％減少し（14.2％ vs. 15.7％，$p = 0.04$），この有効性は72時間後までみられた。早期（＜72時間）PCIを受けた患者においては，eptifibatide群で32％の相対的減少を示した。eptifibatide群では大出血が多く（10.6％ vs. 9.1％，$p = 0.02$），輸血率も高かった（11.6％ vs. 9.2％，RR 1.3，95％CI 1.1–1.4）。eptifibatide群は重症の血小板減少（血小板数＜2万）症例も多かった（相対リスク 5.0，9例 vs. 2例，95％CI 1.3–32.4）。CABGを受けた患者ではeptifibatide群で出血の増加を認めなかった。79例（0.7％）が脳卒中を発症し，うち66例は非出血性で，プラセボ群と高用量eptifibatide群で脳卒中発生率に有意差はなかった。

42 Cannon CP, et al.; OPUS-TIMI 16 Investigators. Oral glycoprotein IIb/IIIa inhibition with orbofiban in patients with unstable coronary syndromes (OPUS-TIMI 16) trial. *Circulation*. 2000; 102: 149–56.

デザイン：前向き，ランダム化，二重盲検，多施設研究。一次エンドポイントは死亡，MI，再入院を要する難治性虚血，緊急血行再建術，脳卒中。

目的：GP IIb/IIIa阻害薬orbofibanの長期経口投与が，再発性虚血イベントを減少させるかを検討。

対象：72時間以内に安静時胸痛を有し，次のうち一つ以上を有するACS患者10,288例：ST低下≧0.5 mm, 3つの誘導におけるT波陰転化≧3 mmまたはLBBB，心筋マーカー陽性，あるいは（以下，最初の3,000例のみ）MIの既往，PCI，CABG，冠動脈狭窄≧50％，年齢65歳以上，狭心症の既往または負荷試験陽性，末梢血管または脳血管疾患，糖尿病。

除外基準：出血リスクの増大（過去の頭蓋内出血，6か月以内の出血性潰瘍など）。

治療：orbofiban 50 mg 2回/日（50/50群），orbofiban 50 mg 2回/日を30日投与後orbofiban 30 mg 2回/日（50/30群），プラセボ。

結果：50/30群で30日後の死亡率が増加したため，試験は早期に終了した。10か月後の死亡率は，プラセボ群3.7％に対して，50/30群5.1％（$p = 0.008$），50/50群4.5％（$p = 0.11$）であった。一次複合エンドポイントの発生率に3群間で差は認められなかった（プラセボ群22.9％，50/30群23.1％，50/50群22.8％）。orbofiban群では，プラセボ群に比して大出血または重篤な出血（頭蓋内出血を除く）の発生率が高かった（3.7％（50/30群），4.5％（50/50群）vs. 2.0％）。

43 SYMPHONY Investigators. Comparison of sibrafiban with aspirin for prevention of cardiovascular events after acute coronary syndromes: a randomised trial. *Lancet.* 2000; 355: 337–45.

デザイン：前向き，ランダム化，二重盲検，多施設研究。一次エンドポイントは90日後の死亡，心筋梗塞，または重篤再発性虚血。
目的：急性冠症候群患者(ACS)においてアスピリンと経口GP IIb/IIIa拮抗薬sibrafibanを長期追加投与した場合の有効性，安全性，忍容性を検討した。
対象：9,233例。ACS発症7日以内。12時間以上臨床症状は安定していて，Killip分類1か2。
除外基準：重篤疾患，出血性素因，大手術，最近の脳卒中や頭蓋内出血，血小板減少症，腎不全，経口の抗凝固剤，抗血小板剤，NSAIDs（非ステロイド性抗炎症剤）。
治療：アスピリン群80 mg，低用量sibrafiban (LDS群：クレアチニンや体重により4.5 mgまたは3.0 mg)，高用量sibrafiban (HDS群：クレアチニンや体重により6 mg，4.5 mg，3 mg)。すべて12時間ごとに投与。
結果：一次エンドポイントの発生率に3群で差はなかった（9.8%（アスピリン），10.1%（LDS），10.1%（HDS），アスピリンとLDSおよびHDSのオッズ比1.03, 95% CI 0.87–1.21)。死亡または心筋梗塞の発生率は同等だった（それぞれ7.0%，7.4%，7.4%）。広範な心筋梗塞（CK-MBが正常の5倍以上）はアスピリン群（37.4%）がLDS群（45.3%）やHDS群（49.7%）より少なかった。アスピリン群は出血発生率が有意に低かった（13.0% vs. 18.7%，25.4%）が，大出血はおのおの3.9%，5.2%，5.7%だった。

44 Second SYMPHONY Investigators. Randomized trial of aspirin, sibrafiban, or both for secondary prevention after acute coronary syndromes. *Circulation.* 2001; 103: 1727–33.

デザイン：前向き，ランダム化，二重盲検，多施設研究。一次エンドポイントは死亡，心筋梗塞や重篤再発性虚血。
目的：アスピリンと低用量sibrafiban (LDS) 併用群または高用量sibrafiban (HDS) 単独群の長期間投与(12-18か月)がアスピリン単独と比較し二次予防効果があるかを検討。
対象：SYMPHONY Iと同基準。フォローアップ90日の中央値を達成した6,671例（オリジナルデザインは8,400例）。
除外基準：SYMPHONY I参照。
治療：アスピリン単独（80 mg 2回/日），LDS+アスピリン群またはHDS群で，イベントからの最初の投与までの平均時間は94時間（範囲，63–132時間）であった。
結果：SYMPHONY Iの結果報告後に本研究終了。一次予防の発生頻度は3群で差がなかった（アスピリン9.3%，LDS+アスピリン9.2%，HDS10.5%）。HDS群はアスピリン単独群より死亡・心筋梗塞の発生が高く（6.1% vs8.6%），LDS＋アスピリン群はアスピリン単独群より大出血の頻度がより高かった(5.7% vs4.0%)。
コメント：いくつかのエビデンスから，経口GP IIb/IIIa拮抗薬服用中の血栓形成の増加は，薬剤の活性が少ないか無活性の際に，受容体の活性が促進されることによることが示唆された。

45 Simoons ML; GUSTO IV-ACS Investigators. Effect of glycoprotein IIb/IIIa receptor blocker abciximab on outcome in patients with acute coronary syndromes without early coronary revascularisation: the GUSTO IV-ACS randomised trial. *Lancet.* 2001; 357: 1915–24.

デザイン：前向き調査，ランダム化，オープン，多施設研究。一次エンドポイントは30日以内の死亡または心筋梗塞。
目的：早期血行再建術非施行のACSにおける糖タンパクIIb/IIIa阻害薬，abciximabの有効性の検討。

対象:7,800例。不安定狭心症か非ST上昇型心筋梗塞の患者。24時間以内に5分以上の胸痛，0.5 mm以上のST低下，トロポニンTかI陽性。
除外基準:持続性ST上昇，新規の左脚ブロック，2週間以内に経皮的冠動脈インターベンション (PCI) を受けたもの，30日以内にPCIやCABGを予定しているもの，活動性の出血または出血素因，その他，出血の危険を有するもの。
治療:abciximabの24時間投与群，48時間投与群，プラセボ群。全例にアスピリンが投与され，低分子ヘパリンか未分画ヘパリンも投与された。
結果:30日後の死亡または心筋梗塞の発症は両群で明らかな差がなかった (abciximab 24時間8.2%，abciximab 48時間9.1%，プラセボ8.0%，$p=$NS)。トロポニン陽性群とサブグループでも有意差は示されなかった。死亡率はabciximab投与群，とくに48時間群がプラセボ群と比較して高かった(0.7%と0.9% vs. 0.3%，オッズ比2.3,$p=0.048$, オッズ比2.9，$p=0.007$)。登録時にトロポニンTやI上昇例では，合併症のリスクが高いにも関わらず，有効性は認めなかった。出血の発生率は低かったが，abciximab投与群，とくに48時間群ではより高かった。血小板減少症もabciximab群でより高かった。

46 Kastrati A, et al.; Intracoronary Stenting and Antithrombotic: Regimen Rapid Early Action for Coronary Treatment 2 (ISAR-REACT 2) Trial Investigators. Abciximab in patients with acute coronary syndromes undergoing percutaneous coronary intervention after clopidogrel pretreatment: the ISAR-REACT 2 randomized trial. *JAMA*. 2006; 295: 1531–8.

デザイン:前向き調査，ランダム化，プラセボ対照，多施設国際共同研究。一次エンドポイントは30日内の死亡，心筋梗塞，または緊急標的血管血行再建(TVR)。
目的:クロピドグレルを前投与してPCIを受けた不安定狭心症か非ST上昇型心筋梗塞患者における糖タンパクIIb/IIIa阻害薬abciximabの有用性研究。
対象:2,022例。PCI (約半数が薬剤溶解性ステント) 施行前にアスピリンやクロピドグレルを投与された不安定狭心症か非ST上昇型心筋梗塞(約50%はトロポニン上昇)患者。
除外基準:持続性ST上昇，新規左脚ブロック，血行動態不安定，出血リスクの増加(たとえば最近の脳卒中)，生命予後の短い癌患者。
治療:abciximabの12時間の持続点滴群とプラセボ群で，両群ともヘパリンの点滴を投与した。
結果:abciximab群は一次エンドポイントが有意に減少した(8.9% vs. 11.9%, $p=0.03$)；が，この差はトロポニン上昇のない患者では示されなかった。大出血，小出血や輸血の必要性は両群で有意差はなかった。

47 Roffi M, et al. Platelet glycoprotein IIb/IIIa inhibitors reduce mortality in diabetic patients with non-ST-segment-elevation acute coronary syndromes. *Circulation*. 2001; 104: 2767–71.

このメタ解析は6つの大規模なGP IIb/IIIa拮抗薬試験に登録された患者を解析した (PRISM, PRISM-PLUS, PARAGON A, PARAGON B, PURSUIT, GUSTO IV)。糖尿病患者6,458人のうち，GP IIb/IIIa拮抗薬の服用は有意に30日後の死亡率を低下させた (4.6% vs. 6.2%, OR 0.74, 95%CI 0.59–0.92, $p=0.007$)。最大の有用性は入院中に経皮的冠動脈インターベンションを受けた糖尿病の1,279人にみられ，GPIIb/IIIa拮抗薬服用者の死亡率が70%低かった(1.2% vs. 4.0%, OR 0.30, 95%CI 0.14–0.69, $p=0.002$)。対照的にGPIIb/IIIa拮抗薬服用の非糖尿病患者23,072例では，死亡率低下は認めなかった (両群3.0%)。GP IIb/IIIa拮抗薬と糖尿病患者の相互作用は統計的に有意であった ($p=0.036$)。

48 Boersma E, et al. **Platelet glycoprotein IIb/IIIa inhibitors in acute coronary syndromes: a meta-analysis of all major randomised clinical trials.** *Lancet.* 2002; 359: 189–98.

このメタ解析は31,402例のACS患者でGP IIb/IIIa拮抗薬群とプラセボまたはコントロール群を無作為化し，同様に前述の6つの研究を検討した。すべての評価項目のメタ解析はCochrane-Mantel-Haenszel検定，Breslow-Day検定とKaplan-Meire検定を用いた。30日後の死亡・心筋梗塞の発症はGPIIb/IIIa阻害薬使用により，有意に1%減少を示した (10.8% vs. 11.8%（プラセボまたはコントロール），OR 0.91, $p = 0.015$]。明らかな有効性は5日後にも認められた(5.7% vs. 6.9%，OR 0.84, $p = 0.0003$)。有効性は重要なサブグループすべて，すなわち年齢，糖尿病，心疾患の既往で認めた。GP IIb/IIIa拮抗薬使用は出血性のリスクは増大したが (OR 1.62)，頭蓋内出血や脳卒中は増加しなかった。性差は男性にGP IIb/IIIa拮抗薬は有効だったが，女性ではトロポニンのベースラインが補正されてるときは有効だった。トロポニン陽性でない患者のGPIIb/IIIa拮抗薬の有効性は証明されなかった。

49 Giugliano RP, et al.; EARLY ACS Investigators. **Early versus delayed, provisional eptifibatide in acute coronary syndromes.** *N Engl J Med.* 2009; 360: 2176–90.

デザイン：前向き，ランダム化，プラセボ対照，多施設国際共同研究。一次エンドポイントは96時間後における死亡，心筋梗塞，緊急標的血管血行再建 (TVR) またはボーラス投与を要する経皮的冠動脈インターベンション(PCI)中の血栓性合併症の複合エンドポイント。

目的：PCIを施行した不安定狭心症/非ST上昇型心筋梗塞の入院患者におけるGP IIb/IIIa拮抗薬の早期投与対待機的投与の検討。

対象：9,492例。1か月以内にPCIを受けた高リスクの不安定狭心症や非ST上昇型心筋梗塞患者を無作為化。少なくとも2つの項目を有すれば，高リスクとした；著明な心電図変化，トロポニンまたはCK-MBの上昇，60歳以上。

除外基準：増大する出血性リスク。

治療：早期にeptifibatideとプラセボをルーチン投与：血管造影に続き，研究者がeptifibatideを分類（あらかじめeptifibatideを投与された例はプラセボをボーラス投与し，それからオープンラベルで持続注入する。あらかじめプラセボを投与された例はeptifibatideをボーラス投与し，それからオープンラベルで持続静注）した。もし，PCI前に予定された薬剤の投与法を希望しなかったり，PCIでワイヤーが病変通過後に血栓性合併症を術者が認めた際は，'bail out' kit containing studyとして，当初の予定投与と反対の薬剤を依頼した (bail out kitで規定されている7つの血栓性合併症いずれかに対する場合は，Clinical Events Committeeで一次エンドポイントが考慮される）。

結果：96時間後における一次エンドポイントは早期eptifibatide投与群 (9.6%) と待機投与群 (10.0%, $p = 0.23$)で差はなかった。30日後の死亡，心筋梗塞の差は同様だが，早期投与群の方が低い傾向であった (早期群11.2% vs. 待機群12.3%, $p = 0.08$)。TIMI基準大出血は2.6% vs. 1.8%（OR 1.42, $p = 0.02$)，出血の定義にGUSTO基準を用いると中等度出血は早期群6.8% vs. 待機群4.3%，OR 1.60 ($p < 0.001$) であった。GUSTO基準の重症出血は同様であったが，小出血や赤血球輸血の必要は早期群で高かった。

コメント：早期のeptifibatideのルーチン投与群と待機投与群をPCI施行した不安定狭心症と非ST上昇型心筋梗塞の患者で比較した。96時間後と30日後追跡した結果，早期投与群に優位な結果は得られず，大出血のリスクが著明に増大した。

血栓溶解療法

50 Bär FW, et al. Thrombolysis in patients with unstable angina improves the angiographic but not the clinical outcome. Results of UNASEM, a multicenter, randomized, placebo-controlled, clinical trial with anistreplase. *Circulation*. 1992; 86: 131–7.

前向き,ランダム化,二重盲検,プラセボ対照,多施設研究。159例の30–70歳で最近(<4週)発症した狭心症または最終発作が入院12時間以内の増悪型の狭心症で虚血性ST変化(ST低下>1 mm,T波の陰転化>2 mm)のあった症例。冠動脈造影後,患者は無作為にanistreplase 30単位を5分で投与またはプラセボに割り付けた。再造影は12–28時間後に行った。すべての患者にヘパリンとアスピリン300 mg/日投与した(2回目の造影後から開始)。anistreplase群は1回目と2回目の造影の間に狭窄が著明に減少した(11%(70%→59%) vs. 3%(66%→63%), $p = 0.008$)。両群間で臨床的アウトカム(たとえば梗塞サイズ,MI発症率)に有意差はなかったが,anistreplase群で出血性合併症が多かった(32% vs. 11%, $p = 0.001$)。

51 TIMI IIIA Investigators. Early effects of tissue-type plasminogen activator added to conventional therapy on the culprit coronary lesion in patients presenting with ischemic cardiac pain at rest. Results of the Thrombolysis in Myocardial Ischemia (TIMI IIIA) Trial. *Circulation*. 1993; 87: 38–52.

デザイン:前向き,ランダム化,オープン,並行群間,多施設研究。一次エンドポイントは10%の狭窄減少とTIMI血流の2段階の改善。
目的:不安定狭心症か非Q波心筋梗塞患者で,通常治療に組織型プラスミノーゲン活性因子(tPA)を追加した場合の責任病変における有用性を評価。
対象:306例。22–75歳で安静時に5分から6時間の胸痛を伴い,ECG変化または冠動脈疾患を有する患者。
除外基準:冠動脈バイパス術後,21日以内の心筋梗塞,6か月以内のPTCA,心原性ショック,経口抗凝固療法が必要な例。
治療:前投与にtPA(最大80 mg)またはプラセボ+通常の狭心症療法。すべての患者はヘパリン(5,000単位ボーラスまたは18–48時間持続静注)とアスピリン325 mg/日投与。
結果:tPA群は18–48時間後の再造影で,TIMI血流グレードの2段階改善,または20%の狭窄の減少がより多かった(15% vs. 5%, $p = 0.003$)。tPAの有効性は血栓性病変を有する患者(36% vs 15%, $p < 0.01$)や非Q波心筋梗塞患者(33% vs. 8%, $p < 0.005$)でより著明だった。

52 TAUSA Investigators. Ambrose JA, et al. Adjunctive thrombolytic therapy during angioplasty for ischemic rest angina. Results of the TAUSA Trial. *Circulation*. 1994; 90: 69–77.

デザイン:前向き,ランダム化,二重盲検,多施設研究。
目的:不安定狭心症または心筋梗塞後安静時狭心症の経皮的冠動脈形成術中に冠動脈内ウロキナーゼ投与の有用性を評価。
対象:469例。80歳以下でSTまたはT波の変化を伴う虚血性安静時痛があり,造影で70%の狭窄を有する。
除外基準:ベースラインのECGが正常,血圧が180 mmHg/110 mmHg以上,脳卒中,最近の大手術(10日以内),出血傾向,活動性の消化管出血または泌尿生殖器出血。
治療:ウロキナーゼ(25万Uまたは50万U)ないしプラセボを冠動脈注入。すべての患者でアスピリンとヘパリンを投与。
結果:PTCA後の血栓発生率に有意差はなかった(13.8%(ウロキナーゼ) vs. 18%, $p =$

NS) が，ウロキナーゼ群で急性冠閉塞が高く (10.2% vs. 4.3%，$p < 0.02$，大半は50万U群)，有害事象も多かった(虚血，心筋梗塞，CABG；6.3% vs. 2.9%，$p < 0.02$)。

コメント：ウロキナーゼの有害事象の説明として出血性解離の増加，内膜の被膜化の欠如，凝固促進や血小板活性の効果が考えられる。

53 TIMI IIIB Investigators. Effects of tissue plasminogen activator and a comparison of early invasive and conservative strategies in unstable angina and non-Q-wave myocardial infarction. Results of the TIMI IIIB Trial. *Circulation*. 1994; 89: 1545–56.

デザイン：前向き，ランダム化 (2×2因子分析)，二重盲検，プラセボ対照，多施設研究。一次エンドポイントは6週後の死亡，心筋梗塞，治療が無効 (tPAの比較) および死亡，心筋梗塞，ETT陽性(治療法の比較)。

目的：不安定狭心症と非Q波心筋梗塞における血栓溶解療法の評価と早期侵襲的と保存的方法との比較。

対象：1,473例。21–76歳。24時間以内に安静時の虚血性症状をともなった不安定狭心症と非Q波心筋梗塞。

除外基準：治療可能な不安定狭心症，21日内の心筋梗塞，30日内に冠動脈造影をしてる，6か月以内に経皮的冠動脈形成術 (PTCA) を施行，冠動脈バイパスの既往，SBP > 180 mmHg，DBP > 100 mmHg，血栓溶解療法が禁忌。

治療：tPAを90分以上かけて投与(最大80 mg，平均63 mg)。1/3量をボーラス静注(最大20 mg)ないしプラセボ。早期侵襲的治療はランダム化後の18–48時間でカテーテルを行い，可能なら血行再建術も施行。保存治療では心電図変化を伴う安静時虚血を繰り返すか薬物治療が無効な場合にカテーテルを施行した。

結果：侵襲的と保存的治療で一次エンドポイントに差はなかった (16.2% vs. 18.1%) が，早期侵襲的治療により入院期間の短縮，再入院率の低下を認めた。tPAの有効性は示されず，有害だった可能性がある (たとえば，頭蓋内出血：4例 vs. プラセボ：0例，$p = 0.06$)。

コメント：1年後の結果，死亡，非致死的再梗塞の発生率はtPAとプラセボ (12.4% vs. 10.6%) および早期侵襲的治療と保存的治療群(10.8% vs. 12.2%)で同様だった。早期侵襲的治療は基本的にはPTCAが多いため (39% vs. 32%)，血行再建率が高かった (64% vs. 58%，$p < 0.001$)が，再入院率は低かった (26% vs. 33%，$p < 0.001$)。

侵襲的 vs. 保存的治療

(文献52も参照のこと)。

54 Boden WE, et al.; Veterans Affairs Non-Q-Wave Infarction Strategies in Hospital (VANQWISH) Trial Investigators. Outcomes in patients with acute non-Q-wave myocardial infarction randomly assigned to an invasive as compared with a conservative management strategy. *N Engl J Med*. 1998; 338: 1785–92.

デザイン：前向き，ランダム化，対照，多施設研究。一次エンドポイントは死亡またはMI。

目的：非Q波MIにおいて，保存的治療と侵襲的治療の臨床的有効性を比較。

対象：920例。連続したECGでQ波を認めないMIを有し，CK-MBが正常上限の1.5倍以上の患者。

除外基準：集中的薬物治療を行っても持続または再発する安静時虚血，利尿薬および／または血管拡張薬の静注治療を行っても存在する重症心不全，重篤な合併症。

治療：24–72時間以内の侵襲的治療 (ルーチンの血管造影後，可能であれば血行再建術)，

または保存的治療（薬物治療，非侵襲的検査（放射性核種左室造影，症候限界性ETTタリウムシンチ），自然発症または誘発性虚血がある場合のみ侵襲的手技）にランダム化．全例にアスピリン（325 mg/日）およびジルチアゼム（180-300 mg/日）を投与．

結果：高リスクの虚血性合併症のため除外されたのは9％のみであった．保存的治療群の29％（TIMI 3Bでは64％）のみが，30日以内にカテーテルを行った．追跡期間（平均23か月）の死亡およびMIの発生率は同等であった（152例（侵襲群32.9％ vs.139例（保存群30.3％），$p=0.35$）．保存的治療群では，有意ではないが死亡率が低い傾向にあった（ハザード比0.72，95％CI 0.51-1.01）．死亡＋MI例または死亡例は保存的治療群で少なく，退院時（36例 vs. 15例，$p=0.004$，21例 vs. 6例，$p=0.007$），1か月後（48例 vs. 26例，$p=0.012$，23例 vs. 9例，$p=0.021$），1年後（111例 vs. 85例，$p=0.05$，58例 vs. 36例，$p=0.025$）であった．侵襲的治療群ではCABG手術の死亡率が高かった（11.6％ vs. 3.4％（11例 vs. 保存的治療群3例））．

55 McCullough PA, et al. A prospective randomized trial of triage angiography in acute coronary syndromes ineligible for thrombolytic therapy. Results of the medicine versus angiography in thrombolytic exclusion (MATE) trial. *J Am Coll Cardiol*. 1998; 32: 596–605.

目的：血栓溶解療法不適応の急性MIが疑われる患者において，適応があった場合の血行再建術の早期トリアージが臨床的に有効であるかの検討．

対象：201例．急性MI（早期の酵素上昇の有無にかかわらず，臨床的に強く疑われる）に一致する急性胸痛症候群を24時間以内に有し，ECG変化の欠如（68％はST上昇なし），6時間以上の症状持続，出血または脳卒中の高リスクにより，血栓溶解療法に不適応の患者．

除外基準：発症後24時間以上，もしくは心カテーテルの絶対適応または禁忌．

治療：早期トリアージ血管造影後，その血管造影に基づく治療 vs. アスピリン，静注ヘパリン，NTG，β遮断薬，鎮痛薬による通常の薬物治療．

結果：急性MIは，トリアージ血管造影群の51％，保存的治療群の54％で認められた．トリアージ血管造影群では，一次エンドポイント（再発性虚血イベントおよび死亡）が有意に減少した（13％ vs. 34％，RR 45％，95％CI 27％-59％，$p=0.0002$）．トリアージ血管造影群の58％が血行再建術を受けたが，保存的治療群では，再発性虚血のために60％がプロトコール外の血管造影を受け，37％が血行再建術を受けた（$p=0.004$）．血行再建術までの平均時間は，トリアージ血管造影群で有意に短かった（27 vs. 98時間，$p=0.0001$）．入院期間または入院費用に差はなかった．長期追跡（中央値21か月）では，晩期血行再建術，MI再発，総死亡率に有意差はなかった．

56 FRagmin and Fast Revascularisation during InStability in Coronary artery disease (FRISC II) Investigators. Invasive compared with non-invasive treatment in unstable coronary-artery disease: FRISC II prospective randomised multicentre study. *Lancet*. 1999; 354: 708–15.

デザイン：前向き，ランダム化，一部オープン（治療選択），多施設研究．一次エンドポイントは6か月以内の死亡またはMI．

目的：不安定冠疾患患者において，至適な抗血栓療法のもとに早期侵襲的治療を加えた場合の有効性を非侵襲的治療と比較．

対象：2,457例．過去48時間以内に虚血症状を有し，ECG変化（ST低下またはT波陰転化≧0.1 mV）またはマーカー高値（CK-MB＞6 mg/L，トロポニンT＞0.10 mg/dLなど）を認める患者．

除外基準：文献22参照．

治療：早期侵襲的治療または非侵襲的治療（7日以内の冠血管造影は96％および10％，最初の10日以内の血行再建術は71％および9％）。また，dalteparinまたはプラセボを3か月間投与。

結果：侵襲的治療群では，6か月以内の死亡またはMIが有意に減少した(9.4% vs. 12.1%（非侵襲的治療群），$p = 0.031$)。MI単独では有意な減少が認められたが (7.8% vs. 10.1%，$p = 0.045$)，死亡率の減少は有意でなかった (1.9% vs. 2.9%, $p = 0.10$)。サブ解析により，これらの有効性は男性にかぎられることが示された(6か月以内の死亡またはMIのリスク比：男性0.64，女性1.26)。侵襲的治療群では再発性狭心症および再入院も50％減少した。1年間の追跡で，侵襲的治療群では死亡またはMIが持続的に減少した (10.4% vs. 14.1%，リスク比0.74, $p = 0.005$)，非侵襲的治療群の52％で血管造影が施行された(*Lancet* 2000; 354: 9)。

57 Cannon CP, et al.; TACTICS -Thrombolysis in Myocardial Infarction 18 Investigators. Comparison of early invasive and conservative strategies in patients with unstable coronary syndromes treated with the glycoprotein IIb/IIIa inhibitor tirofiban. *N Engl J Med*. 2001; 344: 1879–87.

デザイン：前向き，ランダム化，多施設研究。一次エンドポイントは6か月以内の死亡，非致死性MI，ACSによる再入院。

目的：早期にGP IIb/IIIa阻害薬治療を受けたUAおよびNSTEMI患者において，早期侵襲的治療と早期保存的治療を比較。

対象：2,220例。UAおよびNSTEMI患者で，次のうち1つ以上を有する。ECG変化, 心筋マーカー高値，CAD（心カテーテル，血行再建術，MI）の既往。

除外基準：持続するST上昇，二次性狭心症，6か月以内のPTCAまたはCABG，消化管出血の既往，血小板異常，血小板減少症または出血性脳血管疾患，1年以内の非出血性脳卒中または一過性脳虚血発作，重症CHFまたは心原性ショック，血清クレアチニン値＞2.5 mg/dL，96時間以内のabciximab治療，チクロピジン，クロピドグレル，ワルファリンの長期治療中。

治療：早期侵襲的治療（4–48時間以内にルーチンのカテーテルを施行し，適応があれば血行再建術），もしくは保存的治療(再発性虚血の他覚的な所見(ECG変化，マーカー陽性)または負荷試験異常が認められる場合のみカテーテルを施行)。全例にアスピリン，ヘパリン，tirofiban (0.4μg/kg/分) を30分投与。

結果：6か月後，早期侵襲的治療群では，保存的治療群に比して一次エンドポイントの発生率が有意に低かった (15.9% vs. 19.4%，オッズ比0.78，$p = 0.025$)。早期侵襲的治療群は，6か月以内の死亡または非致死性MIの発生率も低かった (7.3% vs.9.5%，オッズ比0.74, $p < 0.05$)。侵襲的治療の有用性は，ベースラインにST変化を認めた患者において有意に高かった（交互作用$p \geq 0.006$)。トロポニンT値＞0.01ng/mLの患者では，侵襲的治療群で保存的治療群に比して一次エンドポイントが相対的に39％減少したが ($p < 0.001$)，トロポニンT値≦0.01ng/mLの患者ではいずれの治療でも結果は同等であった。TIMIリスクスコアによるサブ解析では (*JAMA* 2000; 284: 8351)，侵襲的治療の有用性は中等度リスクおよび高リスク患者(対象の75％)において認められた。

58 Fox KA, et al.; Randomized Intervention Trial of unstable Angina (RITA) Investigators. Interventional versus conservative treatment for patients with unstable angina or non-ST-elevation myocardial infarction: the British Heart Foundation RITA 3 randomised trial. Randomized Intervention Trial of unstable Angina. *Lancet*. 2002; 360: 743–51.

デザイン：前向き，ランダム化，オープン，多施設研究。一次エンドポイントは，4か月

以内の死亡，MI，難治性狭心症，および1年以内の死亡またはMI。追跡期間の中央値は2.0年。

目的：UA/NSTEMI患者において，心筋血行再建術（臨床的適応がある場合）を伴うルーチンの早期血管造影が，保存的治療より有効であるかを評価。

対象：1,810例。非ST上昇型ACS患者。

除外基準：MIに進展する可能性，ランダム化前のCKまたはCK-MBが正常値上限の2倍，72時間以内のPCIの予定，過去1か月以内のMI，過去1年以内のPCI，CABG既往。

治療：早期侵襲的治療（適応であれば血管造影とPCIを施行），保存的治療（虚血または症状により血管造影を施行（1年後48％が施行））。両群で抗トロンビン薬enoxaparinを投与。約25％にGP IIb/IIIa拮抗薬を投与。

結果：4か月後，早期侵襲的治療群では，保存的治療群に比して死亡，MI，難治性狭心症の発生率が34％減少した（9.6％ vs. 14.5％，$p=0.001$）。この有用性は主に，侵襲的治療群で再発性狭心症が53％減少したことによる。難治性狭心症は，最大用量の薬剤投与下でも安静時または最小限の労作による虚血痛が出現し，ECG変化を認め，24時間以内に迅速な血行再建術を施行したものとした。1年後，死亡またはMI発生率は両群で同等であった（7.6％ vs. 8.3％，$p=0.58$）。しかしESC/ACCのMIの定義を用いると，1年後の死亡またはMIは減少した（12.5％ vs. 17.1％，$p=0.007$）。侵襲的治療群では，狭心症状および抗狭心症薬の使用が有意に減少した（$p<0.0001$）。

59 Neumann FJ, et al. Evaluation of prolonged antithrombotic pretreatment ("cooling-off" strategy) before intervention in patients with unstable coronary syndromes: a randomized controlled trial. *JAMA*. 2003; 290: 1593–9.

デザイン：前向きランダム化対照研究。一次エンドポイントは30日後における死亡とMIの複合。

目的：UAおよびNSTEMIに対してPCIが行われる患者において，PCIに先行する抗血栓療法の期間を延長すべきかの検討。

対象：410人。ST低下かトロポニン上昇を認めたUAおよびNSTEMIの患者。

治療：すべての患者は同様の抗血栓薬投与法を受けた（ヘパリンのボーラス静注，アスピリン，クロピドグレルの負荷投与を含む投与，tirofibanのボーラス静注）。早期インターベンション群はPCIを6時間以内に受け，一方で治療期間延長群は（狭心症，血行動態不安定，一次エンドポイントに至らなければ）3–5日後にPCIを受けた。

結果：治療期間延長群では，30日後の一次エンドポイントは有意に高率であった（11.6％ vs. 5.9％，$p=0.04$）。延長群での超過イベントはカテーテルに先行して起こり，カテーテル後のイベント率は差を認めなかった。中等度のリスクのUAおよびNSTEMIにおいては抗血栓療法によるインターベンションの遅れは有益でない。

60 de Winter RJ, et al.; Invasive versus Conservative Treatment in Unstable Coronary Syndromes (ICTUS) Investigators. Early invasive versus selectively invasive management for acute coronary syndromes. *N Engl J Med*. 2005; 353: 1095–104.

デザイン：前向き，ランダム化，多施設，対照研究。一次エンドポイントは死亡，MI，狭心症による再入院。

目的：中等度のUAおよびNSTEMI患者において，早期侵襲的治療が（「選択的」侵襲的治療と比較して）死亡率を下げるのかを確認する。

目的：1,200人。トロポニン上昇，有意なECG変化か冠動脈疾患の既往を有するUAおよびNSTEMI患者。

治療：すべての患者はアスピリン，enoxaparinおよびabciximabの投与をPCI時に受けた。クロピドグレルや積極的脂質降下療法が推奨された。24–48時間以内に血管造影を行う

早期侵襲的治療か，薬物治療を行った上で難治性狭心症，血行動態不安定やECG変化，退院前負荷検査での臨床的虚血を認めた場合にのみ血管造影を行う「選択的」侵襲治療群に，ランダム化が行われた。

結果：早期および選択的侵襲的治療群において一次エンドポイントに差を認めなかった（早期治療群22.7％ vs.選択的治療群21.2％，$p=0.33$）。重要なことに，選択的侵襲治療に割り当てられた患者の53％が入院中にカテーテルを受けていた。1年後の死亡率は2群間で同じ（2.5％）であったが，再発性MIは選択的治療群で有利だった（早期治療群15％ vs.選択的治療群10.0％，$p=0.005$）。選択的治療群では再入院率は高かった（7.4％ vs. 10.9％，$p=0.04$）。

61 O'Donoghue M, et al. Early invasive vs. conservative treatment strategies in women and men with unstable angina and non-ST-segment elevation myocardial infarction: a meta-analysis. *JAMA*. 2008; 300: 71–80.

著者らは，UAおよびNSTEMI患者（女性3,075人，男性7,075人）における侵襲的と保存的治療を検討した8つの研究（TIMI 3B，MATE，VANQWISH，FRISC II，TACTICS-TIMI 18，VINO，RITA 3，ICTUS）のデータをあわせて，12か月後の死亡，MI，ACSによる再入院率を集計した。侵襲的治療の有用性は，女性においては有意でなく（21.1％ vs. 25.0％，OR 0.81，95％CI 0.65–1.01），男性では有意であり（21.2％ vs. 26.3％，OR 0.73，95％CI 0.55–0.98），異性間の有意な不均一性は認めなかった（交互作用の$p=0.26$）。しかし，トロポニンやCK-MBの上昇した女性に限定すると，侵襲的治療の有用性は有意であった（OR 0.67，95％CI 0.50–0.88）。これらのデータにより，著者らは低リスクの女性においては保存的治療を考慮するもっとも最近のガイドラインが支持された，と結論づけている。

62 Montalescot G, et al.; ABOARD Investigators. Immediate vs. delayed intervention for acute coronary syndromes: a randomized clinical trial. *JAMA*. 2009; 302: 947–54.

デザイン：前向き，ランダム化，多施設研究。一次エンドポイントは入院中のトロポニンI上昇。二次エンドポイントは1か月以内の死亡，MI，緊急血行再建術。

目的：UAおよびNSTEMI患者における適切なインターベンションのタイミングを特定する。

対象：352人。UAおよびNSTEMIの患者でTRSが3以上。

治療：速やかに，もしくは翌診療日（登録から8–60時間後）にインターベンションを行う侵襲的治療。

結果：グループはランダム化からシース挿入までの時間が約20時間の違いがみられ（早期群で70分，待機群で21時間），PCIを受けたほぼ半分の患者がDESで治療された。両群で一次エンドポイントであるトロポニンIは差を認めなかった（中央値は早期群で2.1，待機群で1.7，$p=0.70$）。複合二次エンドポイントの臨床イベントもまた有意差を認めなかった（13.7％ vs. 10.2％，$p=0.31$）。1か月以内の死亡，MI，緊急血行再建術，再発性虚血，大出血は両群間で同様であった。

63 Gluckman TJ, et al. A simplified approach to the management of non-ST-segment elevation acute coronary syndromes. *JAMA*. 2005; 293: 349–57.

著者らはUAおよびNSTEMIのマネージメントについての論文とガイドラインのレビューを行い，それぞれの患者に対する簡略化されたアプローチを改良した。彼らは早期侵襲的治療が有用となるように患者を識別するために，そのアプローチを最初のリスク階層化に基づき，以下の治療法の「ABCDE」記憶術を用いた。「A」は抗血小板剤，抗凝固療法，ACE阻害薬/ARB，「B」はβ遮断薬，血圧コントロール，「C」はコレステロール治療と喫煙習慣の中止，「D」は糖尿病治療と食事療法，「E」は運動である。

その他

64 Schwartz GG, et al.; Myocardial Ischemia Reduction with Aggressive Cholesterol Lowering (MIRACL) Study Investigators. Effects of atorvastatin on early recurrent ischemic events in acute coronary syndromes: the MIRACL study: a randomized controlled trial. *JAMA.* 2001; 285: 1711-8.

デザイン：前向き，ランダム化，二重盲検，プラセボ対照，多施設研究。一次複合エンドポイントは死亡，非致死性MI，蘇生を伴う心停止，他覚的所見を認め緊急再入院を要する症候性心筋虚血の再発。

目的：ACS発症後24-96時間以内から開始する高用量アトルバスタチン治療が，死亡および非致死性虚血性イベントを減少させるか否かの評価。

対象：3,086例。保存的治療が行われているUA/NSTEMI患者。過去24時間以内に安静時または最小限の労作により15分以上持続する胸痛を有し，狭心症のパターンの変化，新規または顕著なSTまたはT波変化，新たな壁運動異常，非侵襲的検査で陽性（トロポニンまたはCK-MBが，UAでは正常上限の2倍未満，非QMIでは2倍以上）を認める。

除外基準：血清コレステロール値＞270，過去4週間以内のQ波MI，過去3か月以内のCABG，過去6か月以内のPCI，左脚ブロックまたはペーシング調律，500 mg/日のナイアシン以外の脂質低下療法，ビタミンE＞400 IU/日，肝機能障害（ALT＞正常上限の2倍），インスリン依存性糖尿病。

治療：アトルバスタチン80 mg/日またはプラセボを標準治療に追加する。

結果：アトルバスタチン群ではプラセボ群に比して一次複合エンドポイントの発生率は有意に低かった（14.8% vs. 17.4%，RR 0.84，$p = 0.048$）。死亡・非致死性MI，心停止については両群間に有意差はなかったが，アトルバスタチン群では他覚的所見および，緊急再入院を要する症候性心筋虚血の再発（6.2% vs. 8.4%，$p = 0.02$）および脳卒中（12 vs. 24 件，$p = 0.045$）が少なかった。アトルバスタチン群では，平均LDLコレステロール値が124 mg/dL（3.2 mM）から72 mg/dL（1.9 mM）に低下した。肝トランスアミナーゼ異常（＞異常値上限の3倍）は，アトルバスタチン群でプラセボ群より多かった（2.5% vs. 0.6%，$p < 0.001$）。横紋筋融解症は認めなかった。

予後と評価

臨床および全般的解析

65 Scirica BM, et al.; Thrombolysis in Myocardial Ischemia III Registry Investigators. Prognosis in the thrombolysis in myocardial ischemia III registry according to the Braunwald unstable angina pectoris classification. *Am J Cardiol.* 2002; 90: 821-6.

不安定狭心症のBraunwald分類はTIMI III registryによってその正当性が前向きに確認された。患者3,318例において，1年後の死亡または心筋梗塞発症率は一次性不安定狭心症の患者で9.7%ともっとも低く，二次性不安定狭心症患者で16.7%，梗塞後不安定狭心症患者で19.7%であった（$p < 0.001$）。二次性不安定狭心症患者の血管造影所見の程度は一次性不安定狭心症と同等であった。クラス1（安静時胸痛なし）の不安定狭心症の患者は，一年後の死亡または心筋梗塞発症率が安静不安定狭心症の患者より低かった（8.2% vs. 12.5%，$p = 0.004$）。ST変化を伴う患者およびすでに抗狭心症薬を投与されている患者では予後が悪い。以上のようにBraunwwaldの不安定狭心症分類は二次性不安定狭心症や梗塞後不安定狭心症，安静時狭心症の患者の予後とよく相関していた。死亡や心イベントの再発の高リスク患者は積極的治療を受ける価値がある。

66 Armstrong PW, et al.; GUSTO-IIb Investigators. Acute coronary syndromes in the GUSTO-IIb trial: prognostic insights and impact of recurrent ischemia. *Circulation.* 1998; 98: 1860–8.

再発性虚血は非ST上昇患者のほうがST上昇患者より約50%多かった (35% vs. 23%, $p<0.001$)。これは非ST上昇患者では30日後の死亡率は低いが (3.8% vs. 6.1%, $p<0.001$), 1年後の死亡率は同等 (8.8% vs. 9.6%) であることの説明となる。NSTEMIはUA患者と比較して6か月後の再梗塞率が高く (9.8% vs. 6.2%), 6か月後や1年後の死亡率が高かった(8.8% vs. 5.0%, 11.1% vs. 7.0%)。

67 Farkouh ME, et al.; Chest Pain Evaluation in the Emergency Room (CHEER) Investigators. A clinical trial of a chest-pain observation unit for patients with unstable angina. *N Engl J Med.* 1998; 339: 1882–8.

このUA患者424症例を対象にした地域病院における前向き研究では、救急部門に設置された胸痛監視ユニットが、安全かつ有効で費用削減にもつながることが示された。20分以上持続した安静時胸痛, 新規労作性狭心症(CCS分類3以上)梗塞後狭心症の患者が登録され, 高リスク患者(複数のECG誘導におけるST低下など)除外された。患者は通常の入院(循環器科のモニターベッド)または胸痛監視ユニット入院にランダム化された。心イベント発生率は2群間に有意な差はなかった(胸痛監視ユニット群のOR 0.50, 95%CI 0.20–1.24)。6か月後, 胸痛監視ユニット群では要した費用が少なかった($p=0.003$ rank-sumテスト)。

68 Hoffmann U, et al. Coronary computed tomography angiography for early triage of patients with acute chest pain: the ROMICAT (Rule Out Myocardial Infarction using Computer Assisted Tomography) trial. *J Am Coll Cardiol.* 2009; 53: 1642–50.

救急部門を受診した低リスク(トロポニン陰性, 非虚血性心電図)の368人において入院前に64列冠動脈CTAを施行した。結果を明らかにせず引き続き通常の治療を行った。入院中のACSの経過や6か月後のMACEを追跡した。CTA上冠動脈疾患がないことは, 高い陰性的中を示し, 感度と陰性的中率は100%であった。CTAでの冠動脈プラークと狭窄は単にACSの独立した予測因子であるだけでなく, TIMI Risk ScoreのACS的中率よりも強力な予測因子($p<0.0001$)であることが判明した。

69 Stone PH, et al. Influence of race, sex, and age on management of unstable angina and non-Q-wave myocardial infarction: The TIMI III registry. *JAMA.* 1996; 275: 1104–12.

この3,318人を対象とした前向き解析では, 黒人, 女性, 高齢者では受ける治療が異なっていることが示された。黒人は非黒人に比して集中的抗虚血療法や侵襲的な手技を受けていなかった (RR 0.65, $p<0.001$)。しかし, 血管造影を受けた患者(黒人で45%, 非黒人で61%)においては, 進行した冠動脈狭窄が黒人で少なかった。黒人は再発性虚血も少なかった。女性にも集中的抗虚血療法や侵襲的な手技を受けておらず (RR 0.71, $p<0.001$), 重症で進行した冠動脈疾患は認めなかったが, 6週間後の有害心イベントのリスクは同等であった。高齢者(75歳以上)では, 病状がより進行しているにもかかわらず, 積極的な治療や血管造影を受けておらず (RR 0.65, $p<0.001$), 血行再建術が少なかった(RR 0.79, $p=0.002$)。高齢者では6週間後の有害心イベントの発生率が高かった(RR 1.91, $p<0.001$)。

70 Vaccarino V, et al.; National Registry of Myocardial Infarction Investigators. Sex and racial differences in the management of acute myocardial infarction, 1994 through 2002. *N Engl J Med.* 2005; 353: 671–82.

1994年から2002年までの全米心筋梗塞登録のデータを用いて, 598,911人の急性心筋梗塞患者について検討した。多変量補正後, 人種差と性差は再灌流療法の実施率(白人

男性と比較した場合の白人女性,黒人男性,黒人女性のRRはそれぞれ0.97, 0.91, 0.89,)および,血管造影の実施(0.91, 0.82, 0.76)で認められた。未補正の解析で認められたアスピリンとβ遮断薬での差は,多変量解析では小さくなった。死亡率は白人男性と比べて,黒人女性が有意に高かった(RR 1.11)。これらの結果は,近年の過去の研究結果と変化はなかった。

71 Popescu I, et al. Differences in mortality and use of revascularization in black and white patients with acute MI admitted to hospitals with and without revascularization services. *JAMA*. 2007; 297: 2489–95.

この研究では1,215,924人の急性心筋梗塞で入院したmedicare受益者を調査し,30日間での血行再建術施行率,一年間での死亡率,血行再建施行のための転院を含め,人種によるアウトカムを解析した。調整した解析では,急性心筋梗塞で入院した黒人は血行再建のための転院は少なかった(ハザード比0.78, $p<0.001$)。入院中の血行再建術施行率も少ない(ハザード比0.71, $p<0.001$)また,有効な血行再建も少なかった(ハザード比0.68, $p<0.001$)。最初の30日間で,調整死亡率は黒人で低かった($p<0.001$)が,一年間では調整死亡率が高くなっていた($p<0.001$)。

72 Berger JS, et al. Sex differences in mortality following acute coronary syndromes. *JAMA*. 2009; 302: 874–82.

ACSの11の無作為化臨床試験のデータを用いて,136,247症例の性差による30日後の死亡率について検討した。38,048(28%)症例は女性であった。102,004症例(女性26%)はSTEMI, 14,466症例(女性29%)はNSTEMI, 19,777症例(女性40%)はUAであった。補正前30日死亡率は女性が9.6%,男性は5.3%であった(OR 1.91, 95%CI 1.83–2.00)。多変量調整後は,この差は有意ではなかった(OR 1.06, 95%CI 0.99–1.15)。性差とACSのタイプには有意な相互作用があった($p<0.001$)。調整後の解析ではSTEMI死亡率は女性で高かった(OR 1.15, 95%CI 1.06–1.24)が,NSTEMIやUAでは女性で低かった(それぞれOR 0.77, 95%CI 0.63–0.95:OR 0.55, 95%CI 0.43–0.70)。さらに,35,128症例の血管造影データを加えた補正後の多変量解析の結果,性差やACSタイプには死亡率との有意な関連は認められなかった。著者は男性と女性の間にある血管造影所見の違いはACS後の死亡率の違いを説明できることが示唆されると結論付けた。

73 Alexander JH, et al.; PURSUIT Investigators. Prior aspirin use predicts worse outcomes in patients with non-ST-elevation acute coronary syndromes. *Am J Cardiol*. 1999; 83: 1147–51.

このPURSUITの9,461症例の解析では,以前からのアスピリン使用者はMIの兆候が少ないにも関わらず(vs. 不安定狭心症:43.9% vs. 48.8%, $p=0.001$),30日後および6か月後の死亡またはMI発症率が高いことが示された(161% vs. 13.0%, $p=0.001$;19.9% vs. 15.9%, $p=0.001$)。有意で独立したベースラインの予測因子によって補正した後,以前からのアスピリン使用者はMIの兆候が少なく(OR 0.88, 95%CI 0.79–0.97),30日後の死亡またはMIが多かったが(OR 1.16, 95%CI 1.00–1.33),6か月後は有意でなかった(OR 1.14, 95%CI 0.98–1.33)。

74 Donahoe SM, et al. Diabetes and mortality following acute coronary syndromes. *JAMA*. 2007; 298: 765–75.

1997–2006年までのACSの無作為試験から糖尿病の有無について62,036症例の予後を解析した。46,577人はSTEMI, 15,459人はUA/NSTEMIであり,10,613人(17.1%)には糖尿病がある。アウトカムには30日と1年での死亡率が含まれていた。他の特性の調整後に,糖尿病はUA/NSTEMI(OR 1.78, 95%CI 1.24 to 2.56)とSTEMI(OR 1.40, 95%CI 1.24–1.57)の30日での死亡率を顕著に高率に予測した。最初の時点で糖尿病を持つ

患者は，UA/NSTEMI（HR 1.65, 95%CI 1.30–2.10）とSTEMI（HR 1.22, 95%CI 1.08–1.38）で高い1年後の死亡率を認める．死亡率を比較したときに，興味深い知見としては糖尿病を有するUA/NSTEMIは糖尿病のないSTEMIの1年後の予後と同等であった．

75 Antman EM, et al. The TIMI risk score for unstable angina/non-ST elevation MI: A method for prognostication and therapeutic decision making. *JAMA*. 2000; 284: 835–42.

このTIMI IIBおよびESSENCE（文献参照）の後ろ向き解析から，広く適用でき，計算も容易で，UA/NSTEMI治療に異なる反応を示す患者を同定する，簡易なリスクスコアが示された．検定コホートはTIMI IIBのUFH群1,957例，妥当性コホートはESSENCEのUFH群と両研究のenoxaparin群の3つであった．アウトカムは一次エンドポイント（全死亡，新規または再発性MI，14日後の緊急血行再建術を要する虚血）の少なくとも1つを特定するTIMIリスクスコアとした．TIMIリスクスコアの7つの予測因子は，年齢>65歳，CAD危険因子>3つ，冠狭窄度>50％の既往，初回ECGにおけるST変化，過去24時間の狭心症のイベント>2回，過去7日のアスピリン使用，心筋障害マーカー高値であった．検定コホートではTIMIリスクスコアの増加に伴いイベント発生率が増加した．スコア0–1で4.7％，2で8.3％，3で13.2％，4で19.9％，5で26.2％，6–7で40.9％（$p<0.001$，傾向に対するχ^2検定）．TIMIリスクスコアの増加に伴いイベント発生率が増加するという傾向は，3つのすべての妥当性コホートでも確認された（$p<0.001$）．enoxaparin群ではTIMIリスクスコア増加に伴うイベント発生率の増加が緩やかであった．

76 Budaj A, et al.; Clopidogrel in Unstable angina to prevent Recurrent Events (CURE) Trial Investigators. Benefit of clopidogrel in patients with acute coronary syndromes without ST-segment elevation in various risk groups. *Circulation*. 2002; 106: 1622–6.

CURE試験の12,562症例をTIMIリスクスコア（0–2，3–4，5–7）により層別化し，NSTEMIのアウトカムを検討した．リスクスコアはCUREコホートにおいて有効とされ（c統計量0.634），クロピドグレルの使用はどのリスクレベルの患者においても顕著な有用性を認めた．死亡や心筋梗塞，脳卒中のエンドポイントでは，TIMIリスクスコア（TRS）0–2でプラセボ4.1％ vs. クロピドグレル5.7％（$p<0.04$），TRS3–4では9.8％ vs. 11.4％（$p<0.03$），TRS 5–7では15.9％ vs. 20.7％（$p<0.004$）だった．それぞれのグループでばらつきはなかった．

77 Eagle KA, et al.; GRACE Investigators. A validated prediction model for all forms of acute coronary syndrome: estimating the risk of 6-month postdischarge death in an international registry. *JAMA*. 2004; 291: 2727–33.

GRACEレジストリーに1999年から2002年までの間に登録されたACSの17,142症例について，6か月後の死亡率の単純な回帰モデルを作成した．すべてのACSのタイプに対するもので，年齢，心筋梗塞の既往・心不全の既往，心拍の上昇，収縮期血圧の低下，血清クレアチニン値の上昇，心筋障害マーカー，ECGでのST低下，入院でのPCI未施行といった9つの特性が含まれている．このモデルのc統計量は0.81だった．2002年から2003年に入院したGRACEレジストリーの7,638症例のコホートで有効であることが引き続き検証された（c統計量0.75）．2つのコホートでの6か月後の死亡率は同様であった（作成コホート vs. 検証コホート4.8％ vs. 4.7％）．さらに，GRACEスコアはカナディアンコホートでも検証され，ACS患者の院内死亡率を予測することが確認された．

78 Yan AT, et al. Risk scores for risk stratification in acute coronary syndromes: useful but simpler is not necessarily better. *Eur Heart J*. 2007; 28: 1072–8.

カナディアンレジストリーのUA/NSTEMIの1,728人について後ろ向きで，PURSUIT

リスクスコアとTIMIリスクスコア，GRACEリスクスコアについて比較した。院内死亡率 (c統計量TIMI 0.68, PURSUIT 0.80, and GRACE 0.81, すべて$p<0.001$) と1年後死亡率 (c統計量それぞれ0.69, 0.77, 0.79, すべて$p<0.0001$) のエンドポイントについて高い的中率を示した。PURSUITリスクスコアとGRACEリスクスコアは，TIMIリスクスコアよりも有意に予測能が高かった ($p<0.04$：院内死亡率と1年後死亡率のそれぞれをTIMIリスクスコアと比較)。

バイオマーカー

総説論文とマルチマーカースタディ

79 Sabatine MS, et al. Multimarker approach to risk stratification in non-ST elevation acute coronary syndromes: simultaneous assessment of troponin I, C-reactive protein, and B-type natriuretic peptide. *Circulation.* 2002; 105: 1760–3.

OPUS-TIMI16のACS患者450例の解析では，トロポニンI，CRP，BNPを測定した。それぞれに追加したバイオマーカーの上昇は，死亡，心筋梗塞あるいはCHFの複合エンドポイントのリスクを有意に上昇させることが確認された ($p=0.01$)。これは10か月間継続した。これら3つのバイオマーカーによるリスク評価は，1,635例の解析であるTACTICS-TIMI18でも同様の結果が確認された。

80 Morrow DA, et al. Future of biomarkers in acute coronary syndromes: moving toward a multimarker strategy. *Circulation.* 2003; 108: 250–2.

著者らはACSにおけるマルチバイオマーカーの進歩として，マルチバイオマーカーがリスクの層別化や予後といった臨床的有用性と同様に，ACSの病態生理と関連する役割についても述べた。

81 Eggers KM, et al. Prognostic value of biomarkers during and after non-ST-segment elevation acute coronary syndrome. *J Am Coll Cardiol.* 2009; 54: 357–64.

FRISC研究での877人のUA/NSTEMI患者で，CRP，BNP，トロポニンT，糸球体ろ過率を割り付け時，6週目，6か月目に測定した。BNPがもっとも強い5年生存率の予測因子であった (補正ハザード比1.7，$p<0.001$)。CRPの予測値はフォローアップ期間の後半に上昇した。

トロポニン

82 Hamm CW, et al. The prognostic value of serum troponin T in unstable angina. *N Engl J Med.* 1992; 327: 146–50. (editorial 192–4)

この前向き，多施設解析では，入院後2日間に8時間ごとのCK，CK-MB，トロポニンT測定を行ったUA患者109例(安静時狭心症84例，増悪または亜急性狭心症25例)を対象とした。トロポニンTは安静時狭心症患者84例の39%で検出され(範囲0.20–3.64 μg/L)，そのうちCK-MBが高値だったのは3例のみであった (3例のうち1例はトロポニンT陰性)。トロポニンT陽性患者はイベント率が高く，心筋梗塞I発症30%，院内死亡15%であった。一方，トロポニンT陰性の安静時狭心症患者51例のうちMI発症は1例のみで ($p<0.001$)，この患者は死亡した ($p=0.03$)。トロポニンTは増悪または亜急性狭心症患者の25例では検出されなかった。

83 Lindahl B, et al.; FRISC study group. Relation between troponin T and the risk of subsequent cardiac events in unstable coronary artery disease. *Circulation.* 1996; 93: 1651–7.

このFRISCの976例を対象とした前向き解析では，心臓死および心筋梗塞の5か月発

症率とトロポニンTが相関することが示された。死亡および損金梗塞発症率は，五分位の第1層（最初の24時間の最大トロポニンT値＜0.06μg/L）で4.3％，第2層（0.06-0.18μg/L）で10.5％，上位3層で16.1％であった。多変量解析では，死亡および心筋梗塞の独立した予測因子は，トロポニンT（他の予測因子は年齢，高血圧，抗狭心症薬の数，安静時ECG変化）であった。その後の解析で，トロポニンT値≧0.1μg/Lの場合のみ，dalteparin群の死亡および心筋梗塞発症率が低下することが示された（7.4％ vs. 14.2％，p＜0.01）。

84 Antman EM, et al. Cardiac-specific troponin I levels to predict the risk of mortality in patients with acute coronary syndromes. *N Engl J Med.* 1996; 335: 1342–9.

この解析は，TIMI IIIBの1,404例を対象とした。573例でトロポニンIが上昇し（≧0.4ng/mL），42日後の死亡率増加と有意に相関していた（3.7％ vs. 1.0％，p＜0.001）。トロポニンIの1ng/mLの上昇は，死亡率増加と相関していた：＜0.4で1％，0.4-0.9で1.7％，1-1.9で3.4％，2-4.9で3.7％，5-8.9で6％，≧9で7.5％。CK-MBの上昇がない場合でも（948例），トロポニンIの上昇は死亡率増加と相関していた：2.5％ vs. 0.8％（リスク比3.0，95％CI 0.97-9.2）。

85 Hamm CW, et al.; c7E3 Fab Antiplatelet Therapy in Unstable Refractory Angina (CAPTURE) Study Investigators. Benefit of abciximab in patients with refractory unstable angina in relation to serum troponin T levels. *N Engl J Med.* 1999; 340: 1623–9.

この解析では，abciximabとプラセボへの割り付け時に血清を採取したCAPTUREのUA患者890例を対象とした。梗塞後狭心症患者は除外した。プラセボ群では，6か月後の死亡または非致死性心筋梗塞の発症率は，トロポニンT上昇（＞0.1ng/mL）患者で3倍であったが（23.9％ vs. 75％，p＜0.001），abciximab群では差は認められなかった（9.5％ vs. 9.4％）。abciximab群のトロポニンT上昇患者では，プラセボ群と比較して死亡または心筋梗塞の発症率が低かったが（相対リスク0.32，p＝0.002），これは心筋梗塞発症が有意に少なかったことによる（オッズ比0.23，p＜0.001）。トロポニンT上昇のない患者では，abciximab治療の有意な有効性は認められなかった。

86 Heeschen C, et al.; PRISM Study Investigators. Troponin concentrations for stratification of patients with acute coronary syndromes in relation to therapeutic efficacy of tirofiban. *Lancet.* 1999; 354: 1757–62.

合計629例（28.3％）がトロポニンI＞1.0μg/L（診断閾値），644例（29.0％）がトロポニンT＞0.1μg/Lであった。30日後の死亡または心筋梗塞は，トロポニンIでは陽性患者の13.0％，陰性患者の4.9％に生じ（p＜0.0001），トロポニンTでは陽性患者の13.7％，陰性患者の3.5％に生じた（p＜0.001）。トロポニンI陽性患者では，tirofiban治療により30日後の死亡（補正ハザード比0.25（95％CI 0.09-0.68），p＝0.004）および心筋梗塞（ハザード比0.37（0.16-0.84），p＝0.01）リスクが低下した。一方，トロポニンI陰性患者では治療の有効性は認めなかった。同様の有効性はトロポニンT陽性患者に認められた。

87 Morrow DA, et al.; TACTICS-TIMI 18 Investigators. Ability of minor elevations of troponins I and T to predict benefit from an early invasive strategy in patients with unstable angina and non-ST elevation myocardial infarction: results from a randomized trial. *JAMA.* 2001; 286: 2405–12.

この前向き研究では，ACS患者1,821例（全体では2,220例）のベースラインのトロポニン値を測定した。cTnI上昇（≧0.1ng/mL，1,087例）患者では，侵襲的治療群で保存的治療群と比較して6か月後の死亡，心筋梗塞，ACSによる再入院が有意に減少した（15.3％ vs. 25.0％，オッズ比0.54，95％CI 0.40-0.73）。cTnI低値上昇（0.1-0.4ng/mL）も，侵襲的治療の有効性と関係していた（30日後の複合エンドポイント発症率：4.4％ vs. 16.5％，

オッズ比0.24, 95%CI 0.08–0.69)。cTnI＜0.1ng/mLの患者では、早期侵襲的治療の有意な有効性は認められなかった (16.0% vs. 12.4%, オッズ比1.4, 95%CI 0.89–2.05, 相互作用のp＜0.001)。同様の結果はcTnTでも認められた。さらに、血管造影上に明らかなCADのみられない患者においても、ACSを有する患者においては、トロポニン上昇は死亡あるいは心筋梗塞の有意な予測因子であった (J Am Coll Cardiol 2005; 45: 19–24 参照)。

炎症マーカー

88 Haverkate F, et al.; European Concerted Action on Thrombosis and Disabilities Angina Pectoris Study Group. Production of C-reactive protein and risk of coronary events in stable and unstable angina. *Lancet.* 1997; 349: 462–6.

この解析は、ベースラインに血管造影を施行した外来の狭心症患者2,121例 (不安定狭心症1,030例、安定狭心症743例、異型狭心症348例) を対象とした。2年間の追跡で、CRP値が五分位の第5層 (＞3.6 mg/L) の患者は冠イベントリスクが2倍であった。したがって、急性期反応は心筋壊死によるものではないと考えられる。

89 Toss H, et al.; FRISC Study Group. Prognostic influence of increased fibrinogen and C-reactive protein levels in unstable coronary artery disease. *Circulation.* 1997; 96: 4204–10.

FRISC研究の不安定狭心症または非Q波MI患者965例を対象とした解析から、フィブリノーゲンおよびCRPの独立した予後予測能について示した。フィブリノーゲンおよびCRPが登録時に測定され、5か月後のアウトカムと相関していた。フィブリノーゲンの三分位 (＜3.38, 3.38–3.99, ＞4.0 g/L) の死亡率は1.6%, 4.6%, 6.9%であり (p＝0.005)、死亡および心筋梗塞発症率は9.3%, 14.2%, 19.1%であった (p＝0.002)。CRPの三分位 (＜2, 2–10, ＞10 mg/L) は、死亡率2.2%, 3.6%, 7.5%と相関した (p＝0.003)。多重ロジスティック回帰解析によると、フィブリノーゲンの上昇は、死亡および、死亡/心筋梗塞と独立した相関があり (p＝0.013)、CRPは死亡と独立して相関があった (p＝0.012)。

90 Morrow DA, et al. C-reactive protein is a potent predictor of mortality independently of and in combination with troponin T in acute coronary syndromes: a TIMI 11A substudy. Thrombolysis in Myocardial Infarction. *J Am Coll Cardiol.* 1998; 31: 1460–5.

UA/非Q波心筋梗塞患者437例で定量的CRPおよび迅速トロポニンT測定を行った。CRPは、死亡例で生存例に比して高値であった (7.2 vs. 1.3 mg/dL, p＝0.0038)。CRP≧1.55 mg/dLかつ早期トロポニンT陽性 (≧10分) の患者がもっとも死亡率が高く、次いでCRP≧1.55 mg/dLまたは早期トロポニンT陽性の患者、CRP低値かつトロポニンT陰性患者はリスクがきわめて低かった (9.10% vs. 4.65% vs. 0.36%, p＝0.0003)。

91 James SK, et al.; GUSTO-IV-ACS Investigators. Troponin and C-reactive protein have different relations to subsequent mortality and myocardial infarction after acute coronary syndrome: a GUSTO-IV substudy. *J Am Coll Cardiol.* 2003; 41: 916–24.

GUSTO-IV試験の7,108患者を対象とし登録時にトロポニンTとCRPを測定し、30日のアウトカムを評価した。どちらのバイオマーカーも多変量解析において有意で独立した予後予測因子であった。トロポニンT上昇は心筋梗塞再発の予測因子であったが、CRPは予測因子ではなかった。

92 Blake GJ, et al. C-reactive protein and other inflammatory risk markers in acute coronary syndromes. *J Am Coll Cardiol.* 2003; 41: 37S-42S.

このレビューではACS患者の予後におけるCRPの付加的な価値が示された。急性心

筋壊死のマーカーとは対照的に，CRPは，どの患者が生活習慣の改善や薬物療法の効果を受けるのかを示すマーカーであると同様に，長期予後の予測ツールとなるとしている。

93 Schiele F, et al.; Reseau de Cardiologie de Franche Comte. C-reactive protein improves risk prediction in patients with acute coronary syndromes. *Eur Heart J*. 2010; 31: 290–7.

1,408人のACS患者でGRACEリスクスコアを測定し，CRPを30日死亡アウトカム予測モデル追加した。CRPは有意にGRACEリスクスコアモデルを改善し（c統計量0.795から0.823），死亡の独立した予測因子であった。

94 Morrow DA, et al. Concurrent evaluation of novel cardiac biomarkers in acute coronary syndrome: myeloperoxidase and soluble CD40 ligand and the risk of recurrent ischaemic events in TACTICS-TIMI 18. *Eur Heart J*. 2008; 29: 1096–102.

TACTICS-TIMI18では新しいバイオマーカーであるMPOと可溶性CD40リガンド（sCD40L）を測定した。BNPやトロポニンIに対して，MPOを追加すると，MPOは虚血イベント再発の短期予後の独立した予測因子となった。sCD40Lは予測因子とはならなかった。

B型ナトリウム利尿ペプチド

95 de Lemos JA, et al. The prognostic value of B-type natriuretic peptide in patients with acute coronary syndromes. *N Engl J Med*. 2001; 345: 1014–21.

OPUS-TIMI16のACS患者2,525例を対象としたこのサブ解析は，発症から平均40±20時間後の血漿B型ナトリウム利尿ペプチド（BNP）を測定した。ベースラインのBNPは，30日後および10か月後の死亡，心不全，新規または再発性MIと有意に相関していた。未調整死亡率は，ベースラインのBNPの四分位が上がるに伴って段階的に増加した。この死亡率上昇は，主要なサブグループでも同様であった（STEMI（$p=0.02$），NSTEMI（$p<0.001$），不安定狭心症（$p<0.001$））。危険因子で補正後の10か月後の死亡のオッズ比は，BNPの四分位第2層3.8（95%CI 1.1–13.3），第3層4.0（95%CI 1.2–13.7），第4層5.8（95%CI 1.7–19.7）であった。

96 Morrow DA, et al. Evaluation of B-type natriuretic peptide for risk assessment in unstable angina/non-ST-elevation myocardial infarction: B-type natriuretic peptide and prognosis in TACTICS-TIMI 18. *J Am Coll Cardiol*. 2003; 41: 1264–72.

TACTICS-TIMI18試験では1,676人のUA/NSTEMI患者を対象に，トロポニンIに加えBNPも測定した。BNP値80pg/mLをカットオフ値として，閾値以上のBNPの上昇は7日間死亡率が高かった（2.5% vs. 0.7%，$p=0.006$）。BNP上昇は6か月後の死亡率を予測し（8.4% vs. 1.8%，$p<0.0001$），さらにトロポニンI値と同様に臨床予後を含めた多変量解析でも有意であった。30日間でのCHF発症リスクはBNP上昇患者で有意に高かった（5.9% vs. 1.0%，$p<0.0001$）。

97 Morrow DA, et al.; A to Z Investigators. Prognostic value of serial B-type natriuretic peptide testing during follow-up of patients with unstable coronary artery disease. *JAMA*. 2005; 294: 2866–71.

このA to Z試験のサブ解析は，ACS患者においてBNPの連続測定の有用性を確認を目的としている。4,497人のUA/NSTEMIあるいはSTEMI患者を対象として，退院前，4か月後，12か月後のBNPを測定し，2年後の死亡あるいは新規CHFの予後予測を評価した。いずれの時期でもBNP上昇（>80pg/mL）は死亡あるいは新規CHFのリスク上昇と有意に関連していた。4か月後でBNPが新たに上昇した患者は，一次アウトカム

のリスクが上昇していた。一方で，退院時から4か月後までにBNP値が正常化された患者も若干リスクが上昇していた（退院時も4か月後もBNP値が正常であった患者と比較して）。BNPの連続測定は予後予測能を改善し，臨床判断を容易にさせると結論付けられた。

特殊検査：血管造影，心電図，ホルター心電図

98　DeWood MA, et al. Coronary arteriographic findings soon after non-Q-wave myocardial infarction. *N Engl J Med.* 1986; 315: 417–23.

この血管造影研究では，非Q波心筋梗塞患者341例が3群（血管造影施行が24時間以内，24–72時間，72時間から7日）に分けられた。完全閉塞および可視的側副血行路の頻度は，いずれも時間とともに増加した（≦24時間群 26% vs. ≧72時間群 42%，$p<0.05$；27% vs. 42%，$p<0.05$）。亜完全閉塞率は時間とともに減少した。

99　Cannon CP, et al.; TIMI III Registry ECG Ancillary Study Investigators. The electrocardiogram predicts one-year outcome of patients with unstable angina and non-Q wave myocardial infarction: results of the TIMI III Registry ECG Ancillary Study. Thrombolysis in Myocardial Ischemia. *J Am Coll Cardiol.* 1997; 30: 133–40.

この前向き研究は1,416例を対象とし，14.3%で新規ST偏位≧1 mm，21.9%で単独のT波陰転化，9%でLBBBを認めた。1年後の死亡および心筋梗塞の発症率は，ST偏位患者で11%（$p<0.001$（vs. 非ST偏位患者）），T波陰転化患者で6.8%，ECG変化を認めない患者で8.2%であった。2つの高リスク群が同定され，LBBB（22.9%，RR 2.80（多変量解析））と0.5 mmのST変化（16.3%，RR 2.45）であった。

100　Al-Khatib SM, et al. Sustained ventricular arrhythmias among patients with acute coronary syndromes with no ST-segment elevation: incidence, predictors, and outcomes. *Circulation.* 2002; 106: 309–12.

GUSTO-IIb，PURSUIT，PARAGON-A，PARAGON-Bの26,416例のデータが解析された。院内心室細動（VF）の独立した予測因子は，心筋梗塞の既往，高血圧の既往，慢性閉塞性肺疾患，診察時のST変化であった。院内心室頻拍（VT）の予測因子は，心筋梗塞の既往，慢性閉塞性肺疾患，ST変化であった。Cox比例ハザードモデルでは，院内VFおよびVTは30日後の死亡率（VF：HR 23.2，95%CI 18.1–29.8，VT：HR 7.6，95%CI 5.0–10.4），および6か月後の死亡率（VF：HR 14.8，95%CI 12.1–18.3，VT：HR 5.0，95%CI 3.8–6.5）が，独立して明らかに高かった。心不全患者，心原性ショック患者，登録から24時間以内に死亡した患者を除外しても，その有意性は認められた。

第4章 ST上昇型心筋梗塞

Christopher P. Cannon, Benjamin A. Steinberg

疫学

　米国では毎年約120万人が急性心筋梗塞（AMI）を発症し，そのうち40%-50%にST上昇を認める。非致死的心筋梗塞の25%-30%の患者では自覚症状がなく，日常診療での心電図検査（ECG）や剖検で判明している。発症早期の死亡は5%-30%であり，死亡の半数（そのほとんどは心室細動（VF）による）は医療機関受診前に発生している。病院を受診した患者の中で，死亡の約25%は最初の48時間以内に発生している。とくに男性は女性に比べ10歳若く初回心筋梗塞を発症する。

病因

　ST上昇型心筋梗塞（STEMI）は90%以上の患者で冠動脈の血栓性閉塞の結果生じる。非アテローム性の原因としては，塞栓（心房細動や感染性心内膜炎），コカイン，外傷/挫傷，血管炎，冠攣縮，解離などが挙げられる。非ST上昇型心筋梗塞（NSTEMI）は，典型的には冠動脈の狭窄病変に血栓形成による非完全閉塞の結果生じる（第3章参照）。心筋梗塞の約3分の2は50%以下の狭窄病変を伴う冠動脈プラークから発生している。血管壁の炎症がプラークの破綻に関与している。心筋障害の拡がりは閉塞部位や閉塞時間，十分な側副血行路の有無と関連している[Circulation2001;104:365-372参照]。

診断

　病歴や理学的所見から心筋梗塞を強く疑う場合でさえ，心筋梗塞と確定されるのは85%-90%の患者に過ぎない。ESC/ACCF/AHA/WHFの合同診断基準2007年改訂では，虚血症状，経時的な心電図変化，新たな生存心筋組織の喪失を示唆する画像所見のうち，少なくとも1つを満たしたうえで，心筋バイオマーカーの上昇あるいは減少（少なくとも1つの数値が正常上限値以上）が検出されることを必須としている。そのほかには，予期しない心臓突然死症例で，有意な心電図変化（新たなST上昇や新たな左脚ブロック），あるいは心血管造影や剖検により冠動脈の血栓性閉塞所見が得られたならば，心筋梗塞と診断しうる。周術期心筋梗塞（経皮的冠動脈インターベンション（PCI）や冠動脈バイパスグラフト術（CABG）に伴う）の診断は別にあり，概説されている[J Am Coll Cardiol. 2000; 36: 959 ; Eur Heart J 2007; 28: 2525-2538参照]。

疼痛

心筋梗塞に伴う疼痛はしばしば圧迫感として表現され，典型例では30分以上持続する．ある研究では，心筋梗塞（あるいは不安定狭心症）の可能性は(a)その痛みの性状が鋭い，あるいは刺すような痛みである場合，(b)痛みが触診や呼吸性変動，体勢変化に伴い再現される場合，(c)患者に狭心症や心筋梗塞の既往がない場合，にはきわめて低いとされている．

心電図

発症早期には超急性T波だけを示す．隣接する2つの誘導における1 mm以上のST上昇は感度が高いが，左室肥大，早期再分極，心膜炎症例でもみられる．新たに生じた左脚ブロックは心筋梗塞を強く疑わせる．STEMI症例の約75％で異常Q波が出現している．

右室梗塞症例では，感度約90％，特異度約80％でV4R誘導でのST上昇を認める[212]．後壁梗塞では前胸部誘導でのST低下をV1・2誘導で認め，かつ/またはV7–9誘導でのST上昇を認める[N Engl J Med 2003;348:933-940参照]．

心エコー図

心電図での診断が困難である場合や，大動脈解離を疑う場合に心エコー図検査が有用である．典型例では，急性心筋梗塞患者，とくに貫壁性梗塞の場合に，壁運動異常を有する領域を認める．

血清マーカー

クレアチンキナーゼ(CK)-MB，トロポニンI(TnI)，トロポニンT(TnT)は発症から4–8時間で正常上限値を上回り，24時間でピークに達する（血栓溶解療法が奏効すれば，CK-MBはより早期にピークとなる）．CK-MBは48–72時間で正常化するが，TnIは7–10日，トロポニンTは14日間高値が持続する．したがって，TnIやTnTは数日経た心筋梗塞の検出には優れるが，同期間における再梗塞については診断が困難である．TnIやTnTは心筋特異的であり，その数値は死亡率と強い相関を有する[15]．ミオグロビンはより早期にピークを迎え(4時間以内)，短時間での上昇は良好な再灌流を示唆する[17]．またミオグロビンは陰性的中率に優れるが[12]，トロポニンに比し心筋障害の特異性に劣る．

治療

アスピリン

ISIS-2 (the second International Study of Infarct Survival) [25]試験では，アスピリン（迅速に有効血中濃度に達するために162 mgを噛み砕く）は，死亡率を23％減少させ，再梗塞や脳卒中を有意に減少させた（**表4.1**）。アスピリンと血栓溶解療法の併用では相加的効果を認めている（ISIS-2試験と比し42％死亡率を低下）。アスピリンアレルギーがある場合はクロピドグレル75 mgが代替薬となりうる。クロピドグレルは8,000例以上の最近の心筋梗塞症例でアスピリンをわずかに上回る効果を認めている(CAPRIE試験，第1章参照)。

クロピドグレル

新たな抗血小板薬であるクロピドグレルはADP受容体を阻害することで血小板活性を抑制する。STEMI症例での効果はClopidogrel as Adjunctive Reperfusion Therapy (CLARITY) –Thrombolysis in Myocardial Infarction (TIMI) 28研究で示されている。その試験の内容は，3,491人のSTEMI患者が血栓溶解療法や同時代の治療法に加え，クロピドグレル群とプラセボ群に無作為割付が行われた[28]。クロピドグレル服用群では48–192時間以内に施行した心血管撮影での梗塞血管の閉塞，死亡，血管撮影前の再梗塞といった複合エンドポイントを有意に減少させた(15.0％ vs. 21.7％, $p<0.001$)。30日時点では，出血性イベントを増加させることなく，臨床的に重篤なイベントを20％減少させた。ClOpidogrel and Metoprolol in Myocardial Infarction Trial (COMMIT) でも，総死亡の有意な減少を認め，結果として血栓溶解療法や再疎通療法を施行しない症例についてもクロピドグレルの適応が拡大された[29]。2007年に改定されたガイドラインでは，

表4.1 ST上昇型心筋梗塞の治療

有効	データが少ない あるいは有効性なし	特定条件下	有害
アスピリン	硝酸薬	クマジン	ニフェジピン
β遮断薬	マグネシウム	昇圧薬	リドカイン
血栓溶解薬	ベラパミル	利尿薬	
プライマリーPCI	アミオダロン	インスリン	
ACE阻害薬	アデノシン	IABP	
GP IIb/IIIa拮抗薬		手術	
抗凝固薬			

PCI：経皮的冠動脈インターベンション，ACE：アンジオテンシン変換酵素，GP：糖蛋白，IABP：大動脈バルーンポンピング

再疎通療法の有無によらず，全STEMI症例でクロピドグレル療法がクラスI推奨とされた．

第2世代チエノピリジン系薬剤であるprasugrelが承認となっているが，その適応については急性冠症候群におけるPCIでのみの使用に限られている[30]（第3章参照）．可逆的P2Y12受容体阻害薬であるticagrelorについてもPLATO試験でプライマリーPCIを施行するSTEMI症例を含むACS症例において，有用性が示されている（第3章参照）．

β遮断薬

メトプロロール5 mgを2分から5分おきに3回に分けて静脈内投与し，その後25 mgを経口投与し，忍容性があれば50 mgを6時間ごとに投与する（最終的に100 mgを1日2回投与する）．もしくは，アテノロール5–10 mgを静脈内投与し，その後100 mg/日を経口投与する．カルベジロールは6.25 mg 1日1回投与から開始し4から6週かけて25 mgを1日2回投与まで増量する．

β遮断薬の禁忌は，低血圧（収縮期血圧（SBP）100 mmHg未満），徐脈（心拍数（HR）60拍/分未満），重篤な左室機能不全，PR間隔0.24秒以上，2度もしくは3度の房室ブロック，重篤な慢性閉塞性肺疾患（COPD），気管支喘息，頻回に低血糖発作を来たすインスリン依存性糖尿病である．β遮断薬投与が望まれる場合，エスモロール（500 μg/kg/分を1分間，その後50–200 μg/kg/分）の使用を考慮する．

初期の無作為化試験において，チモロール，プロプラノロール，メトプロロールは死亡率を改善することが示された[70,71,77]．ISIS-1試験[73]では，アテノロール（5–10 mgの静脈内投与，その後100 mg/日の経口投与）は死亡率を15％低下させることが示された．TIMI IIB[74]において，β遮断薬の迅速な投与は，待機的投与（6–8日後）より優れていることが示された．無作為化試験（多くが血栓溶解療法とアスピリンが一般的に使用される以前に終了した試験）のメタ解析において，早期のβ遮断薬導入は13％の死亡率減少を示した．β遮断薬は投与開始が遅れても，初期のプラセボとの対照試験で示されたような，相当な効果を示す[70,71]．β遮断薬は心破裂や心室細動の発生を減少させる[78]．このようなβ遮断薬の効果は血栓溶解療法やACE阻害薬の使用に依存しない，と解析された．

ところが，急性心筋梗塞患者に対する早期のβ遮断薬投与について検討した最新最大の試験であるCOMMIT試験は，45,852名の発症24時間以内の心筋梗塞患者を対象に，早期のメトプロロール（経静脈投与，その後経口投与）投与群もしくはプラセボ群に無作為化した（抗血小板薬の無作為化試験については後述）であるが，この試験において，β遮断薬は一次エンドポイント（死亡，再梗塞，心停止）の発症を抑制しなかった．再梗塞と心室細動はβ遮断薬群で減少したが，その効果は心原性ショックが増加することで相殺された．本試験結果から，急性心筋梗

塞患者におけるβ遮断薬使用に際して注意深い血行動態の評価とモニタリングが必要であることが強調され，最新のガイドラインにおいてもこの点が反映された[79]。2007年のACC/AHAガイドラインにはクラスIIIとして以下のように追記された。

「UA/NSTEMI患者で，β遮断薬の禁忌（前述したとおり）例，心不全徴候あるいは低心拍出状態を呈する例，心原性ショックのリスク（70歳以上の高齢者，収縮期血圧120 mmHg未満，心拍数110回/分を超える頻拍あるいは60回/分未満の徐脈，発症後6時間を超える経過）を有する例に対しては，β遮断薬の経静脈的投与は有害である可能性がある。」

新しいβ遮断薬であるカルベジロールはβとα拮抗作用を有し，心筋梗塞患者において有意に有効性が示された。現在では，心筋梗塞後の左室機能障害を有する患者に適応とされている。

駆出率40％以下の1,959名の患者を対象にしたCAPRICORN試験[76]において，長期間のカルベジロールの使用はプラセボに比して全死亡を23％減少させた。この効果はACE阻害薬によってもたらされる効果に上乗せされるものであった。そのほか，nebivololなど新たに流通している薬剤は，主に高血圧に対しての適応であり，急性心筋梗塞の治療においては十分な検討がなされていない。

ACE阻害薬

カプトプリル6.25–50 mgを1日3回（速やかに増量させる），リシノプリル（5–20 mg/日），ラミプリル（2.5–5 mgを1日2回）が一般的に用いられている。2つの大規模プラセボ対照試験において，早期のACE阻害薬投与が死亡率を減少させることが示された。GISSI-3 (Gruppo Italiano per Io Studio della Sopravvivenza nell' Infarto Miocardico) [168]では，リシノプリル（5–10 mg/日）の投与が12％の死亡率減少を示し，ISIS-4試験[170]ではカプトプリル（初回6.25 mg，最大50 mgまで増量）の使用が7％の死亡率減少(前壁梗塞の患者において最も効果が大きい)を示した。左室機能障害患者において，ACE阻害薬の経口投与により死亡率はおおよそ20％–30％減少した(Survival and Ventricular Enlargement (SAVE)，Acute Infarction Ramipril Efficacy (AIRE)，Trandolapril Cardiac Evaluation (TRACE) trials[165,167])。経静脈投与はCooperative New Scandinavian Enalapril Survival Study (CONSENSUS II)において用いられ，有害であるとみなされた[166]。10万人以上の患者を含む15の試験のメタ解析により，ACE阻害薬は7％の相対危険率減少（RRR）を示し，その効果は前壁梗塞患者において強く認められた（1.2％の絶対死亡率の改善 vs. 下壁梗塞における0.1％の改善）[164]。ACE阻害薬の効果のおおよそ3分の1が心筋梗塞後の最初の数日で認められる。これらのデータに基づき，現在のクラスIの適応は以下の通りである。(a) 発症24時間以内で，前胸部誘導で

のST上昇もしくはうっ血性心不全を伴う，(b)左室駆出率(LVEF) 40%未満もしくは経過中，回復後に心不全を認める．

アンジオテンシンII受容体拮抗薬(ARB)を用いた試験結果から，ACE阻害薬は依然として高リスク急性心筋梗塞患者における第一選択の治療であることが確認された．一例として，OPTIMAAL試験[172]においては，ロサルタンとカプトプリルが発症10日以内の心筋梗塞患者5,477名を対象として比較し，有意ではないもののロサルタン群において死亡率の増加傾向を示した（18.2% vs. 16.4%，$p=0.069$）．ACE阻害薬に忍容性のない患者においてARBは有効であるようだ．大規模なVALIANT試験では，バルサルタン，カプトプリル，両者併用療法が14,703名の心不全もしくは左室機能障害を有する心筋梗塞後患者で比較された．平均観察期間2年において，3群間で一次エンドポイントである総死亡に差はなかった．バルサルタンとカプトプリルの併用は有害イベントの頻度を増加させた[173]．この結果と，ARBとACE阻害薬の同等性を示す他の試験の結果を踏まえ，2009年のACC/AHAガイドラインでは，STEMI患者において，ARBがACE阻害薬と同様に適当な選択であることが追記された[2]．

血栓溶解療法

血栓溶解療法は20%–25%の死亡率改善効果をもたらす．治療までの時間が重要である．発症1時間以内に治療開始した場合の死亡率改善効果は6.5%であるのに対し，1–6時間後に開始した場合は3%である（図4.1）[82]．発症12時間以降に治療を開始した場合，なんら改善効果は示されない[104]．最大の絶対的効果は，左脚ブロックと前壁梗塞の患者である（図4.2）．

血栓溶解療法の適応

連続する胸部誘導あるいは解剖学的に関連する四肢誘導での1 mm以上のST上昇，新たな左脚ブロックの出現を認め，発症12時間以内（3時間以内が望ましい）の場合，血栓溶解療法を考慮すべきである．血栓溶解療法は適応患者のわずか65%–70%に行われているだけである[83]．

禁忌

禁忌事項には，消化管出血，大動脈解離（既知もしくは疑い），頭蓋内腫瘍/動脈瘤/動静脈奇形，2週間以内の外傷もしくは外科手術，妊娠，出血性脳梗塞の既往，もしくは1年以内の脳梗塞などがある．

相対的禁忌事項は1年以上前の非出血性脳梗塞，活動期にある消化管潰瘍，ワルファリン服用，出血素因，長時間の心肺蘇生（CPR），収縮期血圧（SBP）180 mmHg以上，拡張期血圧100 mmHg以上である．

高齢であることは禁忌ではない（75歳以上であればクラスIIa）．高齢者は合併症（とくに頭蓋内出血）が増加するが，実質的には絶対的死亡率低下につながる．

4. ST上昇型心筋梗塞

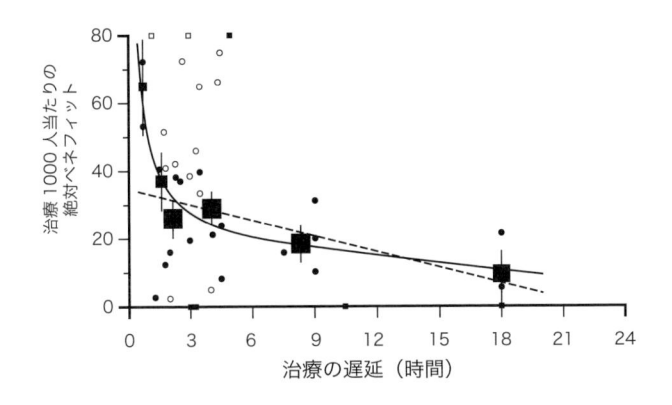

図4.1 35日の絶対死亡率減少と治療開始の遅れとの関係
●; Fibrinolytic Therapy Trialists (FTT) 試験の解析から，治療の遅れと絶対死亡率の改善の間に直線的関係を認めた(点線)，○; 付加試験の情報，□; X-Y座標を超えるデータ，■; 6つの治療開始時間群の平均効果(正方形の面積は絶対的効果の分散に逆比例) Boersmaらによる100を超える無作為試験(50,246人の患者)の分析での非線形の回帰曲線(実線)は，発症早期における時間短縮が最も効果が高いことを示す。(Boersma E, Maas A, Deckers J et al. Early thrombolytic treatment in acute myocardial infarction: reappraisal of the golden hour. *Lancet* 1996;348 (9030):771-775 許可を得て改変)

病院到着前に投与することが有効であると，いくつかの研究で示されている[103,105]。大まかには17％の死亡率低下が示された。その有効性の大きさは時間短縮と関係するが，ER-TIMI 19試験では中央値で32分時間短縮されている[107]。

一般的薬物
ストレプトキナーゼ

ストレプトキナーゼ (SK) 静注はプラセボと比較して優れており，GISSI-1試験で18％[98]，ISIS-2試験で25％の予後改善が示されている (**表4.2**) [99]。ストレプトキナーゼはGISSI-2試験およびISIS-3試験で組織型プラスミノーゲン活性化因子 (tPA) に匹敵するとされているが[87,88]，Global Utilization of Strategies to Open Occluded Arteries (GUSTO-1) 試験ではtPAに比しその効果は劣った (tPAの項を参照) [89]。本薬剤は廉価であるため，ある地域では一般的に用いられている。

組織型プラスミノーゲン活性化因子 (tPA)

tPAはAnglo-Scandinavian Study of Early Thrombolysis (ASSET) においてプラセボと比して明らかに死亡率改善が示された[101]。大規模試験GISSI-2とISIS-3において，SK使用例と比して死亡率は同等であった。しかし，この研究ではtPAの初期負荷投与はされておらず，また，ヘパリンは無投与もしくは皮下注射の下で，tPAが使用されていた。現在の一般的な投与法 (初回15 mg単回投与し引き続き30分以上かけて50 mg持続静注，60分以上かけて35 mg持続静注) は，60分もしくは90分時点でのTIMIグレード3の良好な達成率を認めた。同様の結果は，TIMI-4[91]

263

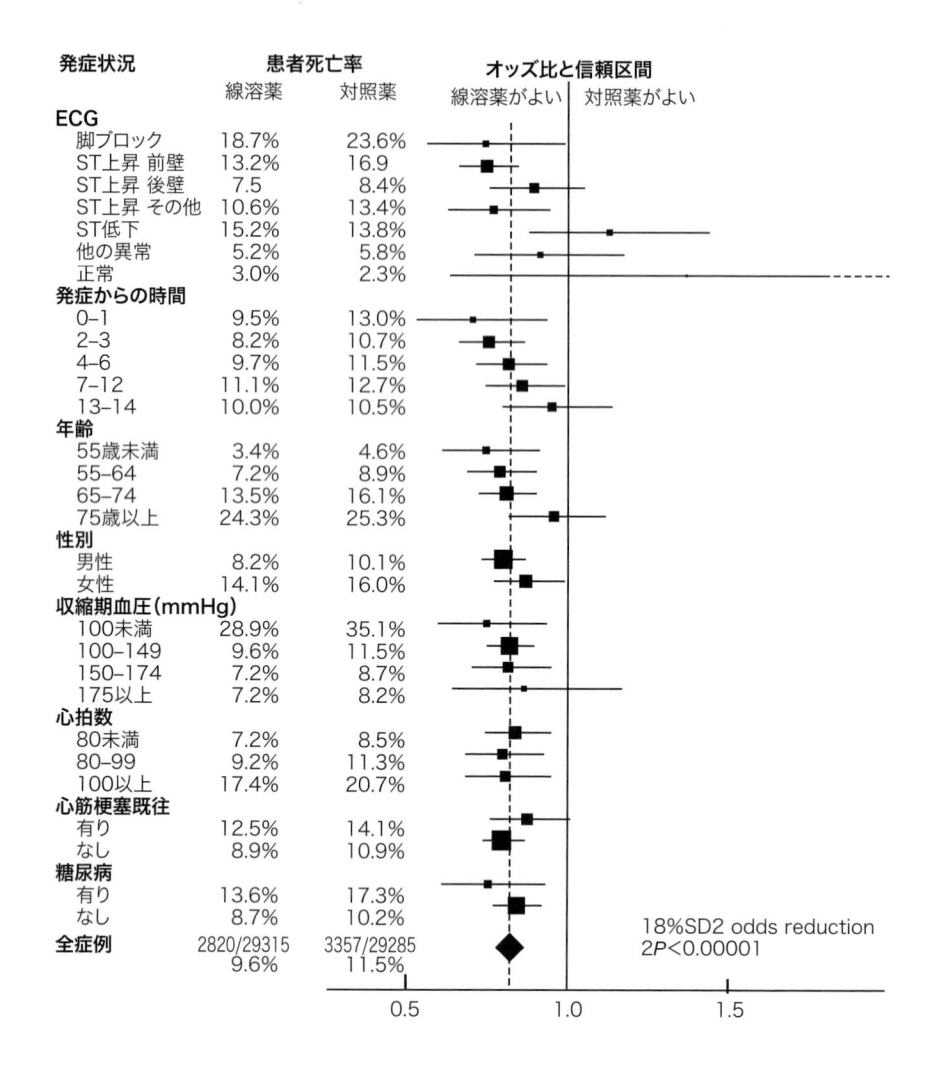

発症状況	患者死亡率		オッズ比と信頼区間
	線溶薬	対照薬	線溶薬がよい　対照薬がよい
ECG			
脚ブロック	18.7%	23.6%	
ST上昇 前壁	13.2%	16.9	
ST上昇 後壁	7.5	8.4%	
ST上昇 その他	10.6%	13.4%	
ST低下	15.2%	13.8%	
他の異常	5.2%	5.8%	
正常	3.0%	2.3%	
発症からの時間			
0–1	9.5%	13.0%	
2–3	8.2%	10.7%	
4–6	9.7%	11.5%	
7–12	11.1%	12.7%	
13–14	10.0%	10.5%	
年齢			
55歳未満	3.4%	4.6%	
55–64	7.2%	8.9%	
65–74	13.5%	16.1%	
75歳以上	24.3%	25.3%	
性別			
男性	8.2%	10.1%	
女性	14.1%	16.0%	
収縮期血圧（mmHg）			
100未満	28.9%	35.1%	
100–149	9.6%	11.5%	
150–174	7.2%	8.7%	
175以上	7.2%	8.2%	
心拍数			
80未満	7.2%	8.5%	
80–99	9.2%	11.3%	
100以上	17.4%	20.7%	
心筋梗塞既往			
有り	12.5%	14.1%	
なし	8.9%	10.9%	
糖尿病			
有り	13.6%	17.3%	
なし	8.7%	10.2%	
全症例	2820/29315	3357/29285	18%SD2 odds reduction
	9.6%	11.5%	2P<0.00001

図4.2 9つの血栓溶解療法試験における臨床的特徴でみた0から35日までの間の死亡率の差
各臨床像における絶対死亡率を血栓溶解療法群と対照群に分けて図の中央に示す。対照群の死亡率に対する血栓溶解療法群の死亡率のオッズ比（■）とその99%信頼区間（水平線）を各項目ごとに示した。図の一番下に示したオッズ比の集計は35日死亡率で18%の相対的減少に相当し統計学的にも有意である。血栓溶解療法は1,000人につき9人の死亡を減少させる。（Fibrinolytic Therapy Trialists' (FTT) Collaborative Group. Indication for fibrinolytic therapy in suspected acute myocardial infarction: collaborative overview of early mortality and major morbidity results from all randomised trials of more than 1,000 patients. Lancet 1994;343 (8893):311 許可を得て転載）

表4.2 一般に用いられる血栓溶解薬の特徴

薬剤	用量	90分TIMIグレード3血流	ヘパリン	アレルギー	コスト
SK	150万Uを60分以上	30%-35%	No	Yes	低
tPA	15 mgボーラス，0.75 mg/kgを30分以上，その後，0.5 mg/kgを60分以上（最大100 mg）	54%-60%	Yes	No	高
TNK	ボーラスで5-10分（60kg未満で30 mg，60-69 kgで35 mg，70-79kgで40 mg，80-89kgで45 mg，90kg以上で50 mg）	≃60%	Yes	No	高
rPA	30分開けて10＋10 U	≃60%	Yes	No	高

TIMI：Thrombolysis in Myocardial Infarction, tPA：tissue plasminogen activator, TNK：tenecteplase, rPA：reteplase（文献87,88,91）

もしくはGUSTO Angiographyのサブ解析でも得られた。

GUSTO I[89]において，tPAと静注ヘパリン併用群では30日死亡率6.3%と，SK使用群の7.2%（SK/皮下注ヘパリン群）もしくは7.4%（SK/静注ヘパリン群）よりも良好な予後を得ている（$p<0.001$）。もっとも恩恵が大きかったのは広範前壁梗塞例であった。

reteplase

reteplase（rPA）の2回ボーラス投与法は，International Joint Efficacy Comparison of Thrombolytics（INJECT）試験[92]でSKと同等の効果を示したことをもとに，米国食品医薬品局（FDA）で認可された。RAPID II血管造影試験[93]において，rPAはtPA初期負荷投与に比べて90分時点でのTIMIグレード3獲得率は良好であった（60% vs.45%, $p=0.01$）が，GUSTO III試験[94]ではtPAと同等であった。

tenecteplase

tenecteplase（TNK）は，単回ボーラス投与血栓溶解薬であり，tPA単独使用と比べてTIMIグレード3獲得率が同等以上である。Assessment of the Safety and Efficacy of a New Thrombolytic: TNK（ASSENT-2）試験では，16,949人を登録し，TNKがtPA単独と統計学的に同等であることを示した（30日死亡率，6.17% vs 6.15%）[96]。ボーラス単回投与の有利な点は，投与が簡便であることである（GUSTO I試験ではtPAの不適切用量投与例で高い死亡率を認めた（不適切量投与7.7% vs. 適切量投与5.5%；$p<0.0001$））。頭蓋内出血出現率は同等であったが，頭蓋内以外の出血はTNKにおいて頻度が少なかった（26.4% vs. 29.0%）。

糖蛋白 IIb/IIIa 阻害薬併用による血栓溶解薬の減量
"糖蛋白IIb/IIIa阻害薬静注"の項を参照のこと。

予後規定因子
1. 早期梗塞責任血管(IRA)の開存。90分時点での開存(TIMIグレード2もしくは3)は予後に強く関係する：TIMI 1試験で90分後閉塞していた場合の1年死亡率は2倍以上であり、その後の試験でも同様の結果であった[251]。その後解析においてTIMIグレード3はTIMIグレード2よりも良好な結果が得られると報告された[251,252,255]。血流を連続変数として扱う修正TIMIフレームカウント(CTFC)は、より正確な予後評価ができるようである。
2. 微小血管再灌流。TIMI心筋灌流(TMP)分類は以下のとおり。TMPグレード(TMPG)1：心筋が濃染されるが微小血管から排出されない（心筋内の造影剤が次回の撮影まで残存している）。TMPG 2：濃染の緩徐な消失（心筋濃染がしっかりと続き、造影剤排出相になっても3心拍の間はわずかに減弱する、もしくはまったく減弱しない）。TMPG 3：心筋濃染が排出期の間に消失開始(造影剤排出相3心拍後はわずかに心筋濃染が残るのみ）。TIMI 10B試験(血栓溶解療法)[258]やESPRIT試験(PCI試験、第2章参照)の造影所見の解析より、TMPG 0/1症例は仮に心外膜冠血流が良好（TIMIグレード3）に得られた場合であっても有害事象がより高率に生ずること、一方、TMPG 3かつTIMI 3の血流が得られた患者では死亡率が最も低いことが示されている。多変量解析からはTIMI、TMPG、TIMIフレームカウントはいずれも死亡率の予測因子であった[259]。
3. 治療までの時間。死亡率の低下は、血栓溶解薬早期投与、とくに発症1時間以内のゴールデンタイムに投与した場合に達成される[74]。
4. 再閉塞。2-4週間以内に4%-10%で観察される。約50%の症例は臨床的に再梗塞もしくは虚血症状を呈さない(すなわち無症候性)が、再閉塞すると死亡率は2倍以上になる[289]。血行再建が有用と思われる。
5. 再梗塞例では死亡率が2-3倍となる。

経皮的冠動脈インターベンション

プライマリー PCI
2007年に改訂されたプライマリー PCIのAHA/ACCクラスI適応は以下の通り。(a) 12時間以内、あるいは虚血性症状が持続している場合には12時間以降でも、来院から90分以内に、経験豊富な術者(年間PCI実施件数が75件を超える)が実施し、適切な心臓カテーテル室(年間200件を超える手技数と心臓外科手術が可能な施設)で熟練スタッフがサポートして実施する場合、(b)ショックがある場合には36時間以内で、年齢75歳未満であり、ショックの発症から18時間以内にPCIが実

施できる場合("心原性ショック"のセクション参照)(**図4.3**参照)。2005年ACC/AHA/SCAI PCIガイドラインでは,外科のバックアップのないプライマリーPCIについての推奨度はクラスIIbである。

手技件数に関する研究

術者ならびに病院の手技件数に関して,かなり多くのデータが集積してきた。ニューヨーク州のデータを解析した結果,手技件数の多い術者(年間11件以上)が実施したプライマリーPCIでは,手技件数の少ない術者(年間1–10回)が実施したものと比較して院内死亡率が57％低かった[110]。手技件数の多い病院(年間57件以上)で実施されたプライマリーPTCAでは,手技件数の少ない病院で実施されたものと比較して院内死亡率が44％低かった。病院の処置件数に関しては,患者62,299例を対象にしたある大規模解析では,手技件数が中等度(年間17–48件)の病院と手技件数の多い病院(年間49件以上)ではSTEMIの治療に関して,プライマリーPCIのほうが血栓溶解療法よりも優れているが,手技件数の少ない病院では,2つの治療法の間で死亡率に有意差がないことがわかった[109]。98,898例のメディケア患者について実施した別の解析で,侵襲的処置の手技件数が四分位最低値群にある病院に入院した患者は,手技件数が四分位最高値群にある病院と比較して,院内死亡率が17％高いことがわかった(HR 1.17, 95％CI 1.09–1.26, $p<0.001$)[108]。

プライマリー PCI vs. 血栓溶解療法

1997年に実施された10件の臨床試験のメタ解析を実施し,血栓溶解療法と比較して,プライマリー PCIでは死亡率が有意に低いことが示された(OR 0.66, 95％CI 0.46–0.94)[112]。2003年に発表された23件の臨床試験に関する最新のメタ解析で,プライマリー PCIのほうが血栓溶解療法よりも短期死亡率が低いことが確認された(7％ vs. 9％)[113]。

Primary Angioplasty in MI (PAMI) 試験で,PCIのほうは死亡率が低く(2.6％ vs. 6.5％)[109],より大規模なGUSTO-IIb試験では死亡率が低い傾向があることが観察された[119]。しかし,シアトルの病院19施設でその後実施された研究では,死亡率に違いを認めなかった[118]。

さらに最近の研究で,プライマリー PCIと血栓溶解療法とを比較した。これにはPCI実施設備のない2施設(すなわち,PCI群では,病院間搬送が必要)が含まれていた。Danish Trial in Acute MI-2 (DANAMI-2)では,プライマリー PCIを実施すると,死亡,再梗塞,あるいは障害を残す脳卒中の発生率が45％低かった。これは主に再梗塞の発生が少なかったことによるものである(1.6％ vs. 6.3％ (tPA))[122]。PRAGUE-2では,プライマリー PCIを受けた場合にはSKと比較して死亡率が有意ではないものの低かった(6.8％ vs. 10％)。しかし,3–12時間の時点で来院した患者では,死亡率に有意な低下を認めた(6％ vs. 15.3％)[123]。これら2つの

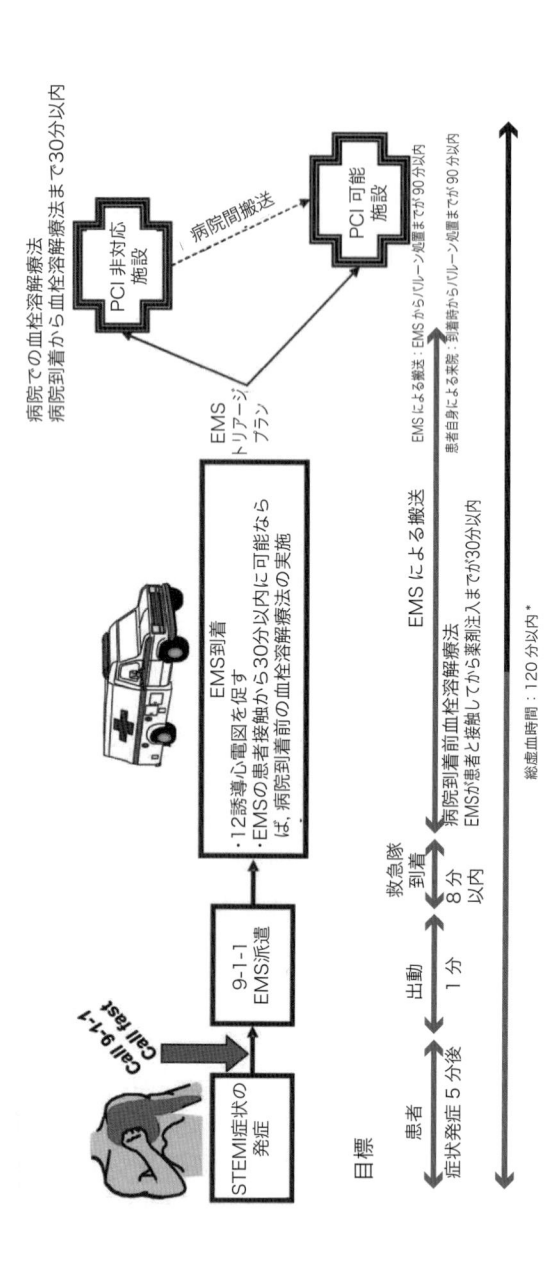

図4.3 STEMI患者搬送の選択肢と初期再灌流治療の目標
(2007 focused update of the ACC/AHA 2004 guidelines for the management of patients with ST-elevation myocardial infarction: a report of the American College of Cardiology/ American Heart Association Task Force on Practice Guidelines. *J Am Coll Cardiol.* 2008;51:210-47. をもとに作成)

臨床試験での迅速な搬送と，病院到着からバルーン処置までの時間が短かったことは，実際の臨床現場では多くの場合は実行可能とは考えにくい。Air PAMI試験では，すべての対象患者がPCIを受けずに病院に到着した。搬送に長時間の遅れがあったにも関わらず，プライマリーPCI群で救急搬送すると，現場で血栓溶解療法を受けた患者と比較して重大イベントが38％有意ではないが低下した[120]。最後に，Atlantic Cardiovascular Patient Outcomes Research team (C-PORT)試験では，プライマリーPCIが行えなかった施設に，プライマリーPCIを行うプログラムを構築し(ただし手術機能はない)，手技件数の多い熟練術者とカテーテルチームが参加した。プライマリーPCI群では，tPAを投与された患者と比較して，死亡，再梗塞，あるいは障害を残す脳卒中の発生率が有意に低かった[121]。

以上まとめると，病院到着からバルーン開始まで短時間で達成できる経験豊富な施設が実施すれば，STEMIのプライマリーPCIは血栓溶解療法よりも優れている。

レスキューPCI

レスキューPCIとは，血栓溶解療法が不成功に終わった後，ごく早期(1–2時間)に実施するPCIと定義されてきた。つまり，通常はST上昇と胸痛が持続することで診断される，梗塞責任血管の再灌流が達成できていないことを示すエビデンスのある患者において施行されたPCIである。数件の臨床試験でレスキューPCIのほうが保存的治療や血栓溶解の再度実施よりも優れていることが示されている[142,145,146]。レスキューPCIを実施することを意図して冠動脈造影を実施する戦略はエビデンスレベルBでクラスIIaの推奨度であることACC/AHA 2007ガイドラインは示している，すなわち，血栓溶解治療が奏効せず(血栓溶解治療を開始してから90分後に，初期ST上昇が最も高かった誘導で，STセグメント上昇の低下が50％未満)，かつ，リスクエリアが中等度か広範囲に及ぶ(前壁心筋梗塞，下壁心筋梗塞にRVが関与あるいは前胸部STセグメント低下を伴う)患者に対して妥当である。これよりも低リスクの患者の推奨度は，クラスIIbである。

ルーチン経皮的冠動脈インターベンション（血栓溶解療法後）と遅延／保存的治療法の比較

冠インターベンションに大きな進展がみられたことから，血栓溶解療法の後に早期にPCIを実施するよう推奨内容が変化してきた。1980年代半ばに実施された初期の臨床試験では，血栓溶解療法後，ただちにPCIを実施すると，出血が増加し，結果として死亡率が高い傾向になることが示された（Thrombolysis and Angioplasty in MI (TAMI)，TIMI-2A，European Cooperative Study Group (ECSG-4)）[126,127]。加えて，血栓溶解療法後に一定の時間をあけてPCIをルーチンに実施しても以前の臨床試験では，死亡率や再梗塞率が改善することは認められなかった（TIMI IIB，Should We Intervene Following Thrombolysis (SWIFT)）

[74,129]。しかし，冠インターベンションや抗血栓療法が発展してきたことから，これらの問題点を再検討する必要が生じた。最近の臨床試験での観察データからは，早期にPCIを行うことが有益である可能性が報告されている[138]。現在では，いくつかの無作為化試験でも同様の成績が示されている。GRACIA試験では，血栓溶解療法の開始から24時間以内にルーチン血管造影を実施するアプローチと虚血が認められた時のみ血管造影を行うアプローチを比較し[137]，ルーチン侵襲処置群のほうが，死亡，再梗塞，血行再建術施行率が有意に低いことを示した（0.8% vs. 3.7%，$p=0.003$）。CARESS-in-AMI試験でも，高リスクSTEMI患者を（PCIのため）早期に転送することが有益であることを見いだし[139,140]，Trial of Routine Angioplasty and Stenting after Fibrinolysis to Enhance Reperfusion in Acute Myocardial Infarction（TRANSFER-AMI）でも同様の結果であった。血栓溶解療法を受け，その後6時間以内にPCIを受けるため搬送されたSTEMI患者およそ1,000例では，血栓溶解療法のみを受けた患者と比較して，30日時点での死亡，再梗塞，再発性虚血，新規CHFあるいはCHFの増悪，もしくは心原性ショックの複合エンドポイントが有意に低下していた（11.0% vs. 17.2%，RR 0.64，$p=0.0004$）[139]。死亡率に関しての有益性は認められなかったが，再梗塞と虚血の低減が認められ，STEMIの高リスク患者は早期に転送しPCIを実施するというこの戦略は，2009年のACC/AHAガイドラインの最新版で付け加えられた。

"Facilitated"（血栓溶解療法併用）経皮的冠動脈インターベンション

プライマリーPCIが有益であることを踏まえて，血栓溶解療法とその後ただちに行うPCIを組み合わせるという考え方が，早期の再灌流を達成することに加え，プライマリーPCIの有益性を維持する一つの方法として検討された。小規模の観察症例の解析を行った後，血栓溶解療法併用PCIとプライマリーPCIを比較する無作為化試験が数件実施された（前述のセクションに，血栓溶解療法の実施後に早期PCIを実施することが，血栓溶解療法よりも優れていることを示している）。

2006年にAssessment of the Safety and Efficacy of a New Treatment Strategy with Percutaneous Coronary Intervention（ASSENT-4 PCI）で，患者をTNK静注ならびに，ただちにPCI（およそ1時間後）を受ける患者とプライマリーPCIを受ける患者に無作為に割り付けた。90日以内に死亡，CHFあるいはショックという一次エンドポイントの有意差を確認するため，4,000例の患者を採用することを予定していたが，血栓溶解療法併用PCI群の院内死亡率が高かったため，臨床試験が初期の段階で中止された（6% vs. 3%；$p=0.0105$）[132]。同時に出された，この臨床試験を含むメタ解析では，17件の臨床試験の4,504例の患者の結果を組み合わせ，プライマリーPCIと比較して血栓溶解療法併用PCIには有益性はなく，通常量の血栓溶解薬を先行投与し，ただちにPCIを実施する治療法は行うべきではないと結論づけられた[134]。

しかし，血栓溶解療法併用PCI法に別の薬剤処方を用いたデータが，Facilitated Intervention with Enhanced Reperfusion Speed to Stop Events (FINESSE) 試験から得られた。この試験では，STEMI患者をプライマリーPCI，あるいは，abciximabもしくはabciximabと半用量のreteplaseによる血栓溶解療法を併用するPCI法に無作為に割り付けた。いずれの比較対象の処方でも，一次エンドポイントである90日以内の死亡，VF (無作為割付から48時間以上経過)，心原性ショック，もしくはCHDの複合エンドポイントの発生率がなんら改善しなかった (9.8% vs. 10.5% vs. 10.7%，血栓溶解療法併用PCI群，abciximab併用PCI群，直接的PCI群，$p=0.55$) [Eur Heart J 2007;28:1545-1553も参照][133]。このようなことから，現行のガイドラインでは，血栓溶解療法後ただちに行うPCI (1時間未満) の戦略に反対している。

心原性ショック

Should We Emergently Revascularize Occluded Coronaries for Cardiogenic Shock (SHOCK) 試験では，緊急血行再建術 (ERV；バルーン血管形成術もしくはバイパス手術) を行っても積極的内科治療 (たとえば，血栓溶解，大動脈内バルーンポンプ (IABP)) と比較して30日生存率 (一次エンドポイント) が改善しないことが見いだされた[148]。しかし，6か月の時点では，ERV群のほうが死亡率は低かった (50.3% vs. 63.1%，$p=0.027$)。75歳未満の患者では，ERVのほうが内科的治療よりも有意に良好であった (30日死亡率，41% vs. 57%，$p<0.01$；6か月死亡率，48% vs. 69%，$p<0.01$)。これらの結果をもとに，2004年ACC/AHAガイドラインでは，発症から36時間以内の患者で，心原性ショックを発症しており，75歳未満で，ショックの開始から18時間以内に血行再建術が実施可能な患者ではプライマリーPCIをクラスIの適応と見なしている。

ステント留置術

ステント血栓症を予防する効果的な抗血小板薬の投与が行われるより以前には，AMI患者ではステントが使用されないことが多かった。しかし，その後，AMIでのステント留置は，安全で有効性が高いことがいくつかの研究で示された[149,150]。STAT試験とSTOPAMI-2試験で，血栓溶解療法と比較してステント留置術が優れた成績をもたらすことが示された[152,153]。より大規模なStent PAMI試験で，900例の患者でプライマリーPTCAのみと，ヘパリン被覆Palmaz-Schatzステント留置術を比較した[151]。6か月の時点で，複合一次エンドポイントが有意に少なく (12.6% vs. 20.1%，$p<0.01$)，これは主に虚血による標的血管の血行再建術の割合が低かったためであった (TVR 7.7% vs. 17%，$p<0.001$)。Controlled Abciximab and Device Investigation to Lower Late Angioplasty Complications (CADILLAC) には患者2,082例が登録され，PTCA単独，PTCA＋abciximab，ステント留置単独，ステント留置＋abciximabを比較した[54]。6か月の時点で，ス

テント留置群では、死亡、再梗塞、障害を残す脳卒中、虚血に起因するTVRの発生率が低かった(11.5%(ステント留置のみ)ならびに10.2% vs. 20%(PTCAのみ)と16.5%(PTCA＋abciximab))。Stent PAMI試験の場合と同様、その有益性は、TVRの実施率が低かったことによるものであり、死亡率には差が認められなかった。このようにTVR実施率が低かったのは、ステント留置術では、PTCAのみと比較して再狭窄率が低かったことによるものである。

23件のインターベンション試験を2003年にメタ解析した結果では、プライマリーPCIを受けた患者で、短期死亡率が2%低下することが示された(7% vs. 9%, $p=0.0002$)[113]。National Registry of Myocardial Infarction (NRMI)のデータでは、プライマリーPCIの専門的技術力にすぐれた病院で治療を受けた患者では予後が有意に改善されることが示された。以上まとめると、これらのデータは、経験を積んだ施設では、ステント留置を、望ましい再灌流戦略とみなすべきであることを示している[N Engl J Med 2007; 356:47-54参照]。薬剤溶出ステント(DES)が2004年に使えるようになり、選択的、非緊急的PCIに適応が限定されているが、STEMIに使われることが著明に多くなってきた(詳細な情報については第2章参照)。したがって、STEMIの適応外使用に関する複数の後ろ向き研究や観察研究では結果が一致していないが、無作為割付試験では、DESを用いた短期アウトカムがBMSと比べて非劣性であることが実証されており、長期には処置の繰り返し回数が少なくなるものと思われる[156,157]。2009年の改訂版ACC/AHAガイドラインでは、STEMIのプライマリーPCIを行うのに、ベアメタルステント(BMS)に代わるものとして、DESを使用するのは妥当なことであるとしている。

抗血栓／抗血小板薬

ヘパリン

tPA、あるいはrPAかTNKを用いる場合は、静注ヘパリンを併用すべきである(GUSTOデータからは、至適な部分トロンボプラスチン時間(PTT)は、50–70秒であることが示されている)。患者が血栓溶解薬を使用していなくても、ヘパリンは至適な薬剤である。血栓溶解薬を使用する以前の臨床試験のメタ解析により、ヘパリンによる死亡率の減少効果が約20%あることが示された[24]。およそ7万例の患者が参加した別の臨床試験のメタ解析では、ヘパリンは血栓溶解薬と使用するとボーダーラインの死亡率低減効果があることが示されている(死亡率が6%低下、$p=0.03$)。一方で皮下投与では、死亡や再梗塞の発生を低減させる効果がないことが示されている(ISIS-3試験とGISSI-2試験)[87,88]。

現代のさまざまな治療法が効果があるため、血栓溶解薬やアスピリンに上乗せしたヘパリンの、真の効果については明らかでない。しかし、現在でもヘパリンの使用はクラスI推奨であり、とくに塞栓症のリスクの高い患者で推奨されてい

4. ST上昇型心筋梗塞

る。しかし，現在ではより新しい有効性も高いと考えられる薬剤が多数登場しており，最終的にはそれらが標準的な治療法になると思われる（以下参照）。

エノキサパリン

現時点で低分子ヘパリンが数件の臨床試験で評価を受けており，急性STEMI患者でのステント留置術において安全性および有効性が高いようである。Assessment of the Safety and Efficacy of a New Thrombolytic Regimen (ASSENT)-3では，エノキサパリンとTNKで治療した患者では，未分画ヘパリン（UFH）とTNKで治療した患者と比較して，イベントが有意に少なかった（11.4% vs. 15.4%, $p<0.001$）。出血イベントは両群で同程度であった。より小規模のENTIRE-TIMI 23試験で，TIMI 3血流を得られる割合は，エノキサパリン投与患者とUFH投与患者で同程度であった[33]。しかし，全量のTNKを投与された患者では，エノキサパリン群のほうが30日後の死亡や再発性心筋梗塞の出現率が低かった（4.4% vs. 15.9%, $p=0.005$）。Enoxaparin and Thrombolysis Reperfusion for Acute Myocardial Infarction Treatment (ExTRACT)-TIMI 25試験では，血栓溶解薬を投与されたSTEMI患者25,056例でエノキサパリンとUFHを比較した。30日後の死亡もしくは非致死的再発性心筋梗塞の一次エンドポイントが2.1%低下した（12.0% vs. 9.9%, $p<0.001$）[34]。

フォンダパリヌクス

フォンダパリヌクスは第Xa因子を選択的に阻害する新しいペンタサッカライド抗トロンビン薬である。Organization for the Assessment of Strategies for Ischemic Syndromes (OASIS) 6試験では，STEMI患者12,092例をフォンダパリヌクスと対照薬（UFHが禁忌であるかどうかに応じて，プラセボもしくはUFH）に無作為に割り付けた。30日後の死亡また再梗塞の複合一次エンドポイントはフォンダパリヌクス群で有意に低下した（11.2% vs. 9.7%, $p=0.008$）。このメリットは後の解析で，PCIを受けなかった患者にかぎって認められ，PCIを受けた患者では認められないことが報告された。これらの研究に基づき，フォンダパリヌクスは再灌流治療を受けないSTEMI患者で，クラスIIaの薬剤である。しかし，現時点で，米国では適応外となっている。カナダの添付文書上は，STEMIならびにUA/NSTEMIに適応となっている。

直接トロンビン抑制薬

hirudinを用いたいくつかの臨床試験では，有意な利点を示すことはできなかった（TIMI-5，TIMI-9B[38]，GUSTO-IIb[119]）。Hirulog Early Perfusion/Occlusion (HERO) 試験[39]では，ヒルログはSKよりも良好なTIMI3血流をうることができた。より大規模なHERO-2試験で（患者17,073例），SKを投与されている患者でbivalirudin（ヒルログ）をUFHと比較した[40]。2群間で死亡率には有意な差は見いだせず，bivalirudin群では，再梗塞率が30%低減したが，出血の増加も伴った。

273

Harmonizing Outcomes with Revascularization and Stents in Acute Myocardial Infarction (HORIZONS-AMI) 試験は，bivalirudin をヘパリン＋糖蛋白IIb/IIIa受容体阻害薬と比較した試験で，30日後の大出血や虚血性心血管イベントを含む全体の臨床イベントが低減した[43]。

ワルファリン

Aspirin/Anticoagulants Following Thrombolysis with Eminase in Recurrent Infarction (AFTER) 試験で，ワルファリンを投与された患者はアスピリンを投与された患者と比較して同程度の心アウトカムを示したが，ワルファリンの方が，出血率が高かった[46]。Warfarin, Aspirin, Reinfarction Study (WARIS) 試験では，プラセボと比較して死亡率が24％低かった（15.5％ vs. 20.3％，$p=0.03$）[44]。これらのデータに基づき，アスピリンに忍容性のない患者ではワルファリンの使用が推奨されている。また，左室血栓形成のリスクの高い患者（梗塞サイズの大きい前壁心筋梗塞患者，EF ＜20％），あるいは心房細動の患者でもワルファリンの使用を検討すべきである。11件の臨床試験をメタ解析したところ，抗凝固療法を行うと，塞栓症発症率が68％低かった[297]。

最近実施された数件の臨床試験では，ワルファリンとアスピリンの併用を，さまざまな抗凝固の程度別に調べている。大規模な Combination Hemotherapy and Mortality Prevention (CHAMP) 試験では，低強度の抗凝固療法（国際標準比（INR）1.5–2.51）とアスピリンの併用群で，アスピリン単独群とイベント率は同等であったが，大出血は併用群のほうがより高頻度で生じた[48]。Antithrombotics in the Prevention of Reocclusion in Coronary Thrombolysis (APRICOT) -2試験では，アスピリンとワルファリン併用群（目標INR 2.0–3.0）はアスピリン単独群と比較して再閉塞が生じる割合が低く（15％ vs. 28％，$p=0.02$），死亡，再梗塞あるいは血行再建術を施行する割合も低かった（14％ vs. 34％，$p<0.01$）[51]。本試験では併用群に出血性イベントの増加は認められなかった。Antithrombotics in the Secondary Prevention of Events in Coronary Thrombosis-2 (ASPECT-2) 試験では，高い値の抗凝固療法単独群（目標INR 3.0–4.0）およびアスピリンと，通常の抗凝固療法（目標INR 2.0–3.0）併用群は，低用量アスピリン単独群（80 mg/日）と比較して，死亡，心筋梗塞あるいは脳卒中の発生率が低かった[49]。出血率は3群間で同程度であった。Warfarin, Aspirin, Reinfarction Study-2 (WARIS-2) 試験では，高強度の抗凝固療法群（目標INR 2.8–4.2），通常の抗凝固療法（目標INR 2.0–2.5）と低用量アスピリン併用群，および低用量アスピリン単独群（75 mg/日）を比較した[50]。ワルファリンを使用した2群では，死亡，非致死的心筋梗塞ならびに脳卒中の出現率がアスピリン単独群と比較して低かった。さらにワルファリン＋アスピリン併用群では，アスピリン単独群と比較して死亡率も有意に低かった（$p=0.003$）。ワルファリン群は大出血が多かったが，その発生率は比較的低かった（100

患者・年あたり0.58件と0.52件 vs. アスピリン単独群では0.15件）。

 以上より，INRを慎重にモニターすれば，ワルファリン（INR 2.0–3.0）と低用量アスピリンの併用もしくはワルファリン単独（INR 2.5–3.5）で，アスピリン単独と比較した場合の重大イベントの出現率が低下することが示唆される。しかし，出血リスクがわずかに増加すること，頻繁なモニタリングが必要なことを考えれば，長期にわたるワルファリン投与が現行の抗血小板療法に代わり標準的な治療となることはないと考えられる。さらに，これらの研究では，長期にわたるワルファリン治療を2剤併用抗血小板療法（アスピリンとクロピドグレルなど）と比較してはいない。

静注糖蛋白 IIb/IIIa 受容体拮抗薬

 プライマリーPCIでの使用　ReoPro and Primary PTCA Organization and Randomized Trial（RAPPORT）試験では，abciximabをプライマリーPTCA時に用いると，30日後の死亡，心筋梗塞ならびに緊急血行再建術の複合エンドポイントが有意に低下することが示された（EPICとGUSTO-IIIサブグループ解析も参照されたい）。Abciximab before Direct Angiography and Stenting in MI Regarding Acute and Long-term Follow-up（ADMIRAL）試験では，ステント留置時にabciximabを投与すると，死亡，心筋梗塞および緊急血行再建術の複合エンドポイントが50％近く低減することが示された[53]。さらに大規模なCADILLAC試験は，PTCA単独群，PTCA＋abciximab群，ステント留置単独群，ステント留置＋abciximab群に分けて比較した[54]。6か月後の死亡，再梗塞，障害の残る脳卒中，虚血に対するTVRの複合エンドポイントは，PTCA単独群では20.0％，PTCA＋abciximab群では16.5％，ステント留置群では11.5％，ステント留置＋abciximab群では10.2％に生じた（$p<0.001$）。エンドポイントのなかでとくに差を認めたのは，TVR率であった（PTCA単独群 15.7％，PTCA＋abciximab群 13.8％，ステント留置群 8.3％，ステント留置＋abciximab群 5.2％，$p<0.001$）。

 2007年に実施されたISAR-2，ADMIRAL，ACE試験のメタ解析では，プライマリーPCIを施行したSTEMI患者1,101例が，abciximab投与群もしくはプラセボ投与群に無作為に割り付けられた。一次エンドポイントは3年間後の死亡または再梗塞であった[57]。abciximab投与群は，3年後のイベント発生率が有意に低く（12.9％ vs. 19.0％，$p=0.008$），出血は増加しなかった。

 しかし，abciximabを低分子量IIb/IIIa阻害薬と比較したデータは，あまり明確な差を見いだすことができていない。これらの薬剤を比較したいくつかの研究ではイベント率に有意差は認めなかった[58-61]。その後のメタ解析でも，薬剤間に有意差を示すことができなかった。したがって，最新のガイドラインでは，STEMIでのGP IIb/IIIa阻害薬の使用を支持しているが，abciximabに関してはエビデンスレベルA，tirofibanとeptifibatideに関してはエビデンスレベルBとして

いる。

糖蛋白IIb/IIIa受容体阻害薬と減用量血栓溶解薬の併用 減用量血栓溶解療法を静注糖蛋白IIb/IIIa受容体拮抗薬と組み合わせて使用することがこれまでの研究で積極的に検討された。TIMI-14試験では，abciximabとtPA（15 mg静脈内注射し，その後の60分間で35 mgを追加投与）を組み合わせると，tPAの単独投与と比較して，60分および90分のTIMI3血流を高率に得られることが報告された（72％ vs. 43％，p＝0.0009，77％ vs. 62％，p＝0.02）[65]。Strategies for Patency Enhancement in the Emergency Department（SPEED）試験では，abciximabとreteplaseの併用療法を評価した[66]。TIMI3血流がabciximabとreteplase半量投与単位併用群では54％であったのに対しreteplase単独投与群では47％であり，有意差は認めなかった（p＝0.32）。

IMPACT-AMI試験ではeptifibatide（180μg/kg静脈注射後0.75μg/kg/分で持続投与）と全量tPA投与の併用群が，全量tPA単独投与群と比較して90分後のTIMI3血流達成率がより高値であった。入院中の重大イベントに関しては両群間に有意差がなかった。しかし，重要な臨床試験であるADVANCE MIでは，患者登録が充分に行われず，さらにeptifibatide＋半量TNK（エノキサパリンまたはUFHに追加して）を投与された患者では血管造影エンドポイントは良好であったが，出血性，虚血性の臨床的有害事象の発生率が有意に高いことが認められたため途中で終了した[Am Heart J 2005;150:116-22参照]。

ASSENT-3試験ではabciximabとTNKを評価し，UFHとエノキサパリンを比較した[97]。半量TNK＋abciximab群では，死亡，院内心筋梗塞，あるいは院内での難治性虚血の発症割合が全量TNK＋UFH群と比較して低く（11.1％ vs. 15.4％），TNK＋エノキサパリン群（11.4％）とは同程度であった。本試験の結果より懸念されることは，abciximab投与群では，UFH群と比較して大出血のリスクが2倍近く高かったことである（4.3％ vs. 2.2％，p＝0.0002；エノキサパリン群，3.0％，p＝NS vs. UFH）。

16,558例を登録したGUSTO-V試験[67]は，標準用量のreteplase（10 U静脈内投与を，30分間隔で2回）を用いた治療と半量reteplase（5 Uを2回静脈内投与）＋全量abciximab併用療法とを比較した試験である。30日後の死亡率に関しては2群間に有意差はなかったが，併用療法群では，死亡と再梗塞の複合エンドポイントが有意に低く（7.4％ vs. 8.8％，p＝0.0011），再梗塞率（7日後，2.3％ vs. 3.5％）も低かったが，頭蓋内出血を除く出血性合併症の発生率が高かった。

abciximabと半用量reteplaseもしくはTNKの併用療法は，合併症予防のため現在は一般的には行われていないが，75歳未満の一部の患者ではクラスIIbとなっている。頭蓋内出血のリスクが許容できない程高いため，この併用は，75歳以上の患者には推奨されない。

硝酸薬

心不全や高血圧により持続する疼痛の緩和や治療に硝酸薬が適応である（舌下ニトログリセリン（NTG），0.4 mgを5分ごとに3回投与もしくは静注NTG，10–200μg/min）。再灌流が行われる以前の時代に治療された患者およそ2,000例のデータをメタ分析して，硝酸薬を使用することで，死亡率が35%低減することが示された。しかし，大規模なGISSI-3，ISIS-4，CCS-1試験では[168,170,171]，心筋梗塞後に静注硝酸薬や経口硝酸薬をルーチン的に使用しても，死亡率を低減させる効果はなかった。そのようなことから，現時点で推奨されていることは，虚血症状の緩和や高血圧（クラスI）の治療に硝酸薬を使用することである。β遮断薬やACE阻害薬など，臨床予後（臨床的成果）を改善させることが実証されている薬剤よりも優先して硝酸薬を使用すべきでない。

下壁心筋梗塞にRV梗塞が合併している患者では硝酸薬を使用してはならない（前負荷の低減）。

Ca拮抗薬

ニフェジピンを使用すると死亡率が上昇している（Trial of Early Nifedipine in Acute MI（TRENT）試験，Secondary Prevention Reinfarction Israel Nifedipine Trials IおよびII（SPRINT-IおよびII））[177,180]。Multicenter Diltiazem Postinfarction Trial（MDPIT）試験[178]で，ジルチアゼムは，肺うっ血がありEF低値の患者には有害であると考えられた（心イベントが41%増加）。1993年に実施されたすべてのタイプのCa拮抗薬に関する24件の臨床試験をメタ分析して，死亡率が4%と有意差を認めないが，上昇していることが示された[191]。ベラパミルは安全であるように思われる。ベラパミル試験のメタ分析で，再梗塞率が19%と有意に低く，死亡率が7%（非有意）低下することが示された[181]。これらの薬剤は，β遮断薬に対する明確な禁忌があり，LV機能が良好な患者でのみ，使用を検討すべきである。STEMIの急性期治療にはルーチン的に使われない。

抗不整脈薬

リドカインを予防的に使用するのは有害であるように思われ，メタ解析で，死亡率が12%高いことが示されている[192]しかし，リドカイン（1–3 mg/分）は，心室頻拍（VT）やVFの既往歴のある患者に使用することができる。

Cardiac Arrhythmia Suppression Trials（CAST IならびにII）試験[187]で，I群の抗不整脈薬（例，エンカイニド，フレカイニド，モリシジン）をルーチンに使用すると，総死亡率が有意に高かった。

Basel Antiarrhythmic Study of Infarct Survival（BASIS）試験[186]で，複合異

所性心室興奮（心室期外収縮）のある患者にアミオダロン（1 gを5日間，その後，200 mg/日）を投与すると，1年死亡率が61％低下した（$p < 0.05$）。しかし，2件の大規模臨床試験（European MI Amiodarone Trial（EMIAT）試験とCanadian Amiodarone MI Arrhythmia Trial (CAMIAT)試験[189,190]）で，異所性心室興奮（心室期外収縮）やLV機能障害が頻発する患者に投与すると（プラセボと比較して）アミオダロンは，総死亡率になんら効果をもたらさなかったが，不整脈による死亡は低減した。Survival with Oral D-sotalol（SWORD）試験では，D-ソタロールを使用すると，死亡率が65％上昇した[188]。

マグネシウム

　初期の研究で，死亡率低減に効果があることが示唆されており（Second Leicester Intravenous Magnesium Intervention Trial (LIMIT-2)試験[183]），初期のメタ分析で，死亡率が54％低下することが示された。しかし，ISIS-4大規模試験[184]では，マグネシウムは，死亡率低減効果はなく，過度の低血圧を伴っていた。マグネシウムの推進者は，高リスク患者にはベネフィットがあるはずだと主張し，血栓溶解療法を開始する前に再灌流傷害を予防するため投与するとベネフィットがあると主張した。しかし，米国心臓・肺・血液研究所（NHLBI）がスポンサーとなって実施した6,213例の患者が参加したMAGIC試験で，これらの仮説の検証を行い，マグネシウム投与に関連してベネフィットはないことが明らかになった[185]。したがって，現在のガイドラインでは，著明な電解質異常や心室不整脈がなければ，STEMI患者に静注マグネシウムをルーチン的に使用することは望ましくないと推奨している。

アデノシン

　アデノシンに関する臨床試験の結果は，さまざまである。Acute Myocardial Infarction Study of Adenosine (AMISTAD) 試験に，患者236例が参加し，アデノシンを投与された患者では，梗塞サイズが低減することがわかった[203]。より大規模のAMISTAD II試験（患者2,118例）では，アデノシンを使用すると6か月の時点での死亡率やCHFの発生率が有意ではないが低下する傾向を認めた[204]。

グルコース・インスリン・カリウム剤

　この併用療法についての臨床試験の結果は有望なものであったが，この薬剤によりベネフィットが得られる患者サブグループを明確に特定するため，さらに研究が必要である。9件の無作為化プラセボ対照，血栓溶解薬使用前の時代の臨床試験の患者1,932例（すべて血栓溶解薬使用前の時代）に関して数年前に実施したメタ解析で，グルコース・インスリン・カリウム（GIK）剤を投与すると，入院死

亡率が低下することとが明らかになった（16.1% vs. 21%，OR 0.72，$p=0.004$）。高用量GIKを使用した4件の臨床試験（遊離脂肪酸レベルを最大限度に抑えるため）では48%の低減を認めた。STEMI患者2,748例が参加したOASIS-6 GIK試験では，GIKにベネフィットが認められなかった（総死亡率（6か月時点で）GIK群10.8% vs. 対照群10.4%，$p=0.72$）。CREATE-ECLA試験の結果と組み合わせると，有意ではないがGIK群に有害である傾向が認められた（30日の時点で，GIK群9.7% vs. 対照群9.3%，$p=0.33$）。したがって，STEMIのケアでは，GIK注入をルーチン的に使用しない。

その他の治療法

鎮痛薬

　塩酸モルヒネの2-5 mg静注を，5-15分ごとに繰り返し投与する方法がある（一部の患者では，十分な疼痛緩和を達成するのに，30 mgまでの投与が必要とされる）。血管拡張作用を有するため，とくに肺水腫の症例に有用である。

利尿薬

　静注フロセミド（ラシックス）が重篤なCHFに適応されるが，下壁心筋梗塞にRV梗塞（RVI）が合併している患者には避けるべきである。

血管収縮薬／変力薬（強心薬）

　心原性ショック（SBP＜90 mm Hg，心係数 2.2 L/kg/m²以下）の治療には血管収縮薬／変力薬（強心薬）が有用である。初回選択薬としてはドパミン（5-20μg/kg/分）とドブタミン（2.5-20μg/kg/分；BPは十分高いが，心拍出量が少ない場合に理想的）がある。SBPが60 mm Hg未満の場合には，ノルエピネフリンの投与を検討する。

一時ペーシング

　一時ペーシングのクラスI適応は以下の通り。(a)心静止，(b)低血圧を伴う洞房ブロックならびに低血圧を伴うモビッツI型第2度房室ブロックでアトロピンが奏効しない症候性徐脈，(c)両脚ブロック（交代性BBBもしくは，左前束枝ブロックと左後束枝ブロックが交代するRBBB），(d)新規もしくは形成時期不明の二枝ブロックで，第1度房室ブロックを伴うもの，もしくは(e)モビッツII型第2度房室ブロック。

インスリン

インスリン点滴で，糖尿病患者の積極的な血糖値コントロールを行うと，Diabetic Insulin-Glucose Infusion in Acute MI（DIGAMI）試験で有意な死亡率に関するベネフィットを認めた[200]。しかし，上述のGIK試験などの追跡研究では，このベネフィットを確認していない。

大動脈内バルーンポンプ

大動脈内バルーンポンプは心原性ショックの治療（GUSTO I試験で死亡率が低下する傾向[189]）および，緊急カテーテル処置（IABP Trial[194]）実施後に用いると有用であるように思われる。禁忌としては，大動脈弁逆流，胸部大動脈もしくは腹部大動脈の病変（大動脈瘤，大動脈解離），ならびに，重篤な末梢血管疾患の存在がある。症例の5％ないし20％に血管合併症が生じる[194-196]。

緊急冠動脈バイパス手術

PCIが奏効せず，疼痛が持続するか，血行力学的不安定が生じたり，左冠動脈主幹部病変が存在する場合には，緊急CABG手術の実施を検討すべきである。急性僧帽弁逆流や心室中隔穿孔の場合には，通常，直ちに外科的介入を行う必要がある。

特殊な症例

右室梗塞

右室梗塞は，典型的には，鋭角枝冠より近位部の右冠動脈が閉塞することが原因であり，下壁心筋梗塞の20％から50％に関与する[212-217]。右冠動脈が閉塞している場合，右室梗塞には，梗塞前狭心症がない可能性が6倍高い[217]。

診断
1. 低血圧，肺野病変なし，および頸静脈圧亢進の三徴は，きわめて特異度が高いが，感度はわずか25％しかない。
2. 血行力学：右房圧が10 mm Hg以上で，肺毛細管楔入圧の1–5 mm Hg以内（感度73％；特異度100％）。
3. ECG：ST上昇がV4R誘導にみられ（感度80％–100％；特異度80％–100％），短時間で消失する。ある研究では，48％の患者で10時間以内にST上昇が消失した。RBBBや完全心ブロックを認めることがある。
4. 心エコー検査：典型的な像は，RV拡張，RV壁運動異常，ならびに心室中隔

運動異常である。三尖弁逆流、心室中隔欠損、ならびに（もしくは）肺動脈弁の早期開口もみられる場合がある。

合併症

高度房室ブロックが50％に、心房細動が3分の1の患者に認められる。心外膜炎の発症率も高くみられ、その主因は、壁の薄い右室の貫壁性梗塞発症による。頻度の少ない合併症としては、心室中隔穿孔、右室自由壁破裂、肺塞栓症、右房梗塞、卵円孔開存を介しての右左シャントなどがある。

治療

利尿薬と亜硝酸薬は投与すべきではない（すなわち前負荷を減少させないために）。有効な手段としては以下のものがある。

1. 容量負荷(生理食塩水2-4L程度が通常必要となる)を行う。
2. 容量負荷をしても心拍出量が改善しない場合、陽性変力作用剤（ドブタミン）による補助を行う。
3. 完全房室ブロックの出現の際、血行動態が不良ならば、一時ペーシングリードを挿入し房室順次ペーシングを行う。
4. 心房細動があれば、除細動を行う。
5. 血栓溶解療法は有意に死亡率を低下させる。PCI不成功の場合は死亡率の増加が認められる(報告によれば58％ vs.2％[215])。

合併症

早期

1. ポンプ不全／心原性ショック：頻度3％-7％。40％以上の心筋が障害を受けた場合に高率に生じる。院内死亡率は50％-70％ときわめて高い[235]。迅速なIABPの挿入が血行再建までのブリッジとして有用である。
2. 梗塞後狭心症：プライマリーPCIに比べて血栓溶解療法においてより頻度が高い。
3. 再梗塞：非Q波梗塞の場合や血栓溶解療法後で頻度が高い。適切な薬物療法とインターベンションにより初回梗塞と同様に治療されなければならない。
4. 不整脈：
   a. 心室頻拍：頻度5％；大梗塞／左室機能不全と関連する；心筋梗塞後24時間から48時間で発生する非持続性心室頻拍(NSVT)は予後不良の予測因子であり、電気生理学的検査および植込み型除細動器(ICD)の適応である。
   b. 心室細動：頻度は減少している(＜1％)。原発性心室細動の85％-90％は発症後24時間以内に生じ、60％は6時間以内に生じる。続発性心室細動は発

症後1–4日で生じ，しばしばポンプ不全／ショックに関連し，予後不良（院内死亡率40％–60％）である。
    c. 心静止：死亡率がきわめて高い。経皮的ないし経静脈的ペーシングの適応である。
    d. 心房細動[275]；頻度5％–15％。抗凝固，心拍コントロール（β遮断薬，Ca拮抗薬，ジゴキシン）で治療する。血行動態が不安定なら除細動を行う。もし頻回に生じるようであればアミオダロンの投与。
    e. 房室ブロック：下壁梗塞例に多く（迷走神経の興奮，房室結節の虚血による），典型的には，I度房室ブロックがMobitz I型，さらにIII度房室ブロックに進展する。前壁梗塞の場合（ヒス・プルキンエ系の障害による），脚ブロックからMobitz II型，さらにIII度ブロックに進展する（高度ブロックでは死亡率＞40％）。Mobitz II型2束ブロックから進展する高度ブロックは一時ペーシングの適応となる。
    f. 促進型心室固有調律：早期再灌流の患者によくみられる。一時ペーシングは不要。
    g. 心室性期外収縮：頻度約75％。ルーチンなリドカインの投与は死亡率を上昇させる。
    h. 洞性頻脈：継続する場合，心不全の進展を意味する。
5. コレステロール塞栓症：血栓溶解療法においてより高率にみられる。

亜急性期

1. 左室内血栓：頻度4％–20％。前壁梗塞において高率。抗凝固療法（通常ワルファリンを3–12か月）は塞栓症のリスクを減じる[296]。駆出率が30％–35％以下なら予防的抗凝固療法を考慮する。
2. 心破裂：血栓溶解療法を受けた患者において死亡率が上昇（12％ vs. 6％[276]）。危険因子として，初回梗塞，女性，60歳以上の高齢者，左室肥大，高血圧，12時間以降の血栓溶解療法（プライマリーPCIではむしろ保護的にはたらく[280]）があげられる。
    a. 自由壁：頻度約5％。β遮断薬の使用下での血栓溶解療法でリスクを減じることができる。多くの場合，致命的になるが，治療としては緊急心嚢穿刺と輸液，続いて緊急の外科的修復がある。
    b. 中隔：頻度0.5％–2.0％。90％の症例で触知可能なスリルを伴う新規心雑音を聴取する。死亡率は外科治療で20％–30％（下壁梗塞例，心原性ショックの場合，より高い）に対し，内科的治療では80％–90％に達する。
    c. 乳頭筋：頻度約1％。心雑音は50％の患者において聴取するのみ。主に下壁梗塞に生じる。後内側乳頭筋に生じる場合が前外側乳頭筋に比べ6倍多

い。最良の治療は外科的修復である(死亡率約10％)。
3. 線維性心膜炎：Q波梗塞後に一般的。アスピリン，鎮痛薬（非ステロイド性抗炎症薬，ステロイドはいずれも治癒を減じるため避ける）で治療。

慢性期

1. 心室瘤：通常破裂はしないが，しばしば壁在血栓と重症心不全を合併する。うっ血性心不全，重症不整脈，血栓塞栓症の合併がある場合は外科的切除を行う。一次予防としては早期のACE阻害薬の導入。
2. 仮性瘤：心筋の静的破裂を意味する。通常外科的修復が推奨される。
3. Dressler症候群(晩期心外膜炎)：通常4-6週で発生する。頻度約1％。NSAIDsで治療(反応不良の場合ステロイド)。
4. 心臓突然死：駆出率低値の患者で頻度が高い。MADIT 2試験では駆出率30％以下の患者において，ICDの予防的植え込みは2年での死亡率を31％減じることが示された。

心筋梗塞後の予後およびリスク層別化

　入院に至った心筋梗塞患者の大多数はその後の有害事象のリスクは低い。年齢は予後の強い予測因子である。GUSTO I試験における多変量解析によれば，45歳未満の若年患者の死亡率が1.1％であるのに比べ，75歳以上の高齢者では20.5％であった。死亡率に関わる他の因子としては，収縮期血圧低値，Killipクラス高値，頻脈，および前壁梗塞であった。これら5つの因子が予後規定情報の90％に寄与していた(**図4.4**)。

　3,339例の解析を行ったTIMI-2試験によれば，低リスク群（全体の26％；8つの危険因子をすべて持たない群）の6週での死亡率は1.5％であった。危険因子が1つの場合（70歳以上，女性，糖尿病，心筋梗塞既往，前壁梗塞，心房細動，収縮期血圧＜100 mmHg，心拍数＞100／分のいずれか），6週での死亡率は5.3％（$p<0.001$）であったが，危険因子4つを持つ場合の死亡率は17.2％であった(**図4.5**)。

　有害事象の心理社会的予測因子としては，抑うつ[267]，独居[266]がある。最後に，8千人以上のメディケア患者の分析では，心臓専門医により治療された患者は，他の分野の医師による治療に比べ予後が良好であった[269]。

合併症のない経過

　プライマリーPCIが行われた患者では，早期の退院でも安全で，費用効率も高いことが示されてきた。PCIが適用されなかった梗塞サイズの大きいST上昇型心筋梗塞症(STEMI)，とくに臨床的に左室機能異常が疑われる例においては，心エ

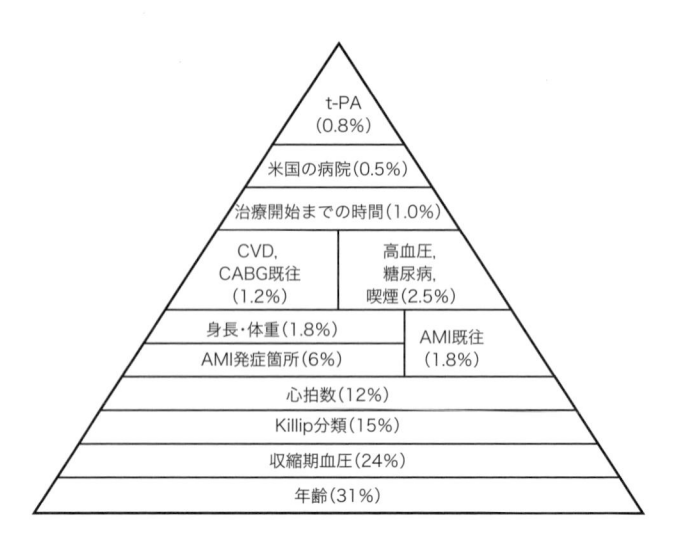

```
                    t-PA
                   (0.8%)
              米国の病院(0.5%)
            治療開始までの時間(1.0%)
          CVD,          高血圧,
         CABG既往       糖尿病,
         (1.2%)         喫煙(2.5%)
        身長・体重(1.8%)
                            AMI既往
        AMI発症箇所(6%)    (1.8%)
              心拍数(12%)
             Killip分類(15%)
             収縮期血圧(24%)
                年齢(31%)
```

図4.4　血栓溶解療法を受けた心筋梗塞患者の30日死亡に与える臨床像因子の影響(GUSTO I データ)。血栓溶解薬の至適化に多大な関心が注がれてきたが，死亡率に関して言えば，薬剤の選択は，他のいくつかの臨床的因子に比べればその重要性は低い。このピラミッドはGUSTO試験の回帰分析からの計算に基づき，それぞれの臨床因子の重要性を表している。括弧内の数字はその臨床因子に関連した30日死亡の危険率の割合を示している。
AMI，急性心筋梗塞；BP，血圧；CVD，心血管疾患；DM，糖尿病；tPA，組織型プラスミノーゲン活性薬。
最近になり提唱された臨床スコアであるTIMIリスクスコアは，In TIME II試験の11,114人の患者の分析に基づき導かれている(224)。ベースラインの10個の臨床因子が予後予測の97%を説明しうるモデルとなっている。これらの因子として，75歳以上の高齢(3点)；65歳から74歳(2点)；糖尿病，高血圧，狭心症(1点)；収縮期血圧100 mmHg未満(3点)；心拍数100／分以上(2点)；KillipクラスIIからIV (2点)；体重67Kg未満(1点)；前壁STEMIないし左脚ブロック(1点)；治療開始までの時間4時間以上(1点)がある。このリスクスコアにより死亡率に関して40倍以上の違いが示される(スコア0点で死亡率<1%に対しスコア8点以上で死亡率35.9%) (図4.5参照)。このスコアリングシステムは引き続きNRMI-3の84,029人のST上昇型心筋梗塞患者に適応され，同様に強い予後予測となり，TIMIリスクスコアの上昇が死亡率の上昇を説明していた(範囲，1.1%から30.0%；p＜0.001) (225)。このリスクスコアは，血栓溶解療法を受けた患者とプライマリーPCIを受けた患者のどちらにおいても予後予測に関しては同等であった。
(Braunwald EB. Heart Disease. Philadelphia, PA: WB Sainders, 1997:1218から許可を得て改変)。

コー検査による評価を考慮する。左室駆出率(EF) ＜40%例ではカテーテル検査を検討すべきであろう。EF≧40%例においては，TIMI IIB研究でも早期保存的アプローチを行いトレッドミル運動負荷で評価する群と，ルーチンに冠動脈造影を行う早期侵襲的アプローチ群で予後に差はなかった。したがって，ACC/AHAガイドラインは早期保存的アプローチを推奨している。その上で運動負荷試験の結果が心筋虚血陽性，または安静時胸痛がある例では心臓カテーテル検査を行う。

4. ST上昇型心筋梗塞

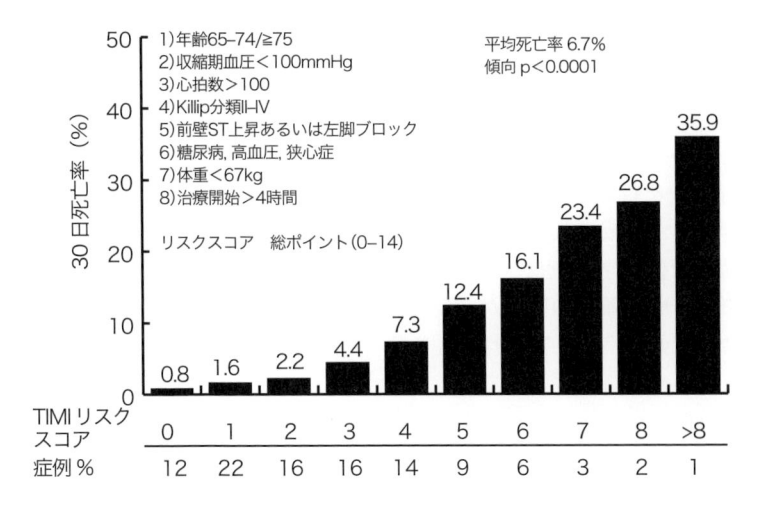

図4.5 ST上昇型心筋梗塞患者におけるTIMIリスクスコア。In TIME IIに基づいたデータ。ベースラインの10個の臨床因子がTIMIリスクスコアを形成し，予後予測の97％を説明しうるモデルとなっている。これらの因子には，75歳以上の高齢（3点）；65歳から74歳（2点）；糖尿病，高血圧，狭心症（1点）；収縮期血圧100 mmHg未満（3点）；心拍数100／分以上（2点）；KillipクラスIIからIV（2点）；体重67Kg未満（1点）；前壁STEMIないし左脚ブロック（1点）；治療開始までの時間4時間以上（1点）がある。このリスクスコアにより死亡率に関して40倍以上の違いが示される（スコア0点で死亡率＜1％に対しスコア8点以上で死亡率35.9％）（Morrow DA et al. Evaluation of the time saved by pre-hospital initiation of reteplase for ST-elevation myocardial infarction: results of the Earlry Teavase-Thrombolysis in Myocardial Infarction (ER-TIMI) 19 trial. *J Am Coll Cardiol*. 2002;40:71–77.から引用）

一方，梗塞サイズの小さい例においては，通常退院前に亜最大運動負荷試験を行う。その結果が虚血陰性であれば保存的治療を継続し，数週間後に症候限界までの運動負荷試験を再検する。陽性例にはカテーテル検査を適用することが一般的である[130]。

合併症を伴う経過

重症心不全，心原性ショック，血栓溶解療法不成功，虚血発作の再発，発症48時間以降の心室頻拍（VT）／心室細動（VF）などの合併症併発例が該当する。

適応例にはカテーテル検査とPCI，CABGなどの治療，遅発性VT／VFには電気生理学的検査や除細動器植え込みを考慮する。

特殊検査

1. トレッドミル運動負荷試験（ETT）：第3–5病日に亜最大負荷試験（予測最高心拍数の70％または5–6METS），第14–21病日に症候限界までの負荷試験（しば

285

しばリハビリテーションプログラム開始に先行して）が施行可能である。本試験はきわめて安全であり，151,949件の検査を対象としたレビューで死亡率が0.03％と報告されている[237]。予後不良の最も強い予測因子として短い運動持続時間と低血圧があげられる。多数の研究の総説によれば，ST低下が生命予後の予測因子であったのはわずか43％の研究であった。退院前の運動負荷試験を行わないことも，予後不良と関連した[238]。PCI等により完全冠血行再建が達成された例においては，運動負荷試験は必ずしも必要ではない。

2. 運動負荷核医学検査は，ベースラインの心電図に異常がある例や，PCI計画に際して虚血領域の同定が必要な例などで有用であろう。陽性結果を示す例には，冠動脈造影，冠血行再建を行うことで，将来の心イベント発生率の低減に寄与することが期待できる。
3. 薬物負荷によるイメージングは，運動負荷不能例において適用される。問題となる不整脈（とくにVT）の併発や著しい高血圧を有する例では，ドブタミン負荷心エコーより好んで用いられる。
4. 心エコー検査は左室機能の評価に有用で（242），カテーテル検査，冠動脈バイパス術（EF＜35％，3枝病変例では生命予後においても利点），長期のACE阻害薬の投与，長期間の抗凝固療法などの治療方針選択のガイドとなる。左室収縮末期容積は，左室駆出率（LVEF）より強い生命予後の予測因子の可能性がある。
5. 薬物負荷心エコーには，ドブタミン，アデノシン，ジピリダモールなどの薬剤が用いられる。高リスク例に行われることが多い（243,244）。ただし，結果が陰性所見であっても，その後の心イベント発生率は中等度とされている。

参考文献

レビューとガイドライン

1 Antman EM, et al. ACC/AHA guidelines for the management of patients with ST-elevation myocardial infarction: a report of the American College of Cardiology/American Heart Association Task Force on Practice Guidelines (Committee to Revise the 1999 Guidelines for the Management of Patients with Acute Myocardial Infarction). *Circulation*. 2004; 110: e82–292.

2 Kushner FG, et al. 2009 focused updates: ACC/AHA guidelines for the management of patients with ST-elevation myocardial infarction (updating the 2004 guideline and 2007 focused update) and ACC/AHA/SCAI guidelines on percutaneous coronary intervention (updating the 2005 guideline and 2007 focused update) a report of the American College of Cardiology Foundation/American Heart Association Task Force on Practice Guidelines. *J Am Coll Cardiol*. 2009; 54: 2205–41.

このSTEMIガイドラインの部分改訂は，プライマリーPCIが適用されるSTEMI患者におけるGPIIb/IIIa受容体拮抗薬投与の時期と役割について大幅に記述された。また，最新のチエノピリジン系薬剤prasugrelと抗凝固薬bivalirudinについても言及された。

診断

胸痛と症候

3 Edmondstone WM. Cardiac chest pain: does body language help the diagnosis? *BMJ*. 1995; 311: 1660–1.

連続203例の胸痛患者を対象とした研究。心疾患が原因と判明した患者(68%)のうち，80%の患者は後述の3種類の手の動きで胸痛を表現した。つまり，Levine徴候(胸の中部に握り拳を置く)，平手を胸の中央に置く，両平手を胸の中部から外側にひっかく動きである。一方，非心疾患例での該当例は51%のみであった ($p < 0.01$)。全体では，感度80%，特異度49%，陽性適中率77%，陰性適中率53%の診断能であった。

4 Douglas PS, et al. The evaluation of chest pain in women. *N Engl J Med*. 1996; 334: 1311–5.

本レビューでは，女性の冠動脈疾患の判定に関する項目を大要因(胸痛の性状と出現頻度，ホルモンの状態，糖尿病，末梢血管疾患)，中要因(高血圧，喫煙，リポ蛋白)，小要因(年齢＞65歳，肥満，座位を中心としたライフスタイル，家族歴)として，診断・検査法について論じられている。

5 Goldman L, et al. Prediction of the need for intensive care in patients who come to the emergency departments with acute chest pain. *N Engl J Med*. 1996; 334: 1498–504.

まず初期モデル集団10,682例から，来院時のST上昇，Q波などの心筋虚血を示す心電図変化，収縮期低血圧，肺底部を越えるラ音，既往心疾患の増悪を主要合併症発生の予測因子として同定した。これを用いて検証群4,676例を主要合併症発症リスク(0.15%–8%)から4段階に層別化した。12時間後，合併症発症または心筋梗塞確診の有無により予測リスクを再評価した。中等度の心イベント(ブロック，低血圧を伴わない肺うっ血，72時間以内にCABGやPTCAを要することのない虚血の再発)を合併または心筋梗塞の確診に至った例では，24時間ごとの主要合併症発症率が3.5%–7.5%であった。著者らはこのような例はICUに入院させることを推奨した。心エコー，血清マーカー，負荷画像検査などは，このリスク評価アルゴリズムには適用されなかった。

6 Panju AA, et al. The rational clinical examination. Is this patient having a myocardial infarction? *JAMA.* 1998; 280: 1256–63.

心筋梗塞症の診断を示唆する病歴，身体所見，心電図所見について，症例提示形式で論述．尤度比は，次のような特徴に規定される．最も強力な心筋梗塞診断の予測因子または除外因子は，新たなST上昇（尤度比5.7–53.9），新たなQ波（5.3–24.8），両腕に同時に放散する胸痛（7.1），体位性の胸痛（0.3），触診で再現する胸痛（0.2–0.4），胸膜性胸痛（0.2），正常心電図（0.1–0.3）などである．

7 Lee TH, et al. Evaluation of the patient with acute chest pain. *N Engl J Med.* 2000; 342: 1187–95.

胸痛の評価と急性期管理に関するレビュー．心筋虚血に起因する胸痛の評価については，心筋マーカーの推移を最も有用な検査法として強調している．急性期に心筋障害の根拠が得られない患者における安全な"除外診断"のためのアルゴリズムや，入院させるべき，短期予後不良の高リスク患者を判断するための虎の巻・ガイドラインが示されている．

心電図

8 Sgarbossa EB, et al.; GUSTO-1 (Global Utilization of Streptokinase and Tissue Plasminogen Activator for Occluded Coronary Arteries) Investigators. Electrocardiographic diagnosis of evolving acute myocardial infarction in the presence of left bundle-branch block. *N Engl J Med.* 1996; 334: 481–7.

GUSTOの131例の左脚ブロック患者の解析から，次の3つの診断基準を導いた．(a) QRSと一致した（方向の）1 mm以上のST上昇，(b) V1, V2またはV3で1 mm以上のST低下，(c) QRSと一致しない（方向の）5 mm以上のST上昇．心筋梗塞確定診断のオッズ比は25.2, 6.0, 4.3であった．基準(a) 5点，(b) 3点，(c) 2点の配点で，スコア≧3での診断感度は78％，特異度は90％と良好であったが，検証群45例の評価では感度がわずか36％であった．筆者らはこの低い感度についてST上昇の本質的な特性と説明している．つまり，報告された感度・特異度は心筋梗塞の有病率が50％と高率の母集団を対象としている．疑わしい症状を有する左脚ブロック83例を対象とした後ろ向きコホート解析では，本アルゴリズムの感度はわずか10％となった．

9 Casas RE, et al. Value of leads V7-V9 in diagnosing posterior wall acute myocardial infarction and other causes of tall R waves in V1–V2. *Am J Cardiol.* 1997; 80: 508–9.

心電図上V1誘導のR波増高または後壁梗塞が疑われた約1万7千例中の250例を対象に，V7–V9誘導について評価した後ろ向き解析である．選択された対象中の110例に新旧の後壁梗塞が判明し，25％の例においてはV7–V9誘導のみで梗塞を示す心電図異常を呈した．

10 Zimetbaum PJ, et al. Use of the electrocardiogram in acute myocardial infarction. *N Engl J Med.* 2003; 348: 933–40.

本レビューでは，主にST上昇の判定，範囲と解剖学的な梗塞領域との関連に焦点を当て，伝導異常や梗塞後の後遺症などを示す心電図上の予後指標，一時的・恒久的ペーシングのガイドライン，頻脈性不整脈などについても論じられている．

11 Wang K, et al. ST-segment elevation in conditions other than acute myocardial infarction. *N Engl J Med.* 2003; 349: 2128–35.

まず虚血に典型的・非典型的なST上昇の特徴を，健常者の正常亜型と比較して論じ，さらに左脚ブロックにおける鑑別法や，心膜炎，心筋炎，高カリウム血症，Brugada症候群，不整脈原性右室心筋症，肺塞栓，異形狭心症，除細動後などの（心筋梗塞以外の）

ST上昇の原因についても述べられている。心電図の多数例が提示されている。

血清マーカー

12 de Winter RJ, et al. Value of myoglobin, troponin T, and CK-MB$_{mass}$ in ruling out an acute myocardial infarction in the emergency room. *Circulation.* 1995; 92: 3401–7.

309人の胸痛患者で前向き試験が行われた。発症3–6時間後に，ミオグロビン値は最も高い陰性的中率を示した（発症4時間後で89%）。CK-MBの陰性的中率は発症7時間後で95%であった。ミオグロビン値，CK-MBは広範心筋梗塞において，早期診断に有用である。

13 Stubbs P, et al. Prognostic significance of admission troponin T concentrations in patients with myocardial infarction. *Circulation.* 1996; 94: 1291–7.

入院時にトロポニンTが陽性を示した240人の患者で前向き試験が行われ，入院時にトロポニンT陽性の症例では予後不良であった（追跡期間中央値3年）。入院時のトロポニンT値が0.2 ng/mLであることは，その後の心臓死（$p = 0.0002$）と心筋梗塞関連死（$p = 0.00006$）の危険因子であった。これら高リスクの症例のほとんどは，入院時の心電図でST上昇を示す症例にかぎられていた。

14 Ohman EM, et al.; GUSTO IIA Investigators. Cardiac troponin T levels for risk stratification in acute myocardial ischemia. *N Engl J Med.* 1996; 335: 1333–41.

GUSTO-IIa試験の801人の患者で解析をした。患者の72%が心筋梗塞であった。トロポニンT高値（>1 ng/mL）の症例は，30日時点での死亡率が有意に高かった（11.9% vs. 3.9%，$p < 0.001$）。最も高い死亡予測因子は，トロポニンT値（χ^2 21，$p < 0.001$），心電図変化（ST変化や陰性T波；χ^2 14，$p = 0.003$），CK-MB（χ^2 9.2，$p = 0.027$）であった。トロポニンT値はこれらの3つの因子を加えても，最も高い予後予測因子であった（χ^2 9.2; $p = 0.027$）。トロポニンT高値の症例において死亡率を上昇させる因子は，(a) 血行再建までの時間，(b) 再閉塞のリスク，(c) 広範梗塞の3つである。トロポニンT値は，ST上昇を伴う心筋梗塞においても，予後予測因子である。

15 Antman EM, et al. Cardiac-specific troponin I levels to predict the risk of mortality in patients with acute coronary syndromes. *N Engl J Med.* 1996; 335: 1342–9.

この解析はTIMI IIIB試験の1,404人の患者で行われた。トロポニンIは573人の患者で上昇しており（0.4 ng/mL以上），42日時点での死亡率と相関した（3.7% vs. 1.0%，$p < 0.001$）。ともに独立した死亡予測因子であるST低下症例と65歳以上の高齢者にかぎってみても，トロポニンI値（ng/mL）が上昇すると，死亡率が増加し，0.4 ng/mL以下の死亡率1%，0.4–0.9 ng/mL 1.7%，1–1.9 ng/mL 3.4%，2–4.9 ng/mL 3.7%，5–8.9 ng/mL 6%，9 ng/mL以上 7.5%であった。血行再建までの時間が遅い症例（6–24時間以上）では，トロポニンIが0.4 ng/mL以上の症例では死亡率4%で，比較対照の死亡率0.4%に比し，RR 9.5であった。対照的に，早期再還流された症例では，RRは1.8（トロポニンI高値症例の死亡率3.1% vs. 比較対照の死亡率1.7%，$p = NS$）にすぎなかった。948例のCK-MBが上昇していない症例でも，トロポニンIの上昇は死亡率と関連していた（トロポニンI上昇症例の死亡率2.5% vs. 比較対象の死亡率が0.8%でRR 3.0，95%CI 0.97–9.2）。トロポニンI上昇群では，ST異常が多く，発症18–48時間においては，血管造影上狭窄が少なかった。しかし，発症数時間以内に血管造影を施行した症例はほとんどない。

16 Newby LK, et al.; GUSTO-IIa Investigators. Value of serial troponin T measures for early and late risk stratification in patients with acute coronary syndromes. *Circulation.* 1998; 98: 1853–9.

GUSTO-IIa試験の734人のサブ解析で，発症後期にトロポニンTを測定することも有用であることが証明された。発症時，8時間後，16時間後を比較すると，すべての症例において，トロポニンT値は低下していた。入院時260人がトロポニンT陽性（＞0.01 ng/mL）となり，323人がその後陽性となり，151人が陰性のままであった。死亡率は入院時陽性群では10%，その後陽性となった群では5%，陰性群では0%であった。すなわち，後期に陽性となる群には中等度のリスクがある。患者特性の調節後では，トロポニンTが陽性であることは発症後30日時点での死亡率予測因子となることがわかった。年齢とST上昇のみが，入院時トロポニンT値よりも，精度の高い予後予測因子であった。トロポニンT陽性群と陰性群の間にみられる死亡率の違いのほとんどは，発症30日以内に生じていた。

17 Tanasijevic MJ, et al.; TIMI 10B Investigators. Myoglobin, creatine-kinase-MB and cardiac troponin-I 60-minute ratios predict infarct-related artery patency after thrombolysis for acute myocardial infarction: results from the Thrombolysis in Myocardial Infarction study(TIMI)10B. *J Am Coll Cardiol.* 1999; 34: 739–47.

血栓溶解薬tenecteplase（TNK）治療前と治療60分後にCK-MBとトロポニンIが測定されているTIMI 10B試験の442人の患者で行われた。発症60分の時点で梗塞責任血管が開存していた症例（TIMI gradeで2-3）は77.8%であった。3つの検定方法において，診断精度はほぼ同等であった。すなわち，冠動脈閉塞の診断においては，ROC（receiver operating characteristic）曲線下面積は，ミオグロビンで0.71，トロポニンTで0.70，CK-MBで0.70であった。60分比（60分時の値／入院時の値）でみると，ミオグロビンでは60分比＞4.0のとき冠動脈開存率は90%，CK-MBでは60分比＞3.3のとき冠動脈開存率は88%，トロポニンTでは60分比＞2.0のとき，冠動脈開存率は87%であった。60分比が高い症例においては，血行再建のための早期のカテーテルインターベンションは必ずしも必要ないかもしれない。

18 Steen H, et al. Cardiac troponin T at 96 hours after acute myocardial infarction correlates with infarct size and cardiac function. *J Am Coll Cardiol.* 2006; 48: 2192–4.

発症96時間後にトロポニンTを単独で測定したST上昇型心筋梗塞（23例）および非ST上昇型心筋梗塞（21例）において，梗塞部位を造影MRIで評価した。回帰分析における相関係数は，ST上昇型心筋梗塞において最も優れており（$r = 0.910$），非ST上昇型心筋梗塞ではそれほどでもないが，優れていた（$r = 0.575$）。

救急部にににおける評価

19 Gibler WB, et al. A rapid diagnostic and treatment center for patients with chest pain in the emergency department. *Ann Emerg Med.* 1995; 25: 1–8.

1,010人の急性冠症候群の症例で解析がされた。冠動脈疾患と診断された症例，血行動態が不安定の症例，ST変化が1 mm以上ある症例，胸痛が持続している症例では即入院となっている。血清CK-MBの測定は発症時，3時間後，6時間後，9時間後に行われ，心電図モニタリングは発症後9時間続けられた。これらの検査が陰性であれば，9時間後の時点で心エコーが施行された。心エコー所見を認めなければ，運動負荷試験を行った。入院した患者の82%が救急部から退院し，34%が心疾患を有していた。

20 Gomez MA, et al.; ROMIO Study Group. An emergency department-based protocol for rapidly ruling out myocardial ischemia reduces hospital time and expense: results of a randomized study(ROMIO). *J Am Coll Cardiol.* 1996; 28: 25–33.

危険因子が少ない100人の患者を，プロトコールを有する救急治療部で診療する群と，プロトコールを有しない入院施設で加療する群に無作為割り付けした。プロトコール

としては，受診時，3時間後，6時間後，9時間後に心筋逸脱酵素を測定し，心電図モニタリングを行い，これらが陰性であれば，退院前に運動負荷試験を行った。プロトコールを有する群では，入院期間が短く，費用も少なかった。プロトコールを有さない施設で入院加療した群では，心筋梗塞と不安定狭心症症例が多かったが，プロトコールを有する群の方が，入院期間が短く（12時間 vs. 23時間。$p = 0.000$），費用（初期入院費用は890米ドル vs. 1,350米ドル。入院30日間の費用は900米ドル vs. 1,520米ドルで$p < 0.0001$））も少なかった。

21 Kontos MC, et al. Comparison of myocardial perfusion imaging and cardiac troponin I in patients admitted to the emergency department with chest pain. *Circulation*. 1999; 99: 2073-8.

この試験は急性冠症候群の低-中等度リスクとされる680人の患者で行われた。患者は，同期性単光子放出Tc画像が施行され，発症8時間の間CK，CK-MB，トロポニンIが測定された。心筋梗塞の頻度は8％で，有意な冠動脈疾患は13％に認め，血行再建は9％の症例に施行された。還流撮影法は，血行再建を施行した患者を同定するのに，トロポニンTより感度は高いが特異度は低かった（感度は81％ vs. 26％。特異度は74％ vs. 96％）。

22 Carstensen S, et al. Field triage to primary angioplasty combined with emergency department bypass reduces treatment delays and is associated with improved outcome. *Eur Heart J*. 2007; 28: 2313-9.

この試験では，ST上昇型心筋梗塞のオーストラリア人患者301人を，現場で救急医療部によって，トリアージした群（そこでカテーテルインターベンションのできる施設に搬送することができる）と，まず最寄の救急医療部へ搬送しトリアージした群に分けた。現場でトリアージされた群は，発症から血行再建までの時間が短く（154分 vs. 249分，$p < 0.001$），CKの最高値が低い（1,435 vs. 2,320，$p = 0.009$）だけでなく，院内死亡率も有意に減少した（1.9％ vs. 7.3％，$p = 0.046$）。

23 Le May MR, et al. A citywide protocol for primary PCI in ST-segment elevation myocardial infarction. *N Engl J Med*. 2008; 358: 231-40.

オタワ市内において，ST上昇型心筋梗塞の患者をカテーテルインターベンションができる施設へ搬送するシステムを検討した。現場から他の施設を経由してカテーテルインターベンションのできる施設に搬送された群と比較して，現場から直接カテーテルインターベンションができる施設に搬送された群は，発症から血行再建までの時間が短く（中央値69分 vs. 123分，$p < 0.01$），かつ発症から血行再建までの時間を90分以内にすることが可能であった（79.7％ vs. 11.9％，$p < 0.001$）。この試験は無作為割付け試験ではなく，また症例数も少ないが，現場から直接施設に搬送された方が，院内死亡率が小さい傾向にあった（3.0％ vs. 5.7％；$p = 0.30$）。

治療

メタ解析

24 Lau J, et al. Cumulative meta-analysis of therapeutic trials for myocardial infarction. *N Engl J Med*. 1992; 327: 248-54.

アスピリン（19,077例，OR 0.77，$p < 0.001$），β遮断薬（31,669例，OR 0.88，$p = 0.024$），血栓溶解療法（46,916例，OR 0.75，$p < 0.001$），血管拡張薬（2,170例，OR 0.57，$p < 0.001$），マグネシウム（1,304例，OR 0.44，$p < 0.001$），抗血栓薬（4,975例，OR 0.78，$p < 0.001$）が心筋梗塞後の死亡率を有意に減少させた。Ca拮抗薬と予防的リドカイン投与は，死

亡率を上昇はさせない（6,420例，OR 1.12，8,745例，OR 1.15）。二次予防として有効であったのは，β遮断薬(20,138例，OR 0.81，$p<0.001$)，抗血栓薬(4,975症例，OR 0.78，$p<0.001$)，コレステロール低下薬(10,775症例，OR 0.86，$p<0.001$)，抗血小板薬(18,411例，OR 0.90，$p=0.051$)であった。リハビリも有用であった(5,022症例，OR 0.80，$p=0.012$)。Ca拮抗薬では有用性はみられず(13,114症例，OR 0.10)，I群抗不整脈薬は有害であった(4,336症例，OR 1.28，$p=0.03$)。

抗血栓薬

アスピリン

25 ISIS-2（Second International Study of Infarct Survival）Collaborative Group. Randomised trial of intravenous streptokinase, oral aspirin, both, or neither among 17,187 cases of suspected acute myocardial infarction: ISIS-2. *Lancet*. 1988; 2: 349–60.

この大規模試験は血栓溶解療法ならびにアスピリンの投与による付加的な利点を明確に証明した。患者は無作為に，60分以上かけて投与された150万単位のストレプトキナーゼ投与群と，162.5 mgのアスピリン投与群，または双方の投与群，プラセボ投与群に割り付けられた。ストレプトキナーゼ単独投与群とアスピリン単独投与群は，5週間の血管イベントによる死亡率が，25％と23％低下した（9.2％ vs.12.0％（プラセボ），$p<0.00001$，9.4％ vs.11.8％，$p<0.00001$）。ストレプトキナーゼ，アスピリン，双方の投与群は42％以上死亡率を減少させた（8％ vs. 13.2％）。併用療法は左脚ブロックを有する患者においても有効であった（死亡率14％ vs. 27.7％）。アスピリンは非致死性の再梗塞と脳卒中の発症率を減少させた(1.0％ vs. 2.0％，0.3％ vs. 0.6％）。

26 Roux S, et al. Effects of aspirin on coronary reocclusion and recurrent ischemia after thrombolysis: a meta-analysis. *J Am Coll Cardiol*. 1992; 19: 671–7.

1980年から1990年にかけての32の研究（19の無作為化試験と13の非無作為化試験）からなるこの解析は，すばらしいアスピリンの利点を示した。この解析において，4,930人中3,209人の患者にアスピリンが投与された。血管造影を施行された1,022人の患者において，アスピリンの使用は，再閉塞率を56％低下させ（11％ vs. 25％，$p<0.001$），虚血イベントの再発率の低下(25％ vs. 41％，$p<0.001$)との関連が示された。このアスピリンの保護的な効果は，ストレプトキナーゼもしくは遺伝子組み換えtPAを用いた試験においても同様であった。

27 Berger JS, et al. Initial aspirin dose and outcome among ST-elevation myocardial infarction patients treated with fibrinolytic therapy. *Circulation*. 2008; 117: 192–9.

Global Utilization of Streptokinase and Tissue Plasminogen Activator for Occluded Coronary Arteries（GUSTOI）と，Global Use of Strategies to Open Occluded Coronary Arteries（GUSTO III），の2つの試験（48,422人のST上昇型心筋梗塞患者）のデータを統合し，著者らは登録患者における虚血や出血のイベントをアスピリンの投与量で層別化して評価，あらかじめ同定されていた罹病率や死亡率に関与する危険因子で補正した。補正後の解析において，162 mgのアスピリンと325 mgのアスピリンを投与された患者間で，死亡率には差がなかった。しかし，補正後，325 mgの投与群では明らかに中等度以上の出血に相関していた（OR 1.14，$p=0.003$）。重要な点として，これは溶解療法を受けた患者に限定されており，プライマリーPCIを受けた患者は含まれていない。

チエノピリジン

28 Sabatine MS, et al.; CLARITY-TIMI 28 Investigators. Addition of clopidogrel to aspirin and fibrinolytic therapy for myocardial infarction with ST-segment elevation. *N Engl J Med*. 2005; 352: 1179–89.

デザイン:前向き,ランダム化,二重盲検,国際的,多施設治験である。一次エンドポイントとして,血管造影における梗塞責任血管の閉塞,または死亡,または血管造影をする以前での心筋梗塞の再発(48–192時間後)を設定した。

目的:フィブリン溶解療法を受けたST上昇型心筋梗塞の患者において,梗塞血管の再還流におけるクロピドグレルの効果を決定すること。

対象:発症から12時間以内のST上昇型心筋梗塞,18歳から75歳,フィブリン溶解療法を受けた患者3,491人。

除外基準:7日以内のクロピドグレルの使用,フィブリン溶解療法の非適応,冠動脈バイパス手術の適応。

治療:クロピドグレル(300 mgの初期投与,75 mg/dayの維持投与)もしくはプラセボ。

結果:クロピドグレルは一次エンドポイントの発生率を減少させた (15.0% vs. 21.7%, $p<0.001$)。30日後の有害事象 (心血管死亡,心筋梗塞の再発,緊急再血行再建術) の発生率も,クロピドグレル投与群では低下した(11.6% vs. 14.1%, $p=0.03$)。主要な出血性合併症の増加はなかった。

29 COMMIT (ClOpidogrel and Metoprolol in Myocardial Infarction Trial) collaborative group. Addition of clopidogrel to aspirin in 45,852 patients with acute myocardial infarction: randomised placebo-controlled trial. *Lancet*. 2005; 366: 1607–21.

デザイン:前向き,無作為,プラセボ対象,多施設試験である。退院時,もしくは治療から4週(再入院に関わらず)の時点で,事前に設定した二つの一次エンドポイントを用いた。(1)死亡,再梗塞,脳卒中の複合,(2)全死亡。

目的:ST上昇型心筋梗塞の治療におけるアスピリンへの,クロピドグレルの追加投与の利点がもしあれば,それを決定すること。

対象:心電図上のST上昇,左脚ブロック,ST低下(対象の7%)を伴った,発症から24時間以内の急性心筋梗塞で入院した45,852人の患者。

除外基準:プライマリーPCI予定患者(クロピドグレル適応)。

治療:クロピドグレル75 mg/日,もしくはプラセボ。

結果:クロピドグレルは,総死亡率(7.5% vs. 8.1%, $p=0.03$)と同様に,共通の一次エンドポイントの発生率を減少させた (9.2% vs. 10.1%, $p=0.002$)。全体での出血性合併症の増加はみられず(0.58% vs. 0.55%, $p=0.59$),フィブリン溶解療法を受けた群でも,70歳以上の群においても同様であった。重要なことにこれらの結果は,広く異なった範囲での分類においても,不均一性なく一致していた。

コメント:この研究にはβ遮断薬群もあり後述する。

30 Montalescot G, et al.; TRITON-TIMI 38 investigators. Prasugrel compared with clopidogrel in patients undergoing percutaneous coronary intervention for ST-elevation myocardial infarction (TRITON-TIMI 38) : double-blind, randomised controlled trial. *Lancet*. 2009; 373: 723–31.

著者らは,あらゆる急性冠症候群を含むTRITON-TIMI38 (試験全体の詳細は第3章を参照)から,ST上昇型心筋梗塞の患者群を対象に検討を行った。要約すると,この試験は急性冠症候群13,608人の患者において,クロピドグレルと,最新のチエノピリジンであるprasugrelとを比較した。このうち,3,534人のST上昇型心筋梗塞の患者(約

26％）において，大多数（95％以上）がプライマリー PCIが施行された。約1/3でDESが留置された。心血管死亡，心筋梗塞，脳卒中の一次複合エンドポイントは，クロピドグレルに比して，prasugrel投与群で有意に低かった（6.5％ vs. 9.5％，$p = 0.0017$）。これに一致し，心血管死亡，心筋梗塞，緊急標的血管血行再建術の複合アウトカムも30日後（$p = 0.0205$），15か月後（$p = 0.025$）でともに減少した。全体として，後にCABGを施行された患者においては，prasugrel群で出血性合併症の割合が高く（$p = 0.0033$），これを除けば，出血性合併症の割合には両群で同等であった。

ヘパリン

31 Hsia J, et al.; Heparin-Aspirin Reperfusion Trial (HART) Investigators. A comparison between heparin and low-dose aspirin as adjunctive therapy with tissue plasminogen activator for acute myocardial infarction. *N Engl J Med*. 1990; 323: 1433–7.

デザイン：前向き，ランダム化，非盲検，多施設試験である。一次エンドポイントとして，7–24時間後，または7日後での梗塞責任血管の開存性を設定した。

目的：急性心筋梗塞の患者における，rtPA投与後のヘパリンとアスピリンの効果を比較すること。

対象：75歳以上，205人の急性のST上昇型心筋梗塞（少なくとも隣接する2誘導での0.1 mm以上の上昇）患者。

除外基準：重度の低血圧，脳血管疾患，出血性疾患，左脚ブロック，冠動脈バイパス手術の適応，最近の手術歴，長時間に及ぶ心肺蘇生。

治療：100 mgを6時間以上かけて静注（6 mgの急速投与，最初の1時間で54 mg，次の1時間で20 mg，その後5 mg/時で4時間投与）したrtPAに加えて，アスピリン80 mg/日もしくは，5,000 Uの急速投与に続いて1,000 U/時（APTTを1.5–2.0倍に保つように調整）のヘパリンを投与した。冠動脈造影は，rtPAの投与開始から7–24時間後と，7日後に施行された。

結果：ヘパリン群では最初の冠動脈造影で，より高い開存率（TIMIグレード2–3）を示した（82％ vs. 52％，$p < 0.0001$）が，2回目の冠動脈造影においては有意差を認めなかった（88％ vs. 95％）。出血性合併症もしくは，虚血イベントの再発において，有意差はみられなかった。

コメント：回帰分析によって，初回の冠動脈造影で動脈が開存していた患者においては，PTTの平均値がより高かったことが示された（81秒 vs. 54秒，$p < 0.02$）。しかし，8時間後にAPTTが100を超えていた患者においては，血管内挿入に関連した出血性合併症がより高率に発症した。

低分子量ヘパリン

32 Ross AM, et al. Randomized comparison of enoxaparin, a low-molecular-weight heparin, with unfractionated heparin adjunctive to recombinant tissue plasminogen activator thrombolysis and aspirin: second trial of Heparin and Aspirin Reperfusion Therapy (HART II). *Circulation*. 2001; 104: 648–52.

デザイン：前向き，ランダム化，非盲検，並行群間，国際共同試験である。一次エンドポイントは，90分後での梗塞責任血管の開存性（TIMIグレード2–3）。

目的：急性心筋梗塞の血栓溶解療法における追加療法として，未分画ヘパリンに比較したエノキサパリンの非劣性を証明すること。

対象：12時間以内に，少なくとも2誘導以上の四肢誘導での0.1 mV以上のST上昇，もしくは，隣接した2誘導以上の前胸部誘導での0.2 mV以上のST上昇を伴った400人の患者。

除外基準：血栓溶解療法の非適応，2 mg/dL を超える血清クレアチニン。
治療：少なくとも3日間，エノキサパリンもしくは未分画ヘパリンを投与。すべての患者は，tPAの促進投薬とアスピリンの投与を受けた。
結果：90分後での開存率は，エノキサパリンと未分画ヘパリンの投与群でそれぞれ，80.1％と75.1％であった。TIMIグレード3はそれぞれ52.9％と47.6％に認められた。5日後から7日後での再閉塞率は，TIMIグレード2もしくは3からTIMIグレード0もしくは1，TIMIグレード3からTIMIグレード0もしくは1，となったものがそれぞれ，エノキサパリン投与群で5.9％と3.1％，未分画ヘパリン投与群で9.8％と9.1％であった。出血性合併症，30日死亡率は，両群で類似していた。
コメント：この研究の結果は，より多数例の ASSENTS-3 trial（98）の結論を補足するものである。

33　Antman EM, et al.; ENTIRE-TIMI 23 Investigators. Enoxaparin as adjunctive antithrombin therapy for ST-elevation myocardial infarction: results of the ENTIRE-Thrombolysis in Myocardial Infarction (TIMI) 23 Trial. *Circulation*. 2002; 105: 1642–9.

デザイン：前向き，ランダム化，非盲検，2×2，多施設試験である。一次エンドポイントは60分後でのTIMIグレード3。
目的：TNKの総量投与あるいはTNK半量＋abciximabへのエノキサパリン併用の評価。
対象：症状の発現から少なくとも6時間以内の，ST上昇型心筋梗塞の患者483名。
除外基準：血栓溶解療法の非適応，7日以内のabciximabの投与歴もしくは，24時間以内のeptifibatideまたはtirofibanの投与歴，24時間以内のなんらかの低分子量ヘパリンまたは未分画ヘパリンの治療歴。
治療：TNKの総量投与と，未分画ヘパリン（60 U/kgの急速投与に続いて12 U/kg/hで投与）またはエノキサパリン（12時間ごとに1.0 mg/kg皮下注±30 mgの初期急速静注）の投与，もしくはTNK半量にabciximabを追加し，さらに未分画ヘパリン（40 U/kgの急速投与に続いて7 U/kg/hで投与）またはエノキサパリン（12時間ごとに0.3–0.75 mg/kg皮下注±30 mgの初期急速静注）の投与。
結果：TNK総量と未分画ヘパリン投与群では，60分後でのTIMIグレード3は52％であった。TNK総量とエノキサパリン投与群では，48％–51％であった。併用療法においては，TIMI3は未分画ヘパリン投与群で48％に達し，エノキサパリン投与群では，47％–58％であった。すべての未分画ヘパリン投与患者におけるTIMI3の比率は50％であり，エノキサパリン投与患者においては51％であった。30日後の，死亡もしくは再発性心筋梗塞は，総量TNKと未分画ヘパリン投与群で15.9％に発生したが，エノキサパリン投与群ではわずか4.4％であった（$p=0.005$）。併用療法においてのその比率は，未分画ヘパリン投与群で6.5％，エノキサパリン投与群では5.5％であった。主要な出血性合併症は，総量TNKと未分画ヘパリン投与群で2.4％に発生し，エノキサパリン投与群では1.9％，併用療法においては，未分画ヘパリン投与群で5.2％，エノキサパリン投与群では8.5％であった。
コメント：重要な結論として，総量TNKを投与されている患者において，エノキサパリンは未分画ヘパリンに比して，TIMI3の比率に関しては有意差を認めなかったが，30日後の虚血事象の発症率に関しては有意に低値であった。

34　Antman EM, et al.; ExTRACT-TIMI 25 Investigators. Enoxaparin versus unfractionated heparin with fibrinolysis for ST-elevation myocardial infarction. *N Engl J Med*. 2006; 354: 1477–88.
デザイン：前向き，ランダム化，二重盲検，国際多施設試験である。一次エンドポイント

は，30日以内の死亡もしくは非致死性再発性心筋梗塞であった．
目的：フィブリン溶解療法を施行されたST上昇型心筋梗塞の患者における，エノキサパリン投与と未分画ヘパリンの有効性，安全性を比較すること．
対象：症状の発現から少なくとも6時間以内の，フィブリン溶解療法の適応となるST上昇型心筋梗塞の患者20,056名．
除外基準：心原性ショック，心内膜炎，大動脈解離の徴候，フィブリン溶解療法禁忌，8時間以内の低分子量ヘパリンの投与，既知の腎機能障害(血清クレアチニンが男性で2.5 mg/dL超，女性で2.0 mg/dL超)，もしくは余命12か月以下．
治療：最短48時間の未分画ヘパリンの投与，または入院期間中を通しての(または8日間，どちらか短い方)エノキサパリンの投与．エノキサパリンの投与量は75歳以上の患者では減量された．すべての患者はアスピリンの投与とフィブリン溶解療法(薬剤の選択は担当医の判断)が行われ，担当医の判断によりクロピドグレルの投与が行われた．
結果：エノキサパリンは，一次エンドポイントの発生率を有意に減少させ(9.9% vs. 12%，$p<0.001$)，そのベネフィットの多くは再梗塞の減少によった．主要な出血性合併症はエノキサパリン投与群で有意に高値であった(2.1% vs. 1.4%，$p<0.001$)．虚血性と出血性の合併症の複合では(死亡，再梗塞，頭蓋内出血)，最終的な臨床効果はエノキサパリンに有利に働いた(10.1% vs. 12.2%，$p<0.001$)．
コメント：未分画ヘパリンを超えるエノキサパリンの優位性は，以下のような多くの試験における異なるサブグループの事後検定によって立証された．年齢の層別化によるもの(Eur Heart J 2007;28:1066–71)，腎機能障害をもつ患者(J Am Coll Cardiol 2007; 49: 2249–55)，クロピドグレルの投与をされた患者とそうでない患者(J Am Coll Cardiol 2007;49:2256–63)，フィブリン溶解薬のそれぞれのタイプによるもの(Eur Heart J 2007;28:1566–73)，レスキュー経皮的冠動脈インターベンションもしくは症状再発に対してPCIを施行されたExTRACT-TIMI25解析の患者(J Am Coll Cardiol 2007;49:2238–2246)．

35 Murphy SA, et al. Efficacy and safety of the low-molecular weight heparin enoxaparin compared with unfractionated heparin across the acute coronary syndrome spectrum: a meta-analysis. *Eur Heart J.* 2007; 28: 2077–86.

研究者たちは，49,088人の患者を含む12件のランダム化試験(ST上昇型心筋梗塞，非ST上昇型心筋梗塞，それぞれ6件ずつ)から，患者の基本データを統合した．最終的なクリニカルエンドポイントは，30日後の，死亡，心筋梗塞，主要出血性合併症の複合であった．急性冠症候群において，エノキサパリンは虚血性合併症に関して未分画ヘパリンよりも優れていることが証明され(心筋梗塞による死亡 9.8% vs. 11.4%，$p<0.001$)，有意差はないものの，最終的な臨床的合併症の比率を減少させた (12.5% vs. 13.5%，$p=0.051$)．主要な出血性合併症は，エノキサパリン投与群において，より高値となった (4.3% vs. 3.4%，$p=0.019$)．ST上昇型心筋梗塞の患者のみに限定すると，最終的なクリニカルエンドポイントは有意に，エノキサパリン投与群に好ましい結果となった(OR 0.94，$p=0.015$)．

36 CREATE Trial Group Investigators. Effects of reviparin, a low-molecular-weight heparin, on mortality, reinfarction, and strokes in patients with acute myocardial infarction presenting with ST-segment elevation. *JAMA.* 2005; 293: 427–35.

デザイン：前向き，ランダム化，二重盲検，プラセボ対象，多施設，国際的試験である．
一次エンドポイントは，7日後と30日後の，死亡，再梗塞，発作の複合であった．
目的：ST上昇型心筋梗塞の患者において，標準的治療に加えて，reviparinの効果をプラセボと比較．

対象：発症から12時間以内の，ST上昇型心筋梗塞の患者15,570名。
治療：7日間にわたる，毎日のreviparin1日2回投与もしくはプラセボ。
結果：reviparinは，7日後の一次エンドポイントの発生率を有意に減少させ（9.6％ vs. 11％，$p = 0.005$），その効果は30日後まで持続した（11.8％ vs. 13.6％，$p = 0.001$）。30日後の総死亡もまた，レビパリン投与群で有意に減少され（9.8％ vs. 11.3％，$p = 0.005$），再梗塞も同様であったが（2.0％ vs. 2.6％，$p = 0.01$），発作の比率には変化を認めなかった（1.0％ vs. 0.8％，$p = 0.19$）。reviparin投与群では有意に，タイムトゥーベネフィットの効果がみられた（$p = 0.04$，投与後すぐに2時間ごとに，利益が増加する傾向）。致死性の出血性合併症は，7日後に，有意差はみられないものの，time to benefit投与群においてより高率にみられた（0.2％ vs. 0.1％，$p = 0.07$）。

フォンダパリヌクス

37 OASIS-6 Trial Group. Effects of fondaparinux on mortality and reinfarction in patients with acute ST-segment elevation myocardial infarction: the OASIS-6 randomized trial. *JAMA*. 2006; 295: 1519–30.

デザイン：前向き，無作為二重盲検，多施設国際試験。一次エンドポイントは30日での死亡と再梗塞の複合。追加二次解析を9日，3か月および6か月後に行った。
目的：非分画ヘパリン（UFH）が適応である，あるいは適応でないST上昇型心筋梗塞患者の治療においてフォンダパリヌクスの有効性と安全性を対照（プラセボないしUFH）と比較。
対象：12,092人のST上昇型心筋梗塞患者で症状出現後12–24時間以内のもの。登録は医師–研究者がUFHの適応と判断するか否かにより層別化された。
治療：UFHが適応でない患者（階層1）はフォンダパリヌクスとプラセボ（コントロール群）に無作為化，UFHが適応である患者（階層2）はフォンダパリヌクスとUFHに無作為化された。PCIが施行された場合は従来の薬剤が継続され，用量は事前のUFHあるいは糖蛋白IIb/IIIa阻害薬投与の有無により調整された。両階層は結合され一次エンドポイントとして報告された。
結果：一次エンドポイントはフォンダパリヌクス群でコントロールより有意に減少した（9.7％ vs. 11.2％，$p = 0.008$）。このメリットは9日後に有意であった（$p = 0.003$）。階層2でのプライマリーPCI非施行例ではフォンダパリヌクスはUFHより有意ではないものの死亡と再梗塞を30日後に減少させた（HR 0.79，$p = 0.08$）。プライマリーPCI施行例においてはフォンダパリヌクスはどちらの対照群とも結果に差がなかった。一次エンドポイントは，フォンダパリヌクスは対照と比較して血栓溶解療法施行例（HR 0.79，$p = 0.003$）や再灌流療法非施行例（HR 0.80，$p = 0.03$）において優れていることが判明した。

直接トロンビン阻害薬

38 Antman EM.; TIMI 9B Investigators. Hirudin in acute myocardial infarction. Thrombolysis and Thrombin Inhibition in Myocardial Infarction (TIMI) 9B trial. *Circulation*. 1996; 94: 911–21.

デザイン：前向き，無作為二重盲検，並行群多施設試験。一次エンドポイントは30日の死亡，非致死性心筋梗塞，重症心不全および心原性ショック。
目的：hirudinの有効性と安全性を血栓溶解療法を施行した急性心筋梗塞例においてヘパリンと比較する。
対象：3,002症例。症状出現後12時間以内で心電図上の連続する2誘導以上に1 mm以上

のST上昇を認めたもの。年齢60±12歳。

除外基準：血栓溶解療法の禁忌例，クレアチニン2.0 mg/dL以上，心原性ショックおよび抗凝固治療例(PT 14秒，aPTT 60秒)。

治療：hirudin 5,000 U単回静注ののち1,000 U/時ないしhirudin 0.1 mg/kg単回静注ののち0.1 mg/kg/時（最大15 mg/時）を96時間持続点滴。点滴は血栓溶解療法開始前あるいは直後に開始しaPTTを55から85秒に維持するよう調整。すべての患者に血栓溶解療法を施行。

結果：一次エンドポイントに有意差はなく（hirudin 12.9％ vs. ヘパリン 11.9％），出血や頭蓋内出血は同等であった(4.6％ vs. 5.3％，0.4％ vs. 0.9％)。目標aPTTはhirudinでより多く達成された。

39 White HD, et al.; Hirulog Early Reperfusion/Occlusion (HERO) Trial Investigators. Randomized, double-blind comparison of hirulog versus heparin in patients receiving streptokinase and aspirin for acute myocardial infarction (HERO). Circulation. 1997; 96: 2155–61.(editorial, 2118–2120).

デザイン：前向き，無作為二重盲検，多施設試験。一次エンドポイントは90分から120分のTIMI血流分類。

目的：hirulogの2種類の処方の有効性と安全性を，ストレプトキナーゼ投与を施行した急性心筋梗塞例においてヘパリンと比較する。

対象：412例の症状出現後12時間以内の症例。心電図上，連続する2誘導以上の肢誘導ないしV4からV6に1 mm以上の，あるいはV1からV3誘導で2 mm以上のST上昇を認めたもの。

除外基準：ストレプトキナーゼの使用歴，心原性ショックおよび血栓溶解療法の禁忌例。

治療：ヘパリン5,000 U単回静注ののち1,000–1,200 U/時，低用量hirulog (0.125 mg/kg単回静注，0.25 mg/kg/時 12時間，後に0.125 mg/kg/時）および高用量hirulog (0.25 mg/kg単回静注，0.5 mg/kg/時 12時間，後に0.25 mg/kg/時）。

結果：90–120分でhirulog群はより良好なTIMI分類3の血流を得た。46％と48％に対して35％（ヘパリン vs. hirulog，$p = 0.023$，ヘパリン vs. 高用量hirulog，$p = 0.03$)であった。しかし48時間後の再閉塞率（5％と1％ vs. 7％）や死亡，ショック，あるいは35日後の再梗塞率に差はなかった(14％と12.5％ vs. 17.9％)。hirulogでは大出血も少なかった；14％と19％ vs. 28％（低用量hirulog vs. ヘパリン，$p < 0.01$)。

40 Behar S, et al. Argatroban versus heparin as adjuvant therapy for thrombolysis for acute myocardial infarction; safety considerations ARGAMI-2 study [abstract]. Circulation 1998; 98(I Suppl): 1451–54

この前向き無作為プラセボ比較試験は，発症6時間以内で2誘導以上にST上昇を認めた1,200例を対象とした。除外基準は脳神経イベント，クレアチニン上昇および高出血リスクである。患者はアルガトロバン（60μg+2μg/kg/分ないし120μg+4μg/kg/分 72時間）あるいはヘパリン（5,000 IU+1,000 IU/時 72時間）に割り振られaPTT，55–85秒に用量調節された。すべてアスピリンとtPAかストレプトキナーゼを投与された。低用量アルガトロバン群は中間解析の後，初期の609例で中断された。30日後，高用量アルガトロバン群とヘパリン群の間で総心血管事故，死亡率，梗塞再発，心不全・心原性ショック，再血行再建術の必要および脳梗塞に差を認めなかった。アルガトロバン群では主要な出血，頭蓋内出血および脳梗塞が低率であった。aPTTの維持はアルガトロバンで容易で，24時間後にaPTT 55秒以下の例は35％のみ（ヘパリンは68％）であった。

41 Hirulog and Early Reperfusion or Occlusion (HERO)-2 Trial Investigators. Thrombin-specific anticoagulation with bivalirudin versus heparin in patients receiving fibrinolytic therapy for acute myocardial infarction: the HERO-2 randomised trial. *Lancet.* 2001; 358: 1855–63.

デザイン：前向き無作為，オープンラベル，多施設試験。一次エンドポイントは30日の死亡率。

目的：ストレプトキナーゼ治療を受けた急性心筋梗塞例におけるbivalirudinの30日死亡への効果を非分画ヘパリン(UFH)と比較する。

対象：症状出現6時間以内のST上昇心筋梗塞の17,073例。心電図上2つ以上の肢誘導で1 mm以上の，あるいは胸部誘導の連続2誘導で2 mm以上のST上昇を認めたものないしあらたに左脚ブロックの出現したもの。

除外基準：血栓溶解療法の禁忌，12時間以内の低分子ヘパリン使用およびストレプトキナーゼ治療の既往。

治療：bivalirudin (0.25 mg/kg単回静注，0.5 mg/kg/時 12時間，後に0.25 mg/kg/時 36時間)ないし非分画ヘパリン。すべてにストレプトキナーゼ投与1.5MUを30–60分かけて，アスピリン150–325 mgを1日1回投与。

結果：30日後，両群で非補正死亡率 (bivalirudin 10.8% vs. UFH 10.9%)と補正後死亡率 (bivalirudin 10.5% vs. UFH 10.9%)に差はなかった。96時間でbivalirudin群では再梗塞が30%減少 (1.6% vs. 2.3%，$p = 0.001$)した。有意ではないがbivalirudin群で重症出血と頭蓋内出血が増加 (0.7% vs. 0.5%，$p = 0.07$，0.6% vs. 0.4%，$p = 0.09$)，中等および軽度の出血は明らかに多かった(1.4% vs. 1.1%，$p = 0.05$，12.8% vs. 9.0%，$p < 0.001$)。

42 Direct Thrombin Inhibitor Trialists' Collaborative Group. Direct thrombin inhibitors in acute coronary syndromes: principal results of a meta-analysis based on individual patients' data. *Lancet.* 2002; 359: 294–302.

　このメタ解析は直接トロンビン阻害薬 (DTI；hirudin, bivalirudin, アルガトロバン, efegatranおよびinogatran)とヘパリンを比較した11の無作為試験 (計35,970例)を検討した。ヘパリンと比較してDTIは死亡と心筋梗塞のリスクが治療終了時 (4.3% vs. 5.1%，OR 0.85，95% CI 0.77–0.94，$p = 0.001$)と30日 (7.4% vs. 8.2%，OR 0.80，95% CI 0.84–0.99，$p = 0.02$)で低かった。これは主に心筋梗塞の減少(2.8% vs. 3.5%，OR 0.80，95% CI 0.71–0.90，$p < 0.001$)により，死亡率には効果はなかった (1.9% vs. 2.0%，OR 0.97，95%CI 0.83–1.13，$p = 0.69$)。サブグループ解析ではPCI施行の急性冠症候群例で死亡と心筋梗塞に対するDTIの効果が示唆された。主要な出血はヘパリンと比較してhirudinで増えたがbivalirudinで減少した。DTIによる頭蓋内出血の増加は認めなかった。

43 Stone GW, et al.; HORIZONS-AMI Trial Investigators. Bivalirudin during primary PCI in acute myocardial infarction. *N Engl J Med.* 2008; 358: 2218–30.

デザイン：前向き無作為，オープンラベル，多施設試験。2つの一次エンドポイントは30日後の(1)大出血と(2)複合臨床有害事象(大出血，死亡，再梗塞，虚血による標的血管再建，脳梗塞)。

目的：ST上昇型心筋梗塞に対するプライマリーPCI施行時の抗凝固薬としてのbivalirudinを低分子ヘパリンと糖蛋白IIb/IIIa阻害薬の組み合わせと比較検討する。

対象：症状出現より12時間以内のST上昇型心筋梗塞の3,602例。primary PCI施行例。

治療：bivalirudin単独と，低分子ヘパリンおよび糖蛋白IIb/IIIa阻害薬の併用。

結果：臨床有害事象はbivalirudin群で減少したが (9.2% vs. 12.1%，$p = 0.005$)，主として大出血の減少によった (4.9% vs. 8.3%，$p < 0.001$)。一方，bivalirudin群では24時間

のステント血栓症に明らかな増加を認めた（1.3% vs. 0.3%, $p < 0.001$）。しかし30日のステント血栓症（1.7% vs. 1.2%, $p = 0.28$）は同等で，心臓死（1.8% vs. 2.9%, $p = 0.03$）と総死亡（2.1% vs. 3.1%, $p = 0.047$）はともにbivalirudin群で30日において減少した。

ワルファリン

44 Smith P, et al. The effect of warfarin on mortality and reinfarction after myocardial infarction. *N Engl J Med.* 1990; 323: 147–52.

デザイン：前向き，無作為二重盲検，プラセボ対照，多施設試験。平均観察期間は37か月。一次エンドポイントは総死亡と再梗塞。

目的：ワルファリンの心筋梗塞後症例に対する死亡，再梗塞および脳血管事故に対する効果を評価。

対象：75歳以下の1,214例。梗塞後期間平均27日。

除外基準：抗凝固療法の必要例および明らかな出血リスク。

治療：ワルファリン用量はINR2.8–4.8に調整，あるいはプラセボ。

結果：ワルファリン群では総死亡が24%（15.5% vs. 20.3%, $p = 0.03$），再梗塞34%（13.5% vs. 20.4%, $p < 0.001$）および脳血管事故が55%（3.3% vs. 7.2%, $p = 0.0015$）減少した。ワルファリン群の重篤な出血は年0.6%（頭蓋内出血，年0.2%）であった。

45 Anticoagulants in the Secondary Prevention of Events in Coronary Thrombosis (ASPECT) Research Group. Effect of long-term oral anticoagulant treatment on mortality and cardiovascular morbidity after myocardial infarction. *Lancet.* 1994; 343: 499–503.

デザイン：前向き，無作為二重盲検，プラセボ対照，多施設試験。平均観察期間は37か月。一次エンドポイントは総死亡。

目的：急性心筋梗塞後の死亡と罹患の二次予防において，長期にわたる抗凝固療法の意義を評価する。

対象：3,404人の血清心筋マーカーで確認された（正常値上限の2倍以上）心筋梗塞患者。

除外基準：長期の抗凝固療法必要例，6か月以内の抗凝固療法施行例，出血傾向および冠血行再建が予想される症例。

治療：phenprocoumonあるいはnicoumaloneを退院後6週以内に開始しINR2.8–4.8に調整，あるいはプラセボ。

結果：群間で死亡率に差はなかった（10%（抗凝固）vs. 11.1%）。抗凝固群では2つの二次エンドポイントの減少，すなわち50%以上の梗塞再発減少（6.7% vs. 14.2%）および約40%の脳血管事故減少（2.2% vs. 3.6%）を認めた。抗凝固群では大出血合併症が多かった（4.3% vs. 1.1%）。

コメント：事後解析により至適INRは3から4であった。大出血と血栓塞栓合併症の合計は毎年3.2/100人・年であった（INR＜2, 8.0；2–3, 3.9；4–5, 6.6；＞5, 7.7）。

46 Julian DG, et al.; AFTER Study Group. A comparison of aspirin and anticoagulation following thrombolysis for myocardial infarction (the AFTER study): a multicentre unblinded randomised clinical trial. *BMJ.* 1996; 313: 1429–31.

デザイン：前向き，無作為，非盲検，多施設試験。観察期間は1年。一次エンドポイントは30日の心臓死と非致死性心筋梗塞。

目的：アスピリンとヘパリン＋経口抗凝固療法をanistreplaseを用いた血栓溶解療法後の心筋梗塞患者で比較する。

対象：症状出現後6時間以内にanistreplase治療を行った1,036人の心筋梗塞患者（心電図基準：2つ以上の四肢誘導で1 mm以上の，あるいは胸部誘導の連続2誘導で2 mm以上のST上昇を認めたもの）。

治療：アスピリン150 mg/day，あるいはヘパリン1,000 U/時 24時間 (anistreplase, 30 Uの6時間後より開始) の後，INR2.0から2.5を目標に経口抗凝固療法を開始。治療は3か月で終了。
結果：30日間の心臓死と再梗塞は同様(11.2% (aspirin) vs. 11%) であった。抗凝固療法群は3か月間の重篤な出血と脳梗塞が多かった(3.9% vs. 1.7%, $p = 0.04$)。

47 Coumadin Aspirin Reinfarction Study (CARS) Investigators. Randomised double-blind trial of fixed low-dose warfarin with aspirin after myocardial infarction. *Lancet*. 1997; 350: 389–96.

デザイン：前向き，無作為二重盲検，多施設試験。中央観察期間は14か月。一次エンドポイントは心筋梗塞，脳梗塞および心血管死。
目的：急性心筋梗塞患者においてアスピリン単独の長期療法と，少量のアスピリンに加えて固定量の低用量ワルファリンを併用する治療法の比較。
対象：21歳から85歳で発症後3–21日の梗塞患者8,803例。
治療：アスピリン160 mg/日に対して，アスピリン80 mg/日＋ワルファリン1 mg/日あるいはアスピリン80 mg/日＋ワルファリン3 mg/日。
結果：4週後の測定された平均INRは1.02 (アスピリン単独)，1.05 (アスピリン＋ワルファリン1 mg/日) および1.27 (アスピリン＋ワルファリン3 mg/日) であった。一次エンドポイント (心筋梗塞，脳梗塞および心血管死) に有意差はなかった (1年発症率，8.6% (アスピリン単独)，8.8% (アスピリン＋ワルファリン1 mg/日) および8.4% (アスピリン＋ワルファリン3 mg/日))。しかしワルファリン3 mg/日群では自然発症の大出血がアスピリン単独群より多かった (0.74%/年 vs. 1.4%/年, $p = 0.014$)。

48 Fiore LD, et al.; Combination Hemotherapy and Mortality Prevention (CHAMP) Study Group. Department of Veterans Affairs Cooperative Studies Program Clinical Trial comparing combined warfarin and aspirin with aspirin alone in survivors of acute myocardial infarction: primary results of the CHAMP study. *Circulation*. 2002; 105: 557–63.

デザイン：前向き，無作為，オープンラベル，多施設試験。一次エンドポイントは全死亡。観察期間中央値は2.7年。
目的：急性心筋梗塞後の血管イベントと死亡の二次予防においてアスピリンとワルファリンの併用がアスピリン単独より有効か否かを判定する。
対象：発症14日以内の急性心筋梗塞患者5,059人。急性心筋梗塞の診断は以下のうち2つ以上をみたすものとした，(a) 心筋梗塞に典型的な胸痛，(b) 典型的なECG変化，(c) 典型的な血中酵素の変化。
除外基準：発症14日以降のもの，出血中ないし出血リスク，抗凝固治療の適応，高用量アスピリンや抗炎症薬 (NSAID) の使用およびアスピリンやワルファリンに対する過敏反応。
治療：ワルファリン (目標INR 1.5から2.5) ＋アスピリン (81 mg/日) 併用ないしはアスピリン単独 (162 mg/日)。
結果：追跡期間を通じ，全死亡は同等で (17.6% 併用 vs. 17.3% アスピリン単独)，再梗塞 (13.3% vs. 13.1%, $p = 0.78$)，および脳梗塞 (3.1% vs. 3.5%, $p = 0.52$) にも差はなかった。大出血，主として消化管出血，は併用群で多くみられた (1.27 vs. 0.72/100人・年, $p < 0.001$)。

49 van Es RF, et al.; Antithrombotics in the Secondary Preventionof Events in Coronary Thrombosis-2 (ASPECT-2) Research Group. Aspirin and coumadin after acute coronary syndromes (the ASPECT-2 study): a randomised controlled trial. *Lancet.* 2002; 360: 109–13.

デザイン：前向き，無作為，オープンラベル，多施設試験。複合一次エンドポイントは心筋梗塞，脳梗塞および死亡。

目的：アスピリン＋経口抗凝固薬の併用が，それぞれの単独使用と比べて，出血のリスクを増すことなく，より有効かを評価。

対象：発症8週以内の急性心筋梗塞ないし不安定狭心症999人。

除外基準：経口抗凝固薬ないしアスピリンの確実な適応例，血行再建術予定例，高出血リスク例，出血傾向，脳梗塞の既往および妊娠。

治療：低用量アスピリン（80 mg/日）単独，高強度経口抗凝固薬（目標INR 3.0–4.0）単独，あるいは低用量アスピリン＋中強度経口抗凝固薬（目標INR 2.0–2.5）の併用。

結果：経口抗凝固薬群と両者併用群はアスピリン単独群に比べてそれぞれエンドポイント発生が少なかった（HR 0.55, 95％CI 0.30–1.00, $p=0.0479$；HR 0.50, 0.27–0.92, $p=0.03$）。大出血は3群で同等（1％から2％）で，小出血はアスピリン群5％，抗凝固薬群8％（1.68, 0.92–3.07, $p=0.20$）および併用群15％（3.13, 1.82–5.37, $p<0.0001$）であった。

50 Hurlen M, et al. Warfarin, aspirin, or both after myocardial infarction. *N Engl J Med.* 2002; 347: 969–74.

デザイン：前向き，無作為，オープンラベル，多施設試験。一次エンドポイントは死亡，非致死的心筋梗塞および脳梗塞。追跡期間は平均4年。

目的：急性心筋梗塞後の長期にわたるワルファリン単独，アスピリン単独あるいは両者の併用の効果を比較。

対象：20歳から74歳の3,630人。以下のうち2つ以上を満たすもの，典型的な胸痛の既往，急性心筋梗塞に典型的な心電図変化，CK値が250 IU/L以上あるいは心由来と考えられるAST値50IU/L以上。

除外基準：重篤な出血の既往や出血傾向，アスピリンやワルファリンによる自然出血，アスピリンやワルファリンの禁忌および適応。

治療：退院時にワルファリン群（目標INR 2.8–4.2），アスピリン群（160 mg/日），ワルファリン（目標INR 2.0–2.5）＋アスピリン（75 mg/日）併用群に割り付け。平均INRはワルファリン単独群で2.8，併用群で2.2であったが，期間中の1/3で目標INR値に到達しなかった。

結果：死亡，非致死的心筋梗塞および脳梗塞はアスピリン群で20.0％，ワルファリン群で16.7％（アスピリンと相対リスク0.81, 95％CI 0.67–0.98, $p=0.028$）および併用群で15％（RR 0.71, 95％CI 0.58–0.86, $p=0.0005$）であった。アスピリン＋ワルファリン併用群はアスピリン単独と比較して明らかに累積生存率が高い（$p=0.0033$）が，ワルファリン単独とは差を認めなかった。大出血（輸血や手術を要する出血）はワルファリン使用例（単独群0.58/100人・年，併用群0.52/100人・年）で，アスピリン単独（0.15/100人・年）より多いが，小出血はそれぞれ100人あたり毎年0.81，2.16および2.75であった。

コメント：75歳以上を除外することでワルファリン群の出血リスクを減じることができるようであった。35％のみが再血行再建（PCIないしバイパス術）を施行されていた。ワルファリンの早期血行再建や，チエノピリジン併用への効用は不明である。

51 Brouwer MA, et al. Aspirin plus coumarin versus aspirin alone in the prevention of reocclusion after fibrinolysis for acute myocardial infarction: results of the Antithrombotics in the Prevention of Reocclusion In Coronary Thrombolysis (APRICOT)-2 Trial. *Circulation*. 2002; 106: 659–65.

デザイン：前向き，無作為，オープンラベル，多施設試験。一次エンドポイントは3か月後の造影での血管閉塞。

目的：ST上昇型心筋梗塞に対する血栓溶解療法後の再閉塞や虚血性イベントがアスピリンに加えて抗凝固薬を長期併用することで予防できるか否かを評価。

対象：308人の心筋梗塞例でアスピリンとヘパリンを投与。48時間以内の造影でTIMI分類3の血流を示したもの。

治療：標準院内治療であるヘパリンとアスピリン，あるいはアスピリン＋クマリン3か月（目標INR，2.0から3.0，達成中央値：INR2.6）。

結果：3か月後の再閉塞（TIMI血流分類2以下）はアスピリン＋クマリン併用群でアスピリン単独と比して明らかに低率であった（15% vs. 28%，RR 0.55，95%CI 0.33–0.90，$p<0.02$）。TIMI血流0, 1はそれぞれ9%と20%であった（RR 0.46, 95%CI 0.24–0.89, $p<0.02$）。アスピリン＋クマリン併用は死亡，再梗塞および再血行再建が低率であった（14% vs. 34%，$p<0.01$）。出血率（TIMI出血基準のmajorおよびminor）は同等（5% vs. 3%，$p=NS$）であった。

糖蛋白 IIb/IIIa 受容体拮抗薬

52 Brener SJ, et al.; ReoPro and Primary PTCA Organization and Randomized Trial (RAPPORT) Investigators. Randomized, placebo-controlled trial of platelet glycoprotein IIb/IIIa blockade with primary angioplasty for acute myocardial infarction. *Circulation*. 1998; 98: 734–41.

デザイン：前向き，無作為，二重盲検，プラセボ対照試験，多施設研究。一次エンドポイントは6か月後の死亡，心筋梗塞，標的血管の血行再建術。

目的：血小板IIb/IIIa受容体拮抗薬のabciximabがプライマリーPTCAを受けた急性心筋梗塞患者の虚血性イベントを減少させるかどうかを検討。

対象：隣接する2誘導以上で明らかなST上昇を認めるか，新規発症の左脚ブロックを呈し，20分以上続く虚血性胸痛を有する発症後12時間以内の急性心筋梗塞患者483例。

除外基準：重症の血小板減少症，基準のプロトロンビン時間が対照の1.2倍以上，脳卒中の既往，重症の管理不良高血圧，3か月以内の梗塞責任血管へのPTCA歴，心原性ショック，過去にabciximabまたは血栓溶解薬の使用歴。

治療法：abciximab 0.25 mg/kgボーラス投与後，0.125μg/kg/分（最大量10μg/分）を12時間投与。すべての患者はPTCA施行前にアスピリンとヘパリン100 U/kgボーラス（ACTを300秒以上に保つように適宜ボーラスで追加）を投与された。ステントは推奨しないが50%以上の狭窄を伴う残存解離や突然の閉塞の場合は使用が許された。

結果：6か月目の一次エンドポイントにはabciximab使用の有無で差は認めなかった（28.1% vs. 28.2%）。しかしabciximab群では7日目の死亡，心筋梗塞，標的血管の緊急血行再建術の割合が低かった（3.3% vs. 9.9%，$p=0.003$）。また30日目，6か月目においても同様であった（30日目5.8% vs. 11.2%，$p=0.02$，6か月目11.6% vs. 17.8%，$p=0.05$）。abciximab群では緊急にステントを使用する例が42%減少した（11.9% vs. 17.8%，$p=0.008$）。しかしabciximab群ではヘマトクリット値が5以上減少した大出血が有意に多かった（16.6% vs. 9.5%，$p=0.02$），そのほとんどが穿刺部の動脈からの出血であった。abciximab使用は7日目の死亡，心筋梗塞を有意に減少させた（1.4% vs. 4.7%，$p=0.047$）。

またその傾向は6か月後でも認めた(6.9% vs. 12%, $p = 0.07$)。
コメント:abciximab使用による出血の増加は,二重盲検法のデザインによる可能性がある。術者がヘパリンを術直後に中止することを嫌ったため,早期シース抜去による合併症が増加した。

53 Montalescot G, et al.; ADMIRAL Investigators. Platelet glycoprotein IIb/IIIa inhibition with coronary stenting for acute myocardial infarction. *N Engl J Med.* 2001; 344: 1895–903.

デザイン:前向き,無作為,多施設,二重盲検,プラセボ対照試験。30日間の複合一次エンドポイントは死亡,再梗塞または標的血管の緊急血行再建術。
目的:急性心筋梗塞患者においてステント治療に血小板糖蛋白IIb/IIIa拮抗薬の併用とステント単独治療の比較。
対象:発症後12時間以内の1 mmまたはそれ以上のST上昇を隣接する2誘導以上で認める急性心筋梗塞患者300例。
除外基準:出血素因を有する患者,血栓溶解薬使用例,最近の脳卒中例,管理不良高血圧,最近の外科手術例,経口抗凝固剤で治療中の患者,アスピリン,チクロピジン,またはヘパリンに禁忌の症例。
治療法:ステント留置術に加えabciximab (0.25 mg/kgをボーラス投与後0.125μg/kg/分で12時間投与)併用またはステント単独治療。治療はシース挿入および冠動脈造影前に開始。フォローアップ造影は24時間後と6か月後に施行。
結果:abciximab併用群では初期にTIMIグレード3の再灌流を得られる率はプラセボ群に比較して有意に高かった(16.8% vs. 5.4%, $p = 0.01$,グレード2または3が得られた率は25.8% vs. 10.8%, $p = 0.006$)。TIMIグレード3の再灌流が手技後および6か月後に得られていた例もabciximab併用群で有意に高かった(95.1% vs. 86.7%, $p = 0.04$;94.3% vs. 82.8%, $p = 0.04$)。30日目においてはabciximab併用群では一次エンドポイントの60%近い減少を認めた(6.0% vs. 14.6%, $p = 0.04$,6か月後では7.4% vs. 15.9%)。これらはおもにabciximab併用群で標的血管の緊急血行再建術が低いことに起因していた(30日目1.3% vs. 6.6%, $p = 0.02$)。一方,30日目の死亡率は統計的な差は認めないがabciximab併用群で低い傾向にあった(3.4% vs. 6.6%, $p = 0.19$)。abciximab併用群では左室駆出率は24時間目(57.0% vs. 53.9%, $p < 0.05$)においても,また6か月目(61.1% vs. 57.0%, $p = 0.05$)においても有意に高値であった。

54 Stone GW, et al.; Controlled Abciximab and Device Investigation to Lower Late Angioplasty Complications (CADILLAC) Investigators. Comparison of angioplasty with stenting, with or without abciximab, in acute myocardial infarction. *N Engl J Med.* 2002; 346: 957–66.

デザイン:前向き,無作為,非盲検,2×2分画法,多施設参加試験。一次エンドポイントは6か月目における死亡,再梗塞,障害を伴う脳卒中,虚血を有する標的血管の血行再建術。
目的:急性心筋梗塞患者において経皮的冠動脈形成術(PTCA)あるいは冠動脈ステント留置と血小板糖蛋白IIb/IIIa拮抗薬の併用は予後を改善するかどうかを検討。
対象:発症後6時間以内に緊急カテーテル治療を施行し,ステント留置も可能な急性心筋梗塞患者2,082人。
除外基準:心原性ショック,出血性素因を有する例,過去2年以内の脳血管障害の既往,白血球減少症,血小板減少症,肝機能障害,腎機能障害例。
治療:PTCA単独群,PTCA+abciximab併用群,冠動脈ステント単独群(Multilinkステント使用),冠動脈ステント+abciximab併用群。

結果：4群でTIMIグレード3の再灌流率は同等であった（95％-97％）。6か月目における複合一次エンドポイントはPTCA単独群で20.0％, PTCA+abciximab併用群は16.5％, ステント単独群は11.5％, ステント+abciximab併用群は10.2％で認めた（$p<0.001$）。4群間で6か月目の死亡率には有意差はなかった（PTCA単独4.5％, PTCA+abciximab2.5％, ステント単独8.3％, ステント+abciximab4.2％）。脳卒中と再梗塞率も同等であった。一次エンドポイントの群間の差は標的血管の血行再建術によった（PTCA単独15.7％, PTCA+abciximab併用13.8％, ステント単独8.3％, ステント+abciximab 5.2％, $p<0.001$）。フォローアップ造影時の再狭窄率はステント留置例でPTCA例に比べて有意に低かった（22.2％ vs. 40.8％, $p<0.001$）。また梗塞責任血管の再閉塞率も11.3％と5.7％（$p=0.01$）とステント例で低かった。これらの成績はabciximabの使用とは関係なかった。

コメント：対象患者の基準がゆるく, 梗塞の疑い例も冠動脈造影で閉塞が診断された症例も登録された結果, ST上昇症例や新規左脚ブロック症例が全体の90％未満にとどまった。

55 Neumann FJ, et al. Effect of glycoprotein IIb/IIIa receptor blockade with abciximab on clinical and angiographic restenosis rate after the placement of coronary stents following acute myocardial infarction. *J Am Coll Cardiol.* 2000; 35: 915–21.

デザイン：前向き, 無作為, 単盲検試験。複合一次エンドポイントは30日目の死亡, 再梗塞, 標的病変の血行再建術。イベントがなかった症例は6か月目のフォローアップ造影を施行。

目的：PCIを施行されたST上昇心筋梗塞患者に対するabciximabの臨床的および血管造影上の効果を検討する。

対象：48時間以内にPCIを施行されたST上昇心筋梗塞401例。

除外基準：試験薬になんらかの禁忌を有する例。

治療：標準量のヘパリン使用群とabciximab+低用量ヘパリン併用群。

結果：30日目において, abciximab併用群の患者は複合一次エンドポイントが有意に低かった（5.0％ vs.10.5％, $p=0.038$）。統計的な有意差は認めないが, 絶対的な差は1年を経過しても持続していた。しかし1年目での標的病変の血行再建率は両群で同等であった。

56 Antoniucci D, et al. A randomized trial comparing primary infarct artery stenting with or without abciximab in acute myocardial infarction. *J Am Coll Cardiol.* 2003; 42: 1879–85. [also called the Abciximab and Carbostent Evaluation (ACE) trial].

デザイン：前向き, 無作為, 非盲検試験。複合一次エンドポイントは1か月目の死亡, 再梗塞, 標的病変の血行再建術, 脳卒中。

目的：PCIを施行されたST上昇型急性心筋梗塞患者において, abciximabの臨床的なエンドポイントへの有効性の検討。

対象：PCIを施行した, 症状出現後6時間以内のST上昇型急性心筋梗塞患者400例。

治療：梗塞責任病変へのステント留置単独群とabciximabを併用しステントを留置した群。abciximabを投与されない群はヘパリン量をより高いACT値で調節した。

結果：1か月後のフォローアップではabciximabを投与された群では有意に低い一次エンドポイントの発生率であった（4.5％ vs. 10.5％, $p=0.023$）。またabciximab投与群は, より早期にST部分の回復を認めた。6か月目の死亡率, 再梗塞率も同様にabciximab群で低かった（5.5％ vs. 13.5％, $p=0.006$）。

57 Montalescot G, et al. Abciximab in primary coronary stenting of ST-elevation myocardial infarction: a European meta-analysis on individual patients' data with long-term follow-up. *Eur Heart J.* 2007; 28: 443–9.

著者らはISAR-2, ACEおよびADMIRALのデータを症例レベルで統合, ST上昇型心筋梗塞に対するプライマリーPCI（ステント）後のabciximab追加治療を, 標準治療であるヘパリンのみと比較したメタ解析を施行。一次エンドポイントは3年度の死亡と再梗塞の複合であった。対象は総計1,101人で, abciximab群では明らかにイベントが少なく（12.9% vs. 19.0% $p=0.008$), 死亡率も低い傾向であった（10.9% vs. 14.3%, $p=0.052$)。大出血は同等(2.5% abciximab vs. 2.0%, $p=$ NS)であった。

58 Zeymer U, et al. Randomized comparison of eptifibatide versus abciximab in primary percutaneous coronary intervention in patients with acute ST-segment elevation myocardial infarction: results of the EVA-AMI Trial. *J Am Coll Cardiol*. 2010; 56: 463–9.

中間報告がAHAで発表された。発症12時間以内のST上昇型心筋梗塞例400人が, eptifibatideの2回静注＋点滴およびabciximabの1回静注に割り付けられた。院内事故に関してeptifibatideは非劣性であった：死亡（3.5% abciximab vs. 3.5% eptifibatide), 再梗塞（0% vs. 1.5%), 標的血管再建（4% vs. 2.7%)およびバイパス術（0.5% vs. 0.9%)。これはST上昇型心筋梗塞に対するプライマリーPCI施行例においてabciximabとeptifibatideがはじめて1対1で対決したデータであった。

59 De Luca G, et al. Benefits from small molecule administration as compared with abciximab among patients with ST-segment elevation myocardial infarction treated with primary angioplasty: a meta-analysis. *J Am Coll Cardiol*. 2009; 53: 1668–73.

著者らはST上昇型心筋梗塞に対するプライマリーPCI後の, abciximabと低分子糖蛋白IIb/IIIa阻害薬を比較した6つの無作為試験（高用量tirofiban（5試験), eptifibatide（1試験))を統合, 総計は2,197人であった。アウトカム全体でabciximabは低分子阻害薬より優れてはおらず, TIMI血流分類3（89.8% vs. 89.1%, $p=0.72$), ST-セグメント回復（67.8% vs. 68.2%, $p=0.66$), 30日の死亡率（2.2% vs. 2.0%, $p=0.66$)および再梗塞（1.2% vs. .1.2%, $p=0.88$)。

60 Van't Hof AW, et al.; Ongoing Tirofiban In Myocardial infarction Evaluation (On-TIME) 2 study group. Prehospital initiation of tirofiban in patients with ST-elevation myocardial infarction undergoing primary angioplasty (On-TIME 2): a multicentre, double-blind, randomised controlled trial. *Lancet*. 2008; 372: 537–46.

デザイン：無作為, 二重盲検, プラセボ対照, 多施設国際試験。一次エンドポイントはPCI後1時間でのSTセグメント上昇の残存。
目的：ST上昇型心筋梗塞へのPCI後に, アスピリン＋クロピドグレルに加えての高用量tirofibanの効果をプラセボと比較する。
対象：PCI施行のST上昇型心筋梗塞984例。
結果：1時間後にtirofiban群では明らかにSTセグメント上昇の残存は少なく（$p=0.003$), 出血率も高くはなかった。

61 Mehilli J, et al.; Bavarian Reperfusion Alternatives Evaluation-3 (BRAVE-3) Study Investigators. Abciximab in patients with acute ST-segment-elevation myocardial infarction undergoing primary percutaneous coronary intervention after clopidogrel loading: a randomized double-blind trial. *Circulation*. 2009; 119: 1933–40.

デザイン：無作為二重盲検, プラセボ対照試験。一次エンドポイントは退院時にsestamibiシンチで計測した梗塞サイズ。
目的：ST上昇型心筋梗塞に対するPCI例でクロピドグレルに加えて, さらにabciximabを追加することの有用性を評価。
対象：PCI施行のST上昇型心筋梗塞800例。
治療：カテ室搬入前にabciximabあるいはプラセボを投与。

結果：2群間で梗塞サイズに差はなし（15.7% abciximab vs. 16.6% プラセボ, $p=0.47$）。出血合併症に差はなかった。30日後の死亡，再梗塞，脳梗塞および緊急標的血管再建の複合に差はなかった（5.0% abciximab vs. 3.8% プラセボ, $p=0.40$）。

メタ解析

62 Pannu R, et al. Effects of glycoprotein IIb/IIIa inhibitors in patients undergoing percutaneous coronary intervention after pretreatment with clopidogrel: a meta-analysis of randomized trials. *Crit Pathw Cardiol*. 2008; 7: 5–10.

著者らは，IIb/IIIa阻害薬の5つの試験のデータを統合した。2試験は急性冠症候群の試験で，3試験は待機的PCIを施行例の試験。このメタ解析の目的は，PCIを施行した5,303名の患者に対して，クロピドグレルにIIb/IIIa阻害薬を加えることの効果があるかを評価することであった。各々の研究の追跡終了まで（30日から1年），IIb/IIIa阻害薬はプラセボと比較して死亡率（OR 0.84, $p=0.35$），心筋梗塞発症率（OR 0.86, $p=0.19$），標的血管血行再建率（OR 0.96, $p=0.68$）を低下させなかった。急性冠症候群に対するPCIを施行した患者に限定しても，結果は変わらなかった。しかし出血率は，IIb/IIIa阻害薬で高かった（OR 1.35; $p=0.02$）。

63 Gurm HS, et al. A comparison of abciximab and small-molecule glycoprotein IIb/IIIa inhibitors in patients undergoing primary percutaneous coronary intervention: a meta-analysis of contemporary randomized controlled trials. *Circ Cardiovasc Interv*. 2009; 2: 230–6.

プライマリーPCIの補助療法として，abciximabと低分子IIb/IIIa阻害薬（tirofibanやeptifibatide）とを比較するために，研究者たちはSTEMIの2,138例を含む5つのランダム試験からデータを統合させた。30日の時点で，死亡率（低分子1.9% vs. abciximab 2.3%, $p=0.58$），再梗塞（1.3% vs. 1.2%, $p=0.69$），大出血（1.7% vs. 1.3%, $p=0.61$）に差はなかった。この死亡率と再梗塞率の結果は，8か月後のフォローアップまで続いた。

64 De Luca G, et al. Benefits from small molecule administration as compared with abciximab among patients with ST-segment elevation myocardial infarction treated with primary angioplasty: a meta-analysis. *J Am Coll Cardiol*. 2009; 53: 1668–73.

この解析では，STEMIにプライマリーPCIを施行した2,197例の全患者に対してabciximabと低分子量IIb/IIIa阻害薬を比較した6つの試験を統合した。血管造影と臨床アウトカムが用いられ，術後TIMI 3血流獲得率（abciximab 89.8% vs. 低分子89.1%, $p=0.72$），ST回復率（$p=0.66$）に差はなかった。また，30日後の死亡率（2.2% vs. 2.0%, $p=0.66$）に差はなく，再梗塞率（1.2% vs. 1.2%, $p=0.88$），出血率（1.3% vs. 1.9%, $p=0.27$）にも差はなかった。

糖蛋白 IIb/IIa 拮抗薬と血栓溶解薬減量投与

65 Antman EM, et al.; TIMI 14 Investigators. Abciximab facilitates the rate and extent of thrombolysis: results of the thrombolysis in myocardial infarction (TIMI) 14 trial. *Circulation*. 1999; 99: 2720–32.

デザイン：前向き，ランダム化，用量決定，多施設試験。一次エンドポイントは，90分後の梗塞責任血管 TIMI グレード3血流（ASSENT-3，文献97を参照）。
目的：abciximabがSTEMIに有効で安全であり，血栓溶解薬を減量できるかを判定すること。
対象：心電図で，連続した2誘導以上で1 mm以上のST上昇を伴う発症から12時間以内

の18歳から75歳の888例。

除外基準：左脚ブロック，ランダム化前の6,000単位のヘパリン，CABGの既往，7日以内のPCIや血栓溶解療法，脳卒中やTIAの既往。

治療：(a) アルテプラーゼ100 mgの急速投与（対照），(b) abciximab（0.25 mg/kgボーラス後，0.125μg/kg/分を12時間）と低用量ストレプトキナーゼ（50万から150万単位），(c) abciximabと低用量アルテプラーゼ（20-65 mg），(d) abciximab単独。すべての患者はアスピリンを投与されていた。対照患者は体重で適正化されたヘパリン（70単位/kgをボーラス投与，15単位/kg/時間で持続投与）を投与されたのに対し，abciximab群は，低用量ヘパリン（60単位/kgボーラス後，7単位/kg/時間）が投与された。超低用量ヘパリン（30単位/kgボーラスし4単位/kg/時間で持続）も用量確認フェーズで試行された。

結果：abciximab単独群が，90分後のTIMIグレード3血流を達成したものは32%のみであり，abciximabにストレプトキナーゼ50万-125万単位投与を加えた群は34%-46%であった。60-90分でのTIMIグレード3血流を達成は，アルテプラーゼの投与時間が増加するほど，すなわちボーラス単独より，ボーラスおよび30分まで，または60分までの持続投与するほど高くなった（$p<0.02$）。最も良い治療法は，abciximabとアルテプラーゼ50 mg（15 mgボーラス，35 mgを60分で投与）併用で90分後のTIMI 3血流獲得は77%であった（アルテプラーゼ単独では62%，$p=0.02$）。60分でもTIMI 3獲得は有意に優れていた（72% vs. アルテプラーゼ単独43%）。大出血は，abciximab単独で3%に，アルテプラーゼ単独で6%に，ストレプトキナーゼ＋abciximab併用では10%，50 mgのアルテプラーゼ＋abciximab，低用量ヘパリン併用では7%に発生し，50 mgのアルテプラーゼ＋abciximab，超低用量ヘパリン併用では1%に発生した。

66 Strategies for Patency Enhancement in the Emergency Department (SPEED) Group. Trial of abciximab with and without low-dose reteplase for acute myocardial infarction. *Circulation.* 2000; 101: 2788-94.

この前向き，ランダム化，オープン，多施設，II相試験では，胸痛発生から6時間以内のSTEMI 528例が登録された。患者は，abciximab単独群（$n=63$），もしくはreteplase 5，7.5，10単位の単回投与，5+2.5単位，5+5単位の2回投与へ4：1にランダム化された（$n=241$）。B相はA相で最も成績の良かったabciximab＋reteplase 5+5単位群（$n=115$）とreteplase単独10単位+10単位（$n=109$）を分析した。初回造影は再灌流療法開始から中央値63分で施行された。A相では，abciximab＋reteplase 5+5単位群の62%でTIMIグレード3血流（一次エンドポイント）を獲得したのに対し，abciximab単独群では27%であった（$p=0.001$）。B相では，abciximab＋reteplase 5+5単位群の54%が，グレード3を得たのに対しreteplase単独群は47%であった（$p=0.32$）。TIMIグレード3血流率は，ヘパリン60単位/kgボーラスとabciximab＋reteplase 5+5単位群で61%，ヘパリン40単位/kgボーラスとabciximab＋reteplase 5+5単位群で51%（$p=0.22$），そしてreteplase単独群が47%であった（$p=0.05$ vs. ヘパリン60単位/kgグループ）。A相での大出血率は，abciximab単独で3.3%，abciximab＋reteplase 5+5単位群で5.3%であり，B相では，abciximab＋reteplase 5+5単位群で9.8%，reteplase単独群で3.7%であった。標準的ヘパリンと低用量ヘパリンで大出血率に有意差はなかった（6.3% vs.10.5%，$p=0.30$）。早期PCIが施行された323例（61%）を解析したところ，登録時TIMI血流グレードが2-3の例に対して，0-1の症例に高頻度に施行された（83% vs.60%，$p<0.0001$）。（*J Am Coll Cardiol* 2000; 36: 1489参照）。早期PCIグループは，再梗塞事故（1.2% vs. 4.9% 非早期PCI，$p=0.031$），再血行再建（1.6% vs. 9.3%，$p=0.001$），輸血（9.0% vs. 16%，$p=0.02$）が有意に低かった。そして，30日後の死亡，再梗塞，緊急再血行再建，大出血，

輸血の回避率が有意に高かった(85.4% vs. 70.4%, $p<0.001$)。

67 GUSTO V Investigators. Reperfusion therapy for acute myocardial infarction with fibrinolytic therapy or combination reduced fibrinolytic therapy and platelet glycoprotein IIb/IIIa inhibition: the GUSTO V randomised trial. *Lancet.* 2001; 357: 1905–14.

デザイン：前向き，ランダム化，オープン，多施設研究。一次エンドポイントは，30日後の死亡率で，二次エンドポイントは心筋梗塞の各合併症。
目的：AMI患者でreteplase単独とabciximabとreteplase併用とで有効性を比較すること。
対象：ST上昇を伴う発症から6時間以内の16,588例。
除外基準：PCIの予定があるものと血栓溶解薬の禁忌例。
治療：標準量のreteplase (10単位のボーラス2回，30分間隔)，または半量のreteplase (5単位ボーラス2回)と最大投与量のabciximab。
結果：30日後の死亡率に両群間の有意差は認めず (5.9% reteplase vs. 5.6%, OR 0.95, $p=0.43$)，併用治療によって絶対リスクは0.3%減少を示し，非劣性の基準を満たした。1年後の死亡率は，等しかった（両群とも8.38%）(*JAMA* 2002; 288: 2130)。併用治療群は死亡率と再梗塞率(7.4% vs. 8.8%, $p=0.0011$)，また7日後の再梗塞 (2.3% vs. 3.5%) が有意に低かった。再梗塞例は，1年後の死亡率がとても高かった (22.6% vs. 8.0%)。しかし，併用治療群で非頭蓋内出血が多く認められた (4.6% vs. 2.3%)。頭蓋内出血や非致死的障害性脳卒中は同等であった。

68 Brener SJ, et al.; INTRO AMI Investigators. Eptifibatide and low-dose tissue plasminogen activator in acute myocardial infarction: the integrilin and low-dose thrombolysis in acute myocardial infarction (INTRO AMI) trial. *J Am Coll Cardiol.* 2002; 39: 377–86.

この前向き，ランダム化，オープン，多施設研究は，発症6時間以内の急性STEMI患者649例が登録された。A相では，患者はeptifibatideを180μg/kg単回，または180/90μg/kg, 180/180μg/kg 2回 (30分間隔)ボーラス投与にランダム化され，その後それぞれに1.33もしくは2.0μg/kg/分の持続投与し，順次tPAを25か50 mg投与。B相では，(a) eptifibatideの2回ボーラス180/90 (30分間隔)後，1.33μg/kg/分持続投与とtPA50 mg (I群)，(b) 180/90 (10分間隔)後，2.0μg/kg/分持続投与とtPA50 mg (II群)，(c) 体重補正した最大投与量のtPA (III群)にランダム化された。A相では，eptifibatide180/90, 1.33, tPA50 mgでTIMI血流グレード3 (一次エンドポイント)が最も高かった(60分と90分で各々65%, 78%)。B相では，60分でのTIMIグレード3血流は，I群–III群で各々42%, 56%, 40% ($p=0.04$, II群 vs. III群)であった。補正TIMIフレームカウントの中央値は各々38, 33, 50 ($p=0.02$) であった。TIMI大出血や頭蓋内出血には3群間で差はなかった。30日後の死亡，再梗塞，そして血行再建率も同等であった。

69 Giugliano RP, et al.; INTEGRITI Investigators. Combination reperfusion therapy with eptifibatide and reduced-dose tenecteplase for ST-elevation myocardial infarction: results of the integrilin and tenecteplase in acute myocardial infarction (INTEGRITI) Phase II Angiographic Trial. *J Am Coll Cardiol.* 2003; 41: 1251–60.

この前向き，ランダム化，オープン，多施設試験は6時間以内の438例のSTEMI患者が登録された。用量決定相では，189例がeptifibatideの2回ボーラスと減量TNKに配合を変えてランダム化された。用量確定後では，249患者が，eptifibatide 180μg/kgボーラス，2μg/kg/分持続投与と10分後の2回目のボーラス (180/2/180) に加えて半量のTNK (0.37 mg/kg)，もしくは標準量のTNK単独療法 (0.53 mg/kg)にランダム化された。全例がアスピリンを投与され，未分画ヘパリン (60単位/kgボーラスと7単位/kg/時間持続投与の併用療法，または12単位/kg/時間の持続投与の単独療法)を受け

309

た。用量決定相では，60分後のTIMIグレード3血流獲得率（一次エンドポイント）は群間で等しく（64%と68%）。動脈開存率（TIMIグレード2または3血流）は，TNKを加えたeptifibatide 180/2/180で，半量のTNKを加えたeptifibatide 180/2/90と比較し高かった（96%，$p = 0.02$）。用量決定後では，TNK単独療法と比べて，併用群でTIMI 3血流獲得（59% vs. 49%，$p = 0.15$），動脈開存率（85% vs. 77%，$p = 0.17$），そしてST回復（71% vs. 61%，$p = 0.08$）が良い傾向であった。しかし非頭蓋内大出血（7.6% vs. 2.5%，$p = 0.14$）や輸血（13.4% vs. 4.2%，$p = 0.02$）の増加に関係していた。

β 遮断薬

70 Norwegian Multicenter Study Group. Timolol-induced reduction in mortality and reinfarction in patients surviving acute myocardial infarction. *N Engl J Med.* 1981; 304: 801–7.

デザイン：前向き，ランダム化，二重盲検定，プラセボ対照，多施設研究。平均追跡期間は17か月。一次エンドポイントは全死亡。

目的：心筋梗塞後の長期 β 遮断薬投与の有効性を評価。

対象：次の基準の少なくとも2件を満たしているAMI発症後7日–28日後の1,884例をランダム化した。(a)15分以上続く胸痛，急性肺水腫，あるいは心原性ショック，(b)異常Q波，そして/あるいは少なくとも2誘導でのST上昇とそれに続くT波陰転，(c)血清マーカー上昇。

除外基準：心拍数＜50/分，重篤な心不全，2度または3度の房室ブロック，収縮期血圧＜100 mmHg。

治療：チモロール10 mg 1日2回投与，あるいはプラセボ。

結果：チモロール群は死亡率が39%低く（13.3% vs. 21.9%，$p < 0.001$）で再梗塞が28%低かった（14.4% vs. 20.1%，$p < 0.001$）。

コメント：6年間の追跡でチモロールの死亡率に対する効果は持続を示した（26.4% vs. 32.3%，$p = 0.003$）。

71 {beta}-Blocker Heart Attack Trial Research Group. A randomized trial of propranolol in patients with acute myocardial infarction. I. Mortality results. *JAMA.* 1982; 247: 1707–14.

デザイン：前向き，ランダム化，二重盲検，プラセボ対照，多施設研究。平均追跡期間は25か月。一次エンドポイントは全死亡。

目的：心筋梗塞後のプロプラノロール長期投与が死亡率を減少させるかを評価。

対象：AMI発症から5–21日後の70歳未満の3,837例。

除外基準：著明な徐脈，β 遮断薬投与中，重篤な心不全あるいは喘息，心臓手術予定。

治療：プロプラノロール60–80 mgを1日3回投与，あるいはプラセボ。

結果：プロプラノロール群で死亡率が26.5%（7.2% vs. 9.8%，$p < 0.005$），心臓突然死が28%（3.3% vs. 4.6%，$p < 0.05$），主要心イベントが23%（非致死性心筋梗塞と致死性冠疾患）低かった。重篤な副作用はまれであった。

コメント：ポストホック解析では，プロプラノロールのベネフィットは高リスク群383例に限定され，死亡率を43%低下させた（$p < 0.01$）。

72 MIAMI Trial Research Group. Metoprolol in acute myocardial infarction (MIAMI). A randomised placebo-controlled international trial. *Eur Heart J.* 1985; 6: 199–226.

デザイン：前向き，ランダム化，二重盲検，プラセボ対照，多施設研究。一次エンドポイントは全死亡。

目的：心筋梗塞後のメトプロロール投与が死亡率を低下させるかどうか評価すること。

対象：発症後24時間以内（平均7時間）の75歳未満の5,728例。
除外基準：β遮断薬，またはCa拮抗薬加療中，そして心拍数65/分以下。
治療：メトプロロール15 mg静注後，200 mg/日内服，もしくはプラセボ。
結果：メトプロロール群で，非有意であるが，15日後の死亡率を13%低下させた（4.3% vs. 4.9%）。高リスクのサブグループ（以下の少なくとも3つに合致するもの，60歳超，心筋梗塞既往，心筋梗塞を示す心電図，狭心症既往，CHF，糖尿病，ジゴキシンもしくは利尿薬投与中）では死亡率が29%低下した。

73 ISIS-1（First International Study of Infarct Survival）Collaborative Group. Randomised trial of intravenous atenolol among 16 027 cases of suspected acute myocardial infarction: ISIS-1. *Lancet*. 1986; 2: 57–66.

デザイン：前向き，ランダム化，オープン，並行群，多施設研究。一次エンドポイントは7日間の心血管死亡。
目的：心筋梗塞患者におけるアテノロールの7日間の心血管死亡率に対する効果を明らかにすること。
対象：β遮断薬またはベラパミルを投与されていない発症12時間以内（平均5時間）のAMI 16,107例。
除外基準：心拍数＜50/分，収縮期血圧＜100 mmHg，2度または3度房室ブロック，重症心不全，気管支攣縮。
治療：アテノロール5–10 mgを5分間で静注後，100 mg/日を7日間経口投与。対照群へのプラセボ投与なし。
結果：アテノロール群は，7日間の心血管死亡率を15%低下させた（3.89% vs. 4.57%，$p<0.04$）。死亡率の差の大半は初期の24時間に発生した。1年後も有効性は持続し，心血管死亡率は11%低下した（10.7% vs. 12.0%，$p<0.01$）。1年後以降は，アテノロール群で非有意ながら心血管死亡の増加が認められた（179 vs. 145，$p=0.07$）。
コメント：後の解析で，初期24時間でのアテノロールの有効性は，主に心破裂減少を反映した無脈性電気活動の低下であった。

74 Roberts R, et al.; TIMI Investigators. Immediate versus deferred beta-blockade following thrombolytic therapy in patients with acute myocardial infarction. Results of the Thrombolysis in Myocardial Infarction (TIMI) II-B Study. *Circulation*. 1991; 83: 422–37.

デザイン：前向き，ランダム化，オープン，並行群，多施設研究。一次エンドポイントは退院前の左室駆出率。
目的：rtPAで治療を受けたAMI患者で，β遮断薬を直ちに静注する治療と6日目から開始する治療とを比較すること。
対象：β遮断薬に禁忌のない，少なくとも連続する2誘導以上で1 mm以上のST上昇を認め，胸痛発症から4時間以内，75歳以下の1,434例。低リスクのサブグループは，以下の項目すべてを認めない例と定義された。心筋梗塞の既往，前壁のST上昇，肺野の1/3以上のラ音，収縮期血圧100 mmHg未満，もしくは心原性ショック，心拍数＞100/分，心房細動もしくは粗動，70歳以上。
除外基準：心拍数＜55/分，収縮期血圧＜100 mmHg，重度の1度房室ブロック，もしくは高度房室ブロック，喘鳴または明らかなCOPD。
治療：急性期β遮断薬群はメトプロロール5 mgを静注し（rtPA後2時間以内），50–100 mgを1日2回投与する。慢性期β遮断薬群は第6病日にメトプロロール50 mgを1日2回投与し，100 mgを1日2回に増量する。すべての症例はアスピリン，ヘパリン（5日間は静注，以降は12時間ごと皮下注），そしてリドカイン（1.0–1.5 mg/kg投与後，2.0–4.0

mg/分を24時間)が投与された。
結果：退院時の死亡率，LVEFともに有意差を認めなかった。しかし低リスクのサブグループでβ遮断薬を投与された患者は死亡率と非致死的再梗塞が低く (5.4% vs. 13.7%, $p = 0.01$)，胸痛の再発も少なかった(18.8% vs. 24.1%, $p < 0.02$)。

75 Gottlieb SS, et al. Effect of beta-blockade on mortality among high-risk and low-risk patients after myocardial infarction. *N Engl J Med.* 1998; 339: 489–97.
デザイン：後ろ向き，観察研究。一次有効エンドポイントは2年死亡率。
目的：高，低リスクのサブグループのβ遮断薬を投与された例の死亡率と，投与されていない例の死亡率を比較すること。
対象：Cooperative Cardiovascular Projectデータベース（退院の大部分は1994年2月–1995年7月）からの明らかなAMIの診断を受けた201,752例。患者のおよそ2/3がβ遮断薬の相対的禁忌（ACC/AHAガイドラインによる）をもっていた。24か月追跡されなかったのは8,464患者のみであった。
治療：患者の34.3%がβ遮断薬を投与されていた(退院処方データによる)。
結果：以下の特徴をもっている患者は，β遮断薬の投与が少なかった：超高齢，黒人，低EF，心不全，COPD，クレアチニン上昇，I型糖尿病。しかし，β遮断薬で治療されたこれらのサブグループ患者すべてで死亡率は低かった。全体では，合併症を伴わない患者で2年死亡率は40%低かった。また非Q波心筋梗塞またはCOPD患者で，死亡率は40%低かったが，EF < 20%，黒人，> 80歳，クレアチニン > 1.4 mg/dL，糖尿病症例では，低下はやや小さかった(28%–35%)。しかしこれらのグループでも，死亡率の明らかな低下は，危険因子のない患者に比較し同等かそれ以上であった。

76 CAPRICORN Investigators. Effect of carvedilol on outcome after myocardial infarction in patients with left-ventricular dysfunction: the CAPRICORN randomised trial. *Lancet.* 2001; 357: 1385–90.
デザイン：前向き，ランダム化，プラセボ対照，多施設研究。一次エンドポイントは全死亡率と心血管疾患による入院。
目的：試験時点のEBMに基づき治療を受けたAMI後の左室機能障害患者の合併症率と死亡率に対するカルベジロールの長期効果を検討。
対象：左室駆出率 < 40%のAMI 1,959例。
治療：カルベジロール(6.25 mg1日1回から開始し，4–6週で25 mg1日2回に増量)，もしくはプラセボ。
結果：一次エンドポイントには，カルベジロール群とプラセボ群で有意差を認めなかった(35% vs. 37%，HR 0.92，95%CI 0.80–1.07)。しかし，全死亡率はカルベジロール群で有意に低かった(12% vs. 15%，HR 0.77，95%CI 0.60–0.98, $p = 0.03$)。またカルベジロール群は心血管死，非致死性心筋梗塞，そして全死亡と非致死性心筋梗塞が低率であった。

77 Hjalmarson A, et al. Effect on mortality of metoprolol in acute myocardial infarction. A double-blind randomised trial. *Lancet.* 1981; 2: 823–7.
30分以上続く胸痛と心電図変化を伴う1,395例を，発症から平均11時間でメトプロロール15 mg静注と100 mg1日2回投与か，プラセボにランダム化した。心筋梗塞は69.6%の患者で確認された。メトプロロール群は90日死亡率が36%低かった(5.7% vs. 8.9%, $p < 0.03$)。

78 Rydén L, et al. A double-blind trial of metoprolol in acute myocardial infarction. Effects on ventricular tachyarrhythmias. *N Engl J Med.* 1983; 308: 614–8.
心筋梗塞が疑われた1,395例にメトプロロール15 mg静注と，6時間ごと50 mg投与2

日間，100 mg1日2回を3か月間投与した。抗不整脈薬は心室細動と持続性心室頻拍にのみ投与された。患者の58％のみが明らかな心筋梗塞であった。メトプロロール群は心室細動が少なく(0.9％ vs. 2.4％，$p < 0.05$)，リドカイン使用が少なかった($p < 0.01$)。

79 COMMIT (ClOpidogrel and Metoprolol in Myocardial Infarction Trial) collaborative group. Early intravenous then oral metoprolol in 45,852 patients with acute myocardial infarction: randomised placebo-controlled trial. *Lancet.* 2005; 366: 1622–32.

デザイン：前向き，ランダム化，プラセボ対照，多施設研究。退院時，もしくは4週間後(いずれか早い方)における2つの複合一次エンドポイント，(1) 死亡，再梗塞，もしくは心停止の複合，(2) 全死亡。

目的：急性心筋梗塞に対する現在の治療にβ遮断薬(メトプロロール)を加える効果を評価すること。

対象：心電図上，ST上昇，左脚ブロックまたはST低下(試験対象の7％)を伴う急性心筋梗塞発症から24時間以内に入院した45,852例。

治療：メトプロロール(15 mg静注から開始し，1日200 mg内服まで増量)，もしくはプラセボ。

結果：メトプロロール群とプラセボ群で一次アウトカムの比率は同等であった(メトプロロール9.4％ vs. プラセボ9.9％，$p = 0.1$)。メトプロロールは再梗塞率を減少させ(2.0％ vs. 2.5％，$p = 0.001$)，心室細動の発症を減少させたが(2.5％ vs. 3.0％，$p = 0.001$)，メトプロロール群で心原性ショックが多く(5.0％ vs. 3.9％，$p < 0.00001$)，大部分は入院初期24時間であった。

コメント：メトプロロールの有効性は，血行動態が安定している患者でとくに晩期に認められ，メトプロロールの副作用は，血行動態が不安定な患者の治療開始早期に認められた。この研究では，β遮断薬の有効性と，それ以上に，診察時心不全や血行動態が不安定な急性心筋梗塞患者に対するβ遮断薬のピットフォールが強調された。クロピドグレル群の結果は上記参照。

血栓溶解療法

レビュー，メタ解析，その他

80 White HD. Thrombolytic therapy for patients with myocardial infarction presenting after six hours. *Lancet.* 1992; 340: 221–2.

これは非急性期に血栓溶解療法を施行した試験について解析したもので，7–12時間後での血栓溶解療法で35日間の死亡率が有意に12％減少した。有意差はないものの13–24時間後での血栓溶解療法でも，6％の死亡率の減少がみられた。

81 Fibrinolytic Therapy Trialists' (FTT) Collaborative Group. Indications for fibrinolytic therapy in suspected acute myocardial infarction: collaborative overview of early mortality and major morbidity results from all randomised trials of more than 1000 patients. *Lancet.* 1994; 343: 311–22.

この解析は1,000例以上の患者を対象とした9つの研究 (GISSI-1, ISAM, AIMS, ISIS-2, ISIS-3, ASSET, USIM, EMERAS, LATE)，合計58,600例を取り上げた。0–1日では，血栓溶解薬の使用は，とくに高齢者と症状発生12時間以降の治療において高い死亡率を示した。しかし，2–35日目ではより大きい有益性が認められた。血栓溶解療法が施行された，ST上昇型心筋梗塞，あるいは脚ブロックを合併した患者では，発症6時間以内の治療で3％であったのに対し，7–12時間の治療で2％，13–18時間の治療で1％の死亡率減少であった($p = NS$)。

82 Boersma E, et al. Early thrombolytic treatment in acute myocardial infarction: reappraisal of the golden hour. *Lancet*. 1996; 348: 771–5.

この解析は100例以上を登録した22のランダム化試験（合計50,246例）を扱っている。血栓溶解療法を症状出現1時間以内に施行したとき，死亡率に対し実質的な効果（6.5％絶対リスク減少）が認められた（1–2時間での治療で2.6％，2–3時間で2.6％，3–6時間で2.9％）。死亡率減少について，2時間以内と2時間以後に治療された患者を比較すると，それぞれ−44％，−20％であった（$p=0.001$）。これらの結果は非線形回帰方程式に合致した（大部分が早期に効果が得られていた）。これとは対照的に，Fibrinolytic Therapy Trialists（FTT）Collaborative Groupによる類似の以前の解析では線形モデルに合致している（1時間治療が遅れるごとに1,000人あたり1.6人が生存が得られた）。しかし，FTTには不安定狭心症（USIM試験）とST上昇が軽度か，ない症例（ISIS-3）4,250例のデータが含まれている。

83 Eagle KA, et al.; GRACE Investigators. Practice variation and missed opportunities for reperfusion in ST-segment-elevation myocardial infarction: findings from the Global Registry of Acute Coronary Events(GRACE). *Lancet*. 2002; 359: 373–7.

この研究はGlobal Registry of Acute Coronary Eventsの14か国から前向きに集められたデータより得られた，ST上昇型心筋梗塞の治療の現状を検討したものである。9,251例が登録され，1,763例で発症12時間以内のST上昇型心筋梗塞がみられた。このうち30％は再灌流療法が行われなかった。再灌流療法が行われない傾向にあったのは，75歳以上の高齢者，胸痛がみられない患者，糖尿病，心不全，心筋梗塞，CABGの既往のある患者であった。再灌流療法適応症例のなかで，かなりの割合で再灌流療法が施行されてなかった。米国が最もプライマリーPCIの施行率が高かった。心臓カテーテル室がある施設の割合は19％にしか過ぎなかった。

84 de Belder MA. Coronary Disease: Acute myocardial infarction: failed thrombolysis. *Heart*. 2001; 85: 104–12.

このレビューは急性心筋梗塞に対する血栓溶解療法が失敗するリスク（発生率，考えられるメカニズム，診断方法）について述べられている。考えられる治療選択肢について考察し稿を終えている。

85 Llevadot J, et al. Bolus fibrinolytic therapy in acute myocardial infarction. *JAMA*. 2001; 286: 442–9.

著者らは，最新の血栓溶解療法薬であるreteplase，lanoteplase，TNKについて評価した研究，とくに薬物動態学，薬力学，血管造影および臨床アウトカムについて調べられたものについてレビューしている。この結果，有効性と死亡率に関して4種の薬剤間（3種の薬剤をtPAと比較）で差がなかったが，lanoteplaseボーラスとヘパリンボーラスに続くヘパリン持続静注では，有意に頭蓋内出血を増加させた。

血栓溶解薬比較研究

86 TIMI Study Group. The Thrombolysis in Myocardial Infarction (TIMI) trial. Phase I findings. *N Engl J Med*. 1985; 312: 932–6.

デザイン：前向き，ランダム化，二重盲検，プラセボ対照，多施設研究。一次エンドポイントは90分における梗塞責任血管の開存性。

目的：血栓溶解薬の静脈内投与による治療の有効性を評価，tPAとストレプトキナーゼの効果を比較する。

対象：30分以上持続する胸痛と，心電図上少なくとも2誘導でST上昇か認められる，症状出現7時間以内の76歳未満の患者316例。

治療：ストレプトキナーゼ150万単位を60分で静注し，tPAのプラセボを3時間かけて静注するか，tPAを3時間かけて静注し（80 mg（最初の1時間は40 mg，次の2時間は20 mg）），ストレプトキナーゼのプラセボを1時間で静注．
結果：290例の患者が治療を受けた．非治療の26例が梗塞責任血管の直径が50％未満の縮小であった．最初閉塞していた214例において，90分で，tPAが，60％対35％とより良い再灌流が得られた．（TIMIグレード2あるいは3の血流，$p<0.001$）．出血イベントの発生率に有意差は認められなかった．

87 Gruppo Italiano per lo Studio della Sopravvivenza nell'Infarto Miocardico. GISSI-2: a factorial randomised trial of alteplase versus streptokinase and heparin versus no heparin among 12,490 patients with acute myocardial infarction. *Lancet.* 1990; 336: 65–71.

デザイン：前向き，ランダム化，オープン，並行群，2×2分割表分析，多施設研究．一次エンドポイントは死亡，臨床的にあきらかな心不全，EF35％以下．
目的：ST上昇型AMIが疑われた症例の治療として静脈内ストレプトキナーゼとtPAの投与の有効性を比較し，心筋虚血の再発に対するヘパリンの効果を検討する．
対象：胸痛と，いずれかの肢誘導での1 mm以上のST上昇，あるいは，いずれかの胸部誘導での2 mm以上のST上昇がある発症6時間以内の12,490例．
治療：(a) ストレプトキナーゼ150万単位を30–60分かけて投与し，ヘパリン12,500単位を1日2回皮下注（血栓溶解療法開始12時間後より開始し，退院時まで継続），(b) tPA10 mgをボーラス後，50 mgを1時間，そして40 mgを2時間で投与し，ヘパリン12,500単位を1日2回皮下注，(c) ストレプトキナーゼ150万単位を30–60分で投与，ヘパリンはなし，(d) tPAを10 mgボーラス後，50 mgを1時間，そして40 mgを2時間で投与，ヘパリンはなし．
結果：ストレプトキナーゼとtPAの間で複合エンドポイントの有意差はみられなかった（22.5％ vs. 23.1％（死亡率8.6％ vs. 9.0％））．再梗塞，梗塞後狭心症，脳卒中，あるいは出血の発生率にも差がなかった．そしてヘパリンの有無では，ヘパリンで出血が増加した以外に差は認められなかった(1.0％ vs. 0.6％，RR 1.64，95％CI 1.09–2.45)．
コメント：International Study Groupはさらに8,401例を登録した．これらの20,891例で，院内死亡率における差はなかったが（tPA8.9％，ストレプトキナーゼ8.5％），tPAで有意に高い脳卒中合併率(1.33％ vs. 0.94％)と関連した．

88 ISIS-3 (Third International Study of Infarct Survival) Collaborative Group. ISIS-3: a randomised comparison of streptokinase vs tissue plasminogen activator vs anistreplase and of aspirin plus heparin vs aspirin alone among 41,299 cases of suspected acute myocardial infarction. *Lancet.* 1992; 339: 753–70.

デザイン：前向き，ランダム化，二重盲検（血栓溶解薬）とオープンラベル（ヘパリン），3×2因子分析，多施設研究．一次エンドポイントは35日の死亡率．
目的：tPA，ストレプトキナーゼとアニソイル化プラスミノーゲン–ストレプトキナーゼ活性薬複合体（APSAC）の死亡率に対する効果，およびアスピリン単独とアスピリンとヘパリン皮下注併用の効果を比較する．
対象：症状出現24時間以内の心筋梗塞が疑われた41,299例(心電図基準なし)．
除外基準：最近の重篤な外傷，脳卒中，消化管出血あるいは潰瘍，ストレプトキナーゼに対するアレルギー．
治療：(a) ストレプトキナーゼ150万単位を60分で投与，(b) rtPA60万単位/kgを4時間で投与（4万単位/kgをボーラス，36万単位/kgを1時間で投与し，その後6.7万単位/kg/時を3時間で投与），(c) APSAC 30単位を3分で投与．すべての患者でアスピリンを投与（162.5 mg/日），半数の患者に7日間，1日2回のヘパリン12,500単位皮下注（血

栓溶解療法開始4時間後から開始)。
結果：3つの血栓溶解療法群間に，35日間の死亡率に差はなかった（ストレプトキナーゼ10.6％，tPA 10.3％，APSAC 10.5％)。ストレプトキナーゼ群では脳卒中[1.04％ vs. 1.39％ (tPA)，$p < 0.01$]が低頻度だったのに対して，tPA群では再梗塞[2.9％ vs. 3.5％（ストレプトキナーゼ)]が低頻度であった。ヘパリンの併用投与により死亡率に減少傾向が認められたが(7日間死亡率7.4％ vs. 7.9％（アスピリン単独)，$p = 0.06$)，この効果は35日間，そして6か月間のフォローアップにおいて消失した。ヘパリンが脳以外の大出血および脳出血の増加と関連があったが(1.0％ vs. 0.8％，$p < 0.01$，0.56％ vs. 0.40％，$p < 0.05$)，全体での脳卒中発生率は同等であった(1.28％ vs. 1.18％)。
コメント：tPAとストレプトキナーゼには死亡率に差を認めなかったが，不十分なヘパリンの投与法に問題が残った(投与開始の遅れや皮下注)。

89 GUSTO investigators. An international randomized trial comparing four thrombolytic strategies for acute myocardial infarction. *N Engl J Med.* 1993; 329: 673–82.(GUSTO I)

デザイン：前向き，ランダム化，オープンラベル，多施設研究。一次エンドポイントは30日全死亡率であった。
目的：ストレプトキナーゼ，tPAの単独／併用など4種の血栓溶解薬使用法の効果を比較する。
対象：心電図上，少なくとも2つの肢誘導で1mm以上のST上昇，または少なくとも2つの胸部誘導での2mm以上のST上昇がある，発症6時間以内で20分以上持続する胸痛を有した41,021例。
除外基準：脳卒中の既往歴，活動性の出血，ストレプトキナーゼまたはanistreplaseによる治療歴，最近の外傷あるいは大手術。相対的禁忌は治療抵抗性の高血圧，収縮期血圧180 mmHg以上。
治療：(a)ストレプトキナーゼ150万単位60分で投与し，ヘパリン12,500単位1日2回皮下注を併用，(b)ストレプトキナーゼ150万単位60分で投与し，ヘパリン静脈内投与(5,000単位ボーラス後，1,000単位／時間で持続)の併用，(c)tPA急速投与(15 mgボーラス後，0.75 mg/kg（最大50 mg）を30分で投与し，続いて0.5 mg/kg（最大35 mg）を60分で投与)と，ヘパリン静脈内投与(5,000単位ボーラス後，100単位／時間で持続)の併用，(d)tPA 1.0 mg/kgを60分で投与(10％をボーラス投与，最大用量90 mg)し，ストレプトキナーゼ100万単位60分で投与，ヘパリン静脈内投与(5,000単位ボーラス後1,000単位／時で持続)を併用。
結果：tPA急速投与とヘパリン静脈内投与の併用(c群)が最も低い30日死亡率を示し，6.3％であり(a群7.2％，b群7.4％，d群7.0％)，ストレプトキナーゼ単独療法の2群と比較して死亡率を14％縮小させた($p = 0.001$)。tPAにより頭蓋内出血のリスクが増加した(0.72％ vs. 0.49％，0.54％，0.94％)にもかかわらず，tPAが死亡と重篤な脳卒中の発生を有意に抑えた(6.9％ vs. 7.8％（ストレプトキナーゼ単独群)，$p = 0.006$)。tPAは前壁心筋梗塞症例に対し，より効果的であった(8.6％ vs. 10.5％死亡率)。例数がかぎられているためサブグループ解析では統計上の有意差は得られなかったが，tPA投与群の死亡率への改善効果は75歳以上の患者に認められた(1.3％ vs. 1.1％)。
コメント：死亡率は，治療開始が発症2時間以内で4.3％，2-4時間で5.5％，4-6時間で8.9％であった。このように治療開始までの時間が死亡率に大きく関係していた。二次解析は年齢が死亡率の強力な規定因子であることを示した(65歳未満3％，65-74歳9.5％，75-85歳19.6％，86歳以上30.3％)。1年間の観察ではtPA投与群の30日から1年までの死亡率の増加は1.4％のみであり，持続的な効果を示した。もう1つの二次解析では最適なaPTT範囲が50-70秒（最も低い30日死亡，脳卒中，そして出血発生率）で，ヘパリ

ン中止後10時間に再梗塞が多いことを示した。費用対効果解析では1年生存のtPAの費用が32,678ドルであることを示した。

90 GUSTO Angiographic Investigators. The effects of tissue plasminogen activator, streptokinase, or both on coronary-artery patency, ventricular function, and survival after acute myocardial infarction. *N Engl J Med*. 1993; 329: 1615–22.

デザイン：前向き，ランダム化，オープンラベル，多施設研究。一次エンドポイントは90分でのTIMIグレード2から3の血流。
目的：開存率と左心室機能でtPAとストレプトキナーゼの効果を比較。
対象：20分以上持続する胸痛出現後6時間以内で，2つ以上の肢誘導で1mm以上のST上昇，あるいは，2つ以上の胸部誘導で2mm以上のST上昇を伴う2,431例。
除外基準：GUSTO Iの項を参照。
治療：4種類の血栓溶解療法（GUSTO Iの項を参照）。患者は治療後に90分，180分，24時間，または5–7日で心臓カテーテル検査を施行する各群へ無作為に割り付けられた。90分群は5–7日に再度心臓カテーテル検査を施行した。
結果：tPAとヘパリン投与群において81%と，90分において最も高い開存率（TIMIグレード2, 3）が認められた。対して，ストレプトキナーゼとヘパリン皮下注群では54%，ストレプトキナーゼとヘパリン静注群では60%，併用群では73%であった（$p<0.001$, tPA群 vs. ストレプトキナーゼ群）。正常な血流（TIMIグレード3）はtPA群の54%にみられたのに対して，他の3群ではそれぞれ，29%, 32%, 38%であった。意外にもtPA群とストレプトキナーゼ群での違いは180分で消失した。再閉塞率はいずれの群でも低く4群で差はなかった（4.9%–6.4%）。左心機能は90分での開存率と関連し，tPA群でより良好な壁運動を示した。また，死亡率も90分での開存率と関連し，TIMIグレード3で4.4%と最も低く，TIMIグレード1では8.9%であった（$p=0.009$）。
コメント：この結果は梗塞責任血管の早期再灌流が良好な成績をもたらすと主張しているopen artery theoryを支持している。2度カテーテルを施行した（90分後と5–7日後）559例の解析では，早期の開存率が再閉塞とは関係しないことが示された。別の解析では，90分でのTIMIグレード3の血流による死亡率への効果が，30日を過ぎても継続することが示された。非補正死亡リスク（TIMIグレード3 vs. グレード2以下）は30–688日で0.39にすぎなかった（30日で0.57）。

91 Cannon CP, et al.; TIMI 4 Investigators. Comparison of front-loaded recombinant tissue-type plasminogen activator, anistreplase and combination thrombolytic therapy for acute myocardial infarction: results of the Thrombolysis in Myocardial Infarction (TIMI) 4 trial. *J Am Coll Cardiol*. 1994; 24: 1602–10.

この前向き，ランダム化，二重盲検，多施設研究では，症状出現6時間以内の382例をrtPA急速投与群（15 mgボーラス後，0.75 mg/kg（最大50 mg）を30分で投与，その後0.50 mg/kg（最大35 mg）を30分で投与），anistreplase群（30単位を2–5分でボーラス），併用群rtPA（15 mgボーラス後0.75 mg/kg（最大50 mg）を30分で投与し，anistreplase（20単位をボーラス）の併用）に割り付けた。すべての患者はヘパリン静注とアスピリンを投与された。rtPA群が60分でより78%と高い開存率（TIMIグレード2, グレード3）を示した（他2グループ59%，$p=0.02$）。同様の結果が90分後にも認められた（TIMIグレード3の血流60%，43%（anistreplase単独）と44%（併用））。院内死亡，重篤な心不全・心原性ショック，低駆出率，再梗塞，90分後あるいは18–36時間後のTIMIグレード2以下の血流，再閉塞(sestamibi心筋血流シンチ)，重篤な自然出血，重篤なアナフィラキシーの複合一次エンドポイントに有意差はなかった（rtPA群41.3%，anistreplase群49%，併用群53.6%）。しかし，6週間の死亡率はrtPA群で2.2%と最も低かった

(anistreplase群8.8%（p＝0.02），併用群7.2%（p＝0.06））．

92 International Joint Efficacy Comparison of Thrombolytics. Randomised, double-blind comparison of reteplase double-bolus administration with streptokinase in acute myocardial infarction(INJECT): trial to investigate equivalence. *Lancet.* 1995; 346: 329–36.

デザイン：前向き，ランダム化，二重盲検，二重ダミー，多施設研究．一次エンドポイントは35日の死亡率．

目的：35日死亡率に対するreteplaseの効果がストレプトキナーゼと同等以上かどうかを明らかにする．

対象：心電図上，3つの下壁誘導のうち少なくとも2誘導以上での1 mm以上のST上昇，I誘導，aVL誘導での1 mm以上のST上昇，胸部誘導で少なくとも連続する2誘導で2 mm以上のST上昇，新規の左脚ブロックを認め，30分以上持続する胸痛を有する発症12時間以内の6,010例．

治療：ストレプトキナーゼ150万単位を60分で投与，あるいはreteplase1000万単位ボーラス後と30分後に再投与．すべての患者は24時間ヘパリンを投与された．

結果：35日死亡率は同等で，9.0%（reteplase），9.5%（ストレプトキナーゼ）であった．reteplaseは少なくともストレプトキナーゼと同等の効果があることが示された．また再梗塞と出血率も同等であったが (5.0% vs. 5.4%，0.7% vs. 1.0%)，reteplase群では，心房細動(7.2% vs. 8.8%，$p<0.05$)，心原性ショック(4.7% vs. 6.0%，$p<0.05$)，心不全(23.6% vs. 26.3%，$p<0.05$)，低血圧(15.5% vs. 17.6%，$p<0.05$)が少なかった．

93 Bode C, et al.; RAPID II Investigators. Randomized comparison of coronary thrombolysis achieved with double-bolus reteplase (recombinant plasminogen activator) and front-loaded, accelerated alteplase (recombinant tissue plasminogen activator) in patients with acute myocardial infarction. *Circulation.* 1996; 94: 891–8.

デザイン：前向き，ランダム化，オープンラベル，並行群，多施設研究．

目的：reteplaseボーラス投与による血栓溶解療法とalteplase急速注入を，梗塞責任血管の開存性と主要なイベントで比較する．

対象：心電図上，下壁誘導または側壁誘導の少なくとも2誘導で1 mm以上のST上昇，または，前胸部誘導の少なくとも連続する2誘導での2 mm以上のST上昇，または，新たな左脚ブロックの出現を認め，症状出現から治療開始まで12時間以内の18歳から75歳の30分以上続く胸痛があった324例．

治療：reteplase1000万単位を2–3分で投与し，30分後に1000万単位を再投与，またはalteplaseを急速投与する．すべての患者にアスピリンと静脈内ヘパリンが投与された．

結果：reteplase群にて，90分でのTIMIグレード3が高頻度で認められ (60% vs. 45%，$p=0.01$)，冠動脈形成術の追加が51%減少した (13.6% vs. 26.5%，$p<0.01$)．統計学的有意差はないが，50%を超える死亡率の減少が認められ(4.1% vs. 8.4%)，同様に輸血，出血，脳卒中も少なかった．

94 Global Use of Strategies to Open Occluded Coronary Arteries (GUSTO III) Investigators. A comparison of reteplase with alteplase for acute myocardial infarction. *N Engl J Med.* 1997; 337: 1118–23.(editorial, 1159–1161)

デザイン：前向き，ランダム化(2：1)，オープンラベル，並行群，多施設研究．一次エンドポイントは30日死亡率．

目的：reteplaseがアルテプラーゼより，急性心筋梗塞の死亡率減少に対する効果で優れているかどうかを調べる．

対象：心電図上，2つ以上の肢誘導での1 mm以上のST上昇，あるいは，胸部誘導での2 mm以上のST上昇，あるいは，新たな脚ブロックの出現を伴う，30分以上症状が持続

する，発症6時間以内の患者15,059例。
除外基準：活動性の出血，脳卒中の既往，最近の大手術，収縮期血圧200 mmHg，拡張期血圧110 mmHg以上，経口抗凝固療法が必要な症例。
治療：reteplase1000万単位を30分間隔で2回ボーラス投与，あるいは，アルテプラーゼのボーラス投与（15 mgボーラス後，0.75 mg/kg（最大50 mg）を30分，次いで0.50 mg/kg（最大35 mg）を60分以上かけて投与）。
結果：reteplase群とアルテプラーゼ群で30日死亡率は同等であった（7.47％ vs. 7.24％（$p=0.54$，死亡率における絶対差の95％CI −1.1％–0.66％））。脳卒中，死亡＋障害の残る非致死性脳卒中による複合エンドポイントは同等であった（1.64％ vs. 1.79％，7.89％ vs. 7.91％）。
コメント：この試験は優越性試験として計画されたため，論説は，GUSTO試験に基づく便益のマージンでの同等性を示してはいないとしている。とはいえ，reteplaseの同等の臨床結果が，この大規模試験で観察された。

95 Cannon CP, et al.; Thrombolysis in Myocardial Infarction (TIMI) 10B Investigators. TNK-tissue plasminogen activator compared with front-loaded alteplase in acute myocardial infarction: results of the TIMI 10B trial. *Circulation*. 1998; 98: 2805–14.

この前向き，ランダム化，多施設研究は，症状出現1–2時間以内のST上昇型急性心筋梗塞886例に対して行われた。TNK 30 mg投与，TNK 50 mg投与，またはtPA急速投与が行われた。すべての患者は緊急血管造影を施行された。TNK 50 mg群は頭蓋内出血の合併が増加したため早期中止となり，40 mgに用量変更され，ヘパリン使用量も減量された。TNK 40 mgとtPAは90分でのTIMIグレード3が同等であった（62.8％ vs. 62.7％，$p=$ NS，TNK 30 mg，54.3％，$p=0.035$）。TNK 0.5 mg/kgではより低用量よりもTIMIグレード3の比率が高く，低いCTFC（すなわち，より速い血流）が認められた。ヘパリンの使用量を減量し，6時間後からの用量調整開始としたところ，大出血と頭蓋内出血の減少が観察された。

96 Assessment of the Safety and Efficacy of a New Thrombolytic (ASSENT-2) Investigators. Single-bolus tenecteplase compared with front-loaded alteplase in acute myocardial infarction: the ASSENT-2 double-blind randomised trial. *Lancet*. 1999; 354: 716–22.

デザイン：前向き，ランダム化，オープンラベル，多施設研究。一次エンドポイントは30日の全死亡率。
目的：TNKの有効性と安全性をアルテプラーゼ(tPA)と比較検討する。
対象：肢誘導の2誘導以上での1 mm以上のST上昇，あるいは，胸部誘導の連続2誘導以上で2 mm以上のST上昇，あるいは，新たな左脚ブロックの出現を伴う発症6時間以内の患者16,949例。
治療：TNKを5–10秒で投与（60kg未満で30 mg，60–60.9kgで35 mg，70–79.9kgで45 mg，80–80.9kgで50 mg，90kg以上で50 mg）するか，あるいはtPAを90分で急速投与する（100 mg以下）。
結果：30日での全死亡率は2群間でほぼ同等で，6.18％（TNK），6.15％（tPA）であった。頭蓋内出血率も同じく同等であったが（0.43％（TNK），0.44％（tPA）），脳以外の出血性合併症（26.4％ vs. 29.0％，$p=0.0003$）と輸血（4.3％ vs. 5.5％，$p=0.0002$）はTNKでより少なかった。サブグループ解析では，症状出現4時間以降に治療された患者の死亡率が，TNK群で有意に低かった（7.1％ vs. 9.2％，$p=0.018$）。これは，TNKの増強したフィブリン特異性による可能性がある。

97 Assessment of the Safety and Efficacy of a New Thrombolytic Regimen(ASSENT)-3 Investigators. Efficacy and safety of tenecteplase in combination with enoxaparin, abciximab, or unfractionated heparin: the ASSENT-3 randomised trial in acute myocardial infarction. *Lancet.* 2001; 358: 605–13.

デザイン：前向き，ランダム化，オープンラベル，多施設試験。30日での複合一次エンドポイントは，死亡，院内発症の心筋梗塞，院内発症の治療抵抗性心筋虚血。
目的：急性心筋梗塞患者において，エノキサパリンまたはabciximabとTNKとの組合せが，tenecteplaseとUFHに比べ安全で有効かどうか評価した。
対象：発症6時間以内の6,095例の急性心筋梗塞患者。
治療：(a)全量TNKとエノキサパリンを最大7日間，(b)半量TNKと体重補正低用量UFHおよびabciximabの12時間静注，(c)全量TNKと体重補正UFHを48時間。
結果：エノキサパリン群とabciximab群は，UFH群と比較して一次エンドポイントの発生率が低かった(11.4％，11.1％，15.4％，RR 0.74，0.72，$p<0.001$)。同様に安全性（入院中の頭蓋内出血，出血性合併症）を加味した有効性は，エノキサパリン群で有意に低く（13.7％ vs. 17.0％ (UFH)，$p=0.0146$)，abciximab群では低い傾向にあった(14.2％ vs. 17.0％，$p=0.057$)。75歳以上の患者で，有効性または安全性に関するイベントの発生率は，UFH群と比較して，abciximab群でよりでより高かった(36.9％ vs. 28.0％，$p=0.001$)。同様な結果は，糖尿病患者でも認められた(22.3％ vs. 16.5％，$p=0.0007$)。全体として，abciximab群は，UFH群と比較して，ほぼ2倍の出血性合併症（訳註：頭蓋内出血含まず）の危険性があった (4.3％ vs. 2.2％，$p=0.0002$；enoxaparin群3.0％ VS. UFH群，$p=$NS)。

プラセボ対照研究

98 Gruppo Italiano per lo Studio della Streptochinasi nell'Infarto Miocardico (GISSI). Effectiveness of intravenous thrombolytic treatment in acute myocardial infarction. *Lancet.* 1986; 327: 397–402.

デザイン：前向き，ランダム化，オープン，並行群，多施設研究。一次エンドポイントは21日死亡率。
目的：AMIにおけるストレプトキナーゼ静注の安全性と有効性を評価し，効果が症状発現から治療までに要した時間に依存しているかを決定する。
対象：胸痛に，肢誘導で1 mm以上，胸部誘導で2 mm以上のST上昇または低下を伴う，発症より12時間以内の患者11,806例。
治療：ストレプトキナーゼ150万単位を60分かけて投与する。
効果：ストレプトキナーゼで治療された患者は，対照群より21日死亡率が18％低かった (10.7％ vs. 13.0％，$p=0.0002$)。症状発現より3時間以内の投与開始が死亡率を最も改善した (23％，$p=0.0005$，RR 0.74 vs. 1.19 (9–12時間))。死亡率改善効果は1年間持続した(17.2％ vs. 19.0％，$p=0.0008$)。
コメント：10年間の追跡でも有意な死亡率改善効果が持続し，1,000例あたり19例の患者が救われた ($p=0.02$)。

99 ISIS-2(Second International Study of Infarct Survival)Collaborative Group. Randomised trial of intravenous streptokinase, oral aspirin, both, or neither among 17,187 cases of suspected acute myocardial infarction: ISIS-2. *Lancet.* 1988; 2: 349–60.

デザイン：前向き，ランダム化，二重盲検，プラセボ対照，多施設研究。一次エンドポイントは血管死。
目的：AMI疑いの患者における，ストレプトキナーゼ静注と経口アスピリンの単独・併

用の死亡率に対する効果を評価する。
対象：症状出現より24時間以内（中央値5時間）のAMI疑い患者17,187例。
除外基準：脳卒中の既往，消化管出血または潰瘍。相対的禁忌は最近の外傷，重篤な持続性高血圧（定義なし），ストレプトキナーゼあるいはアスピリンに対するアレルギー。
治療：ストレプトキナーゼ150万単位を60分かけて単独投与，アスピリン162.5 mg/日の単独投与，または両者の併用，あるいはプラセボ投与。
結果：ストレプトキナーゼ単独群とアスピリン単独群は5週での血管死亡率を，それぞれ25％，23％減少させた（9.2％ vs. 12.0％（プラセボ），$p<0.00001$，9.4％ vs. 11.8％，$p<0.00001$）。ストレプトキナーゼ・アスピリン併用群は，42％のより大きい死亡率減少効果を示した（8％ vs. 13.2％）。併用療法は左脚ブロック患者に対しても有効であった（死亡率14％ vs. 27.7％）。ストレプトキナーゼは10％で低血圧を示し，輸血を必要とする出血を多く認めたが（0.5％ vs. 0.2％），脳卒中発症率は低かった（0.6％ vs. 0.8％）。アスピリンが非致死性の再梗塞と脳卒中率を減少させた（1.0％ vs. 2.0％，0.3％ vs. 0.6％）。

100 I.S.A.M. Study Group. A prospective trial of intravenous streptokinase in acute myocardial infarction (I.S.A.M.). Mortality, morbidity, and infarct size at 21 days. *N Engl J Med*. 1986; 314: 1465–71.

デザイン：前向き，ランダム化，二重盲検，プラセボ対照，多施設研究。一次エンドポイントは21日死亡率。
目的：ストレプトキナーゼ静注の21日死亡率に対する効果を評価し，発症3時間以内に投与を受けた群と3–6時間で投与を受けた群を比較評価する。
対象：症状発現より6時間以内で75歳以下の患者1,741例。
治療：ストレプトキナーゼ150万単位を60分かけて投与，あるいはプラセボ。すべての患者はヘパリンを72–96時間，ワルファリンを3週間投与された。
結果：ストレプトキナーゼ群が非有意ながら21日死亡率を減少させ（6.3％ vs. 7.1％），有意に高いLVEF（56.8％ vs. 53.9％）と早期のCK-MBピーク（13.9 vs. 19.2時間）を示した。発症3時間以内での投与群は死亡率がより低かった（5.2％（ストレプトキナーゼ）vs. 6.5％，$p=$NS）。
コメント：ストレプトキナーゼで治療を受けた前壁梗塞の患者は，高いLVEFを示し（50％ vs. 42％，$p=0.013$），とくに発症3時間以内の投与が効果的であった（$p=0.004$）との報告もある。これらの効果は3年間の追跡を通して持続した。

101 Wilcox RG, et al.; ASSET Study Group. Trial of tissue plasminogen activator for mortality reduction in acute myocardial infarction. Anglo-Scandinavian Study of Early Thrombolysis(ASSET). *Lancet*. 1988; 2: 525–30.

デザイン：前向き，ランダム化，二重盲検，プラセボ対照，多施設研究。一次エンドポイントは1か月死亡率。
目的：AMI後の死亡率に対するtPAの効果を評価する。
対象：AMIが疑われ，症状出現から5時間以内に治療が開始された，18歳から75歳の患者5,013例。
治療：tPA 10 mgボーラス投与後，50 mgを1時間で投与し，さらに20 mg/時で2時間持続投与（合計100 mg）か，プラセボ投与。
結果：tPA群は1か月死亡率が26％低く，7.2％ vs. 9.8％（HR 26％，95％CI 11％–39％）であった。この効果は6か月で10.4％ vs. 13.1％と持続していた。確定診断された心筋梗塞患者では，死亡率の差はより明確であり，12.6％ vs. 17.1％であった。tPA群は出血，徐脈が高頻度であった（27例 vs. 5例）。

102 Topol EJ, et al.; Thrombolysis and Angioplasty in Myocardial Infarction-6 Study Group. A randomized trial of late reperfusion therapy for acute myocardial infarction. *Circulation*. 1992; 85: 2090–9.

この前向き，ランダム化，二重盲検，プラセボ対照，多施設研究は，心電図上連続した2誘導以上で1 mm以上のST上昇を伴う，症状出現後6-24時間の75歳以下の患者，197例を対象とした。tPAを2時間で投与（1 mg/kgを最初の60分で投与（そのうち10%をボーラス，最大80 mg）し，次の1時間で20 mgを投与），またはプラセボを投与した。24時間以内に血管造影を施行。71例の患者で梗塞責任血管の閉塞を認め，PTCA施行群と非施行群にランダム割り付けする基準を満たした。tPAで良好な早期開存（TIMIグレード2または3）が得られたが（65% vs. 27%（プラセボ）），慢性期（6か月）開存率（両群59%），院内死亡率，LVEFに差はなかった。6か月時点で，tPA群は左室拡張末期容量の増加を示さなかった（プラセボ群は，およそ25%の増加を示した）。PTCA群は初期再疎通率81%で，1か月での心室機能改善を認めたが，慢性期の利点は認められなかった（非PTCA群も38%の自然再疎通率であった）。

103 European Myocardial Infarction Project Group. Prehospital thrombolytic therapy in patients with suspected acute myocardial infarction. *N Engl J Med*. 1993; 329: 383–9.

心電図上，肢誘導の2誘導以上で1 mm以上か，胸部誘導の2誘導以上で2 mm以上のST上昇を伴う，発症から6時間以内の患者5,469例を対象とした，前向き，ランダム化，二重盲検，クロスオーバー，多施設研究。入院前にanistreplase 30単位を投与し，入院後はプラセボを投与する，または入院前にプラセボを投与し，入院後にanistreplaseを投与した。試験は2年間で患者10,000例に達しなかったため早期終了となった。入院前投与群は，入院後投与群に比べanistreplaseの投与が平均55分早かった。入院前anistreplase投与群は，非有意ではあるが全死亡率を13%（9.7% vs. 11.1%，$p=0.08$），心臓死を有意に16%（8.3% vs. 9.8%，$p=0.049$）低下させた。入院前投与群では入院前の段階でより多くの有害事象（心室細動（$p=0.02$），ショック（$p<0.001$），症候性低血圧（$p<0.001$），徐脈（$p=0.001$））を認めたが，入院後投与群は入院中により多くの有害事象が発生しており相殺された。

104 LATE Study Group. Late Assessment of Thrombolytic Efficacy(LATE) study with alteplase 6–24 hours after onset of acute myocardial infarction. *Lancet*. 1993; 342: 759–66.

デザイン：前向き，ランダム化，二重盲検，プラセボ対照，多施設研究。一次エンドポイントは35日死亡率。
目的：発症6-24時間の急性心筋梗塞に対するアルテプラーゼ投与群とプラセボ投与群の比較を行う。
対象：肢誘導の2誘導以上で1 mm以上のST上昇，胸部誘導の2誘導以上で2 mm以上のST上昇，2誘導以上で2 mm以上のST低下，異常Q波，2誘導以上で非Q波梗塞と考えられるT波陰転化，のいずれかを伴う，症状出現より6-24時間の患者5,711例。
治療：アルテプラーゼ100 mgを3時間かけて投与（10 mgをボーラス投与後，50 mgを1時間で投与し，さらに20 mg/時で2時間持続投与），またはプラセボ投与。
結果：intention-to-treat解析によると，アルテプラーゼ群では非有意ながら35日死亡率が14%減少した（8.9% vs. 10.3%）。しかし，あらかじめ設定された発症12時間以内に治療を開始された例の生存率解析によれば，アルテプラーゼ群は死亡率を25.6%減少させた（8.9% vs. 11.9%，$p=0.023$）。発症から12-24時間での治療開始群では，非有意な5%の死亡率減少であった（8.7% vs. 9.2%）。アルテプラーゼ群は心破裂の増加には関連しなかったが，心破裂の早期発生に関連した（血栓溶解療法後24時間以内）。

入院前血栓溶解療法

105 Weaver WD, et al.; Myocardial Infarction Triage and Intervention Project Group. Prehospital-initiated vs hospital-initiated thrombolytic therapy. The Myocardial Infarction Triage and Intervention Trial. *JAMA*. 1993; 270: 1211–6.

デザイン：前向き，ランダム化，オープン，並行群研究。一次エンドポイントは死亡，脳卒中，大出血，梗塞サイズの複合スコア。

目的：ST上昇を伴う胸痛の患者に対する，入院前血栓溶解療法と入院後血栓溶解療法の比較。

対象：ST上昇を伴い，症状出現6時間以内で75歳以下の患者360例。

除外基準：脳卒中の既往，最近の出血または手術，収縮期血圧180 mmHg以上または拡張期血圧120 mmHg以上。

治療：入院前または入院後にアルテプラーゼ（100 mgを3時間で投与）とアスピリン（325 mg）を併用投与する。

結果：入院前投与群はより早い治療開始（77分 vs. 110分）にもかかわらず，複合一次エンドポイントスコア（$p = 0.64$），死亡率（5.7％ vs. 8.1％，$p = 0.49$），EF，梗塞サイズにおいて入院後投与群と有意差は認められなかった。二次解析では，発症70分以内に治療が開始された場合，入院前投与群は低い死亡率（1.2％ vs. 8.7％）と良好なEF（53％ vs. 49％，$p = 0.03$）を示した。しかし，2年間の追跡では，このサブグループでも死亡率に対する効果の統計学的有意差は持続しなかった（2％（＜70分）vs. 12％，$p = 0.12$）。

106 Rawles J.; GREAT Group. Halving of mortality at 1 year by domiciliary thrombolysis in the Grampian Region Early Anistreplase Trial(GREAT). *J Am Coll Cardiol*. 1994; 23: 1–5.

デザイン：前向き，ランダム化，二重盲検，並行群，多施設研究。

目的：一般開業医による家庭での血栓溶解療法の可能性，安全性，有効性を入院後血栓溶解療法と比較評価する。

対象：症状出現より4時間以内に一般開業医により心筋梗塞が疑われた患者311例（心電図記録は要求されたが報告の必要なし）。

治療：anistreplase 30単位を家庭または院内で投与する。

結果：家庭でのanistreplaseは2時間以上早く投与されており，中央値101分 vs. 240分（院内投与）であった。家庭内投与群では1年死亡率が52％減少した（10.4％ vs. 21.6％，$p = 0.007$）。

107 Morrow DA, et al.; Early Retavase-Thrombolysis in Myocardial Infarction(ER-TIMI)19 Investigators. Evaluation of the time saved by prehospital initiation of reteplase for ST-elevation myocardial infarction: results of The Early Retavase-Thrombolysis in Myocardial Infarction(ER-TIMI)19 trial. *J Am Coll Cardiol*. 2002; 40: 71–7.

デザイン：前向き，ランダム化，コントロール，オープン，多施設研究。救急隊到着から血栓溶解療法までの時間を，病院到着前にrPA投与を受けた患者群と，試験の6–12か月前に病院内で血栓溶解療法を受けた連続する患者群とで比較検討する。

目的：病院到着前のreteplaseボーラス投与の可能性を調査し，救急処置開始と同時にrPAを投与することにより節約できる時間を測定する。

対象：20の北米救急システムにおけるST上昇型心筋梗塞315例と，対照群として院内で血栓溶解療法を行った630例。

治療：病院到着前のreteplase投与（救急車内またはEDで10単位を2分以上かけて投与，30分後に2回目のボーラス投与）。全例でアスピリンおよび未分画ヘパリン（60単位/

kgボーラス(最大4,000単位)，引き続き12単位/kg/時(最大800単位/時))静脈内投与。
結果：98％の症例でAMIであることが確認された。救急隊到着からreteplase投与開始までの中央値は31分であった。対象の630例では救急隊到着から，院内でのreteplase投与開始までの時間は63分であり，32分の時間が節約された ($p < 0.0001$)。最初の医療スタッフの接触から30分までに，本研究対象患者の49％が血栓溶解薬の最初のボーラス投与を受けていたが，対照群では5％に過ぎなかった ($p < 0.0001$)。院内死亡率は4.7％であった。頭蓋内出血が1.0％で出現した。

経皮的冠動脈インターベンション

術者と病院規模についての検討

108 Thiemann DR, et al. The association between hospital volume and survival after acute myocardial infarction in elderly patients. *N Engl J Med.* 1999; 340: 1640–8.
退院時主病名がAMIの65歳以上の98,898例の患者を対象とした，後ろ向きコホート研究。侵襲的治療症例数が最小四分位の病院に入院した患者は，症例数が最大四分位の病院の患者より17％死亡率が高かった(HR1.17, 95％CI 1.09–1.26, $p < 0.001$)。

109 Magid DJ, et al.; National Registry of Myocardial Infarction 2 and 3 Investigators. Relation between hospital primary angioplasty volume and mortality for patients with acute MI treated with primary angioplasty vs thrombolytic therapy. *JAMA.* 2000; 284: 3131–8.
この後ろ向きコホート研究は，1994年6月から1999年7月までに，プライマリーPTCAまたは血栓溶解療法を行う446か所の急性期病院に入院した，62,299例のAMI患者を解析した。中等度の症例数の病院(年間17–48症例)および症例数の多い病院(年間49症例以上)においては血栓溶解療法に比べ血管形成術の死亡率は有意に低かった(4.5％ vs. 5.9％, $p < 0.001$, 3.4％ vs. 5.4％, $p < 0.001$)。症例数の少ない病院においては，この2つの治療法間で死亡率に差はなかった(6.2％ vs. 5.9％, $p = 0.58$)。

110 Vakili BA, et al. Volume-outcome relation for physicians and hospitals performing angioplasty for acute myocardial infarction in New York state. *Circulation.* 2001; 104: 2171–6.
この解析はAMI発症から23時間以内に，血栓溶解療法を併用しないで冠動脈形成術を行った，1,342例の患者について行われた。症例数の多い術者(年間11症例以上)によって行われたプライマリーPTCAは，症例数の少ない術者(年間1–10症例)に比べ院内死亡率が57％少なかった(RR 0.43, 95％CI 0.21–0.83)。症例数の多い病院(年間57症例以上)において行われたプライマリーPTCAは症例数の少ない病院より院内死亡率が44％少なかった(補正RR 0.56, 95％CI 0.29–1.1)。

111 Srinivas VS, et al. Effect of physician volume on the relationship between hospital volume and mortality during primary angioplasty. *J Am Coll Cardiol.* 2009; 53: 574–9.
急性心筋梗塞のためプライマリーPCIを受けた7,321人を解析したニューヨーク州の最新の登録研究である。年間50例以上の施設，および年間10例以上の術者と比較し，それら以下の症例数の施設・術者とで調整院内死亡率を比較した。オッズ比は年間50例以上の病院(0.58, 95％CI 0.38–0.88)，年間10例以上の術者(0.66, 95％CI 0.48–0.92)で，それぞれそれら以下の症例数の施設・術者と比べ有意に低値であった。さらに，施設の症例数によらず，症例数の少ない術者は高い死亡率を示した。とくに，症例の少ない施設ではその差が顕著であった(院内死亡率：症例数の少ない術者8.4％ vs. 症例数の多い術者4.8％;OR 1.44, 95％CI 0.68–3.03)。また，症例数の多い施設でも有意差を持つ

て症例数の多い術者が有利であった(院内死亡率：症例数の少ない術者6.5% vs. 症例数の多い術者3.8%；OR 0.58, 95%CI 0.39-0.86)。

経皮的冠動脈形成術(PTCA) vs. 血栓溶解療法のメタアナリシス

112 Weaver WD, et al. Comparison of primary coronary angioplasty and intravenous thrombolytic therapy for acute myocardial infarction: a quantitative review. *JAMA*. 1997; 278: 2093-8.

10のランダム化研究から患者数計2,606例のデータを解析した。30日以内の死亡率はプライマリーPTCAが血栓溶解療法に比べ有意に低かった(4.4% vs. 6.5%, OR 0.66, 95%CI 0.46-0.94, $p = 0.02$)。プライマリーPTCAは再梗塞率も低かった(7.2% vs. 11.9%, OR 0.58, 95%CI 0.44-0.75, $p < 0.001$)。著者らは、このプライマリーPTCAの結果は、主に専門性が高く症例数の多い施設によって達成された点を指摘している。

113 Keeley EC, et al. Primary angioplasty versus intravenous thrombolytic therapy for acute myocardial infarction: a quantitative review of 23 randomised trials. *Lancet*. 2003; 361: 13-20.

23の研究、7,739例のデータを解析した。ストレプトキナーゼは8研究($n = 1,837$)、フイブリン特異的薬剤が15研究($n = 5,902$)で用いられた。ステントは12研究で用いられた。プライマリーPTCAは血栓溶解療法に比べ、短期死亡率(7% vs. 9%, $p = 0.0002$)、非致死性心筋梗塞(3% vs. 7%, $p < 0.0001$)、脳卒中(1% vs. 2%, $p = 0.0004$)が少なかった。プライマリーPTCAの結果は長期追跡の間も継続していた。

114 Dalby M, et al. Transfer for primary angioplasty versus immediate thrombolysis in acute myocardial infarction: a meta-analysis. *Circulation*. 2003; 108: 1809-14.

カテーテル設備のない施設にAMI患者が搬送された場合の、速やかな血栓溶解療法と、プライマリーPCI可能な施設に3時間以内に移送する戦略を、3,750人の患者を含む6件のトライアルで検討した。プライマリーPCI可能な施設に移送された患者は、血栓溶解療法の群と比較し、死亡、再梗塞、脳梗塞の複合一次エンドポイントが42%低かった($p < 0.001$)。この成績は再梗塞(68%, $p < 0.001$)、脳梗塞(56%, $p = 0.015$)の有意な減少、非有意であるがPCIによる総死亡率の減少(19%低下, $p = 0.08$)による。

プライマリーPCI総説

115 Keeley EC, et al. Primary PCI for myocardial infarction with ST-segment elevation. *N Engl J Med*. 2007; 356: 47-54.

著者らは症例を提示し、STEMIに対するプライマリーPCIについての病態生理や治療効果をレビューしている。彼らはPCIや血栓溶解療法の適応や有害事象についてのエビデンスも検討している。不透明な部分についても議論され、ガイドラインの見直しにも言及している。

116 Nallamothu BK, et al. Time to treatment in primary percutaneous coronary intervention. *N Engl J Med*. 2007; 357: 1631-8.

著者はガイドラインに照らしDoor-to-balloon時間短縮のため、心筋梗塞の病態生理、血栓溶解療法、プライマリーPCIについてレビューしている。早期再灌流のエビデンス、科学的根拠について、また最も適切な再灌流へのストラテジー選択の指針について議論されている。Door-to-balloon時間短縮の有用なストラテジーが示され、目標達成・より良いケアのための指針についても言及している。

プライマリーPTCAの臨床試験

117 Grines CL, et al;. Primary Angioplasty in Myocardial Infarction Study Group. A comparison of immediate angioplasty with thrombolytic therapy for acute myocardial infarction. *N Engl J Med.* 1993; 328: 673–9.

デザイン：前向き，ランダム化，オープン，多施設研究。エンドポイントは院内死亡，再梗塞，頭蓋内出血，6週のEF。

目的：AMIにおける緊急PTCAと血栓溶解療法の比較を行う。

対象：心電図上連続する少なくとも2誘導で1 mm以上のST上昇を伴う，虚血性胸痛出現12時間以内の患者395例。

除外基準：完全左脚ブロック，心原性ショック，出血の危険性の増加。

治療：tPA100 mg（患者体重＜65kgの場合は1.25 mg/kg）を3時間で静脈内投与，または緊急PTCAを施行した。すべての患者は3-5日間，静脈内へパリン投与を施行された。

結果：PTCA成功率は97％。PTCA群では院内死亡率が60％減少（2.6％ vs. 6.5％，$p=0.06$），院内死亡または再梗塞は有意に58％減少（5.1％ vs. 12.0％，$p=0.02$）した。また，PTCA群は頭蓋内出血も低頻度であった（0％ vs. 2.0％，$p=0.05$）。6週のEFは両群に（安静，運動時とも）有意差を認めなかった。2年間の経過観察においてもプライマリーPTCAのベネフィットは継続した。すなわち，死亡または心筋梗塞の発症率が低く（14.9％ vs. 23％，$p=0.034$），再虚血発作（36.4％ vs. 48％，$p=0.026$），再血行再建術（27.2％ vs. 46.5％，$p<0.0001$），再入院率（58.5％ vs. 69.0％，$p=0.035$）。

コメント：割付からバルーンまでの時間が短かった（平均60分，血栓溶解療法は入院後42分）。論説は，高リスク患者（たとえば年齢＞75歳，前壁梗塞，心原性ショック）では緊急PTCAが最も有効であろうと主張した。

118 Every NR, et al.; Myocardial Infarction Triage and Intervention Investigators. A comparison of thrombolytic therapy with primary coronary angioplasty for acute myocardial infarction. *N Engl J Med.* 1996; 335: 1253–60.

デザイン：MITI登録患者の後ろ向きコホート解析（シアトル地域の19病院，プライマリーPTCA可能病院は10施設）。

目的：AMI患者における血栓溶解療法とプライマリーPTCAの比較。

対象：1988年から1994年のMITI登録3,145例（血栓溶解療法群2,095例，PTCA群1,050例）。

除外基準：心電図記録のないもの，入院6時間以降の血管形成術。

治療：血栓溶解療法はアルテプラーゼ（65％），ストレプトキナーゼ（32％），ウロキナーゼ（3％）（8％は入院前投与）にて行った。または，入院6時間以内に冠動脈造影を行い，適応があれば引き続いてPTCAを施行した。

結果：院内死亡（5.6％（血栓溶解療法）vs. 5.5％）または3年死亡率において，両群間に有意差は認められなかった。3年間の経過観察において血栓溶解療法群は冠動脈造影施行が30％少なく，PTCA施行が15％少なく，費用も13％少なかった。当研究の血栓溶解療法群はPAMIの血栓溶解療法群より，到着後（1時間 vs. 1.7時間），胸痛出現後（198分 vs. 230分）とも，より早く治療を開始された。PTCAの経験症例数が少ない施設は治療が遅く（2.3時間 vs. 1.5時間），院内死亡率が高かった（8.1％ vs. 4.5％）。

119 Global Use of Strategies to Open Occluded Coronary Arteries in Acute Coronary Syndromes (GUSTO IIb) Angioplasty Substudy Investigators. A clinical trial comparing primary coronary angioplasty with tissue plasminogen activator for acute myocardial infarction. *N Engl J Med.* 1997; 336: 1621–8.

デザイン：前向き，無作為，オープン，多施設試験のサブ解析（57施設，すべてPTCA年

間200例以上，年間50例の術者1名）。30日一次エンドポイントは死亡，心筋梗塞，脳卒中。

目的：ST上昇型AMI患者における血栓溶解療法と直接PTCAの比較を行う。

対象：発症12時間以内のST上昇型心筋梗塞患者1,138例。

除外基準：GUSTO IIbと同じ。

治療：tPA急速投与（15 mg静脈内ボーラス後0.75 mg/kg（最大50 mg）を30分で投与，次に0.50 mg/kg（最大35 mg）を60分で投与），またはプライマリーPTCA（入院からバルーン拡張まで平均1.9時間）を施行した。

結果：PTCA群は死亡，心筋梗塞，そして脳卒中合併率が1/3少なかった（OR 0.67, 9.6% vs. 13.7%, $p=0.033$）。観察された効果は，主に5–10日に認められた。6か月において有意差は認められなかった（14% vs. 16%）。エンドポイント（30日）の内訳をみると，死亡5.7% vs. 7%（$p=0.37$），心筋梗塞4.5% vs. 6.5%（$p=0.13$），脳卒中0.2% vs.0.9%（$p=0.11$）であった。PTCAは高リスク群になんの効果も示さなかった。また，PTCAは意外なことにTIMIグレード3の血流を得たのが73%と低く（手技成功率は93%），TIMIグレード3の血流での30日死亡率は1.6%であった（TIMI0: 21.4%, TIMI1: 14.3%, TIMI2: 19.9%）。

120 Grines CL, et al.; Air PAMI Study Group. A randomized trial of transfer for primary angioplasty versus on-site thrombolysis in patients with high-risk myocardial infarction: the Air Primary Angioplasty in Myocardial Infarction study. *J Am Coll Cardiol.* 2002; 39: 1713–9.

デザイン：前向き，無作為，オープン，多施設研究。一次エンドポイントは30日での死亡，心筋梗塞再発，脳卒中である。

目的：AMIに対しその場で血栓溶解療法を行うより，プライマリーPTCA可能施設に搬送した方がよい結果が得られるかどうか検討する。

対象：血栓溶解療法の適応があり，PCI設備のない施設に来院した高リスク（70歳以上，前壁梗塞, Killip分類II/III，心拍数100/分以上，収縮期血圧100 mmHg未満）心筋梗塞例。

治療：その場での血栓溶解療法か，またはプライマリーPTCAのために緊急搬送。

結果：登録が進まなかったために138例（予定されたサンプルサイズの32%）の登録で終了した。来院してから治療までの時間（中央値）は血栓溶解療法群で51分，搬送群で155分であった。搬送群で時間がかかったのはおもに搬送までの時間（43分）と搬送中の時間（26分）であり，病院到着からカテ室までは11分，カテ室到着から治療まではたった14分であった。搬送中の死亡はなかった。搬送群ではすべての患者は血管造影を行い，89%はプライマリーPTCAが行われた。30日の追跡で，搬送群は血栓溶解療法群に比べ，有意ではないが38%の一次エンドポイント発生率の減少を認めた（8.4% vs. 13.6%, $p=0.331$）。多変量ロジスティック回帰分析では，搬送へ割付されたことが一次エンドポイント減少の独立した予後規定因子であった（OR 0.159, 95%CI 0.031–0.820, $p=0.028$）。搬送群は入院期間も少なく（6.1日 vs. 7.5日, $p=0.015$），虚血発作も少なかった（12.7% vs. 31.8%, $p=0.007$）。

121 Aversano T, et al.; Atlantic Cardiovascular Patient Outcomes Research Team (C-PORT). Thrombolytic therapy vs primary percutaneous coronary intervention for myocardial infarction in patients presenting to hospitals without on-site cardiac surgery: a randomized controlled trial. *JAMA.* 2002; 287: 1943–51.

デザイン：1996年7月から1999年12月まで心臓血管外科がないか，PCIプログラムのない11施設で行われた前向き，ランダム化試験。

目的：心臓血管外科のない施設においてPCIによるAMI治療が血栓溶解療法に勝ってい

るか否かを検討する。
対象：発症12時間以内の血栓溶解療法の適応があるST上昇型急性心筋梗塞患者451例。
除外基準：血栓溶解療法に不適格な症例。
治療：プライマリーPCIプログラムをすべての施設で設定した。患者はプライマリーPCIまたは急速tPA静注にランダム化された。
結果：プライマリーPCI群は6週間(10.7% vs. 17.7%, $p = 0.03$), 6か月(12.4% vs. 19.9%, $p = 0.03$)で, 有意に一次エンドポイント発生が低かった。この便益は心筋梗塞再発率が低い(6か月で5.3% vs. 10.6%, $p = 0.04$)ことによった。死亡率は同様であった(6.2% vs. 7.1%, $p = 0.72$)が, 脳卒中はそれぞれ2.2%, 4.0%発生した($p = 0.28$)。プライマリーPCI群は入院期間中央値も有意に短かった(4.5日 vs. 6.0日, $p = 0.02$)。

122 Andersen HR, et al.; DANAMI-2 Investigators. A comparison of coronary angioplasty with fibrinolytic therapy in acute myocardial infarction. *N Engl J Med.* 2003; 349: 733–42.

デザイン：前向き, 無作為, オープン, 多施設試験。30日一次エンドポイントは死亡, 臨床的再梗塞, または重大な障害を伴う脳卒中。
目的：プライマリーPCIが, PCI可能な施設(搬送を必要としない)とそれ以外の(患者搬送を必要とする)施設の双方で優れていることを示す。
対象：全誘導でのST上昇の合計が4 mm以上の急性心筋梗塞1,572例。
除外基準：血栓溶解療法の禁忌, カテーテルラボまでの到着が紹介病院から3時間以上と予想される患者, 侵襲的設備の整った病院でもラボまでの時間が2時間以上と予想される患者。
治療：プライマリーPCI (PCI群)または血栓溶解療法(tPA群, front-loaded法によるtPA投与)とを比較。PCI群の患者は, カテーテル設備のない場合は可能な施設に搬送された。すべての患者にアスピリン(初回300 mg, 以後75–150 mg/日)とヘパリン(tPA群：5,000単位ボーラスと, 少なくとも48時間以上の毎時1,000単位持続投与。PCI群：1万単位ボーラスに加え, PCI中のACTが350–450秒となるよう適宜調節)が投与された。
結果：本トライアルはPCI群に明らかな優位性が認められ早期に終了した。PCI群ではtPA群と比べ複合一次エンドポイントが40%減少した(8.5% vs. 14.2%, $p = 0.002$)。これは主に再梗塞の減少による(1.6% vs. 6.3%, $p < 0.001$)。30日死亡率はtPA群7.8%, PCI群6.6%であった($p = 0.35$)。障害の残る脳梗塞の発症はそれぞれ2.0%, 1.1%であった($p = 0.15$)。PCIの有益性は搬送した患者においても搬送しなかった患者でも同様に認められた(バルーン拡張までの時間差は搬送した場合としなかった場合とで10分であった)。

123 Widimský P, et al.; 'PRAGUE' Study Group Investigators. Long distance transport for primary angioplasty vs immediate thrombolysis in acute myocardial infarction. Final results of the randomized national multicentre trial--PRAGUE-2. *Eur Heart J.* 2003; 24: 94–104.

この前向き, ランダム化試験は発症12時間以内に地域病院を受診した, 急性のST上昇型心筋梗塞患者850例を対象とし, その場での血栓溶解療法(SK)と, 搬送してのPCIとを比較検討した。除外基準は血栓溶解療法の禁忌, 30分以内に搬送できない場合とした。ルーチンとしてのPCI前の糖蛋白IIb/IIIa受容体拮抗薬は用いなかった。30日で死亡率は有意な差を認めなかった(10.4% (血栓溶解療法) vs. 6.0% (PCI), $p = 0.12$)。しかし, 発症3–12時間に受診した場合(3時間以内に比べ), PCI群が死亡率減少と強い関連を示した(6% vs. 15.3%, $p < 0.02$)。死亡, 心筋梗塞, 脳卒中もまたPCI群で有意に低かった(8.4% vs. 15.2%, $p < 0.003$)。

124 O'Neill W, et al. A prospective randomized clinical trial of intracoronary streptokinase versus coronary angioplasty for acute myocardial infarction. *N Engl J Med.* 1986; 314: 812–8.

このPTCAと血栓溶解療法 (冠動脈内投与にもかかわらず) を比較した最初の無作為化研究では，75歳未満で症状出現12時間未満の患者56例のみが登録された。再疎通率は両群に差は認めなかったが (83% vs. 85%)，PTCA群は残存狭窄が減少し (43% vs. 83%)，EFが有意に改善した (+8% vs. +1%, $p<0.001$)。

125 Gibbons RJ, et al.; Mayo Coronary Care Unit and Catheterization Laboratory Groups. Immediate angioplasty compared with the administration of a thrombolytic agent followed by conservative treatment for myocardial infarction. *N Engl J Med.* 1993; 328: 685–91.

この小規模ランダム化研究は胸痛出現12時間以内の患者108例よりなり，PTCA群は (technetium99mスキャンによる) 心筋のサルベージに効果が認められなかった上に，EF，死亡率においても差は認められなかった。しかし，PTCA群は入院期間が短く (7.7日 vs. 10.6日，$p=0.01$)，再入院も少なかった (最初の6か月において4% vs. 18%)。

血栓溶解療法後PTCA

126 Topol EJ, et al.; Thrombolysis and Angioplasty in Myocardial Infarction Study Group. A randomized trial of immediate versus delayed elective angioplasty after intravenous tissue plasminogen activator in acute myocardial infarction. *N Engl J Med.* 1987; 317: 581–8.

デザイン：前向き，無作為，多施設研究。一次エンドポイントは梗塞責任血管開存と左心室機能 (LVEF)。
目的：急性心筋梗塞における経静脈的血栓溶解療法後の患者に対する緊急血管形成術と待機的血管形成術の比較。
対象：登録基準 (75歳以下，発症6時間以内，連続する少なくとも2誘導の1 mm以上のST上昇) に当てはまる386人のうち197人は，カテーテル上，血管形成術に適しているなどの所見が得られ，緊急血管形成術や待機的血管形成術に割りつけられた。
除外基準：左冠動脈主幹部50%以上の狭窄，重症びまん性病変，梗塞関連血管が断定できない等の，血管造影所見が禁忌のものは除外された。
治療：大部分は単鎖tPA 150 mgを6-8時間かけて静注し，即時PTCAまたは待機的PTCA (適応があれば7-10日後に施行) を行うために血管造影を施行。また，即時PTCA群は再閉塞および左室機能を評価するために，7-10日後に血管造影を行った。
結果：即時PTCAの成功率は86%であった。再閉塞率は両群で同様であった。(11% (即時) vs. 13%)。両群とも左心室機能の改善は認められなかった。待機的治療群の14%はPTCAを要しなかったが (残存狭窄の狭窄度50%未満)，緊急PTCAを要する危険性が高かった (16% vs. 5%)。即時PTCAには急性冠閉塞をきたした9例のうち，7例が緊急CABGを要するといった独特のリスクが存在した。

127 Rogers WJ, et al.; TIMI II-A Investigators. Comparison of immediate invasive, delayed invasive, and conservative strategies after tissue-type plasminogen activator. Results of the Thrombolysis in Myocardial Infarction (TIMI) Phase II-A trial. *Circulation.* 1990; 81: 1457–76.

デザイン：前向き，無作為，オープン，多施設研究，一次エンドポイントが退院時LVEF。
目的：tPAによる治療を施行したAMI患者に対する，即時と待機的 (18-48時間) PTCAまたはCABGと，保存療法の比較を行う。

対象：心電図上少なくとも連続する2誘導で1 mm以上のST上昇を伴う胸痛出現4時間以内の75歳以下の患者586例。
治療：患者はtPA（初期の195例は150 mgを6時間で投与，次の391例は100 mgを6時間で投与（6 mg静脈内ボーラス後54 mgを1時間，20 mgを次の1時間で投与し，最後に5 mg/時を4時間投与する））による治療後，195例は即時，194例は待機的侵襲的治療を受け，197例は保存的治療を受けた（特発性または抵抗性の虚血性症状出現の場合は冠動脈造影，PTCAが許可された）。すべての患者はヘパリンを5日間投与した。
結果：全群で退院前のLVEF（平均49.3％）と梗塞責任血管開存性（TIMIグレード2または3の血流，平均83.7％）は同等であった。即時侵襲的治療群は，CABG率が有意に高く（7.7％ vs. 2.1％（待機的侵襲的治療群）vs. 2.5％（保存的治療群），$p<0.01$），CABG非施行例でも輸血の必要性が高かった（13.8％ vs. 3.1％ vs. 2.0％）。1年死亡率は即時そして待機的侵襲的治療群ともPTCA率が高いにもかかわらず同等であった（76％ vs. 63％ vs. 24％）。

128 Califf RM, et al.; TAMI Study Group. Evaluation of combination thrombolytic therapy and timing of cardiac catheterization in acute myocardial infarction. Results of thrombolysis and angioplasty in myocardial infarction--phase 5 randomized trial. *Circulation.* 1991; 83: 1543–56.

デザイン：前向き，無作為，オープン，並行群，3×2因子分析，多施設研究。一次エンドポイントはLVEF。
目的：併用血栓溶解療法の単剤との比較，積極的血管造影法と待機的血管造影療法の比較。
対象：心電図上少なくとも連続する2誘導で1 mm以上のST上昇を伴う，胸痛発現6時間以内の75歳以下の患者575例。
治療：ウロキナーゼ（150万単位を静脈内急速投与後，150万単位を60分間で投与），tPA（100 mgを3時間で投与（6 mgを静脈内急速投与後，60 mgを1時間で投与，次に20 mg/時を2時間で投与），またはその併用（ウロキナーゼ150万単位1時間で投与とtPA 1 mg/kgを1時間投与（10％は静脈内急速投与，最大用量90 mg）で投与の併用）を投与する。待機的治療法が退院前（5–10日）に冠動脈造影を行ったのに対し，積極的治療法は緊急冠動脈造影を施行した。
結果：血栓溶解療法またはカテーテル治療法にかかわらず，退院前造影でLVEF（54％）は良好に保護され同等に近かった。併用血栓溶解療法では90分後の開存性は高く，TIMIグレード2または3の血流は76％（tPA 71％（$p=0.04$），ウロキナーゼ62％（$p=0.049$））であった。また，再閉塞（2％ vs. 12％（$p=0.04$），7％（$p=$NS））, 虚血再発（25％ vs. 31％ vs. 35％）とも低頻度であった。積極的治療法は死亡，脳卒中，再梗塞，心不全，そして虚血再発といった有害事象が少なく（55％ vs. 67％，$p=0.004$），良好な結果をもたらした。また同様に退院前開存率も高い傾向にあった（94％ vs. 90％，$p=0.065$）。

129 SWIFT(Should We Intervene Following Thrombolysis?) Trial Study Group. SWIFT trial of delayed elective intervention v conservative treatment after thrombolysis with anistreplase in acute myocardial infarction. *BMJ.* 1991; 302: 555–60.

この前向き，多施設（21施設）の研究は70歳未満の患者800例を対象に行われ，早期冠動脈造影＋適切な侵襲的治療群（PTCA 43％，CABG 15％）あるいは，保存的治療群（PTCA 2.5％，CABG 1.7％（初回入院））に無作為に割り付けた。すべての患者はanistreplase 30単位を5分間投与された。1年死亡率（5.8％ vs. 5％）と再梗塞率（15％ vs. 13％）で両群間に差は認められなかった。侵襲的治療群は入院期間が長かった（11日 vs. 10日）。

4. ST上昇型心筋梗塞

130 Madsen JK, et al.; DANAMI Study Group. Danish multicenter randomized study of invasive versus conservative treatment in patients with inducible ischemia after thrombolysis in acute myocardial infarction (DANAMI). *Circulation.* 1997; 96: 748–55.

デザイン：前向き，無作為，オープン，多施設研究。追跡期間中央値は2.4年間。一次エンドポイントは死亡，AMI，不安定狭心症での入院。

目的：AMIに対する血栓溶解療法後に出現した，誘発性虚血を伴う患者への，PTCAまたはCABGによる侵襲的治療と保存的治療を比較。

対象：70歳未満で，初発の心筋梗塞，誘発性虚血(入院後36時間以内の自然虚血発作，または自転車運動テストで陽性 (0.1 mm以上のST低下または0.2 mm以上のST上昇があるもの))を伴う1,008例。

除外基準：心筋梗塞の既往，PTCAまたはCABGの治療歴，不完全な血栓溶解療法後，労作時血圧低下，明らかに冠動脈疾患をもたない患者，運動時負荷試験中STの評価ができないECG異常(左脚ブロックなど)。

治療：侵襲的治療群は2週間以内に冠動脈造影を施行され，病変が明らかな場合(50%以上の狭窄)にはPTCAまたはCABGを施行した。保存的治療群は重篤な狭心症(CCS分類3または4)が出現した場合，冠動脈造影を施行した。

結果：侵襲的治療群は(2-10週で)52.9%がPTCA，29.2%がCABGが施行された。保存的治療群は2か月間で1.6%のみが血行再建術を受けた(1年間では15%)。追跡観察中，死亡率に有意差はみとめられなかったが(3.3%（侵襲的治療）vs. 4.4%)，侵襲的治療群は保存的治療よりもAMIの発症率が47%減少し(5.6% vs. 10.5%，$p = 0.0038$)，不安定狭心症での入院も減少した(17.9% vs. 29.5%，$p < 0.00001$)。全体的に侵襲的治療群は2年間で一次エンドポイント(死亡，心筋梗塞，不安定狭心症)を36%減少させた(23.5% vs. 36.6%，$p < 0.0001$)。

コメント：論説は，侵襲的検査の前に負荷試験をすすめているACC/AHAのガイドラインにしたがっていない循環器内科医がアメリカではほとんどであると指摘している。また中等度またはおおきな梗塞には冠動脈造影を施行し，梗塞が完成していない証拠があるなら(たとえば最大CK値が予想より低値，ECG変化，梗塞部の壁運動残存)血行再建術を施行し，小規模の梗塞ならば運動負荷試験を最初に施行すべきだと述べている。

131 Ross AM, et al.; PACT investigators. A randomized trial comparing primary angioplasty with a strategy of short-acting thrombolysis and immediate planned rescue angioplasty in acute myocardial infarction: the PACT trial. *J Am Coll Cardiol.* 1999; 34: 1954–62.

デザイン：前向き，無作為，オープン，多施設研究。一次エンドポイントは退院前EF。追跡期間1年。

目的：AMI治療に対する血栓溶解療法併用PCIの有効性と安全性の評価。

対象：発症後6時間以内で，肢誘導の2つ以上でSTが0.1 mV以上の変化，胸部誘導の隣接する2つ以上でSTが0.2 mV以上の変化を示した606例。

治療：血栓溶解療法 (tPA 50 mgの急速投与)またはプラセボを血管造影前に投与。TIMIグレード3の場合，再度tPA 50 mgを投与し，TIMI 0-2であればPCIを施行。

結果：最初の血管造影にてtPAのグループはTIMIグレード3の割合が高く(32.8% vs. 14.8%)開存率も高かった(TIMI2-3；61% vs. 34%，$p = 0.001$)。血管形成術後，TIMI血流分類は両群間で差がなく(TIMI3；77%（レスキュー）vs. 79%（プライマリー))，tPA投与はPCIの手技に不利益にはならないことを示している。退院時EF（一次エンドポイント）では，両群間に明らかな差はみられないが，カテ室到着時TIMI 3が得ら

れている群ではEFは高値を示した(62.4%)。tPA急速投与1時間以内にPTCAを施行した少数の群(12%)でも良好なEFを示している(62.5% vs. 57.3%)。出血率に有意差は認めず，tPAの減量投与後の即時PCIが安全にできることを示唆している。

132 Assessment of the Safety and Efficacy of a New Treatment Strategy with Percutaneous Coronary Intervention (ASSENT-4 PCI) investigators. Primary versus tenecteplase-facilitated percutaneous coronary intervention in patients with ST-segment elevation acute myocardial infarction (ASSENT-4 PCI): randomised trial. *Lancet.* 2006; 367: 569–78.

デザイン：前向き,無作為,オープン,多施設研究。一次エンドポイントは90日時点での死亡，うっ血性心不全，ショック。

目的：STEMI患者に対して，血栓溶解療法併用遅延PCIに対して常用量のTNK投与効果を評価する。

治療：標準的なプライマリーPCI群，常用量TNKをPCI前に投与した(血栓溶解療法併用PCI)群に分けた。全患者にアスピリンと，未分画ヘパリンのボーラス投与が行われた(静注でない)。

結果：血栓溶解療法併用PCI群は高い死亡率 (6% vs. 3%；$p=0.01$)を示したため，安全委員会の勧告により研究は早期に中断された。血栓溶解療法併用PCI群において一次エンドポイント発生率は高く (19% vs. 13%，$p=0.0045$)，同様に脳卒中発生率も有意に高かった (1.8% vs. 0%，$p<0.0001$)。TNK投与からバルーン拡張までの中央値は104分であった。重篤な非頭蓋内出血の発現率は有意差がなかった(6%（血栓溶解療法併用）vs. 4%（プライマリー），$p=0.311$)。しかしながら，再梗塞率 (6% vs. 4%，$p=0.0279$)と標的血管再血行再建術施行率(7% vs. 3%，$p=0.0041$)が有意に高かった。

133 Ellis SG, et al.; FINESSE Investigators. Facilitated PCI in patients with ST-elevation myocardial infarction. *N Engl J Med.* 2008; 358: 2205–17.

デザイン：前向き，無作為，二重盲目，プラセボ対照，国際，多施設試験。一次エンドポイントは死亡，心室細動 (無作為化後48時間以上たってから発症)，心原性ショック，90日以内でのうっ血性心不全。

目的：STEMI症例に対して，早期abciximab投与あるいはabciximab＋半量reteplaseによる血栓溶解療法併用PCIを評価する。

対象：症状発現の6時間以内に来院した2,452例のSTEMI。

治療：標準的プライマリーPCI群，abciximab血栓溶解療法併用PCI群，2剤 (abciximabと半量reteplase)血栓溶解療法併用PCI群に分けた。全患者では未分画ヘパリン，enoxaparinをPCI前投与され，PCI後abciximabが12時間持続投与された。

結果：一次エンドポイントの発生率は9.8%（2剤血栓療法併用PCI群），10.5%（abciximab併用PCI群），10.7%（プライマリーPCI群）であった($p=0.55$)。90日死亡率は5.2%, 5.5%, 4.5%であった ($p=0.49$)。しかし，2剤併用群は統計学的に有意に早期なST変化の改善(43.9%)を認めた (33.1%（abciximab群），$p=0.01$, 31.0%（プライマリーPCI群），$p=0.003$)。

134 Keeley EC, et al. Comparison of primary and facilitated percutaneous coronary interventions for ST-elevation myocardial infarction: quantitative review of randomised trials. *Lancet.* 2006; 367: 579–88.

著者らは4,504例の患者を含む血栓溶解療法併用PCI群 vs. プライマリーPCI群の比較をした17研究を検証した。一次エンドポイントは，短期間のエンドポイントでは6週間後の時点での死亡，脳卒中，再梗塞，緊急標的血管血行再建術(TVR)，重篤な出血。早期のTIMIグレード3の血流を得られた例は血栓溶解療法併用群にてより多かったが

（37％ vs. 15％，OR 3.18，95％ CI 2.22–4.55），最終的なTIMIグレード3血流の率は同等であった（89％ vs. 88％，OR 1.19，95％CI 0.86–1.64）。しかし，死亡率（5％ vs. 3％，OR 1.38，95％CI 1.01–1.87），再梗塞率（3％ vs. 2％，OR 1.71，95％CI 1.16–2.51），緊急TVR率（4％ vs. 1％，OR 2.39，95％CI 1.23–4.66），重篤な出血率（7％ vs. 5％，OR 1.51，95％ CI 1.10–2.08）はそれぞれ血栓溶解療法併用群で高かった。著者らは血栓溶解療法併用PCI群にて合併症の多くが観察されたと指摘している。

135 Di Mario C, et al.; CARESS-in-AMI (Combined Abciximab RE-teplase Stent Study in Acute Myocardial Infarction) Investigators. Immediate angioplasty versus standard therapy with rescue angioplasty after thrombolysis in the Combined Abciximab RE-teplase Stent Study in Acute Myocardial Infarction (CARESS-in-AMI)：an open, prospective, randomised, multicentre trial. *Lancet.* 2008; 371: 559–68.

デザイン：前向き，無作為，オープン，多施設研究。一次エンドポイントは30日時点での死亡，再梗塞，難治性虚血。
目的：STEMIに対する血栓溶解療法後の最適な管理を明らかにすること。
対象：76歳以下のAMIで1つ以上の高リスク因子（ST上昇，新規のLBBB，心筋梗塞の既往，Killip分類3あるいは4，LVEF 35％以下）がある600例。
治療：すべての患者は半量のreteplase，abciximab，ヘパリン，アスピリンを投与され，収容病院での保存的治療を行う群かPCIのために他の病院に搬送する群に分けられた。
結果：一次エンドポイントの発生率はPCI治療群にて有意に低く（4.4％ vs. 10.7％，$p=0.004$），保存的治療群の30.3％はrescue PCIが施行された。大出血の発現率に有意差はなく（3.4％（保存的治療群）vs. 2.3％（PCI治療群），$p=0.47$），脳卒中の発生率にも有意差はなかった（0.7％ vs. 1.3％，$p=0.50$）。

136 Bonnefoy E, et al.; Comparison of Angioplasty and Prehospital Thromboysis in Acute Myocardial Infarction (CAPTIM) study group. Primary angioplasty versus prehospital fibrinolysis in acute myocardial infarction: a randomised study. *Lancet.* 2002; 360: 825–9.

デザイン：前向き，無作為，オープン，多施設研究。一次エンドポイントは30日死亡，非致死性再梗塞，障害を伴う非致死性脳卒中。
目的：rescue PTCAの可能なインターベンション施設への搬送をした場合，プライマリーPTCAが入院前の血栓溶解療法より良いかどうかについて検討すること。
対象：少なくとも2つの連続する誘導で2 mm以上のST上昇，または左脚ブロックを認める発症6時間以内の840例の患者。
治療：虚血を示唆する持続する胸痛またはECG変化を示す症例に対し，入院前の血栓溶解療法（アルテプラーゼ急速静注）と血管造影，またはプライマリーPTCAを施行した。各々の救急車には医師が同乗した。
結果：症状発現から治療までの平均時間は，血栓溶解療法群で130分，primary PTCA群で190分（初回バルーン拡張までの時間）であった。Rescue PTCAは，血栓溶解療法群の26％で施行された。2群間で一次エンドポイントの発生率に差は認められなかった（primary PTCA 6.2％，血栓溶解療法8.2％，$p=0.29$）。
コメント：研究は検出力不足であった。一次エンドポイントの発生率で40％の相対的減少の検出を可能にするため，1,200例の患者の登録を予定していた。

137 Fernandez-Avilés F, et al.; GRACIA (Grupo de Análisis de la Cardiopatía Isquémica Aguda) Group. Routine invasive strategy within 24 hours of thrombolysis versus ischaemia-guided conservative approach for acute myocardial infarction with ST-segment elevation (GRACIA-1)：a randomised controlled trial. *Lancet.* 2004; 364: 1045–53.

デザイン：前向き，無作為，オープン，多施設，国際研究。一次エンドポイントは死亡，非致死的な再梗塞，12か月時点での再血行再建。
目的：現況の治療が存在する今においてSTEMIにおいて早期，血栓溶解療法後のPCIの役割を究明すること。
対象：血栓溶解療法後のSTEMI 500例。
治療：24時間以内の早期の血管造影と必要に応じて血行再建をする群と保存的治療後，虚血が存在すれば血行再建する群との比較。
結果：1年の時点で，早期血行再建群では一次エンドポイントの発生率が有意に低かった（9% vs. 21%, $p = 0.0008$）。死亡率や再梗塞率に関しても統計学的に有意ではないが早期血行再建群において発生率が低かった（7% vs. 12%, $p = 0.07$）。注目すべきことには，重大な出血の発生率には差がなく，入院期間は早期血行再建群にてより短期間であった。

138 Schweiger MJ, et al.; TIMI 10B and TIMI 14 Investigators. Early coronary intervention following pharmacologic therapy for acute myocardial infarction (the combined TIMI 10B-TIMI 14 experience). *Am J Cardiol*. 2001; 88: 831–6.

この研究は，TIMI 10B（tPA vs. TNK）とTIMI 14（血栓溶解療法の際にGPIIb/IIIa阻害薬を使用した群としなかった群の比較）における，1,938例の急性心筋梗塞の解析である。すべての患者は90分に血管造影を受けた。PCIを受けた患者は，救助手技（90分においてTIMI 0あるいは1の血流），補足的手技（90分においてTIMI 2あるいは3の血流），あるいは待機的手技（症状出現から150分以上（中央値2.8日）後に施行）とされた。TIMI 0あるいは1の場合，PCIを施行しなかった群に比較して救助PCIを施行した群は30日死亡率がより低い傾向が認められた（6% vs. 17%, $p = 0.01$, 補正$p = 0.28$）。補足的PCIを受けた患者は，30日死亡率，再梗塞率，あるいはそのどちらも待機的PCIを受けた患者と同等であった。多変量解析モデルによれば，補足的PCIおよび待機的PCIの患者では，血行再建術を受けない血栓溶解療法術成功群（すなわち90分においてTIMI 3の血流の群）よりも30日死亡率，再梗塞率，あるいはそのどちらも低率であった（$p = 0.02$）。すなわち，AMI後の早期のPCIは良い結果に結びつく。血栓溶解療法後の早期の侵襲的戦略化の無作為化試験は，正当化された。

139 Cantor WJ, et al.; TRANSFER-AMI Trial Investigators. Routine early angioplasty after fibrinolysis for acute myocardial infarction. *N Engl J Med*. 2009; 360: 2705–18.

デザイン：前向き，無作為，オープン，多施設研究。一次エンドポイントは死亡，再梗塞，狭心症の再発，新規のあるいは増悪する心不全，30日での心原性ショック。
目的：STEMIに対する血栓溶解療法後のPCIを，どの時期に施行するのが適切かを検証する。
対象：PCI施行不可能な施設で血栓溶解療法を受けたSTEMIの1,059例。
治療：早期血管造影は6時間以内に施行し，必要があれば他の施設に移送した群と通常の保存的療法群（rescue PCIや待機的血管造影を含む）。
結果：早期侵襲群は無作為化後，PCIまでの時間の中央値は2.8時間であった。保存的治療群の88.7%は無作為化後，32.5時間（中央値）でPCIが施行された。一次エンドポイントの発症は，早期侵襲群で11.0%であり，保存的治療群は17.2%であった（$p = 0.004$）。両群間で重大な出血の発症率に有意差はなかった。

140 Kiernan TJ, et al. Facilitated percutaneous coronary intervention: current concepts, promises, and pitfalls. *Eur Heart J*. 2007; 28: 1545–53.

このレビューで著者らは，STEMIに対する血栓溶解薬投与後の患者の処置に対する，主治医の治療選択肢について述べている。血栓溶解薬併用PCIや薬物的侵襲治療法（血

栓溶解療法後の待機的な通常のPCI），虚血駆動型もしくは"注意深い待機"経過の，論理，データ，利益，リスクについてレビューしている。著者らはまたfacilitated PCI（血栓溶解薬と糖蛋白IIb/IIIa拮抗薬のあらゆる組み合わせ）の必要性がないと信じているその論拠を示している。この論文は今後の研究領域について述べて結んでいる。

Rescue PTCA

141 Ellis SG, et al. Present status of rescue coronary angioplasty: current polarization of opinion and randomized trials. *J Am Coll Cardiol*. 1992; 19: 681–6.

この12研究（ランダム化研究は1つのみ）のオーバービューは，患者560例より構成。rescue PTCAの平均成功率は80％であった。再閉塞は18％に認められた。全体の死亡率は10.6％だが，rescue PTCA不成功例では39％に跳ね上がった。

142 Ellis SG, et al.; RESCUE Investigators. Randomized comparison of rescue angioplasty with conservative management of patients with early failure of thrombolysis for acute anterior myocardial infarction. *Circulation*. 1994; 90: 2280–4.

デザイン：前向き，ランダム化，多施設研究。一次エンドポイントは25–35日目でのLVEF。
目的：相対的に高リスクの症例における，rescue PTCAの臨床効果の評価を行う。
対象：心電図上少なくとも胸部誘導の2誘導において2 mm以上のST上昇を伴う21–79歳の患者151例。
除外基準：心原性ショック，心筋梗塞既往，左冠動脈主幹部狭窄が50％以上。
治療：血栓溶解療法後に，PTCAを施行，またはアスピリン，ヘパリン，冠拡張薬を投与。
結果：rescue PTCAの成功率は92％であった。rescue PTCA群では死亡と重症心不全が低頻度であり（6％ vs. 17％，$p = 0.05$），（安静時ではなく）負荷時EFが良好であった（43％ vs. 38％，$p = 0.04$）。

143 Gibson CM, et al.; TIMI 4 Study Group. Rescue angioplasty in the thrombolysis in myocardial infarction (TIMI) 4 trial. *Am J Cardiol*. 1997; 80: 21–6.

この後ろ向き解析はTIMI 4登録者の，rescue PTCA成功例もしくは血栓溶解療法成功例の402例に焦点を当てた。rescue PTCA成功群は90分でのTIMIグレード3の血流が高頻度（87％ vs. 65％，$p = 0.002$）で，TIMIフレームカウントが低値であった（27 vs. 39，$p < 0.001$）。rescue PTCA成功例は不成功例に比し，院内有害事象複合エンドポイント（死亡，心筋梗塞，重症心不全，ショック，LVEF40％以下）が低頻度であった（29％ vs. 83％，$p = 0.01$）。rescue PTCA群（全症例）と他群のイベント発生率は同等であった（両群とも有害事象発生率35％）。

144 Ross AM, et al.; GUSTO-1 Angiographic Investigators. Rescue angioplasty after failed thrombolysis: technical and clinical outcomes in a large thrombolysis trial. *J Am Coll Cardiol*. 1998; 31: 1511–7.

この後ろ向き解析はGUSTO Iの冠動脈造影サブ研究のデータに焦点を当てた。血栓溶解療法後のrescue PTCA施行症例は198例であり，血管拡張に成功したのは88.4％で，68％がTIMIグレード3の血流に達した。rescue PTCA成功例は左室機能と30日死亡率が不成功例より良好だが，責任病変閉塞のまま保存的治療施行例（266例）も同等の結果であり，さらに血栓溶解療法成功例（1,058例）がより良い結果を示している。rescue PTCA不成功例は死亡率が30.4％と高値であった（多変量解析での規定因子は重症心不全）。

145 Gershlick AH, et al.; REACT Trial Investigators. Rescue angioplasty after failed thrombolytic therapy for acute myocardial infarction. *N Engl J Med.* 2005; 353: 2758–68.

デザイン:前向き,無作為化,多施設研究。一次エンドポイントは6か月の時点での総死亡,再梗塞,脳卒中,重症心不全。
目的:初回の血栓溶解療法で再灌流が得られなかったST上昇型心筋梗塞患者で,緊急PCIと再血栓溶解療法の効果を比較する。
対象:血栓溶解療法導入後90分で,ST部分の改善が50%に満たない427例のST上昇型心筋梗塞患者。
除外基準:血栓溶解療法の禁忌,心原性ショック。
結果:イベント回避率はrescue PCI群(84.6%)で,保存的治療群(70.1%),再血栓溶解療法群(68.7,$p=0.004$)と比し高かった。3群間の総死亡率は同等であった。6か月後の再血行再建術回避率は統計上では相違はなかったが,PCI群でより好ましい傾向であった(86.2% rescue PCI群 vs. 77.6% 保存的治療群 vs. 74.4%再血栓溶解療法群,$p=0.05$)。
コメント:REACT試験の長期にわたる分析からもわかる通り,rescue PCIによる効果は少なくとも1年は持続する(*J Am Coll Cardiol* 2009; 54: 118–26参照)。

146 Wijeysundera HC, et al. Rescue angioplasty or repeat fibrinolysis after failed fibrinolytic therapy for ST-segment myocardial infarction: a meta-analysis of randomized trials. *J Am Coll Cardiol.* 2007; 49: 422–30.

著者らは,無作為に分けられたrescue PCI群と保存的治療群の1,177名の患者を含む8試験の6か月間のデータを集積した。総死亡率(RR 0.69,95%CI 0.46–1.05)では両群間に差は見出せなかったものの,心不全(RR 0.69,95%CI 0.46–1.05)と再梗塞(RR 0.58,95%CI 0.35–0.97)発症率に関してはrescue PCI群で有意に低かった。しかしその一方で,脳卒中(RR 4.98,95%CI 1.10–22.5)や小規模の出血(RR 4.58,95%CI 2.46–8.55)の発症率は高くなった。血栓溶解療法の再施行に関しては,保存的治療と比較しても,ただ出血のリスクが上昇するのみであり(RR 1.84,95%CI 1.06–3.18),総死亡率(RR 0.68,95%CI 0.14–1.14)や再梗塞率(RR 1.79,95%CI 0.92–4.38)を改善しなかった。

心原性ショック

147 Berger PB, et al.; GUSTO-I Investigators. Impact of an aggressive invasive catheterization and revascularization strategy on mortality in patients with cardiogenic shock in the Global Utilization of Streptokinase and Tissue Plasminogen Activator for Occluded Coronary Arteries (GUSTO-I) trial. An observational study. *Circulation.* 1997; 96: 122–7.

この解析はショックの発生後1時間生存した患者で,収縮期血圧が1時間にわたって90 mmHg以下だった2,200例について行われた。早期血管造影群(24時間以内)の30日での死亡率は低かった(38% vs. 62%,$p=0.0001$)。多変量解析により,早期血管造影群はより若年者であり(63歳 vs. 68歳),心筋梗塞の既往が少なく(19% vs. 27%),より早期に血栓溶解療法を受けていた(2.9時間 vs. 3.2時間)。積極的な戦略は30日死亡率の低下と関連があった(OR 0.43,$p=0.0001$)。その後のGUSTO I解析から,30日間生存した心原性ショックの患者の多く(88%)は少なくとも1年生存し,30日以内に血行再建術を受けた患者は血行再建を受けなかった患者に比べて良好な1年生存率を有することを示した。

148 Hochman JS, et al.; SHOCK Investigators. Early revascularization in acute myocardial infarction complicated by cardiogenic shock. *N Engl J Med.* 1999; 341: 625–34.

この前向き，ランダム化，多施設研究は，ST上昇型心筋梗塞（または新規左脚ブロック）肺動脈楔入圧15 mmHg以上，心係数2.2以下，強心薬/昇圧薬または大動脈内バルーンパンピング導入30分前に収縮期血圧＞90 mmHg，心拍数60/分台の患者302例よりなる。患者は発症6時間以内に緊急血行再建術（PTCAまたは冠動脈バイパス術），もしくは保存的治療（血栓溶解療法推奨（施行例は64％），54時間の段階で血行再建が許可）を施行された。緊急血行再建術群は冠動脈造影率97％で，血行再建率87％（PTCA 49％（平均0.9時間），冠動脈バイパス術38％（平均2.7時間））であった。保存的治療群では4％が54時間より前に血行再建術が施行され，22％がそれ以降に血行再建術を施行された。30日全死亡率（一次エンドポイント）に有意差は認められなかったが（緊急行再建術施行群46.7％ vs. 保存的治療群56.0％，$p=0.11$），6か月では早期血行再建術の死亡率が有意な改善効果を示した（50.3％ vs. 63.1％，$p=0.027$）。75歳以下のサブグループでは，緊急血行再建術施行群が保存的治療群より死亡率の有意な改善効果を示した（30日41％ vs. 57％，$p<0.01$，6か月48％ vs. 69％，$p<0.01$）。PTCAの成功率は76％で，術後に血流がTIMIグレード2または3に達しない場合の死亡率は100％であった。

ベアメタルステント

149 Antoniucci D, et al. A clinical trial comparing primary stenting of the infarct-related artery with optimal primary angioplasty for acute myocardial infarction: results from the Florence Randomized Elective Stenting in Acute Coronary Occlusions (FRESCO) trial. *J Am Coll Cardiol*. 1998; 31: 1234–9.

この前向き，ランダム化，多施設研究は，6か月以内のST上昇発作を起こした心筋梗塞で，プライマリーPTCAが成功した150例を登録した。患者はプライマリーPTCAか，プライマリーPTCA＋ステント留置にランダム化された。70％以下の狭窄度である場合，もしくは梗塞責任病変が判別不能であった場合は，PTCAは施行されなかった。対照血管径が2.5 mm未満の場合，いずれの群にも割り付けられなかった。ステント留置成功率は100％。6か月において，一次エンドポイントの死亡，再梗塞，虚血に伴う再TVRの発症はステント群ではわずか9％であったが，PTCA群では28％であった（$p=0.003$）。6か月後に再造影を行い，再狭窄，再閉塞はステント群17％，POBA群43％（$p=0.001$）であった。

150 Suryapranata H, et al. Randomized comparison of coronary stenting with balloon angioplasty in selected patients with acute myocardial infarction. *Circulation*. 1998; 97: 2502–5.

この前向き，単施設試験は，発症6時間以内のAMI，あるいは現在も心筋虚血が存在するなんらかの証拠を有する発症後6–24時間以内のAMIの227例を，プライマリーステント（Palmaz-Schatz）もしくはPOBA（長時間のバルーン拡張が成功しない場合は緊急処置のステントを含む）にランダム化した。初期の症例はワルファリンの投与が行われたが，1996年1月以降の症例は2週間250 mg／日のチクロピジンの投与を行った。除外基準は心原性ショック，バイパス術もしくはPTCAの既往，および心筋梗塞の既往。血管造影からの除外基準は，保護されていない左主幹部病変，大きな側枝病変，過度の蛇行，多量の血栓，ガイドワイヤー不通過である。6か月間の総死亡は2％。ステント群は再梗塞率が少なく（1％ vs.7％，$p=0.036$），TVR再施行の必要が少なかった（4％ vs. 17％，$p=0.0016$）。またステント群は心イベント無発症生存率が高かった（95％ vs. 80％，$p=0.012$）。ステント群は対照血管径がより大きかった。

151 Grines CL, et al.; Stent Primary Angioplasty in Myocardial Infarction Study Group. Coronary angioplasty with or without stent implantation for acute myocardial infarction. *N Engl J Med.* 1999; 341: 1949–56.

デザイン：前向き，ランダム化，オープンラベル，多施般研究。一次エンドポイトは6か月の死亡，再梗塞，障害の残る脳卒中，TVRを要する虚血。
目的：AMIにおけるステント留置をプライマリーPTCAのみと比較する。
対象：少なくとも2つの連続する誘導において1mm以上のST上昇を伴った，あるいは心電図検査がなくてもカテラボにてAMIの証拠が認められる，発症12時間以内の患者で，ステント留置が可能な900例。
除外基準:梗塞に対する血栓溶解薬投与歴, 現在のワルファリンの使用, 1か月前の脳卒中, 心原性ショック。
治療：血管形成術のみ，あるいはステント留置(ヘパリン被覆Palmaz-Schatzステント)。
結果：急性期の手技成功率は両群とも99％以上であった。手技終了後のTIMIグレード3の率は血管形成術群で89.4％，ステント群で92.7％ ($p=0.10$)。6か月後，ステント群はより大きい内径を有し (2.56 mm vs. 2.12 mm, $p<0.001$)，再狭窄率は少なかった (20.3％ vs. 33.5％, $p<0.001$)。ステント留置は6か月後の複合一次エンドポイントの減少に相関していた (12.6％ vs. 20.1％, $p<0.01$)。この差異は，もっぱら虚血によるTVRの必要性の減少によった (7.7％ vs. 17％, $p<0.001$)。6か月死亡率はステント群で4.2％，通常の血管形成術群で2.7％であった($p=0.27$)。出血の発症率は同等であった。
コメント：糖蛋白IIb/IIIa阻害薬の使用(5％)が少ないこと，(血栓塞栓が増加する)初期の硬いステントの使用，高圧による留置とオーバーサイズのステントが普通であったことには注意を払う必要がある。この等名治療パターンの多くは近年変化しており，この結果は将来の研究で再評価されなければならない。

152 Le May MR, et al. Stenting versus thrombolysis in acute myocardial infarction trial (STAT). *J Am Coll Cardiol.* 2001; 37: 985–91.

ST上昇型心筋梗塞の123例をプライマリーステント群と急速静注t-PA群に無作為に割り付けた。心原性ショック，活動性の出血，脳卒中の既往，大手術，重症高血圧，心肺蘇生遷延，不適切な血管アクセス，6か月以内のPTCA，先行する責任血管へのステント留置，CABG施行例は除外された。一次エンドポイントは6か月後の死亡，再梗塞，脳卒中，TVR再施行の複合であった。6か月後の経過観察で，一次エンドポイントはステント群で24.2％，t-PA群の55.7％に認められた($p<0.001$)が，この差異はステント群における有意なTVR減少によるものであった(14.5％ vs. 49.2％, $p<0.001$)。

153 Kastrati A, et al.; Stent versus Thrombolysis for Occluded Coronary Arteries in Patients With Acute Myocardial Infarction (STOPAMI-2) Study Investigators. Myocardial salvage after coronary stenting plus abciximab versus fibrinolysis plus abciximab in patients with acute myocardial infarction: a randomised trial. *Lancet.* 2002; 359: 920–5.

デザイン：前向き，ランダム化，オープンラベル，多施設研究。一次エンドポイントはサルベージ・インデックス(最初の灌流欠損での心筋サルベージの度合いの比)であった。
目的：線溶あるいは機械的な再灌流戦略に，糖蛋白IIb/IIIa阻害薬を加えることが，AMI患者に有用かどうかを決定する。
対象：症状の出現から12時間以内のAMI 162例。
治療：ステント留置あるいはアルテプラーゼ。全例でabciximabを投与。99mTc Sestamibiシンチグラフィーが，入院時および中間値11日に141例(87％)に施行された。
結果：ステント群はアルテプラーゼ群より多くの心筋を救済することと関連した(中央値，

左室の13.6% vs. 8.0%, p＝0.007)。サルベージ・インデックスはステント群でアルテプラーゼ群よりも大きかった (中央値 0.60 (0.37–0.82) vs. 0.41 (0.13–0.58), p＝0.001)。6か月死亡率はステント群で5%, アルテプラーゼ群で9%であった (RR 0.56, 95%CI 0.17–1.88, p＝0.35)。

154 Stone GW, et al.; Controlled Abciximab and Device Investigation to Lower Late Angioplasty Complications (CADILLAC) Investigators. Comparison of angioplasty with stenting, with or without abciximab, in acute myocardial infarction. *N Engl J Med.* 2002; 346: 957–66.

この2,082例のトライアルは, abciximab使用に関わらず, 通常の血管形成術に比してステント留置が大きなイベントの発生を有意に低下させることを示した (全要約は参考文献54参照)。

薬物溶出ステント

155 Valgimigli M, et al.; Multicentre Evaluation of Single High-Dose Bolus Tirofiban vs Abciximab With Sirolimus-Eluting Stent or Bare Metal Stent in Acute Myocardial Infarction Study (MULTISTRATEGY) Investigators. Comparison of angioplasty with infusion of tirofiban or abciximab and with implantation of sirolimus-eluting or uncoated stents for acute myocardial infarction: the MULTISTRATEGY randomized trial. *JAMA.* 2008; 299: 1788–99.

デザイン：前向き, 無作為化, オープン, 2×2 factorial, 多施設, 国際的研究。ステントを比較する上での一次エンドポイントは, 8か月の時点での総死亡, 再梗塞, 臨床的なTVR再施行。薬剤の一次エンドポイントは, 90分の時点での少なくとも50%のST変化の改善で, 前もって設定された非劣性マージンにて比較。
目的：ST上昇型心筋梗塞患者における, (tirofibanを用いた)糖蛋白IIb/IIIa阻害薬代替薬による治療戦略を検討する。薬物溶出性ステントの使用下でも同様に検討。
対象：ST上昇型心筋梗塞, 新規左脚ブロックを来した745例。
治療：患者はまず, tirofibanの高用量ボーラス投与群かabciximab静注群に無作為に分けられ, さらにシロリムス溶出性ステント (SES)群と通常型ステント (BMS)群に分けられた。
結果：薬剤の比較では, ST改善率はabciximab群で83.6%, tirofiban群で85.3% (p＜0.001 非劣性)であった。両群とも虚血, 出血の有害事象に関しては同様であった。ステント比較の一次エンドポイントについては, SES群で7.4%であったのに対しBMS群では14.5% (p＝0.04)であった。TVR回避率もSES群で有意に低かった (10.2% vs. 3.2%)。ステント血栓症については両群間に差は認めなかった。

156 De Luca G, et al. Efficacy and safety of drug-eluting stents in ST-segment elevation myocardial infarction: a meta-analysis of randomized trials. *Int J Cardiol..* 2009; 133: 213–22.

著者らは, ST上昇型心筋梗塞に対するプライマリーPCIで留置されたシロリムス溶出性ステント (SES), パクリタキセル溶出性ステント (PES), BMSを比較した11試験 (総患者数3,605名) を結合。SES, PESのエンドポイントはDES群に統合された。12か月間のフォローアップでは総死亡率(4.1% vs. 4.4%, p＝0.59), 再梗塞(3.1% vs. 3.4%, p＝0.38), ステント血栓症 (1.6% vs. 2.2%, p＝0.22) に差はみられなかった。TVRはDES群で低かった(5.0% vs. 12.6%, p＜0.0001)。1,178名を含む4試験での, 18か月後, 24か月後も同様であった。

157 De Luca G, et al. Short and long-term benefits of sirolimus-eluting stent in ST-segment elevation myocardial infarction: a meta-analysis of randomized trials. *J Thromb Thrombolysis.* 2009; 28: 200–10.

著者らは，上述のメタアナリシスを繰り返し，今回はSESに限定し，より新しい試験を採用した。STEMIに対するプライマリーPCIで留置されたBMSとSESを比較した9件の無作為化試験(登録患者数2,769名)をまとめている。12か月の追跡期間で，SES群におけるTVRの発生率(4.9% vs. 13.6%, $p<0.0001$)は有意に低く，死亡率(2.9% vs. 4.2%, $p=0.008$)と再梗塞率(3.0% vs. 4.3%, $p=0.006$)も有意差はないが低下傾向は示した。両群間でのステント血栓症の発生率は同等であった(1.9% vs. 2.5%, $p=0.36$)。2–3年の長期追跡の4試験(569例を含む)の結果も同様であった。

158 Chechi T, et al. ST-segment elevation myocardial infarction due to early and late stent thrombosis a new group of high-risk patients. *J Am Coll Cardiol.* 2008; 51: 2396–402.

ステント血栓症によるSTEMI患者群(92名，80%血栓症)を後ろ向きに検討し，98名の新規STEMI患者と比較した。全患者にプライマリーPCIを施行されていたが，ステント血栓症群でより再灌流成功到達率が低く($p<0.0001$)，末梢塞栓症発生率が高率であった($p=0.01$)。また，ステント血栓症群で，主要心血管イベント，脳血管イベントの発生率が高いが($p=0.03$)，院内生存者の死亡率は両群間で差がなかった($p=0.7$)。

159 Steg PG, et al.; Global Registry of Acute Coronary Events (GRACE) Investigators. Mortality following placement of drug-eluting and bare-metal stents for ST-segment elevation acute myocardial infarction in the Global Registry of Acute Coronary Events. *Eur Heart J.* 2009; 30: 321–9.

急性冠症候群の国際的多施設の観察登録で，研究者らは5,093例のSTEMI患者において，DES 1,313例とBMS 3,780例の転帰を比較した。ベースラインの特性は有意に異なっていた(BMS群の患者背景がより高リスク)。リスク調整し傾向分析を行ったところ，退院後6か月($p=0.21$)，1年($p=0.34$)での死亡率は同等であった。6か月から2年の間と1年から2年の間における死亡率はDES群で有意に高率であった(HR 4.90, $p=0.01$, HR 7.06, $p=0.02$)。

160 Di Lorenzo E, et al. The PASEO (PaclitAxel or Sirolimus-Eluting Stent Versus Bare Metal Stent in Primary Angioplasty) Randomized Trial. *JACC Cardiovasc Interv.* 2009; 2: 515–23.

デザイン：前向き，無作為化，オープン試験。一次エンドポイントは1年でのTLR。
目的：急性STEMIにおいて，最も使用されているDES 2種類それぞれの比較とBMSとを比較する。
対象：発症より12時間以内のSTEMI患者270例。
治療：プライマリーPTCAにおいて，BMS，SES，PESのいずれかを留置。
結果：1年後のTLR率はDES群で明らかによい結果であった。BMS (14.4%)，PES (4.4%, $p=0.023$)，SES (3.3%, $p=0.016$)。2年後の死亡率や再梗塞率には差異を認めなかった。

161 Brar SS, et al. Use of drug-eluting stents in acute myocardial infarction: a systematic review and meta-analysis. *J Am Coll Cardiol.* 2009; 53: 1677–89.

著者らは13の無作為化試験(登録患者数7,352例)を統合し，STEMIにおけるBMS群とDES群の比較検討を行った。TVR率に関してはDES群で良好であった(RR 0.44, 95%CI 0.35–0.55)が，死亡率(RR 0.89, 95%CI 0.70–1.14)，再梗塞率(RR 0.82, 95%CI 0.64–1.05)，ステント血栓症発症率(RR 0.97, 95%CI 0.73–1.28)に関しては差は見出せなかった。この結果は2年間の追跡調査でも同様であった。著者らはまた，患者数26,521例を含む18登録研究の調査結果をレビューしているが，同様にDESは有意に

TVR率を低下させた(RR 0.54, 95%CI 0.40–0.74)。1年後の死亡率は明らかに低かったものの、2年後の両群間では同等であった。

アンジオテンシン変換酵素阻害薬と硝酸薬の有無

総説とメタ解析

162 Latini R, et al. ACE inhibitor use in patients with myocardial infarction. Summary of evidence from clinical trials. *Circulation*. 1995; 92: 3132–7.

この報告は1994年ベルリンで、CONSENSUS, AIRE, SAVE, SOLVD, ISIS-4, GISSI-3, V-HeFT試験の研究者たちを含む専門家らの会議によって出された。とくにAMIに焦点をあて、冠動脈疾患におけるACE阻害薬の全体のデータを再検討している。とくに急性心筋梗塞の早期や左室機能の低下症例での、ACE阻害薬の積極的な使用を支持している。

163 ACE Inhibitor Myocardial Infarction Collaborative Group. Indications for ACE inhibitors in the early treatment of acute myocardial infarction: systematic overview of individual data from 100,000 patients in randomized trials. *Circulation*. 1998; 97: 2202–12.

このメタアナリシスはCONSENSUS II, GISSI-3, ISIS-4, CCS-1の4つのランダム化試験の、AMI発症36時間以内にACE阻害薬を投与開始された98,496例を対象としている。ACE阻害薬投与は30日以内死亡率を7%減少させた(7.1% vs. 7.6%, $p < 0.004$)。ほとんどの利益は治療開始第1週でみられた。死亡率でもっとも有益性が示されたのは高リスク群(前壁梗塞, Killip分類2–3, 登録時心拍数100/分以上)である。ACE阻害薬は非致死性心不全の減少と関連した(14.6% vs. 15.2%, $p = 0.01$)。しかし低血圧(17.6% vs. 9.3%, $p < 0.01$), 腎機能障害(1.3% vs. 0.6%, $p < 0.01$)が有意に増加した。

164 Domanski MJ, et al. Effect of angiotensin converting enzyme inhibition on sudden cardiac death in patients following acute myocardial infarction. A meta-analysis of randomized clinical trials. *J Am Coll Cardiol*. 1999; 33: 598–604.

この15試験、15,134例のメタアナリシスの結果は、ACE阻害によるAMI症例への有益性の一部は、突然死の減少に関連していることを示した。最も多い死因は心血管系であり(87%)、38.2%が心臓突然死と考えられたからである。ACE阻害薬の投与は総死亡(OR 0.83, 95%CI 0.71–0.97), 心血管死(OR 0.82, 95%CI 0.69–0.97), 心臓突然死(OR 0.80, 95%CI 0.70–0.92)を減少させた。

試験

165 Pfeffer MA, et al.; SAVE Investigators. Effect of captopril on mortality and morbidity in patients with left ventricular dysfunction after myocardial infarction. Results of the survival and ventricular enlargement trial. *N Engl J Med*. 1992; 327: 669–77.

デザイン：前向き、ランダム化、二重盲検、プラセボ対照、多施設試験。平均追跡期間42か月。一次エンドポイントは全死亡。

目的：左室機能不全のある心筋梗塞症例で、発症3–16日後に開始したカプトプリルが死亡率、合併症発症率に効果があるかを検討。

対象：21–80歳のLVEF40%未満であるが明白な心不全のない2,231例。

除外基準：ACEIが不可欠あるいは禁忌、血清クレアチニン2.5 mg/dL超、心筋梗塞後の状態が不安定である症例。

治療：心筋梗塞発症後3–16日にカプトプリル12.5 mgを1日3回投与から開始し、25 mgを3回まで増量し退院(その後忍容性があれば50 mgを3回まで増量)、あるいはプラセ

ボ投与。
結果：カプトプリル投与は，全死亡を19％（20％ vs. 25％, $p＜0.019$），心血管死亡は21％（$p = 0.014$），再梗塞を25％（11.9％ vs. 15.2％, $p = 0.015$），入院を要する重症心不全を22％（$p = 0.019$）減少させた。平均36か月後の放射性核種心室造影法により計測した，LVEFの9％以上の悪化は，有意な差を認めなかった（13％ vs. 16％, $p = 0.17$）。全体として，カプトプリルは再梗塞，血行再建，不安定狭心症の複合虚血インデックスを14％減少させた ($p = 0.047$)。

166 Swedberg K, et al.; CONSENSUS II Study Group. Effects of the early administration of enalapril on mortality in patients with acute myocardial infarction. Results of the Cooperative New Scandinavian Enalapril Survival Study II (CONSENSUS II). *N Engl J Med.* 1992; 327: 678–84.

デザイン：前向き，ランダム化，二重盲検，プラセボ対照，多施設試験。平均追跡期間は188日間で，一次エンドポイントは全死亡。
目的：AMI早期のエナラプリル静注の死亡率に及ぼす影響の検討。
対象：発症24時間以内のAMI 6,090例。心電図上，少なくとも2つの隣接する誘導でST上昇が認められるか，新たなQ波の出現，血清の心筋逸脱酵素の上昇があるもの。
除外項目：血圧105/65 mmHg未満，ACE阻害薬の有害事象歴あるいはACE阻害薬必須，重症の弁狭窄症。
治療：enalaprilat 1 mgを2時間かけて静注，血圧が90/60 mmHg未満になったら中止しその後6時間以内に経口のエナラプリル開始（2.5 mgから開始し，1日20 mgまで増量）する例と，プラセボ例。
結果：試験は安全監視委員会によって早期に中止。180日間の観察では死亡率に有意差はなし（エナラプリル11.0％ vs. プラセボ10.2％）。エナラプリルは低血圧（＜90/50 mmHg）症例が増加した（12％ vs. 3％, $p＜0.001$）。

167 Acute Infarction Ramipril Efficacy (AIRE) Study Investigators. Effect of ramipril on mortality and morbidity of survivors of acute myocardial infarction with clinical evidence of heart failure. *Lancet.* 1993; 342: 821–8.

デザイン：前向き，ランダム化，二重盲検，並行群，プラセボ対照，多施設試験。平均追跡期間は15か月。一次エンドポイントは全死亡。
目的：心不全の合併したAMI症例に対し，発症3〜10日に開始したramiprilが死亡率を改善するかについての検討。
対象：診断の確定したAMI 2,006例で，梗塞後どの時点であれ心不全のあった症例。
除外基準：弁膜症による心不全，不安定狭心症，ACE阻害薬の投与禁忌，重症の薬物抵抗性心不全。
治療：ramipril 2.5 mgを1日2回で開始し2日間投与，忍容性があれば5 mg 1日2回に増量。
結果：全死亡はramipril投与で27％の有意な減少（17％ vs. 23％, $p = 0.002$）。ramipril投与群では30％の突然死の減少 ($p = 0.011$) と，19％の複合エンドポイント (死亡，重症心不全，心筋梗塞，脳卒中) の減少がみられた ($p = 0.008$)。再梗塞や脳卒中の発症率には有意な差はなかった。

168 Gruppo Italiano per lo Studio della Sopravvivenza nell'infarto Miocardico. GISSI-3: effects of lisinopril and transdermal glyceryl trinitrate singly and together on 6-week mortality and ventricular function after acute myocardial infarction. *Lancet.* 1994; 343: 1115–22.

デザイン：前向き，ランダム化，オープンラベル，2×2因子分析，多施設試験。一次アウトカムは6週間での全死亡と，死亡と心筋梗塞5日後以降の心不全，LVEF 35％以下，

心筋セグメント45％以上での壁運動異常の複合。
目的：AMI発症後の総死亡と左室機能不全に対するリシノプリルと硝酸薬（単独，あるいは併用）の効果の検討。
対象：発症24時間以内の，1誘導以上の肢誘導で1 mm以上のST上昇あるいは低下，または1誘導以上の胸部誘導で2 mm以上のST上昇あるいは低下のみられる18,895例。
除外基準：重症心不全，SBP 100 mmHg未満，血清クレアチニン177μMを超えるもの，重篤な合併症。
治療：(a)リシノプリル5 mgを最初の24時間に投与し，10 mg 1日1回投与を6週間とオープン対照，(b)ニトログリセリン5μg/分の静注，5-20μg/分に血圧が10％低下するまで投与。24時間後にニトログリセリン貼付剤(10 mg/日，1日14時間)を開始し6週間。忍容性のない場合は，ISDNを50 mg 1日1回投与，あるいはオープン対照。全体では72％の症例が血栓溶解療法を受け，31％はβ遮断薬を，84％はアスピリンの投与を受けた。
結果：全体の6週間での総死亡はわずか6.7％であった。リシノプリル群では有意な死亡率の減少 (6.3％ vs. 7.1％, OR 0.88, $p=0.03$) が認められ，生存曲線は1日後から離れはじめた。複合一次アウトカムでもリシノプリル投与群で減少がみられた (15.6％ vs. 17.0％, OR 0.90, $p=0.009$)。再梗塞，梗塞後狭心症，心原性ショック，脳卒中はリシノプリル，対照群間で有意な差はなかった。硝酸薬投与群と対照群では死亡率に有意差はみられなかった (18.4％ vs. 18.9％, $p=0.39$)。対照群では試験薬以外のACE阻害薬が13.3％に，試験薬以外の硝酸薬が57.1％に投与されていたことには留意すべきである。
コメント：6か月後ではリシノプリル群ではさらに死亡率と左室機能障害が減少した (18.1％ vs. 19.3％, $p=0.03$)。サブグループ解析では，リシノプリルは糖尿病症例では非糖尿病症例に比べより効果を示した (6週後の死亡率8.4％ vs. 12.4％, OR 0.68, $p<0.025$)。

169　Ambrosioni E, et al.; Survival of Myocardial Infarction Long-Term Evaluation (SMILE) Study Investigators. The effect of the angiotensin-converting-enzyme inhibitor zofenopril on mortality and morbidity after anterior myocardial infarction. *N Engl J Med.* 1995; 332: 80–5.

デザイン：前向き，ランダム化，二重盲検，プラセボ対照，多施設試験。追跡期間は1年間。一次エンドポイントは死亡，重症心不全(以下のうち3項目を満たすもの：III音の聴取，両肺野でのラ音の聴取，胸部X線写真所見，末梢浮腫)。
目的：AMI後ACE阻害薬の短期投与が，死亡率と重症心不全を減少させるかを検討。
対象：発症24時間以内で血栓溶解療法を受けていない，CCU入室患者20,261例中の1,556例。
除外基準：心原性ショック，収縮期血圧＜100 mmHg，クレアチニン2.5 mg/dL超，うっ血性心不全の既往，ACE阻害薬使用の既往。
治療：zofenopril 7.5–30 mgを1日2回投与あるいはプラセボ。
結果：6週間の時点で，zofenopril群では死亡率と重症心不全の発症率が34％減少した (7.1％ vs. 10.6％, $p=0.018$)。重症心不全のみでは46％の有意な減少が示され，死亡率は有意差はないものの25％の減少を示した (7.1％ vs. 10.6％, $p=0.79$)。1年後ではzofenopril群では29％の死亡率の減少がみられた(10.0％ vs. 14.1％, $p=0.011$)。

170　ISIS-4 (Fourth International Study of Infarct Survival) Collaborative Group. ISIS-4: a randomised factorial trial assessing early oral captopril, oral mononitrate, and intravenous magnesium sulphate in 58,050 patients with suspected acute myocardial infarction. *Lancet.* 1995; 345: 669–85.

デザイン：前向き，ランダム化，二重盲検，一部プラセボ対照，多施設試験。一次エンドポイントは5週後の死亡。
目的：AMI症例に対する早期のカプトプリル，経口硝酸薬，静注マグネシウム投与の死亡率，合併症発症率に対する効果の検討。
対象：発症24時間以内（中央値8時間）の58,050例のAMI疑い症例（92％が確定）。
除外基準（推奨）：心原性ショック，持続する重篤な低血圧，重症の体液喪失，心臓死のリスクがごくわずかである症例。
治療：カプトプリル群は6.25 mgから開始，12.5 mgを2時間後に，25 mgを10–12時間後に，そして50 mg1日2回の投与を28日間，もしくはプラセボ。一硝酸イソソルビド（Imdur）群は，30 mgから開始し，10–12時間後に30 mg，60 mgを1日1回投与28日間。70％が血栓溶解療法を受け，94％が抗血小板療法を受けた。
結果：カプトプリル投与は7％死亡率を減少させた（7.19％ vs. 7.69％，p2 = 0.02）。この効果は高リスク群（心筋梗塞の既往，CHF，胸部誘導でのST上昇）で2倍となった。低血圧はカプトプリル投与群に多かったが，血圧の低い症例（90–100 mmHg）での死亡率の増加は認められなかった。Imdurの投与は死亡率に有意な影響を与えなかった（7.34％ vs. 7.54％）。

171 Chinese Cardiac Study Collaborative Group. Oral captopril versus placebo among 13,634 patients with suspected acute myocardial infarction: interim report from the Chinese Cardiac Study (CCS-1). *Lancet.* 1995; 345: 686–7.

デザイン：前向き，ランダム化，二重盲検，プラセボ対照，多施設試験。一次エンドポイントは4週後の全死亡。
目的：幅広い心筋梗塞症例におけるACE阻害薬の効果の検討。
対象：発症36時間以内のST上昇型，非上昇型心筋梗塞13,634例。
除外基準：持続性低血圧（収縮期圧＜90 mmHg），長期間の多量の利尿薬投与，ACE阻害薬投与禁忌。
治療：カプトプリル6.25 mgから開始し，2時間後に12.5 mg，その後12.5 mgを1日3回投与，あるいはプラセボ。
結果：4週後ではカプトプリル群で非有意な死亡率の低下がみられた（9.05％ vs. 9.59％，2p = 0.3）。カプトプリル群では低血圧が有意に増加し，その結果，治療の中断（8.4％ vs. 4.9％），持続性低血圧の増加（16.3％ vs. 10.8％）がみられた。登録時の収縮期血圧が100 mmHg未満の症例では，カプトプリル群で死亡率がやや高かった（11.0％ vs. 10.0％，p = NS）。
コメント：CCS-1の追加結果，ISIS-4，CONSENSUS II，GISS-3，11の小規模試験ではACE阻害薬の明白な効果が認められ，6.5％のオッズ減少があった（7.27％ vs. 7.73％，全症例数100,963例）。

172 Dickstein K, et al.; OPTIMAAL Steering Committee of the OPTIMAAL Study Group. Effects of losartan and captopril on mortality and morbidity in high-risk patients after acute myocardial infarction: the OPTIMAAL randomised trial. *Lancet.* 2002; 360: 752–60.

デザイン：前向き，ランダム化，二重盲検，並行群，多施設研究。一次エンドポイントは全死亡。平均追跡期間は2.7年。
目的：AMI後の高リスク患者における全死亡率低下に，ロサルタンがカプトプリルに比して，優れているかあるいは劣ることがないかどうかの検討。
対象：(a) AMIおよび，心不全の兆候あるいは症状（ラ音，III音，利尿薬あるいは血管拡張薬による治療，持続性の洞性頻脈，あるいは心不全のX線的根拠），(b) AMIでEF

35％未満また左室拡張終期径（LVEDD）65 mm超，（c）新規Q波前壁梗塞，（d）前壁に以前の病的Q波を伴った再梗塞である，症状発症から10日以内に登録された5,477例．

除外基準：収縮期血圧100 mmHg未満，ACE阻害薬あるいはARB治療中，不安定狭心症，狭窄性の心弁膜症，冠血行再建術の予定．

治療：ロサルタン（目標用量，50 mg1日1回経口投与），あるいはカプトプリル（目標用量，50 mg1日3回経口投与）．

結果：追跡期間中，両群間に全死亡の有意差はみられなかった（ロサルタン18.2％，カプトプリル16.4％，$p = 0.069$）．信頼区間の限界値（1.10未満）はロサルタンの非劣性の基準を満たさなかった．β遮断薬の使用によって層別化した際に，両群で死亡率の有意な増加は認められなかった．ロサルタン群はCV死亡率がカプトプリル群より有意に低値であった（15.3％ vs. 13.3％，$p = 0.032$）．なんらかの理由でロサルタンの17％，カプトプリルでは23％が治療中断し，ロサルタンはカプトプリルよりも忍容性が優れていた（$p < 0.0001$）．

コメント：RENAALおよびLIFE試験のデータは，より高用量のロサルタンはより有用である可能性を示唆している．

173 Pfeffer MA, et al.; Valsartan in Acute Myocardial Infarction Trial Investigators. Valsartan, captopril, or both in myocardial infarction complicated by heart failure, left ventricular dysfunction, or both. *N Engl J Med.* 2003; 349: 1893–906.

デザイン：前向き，無作為化，二重盲検，プラセボ対照，多施設，国際的試験．一次エンドポイントは全死亡．追跡期間は24.7か月（中央値）．

目的：AMI患者において，ARB（バルサルタン）またはACE阻害薬（カプトプリル）とその併用療法の効果の比較．

対象：14,703例，18歳以上，AMI発症後0.5–10日．臨床的に認められる心不全，左室収縮機能障害（心エコーまたは血管造影でEF≦35％，放射性核種（RI）造影で≦40％）．

除外基準：ACE阻害薬またはARBへの不忍容．

治療：バルサルタン単独投与，バルサルタンとカプトプリル併用療法，カプトプリル単独投与．

結果：全死亡は3群間で同様であった（バルサルタン群 vs. カプトプリル群のHR 1.00，97.5％CI 0.90–1.11，$p = 0.98$，バルサルタン＋カプトプリル群 vs. カプトプリル群のHR 0.98，0.89–1.09，$p = 0.73$）．これらの比較結果は事前に示された検討項目であるバルサルタンのカプトプリルに対する非劣性を示している（$p = 0.004$）．薬剤関連有害イベント発症率は併用群が最も高かった．

硝酸薬

全般的なレビュー

174 Yusuf S, et al. Effect of intravenous nitrates on mortality in acute myocardial infarction: an overview of the randomised trials. *Lancet.* 1988; 331: 1088–92.

ニトログリセリン静脈内投与の7つの小規模臨床試験における，登録患者851例のデータ解析により，ニトログリセリン静脈内投与を実施することで，死亡率が有意に41％低下することが示された（12.0％ vs. 205％，$p < 0.001$）．ニトロプルシッドの静脈内投与に関する3つの臨床試験の解析では，ニトロプルシッドの使用は非有意な死亡率減少と関連した（14.3％ vs. 17.8％）．

臨床試験

175 ISIS-4 (Fourth International Study of Infarct Survival) Collaborative Group. ISIS-4: a randomised factorial trial assessing early oral captopril, oral mononitrate, and intravenous magnesium sulphate in 58,050 patients with suspected acute myocardial infarction. *Lancet.* 1995; 345: 669–85.

この大規模臨床試験では，発症より24時間以内に急性心筋梗塞が疑われて入院した58,050名を対象とし，硝酸薬 (30 mg, 10から12時間後まで30 mg, その後, 60 mg/日で28日間投与) とプラセボの経口投与に無作為割付を行った。硝酸薬群では，35日の死亡率に非有意な減少を認めた (7.34% vs. 7.54%)。プラセボ群の約半数例で硝酸薬の静脈内投与が実施されていたことが，結果を弱めた可能性があった。文献171参照。

Ca拮抗薬

176 Danish Study Group on Verapamil in Myocardial Infarction. Verapamil in acute myocardial infarction. *Eur Heart J.* 1984; 5: 516–28.

この無作為臨床試験は，75歳以下の心筋梗塞が疑われた患者3,498例で実施された。対象患者は，ベラパミル0.1 mg/kgの静脈内投与後1日3回120 mgの経口投与と，そのプラセボ投与を受けた。心筋梗塞と確定された患者1,436名 (41%) では，6か月間治療が継続された。ベラパミル群では，非有意ではあるが6か月の死亡率は9%の減少を示した (12.8% vs. 13.9%, OR 0.91, 95%CI 0.67–1.24)。

177 Wilcox RG, et al. Trial of early nifedipine in acute myocardial infarction: the Trent study. *Br Med J(Clin Res Ed).* 1986; 293: 1204–8.

デザイン：前向き，無作為，二重盲検，プラセボ対照，多施設研究。一次エンドポイントは全死亡率。

目的：急性心筋梗塞患者の死亡に対する早期のニフェジピン投与の効果を評価する。対象は70歳以下で24時間以内に胸痛を発症した4,491例。

除外基準：収縮期血圧100 mmHg未満または拡張期血圧50 mmHg未満，心拍数120/分以上，現在Ca拮抗薬の治療を受けているもの。

治療：ニフェジピン10 mgの1日4回投与またはプラセボ。

結果：61%の患者が心筋梗塞と確定診断された。ニフェジピンは1か月後の非有意な死亡率の7%上昇を示した (6.7% vs. 6.3%)。

178 Multicenter Diltiazem Postinfarction Trial Research Group. The effect of diltiazem on mortality and reinfarction after myocardial infarction. *N Engl J Med.* 1988; 319: 385–92.

デザイン：前向き，無作為，二重盲検，プラセボ対照，多施設研究，平均追跡期間は25か月。一次エンドポイントは，全死亡，心臓死，非致死性心筋梗塞。

目的：心筋梗塞確定診断例の死亡率および再梗塞に対する，ジルチアゼムの長期投与の効果を評価する。

対象：心筋梗塞と確定診断(酵素上昇の確認が必須)された25–75歳の2,466例。

除外基準：心原性ショック，2–3度の房室ブロック，心拍数50/分以下，Ca拮抗薬必要例。

治療：ジルチアゼム60 mgの1日2回または4回投与，プラセボ。

結果：ジルチアゼムとプラセボの間には，全死亡率の差は認められなかった(それぞれの死亡数は166例と167例)。しかし，肺うっ血のない患者 (1,909例) では，ジルチアゼムは心イベントの減少と関連したが (HR 0.77, 95%CI 0.61–0.98)，ジルチアゼムを投与された肺うっ血例では，心イベントが増加した (HR 1.41, 95%CI 1.01–1.96)。

179 Danish Study Group on Verapamil in Myocardial Infarction. Effect of verapamil on mortality and major events after acute myocardial infarction (the Danish Verapamil Infarction Trial II--DAVIT II). *Am J Cardiol*. 1990; 66: 779–85.

デザイン:前向き,無作為,二重盲検,プラセボ対照,多施設研究。平均追跡期間は16か月。一次エンドポイントは死亡と再梗塞。

目的:心筋梗塞発症2週目から投与開始したベラパミルの,全死亡と主要心イベントに及ぼす効果を評価する。

対象:心筋梗塞発症7–15日以内に登録された75歳以下の患者1,975例。

除外基準:収縮期血圧90 mmHg未満,3日目以降に2度または3度の房室ブロックを生じた患者。

治療:ベラパミル120 mgを1日3回投与(副作用のある場合は,1ないし2回に減量可能)あるいはプラセボ。

結果:ベラパミル群では主要イベントが17%減少し(18.0% vs. 21.6%,$p = 0.03$),死亡率も20%低下した(11.1% vs. 13.8%,$p = 0.11$)。心不全患者では,有意な死亡率の低下を認めたが(7.7% vs. 11.8%,$p = 0.02$),心不全を有しない患者では,その有益性は認めなかった(17.9% vs. 17.5%)。

180 Goldbourt U, et al.; SPRINT Studt Group. Early administration of nifedipine in suspected acute myocardial infarction. The Secondary Prevention Reinfarction Israel Nifedipine Trial 2 Study. *Arch Intern Med*. 1993; 153: 345–53.

デザイン:前向き,無作為,二重盲検,プラセボ対照,多施設研究。一次エンドポイントは6か月間の全死亡率。

目的:高リスク患者の急性心筋梗塞発症早期に開始したニフェジピン投与法の死亡に対する効果を評価する。

対象:以下の基準を少なくとも1つが一致する50–79歳の患者1,006例。心筋梗塞の既往,1か月以内発症の狭心症,高血圧,NYHA心機能分類2度以上,前壁梗塞,乳酸脱水素酵素が正常上限値の3倍以上。

治療:ニフェジピン20 mg 1日3回投与(6日間の用量決定期間)とプラセボ。

結果:試験は早期に終了した。ニフェジピン群では6か月の死亡率が20%高かった(18.7% vs. 15.6%,95%CI 0.94–1.84)。再梗塞率(5.1% vs. 4.2%)においても,また心不全状態に基づく効果においても有意差を認めなかった。

181 Rengo F, et al.; CRIS Investigators. A controlled trial of verapamil in patients after acute myocardial infarction: results of the calcium antagonist reinfarction Italian study (CRIS). *Am J Cardiol*. 1996; 77: 365–9.

デザイン:前向き,無作為,二重盲検,プラセボ対照。平均観察期間は,2年間。一次エンドポイントは全死亡率。

目的:ベラパミルの急性心筋梗塞患者における死亡および主要心イベントに及ぼす効果を評価する。

対象:急性心筋梗塞発症後5日生存した30–75歳の1,073例。

除外基準:NYHA III/IV度の心不全,心拍数が50/拍以下,収縮期血圧が90 mmHg未満または190 mmHg超,拡張期血圧が110 mmHg超,Ca拮抗薬またはβ遮断薬の長期投与例。

治療:ベラパミル120 mgを8時間ごとに経口投与またはプラセボを,入院後7–21日の間に開始。

結果:全死亡に関してはベラパミル群とプラセボ群の間に有意差を認めなかった(それぞれ死亡30例と29例)。ベラパミル群では再梗塞,狭心症がそれぞれ20%低下した。

コメント：論説では，9つの臨床試験のプールしたデータから，ベラパミルは再梗塞に対してはよい効果を示すが (OR 0.81，95%CI 0.67–0.98)，全体の死亡率には効果がない (OR 0.93，95%CI 0.78–1.10) と報告している。

182 Boden WE, et al.; Incomplete Infarction Trial of European Research Collaborators Evaluating Prognosis post-Thrombolysis (INTERCEPT). Diltiazem in acute myocardial infarction treated with thrombolytic agents: a randomised placebo-controlled trial. *Lancet*. 2000; 355: 1751–6.

デザイン：前向き，無作為，二重盲検，多施設，国際的，プラセボ対照の研究。一次エンドポイントは，心臓死，再梗塞または難治性虚血。
目的：血栓溶解薬を投与された急性心筋梗塞患者において，ジルチアゼムの臨床アウトカムへの効果を評価する。
対象：心不全のない，血栓溶解薬を投与された急性心筋梗塞患者874例。
治療：ジルチアゼムを1日300 mgまたはプラセボを，症状発症後36–96時間以内に開始し，6か月まで継続投与。
結果：6か月でジルチアゼム群は，有意ではないが，死亡，心筋梗塞と難治性虚血の危険性を21%減少させた (HR 0.79，95%CI 0.61–1.02，$p = 0.07$)。ジルチアゼム群では，非致死性の再梗塞または難治性虚血の頻度が有意に減少した (HR 0.76，95%CI 0.58–1.00)。ジルチアゼム群では血行再建術再施行の必要が有意に減少した (HR 0.61，95%CI 0.39–0.96)。

マグネシウム製剤

183 Woods KL, et al. Intravenous magnesium sulphate in suspected acute myocardial infarction: results of the second Leicester Intravenous Magnesium Intervention Trial (LIMIT-2). *Lancet*. 1992; 339: 1553–8.

この前向き，無作為，二重盲検，プラセボ対照，単施設研究では，24時間以内発症の急性心筋梗塞（心電図基準なし）疑いの2,316例を無作為に割り付けた。患者には，5分間，硫酸マグネシウム8 mmolを投与後24時間，硫酸マグネシウム65 mmol投与か，生理食塩水の投与。65%が急性心筋梗塞と確定した。マグネシウム投与群は生食投与群に比べ，28日目での死亡率が24%低かった(7.8% vs. 10.3%，$p = 0.04$)。長期追跡(平均2.7年)においても，マグネシウム投与の死亡に対する有意な効果(16%)が継続した。

184 ISIS-4 (Fourth International Study of Infarct Survival) Collaborative Group. ISIS-4: a randomised factorial trial assessing early oral captopril, oral mononitrate, and intravenous magnesium sulphate in 58,050 patients with suspected acute myocardial infarction. *Lancet*. 1995; 345: 669–85.

急性心筋梗塞疑いの58,050例にて行ったこの大規模試験では，マグネシウム群 (8 mmolマグネシウムの15分間ボーラス投与，その後24時間72 mmol) と非マグネシウム群に割り付けた。マグネシウム投与群では非有意の6%の死亡率増加が認められ(7.64% vs. 7.24%)，うっ血性心不全は12/1,000例，低血圧は11/1,000例，心原性ショックは5/1,000例多かった。いずれのサブグループにおいてもマグネシウムの有効性は認められなかった。

185 Magnesium in Coronaries (MAGIC) Trial Investigators. Early administration of intravenous magnesium to high-risk patients with acute myocardial infarction in the Magnesium in Coronaries (MAGIC) Trial: a randomised controlled trial. *Lancet*. 2002; 360: 1189–96.

前向き，無作為，プラセボ対照，多施設研究。急性心筋梗塞症例で，発症6時間以内

の65歳以上の再灌流治療非適応，あるいは年齢を問わず再灌流治療適応の6,213例。除外基準は高度房室ブロック，心原性ショック，および腎不全。患者はマグネシウム静注（15分間で2gボーラス投与後，24時間で17gの持続投与）か，プラセボ投与に分けられた。血栓溶解療法を受けた患者の96%は治療時にマグネシウム投与を受けた。発症30日での2群間で全死亡率に差はなかった（両群15%死亡率）。性，地域，EF，併用薬，その他の要因で層別しても差はみられなかった。

抗不整脈薬

186 Burkart F, et al. Effect of antiarrhythmic therapy on mortality in survivors of myocardial infarction with asymptomatic complex ventricular arrhythmias: Basel Antiarrhythmic Study of Infarct Survival (BASIS). *J Am Coll Cardiol*. 1990; 16: 1711–8.

デザイン：前向き，無作為，3施設研究。追跡期間1年。
目的：低用量アミオダロンによる抗不整脈治療と無投薬の比較。
対象：71歳以下の連続する心筋梗塞患者1,220例中，退院前の24時間心電図で無症候性多源性心室性不整脈(Lown分類3か4b)が認められた312例。
治療：(a) 最初にキニジンかメキシレチン（両剤使用不可の場合，アジマリン，ジソピラミド，フレカニド，プロパフェノン，ソタロール）の個別治療，(b) アミオダロン5日間1g/日，その後200 mg/日を1年間，(c)無治療，不整脈発症時には投薬を受けた。
結果：アミオダロン投与群では無投薬群に比べ1年死亡率は有意に低かった (5.1% vs. 13.2% $p<0.05$)。アミオダロン以外の抗不整脈治療患者の1年死亡率は10%であった (p = NS vs. アミオダロン群)。
コメント：事後解析から，アミオダロンの効果はEF 40%以下に限定された（1年死亡率1.5% vs. 8.9%, $p<0.03$）。長期の観察ではアミオダロンの有効性は継続し（1年での投薬中止後），7年後の時点で死亡率30%（アミオダロン群）vs. 45%（プラセボ群，$p<0.03$）であった。

187 Cardiac Arrhythmia Suppression Trial (CAST) Investigators. Preliminary report: effect of encainide and flecainide on mortality in a randomized trial of arrhythmia suppression after myocardial infarction. *N Engl J Med*. 1989; 321: 406–12.

デザイン：前向き，無作為，非盲検（初期段階），二重盲検（主相），プラセボ対照，多施設研究。追跡期間10か月。
目的：心筋梗塞後の無症候性か軽度の症候性心室性不整脈の抑制が不整脈死を予防できるかを評価。
対象：心筋梗塞後6日後から2年間で，24時間ホルター心電図にて1時間に少なくとも6発の心室期外収縮のある1,727例。心筋梗塞後90日以内でEF 55%以下か90日以降でEF 40%以下（EF 30%ではフレカナイドは適応にならない）。オープンラベル期間の4–10日間で，心室性期外収縮の80%減少と非持続性心室性頻拍の90%減少したもの。
除外基準：重度の症状を有する心室不整脈，心拍数120/分以上の15連発以上の非持続性心室頻拍，試験薬禁忌，調律解釈の困難な心電図異常。
治療：encainide 35 mgか50 mgを1日3回，フレカニド100 mgか150 mgを1日2回，あるいはmoricizine 200 mgか250 mgを1日3回投与。
結果：encainide，フレカナイドは早期に中止された。encainide，フレカナイド群では不整脈死が多く（4.5% vs. 1.2%（プラセボ），RR 3.6，95%CI 1.7–8.5），全死亡率も高かった（7.7% vs. 3.0%，RR 2.5，95%CI 1.6–4.5）。
コメント：moricizine群は継続された。のちの解析で不整脈抑制の容易な患者（1,778例）は抑制困難な患者（1,173例）に比べ不整脈死が少なかった（RR 0.59，$p = 0.003$）。これ

はプラセボ群の低い死亡率(1.2％)の解釈に役立つ。

188 Waldo AL, et al.; SWORD Investigators. Effect of d-sotalol on mortality in patients with left ventricular dysfunction after recent and remote myocardial infarction. *Lancet.* 1996; 348: 7–12.

デザイン：前向き，無作為，二重盲検，プラセボ対照，多施設研究。追跡期間平均148日。一次エンドポイントは全死亡率。
目的：心筋梗塞後生存者におけるIII群抗不整脈薬 d-ソタロールが全死亡率を減少させることかを検討。
対象：EF 40％以下の最近の心筋梗塞後(6–42日)の患者か，心筋梗塞後42日以降の症候性心不全患者(NYHA心機能分類IIかIII) 3,121例。
除外項目：不安定狭心症，NYHA心機能分類IVの心不全，致死性不整脈の既往，PTCAかCABG後14日以内，クレアチンクリアランス50 mL/分以下。
治療：d-ソタロール200 mg1日2回経口投与，またはプラセボ。
結果：ソタロール群で65％死亡率が高かったため (5.0％ vs. 3.1％, $p = 0.006$)，試験は早期に中止された。不整脈死の増加が (RR 1.77, $p = 0.008$) 死亡率増加の主体であった。それはとくに駆出率30％以下で顕著であった(RR 4.0 vs. 1.2(EF 31％–40％), $p = 0.007$)。

189 Julian DG, et al.; European Myocardial Infarct Amiodarone Trial Investigators. Randomised trial of effect of amiodarone on mortality in patients with left-ventricular dysfunction after recent myocardial infarction: EMIAT. *Lancet.* 1997; 349: 667–74.

デザイン：前向き，無作為，二重盲検，プラセボ対照，多施設研究。追跡期間は平均21か月。一次エンドポイントは全死亡率。
目的：心筋梗塞後低左心機能患者の死亡率におけるアミオダロンの効果を評価する。
対象：心筋梗塞後5–21日後で，多方向検出型核種造影法によりEF 40％以下 (約45％はEF 30％以下)，18–75歳の1,486例。
除外項目：6か月以内のアミオダロン服用，心拍数50/分以下，II–III度の房室ブロック，重症な肝機能障害あるいは甲状腺機能障害，β遮断薬やジゴキシン以外に抗不整脈薬の必要。
治療：アミオダロン800 mg/日を14日，400 mg/日を14日後，200 mg/日投与群か，プラセボ群。
結果：全体の全死亡率は13.4％で，アミオダロン群とプラセボ群に差はなかった(RR 0.99)。心臓死においても両群間に差はなかった (RR 0.94, $p = 0.67$)。アミオダロン投与群では不整脈死は少なかった(RR 0.35, $p = 0.04$)。

190 Cairns JA, et al.; Canadian Amiodarone Myocardial Infarction Arrhythmia Trial Investigators. Randomised trial of outcome after myocardial infarction in patients with frequent or repetitive ventricular premature depolarisations: CAMIAT. *Lancet.* 1997; 349: 675–82.

デザイン：前向き，無作為，二重盲検，プラセボ対照，多施設研究，追跡期間平均1.8年。一次エンドポイントは心室細動蘇生例か不整脈死。
目的：高頻度あるいは繰り返す心室性期外収縮を有する，心筋梗塞後患者での全死亡に対するアミオダロンの有効性を検討する。
対象：心筋梗塞後6–45日でEF 40％以下，24時間心電図モニターにて1時間10発以上の心室性期外収縮か100–120回/分の3連発以上の心室性頻拍を認める患者。
除外項目：アミオダロン禁忌 (以前の薬剤不耐応)，心拍数50/分未満，全心ブロック，QT時間480 msec以上，120回/分以上の心室頻拍。
治療：アミオダロン(10 mg/kg/日2週間，300–400 mg/日3–5か月間，300 mg/日4か月

間，その後週の内5-7日間200 mgを16か月間投与）群とプラセボ群。

結果：アミオダロン群では不整脈死＋心室細動蘇生が50％減少（3.3％ vs. 6.0％，$p = 0.016$（ITT解析，$p = 0.029$））。総死亡率には差がなかった。

コメント：主解析ではITT解析で行われなかった。試験では多くの脱落例があった（アミオダロン群221例，プラセボ群152例，それぞれで70％，50％以上が有害事象による中止）。

191 **Teo KK, et al. Effects of prophylactic antiarrhythmic drug therapy in acute myocardial infarction. An overview of results from randomized controlled trials.** *JAMA.* 1993; 270: 1589-95.

この解析は138の無作為試験に登録された約98,000例が対象となった。β遮断薬（26,973例，OR 0.81，$p = 0.00001$）とアミオダロン（778例，OR 0.71，$p = 0.03$）で死亡率低下が認められた。I群薬で高い死亡率が認められた（11,712例，OR 1.14，$p = 0.03$）。Ca拮抗薬では統計的に非有意な効果が示された（10,154例，OR 1.04，$p = 0.41$）。

192 **Sadowski ZP, et al. Multicenter randomized trial and a systematic overview of lidocaine in acute myocardial infarction.** *Am Heart J.* 1999; 137: 792-8.

ST上昇のある発症6時間以内の903例を無作為にリドカイン投与群（2分ごとに50 mgを4回投与後，3 mg/分12時間持続投与，その後2 mg/分36時間持続投与）かリドカイン無投与群に割り付けた。リドカイン投与群では有意に心室細動が少なかった（2.0％ vs. 5.7％，$p = 0.004$）が死亡率は高い傾向にあった（9.7％ vs. 7.0％，$p = 0.145$）。これらの結果と11,000例以上の患者を含む他の20の無作為試験のメタ解析では，リドカイン投与で心室細動減少（OR 0.71，95％CI 0.47-1.09），死亡率増加（OR 1.12，95％CI 0.91-1.26）の非有意な傾向が認められた。

193 **Amiodarone Trials Meta-Analysis Investigators. Effect of prophylactic amiodarone on mortality after acute myocardial infarction and in congestive heart failure: meta-analysis of individual data from 6500 patients in randomised trials.** *Lancet.* 1997; 350: 1417-24.

8件の心筋梗塞後試験，5件の心不全試験の13試験の二重盲検，プラセボ対照試験のデータを用いての研究。6,553例のコホートで，アミオダロン投与にて13％の有意な死亡率減少（OR 0.87，$p = 0.03$），とくに突然死の減少（OR 0.71，$p = 0.0003$）が認められた。この結果は心筋梗塞後患者と心不全患者で差はなかったが，突然死のリスクは心不全患者群で高かった。肺毒性は年1％に増加した。

大動脈内バルーンポンプ

194 **Ohman EM, et al.; Randomized IABP Study Group. Use of aortic counterpulsation to improve sustained coronary artery patency during acute myocardial infarction. Results of a randomized trial.** *Circulation.* 1994; 90: 792-9.

デザイン：前向き，無作為，多施設研究。一次エンドポイントは初回入院期間中の梗塞責任動脈の血管造影上の再閉塞。

目的：緊急カテーテルにより再灌流が得られた後，48時間施行された大動脈カウンターパルゼーションが梗塞責任動脈の再閉塞率を減少させるか検討する。

対象：24時間以内にカテーテルが施行され，梗塞責任動脈の開存性の回復を得た心筋梗塞患者182例。

除外基準：心原性ショック，大動脈カウンターパルゼーションを必要とする肺水腫，重症の末梢血管疾患，1枝あるいは2枝に75％以上の再狭窄と血栓溶解療法によりTIMIグレード2あるいは3が得られた症例，ヘパリン禁忌。

治療：48時間のIABP使用群と一般的治療群。

結果：106例にプライマリー PTCA, 51例に救助PTCA, 25例に他の手法（冠動脈内血栓溶解療法等）が行われた。両群とも重症出血や輸血を必要とする合併症は同程度であった。5日目（中央値）にカテーテルが施行され、大動脈カウンターパルゼーションを使用することで梗塞責任動脈の再閉塞率が低下した（8% vs. 21%）。また死亡、脳梗塞、再梗塞、ERVや繰り返す虚血等の臨床的イベントはほぼ50%低下した（13% vs. 24%, $p < 0.04$）。

195 Stone GW, et al.; Second Primary Angioplasty in Myocardial Infarction (PAMI-II) Trial Investigators. A prospective, randomized evaluation of prophylactic intraaortic balloon counterpulsation in high risk patients with acute myocardial infarction treated with primary angioplasty. *J Am Coll Cardiol*. 1997; 29: 1459–67.

デザイン：前向き、無作為、多施設研究。一次エンドポイントは死亡、心筋梗塞、梗塞責任動脈の再閉塞、脳卒中、新規心不全発症、持続的低血圧。

目的：高リスクの心筋梗塞患者に対しPTCA施行後、IABP使用をルーチン化することは有益か検討する。

対象：高リスク群と分類された437例のPAMI II登録患者（以下の少なくとも1つを満たすもの：70歳以上、3枝病変、EF45%以下、大伏在静脈グラフト閉塞、持続性の重篤な心室不整脈、血管形成術不成功）。

除外基準：心原性ショック、出血傾向、血栓溶解療法。

治療：36-48時間IABP施行群と一般的治療群。

結果：両群は同等のアウトカムだった（複合エンドポイント発症率はIABP群28.9% vs. 29.2%）。IABP群は予定しない再カテーテル術が少なかった（7.6% vs. 13.3%, $p = 0.05$）が、脳卒中は多かった（2.4% vs. 0%, $p = 0.03$）。著者らは、IABPの効果をみいだせなかったのは、対照群で死亡率(3.1%), 梗塞責任動脈再閉塞率(5.5%)が低かったことが原因と考えている。

196 Anderson RD, et al.; GUSTO-I Investigators. Use of intraaortic balloon counterpulsation in patients presenting with cardiogenic shock: observations from the GUSTO-I Study. *J Am Coll Cardiol*. 1997; 30: 708–15.

この分析はGUSTO Iに登録された心原性ショックの患者でIABPを使用した（91%が1日以内）68例を対象とした。早期にIABPを使用することは出血を有意に増加させた（中等度：47% vs. 12%, $p = 0.0001$, 重症：10% vs. 5%, $p = 0.16$）。IABPを使用することで不整脈、カテーテル治療、冠動脈バイパス術が増加した。しかしながらこの増加はIABP群の死亡までの期間が長かったことが原因である（2.8日 vs. 7.2時間）。だが、一部30日死亡率はIABP使用群が低かった（57% vs. 67%, 補正$p = 0.11$, 血行再建術患者を除外すると47% vs. 64%, $p = 0.07$）。

197 Thiele H, et al. Percutaneous left ventricular assist devices in acute myocardial infarction complicated by cardiogenic shock. *Eur Heart J*. 2007; 28: 2057–63.

著者らは新しい経皮的左心補助装置の、デザイン、植え込み法、長所、欠点について報告している。経皮的人工心肺、軸流ポンプ、左房−大腿動脈LVADにもふれている。著者らはこれらのデバイスと最近の標準的なIABPと比較している。将来の研究の方向性と同時にこれらの治療の限界も論じている。

198 Seyfarth M, et al. A randomized clinical trial to evaluate the safety and efficacy of a percutaneous left ventricular assist device versus intra-aortic balloon pumping for treatment of cardiogenic shock caused by myocardial infarction. *J Am Coll Cardiol*. 2008; 52: 1584–8.

デザイン：前向き、無作為、オープン試験。一次エンドポイントは30分の心係数の変化、

二次エンドポイントは乳酸アシドーシス，溶血，および30日の死亡。
目的：急性心筋梗塞で心原性ショックに対し血行動態をサポートするために最新の
Impella LP2.5 LVADはIABPと比べ有効か否かを検討する。
対象：心原性ショックを合併した急性心筋梗塞の患者26例(25例にデバイスが植え込まれ，
1名は植え込み前に死亡)。
治療：Impella LP2.5 percutaneous LVAD植え込み群 vs. IABP植え込み群。
結果：30分後の心係数の変化は有意にLVAD群で高かった（LVAD群0.49 vs. IABP群0.11,
$p = 0.02$)。全死亡率は両群で同等であった(46%)。

199 Sjauw KD, et al. A systematic review and meta-analysis of intra-aortic balloon pump therapy in ST-elevation myocardial infarction: should we change the guidelines? *Eur Heart J.* 2009; 30: 459–68.

著者らは心原性ショックを合併したST上昇型心筋梗塞の患者の臨床試験やコホート研究のデータをレビューした。1,009人の患者を含んだ7つの無作為試験を最初に分析し，IABP群では有意に出血や脳卒中の頻度が高いにもかかわらず，IABPの使用の有無で30日の生存率に変化のないことが示された。2番目の解析として，10,529人の患者を含む9つのコホート研究を分析し，血栓溶解療法を受けたIABP群は，30日の死亡率は18%低かった ($p < 0.0001$) が，血行再建術の頻度がより高かった。しかしながらプライマリーPCIを受けた患者で，IABPの30日死亡率は6%高かった($p < 0.0008$)。コホートメタ解析の結果という重要な方法論的問題があるが，これらの結果は現在のガイドラインに課題のあることを示した。

その他の治療法

200 Malmberg K, et al.; DIGAMI Study Group. Randomized trial of insulin-glucose infusion followed by subcutaneous insulin treatment in diabetic patients with acute myocardial infarction (DIGAMI study): effects on mortality at 1 year. *J Am Coll Cardiol.* 1995; 26: 57–65.

デザイン：前向き，無作為，オープン，多施設研究。一次エンドポイントは全死亡。
目的：糖尿病患者において，インスリン/グルコースの注入による急激な代謝改善が，早期死亡率や，合併症発症率を減少させるか評価する。
対象：心筋梗塞が疑いにて入院の，入院時血糖値が11 mMであった620例 (以前の糖尿病の診断の有無にかかわらず)。
治療：インスリンの持続静注 (5 U/時から開始)を24時間あるいは正常血糖値 (7–10Mmが目標)に達するまで行い，インスリンの皮下注を3か月行う群と通常の治療群。
結果：24時間の時点でインスリン/グルコース治療群はより血糖が低下し (9.6 mM vs. 11.7 mM), 1年後の死亡率は29%減少した (18.6% vs. 26.1%, $p = 0.027$)。死亡率の減少が最も顕著であったのは，心血管系の危険因子が少ないか以前にインスリン治療を受けていない患者であった (52%)。合併症と関係なく低血糖のためインスリンを中止したのは10%のみであった。
コメント：強化インスリン療法は血小板機能を回復し，PAI-1活性を低下させ，非梗塞領域の代謝を改善する可能性がある。長期追跡によれば平均3.4年での死亡率も低下させていることが示され (33% vs. 44%, RR 0.72, $p = 0.011$), 最も効果が認められたのは以前インスリン療法を受けていない患者であった(RR 0.49)。

201 Fath-Ordoubadi F, et al. Glucose–insulin–potassium therapy for treatment of acute myocardial infarction: an overview of randomized placebo-controlled trials. *Circulation.* 1997; 96: 1152–6.

この分析は1,932例の患者を含む9つの無作為，プラセボ対照試験に焦点をあてたものである（すべて血栓溶解療法以前のもの）。グルコース−インスリン−カリウム（GIK）療法は院内死亡を低下させた（16.1% vs. 21%，OR 0.72，$p = 0.004$）。高濃度のGIK（最も遊離脂肪酸を抑制する）を使用した4試験では48%の低下が認められた。

202 Díaz R, et al.; ECLA (Estudios Cardiológicos Latinoamérica) Collaborative Group. Metabolic modulation of acute myocardial infarction.The ECLA Glucose–Insulin–Potassium Pilot Trial. *Circulation.* 1998; 98: 2227–34.

デザイン：前向き，無作為，オープン，多施設試験。
目的：GIKの投与の現在の臨床における実行可能性を検討し，心筋梗塞患者の臨床エンドポイントへの効果を評価。
対象：発症から24時間以内の心筋梗塞が疑われた407例。
除外基準：重症腎機能障害あるいは高カリウム血症。
治療：高濃度GIK群（25%グルコース，インスリン50 IU/L，80 mM KCl（1.5 mL/kg/時24時間静注），低濃度GIK群（10%グルコース，インスリン20 IU/L，40 mM KCL（1.0 mL/kg/時24時間静注），対照群。GIK療法は発症平均10–11時間後から開始された。
結果：GIK療法を受けた患者において，重症心不全，心原性ショック，VF，再梗塞などの重篤な院内イベントは非有意な低下がみられた。再灌流療法（血栓溶解療法95%，PTCA 5%）を受けた252例の患者（61.9%）では，院内死亡が66%有意に減少した（5.2% vs. 15.2%，RR 0.34，$p = 0.008$）。1年の追跡では再灌流が行われた高濃度GIK投与を受けた患者のみが有意に死亡率の低下が得られた（RR 0.37，ログランク検定0.046）。GIK投与を受けた患者では静脈炎の頻度がより高く（重症は2%のみ），血糖値およびカリウム値の血漿濃度の変化がより高かった。
コメント：高濃度の処方では遊離脂肪酸レベルの最大の抑制が得られた。1,932例のメタ解析ではGIK投与と再灌流治療との交互作用は示されなかった。

203 Mahaffey KW, et al.; AMISTAD Investigators. Adenosine as an adjunct to thrombolytic therapy for acute myocardial infarction: results of a multicenter, randomized, placebo-controlled trial: the Acute Myocardial Infarction STudy of ADenosine (AMISTAD) trial. *J Am Coll Cardiol.* 1999; 34: 1711–20.

デザイン：前向き，無作為，プラセボ対照，多施設研究。一次エンドポイントは梗塞サイズ。
目的：血栓溶解療法にアデノシン投与を付け加えることが心筋梗塞サイズを縮小するかどうか評価すること。
対象：隣接する2つの誘導において0.1 mV以上のST上昇があり，20分以上持続する胸痛発作6時間以内の236例。血栓溶解薬による治療が臨床決定されていること。
除外基準：過去24時間以内のジピリダモールの投与，気管支攣縮による肺疾患，あるいは気管支拡張薬の既往，重度の房室ブロック，左脚ブロック，1分間の心拍数60未満が20分以上持続する徐脈。
治療：血栓溶解療法前にアデノシン（70 mg/kg/分 3時間静注）あるいはプラセボ（生食）の投与。99mTcが血栓溶解療法前に投与され，6時間以内にSPECTイメージが撮影された。
結果：梗塞サイズは83%の患者で評価され，アデノシン群では有意に梗塞サイズが縮小した（補正$p = 0.03$）。アデノシン投与を受けた前壁梗塞の患者では67%梗塞サイズが縮小したが（アデノシン群15% vs プラセボ群45.5%，$p = 0.014$），前壁梗塞以外の患者では縮小しなかった（両群とも11.5%，$p = 0.96$）。主要臨床イベントはプラセボ群に比しアデノシン群でより多い傾向が認められた（22% vs. 16%，OR 1.43，95% CI 0.71–2.89）。

204 Ross AM, et al.; AMISTAD-II Investigators. A randomized, double-blinded, placebo-controlled multicenter trial of adenosine as an adjunct to reperfusion in the treatment of acute myocardial infarction (AMISTAD-II). *J Am Coll Cardiol*. 2005; 45: 1775–80.

この前向き,無作為,プラセボ対照研究では発症6時間以内の急性前壁梗塞患者2,118例が登録された。患者は低濃度アデノシン(50μg/kg/分),高濃度アデノシン(70μg/kg/分)あるいはプラセボに無作為に割り付けられ,3時間投与を受けた。試験薬投与開始から15分以内に再灌流療法(血栓溶解療法あるいは機械的再灌流)が行われた。6か月の時点で死亡,新規心不全,あるいは心不全による最初の再入院という一次エンドポイントは,アデノシン群全体(16.3%)でプラセボ群(17.9%)に比して非有意に減少した。事前に設定されたサブグループである再灌流に成功した患者の解析では,アデノシン群全体はプラセボ群に比して死亡,心不全が有意に減少した (11% vs. 15%, $p=0.043$)。一次エンドポイントの発生は梗塞サイズと有意な関連が認められた($p<0.001$)。

205 van der Horst IC, et al.; Zwolle Infarct Study Group. Glucose–insulin–potassium infusion inpatients treated with primary angioplasty for acute myocardial infarction: the glucose–insulin–potassium study: a randomized trial. *J Am Coll Cardiol*. 2003; 42: 784–91.

この前向き,無作為,プラセボ対照,オープン研究ではプライマリーPTCAを受けた心筋梗塞患者940例が登録された。患者は500 mL中80 mmolのカリウム,3 mL/kg体重/時で8–12時間20%グルコースが投与され,毎時,インスリンを用量調整して持続投与されるか,無投与とされた。30日の時点でGIK群での全死亡率の非有意な減少傾向がみられた (RR 0.82, 95%CI 0.46–1.46)。サブグループ解析では心不全の症状のない (Killip分類クラス1)患者で,30日の全死亡率に有意な減少がみられた (RR 0.28, 95%CI 0.1–0.75)。この後行われたGIPSII studyは効果がみられないことから早期に中断され,GIK療法の有意に支持する証明はなされなかった (*J Am Coll Cardiol* 2006; 47: 1730–1 参照)。

206 Mehta SR, et al.; CREATE-ECLA Trial Group Investigators. Effect of glucose–insulin–potassium infusion on mortality in patients with acute ST-segment elevation myocardial infarction: the CREATE-ECLA randomized controlled trial. *JAMA*. 2005; 293: 437–46.

デザイン:前向き,無作為,多施設,国際的試験。一次エンドポイントは30日時点における死亡,心停止,心原性ショック,再梗塞。
目的:ST上昇型心筋梗塞患者におけるGIKの効果を評価。
対象:発症から12時間以内のST上昇型心筋梗塞患者20,201例。
治療:高濃度GIKの24時間投与群もしくは一般治療。
結果:GIK療法は30日死亡(HR 1.03, $p=0.45$),心停止(HR 0.93, $p=0.51$),心原性ショック (HR 1.05, $p=0.38$),再閉塞 (HR 0.98, $p=0.81$)の割合において有意な変化を示さなかった。7日時点の心不全発症率も同等であった(HR 1.01, $p=0.72$)。
コメント:引き続き行われたST上昇型心筋梗塞患者にGIKを投与するOASIS 6-GIK trialは,これらの結果の発表により早期に中断された(*JAMA* 2007; 298: 2399–405参照)。

特定のケース

前壁心筋梗塞

207 Stone PH, et al. Prognostic significance of location and type of myocardial infarction: independent adverse outcome associated with anterior location. *J Am Coll Cardiol.* 1988; 11: 453–63.

この Multicenter Investigation of the Limitation of Infarct Size (MILIS) の初発心筋梗塞471例の後ろ向き解析から，前壁の転帰は不良であることが示された。前壁心筋梗塞と下壁梗塞の患者比較では，前壁心筋梗塞のほうが，梗塞サイズが大きく（より高いCK-MB値，$p < 0.001$），心不全発症率が3倍以上 (40.7% vs. 14.7%)，院内死亡率が4倍以上 (11.9% vs. 2.8%, $p < 0.001$) で，累積心臓死亡率が高かった (27% vs. 11%, $p < 0.001$)。Q波は非Q波と比較すると，入院中の経過が悪かったが（CK-MBが高く，EFが低く，心不全や死亡率が高い (9.3% vs. 4.1%, $p < 0.05$)，長期では心臓死は有意差を認めなかった (21% vs. 16%)。梗塞サイズで補正後もなお，前壁心筋梗塞は死亡率が高かった。梗塞部位とタイプで考慮すると，前壁心筋梗塞はQ波，非Q波にかかわらず転帰は不良であった。

下壁心筋梗塞

208 Berger PB, et al.; TIMI Investigators. Incidence and prognostic implications of heart block complicating inferior myocardial infarction treated with thrombolytic therapy: results from TIMI II. *J Am Coll Cardiol.* 1992; 20: 533–40.

この後ろ向き試験の対象数は1,786例である。完全心ブロックは12%（初診時6.3%）。完全心ブロック症例は，無補正の21日死亡率が高かった (7.1% vs. 2.7%, $p = 0.007$) が，補正RRは有意ではなかった。血栓溶解療法後に完全ブロックを呈するものは5倍近い死亡率であった (9.9% vs. 2.2%, $p < 0.001$)。著明な心機能の低下のため，死亡率が増加した。

209 Behar S, et al. Complete atrioventricular block complicating inferior acute wall myocardial infarction: short- and long-term prognosis. *Am Heart J.* 1993; 125: 1622–7.

SPRINT登録研究の下壁Q波心筋梗塞患者2,273例を対象とした解析。完全房室ブロックは11%に認められた（女性では14%，70歳以上で15%）。完全房室ブロックを呈した群は院内死亡率が3倍以上高かった (37% vs. 11%, $p < 0.0001$，補正OR 2.0, 95%CI 1.12–3.57)。しかしながら，生存退院者の5年死亡率に有意差を認めなかった (28% vs. 23%)。

210 Peterson ED, et al. Prognostic significance of precordial ST segment depression during inferior myocardial infarction in the thrombolytic era: results in 16,521 patients. *J Am Coll Cardiol.* 1996; 28: 305–12.

このGUSTO Iの事後解析は，前胸部誘導でST低下が認められた6,422例に焦点をあてた。STが低下した群は低下のない群に比して，30日死亡率が47%高かった (4.7% vs. 3.2%，1年後5% vs. 3.4%, $p < 0.001$)。V1からV6のST低下の合計の大きさは，危険因子で補正した後も，有意な予後予測因子であり，0.5 mmにつき36%死亡率が高かった。

211 Matetzky S, et al. Significance of ST segment elevations in posterior chest leads (V7 to V9) in patients with acute inferior myocardial infarction: application for thrombolytic therapy. *J Am Coll Cardiol.* 1998; 31: 506–11.

この解析では，V7からV9のST上昇は後側壁の関与と関連し，そのような患者は血栓溶解療法でより利益をうることを示した。初発で血栓溶解療法を受けた下壁心筋梗

塞87例を, V7からV9までのST上昇が認められる群(46例)と認められない群(41例)に分けた。ST上昇群は放射性核種による心室造影により, 後側壁の壁運動異常の出現率が高く($p<0.001$), 梗塞巣が大きく(最大CKが高い, $p<0.02$), 退院前EFが低く($p<0.008$), 死亡率や再梗塞率, 心不全率が高かった($p<0.05$)。ST上昇群はIRAの開存により退院時のEFは改善したが($p<0.012$), ST非上昇群はIRAの開存にかかわらず変化がなかった。

右室梗塞

212 Zehender M, et al. Right ventricular infarction as an independent predictor of prognosis after acute inferior myocardial infarction. *N Engl J Med*. 1993; 328: 981–8.

この連続する200例を対象とした解析から, V4RのST上昇が右室梗塞の高い予測因子となることが示された(感度88%, 特異度78%)。V4RのST上昇は, 高い死亡率(31% vs. 19%全体), 高い院内合併症発症率(64% vs. 28%)と関連した。

213 Kinch JW, et al. Right ventricular infarction. *N Engl J Med*. 1994; 330: 1211–7.

右室梗塞患者の病態生理, 診断, 合併症, 治療, 予後について検討された卓越した要約。

214 Zehender M, et al. Eligibility for and benefit of thrombolytic therapy in inferior myocardial infarction: focus on the prognostic importance of right ventricular infarction. *J Am Coll Cardiol*. 1994; 24: 362–9.

下壁心筋梗塞200例を対象とした前向き解析。血栓溶解療法(急速tPA療法)が36%に実施され, この群はtPA不適群より死亡率が低かった(8% vs. 25%, $p<0.001$)。しかし, tPAのベネフィットは急性下壁梗塞に右室梗塞が合併した例に限定された(76%の死亡率低下(10% vs. 42%, $p<0.05$), 全合併症発症率の低下(34% vs. 54%, $p<0.05$))。右室梗塞を合併しない症例では, tPAの有無にかかわらず, 死亡率に差は認められなかった(7% vs. 6%)。

215 Bowers TR, et al. Effect of reperfusion on biventricular function and survival after right ventricular infarction. *N Engl J Med*. 1998; 338: 933–40.

心エコーで右室梗塞の所見がある(右室自由壁の壁運動異常, 拡張, または全体の機能低下)53例の下壁梗塞症例を対象とした前向き検討。POBAにて77%の患者において完全血行再建(右冠動脈と主要な右室枝の正常な血流)が得られ, これにより右室機能の回復が認められた(自由壁運動の平均スコア1.4 (3日目) vs. 3.0 (登録時), $p<0.001$)。これに比して, 再灌流不成功例(右室枝の閉塞)症例では右室の回復は認められず, 低血圧, 低拍出量が遷延した(83% vs. 12%, $p=0.002$), 著明に死亡率が高かった(58% vs. 2%, $p=0.001$)。

216 Zeymer U, et al.; HIT-4 Trial Group. Effects of thrombolytic therapy in acute inferior myocardial infarction with or without right ventricular involvement. *J Am Coll Cardiol*. 1998; 32: 876–81.

この解析はHIT-4トライアルの下壁梗塞522例を対象とし, 右室梗塞の合併は予後の独立した予測因子ではないことを示した。右室梗塞の合併により30日心臓死亡率が高かったが(5.9% vs. 2.5%), これは右室梗塞というよりも梗塞範囲が大きいことによるものである。広範な下壁心筋梗塞患者(合計ST上昇>0.8 mVか, 前胸部誘導の低下)のなかで, 右冠動脈近位部病変は右室梗塞合併例で52%, 非合併例は23%に認められた。軽傷の心筋梗塞では, 責任病変は主に末梢側にあり, 心死亡率も右室梗塞の存在にかかわらず1%未満であった。

217 Shiraki H, et al. Association between preinfarction angina and a lower risk of right ventricular infarction. *N Engl J Med.* 1998; 338: 941–7.

右冠動脈の閉塞による初回心筋梗塞113例を後ろ向きに検討した。梗塞前狭心症（心筋梗塞発症7日前以内に生じた30分未満の狭心症）の欠如は，右室梗塞（OR 6.3, $p<0.001$），完全房室ブロック（OR 3.6, $p=0.01$），低血圧/ショック（OR 12.4, $p<0.001$）の強い予測因子であった。24–72時間先行する狭心症は右室梗塞（OR 0.2, $p=0.02$），低血圧/ショック（OR 0.1, $p=0.02$）の発症率の低下に関連した。

後壁心筋梗塞

218 Boden WE, et al. Electrocardiographic evolution of posterior acute myocardial infarction: importance of early precordial ST-segment depression. *Am J Cardiol.* 1987; 59: 782–7.

少なくとも2個の胸部誘導（V1–4）で1 mm以上のST上昇が認められた，Diltiazem Reinfarction Studyの孤立性前胸部ST上昇50例を対象に解析された。経時的な心電図検査より，46％の症例で後壁心筋梗塞の証拠（V1にて0.04秒以上のR波あるいはV2にてR:S1以上）を認めた。後壁グループは前壁グループより最大CKが高かった（1,051 vs. 663 IU, $p<0.009$）。23例の後壁心筋梗塞患者すべてにおいて，水平型ST下降，上向きの前胸部T波（upright precordial T waves）を認め，一方，前壁非Q波心筋梗塞の27例は下降型ST低下と陰性T波を認めた。

219 Casas RE, et al. Value of leads V7-V9 in diagnosing posterior wall acute myocardial infarction and other causes of tall R waves in V1-V2. *Am J Cardiol.* 1997; 80: 508–9.

この後ろ向き大規模試験では入院患者17,000例のうち，V1に高いR波を認めるかもしくは後壁心筋梗塞の疑われる250例において，V7からV9の誘導にて心電図を測定した。この選択されたグループにおいて，110例に新規あるいは陳旧性の後壁心筋梗塞が認められ，このうち25％ではV7–V9誘導からのみで心筋梗塞と診断することができた。

コカイン関連心筋梗塞

220 Hollander JE, et al.; Cocaine Associated Chest Pain (COCHPA) Study Group. Prospective multicenter evaluation of cocaine-associated chest pain. *Acad Emerg Med.* ; 1: 330–9.

コカイン誘発性胸痛の246人を対象に実施された前向きコホート研究。痛みはコカイン使用より60分（中央値）で生じ，120分持続した。14例（5.7％）では心筋梗塞が確認された（CK-MB上昇）。心電図は感度は低く（35.7％），特異度は高かった（89.9％）。心筋梗塞を合併したものと合併しないもので臨床的な有意差は認められなかった。

221 Hollander JE. The management of cocaine-associated myocardial ischemia. *N Engl J Med.* 1995; 333: 1267–72.

このレビューはコカイン誘発狭心症の病態生理，初期評価，治療，合併症，診断的評価，長期的予後と二次予防について述べられている。

222 Hollander JE, et al.; Cocaine-Associated Myocardial Infarction (CAMI) Study Group. Predictors of coronary artery disease in patients with cocaine-associated myocardial infarction. Am J Med. 1997; 102: 158–63.

29施設70症例を後ろ向きに検討し，50％以上の狭窄か負荷試験陽性で定義さえうる冠動脈疾患が，70％に認められた。冠動脈疾患を認める患者は高齢であり（42歳 vs. 31歳），心危険因子がより多く（2.3 vs. 1.5），高血圧（OR 5.3）や徐脈性不整脈（OR 8.0）が多かった。また下壁に多く認められた（$p=0.04$）。

非 Q 波 / 非 ST 上昇心筋梗塞

第3章参照。

評価と予後

総説，その他

223 Shaw LJ, et al. A metaanalysis of predischarge risk stratification after acute myocardial infarction with stress electrocardiographic, myocardial perfusion, and ventricular function imaging. *Am J Cardiol*. 1996; 78: 1327–37.

54研究（76％は後ろ向き検討）19,847患者を対象としたこの解析から，退院前の非侵襲的検査は陽性的中率が低いことが示された。

224 Morrow DA, et al. TIMI risk score for ST-elevation myocardial infarction: A convenient, bedside, clinical score for risk assessment at presentation: An intravenous nPA for treatment of infarcting myocardium early II trial substudy. *Circulation*. 2000; 102: 2031–7.

ST上昇型心筋梗塞に対するTIMIリスクスコアは，個人の死亡予測因子の算数術的合計として作成されたが，このリスクスコアは14,111例を対象としたIntravenously nPA for Treatment of Infarcting Myocardium Early II (InTIME II) trialの，ロジスティック回帰分析をもととしている。ベースライン時の10の変数で構成されるTIMIリスクスコアは，多変量モデルの予測能の97％を占める。変数は，65から74歳(2点)，75歳以上(3点)，糖尿病，高血圧，狭心症(1点)，収縮期血圧100 mmHg 未満(3点)，心拍数100/分超(2点)，Killip 分類 II–IV 度 (2点)，体重67kg 未満 (1点)，前壁ST上昇型心筋梗塞もしくは左脚ブロック(1点)，4時間以上経過しての治療(1点)である。この危険因子により，死亡率は40倍以上の増加が認められた（スコア0点では1％以下，スコア8点以上では35.9％）。TIMIリスクスコアによる予測性はすべてを含めた多変量モデルと同等であった（c統計量，0.779 vs. 0.784）。TIMI 9試験を用いた外部妥当性の検討でも予測能は同等であった（c統計量，0.746）。

225 Morrow DA, et al. Application of the TIMI risk score for ST-elevation MI in the National Registry of Myocardial Infarction 3. *JAMA*. 2001; 286: 1356–9.

1998年から2000年に治療を受け，NRMI3登録研究に記録されたST上昇型心筋梗塞84,029例のデータを用いてTIMIリスクスコアを評価した。48％のみが再灌流療法を受けていた。NRMI3の患者は導出集団より，高齢で女性が多く冠動脈疾患の既往が多かった。TIMIリスクスコアの上昇に伴い，有意に死亡率の程度が上昇した（範囲1.1％–30.0％，傾向 $p < 0.001$）。TIMIリスクスコアは全体として強力な予測能を示した(c = 0.74 vs. 0.78 (導出集団))。線溶療法 (c = 0.79)，プライマリー PCI (c = 0.80) の治療を受けた患者においても同等に予測できた。線溶療法を受けなかった患者では，絶対死亡率はリスクスコアよりも高くなったが，識別能は低いものの (c = 0.65)，同様なパターン(高いスコアに高いリスク)がみられた。

226 Eagle KA, et al.; GRACE Investigators. A validated prediction model for all forms of acute coronary syndrome: estimating the risk of 6-month postdischarge death in an international registry. *JAMA*. 2004; 291: 2727–33.

研究者らは，6か月後転帰のリスク予測モデルを開発するために，GRACE多国籍登録研究に登録されたACSの患者（来院数17,142例）のデータを使用した。モデル化に使用したのは退院し6か月フォローが終了した15,007例。これとは別の7,638例のコホー

ト研究が引き続き行われ，このモデルの検証を行った。多変量解析では，6か月後死亡率の有意な予測因子として，高齢，心筋梗塞の既往，心不全の既往，初診時の頻脈，初診時の収縮期血圧低値，初回クレアチニン値高値，初回心筋逸脱酵素高値，初回心電図上のST低下，入院院内でPCIを受けていないことがあげられた（その他のGRACEのリスク予測解析は以下を参照：Arch Int Med 2003; 163: 2345-2353；BMJ 2006; 333: 1091）。

心電図，不整脈，刺激伝導系

227 Volpi A, et al. In-hospital prognosis of patients with acute myocardial infarction complicated by primary ventricular fibrillation. *N Engl J Med.* 1987; 317: 257-61.

この解析は11,112例のGISSI試験患者を対象として行われた。primary VF（ショックや心筋梗塞に由来しないVFと定義）は2.8％に発症し，その院内死亡率はprimary VFを伴わない例の約2倍であった（10.8％ vs. 5.9％, RR 1.94, 95％CI 1.35-2.78）。

228 Tofler GH, et al. Prognosis after cardiac arrest due to ventricular tachycardia or ventricular fibrillation associated with acute myocardial infarction (the MILIS Study). Multicenter Investigation of the Limitation of Infarct Size. *Am J Cardiol.* 1987; 60: 755-61.

この解析は，75歳以下のMELIS試験の患者で，心筋梗塞が確定された849例を対象として行われた。平均追跡期間は32か月。VT/VFを有する例では4倍の院内死亡率であった（27％ vs. 7％, $p<0.001$）。この差はVT/VFの二次的原因（心不全や低血圧）でリスクが7倍となることに寄与した。72時間以降にこれらの合併症が起こるとさらに予後不良であった（57％ vs. 20％, $p<0.05$）。72時間以降にprimary VT/VFが起こった例はなかった。生存退院した例での退院後死亡率に差はなかった。

229 Berger PB, et al.; TIMI Investigators. Incidence and significance of ventricular tachycardia and fibrillation in the absence of hypotension or heart failure in acute myocardial infarction treated with recombinant tissue-type plasminogen activator: results from the Thrombolysis in Myocardial Infarction (TIMI) Phase II trial. *J Am Coll Cardiol.* 1993; 22: 1773-9.

この解析はTIMI II登録例のうち，登録後24時間以内に心不全，低血圧のない2,456例について行われた。持続性心室頻拍，心室細動が24時間以内に1.9％で発症した。18-48時間以内に心臓カテーテルを施行した例（per protocol）においてVT/VF群では梗塞責任血管開存率が低かった（68％ vs. 87％, $p=0.001$）。21日間の死亡率はVT/VF群で10倍高かった（20.4％ vs. 1.6％, $p<0.001$）。21日以降1年までの生存率は同等であった。

230 Schröder R, et al.; INJECT Trial Group. Extent of early ST segment elevation resolution: a strong predictor of outcome in patients with acute myocardial infarction and a sensitive measure to compare thrombolytic regimens. A substudy of the International Joint Efficacy Comparison of Thrombolytics (INJECT) trial. *J Am Coll Cardiol.* 1995; 26: 1657-64.

この前向き解析は発症6時間以内のINJECT試験患者1,398例を対象として行われた。3時間後のST改善を3群：完全（70％以上）/部分的（30％-70％）/なし（30％未満）に分けて検討した。これらの各グループの35日死亡率はそれぞれ2.5％, 4.3％, 17.5％であった（$p<0.0001$）。ST改善は患者背景を含めても，最も強力な35日死亡率予測因子であった。

231 Mont L, et al. Predisposing factors and prognostic value of sustained monomorphic ventricular tachycardia in the early phase of acute myocardial infarction. *J Am Coll Cardiol.* 1996; 28: 1670-6.

この後ろ向き解析は連続1,120例のCCU入院患者で行った。単形性心室頻拍発症率は1.9%であった。この群では梗塞サイズはより大きく (peak CK-MB 435 vs. 168 IU/L), 死亡率は4倍高かった (43% vs. 11%, $p<0.001$)。VTは死亡率の独立した予測因子であり, CK-MB (OR 11.8), KIllip分類 (OR 4.0), および二枝ブロック (OR 3.1) はVTの独立した予測因子であった。

232 Hathaway WR, et al.; GUSTO-I Investigators. Prognostic significance of the initial electrocardiogram in patients with acute myocardial infarction. *JAMA*. 1998; 279: 387–91.

この後ろ向き解析はペーシング調律, 心室調律, 左脚ブロックのないGUSTO-I症例の34,166例で行われた。多変量解析から, 30日死亡率の予測因子はST偏位 (低下と上昇, OR 1.53), 心拍数 (OR 1.49), QRS幅であった。

233 Volpi A, et al.; GISSI-2 Investigators. Incidence and prognosis of early primary ventricular fibrillation in acute myocardial infarction--results of the Gruppo Italiano per lo Studio della Sopravvivenza nell'Infarto Miocardico (GISSI-2) database. *Am J Cardiol*. 1998; 82: 265–71.

この後ろ向き解析は9,720例の初回心筋梗塞患者を対象として行われた。早期 (発症4時間以内), 後期 (4–48時間) のprimary VFの発症率はそれぞれ3.1%, 0.6%であった。再発率は11%および15%であった。早期のprimary VFは収縮期血圧120 mmHg未満, 低カリウム血症の患者で高頻度に発症した。院内死亡率は初期／後期ともにprimary VFが認められた患者で高かった (OR 2.47, 95%CI 1.48–4.13, OR 3.97, 95%CI 1.51–10.48)。退院後6か月の死亡率はprimary VF群と対照群で同等であった。

234 Go AS, et al.; National Registry of Myocardial Infarction 2 Investigators. Bundle-branch block and in-hospital mortality in acute myocardial infarction. *Ann Intern Med*. 1998; 129: 690–7.

この大規模後ろ向きコホート研究では, 1,571施設297,832症例において, 右脚ブロックと左脚ブロックは同程度に認められ (それぞれ6.2%, 6.7%), 右脚ブロックは院内死亡率のより強い独立予測因子であった (補正OR 1.64 vs. 1.34 (左脚ブロック))。

235 Cheema AN, et al. Nonsustained ventricular tachycardia in the setting of acute myocardial infarction: tachycardia characteristics and their prognostic implications. *Circulation*. 1998; 98: 2030–6.

この前向きデータベース解析にて, 広く普及している意見とは反対に, 急性心筋梗塞発症から数時間後に非持続性心室頻拍 (NSVT) が生じた場合, 予後不良であることが示された。NSVTは発症72時間以内の急性心筋梗塞118例に認められた。対照群は年齢, 性別, 梗塞部位, 血栓溶解療法施行の各要因をマッチさせた。NSVT群では院内の心室細動発症率がより高頻度であったが (9% vs. none, $p<0.001$), 院内死亡率 (10% vs. 4%) および退院後死亡率 (10% vs. 17%) は両群間で有意差は認められなかった。しかし, 多変量解析では来院からNSVT発症までの時間が最も強い死亡予測因子であることが明らかとなった (リスクは13時間後より有意となり24時間でピーク；RR 7.5)。

236 Savonitto S, et al. Prognostic value of the admission electrocardiogram in acute coronary syndromes. *JAMA*. 1999; 281: 707–13.

この後ろ向き解析は12,142例のGUSTO-IIb患者で行われた。来院時の心電図はT波陰転化22%, ST上昇28%, ST低下35%, ST上昇・低下混合型15%であった。死亡あるいは心筋梗塞の30日後発症率は, T波陰転化群5.5%, ST上昇群9.4%, ST低下群10.5%, ST上昇・低下混合群12.4%であった。30日後の死亡あるいは心筋梗塞発症の増加因子で補正した後に, T波陰転化のみの群と比較してST変化を認めた群を比較すると, ST変化群で有意なリスクの増加を認めた (OR 上昇群1.68, 低下群1.62, 混合群

2.27)。入院時CK値は死亡(OR 2.36)，死亡または心筋梗塞発症(OR 1.56)のリスク増加と関連が認められた。多変量解析においても，入院時の心電図カテゴリーとCK値はいずれも，死亡と心筋梗塞発症に対する高い予測因子であった。

運動負荷テスト

237 Hamm LF, et al. Safety and characteristics of exercise testing early after acute myocardial infarction. *Am J Cardiol*. 1989; 63: 1193–7.

この解析は，193施設で施行された151,949回の負荷試験を用いて行われた。そのうちの42％が症状限界性負荷試験であった。全検査中41件(0.03％)に致死性合併症が，141件(0.09％)に主要心合併症が認められたのみであった。症状限界性負荷試験は低負荷プロトコールによる試験と比較して，死亡率は同程度であったが主要心臓合併症は1.9倍であった。

238 Chaitman BR, et al. Impact of treatment strategy on predischarge exercise test in the Thrombolysis in Myocardial Infarction (TIMI) II Trial. *Am J Cardiol*. 1993; 71: 131–8.

この3,339例を対象とした解析では，退院前に運動負荷試験をなにも行わなかった場合，1年死亡率が4倍も高いことが示された(7.7％ vs. 1.8％，$p<0.001$)。ST低下あるいは胸痛の出現の予測因子は認められず，保存的治療の相対リスクは0.6 (95％CI 0.1–2.9)，侵襲的治療では2.1 (95％CI 0.5–9.4)であった。しかし運動負荷試験が陽性の場合の心臓カテーテル検査および血行再建術の施行は推奨されている。

239 Jain A, et al. Comparison of symptom-limited and low level exercise tolerance tests early after myocardial infarction. *J Am Coll Cardiol*. 1993; 22: 1816–20.

この解析は150例の連続症例で行われた(死亡，安静時または活動性低下時の虚血，合併症，医師または患者判断などの要因により44例が除外)。Bruceのプロトコールが6.4±3.1日で行われた。症状限界性負荷試験の40％に対して，低負荷試験ではわずか23％でしか陽性とならなかった($p<0.001$)。追跡期間中(15±5か月)に心血管イベントを発症したのは，症状限界性負荷試験を施行した群で判定不能とされた症例中の14例に対して，最大負荷試験を施行し陰性であった症例中のわずか5例のみであった。

240 Zaret BL, et al.; TIMI Study Group. Value of radionuclide rest and exercise left ventricular ejection fraction in assessing survival of patients after thrombolytic therapy for acute myocardial infarction: results of Thrombolysis in Myocardial Infarction (TIMI) phase II study. *J Am Coll Cardiol*. 1995; 26: 73–9.

症状出現後平均9時間の2,567例について検討した。安静時左室駆出率は1年死亡率と強く関連していた(全体として9.9％)。左室駆出率30％–39％の相対リスクは3.1，同40％–49％は2.2，同50％–59％では1.2であった。安静時と負荷時における左室駆出率の差は有用ではなかった。

241 Villella A, et al.; GISSI-2 Investigators. Prognostic significance of maximal exercise testing after myocardial infarction treated with thrombolytic agents: the GISSI-2 database. *Lancet*. 1995; 346: 523–9.

GISSI-2の6,295例を用いた，AMI発症平均28日後の事後解析。運動負荷陽性例と運動負荷非施行例では死亡率は同等で(7.1％)，運動負荷による判定不能例および陰性例では死亡率は低かった(それぞれ1.3％, 0.9％)。死亡率の独立予測因子は症候性虚血と低運動耐容能であった(RR 2.1, 1.8)。

心臓エコー検査およびその他の非侵襲的検査

242 St John Sutton M, et al.; SAVE Investigators. Quantitative two-dimensional echocardiographic measurements are major predictors of adverse cardiovascular events after acute myocardial infarction. The protective effects of captopril. *Circulation*. 1994; 89: 68–75.

SAVE試験における計521例に対して，AMI発症後平均11.1±3.2日に心臓エコー検査を施行した。1年後の左室拡張末期面積と左室収縮末期面積はカプトリル投与群において非投与群と比して縮小した ($p = 0.038$, $p = 0.015$)。カプトリル投与群では心血管イベントは35％減少した。心血管イベントを発症した群では発症しなかった群と比して，3倍以上の左室内腔面積の増大を認めた。

243 Picano E, et al.; Echo Persantine International Cooperative (EPIC) Study Group. Stress echocardiographic results predict risk of reinfarction early after uncomplicated acute myocardial infarction: large-scale multicenter study. *J Am Coll Cardiol*. 1995; 26: 908–13.

ジピリダモール負荷心臓エコー検査を，AMI 1,080例に対して発症10±5日目に施行した。追跡期間は14か月。負荷試験陽性例 (44％) では再梗塞率が高かった (6.3％ vs. 3.3％, $p < 0.01$)。

244 Sicari R, et al.; Echo Dobutamine International Cooperative (EDIC) Study. Prognostic value of dobutamine–atropine stress echocardiography early after acute myocardial infarction. *J Am Coll Cardiol*. 1997; 29: 254–60.

初発心筋梗塞778例を対象としたこの多施設前向き研究で，検査は発症後平均12日目に行い，9±7か月後に追跡検査を行った。検査陽性は56％であった。陽性/陰性でイベント (死亡，心筋梗塞，不安定狭心症，血管形成術，バイパス術) 発症率には差を認めなかった (14％ vs. 12％, $p = 0.3$)。しかし特発性のイベント発症にかぎると，心筋バイアビリティが最大の予測因子であった (HR 2.0, $p < 0.002$)。壁運動スコアインデックスは心臓死だけに関する非常に強い予測因子であった (HR 9.2, $p < 0.0001$)。

245 Migrino RQ, et al.; Global Utilization of Streptokinase and t-PA for Occluded Coronary Arteries (GUSTO) -I Angiographic Investigators. End-systolic volume index at 90 to 180 minutes into reperfusion therapy for acute myocardial infarction is a strong predictor of early and late mortality. *Circulation*. 1997; 96: 116–21.

1,300例に左室造影を施行。左室収縮末期容量係数40 mL/以上は，30日および1年後の死亡に関する独立した予後予測因子であった (補正OR 3.4, 95％CI 2.0–5.9；4.1, 95％CI 2.6–6.2, $p < 0.001$)。左室収縮末期容量係数40 mL/m² 以上の独立した予後予測因子は収縮期血圧110 mmHg未満，前壁梗塞，男性，狭心症または心筋梗塞の既往，体重70kg未満，心拍数80/分以下であった。

血流と血管開存性

246 DeWood MA, et al. Prevalence of total coronary occlusion during the early hours of transmural myocardial infarction. *N Engl J Med*. 1980; 303: 897–902.

この血管造影に関する古典的研究は，貫壁性心筋梗塞の病理所見において，血栓性閉塞が中心的な役割をしていることを示している。322例が24時間以内にカテーテル検査を受けた。梗塞責任冠動脈の完全閉塞は4時間未満で87％，12–24時間以内で65％であった。

247 Karagounis L, et al.; TIMI 2 Investigators. Does thrombolysis in myocardial infarction (TIMI) perfusion grade 2 represent a mostly patent artery or a mostly occluded artery? Enzymatic and electrocardiographic evidence from the TEAM-2 study. *J Am Coll Cardiol.* 1992; 19: 1–10.

TEAM II研究のアニストレプラーゼ（APSAC）あるいはストレプトキナーゼを用いて治療を受けた359例を分析している。血管造影は90–240分で行われた。心筋逸脱酵素の早期の最高値と，心電図のよい指標はTIMI分類0–2よりもTIMI分類3でみられる（$p = 0.02$–0.0001）。TIMI分類0，1，2での差はみられなかった。

248 Gibson CM, et al.; TIMI 4 Study Group. Angiographic predictors of reocclusion after thrombolysis: results from the Thrombolysis in Myocardial Infarction (TIMI) 4 trial. *J Am Coll Cardiol.* 1995; 25: 582–9.

278例がAPSAK, rtPAあるいは併用治療に無作為割り付けされた。再閉塞（18–36時間）は，TIMIグレード3に比べてTIMIグレード2 (2% vs. 10%, $p = 0.003$)，潰瘍性病変（10% vs. 3%， $p = 0.009$)，側副血行を認める場合（18% vs. 5.6%， $p = 0.03$）に多かった。同様の傾向が偏心性（7% vs. 2%, $p = 0.06$），血栓性（8% vs. 3%, $p = 0.06$）病変でみられた。再閉塞は90分時点での高度な平均狭窄率に関係している（78% vs. 74%， $p = 0.04$）。

249 Simes RJ, et al.; GUSTO-I Investigators. Link between the angiographic substudy and mortality outcomes in a large randomized trial of myocardial reperfusion. Importance of early and complete infarct artery reperfusion. *Circulation.* 1995; 91: 1923–8.

GUSTO Iの1,210例のサブ解析で，90分以内にTIMIグレード3が得られることが死亡率減少と関連した。30日死亡率の治療効果による差が，90分の梗塞責任動脈開存性の差によると仮定してモデルが作成された。このモデルは，実際の死亡率と予測死亡率で強い相関が示された（$r = 0.97$）。以上のデータは早期の完全再疎通の達成が予後を改善させるという考えを支持している。

250 Lenderink T, et al.; European Cooperative Study Group. Benefit of thrombolytic therapy is sustained throughout five years and is related to TIMI perfusion grade 3 but not grade 2 flow at discharge. *Circulation.* 1995; 92: 1110–6.

この研究ではTIMIグレード3達成の有益性を示している。ECSG (European Cooperative Study Group) 研究に登録された生存退院患者923例を5年間追跡し解析を行った。TIMIグレード3の症例は5年生存率91%であるのに対して，TIMI分類0，1，2の症例は84%であった（$p2 = 0.01$）。

251 Anderson JL, et al. Metaanalysis of five reported studies on the relation of early coronary patency grades with mortality and outcomes after acute myocardial infarction. *Am J Cardiol.* 1996; 78: 1–8.

5つの研究の3,969症例をメタ分析している。死亡率はTIMI分類0/1：8.8%，TIMI分類2：7%，TIMI分類3：3.7%（分類3 vs. 分類2, $p = 0.001$）。TIMI分類3はより良い左室駆出率とCK最高値までの時間短縮に関連している。

252 Reiner JS, et al.; GUSTO-1 Angiographic Investigators. Evolution of early TIMI 2 flow after thrombolysis for acute myocardial infarction. *Circulation.* 1996; 94: 2441–6.

GUSTO血管造影研究に関するこの分析は，早期にTIMIグレード2からグレード3へ進展することの有益性を示した。TIMIグレード2を示した914例のうち，278例は90分以内と5–7日目に血管造影を行った。2回目の血管造影でTIMIグレード3への改善がみられたグループ (67%) は，より高い左室駆出率 (57.5% vs. 52.8%, $p = 0.02$)，より良好な梗塞部壁運動 ($p = 0.01$)，より少ない可視的血栓を示した (26% vs. 38%, $p = 0.04$)。しかし，90分以内のTIMIグレード3は血栓量 (42% vs. 58%, $p < 0.0001$), 左室駆出率

(61.7% vs. 57.5%, $p = 0.002$)で最もよい成績をしめした。

253 Pilote L, et al. Determinants of the use of coronary angiography and revascularization after thrombolysis for acute myocardial infarction. *N Engl J Med.* 1996; 335: 1198–205.

GUSTO Iの21,772例の事後解析を行った。71%は退院前に血管造影が行われ，58%で血行再建術が行われた（バルーン拡張術73%）。血管造影施行の最も良い予測因子は年齢であった（73歳以下で73%（vs. 53%））。若年者では冠動脈カテーテル治療が受けられることが最も重要な予測因子であった（83% vs. 67%（PTCAなし））。2番目の予測因子は虚血の再発であった。安心なことに冠動脈の形態がどのような血行再建を行うかの予測因子であった。しかしながら，この研究からはいくつかの予想外の結果が示された。すなわち，(a) 3枝病変で左室駆出率50%未満の左室機能低下例と，1枝あるいは2枝病変で左前下行枝の狭窄率が50%未満の例で血行再建率は同程度であったこと，(b) 無症候例の多くで1枝あるいは2枝病変に対する血行再建が行われたこと，(c) 80歳未満で心不全あるいは心原性ショックを伴う症例は，伴わない症例と血管造影施行率が同程度であったこと。

254 Selby JV, et al. Variation among hospitals in coronary-angiography practices and outcomes after myocardial infarction in a large health maintenance organization. *N Engl J Med.* 1996; 335: 1888–96.

この後ろ向きコホート研究は1990年から1992年までに16病院で治療された6,851例で検討されている。3か月間で，30%–77%が血管造影を受けた。多変量解析後，すべての病院での血管造影率は，心疾患イベントおよび心疾患死亡率と負の相関があった（$p = 0.03$, $p < 0.001$）。血管造影率の高い病院では，血管造影は死亡や，あらゆる心イベントのリスク低下と関連した（HR 0.67, 0.72）。血管造影適応外の症例では，症例数が多い施設での有益性はみられなかった（HR 0.85, 0.90）。

255 Barbagelata NA, et al. TIMI grade 3 flow and reocclusion after intravenous thrombolytic therapy: a pooled analysis. *Am Heart J.* 1997; 133: 273–82.

5,475件の血管造影を行ったTIMI血流に関する15研究と，3,147件の血管造影を行った再閉塞に関する27研究の解析。60分と90分でのTIMIグレード3は，急速投与tPA 57.1%/63.2%，通常投与tPA 39.5%/50.2%，APSAK 40.2%/50.1%，ストレプトキナーゼ 31.5%（90分）であった。再閉塞率は急速投与tPA 6.0%，通常投与tPA 11.8%，APSAK 3.0%，ストレプトキナーゼ 4.2%であった。

256 Puma JA, et al. Support for the open-artery hypothesis in survivors of acute myocardial infarction: analysis of 11,228 patients treated with thrombolytic therapy. *Am J Cardiol.* 1999; 83: 482–7.

GUSTO Iの梗塞責任血管の開存データのある11,228例について解析を行った。単変量および多変量解析において，冠動脈開存性は30日後の死亡率低下と有意に関連していた（$p < 0.001$）。この有益性は左室駆出率による補正後も残るため，心筋サルベージによってもたらされる以上の有益性を示している。

257 Gibson CM, et al.; Thrombolysis In Myocardial Infarction (TIMI) Study Group. Relationship between TIMI frame count and clinical outcomes after thrombolytic administration. *Circulation.* 1999; 99: 1945–50.

修正TIMIフレームカウント（CTFC）はTIMI 4, TIMI 10A, TIMI 10Bの1,248例で計測された。院内死亡および，30–42日で院内死亡した症例は高いCTFCを示した（69.6 vs. 49.5, $p = 0.0003$, 66.2 vs. 49.9, $p = 0.006$）。多変量モデルでは，CTFCは院内死亡の独立した予測因子であった（OR 1.21/10フレーム上昇）。院内死亡のリスクは段階的に増加し，もっとも早い血流（0–13フレーム，充血，TIMI grade 4 flow）でなし，CTFS

14–40（CTFS40はTIMIグレード3のカットオフ値）で2.7％，CTFS 40超で6.4％であった（$p = 0.003$）．

微小血管再灌流

258 Gibson CM, et al.; TIMI (Thrombolysis In Myocardial Infarction) Study Group. Relationship of TIMI myocardial perfusion grade to mortality after administration of thrombolytic drugs. *Circulation*. 2000; 101: 125–30.

TIMI心筋灌流分類（TMP）は心筋への造影剤充満とクリアランスの評価のために作成された．TMPグレード0は組織レベルの明らかな灌流が認められない場合と定義さる（スリガラス様陰影あるいは心筋の混濁様陰影を認めない）．TMPグレード1は心筋染影を認めるが，微小血管系のクリアランスを認めない（染影あるいは滞留が次の注入でもみられる）．TMPグレード2は心筋染影が緩徐に消失する（染影は強く持続しわずかに減少する，あるいは3心拍で消失しない）．TMPグレード3は造影剤洗い出し中に心筋染影が消失し始める（3心拍後には染影はわずか）．TIMI 10Bに登録された762例において，TMPグレードと死亡率が有意に関連し，TMPグレード3で死亡率がもっとも低く（2.0％），TMPグレード2で中等度（4.4％），TMPグレード0と1でもっとも高かった（6.0％，3要因の$p = 0.05$）．心外膜動脈のTIMIグレード3の血流が得られた症例においても，TMPグレードによって，さらなる30日死亡率のリスク層別化ができ，TMPグレード3で0.73％，TMPグレード2で2.9％，TMPグレード0あるいは1で5.0％であった（$p = 0.03$（グレード3 vs. グレード0，1，2；3要因の$p = 0.066$）．TMPグレード3は30日死亡率について，TIMIグレード3血流の存在（$p = NS$），修正TIMIフレームカウント（OR 1.02, $p = 0.06$），前壁梗塞（OR 2.3, $p = 0.03$），入院ハザード比（$p = NS$），女性（$p = NS$），年齢（OR 1.1, $p < 0.001$）で補正した多変量モデルで相関があった（OR 0.35, 95％ CI 0.12 to 1.02, $p = 0.054$）．

259 Gibson CM, et al.; TIMI Study Group. Relationship of the TIMI myocardial perfusion grades, flow grades, frame count, and percutaneous coronary intervention to long-term outcomes after thrombolytic administration in acute myocardial infarction. *Circulation*. 2002; 105: 1909–13.

TIMI 10B研究（tPAとTNK-tPA（tenecteplase）の比較）の848例の2年間の追跡調査から解析結果．予後の改善はTIMI分類2/3血流（Cox HR 0.41, $p = 0.001$），修正TIMIフレームカウント（CTFCs）減少（$p = 0.02$），微小血管系の開存（TMPG 2/3, HR 051, $p = 0.038$）と関連していた．TIMI分類0/1の閉塞血管に対する90分以内の救命PCIは死亡率の低下と関連し（$p = 0.03$），TIMI分類2/3の開存血管に対するadjunctive PCIも死亡率を低下させる傾向を示した（$p = 0.11$）．多変量モデルにおいて年齢，性別，脈拍，左前下行枝病変，入院時のPCIといった死亡率との相関を示す因子で補正した後も，開存性（TIMI分類2/3, HR 0.32, $p < 0.001$），修正TIMIフレームカウント（$p = 0.01$），TIMI心筋灌流グレード2/3（HR 0.46, $p = 0.02$）は，死亡率減少と関連を示した．

260 Gibson CM, et al.; TIMI Study Group. Association of duration of symptoms at presentation with angiographic and clinical outcomes after fibrinolytic therapy in patients with ST-segment elevation myocardial infarction. *J Am Coll Cardiol*. 2004; 44: 980–7.

さまざまなTIMI研究のうちST上昇型急性心筋梗塞に対して血栓溶解療法を受けたの3,845症例の，TIMI心筋灌流グレード（TMPG）と症状持続との関係を解析した．心筋灌流の低下している症例は，発症から治療までの時間（中央値）がより長かった（3時間（TMPグレード0/1）vs. 2.7時間（TMPグレード2/3），$p = 0.001$）．この関係は多変量モデルでも強く残った（$p = 0.007$）．さらに，発症からの遅延は，30日以内の死亡率とも

関連があった(6.6%(4時間以上)vs. 3.3%, $p<0.001$)。これらの結果は，来院の遅れが臨床アウトカムを悪化させる，病態生理学的背景を指し示している。

261 Cragg DR, et al. Outcome of patients with acute myocardial infarction who are ineligible for thrombolytic therapy. *Ann Intern Med.* 1991; 115: 173-7.

この後ろ向き研究は1,471例を対象に解析をおこなった。16%はプロトコールに沿って血栓溶解療法が行われ（88%はTIMI IIBからの症例），7%はプロトコールに沿わない血栓溶解療法，プライマリーPTCA，あるいは両方が行われた。非血栓溶解療法群では，高齢，女性，高血圧，心筋梗塞の既往が多かった。血栓溶解療法不適応例は5倍高い死亡率であった（19% vs. 4%, $p<0.001$）。独立した死亡の予測因子は76歳超，脳梗塞あるいは他の出血リスク，適応外の心電図，2つの除外基準であった。

262 Barbash GI, et al. Significance of smoking in patients receiving thrombolytic therapy for acute myocardial infarction. Experience gleaned from the International Tissue Plasminogen Activator/Streptokinase Mortality Trial. *Circulation.* 1993; 87: 53-8.

International tPA/SK Trialの8,259症例を解析し，急性心筋梗塞患者における喫煙の保護的効果について示した。非喫煙者（糖尿病が多く，Killip分類が高く，高齢）と過去の喫煙者ともに，院内再梗塞の頻度が高く（4.7%，5% vs. 2.7%, $p<0.001$），院内死亡と6か月死亡率も高かった（13%/18%，8%/12%，5%/8%）。

263 Grines CL, et al. Effect of cigarette smoking on outcome after thrombolytic therapy for myocardial infarction. *Circulation.* 1995; 91: 298-303.

喫煙者の心筋梗塞患者でよりよい治療結果が得られるのはリスクプロファイルが低いことと関係していることを示した。6つの心筋梗塞に関する臨床研究でtPA，ウロキナーゼ，あるいは両方で治療を受けた1,619症例の解析で，喫煙者の90分の血管開存性はほぼ同様であったが(TIMI分類3の割合は高く（41.1% vs. 34.6%, $p=0.03$）），院内死亡率は低かった（4% vs. 8.9%, $p=0.0001$）。しかし，年齢（54歳 vs. 60歳），下壁梗塞の割合（60% vs. 53%），3枝病変の割合（16% vs. 22%），左室駆出率（53% vs. 50%）で補正すると喫煙は独立した予後規定因子にはならなかった。

264 Lee KL, et al.; GUSTO-I Investigators. Predictors of 30-day mortality in the era of reperfusion for acute myocardial infarction. Results from an international trial of 41,021 patients. *Circulation.* 1995; 91: 1659-68.

多変量解析では年齢の死亡率への影響が強くあらわれている（45歳未満で1.1%，75歳超で20.5%）。その他の死亡率に関連する因子としては，SBP低値，高いKillip分類，心拍数上昇，前壁梗塞を認めた。これらの5つの因子は予後に関する情報の90%を提供する。

265 Woodfield SL, et al. Gender and acute myocardial infarction: is there a different response to thrombolysis? *J Am Coll Cardiol.* 1997; 29: 35-42.

GUSTO Angiography Substudyでは女性は独立した予後規定因子であることを示している。女性はいくつかの高リスクの特徴（高齢，高血圧，糖尿病，心不全）と，低リスクの特徴（梗塞の既往・バイパス術の既往が少ない，喫煙者が少ない）を持っていた。補正を非補正の30日死亡率はほぼ3倍であり（13.1% vs. 4.8%, $p<0.001$），多変量解析後，女性であることが独立した予後規定因子であった。

その他

266 Case RB, et al. Living alone after myocardial infarction. Impact on prognosis. *JAMA.* 1992; 267: 515-9.

心筋梗塞患者1,234例を平均2.1年追跡したこの解析では，独居は54%のエンドポイ

ント(非致死性心筋梗塞および心臓死)上昇に関連した。

267 Frasure-Smith N, et al. Depression following myocardial infarction. Impact on 6-month survival. *JAMA.* 1993; 270: 1819–25.
　この小規模研究は生存退院した222人の心筋梗塞患者からなる。平均7日目に問診を受けた(うつ病、2週間)。うつ病は4.3倍の死亡率上昇に関連した($p = 0.013$)。この影響は左心機能不全(Killip分類)や心筋梗塞既往と少なくとも同等であった。論説では一般的に心筋梗塞発症後には15%–20%がうつ病を合併していると指摘している。

268 Kuhl EA, et al. Relation of anxiety and adherence to risk-reducing recommendations following myocardial infarction. *Am J Cardiol.* 2009; 103: 1629–34.
　278例の急性心筋梗塞患者のうち、多変量解析により、不安感は多くのリスク軽減治療(薬物的および非薬物的)に対するアドヒアランス低下の予測因子であった。不安は禁煙治療のアドヒアランス低下の唯一の予測因子であった。

269 Jollis JG, et al. Outcome of acute myocardial infarction according to the specialty of the admitting physician. *N Engl J Med.* 1996; 335: 1880–7.
　8,241例のメディケア患者を分析したこの後ろ向き研究では、循環器医は心筋梗塞患者に対し最も適切な治療を提供していることが示された。1年間の総死亡ハザード比(入院時医師の種類による)では、循環器医0.88、家庭医0.98、一般医1.06、その他1.16であった。循環器医の診療を受けた患者群ではより若く、より健康で、糖尿病が少なく、Killip分類1が多く、予測される30日死亡率が低値で(GUSTO Iモデル18% vs. 20%)、入院期間が長期であった(9.3日 vs. 7.3–8.6日)。循環器医は血栓溶解療法を2倍以上の頻度で行い、血管造影、血行再建術、トレッドミル検査、核医学、ホルター心電図、心エコーをより頻回に行い、アスピリン、β遮断薬、ヘパリンをより多くの患者に投与した。1992年メディケアのすべての医療保険制度請求(およそ22万患者)の解析でも、死亡率は同様のパターンを示し、循環器医30%、内科医37%、家庭医39%、一般医40%であった。外来主治医の82%は入院時主治医と同じであったが、コンサルタントや転科の役割は評価されていない。

270 Bradley EH, et al. Hospital quality for acute myocardial infarction: correlation among process measures and relationship with short-term mortality. *JAMA.* 2006; 296: 72–8.
　研究者らは、心筋梗塞ナショナルレジストリーの急性心筋梗塞症例において、Centers for Medicare & Medicaid Service (CMS)およびJoint Commission on Accreditation of Healthcare Organizations (JCAHO)により定義づけられている、治療の質評価項目と、30日臨床アウトカムの相関を調査した。入院時、退院時のβ遮断薬、アスピリンの使用や、ACE阻害薬の使用のような重要項目は有意に30日死亡率と関連した($r \geq 0.40$, $p < 0.01$ 一対比較)。しかしこれらの項目は病院全死亡率のうちのわずかな割合(6%)しか説明できなかった。

271 Williams SC, et al. Performance of top-ranked heart care hospitals on evidence-based process measures. *Circulation.* 2006; 114: 558–64.
　US New & World Report誌で「米国の最高の病院」に挙げられた病院で、心不全および急性心筋梗塞に関する、ACC/AHAのガイドラインの順守について評価した。著者らは心血管複合スコアとして10の評価項目を纏めた。リスト上位の病院ではそのほかの病院と比較し良好な結果を示したが(項目合致86% vs. 83%、$p < 0.05$)、全体の平均と比較し、このような基準をより多く満たしていたのは、「米国の最高の病院」のうちわずか23病院だけであった。

急性心筋梗塞の合併症

不整脈，脚ブロック

272 Antman EM, et al. Declining incidence of ventricular fibrillation in myocardial infarction. Implications for the prophylactic use of lidocaine. *Circulation*. 1992; 86: 764–73.

この解析は18のランダム化試験における4,754例で行われた。初期の報告（1969–1988年）は他因子の補正後でも心室細動（$p = 0.002$）の有意な予測因子であった。対照群における心室細動の発症率は1970年の4.5%から1990年にはわずか0.35%までに低下した。

273 Solomon SD, et al. Ventricular arrhythmias in trials of thrombolytic therapy for acute myocardial infarction. A meta-analysis. *Circulation*. 1993; 88: 2575–81.

この解析では15の無作為試験の39,606例で行われた。血栓溶解薬使用は入院全期間において，心室細動のリスクを低下させたが（OR 0.83，95%CI 0.76–0.90，$p < 0.0001$），治療後早期の6時間および24時間では差がなかった（OR 0.98，1.00）。また血栓溶解薬使用は入院中の心室頻拍の高い発症率（OR 1.34，95%CI 1.15–1.55，$p < 0.0001$）と関連した。

274 Newby KH, et al. Incidence and clinical relevance of the occurrence of bundle-branch block in patients treated with thrombolytic therapy. *Circulation*. 1996; 94: 2424–8.

この研究は36–72時間の継続的12誘導心電図検査を受けた，681例のTAMI-9およびGUSTO-I患者からなる。脚ブロックは23.6%に出現した（右脚ブロック13%，左脚ブロック7%，交代性3.5%）。脚ブロック出現例では，非出現例に対し2.5倍死亡率が高値であった（8.7% vs. 3.5%，$p = 0.007$）。そのうち持続性脚ブロック出現例にて高い死亡率が認められた（19.4% vs. 5.6%（一過性），3.5%（出現なし），$p < 0.001$）。脚ブロック患者ではまた，EFが低く，peak CKが高く，より多くの罹患血管を認めた。

275 Crenshaw BS, et al.; GUSTO-I Trial Investigators. Atrial fibrillation in the setting of acute myocardial infarction: the GUSTO-I experience. Global Utilization of Streptokinase and TPA for Occluded Coronary Arteries. *J Am Coll Cardiol*. 1997; 30: 406–13.

入院時心電図にて2.5%に認められた心房細動は，研究登録時には7.9%まで増加していた。早期および晩期心房細動群では3枝病変が多く，TIMI分類3の血流が少なく，院内脳卒中発症が多く（3.1% vs. 1.3%，$p = 0.0001$），また30日および1年後非補正前死亡率が2倍以上高かった（14.8% vs. 6.2%，$p = 0.0001$；21.5% vs. 8.6%，$p < 0.0001$）。多変量解析では晩期心房細動発症の予測因子は，年齢，peak CK，Killip分類および心拍数であった。補正後の死亡オッズ比は登録時心房細動では1.1（85%CI，0.88–1.3）で晩期心房細動では1.4（95%CI 1.3–1.5）であった。

心破裂

276 Becker RC, et al.; Late Assessment of Thrombolytic Efficacy Investigators. Cardiac rupture associated with thrombolytic therapy: impact of time to treatment in the Late Assessment of Thrombolytic Efficacy (LATE) study. *J Am Coll Cardiol*. 1995; 25: 1063–8.

LATE試験5,711例におけるこの解析では，心破裂は初期35日内に死亡した547例のうち53例（9.7%）で認めた。プラセボ投与群に比し6–24時間にrtPA投与した群で心破裂でリスクは上昇しなかった。しかし血栓溶解療法群にてより早期に心破裂が生じた（治療×死亡までの時間の関連 $p = 0.03$）。

277 Becker RC, et al. A composite view of cardiac rupture in the United States National Registry of Myocardial Infarction. *J Am Coll Cardiol*. 1996; 27: 1321–6.

この350,755例の解析において，血栓溶解療法を受けた患者群（およそ1万2千例）での死亡率は5.9％であった（血栓溶解薬非投与群12.9％）。心破裂は血栓溶解療法を受けた患者の死因の12％であり（vs. 6％血栓溶解薬非投与群），初期24時間以内の発症が多かった。

278 Anzai T, et al. C-reactive protein as a predictor of infarct expansion and cardiac rupture after a first Q-wave acute myocardial infarction. *Circulation*. 1997; 96: 778–84.

CRPの上昇は心破裂の危険因子であった。220例でCRPが24時間ごとに計測された。心破裂例においてCRPは2倍高値であった（23.7 mg/dL vs. 12.2 mg/dL, $p = 0.001$）。多変量解析において，CRP≧20 mg/dLは心破裂（RR 4.72, $p = 0.004$）と同様に，左室瘤（RR 2.11, $p = 0.03$），1年以内の心臓死（RR 3.44, $p < 0.0001$）においても独立した危険因子であった。

279 Becker RC, et al.; TIMI 9 Investigators. Fatal cardiac rupture among patients treated with thrombolytic agents and adjunctive thrombin antagonists: observations from the Thrombolysis and Thrombin Inhibition in Myocardial Infarction 9 Study. *J Am Coll Cardiol*. 1999; 33: 479–87.

TIMI-9Aおよび9Bの試験に登録された3,759例の解析から，1.7％の心破裂の発症を認めた。多変量解析から，70歳超（RR 3.77, 95％CI 2.06–2.91），女性（RR 2.87, 95％CI 1.44–5.73），狭心症既往（RR 1.82, 95％CI 1.05–3.16）が心破裂の独立した危険因子であった。抗凝固の強度やトロンビン阻害薬の種類（ヘパリンやhirudinなど）と心破裂には関連を認めなかった。

280 Moreno R, et al. Primary angioplasty reduces the risk of left ventricular free wall rupture compared with thrombolysis in patients with acute myocardial infarction. *J Am Coll Cardiol*. 2002; 39: 598–603.

この解析は発症12時間以内の急性心筋梗塞1,375例を対象としたものであり，55.4％ではプライマリーPCI, 44.6％には血栓溶解療法が施行された。自由壁破裂は，エコー上大量の心囊液貯留を伴う無脈性電気活動による突然死，もしくは剖検や手術で確認された。自由壁破裂は全体の2.5％（PCI 1.8％，血栓溶解療法3.3％, $p = 0.69$）で発症した。単変量解析では，70歳超（5.2％ vs. 1.2％, $p < 0.001$），女性（5.1％ vs. 1.8％, $p = 0.006$），前壁梗塞（3.3％ vs. 1.4％, $p = 0.02$）および発症2時間以降の治療（3.6％ vs. 1.7％, $p = 0.043$）が危険因子であった。多変量解析では70歳超（OR 4.12, 95％CI 2.04–8.62, $p < 0.001$），前壁梗塞（OR 2.91, 95％CI 1.36–6.63, $p = 0.008$）が独立した危険因子であった。一方，プライマリーPCIは保護的な独立因子であった（OR 0.46, 95％CI 0.22–0.96, $p = 0.037$）。

心原性ショックとうっ血性心不全

281 Goldberg RJ, et al. Cardiogenic shock after acute myocardial infarction. Incidence and mortality from a community-wide perspective, 1975 to 1988. *N Engl J Med*. 1991; 325: 1117–22.

この後ろ向き解析は4,762例の急性心筋梗塞患者を対象に行われた。心原性ショック発症例（発症率7.5％）は死亡率が高かった：77％ vs. 3.5％。1975年と1988年の比較では有意な変化は認められなかった。

282 Holmes DR Jr, et al.; GUSTO-I Investigators. Contemporary reperfusion therapy for cardiogenic shock: the GUSTO-I trial experience. *J Am Coll Cardiol*. 1995; 26: 668–74.

心原性ショックは2,972例（7.2％）に発症し，そのうち89％は入院後に認められた。これらショック患者は再梗塞率が高く（11％ vs. 3％），非常に高い死亡率（57％（来院時ショック），55％（入院後ショック）vs. 3％, $p < 0.001$）を示した。ショック出現率は

tPA治療例で少なかった (6.3% vs. 7.7%または8.1% SK群)。ショック例の30日死亡率はPTCA施行群で43%，未施行群で61%であり有意に改善していた。GUSTOIにおける最近の分析では，30日生存例においてはショックの既往がある群とない群においては同様の死亡率であった(年間2%–4%) (*J Am Coll Cardiol* 2007;50: 1752–1758. 参照)。

283 Holmes DR Jr, et al.; GUSTO-I Investigators. Difference in countries' use of resources and clinical outcome for patients with cardiogenic shock after myocardial infarction: results from the GUSTO trial. *Lancet.* 1997; 349: 75–8.

GUSTOの解析では以下の項目が米国の患者では顕著であった：若年 ($p<0.001$)，前壁梗塞が少ない (49% vs. 53%)，より早期の治療 (3.1時間 vs. 3.3時間，$p<0.001$)。そしてより多く以下の手技が行われた：カテーテル58% vs. 23%，PTCA 26% vs. 8%，IABP 35% vs. 7%，右心カテ施行 57% vs. 22%。再灌流療法はすべての国において死亡率を低下させた。しかし米国では30日死亡率が24%低かった (50% vs. 66% (他国)，$p<0.001$ (再灌流率で調整))。著者らは厳密な管理による早期の患者把握が米国の良好な結果につながったとした。

284 Goldberg RJ, et al. Temporal trends in cardiogenic shock complicating acute myocardial infarction. *N Engl J Med.* 1999; 340: 1162–8.

この観察研究は1975–1997年の範囲から11の1年間に，大都市地域 (Worcester，MA) のすべての地域病院に入院した9,076例の患者より構成されている。この期間の心原性ショックの発症率は比較的一定であった (平均7.1%)。心原性ショック例の院内死亡率は71.7%であった (vs. 12.0%，$p<0.001$)。1990年代中期，後期に治療を受けた群は1970代中期，後期にかけて治療を受けた群と比較して，院内生存率が有意に改善する傾向を認めた(OR 0.49 (1993年，1995年)，0.46 (1997年))。

血栓溶解療法による頭蓋内出血

285 Maggioni AP, et al.; Gruppo Italiano per lo Studio della Sopravvivenza nell'Infarto Miocardico II (GISSI-2), and The International Study Group. The risk of stroke in patients with acute myocardial infarction after thrombolytic and antithrombotic treatment. *N Engl J Med.* 1992; 327: 1–6.

この解析はGISSI-2およびInternational Studyの患者にもとづき，20,768例で完全データが得られた。脳卒中の院内発症率は1.14% (出血性0.36%，虚血性0.48%，原因不明0.30%)であった。tPA治療例ではSK治療例と比較して少ない差ではあったが明らかに脳卒中が多かった (1.33% vs. 0.94%，補正OR 1.42，95%CI 1.09–1.84)。脳卒中増加の危険因子は高齢，高いKillip分類，前壁心筋梗塞であった。

286 Simoons ML, et al. Individual risk assessment for intracranial haemorrhage during thrombolytic therapy. *Lancet.* ; 342: 1523–8.

この解析はNetherlands registry，European Cooperative Study Group，GISSI-2 and International Study Group trials，TIMI II，TAMI，ISAMのデータを使用した。多変量解析の結果，脳内出血の独立予測因子は年齢65歳超 (OR 2.2，95%CI 1.4–3.5)，体重70kg未満 (OR 2.1，95%CI 1.3–3.2)，入院時高血圧 (OR 2.0，95%CI 1.2–3.2)，アルテプラーゼ投与 (OR 1.6，95%CI 1.0–2.5)であった。

287 Gurwitz JH, et al.; Participants in the National Registry of Myocardial Infarction 2. Risk for intracranial hemorrhage after tissue plasminogen activator treatment for acute myocardial infarction. *Ann Intern Med.* 1998; 129: 597–604.

この解析は1994年6月から1996年9月までの間にtPAで治療されたNational Registry of Myocardial Infarction 2の71,073例を対象に行われた。入院中の頭蓋内出血発症率は

0.95%（確診例0.88%（CTまたはMRI））。多変量モデルでの頭蓋内出血の予測因子は，高齢，女性，黒人，収縮期血圧140 mmHg超，拡張期血圧100 mmHg超，脳卒中の既往，tPA投与量1.5 mg/kg超，低体重であった。

再閉塞，再虚血，再梗塞

288 Benhorin J, et al.; Multicenter Diltiazem Postinfarction Trial Research Group. Prognostic significance of nonfatal myocardial reinfarction. *J Am Coll Cardiol.* 1990; 15: 253–8.

この解析はMulticenter Diltiazem Trialの1,234例のプラセボ投与群患者を対象に行われた。1–4年の追跡で非致死性心筋梗塞を9.4%認め，とくに女性や梗塞発症前に心臓の症状を有した例で頻度が高かった。非致死性心筋梗塞ではその後の心臓死リスクが3倍高かった（そのイベントが初発心筋梗塞の場合は5.4倍）。

289 Ohman EM, et al.; TAMI Study Group. Consequences of reocclusion after successful reperfusion therapy in acute myocardial infarction. *Circulation.* 1990; 82: 781–91.

この解析は平均7日間で再度冠動脈造影を施行された810例のTAMI studyの患者を対象に行われ，梗塞責任血管の再閉塞を12.4%で認めた（うち58%は有症状）。追跡期間内では閉塞していた患者群のEFは同等だったが，梗塞領域の機能は悪く，院内死亡率も高かった（11% vs. 4.5%，$p=0.01$）。

290 Kornowski R, et al.; SPRINT Study Group. Predictors and long-term prognostic significance of recurrent infarction in the year after a first myocardial infarction. *Am J Cardiol.* 1993; 72: 883–8.

3,695例のSPRINT症例を対象に行われたこの後ろ向き解析では，1年間の再梗塞率は6%だった（再梗塞による院内死亡率は30%）。再梗塞の予測因子は末梢動脈疾患（補正RR 2.12），前壁梗塞（RR 1.62），梗塞前狭心症（RR 1.53），入院時心不全（RR 1.34），糖尿病（RR 1.33），高血圧（RR 1.28），加齢（RR 1.13）だった。再梗塞率は危険因子が0または1の場合は4.0%，5または6の場合は23.3%であった。心筋梗塞の再発は長期観察における死亡率の最も強い予測因子だった（補正RR 4.76）。

291 Mueller HS, et al.; TIMI Investigators. Prognostic significance of nonfatal reinfarction during 3-year follow-up: results of the Thrombolysis in Myocardial Infarction (TIMI) phase II clinical trial. *J Am Coll Cardiol.* 1995; 26: 900–7.

再梗塞の発症率は10.1%（339例中43例死亡）。再梗塞が初回梗塞発症後42日以内に起こった場合の死亡のRRは1.9，43日から365日以内は6.2，1年から3年以内は2.9であった。

292 Verheugt FW, et al. Reocclusion: the flip side of coronary thrombolysis. *J Am Coll Cardiol.* 1996; 27: 766–73.

この解析は冠動脈造影を2回施行された，61研究の6,061例を対象に行われた。再閉塞は通常数週間以内におこる。全体で再閉塞率は11%だったが，完全閉塞例を対象とした研究では16%の再閉塞率が観察された。よって初回閉塞は再閉塞の危険因子である。アスピリンとヘパリンは再閉塞予防には無効だった（APRICOT, HART）。hirudinとhirulogは有効だった。再閉塞の半分は臨床的に無症状である。血行再建術はとくに症状がある例においては有益である。

293 Bauters C, et al. Angiographically documented late reocclusion after successful coronary angioplasty of an infarct-related lesion is a powerful predictor of long-term mortality. *Circulation.* 1999; 99: 2243–50.

心筋梗塞発症後10±6日後に，バルーン血管形成術により梗塞血管が開存していた

528例を対象に行った後ろ向き研究。6か月目の確認造影では梗塞血管の再閉塞を17%で認めた（TIMIグレード0または1）。長期間（中央値6.4年）の観察では，再閉塞群で死亡率が2.5倍高かった（20% vs. 8%, $p = 0.002$）。保険統計による8年の総死亡率は28%と10%（$p = 0.0003$），また心血管死亡率は25%と7%（$p < 0.0001$）であった。梗塞責任血管の再閉塞群と開存群での死亡率の差は前壁梗塞例において顕著だった。

294 Ernst NM, et al.; Zwolle Myocardial Infarction Study Group. Impact of failed mechanical reperfusion in patients with acute myocardial infarction treated with primary angioplasty. *Am J Cardiol.* 2005; 96: 332–4.

急性心筋梗塞に対してプライマリーPCIを施行した単施設コホート研究。患者1,683例のうち約7%が物理的に再灌流を得られなかった。そのうち約半数はプライマリーPTCA不成功，残りの半数が遅発性再閉塞だった。単変量解析ではPCI不成功の予測因子はKillip分類＞1，梗塞責任血管が左前下行枝，PCI前のTIMIグレード0または1だった。院内死亡率，30日死亡率，1年死亡率はすべて再灌流が得られなかった患者群で高かった（各々 $p < 0.001$）。

左室内血栓

295 Gueret P, et al. Effects of full-dose heparin anticoagulation on the development of left ventricular thrombosis in acute transmural myocardial infarction. *J Am Coll Cardiol.* 1986; 8: 419–26.

この小規模前向き研究により左室内血栓は高率に前壁梗塞で認めることが示された。症状発症後平均5.2時間の90例（前壁46例，下壁44例）をヘパリン使用群と非使用群に割り付けた。初回の心臓超音波（10.3±8時間後に施行）では血栓を認めなかったが，前壁梗塞群の46%において4.3±3.0日で血栓を認めた（ヘパリン群38% vs. 非ヘパリン群52%, $p = 0.76$）。下壁梗塞群では血栓を認めなかった。

296 Vecchio C, et al. Left ventricular thrombus in anterior acute myocardial infarction after thrombolysis. A GISSI-2 connected study. *Circulation.* 1991; 84: 512–9.

GISSI-2の初回心筋梗塞患者連続180例を対象に行った心臓超音波研究。心臓超音波は発症48時間以内と退院前に施行された。左室内血栓は28%に認められた（4つの治療群で差を認めなかった）。壁在血栓例がもっとも多く，とくにヘパリン治療群で多かった。院内発症の塞栓症は1例のみだった。

297 Vaitkus PT, et al. Embolic potential, prevention and management of mural thrombus complicating anterior myocardial infarction: a meta-analysis. *J Am Coll Cardiol.* 1993; 22: 1004–9.

この解析は11の研究の856例を対象に行われた。心臓超音波で血栓を認めた例は，塞栓症発生のオッズ比が5.45であった（11% vs. 2%）。前壁梗塞例ではオッズ比は8.0であった。抗凝固療法は塞栓症の発生を86%減らした。一次抗凝固療法は塞栓症の発生を68%，血栓溶解療法は52%減らした（16% vs. 32%）。

298 Greaves SC, et al. Incidence and natural history of left ventricular thrombus following anterior wall acute myocardial infarction. *Am J Cardiol.* 1997; 80: 442–8.

この解析はHealing and Early Afterload Reducing Treatment (HEART) サブスタディ309例（78%がQ波前壁梗塞）を対象に行われた。心臓超音波を第1, 14, 90病日に施行した。左室内血栓例は第1病日0.6%，第14病日3.7%，第90病日2.5%と少なかった。2回とも血栓を認めたのは1例のみだった。血栓例では左室拡大，壁運動異常を認めた。

299 Weinsaft JW, et al. Detection of left ventricular thrombus by delayed-enhancement cardiovascular magnetic resonance: Prevalence and markers in patients with systolic dysfunction. *J Am Coll Cardiol.* 2008; 52: 148–57.

左室機能障害（EF＜50％）のある患者784例において左室内血栓（左室内腔および壁在血栓）を7％に認めた。多変量解析では低心機能，虚血性心筋症，MRで認める瘢痕化した心筋が血栓の危険因子だった。

弁損傷と中隔穿孔

300 Lehmann KG, et al.; TIMI Study Group. Mitral regurgitation in early myocardial infarction. Incidence, clinical detection, and prognostic implications. *Ann Intern Med.* 1992; 117: 10–7.

この解析は発症7時間以内に左室造影を施行されたTIMI I 患者206例で行われた。僧房弁逆流は27例（13％）で認められ，1年後死亡率と有意に関連していた（RR 12.2（単変量解析），7.5（多変量解析））。

301 Lamas GA, et al.; Survival and Ventricular Enlargement Investigators. Clinical significance of mitral regurgitation after acute myocardial infarction. *Circulation.* 1997; 96: 827–33.

この研究は，心臓カテーテル検査と左室造影が発症後16日以内に施行された727例のSAVE試験登録患者を対象に行われた。僧房弁逆流（19.4％）は梗塞責任血管が閉塞したままの症例でより多く認められた（27.2％ vs. 15.2％, $p = 0.001$）。追跡期間内（中央値3.5年）の観察では僧房弁逆流例は，2倍以上の心血管死亡率を示し（29％ vs. 12％, $p <$ 0.001），重症心不全が多く（24％ vs. 16％, $p = 0.015$），心血管死亡，重症心不全，再梗塞の合併を高率に認めた（47％ vs. 29％, $p < 0.001$）。多変量解析では僧房弁逆流は心血管死亡の独立した予測因子だった（RR 2.0, 95％CI 1.28–3.04）。

302 Crenshaw BS, et al.; GUSTO-I (Global Utilization of Streptokinase and TPA for Occluded Coronary Arteries) Trial Investigators. Risk factors, angiographic patterns, and outcomes in patients with ventricular septal defect complicating acute myocardial infarction. *Circulation.*; 101: 27–32.

心室中隔穿孔（VSD）がGUSTO IでST上昇型心筋梗塞の0.2％（41,021例中84例）に合併した。高齢，前壁梗塞，女性，非喫煙例が危険因子だった。さらに梗塞責任血管が左前下行枝や完全閉塞例でより多く認めた。VSDを合併した患者の30日死亡率は有意に高く（73.8％ vs. 6.8％, $p < 0.001$），外科治療は薬物治療より死亡率を改善させた（30日死亡率47％ vs. 94％, $p < 0.001$）。

303 Birnbaum Y, et al. Ventricular septal rupture after acute myocardial infarction. *N Engl J Med.* 2002; 347: 1426–32.

このレビューは急性心筋梗塞後の心室中隔穿孔について発症率，危険因子，病理学的検討，血行動態，時間経過，臨床症状，造影所見，内科的外科的治療と予後などさまざまなトピックスについてまとめている。

第5章 心不全

Christopher P. Cannon, Benjamin A. Steinberg, Justin M. Dunn

疫学

　米国では，うっ血性心不全で年間100万件もの入院があり，400億ドルもの医療費がかかっている[Circulation 2009;119;e21-e181]。

　人口の高齢化と心筋梗塞後の生存率の向上[Circulation 2008;118[20]:2057-2062]が心不全患者の増加をもたらしており，現在米国では約600万人に達している（National Health and Nutritional Examination Survey（NHANES）2005 to 2006 National Center for Health Statistics（NCHS）and NHLBI）。フラミンガム心臓研究のデータによれば，過去50年間の心不全の発症率は，女性では減少する傾向にあるが，男性では減少しておらず，男女ともに生存率が改善していることもあって（10年で12％の改善），心不全有病率が上昇している[14]。しかし，ミネソタ州オルムステッド群の大規模研究では，男女ともに心不全の発生率は減少していないが死亡率は改善しており，とくに若年男性で，女性や高齢者よりその傾向が顕著である[12]。

　ほとんどの研究では女性が男性より長寿であるが[9,11,13,14]，Studies of Left Ventricular Dysfunction（SOLVD）試験では反対であった。その違いの理由は，SOLVD試験では冠動脈疾患自体や虚血性心疾患を合併した心不全の女性の比率が高いことによる可能性がある。虚血が原因の心不全はより生存率が悪いとされている。しかし，Candesartan in Heart Failure: Assessment of Reduction in Mortality and Morbidity（CHARM）試験データの解析によれば，男性と女性の差は両性間の冠動脈疾患の頻度の差では説明しきれない[15]。

　心不全増加のリスクに関連する因子は，高齢，男性，黒人，糖尿病，肥満，喫煙，冠動脈疾患／陳旧性心筋梗塞，高血圧である[10,11]。オルムステッド群のデータから冠動脈疾患と高血圧が心不全のリスクに最も寄与している因子である[Am J Med 2009;122:1023-1028]。女性では男性よりも高血圧，糖尿病がより心不全を進行させる因子と考えられる。リスクの増加と関連する心臓超音波所見は低左室，右室駆出率，左室拡大，弁膜疾患である[34]。

　2005年AHA（米国心臓協会）／ACC（米国心臓病学会）ガイドラインアップデート（心不全）では，心不全の新しいステージ分類を紹介している。それは心不全進行によりAからDへの4段階のステージに分類されている。以下に述べるように，本分類はニューヨーク心臓協会（NYHA）分類にかわろうと意図されたものではなく，治療に対する反応によって変化しないステージ分類によりむしろNYHAを補完するものである。また，ステージ分類は，症状の出現前からさえも治療介

入をうけるほうがよい心不全の進行に関する確立された危険因子や構造変化を記載している。

ステージA: 心不全の危険は高いが，器質的心疾患や心不全症状がない
ステージB: 器質的心疾患はあるが，心不全兆候や症状がない
ステージC: 器質的心疾患はあり，以前あるいは現在心不全症状がある
ステージD: 特別な治療介入が必要な難治性心不全

心不全と診断された患者では，徴候と症状の重症度はNYHA分類で予測される。ほとんどのNYHA分類はステージCに含まれる（上記参照）。NYHA分類を下記に示す。

クラスI：身体的活動制限がない
クラスII：軽症心不全：安静時には症状はないが，通常の身体的活動で疲労，呼吸困難，狭心症が生じる
クラスIII：中等症心不全：通常の身体的活動以下の活動で症状が生じる
クラスIV：重症心不全：安静時でも症状が生じる

NYHA心機能分類IIIで最大酸素消費量が10から15 mL/kg/分の患者の死亡率は年間15%–20%であり，最大酸素消費量が10 mL/kg/分以下でNYHA心機能分類IVの患者では，死亡率は年間50%となる。

また，1967年に最初に発表されたKillip分類も重要であり，心筋梗塞後の心不全患者をその心不全徴候と症状により分類したものである。Killipが低い患者では高い患者に比べて心筋梗塞後30日の死亡率が低い。

KillipクラスI ：臨床的心不全症状なし
KillipクラスII：肺野のラ音，III音ギャロップ，頸静脈怒張
KillipクラスIII：明らかな急性肺水腫
KillipクラスIV：心原性ショック，低血圧（収縮期血圧90 mmHg以下），末梢血管収縮(乏尿，チアノーゼ，冷汗)

急性心不全症候群は，症候性の非代償性心不全のあらわれである[8]。これは，他の急性の内科的，外科的疾患（主に感染症），食事や薬剤のアドヒアランスの低下，急性冠症候群等が引き金となる。このような入院は，莫大な医療費の支出に加えて，心不全患者の死亡率を増加させる。退院後のイベント発症率と同様に，90日以内の再入院率は高い。外来患者の管理戦略は多くのエビデンスが

集積されているが,入院患者の管理は,ほとんどサポートするデータがないまま,もっぱら貯留体液の除去と症状の改善に焦点があてられたままである。

病歴と身体所見

心不全症状には,呼吸困難,疲労,夜間発作性呼吸困難,起座呼吸,夜間頻尿が含まれる。起座呼吸は肺動脈楔入圧の上昇を最も鋭敏に示唆する[16]。安静時でも心拍出量の低下した患者では,集中力の低下が起きることがある。

身体所見は,ラ音(慢性や緩徐な発症の際にはみられないことも多い),頸静脈怒張,III音の存在,末梢性浮腫,四肢冷感,脈圧の狭小化,頻呼吸がよくみられる(**表5.1**)。肝腫大,腹水は右心不全の際によくみられる。これらの徴候の多くは,肺動脈楔入圧の上昇を示唆する感度には限界がある。ある研究では,頸静脈怒張が,安静時や肝頸静脈試験により誘発される場合,肺動脈楔入圧が上昇している感度は80%と報告されている[17]。頸静脈怒張とIII音は予後予測としては重要である[20]。他の研究では,低い脈圧は,低心拍出量の有用な予測因子であり,脈圧が標準の25%以下であることは心係数が2.2l/分/m^{2}以下であることの感度91%,特異度は83%である[16]。

病因

収縮不全は,主として虚血性心筋症,拡張型心筋症,高血圧性心疾患,弁膜症が原因で生じるポンプ不全から起きる。アルコールやウイルスは非虚血性心筋症の原因と一部であるが,多くは特発性である。高心拍出性心不全の頻度は多くないが,貧血,甲状腺機能亢進症,妊娠から心不全を生じることもある。さらに稀ではあるが,ページェット病,動静脈瘻,褐色細胞腫,脚気も高心拍出性心不全の原因である。

拡張不全は心不全患者の約半数に関連する[JAMA 2003;289[2]:194-202]。ほとんどの拡張不全患者は,preserved EF(HFpEF)に分類されるが,収縮不全患者でも拡張

表5.1　身体所見

	収縮不全	拡張不全
第3心音	しばしば	稀
第4心音	稀	しばしば
ラ音	たまに	たまに
末梢浮腫	しばしば	稀
頸動脈怒張	しばしば	稀
心肥大	つねに	稀

Braunwald E Heart Disease, Philadelphia, PA: W.B. Saunders. 1997より改変

機能が異常であることはよく認められる。HFpEFは，典型的には高血圧，肥大型心筋症，感染性疾患と関連する。高齢女性に多くみられ，ほとんどは高血圧や糖尿病やその両者をもっている。収縮性心不全と違い，これらの患者の管理に関する大規模な臨床試験が不足している。現在推奨されている管理の基本は，高血圧や脈拍の管理，可能な限りの原疾患の治療（冠動脈疾患に対する血行再建術など）である[7]。

心不全の重要な増悪因子は，低い薬剤コンプライアンス，食事管理（高塩分など）である。ある研究では，心不全の入院患者の60％以上は，薬剤コンプライアンスが悪かったり，食事制限が不十分であった[1]。また，心不全の突然の増悪因子は，急性心筋梗塞，急性肺血栓塞栓症，急性僧帽弁逆流症，急性大動脈弁機能不全，急性心室中隔穿孔や感染である。慢性の心不全の重要な増悪因子は，薬剤［非ステロイド系消炎鎮痛薬（血管収縮），非虚血性心不全にはアスピリンでも関連[22, WATCH試験]，ベラパミル，ジルチアゼム，プロカインアミド（陰性変力作用，アムロジピンやフェロジピンは心不全に安全のようである），エストロゲン，アンドロゲン，ミノキシジル，チアゾリジン系薬剤（RECORD試験，Lancet 2009;373:2125-3215, 水分貯留），ドキソルビシン（アドリアマイシン）］，うつ病，睡眠時無呼吸である。

検査

1. 臨床検査：B型ナトリウム利尿ペプチド（BNP）は，救急部門での急性呼吸困難患者の評価やトリアージに有用である[J Am Coll Cardiol 2001;37:379]。BNPに関する最大の試験の一つであるBNP multinational 試験では，他の臨床クライテリアにBNP値を加えることで，呼吸困難患者の心不全の診断精度が統計学的に有意に向上することが報告されている[25,26]。さらに，BNP値は他の急性心不全の診断に関する臨床基準よりも予後予測が可能である。BNPはSTARS-BNP試験[29]に示されるようにBNPガイドの外来患者管理にも使用できる。しかし，このデータはTIME-HF試験では再現できなかった[31]。BNPを使用した退院支援や入院期間の短縮に関する小規模の試験の結果はさまざまである[27,31]。
さらに，BNPは心不全とは独立して急性冠症候群患者の死亡率予測が可能である[28,30]。
血清低ナトリウム血症はよくみられ（神経ホルモンの活性化）予後不良と相関する[23]。クレアチニン高値や肝機能障害もまた予後不良と相関する。また，炎症性マーカー（CRP, TNF-α, IL-6）は心不全患者で上昇する[Circulation 2003;107:1486]が，それらの予後に関する役割にはさらなる研究が必要である。

2. 胸部レントゲン写真:上昇した肺毛細血管圧を示す所見は約50％の患者でみられ，両側胸水，心拡大も観察される．
3. 心電図：Q波や左脚ブロックは収縮不全の予測因子であり，幅広いQRS (200 ms以上)は死亡率の上昇の予測因子である．
4. 心臓超音波:簡単で有用な検査である心臓超音波検査は，収縮あるいは拡張不全，左室あるいは右室機能障害の診断にすぐれる．
5. 6分間歩行試験：6分間歩行試験での短い歩行距離が，心不全の死亡率の高さや心不全関連入院の増加と相関する[34]．
6. 代謝負荷試験：酸素消費量の測定：最大酸素消費量が12–14 mL/kg/分以下が予後不良の予測因子である[33]．
7. 心内膜心筋生検：心筋生検はアミロイドーシス，サルコイドーシス，巨細胞性心筋炎を疑う一部の症例で有用である[24]．

治療

急性期

1. 利尿薬：フロセミドは20 mgから200 mg経静脈的に投与することにより，前負荷を減らし，容量負荷による肺うっ血を軽減させる．(初回投与量は以前の利尿薬投与歴を参考にするべきである．) サイアザイド (メトラゾン，クロロサイアザイドなど) を加えることにより利尿作用の相乗効果が得られるかもしれない．利尿薬に反応の悪い過度な水分貯留がみられる場合には透析が効果的かもしれない[95]．加えてDOSE試験の予備データでは利尿薬の持続注入が(ボーラス投与に比べて)優れていることが証明されず，ボーラス投与する利尿薬をより高用量にすることを推奨している(外来内服量の2.5倍まで)．
2. 硝酸薬：ニトログリセリンは前負荷軽減が必要な場合においてより急速に肺うっ血を軽快するために舌下もしくは経静脈的に投与される．ニトログリセリンの静注は高血圧や心筋虚血，有意な僧帽弁逆流を合併した患者に対しては理想的である．重篤な心不全の場合においてニトロプルシッド静注は，もし肺動脈楔入圧(PCWP)と全身血管抵抗(SVR)が高い場合には考慮されるべきである．ニトロプルシッドは動脈系，静脈系のバランスのとれた血管拡張作用を示し，肺血管床も拡張する効果を持っている．
3. ネシリチド：人間のBNPのこの型は血管拡張作用があり，急性非代償性心不全の患者において急速な症状，血行動態の改善をもたらす[61]．それは不整脈のリスクなしに急速な症状の改善を図れるため，変力性薬剤の魅力的な代替品といえる．Vasodilation in the Management of Acute HF (VMAC) 研

究においてネシリチドは急性非代償性心不全の管理においてニトログリセリンとも比較された。24時間における成績に有意な差は認めなかったが，3時間後においては若干血行動態的な有益性が認められた[62]。両群間に入院期間の差は認めなかったが，ネシリチド群において再入院の減少傾向が認められた[J Am Coll Cardiol 2002;39;798参照]。しかしながら，より最近の研究ではネシリチドは腎機能悪化に関与している可能性が示唆され[Circulation 2005;111:1487-1491参照]，腎機能のモニタリングが重要とされている。死亡率におけるネシリチドの効果は明らかでなく，ネシリチドによって死亡率の悪化を示唆する報告もある[63]。死亡率に関しては決して有意な結果がでていないため，更なる研究が進行中である。

4. 強心薬：単剤でどれか一つの薬剤が臨床的に優れているということはないが，アドレナリン製剤（ドブタミン，ドーパミンやミルリノンのようなPDE阻害薬）は，血管拡張薬や利尿薬に反応が乏しく低血圧傾向を示す場合など，特定の血行動態の状況では，それぞれの薬剤はある一定の役割をもつ。ドブタミンはSVRをより強く減少させるため，低血圧の患者にはドーパミンが好ましい。しかしドブタミンは，SVRの低下とともに心拍出量の増加も得られるため一般的には血圧を僅かであるが上昇させる。ミルリノンはより強く血管を拡張し負荷を軽減する特性を持っている，そしてその作用は全身血管系と肺血管系の両方にみられる。この薬剤はOPTIME-HF試験において心不全の急速な悪化時に短期間において使用することを評価されているが，有効性は示されていない[86]。

小規模な臨床試験のデータや過去の症例報告では強心薬は入院を減らし，血行動態や臨床症状を軽快させ，移植への橋渡しの役割を持つかもしれないということが示唆されている。外来患者に対する間歇的な投与は長期間にわたり心不全症状を軽快する効果があることを示唆している報告もある[J Heart Lung Transplant 2000;19:S49]，しかし長期にわたる外来患者へのこの薬剤投与の安全性は疑いがある。無作為に慢性心不全患者をミルリノンとプラセボに分けた1,000人以上のデータから失神や低血圧といったより多くの副作用とともに死亡率の増加がみられた（30% vs.24%）（Prospective Randomized Milrinone Survival Evaluation (PROMISE)）[82]。死亡率の増加から，このような方法で強心薬を用いることは不整脈を増悪させ，結果として心臓突然死を招くことが示唆された。ネシリチドや陽性変力薬のような血管作動薬を外来で間歇的に投与することにより，進行した心不全患者の症状や生存率を改善するということは証明されていない。

表5.2 鑑別診断

	急性心不全	非代償性慢性心不全	慢性心不全
症状の強さ	重篤	重篤	軽度から中等度
肺うっ血	まれ	一般的	まれ
末梢浮腫	まれ	一般的	一般的
体重増加	なし−軽度	中等度−高度	軽度−中等度

(Braunwald E. Heart Disease. Philadelphia, PA:W.A.Saunders;1997を改変)

長期治療

アンジオテンシン変換酵素阻害薬

　左室機能障害がある場合，アンジオテンシン変換酵素（ACE）阻害薬は心不全患者において積極的に利尿を促す前に投与されるべきということは明らかである（**表5.2**）。

　それは収縮性心不全患者には第一選択の治療である。The Cooperative North Scandinavian Enalapril Survival Study（CONSENSUS I）ではエナラプリルはNYHA心機能分類IVの患者において1年後の死亡率を31％低下させ[36]，一方NYHA IIIとIVの患者が登録した，より大規模なSOLVD試験ではエナラプリルは16％死亡率を減少させた（平均フォロー期間41か月間）[37]。引き続き行われた試験では他のACE阻害薬にも同様の効果が示された（Veterans Administration Cooperative Vasodilatior-Heart Failure Trial II（V-HEFT II），Acute Infarction Ramipril Efficacy Study（AIRE）[39]）（**表5.3**）。32の試験のメタ解析ではACE阻害薬が全死亡や心不全による死亡と入院を有意に減少したことを明らかにした（両方において$p<0.001$）[35]。

　入院リスクの減少に効果は限られているようであるが，ACE阻害薬の高用量投与の有効性は証明された。症状や死亡率においては効果の差がはっきりしなかった[ATLAS;41]。ATLAS試験ではNYHA心機能分類IIIからIVで，EF≦30％の心不全患者3,164人を無作為にリシノプリル低用量群（2.5–5 mg/日）と高用量群（32.5 mg–35 mg/日）に振り分けた。この試験ではリシノプリル高用量群において有意ではないが8％の死亡率の減少と有意な24％の入院の減少を認めた。

　EFの保たれた心不全（HFpEF）におけるACE阻害薬使用の有益性は，最初の試験では証明されなかった。The Perindopril in Elderly People with Chronic Heart Failure（PEP-HF）試験では70歳以上で心エコー図においてLVEF≦45％で拡張障害を示唆する所見を示した心不全患者850人を無作為にペリンドプリル4 mg/日内服群とプラセボ群に振り分けた。一次エンドポイントは最低1年間のフォローにおいて全死亡と予期せぬ心不全入院の複合であった。有効である傾向はみられたものの，この試験に治療を推奨するほどの結果は得られなかった。

表5.3 主なACE阻害薬の試験

	患者数	患者背景	プラセボの死亡率	ハザード比
V-HeFT II[57]	804	NYHA I-III	2年で25%[a]	0.72
CONSENSUS I [36]	253	NYHA IV	1年で52%	0.69
SOLVD[37]	2 569	NYHA II-III	3.4年で40%	0.84
SOLVD Prevention [38]	4 228	NYHA I	3.1年で16%	0.91
AIRE [39]	2 006	MI後, 臨床的心不全	1.3年で23%	0.73
SAVE (第4章)	2 231	MI後, EF≦40%	3.5年で25%	0.81
ISIS-4 (第4章)	58 050	MI後24時間[b]	5週間で7.7%	0.93

この表は登録された高いリスクの患者がACE阻害薬から多大な有益性（15%–30%死亡率低下）を示した試験を示している，一方リスクの低い集団においては有益性も低い（SOLVD Prevention, ISIS-4)。
[a]: ヒドララジンとイソソルビド
[b]: 登録を必要とした心不全はなし

アンジオテンシンII受容体拮抗薬

　最近のアンジオテンシンII受容体拮抗薬とACE阻害薬を比較した試験において，ACE阻害薬は心不全患者に対する第一選択薬のままで，アンジオテンシンII受容体拮抗薬は咳嗽のため忍容性のない患者に取っておくべき薬剤であることが確認された。ELITE試験では心不全患者においてロサルタンはカプトプリルと比較して死亡率が低いことが報告された。しかし，死亡率は一次エンドポイントではなく，試験はわずか722人の登録患者数であった[40]。

　さらにこれらの結果は3,152人で再度ロサルタンとカプトプリルを比較したより大規模のELITE II試験では確認されなかった。フォロー期間の中央値が1.5年でロサルタンはカプトプリルと比べて死亡率の減少はみられなかったが，より良い忍容性が認められた[42]。

　他のアンジオテンシンII受容体拮抗薬もまた心不全患者で評価された。Val-HeFT試験においてバルサルタンはNYHA心機能分類IIからIIIの症状を持つ5,000人以上の患者でプラセボと比較された[43]。死亡率に差は認めなかったものの，患者のQOLは改善し，入院はより減少した。加えて，サブ解析ではバルサルタン，ACE阻害薬とβ遮断薬の投与された患者においては死亡率の増加傾向がみられた。Valsartan in Acute Myocardial Infarction（VALIANT）試験では14,703人の心筋梗塞後10日までの患者が集められ，標的量50 mg 1日3回のカプトプリル群，標的量160 mg 1日2回のバルサルタン群，カプトプリル50 mg 1日3回とバルサルタン80 mg 1日2回の併用群の3群のうちのいずれか1つに振り分けられた。バルサルタンはエナラプリルの証明済みの量と同等に，心筋梗塞を含めた心血管イベントと死亡率を減少させることが示された。しかし非劣性やカプトプリル単独投与を凌ぐ有益性は認められなかった。

　The Symptom, Tolerability, Response to Exercise Trial of Candesartan Cilexetil in Heart Failure (STRETCH) 試験では，844人の心不全患者を無作為にプラセボとカンデサルタンに振り分けてカンデサルタンの評価が行われた．運動耐容能，心胸郭比，症状や心不全徴候の有意な改善が認められた．CHARM試験ではNYHA心機能分類IIからIVの患者のさまざまな群においてカンデサルタンの評価を行った[45]．この試験はカンデサルタンをプラセボと比較し患者を，(a) EF40％以下でACE阻害薬で治療されている群（CHARM-added, $n=2,300$），(b) LVEF40％以下でACE阻害薬に忍容性のない群（CHARM-alternative, $n=1,700$），(c) LVEFが40％より大きくACE阻害薬で治療されていない群（CHARM-preserved, $n=2,500$）の3群に分けて評価した．結果はカンデサルタンは心血管死亡，心不全による入院と全死亡の複合イベントを減少させた，とくに左室収縮能の低下した患者においてその効果は強かった．

最近発表された心不全患者に対するロサルタンの高用量対低用量で臨床成績をみた試験（HEAAL試験）によると，ロサルタンの高用量はACE阻害薬に忍容性のない収縮性心不全の患者にロサルタンの高用量投与は低用量投与に比べて死亡率の改善がみられた[47]．この試験の結果から，強力なRAS系の抑制が有益で，それには必ずしも2剤の異なったタイプの薬は必要ないことを示唆している．これが書かれている時点ではロサルタンは米国では高血圧のみで心不全には承認されていない．

EFの保たれた心不全（HFpEF）におけるARB治療は当初，CHARM試験のCHARM-preserved群の結果とともにいくつかの約束事があった．その群において症状があり相対的にEFが保たれている心不全患者の治療にカンデサルタンを加えることは有意に発症率を低下したものの一次エンドポイントである心血管死までには至らなかった．最近行われたIrbesartan in Patients with Heart Failure and Preserved Ejection Fraction (I-PRESERVE)試験では，イルベサルタンがプラセボと比較されたがHFpEF患者における結果に差はみられなかった[46]．

RAS阻害薬（ACE阻害薬/ARB）併用

The Randomized Evaluation of Strategies for Left Ventricular Dysfunction (RESOLVD) 試験ではカンデサルタン単独，エナラプリル単独，それらの併用の効果が心不全における運動耐容能，左室機能，QOL，神経体液性因子レベル，忍容性の点で評価された[48]．6分間歩行，NYHA心機能分類，QOLにおいてすべての群で差はみられなかった．しかし，併用群において左室リモデリングの点で有効な傾向がみられた．

心不全におけるRAS阻害薬併用データの大部分は上記のCHARM-added, VALIANT, Val-HeFTに由来している[43-45]．CHARM-addedは併用療法により心血管死の減少を認めた唯一の試験である，そしてそれは心不全入院の減少も示した．しかし，全死亡は両群間で差はみられなかった．ポストホック解析

においてVal-HeFTは実際に併用療法は発症率と死亡率を増加させることを示した。最近の2つのメタ解析では併用療法に有効性はみられていない[Arch Intern Med 2007;167:1930-1936;J Card Fail 2008;14[3]:181-188]、そして高K血症や腎不全、低血圧のような副作用により治療中断のより高いリスクがある。腎機能のよい若い患者のような併用療法に有益性を示す患者群があるかもしれないが、現在入手出来るデータは心不全患者に対しACE阻害薬にARBをルーチンで追加することは支持していない。

利尿薬

　適切な利尿薬投与は心不全の症候治療の基本となる。利尿薬は体液貯留を減少あるいは調節するために用いられる。ほとんどの症例でACE阻害薬単独さらにはβ遮断薬を併用し投与すべきである。過去の小規模研究で利尿薬による頸静脈怒張、肺うっ血、末梢浮腫、体重の減少改善作用が明らかとされた。その後の研究により心機能、症状、運動耐容能の改善が示されている。しかし利尿薬治療の有用性を長期間観察した研究はなく、心不全罹患率あるいは死亡率への影響は不明である。いくつかの小規模研究で、重症心不全の入院患者に対するフロセミド持続静脈注射が単回静脈投与と比べて利尿効果やナトリウム排泄を改善させる可能性が示された[49]。しかし、最近のDOSE試験ではフロセミドの持続投与は単回投与と比し利点が見られなかった。

アルドステロン拮抗薬

　ループ系利尿薬を含め適切な治療を受けている心不全患者において、カリウム保持性利尿薬のスピロノラクトンの効果を評価したRALES試験（Randomized Aldactone Evaluation Study）では、ループ系利尿薬単独で治療された患者群と比較してスピロノラクトンで治療された患者群の死亡率が有意に低かった[50]。スピロノラクトン投与で治療を開始した際、高頻度に高カリウム血症が生じるため血清カリウム値の厳重なモニタリングが必要である。[N EngIJ Med 2004;351:543-551] エプレレノンは選択的アルドステロン遮断薬であり、スピロノラクトンと比べとくに女性化乳房の頻度が低く副作用の面で優れている。EPHESUS試験（Eplerenone Post-acute MI Heart Failure Efficacy and Survival Study）では左室駆出率40％未満の心筋梗塞患者6,632名でプラセボとエプレレノンが比較された。エプレレノン群ではプラセボ群と比べ有意に全死亡率が低かった（RR 0.85, $p = 0.008$）。左室駆出率が保たれた心不全に対するアルドステロン拮抗薬投与に関するデータは少ない。TOPCAT試験（The ongoing Trial of Aldosterone Antagonist Therapy in Adults With Preserved Ejection Fraction Congestive Heart Failure）によりスピロノラクトンの役割が明らかにされることが期待される[http://clinicaltrials.gov/ct2/show/NCT00094302]。

ジゴキシン

大規模試験であるDIG (Digoxin Investigation Group mortality trial) でジゴキシン投与は全死亡率に影響を与えなかったが，左室駆出率45％未満の心不全患者においてはジゴキシン治療患者群の方がプラセボ群よりも入院が少なかった[55]。利尿薬，ACE阻害薬あるいはARB，β遮断薬を投与しても心不全症状が改善しない患者においてはジゴキシンの追加を検討してもよい[Circulation 2004;109:2942-2946,2959-2964]。 ACE阻害薬あるいはβ遮断薬の投与なくジゴキシンを内服している患者の場合，ジゴキシンは中止すべきでなく神経因性ホルモンの拮抗薬を用いた適切な治療の開始が望まれる。ジゴキシン離脱を検討する2試験，RADIANCE (Randomized Assessment of Effect of Digoxin on Inhibitors of ACE) とPROVED (Prospective Randomized Study of Ventricular Failure and Efficacy of Digoxin) ではジゴキシン継続群で心不全悪化による入院が少なかった[53,54]。

とくに70歳以上，腎機能障害，体格が小さい患者でジゴキシン中毒が懸念される。DIG試験では，血中濃度2 ng/mLを超えるまで明らかな中毒は頻繁に見られなかったが，1.0 ng/mLを超える血中濃度は(危険因子調整後)死亡率を上昇させることが示唆された。低カリウム血症，低マグネシウム血症，甲状腺機能低下症が併存している際は，低濃度での中毒が生じ得る。ある解析結果で，女性へのジゴキシン治療の利点はなく死亡リスクを上昇させることが示唆された。[N EnglJ Med 2002;347:1403-1411]。ジゴキシンの狭い治療域や死亡率に関して利点がないことから，最近AHA/ACCは推奨クラスIからIIaに変更した[5]。

血管拡張薬

ヒドララジンと硝酸イソソルビド

V-HeFT試験 (Veterans Administration Cooperative Vasodilator-Heart Failure Trial) では，この併用治療の方がエナラプリルよりも死亡率が高かったが，(V-HeFT II, 25% vs. 18% 2年時) [57]，V-HeFT Iではプラセボよりもよい結果をもたらした[56]。V-HeFT試験の事後解析では，アフリカ系アメリカ人に対し特異的に有効性があることが示唆された。これがアフリカ系患者のみをエントリーしたA-HeFT試験 (African-American Heart Failure Trial) のきっかけとなった[58]。この試験は (ACE阻害薬およびβ遮断薬に加えて) この薬剤の組み合わせにより死亡率の面で著明な有効性があったため，早期に中止となった。この試験により，FDAが特定の人種にのみ初めて認可という医学的に画期的な出来事となった。ACE阻害薬とβ遮断薬の併用あるいはいずれか単独投与されている非黒人患者でこの組み合わせの追加効果があるかどうかは調べられていない。ACE阻害薬不耐容の患者に対する研究はなされていないものの，この薬剤の組み合わせが代用薬として考慮し得る。

Ca拮抗薬

陰性変力作用は収縮機能障害には望ましいものではなく,一般的に心不全においてほとんどのCa拮抗薬は避けるべきである。しかし,PRAISE試験(the Prospective Randomized Amlodipine Survival Evaluation) [59]ではアムロジピンにより死亡率が低くなる傾向が示され(-16%, $p = 0.07$),非虚血性心筋症の患者においては46%死亡率が低かった。PRAISE-2試験は虚血性心疾患のない患者群でアムロジピンとプラセボを比較した[60]。左室駆出率30%未満の心不全患者がアムロジピンかプラセボに無作為に割り当てられた。このコホートでは全死亡および心臓死亡に関し有意な差は認められなかった。

β遮断薬

β遮断薬は注意深くコントロールされた方法で用いるには安全である。慢性心不全患者における死亡リスクの減少効果が示されているのはビソプロロール,コハク酸メトプロロール,カルベジロールの3剤のみである。これらの3剤のβ遮断薬は,ステージCの心不全患者において見解を一致して推奨され支持される。しかし,これらは重症,非代償性心不全で使ってはならない。1か月以上観察したβ遮断薬の臨床試験ではすべて左室機能が改善しており,約3,000症例となる無作為化計17試験のメタ解析では約30%の死亡率減少が見られ,心臓突然死の減少によるものであった。

CIBIS II試験(Cardiac Insufficiency Bisoprolol Study)では,NYHA心機能分類IIIもしくはIVかつ左室駆出率35%未満の患者2,600人以上を対象としたが,ビソプロロール群の死亡率がプラセボ群の約3分の1と低かった。一方,MERIT-HF試験(Metoprolol CRlXL Randomized Intervention Trial in HF)では左室駆出率40%未満の患者4,000人近くが対象とされ,メトプロロール群の死亡率がプラセボ群と比較し35%減少した[73]。

非選択的β遮断薬であり,α_1拮抗薬であるカルベジロールに関し現時点で最大の報告は小規模研究[65,66]からの蓄積データであり,カルベジロール治療患者群で6か月死亡率が65%減少するという衝撃的なものであった[67]。カルベジロールは左室駆出率,NYHA心機能分類の改善や左室容量負荷の減少でも効果的であることが示された[J Am Coll Cardiol 2001; 37: 407]。COPERNICUS試験(Carvedilol Prospective Randomized Cumulative Survival)により,より病状が進行したNYHA心機能分類IVの患者群においても同様の結果が得られることが確認された[69]。しかし,心不全症状が著明に進行し,心機能が代償状態には達しない症例とかなりの数の黒人患者が対象から外された。COMET試験(Carvedilol or Metoprolol European Trial)は3,029症例を対象にカルベジロールとメトプロロールを直接比較した。カルベジロールは3年以上の平均観察期間でメトプロロールよりも有意に死亡率低下に関与していた[70]。しかし,この臨床試験では短時間

作用型のメトプロロール酒石酸塩が使用されており，持続徐放型のメトプロロールコハク酸塩でないことに注意を払うべきである。MERIT-HF試験ではメトプロロールコハク酸塩が使われ，メトプロロールとカルベジロールを直接比較したすべての試験では短時間作用型の酒石酸塩が使われた。

　いくつかの試験でステージBの無症候性心不全患者におけるβ遮断薬の有用性が示唆されている。SOLVD-Prevention試験で左室駆出率35％未満の無症候性患者を事後解析した結果，β遮断薬とACE阻害薬の相乗効果によりACE阻害薬単独と比べて有意に心不全死亡率が低かった[75]。CAPRICORN試験（Carvedilol Post-infarct Survival Control in Left Ventricular Dysfunction）は左室駆出率40％以下の心筋梗塞後患者へのカルベジロール対プラセボの追加効果を評価した[76]。カルベジロールは死亡率を23％まで減少させ，症状の有無に関係なく有効であった。CARMEN試験（Carvedilol ACE Inhibitor Remodeling Mild HF Evaluation）とREVERT試験（Reversal of Ventricular Remodeling with Toprol-XL）では，無症候性心不全患者の心臓リモデリング軽減において高用量β遮断薬治療の重要性が示唆された[77,78]。

　すべてのβ遮断薬の臨床試験が陽性結果であったわけではない。BEST試験（β-blocker Evaluation of Survival Trial）はNYHA心機能分類IIIあるいはIVの患者2,708症例でブシンドロールとプラセボを比較したが，総死亡率に差を認めなかった[71]。この結果は心不全のβ遮断薬治療に対しクラス別効果の概念をもたらした。しかし，ブシンドロールはプラセボと比較し心臓血管死亡を14％低下させた。これに加え，サブグループ解析では，非黒人患者では利益があったものの黒人患者では利益がないことが示唆された。

　繰り返すことになるが，非代償性心不全で血行動態が不良でなければ，すべての心不全患者でβ遮断薬を継続投与すべきであることを銘記する。

アミオダロン

　南米で施行されたGESICA試験（Grupo de Estudio de la Sobrevida en la Insufieiencia Cardiaca en Argentina）[79]では死亡率で有効性が示されたが，最近より適切に計画されたHF-STAT試験（Survival Trial of Antiarrhythmic Therapy in HF）[80]ではアミオダロンに死亡率の有効性は見られなかった。HF-STAT試験の非虚血性心筋症の患者群におけるサブ解析ではアミオダロンによる死亡率低下傾向が見られた。VALIANT試験の解析結果で，心房細動あるいは症候性心室性不整脈の再発予防に必要でなければ，アミオダロンを心不全の基本治療のひとつと考えるべきでないことが示された。これに関連して，新しく認可された抗不整脈薬のドロネダロンは心不全患者に有害であることが明確となっており，禁忌である[第6章，N Engl J Med 2008;358:2678-2687]。

治療の有効性が示されなかった薬剤

1. ミルリノン経口剤（強心薬）：PROMISE試験においてより高い死亡率が示され，失神や低血圧といった有害事象も観察された[82]。
2. ベスナリノン(強心薬)：当初は1日量60 mg投与にて有効性が示されたとの報告もされたが，その後の大規模臨床試験では偽薬と比較して60 mg/日の投与にて死亡率の上昇が示された[84]。
3. ミベフラジル(L型Caチャネル拮抗薬)：MACH-1試験において，NYHA心機能分類IIからIVの症例2,590例を対象としたプラセボとの比較対象試験が施行された[Circulation 2000; 101: 758]。その結果，ミベフラジル投与群において死亡率の上昇傾向が示された（3か月後の時点で14％高値；$p = 0.09$）。ミベフラジルとI群あるいはIII群抗不整脈薬（アミオダロンを含む）を併用した症例は，死亡率が有意に高かった。
4. omapatrilat（バソペプチダーセ阻害薬）：OVERTURE試験においてomapatrilatはエナラプリルと比較されたが，死亡率において優位性は認められなかった[85]。また血管浮腫の出現頻度が高かったためアメリカ食品医薬品局(FDA)から認可されなかった。
5. エンドセリン受容体拮抗薬：ENABLE試験においてボセンタンとプラセボの比較がなされた。NYHA心機能分類IIIBからIVの症状を有する心不全症例1,613例において，一次エンドポイントである死亡と再入院という点では有意差は認められなかった。症例によってはボセンタン投与により体液貯留傾向となることもあり，またさらなる心臓有害事象が出現することもあった[J Am Coll Cardiol 2002; 40: 1]。EARTH試験では，NYHA心機能分類IIからIVの症状を有し左室駆出率35％あるいはそれ以下の心不全症例642例をdarusentanあるいは偽薬に無作為に割り付け，最低1か月投与した。6か月の時点でdarusentanは左室リモデリングのいかなる指標も改善させず，また一次エンドポイントである左室収縮末期径も変化しなかった。さらにRITZ-4試験において，tezosentanとプラセボの比較対象試験が施行された[J Am Coll Cardiol 2003; 41: 1452]。一次エンドポイントである死亡，心不全悪化，新規の心筋虚血，発症72時間以内の心筋梗塞再発あるいは新規心筋梗塞発症において有意差は認めなかった。またVERITAS試験においては，3大陸の急性非代償性心不全症例1,435例に対する治療としてtezosentanとプラセボの比較がなされた[JAMA 2007; 298: 2009-2019]。この試験においては24時間以上にわたる呼吸困難の変化あるいは7日以内の死亡や心不全悪化といった一次エンドポイントに関してtezosentanのプラセボに対する優位性は示されなかった。

治験中の薬剤

1. levosimendan (Ca増感薬，強心薬)：この薬剤は何年にもわたって有効性

が検討されているが、まだはっきりした結論には至っていない。最近のSURVIVE試験では、急性非代償性心不全を発症し駆出率が30％未満の症例1,327名をlevosimendanとドブタミンに無作為割付した[JAMA 2007; 297: 1883-1891]。一次エンドポイントである180日後における全死亡率、およびその他の二次評価項目すべてにおいて有意な差は認めなかった。SURVIVE試験のサブ解析の結果では[Eur J Heart Fail 2009; 11: 304-311]、β遮断薬が投与されていた慢性心不全症例においては急性非代償性心不全の治療をlevosimendanで行った群の方がドブタミンで行った群より死亡率が改善していた。最近のメタ解析では、心臓手術症例において術前および術後にlevosimendanを使用すると有益である可能性が示唆されている[J Cardiothorac Vasc Anesth 2010; 24: 51-57]。

2 istaroxime（Na/K-ATP分解酵素、強心薬）：この新しい強心薬は、急性非代償性心不全の治療に対して短期間のみ使用するのであれば安全であると推測されている。小規模の第2相試験であるHORIZON-HF試験において、istaroximeは収縮期血圧の上昇と心拍数の低下をきたし、他の強心剤と比較して拡張機能改善効果を有していることが示唆されている。

3 ミオシン活性化薬：この治験中の薬剤は心筋細胞内の新しい機構を用いており、細胞内Caの上昇なく直接ミオシンを活性化する。心不全にとって望ましいものでない酸素需要増加をきたすことなく、収縮期を延長させる効果がある。

4 バソプレッシン受容体拮抗薬：conivaptan（V_{1a}およびV_2受容体拮抗薬）、トルバプタン（選択的V_2受容体拮抗薬、経口薬）、lixivaptan（選択的V_2受容体拮抗薬、経口薬）すべてが研究されている。もっとも大規模な臨床試験であるEVEREST試験において[JAMA 2007; 297: 1319, 1332]、転帰の改善は示されなかったものの最小限の有害事象のみにて症状を改善する効果が示された。ループ利尿薬で見られるような低血圧、低ナトリウム血症、腎障害悪化等の有害事象なく自由水を排出する作用がバプタンにはあり、現在使用されている利尿薬に代わる潜在的な選択肢として期待されている。

両心室ペーシング

収縮機能障害による慢性心不全症例のうち30％以上の症例は脚ブロックや心室内伝導遅延といった刺激伝導系の障害があり、その結果として心室筋の一部で活動の遅延が生じる。この非同期性により心室収縮の効率が低下し、収縮機能も悪化する。第6章にて心臓再同期療法（CRT）としても知られている両室（BiV）ペーシングに関する討論がなされているので、そちらを参照のこと。

手術療法

左室補助循環装置（LVAD）

左室補助循環装置（LVAD）は心移植までの橋渡しの治療装置として有用であ

り，最大酸素消費量を有意に改善する[89]。尿量低下，中心静脈圧上昇，人工呼吸器の使用，プロトロンビン時間延長，再手術，等の術前因子を有していると，長期的な治療としては奏功しないことが予測される[87]。REMATCH試験において，最終的な治療としてのLVADの使用が評価されている。LVADを装着した末期心不全症例は有意に予後が改善したが，装置の機能不全，感染発生率の高さ，LVAD装着症例の25％しか2年後には生存していないという事実からして，この治療法にも限界がある[91]。

最近のHeartMate II試験において，新しい連続流を用いた装置（HeartMate II）と以前の拍動流を用いたHeartMate XVEとを比較している。これらの装置は，心移植不適格でLVADが治療の最終手段となっている症例200名において比較されている。連続流を用いた装置を移植した症例では2年後生存率が改善した（58％ vs. 24％，$p=0.008$）。拍動流を用いたLVADを移植した症例と比較して連続流を用いたLVADを移植した症例では，装置の関与した感染，装置が関与していない感染，不整脈，右心不全，呼吸不全，腎不全等の有害事象の発生率が有意に低下していた。連続流装置使用群と拍動流装置使用群を比較して，脳卒中の発生率に有意差はなかった。拍動流装置使用群と比較して，連続流装置使用群では再入院率が38％低下していた。

冠動脈バイパス手術

冠動脈疾患を有し中等度から高度の左心機能低下（駆出率40％未満）を有する心不全症例では，冠動脈バイパス術（CABG）により3年生存率が30％から50％に改善する。これだけの有効性が，基本的に心不全症状しかなく狭心症の症状をほとんど有さない症例でも認められるかどうかは不明である。冠動脈疾患を有し，左室駆出率が35％未満から40％であり，心筋生存性が証明されている症例を対象とした，血行再建術の有効性を検討した無作為試験はこれまでに実施されていない。これまでの多くの観察研究によれば，虚血性心筋症患者において冬眠心筋に対する血行再建を行うと薬物療法に比べて生存率や左室機能が改善することが示されている[J Am Coll Cardiol 2005; 46[4]: 567-574]。STICH試験という国際的な多施設無作為試験が国立心肺血液研究所（NHLBI）の主導にて行われており，冠動脈血行再建術の薬物療法に対する有益性やさらに左室修復術の付加的有益性を調査するために2002年より症例登録が開始されている。結果は，少なくとも虚血性心筋症に対する冠動脈バイパス術と薬物療法の有益性の比較に関して，2012年頃に明らかになると予測されている（左室修復術に関する結果については下記参照）。

心移植

最適治療を行っても最大酸素消費量が10–12 mL/kg/minを下回るようであれば，心移植を考慮すべきである。その他の適格基準も満たしている必要がある（一

般的に，年齢が65歳以下，活動性のある感染症がないこと，悪性疾患がないこと）．

実験的治療・論争中の治療

1. 左室形成術：バチスタ手術。左室心筋を心尖部から心基部にかけて楔状に切除し，僧帽弁は修復あるいは置換されることが多い。さまざまな施設からの報告によれば，周術期死亡率は20％を超えるとされている。大規模な施設からの報告でも，手術に伴う死亡率は3.2％だが16％はLVADを必要とした，とされている。長期的な成績については期待に沿ったものではなく，死亡例，NYHAがIV度に戻ってしまう症例，あるいは移植やLVADを必要とする症例を1年後で50％，2年後で67％認めた。死亡率は15％から30％にわたり，LVADによる救済を必要とすることも多い。

2. 外科的心室修復：ドール手術。この手術はSTICH試験（上記参照）により，虚血性心筋症の症例に対して冠動脈バイパス術を行う際に左室の形状を本来の楕円形に修復する試みとして評価されている[93]。この手術は，前方の壁運動異常の区域を中心に左室壁前壁を切除し，続いて瘢痕部を取り囲むように縫合，そして最後に左室壁健常部が寄り集まるように縫合を締めつける，という手順で行われる。STICH試験において，冠動脈バイパス術のみでは左室収縮末期容積（ESV）指数は6％しか低下しなかったのに対し，左室修復術を施行すると19％低下した。心臓の症状や運動耐容能は術前に比べて両群で同程度に改善していた。主要転帰である死亡と再入院については48か月の時点で有意な差を認めなかった（冠動脈バイパスのみの群 59％，冠動脈バイパスと心室修復術併用群 58％，$p = 0.90$）。

3. 僧帽弁修復。この治療は，重症の難治性僧帽弁閉鎖不全症を有する拡張型心筋症の症例に対して施行されてきた。ある研究によれば，僧帽弁再建術によりNYHAのクラスが有意に改善し，2年生存率が70％以上であった[88]。しかし最近の研究によれば，虚血性の僧帽弁閉鎖不全症に対して冠動脈バイパス術施行時にあわせて僧帽弁修復術を施行しても生存率に変化はなく，NYHA心機能分類も冠動脈バイパス術のみの場合と比較して有意差はなかった[Ann Thorac Surg 2004; 78[3]: 794-799]。

4. 幹細胞。自己幹細胞は，虚血性心筋症の症例を対象とした予備研究にて有望視されている[Circulation 2003; 107[18]: 2294-2302]。幹細胞に関する研究の多くは，急性心筋梗塞症例を対象に心筋の機能を保持する試みとして施行されてきた。より最新の研究では，自己幹細胞を末梢から投与する方法が心筋梗塞症例に対するより実践的な手段である可能性が示されている[J Am Coll Cardiol 2009; 54: 2277-2286]。

その他
個々の症例に適合させた治療
　日常的に施行されている肺動脈カテーテルを用いた観血的血行動態モニタリングは，必ずしも心不全悪化症状を有する多くの入院患者に対する標準的手技としては認識されていない。この傾向は主にESCAPE試験に起因している。この試験は，標準的な治療に抵抗性の重症心不全にて入院した症例を対象として症例毎に適合した治療を行う際，肺動脈カテーテルによる評価を用いるか臨床的な評価を用いるかを比較した大規模無作為多施設試験である[94]。ESCAPE試験と同時期に発表された，無作為試験13個をメタ解析した研究でも，同様の結果が示された[JAMA 2005; 294: 1664-1670]。

　AHA/ACCガイドラインの推奨では，観血的血行動態モニタリングは以下の症例において施行すべきとされている；(1) 心原性ショックと推測され，昇圧剤の使用量が増大しつつあり機械的補助の使用が検討される場合；(2) 臨床的に重症の代償不全状態となっており，左室充満圧上昇，低灌流状態，血管緊張の相対的貢献度がはっきりしないため治療が制限される場合；(3) 初期の臨床状態が改善した後も明らかに強心剤の経静脈投与に依存している場合；(4) 推奨される治療を施行しているにもかかわらず重篤な症状が持続する場合。

持続的気道陽圧法（CPAP）
　Sleep Heart Health Studyによれば，睡眠を阻害する呼吸が存在するとその他の既知の危険因子と独立して心不全の相対危険度が2.38倍になる[Am J Respir Crit Care Med 2001; 163: 19-25]。左室機能が低下した閉塞性睡眠時無呼吸を有する心不全症例において，CPAPを用いて睡眠時無呼吸を治療すると収縮期血圧が低下し左室収縮機能が改善した[N Engl J Med 2003; 348: 1233]。

運動療法・リハビリテーション
　これまで数多くの研究が，多くの症例における運動の耐容性と有益性を示してきた。そして慢性心不全を有する外来通院患者の多くに対して運動が勧められている。定期的な運動は典型的には最大酸素摂取量を増加させ，最大仕事量も増加する。体調不良に加えて循環不全も有する症例では，運動療法が奏功しない場合もある[90, 91, 96]。

集学的アプローチ
　ある研究によると，患者本人および家族に対する教育，食事指導，社会福祉に関する相談，投薬の再検討，積極的な経過観察，等から構成される包括的で看護師主導の管理手法を行うことにより，心不全に関係した入院が50％以上低下し，QOLが改善し，経費が有意に低下した[2]。

合併症

心臓突然死

　心臓突然死の主要原因は冠動脈疾患（CAD）であり，心筋症，心臓弁膜症，伝導異常も関連している。ベースラインのEFが，心臓突然死の重要な予測因子である。心臓突然死は，心不全患者の死因の30%–70%を占めている。心臓突然死の発生率は，無症候性左心室機能不全の患者では2%–3%／年で，重症心不全患者では20%／年である。失神既往を有する重症心不全患者では，心臓突然死の発生率が高い（ある研究では，発生率45%／年）。ACE阻害剤を投与されている患者では，心臓突然死の発生率は低い。

　心筋梗塞の既往とEFが低下した患者の心臓突然死の予測因子は確立されているが（第6章，MADIT，MADIT ⅡとMUSTTを参照），リスク層化は困難である。それは，その多くが非虚血性心不全患者の心臓突然死に特有の予測因子ではないからである。しかし，心不全患者の心臓突然死試験(SCD-HeFT)では，NYHA心機能分類Ⅱあるいは ⅢでEF35%以上の心不全患者で死亡率の低下が顕著に認められた（試験の詳細は第6章を参照）。そして，虚血性および非虚血性心筋症患者へのICDの植込みが推奨されている。

心房細動

　心房細動の有病率は約20%である。心房細動は脳卒中のリスクを増加させ（左心室機能不全を有する場合15%／年），より高い総死亡率と関連する。

塞栓症

　NYHA心機能分類ⅡまたはⅢで，正常洞調律を有する患者の塞栓症発生率は1%–2%／年，心臓移植待ちの患者は3%–4%／年である。壁在血栓を認める場合(塞栓症のリスクがはるかに高い)，経口抗凝固剤の投与を考慮すべきである。

参考文献

ガイドライン，他

1 Ghali JK, et al. Precipitating factors leading to decompensation of heart failure. Traits among urban blacks. *Arch Intern Med*. 1988; 148: 2013–6.

スラム街の病院を受診し，心不全と診断された患者101名の93％に増悪因子が認められた。最も多く認められた原因は，食事制限ができない，服薬コンプライアンス不良(63％)，コントロール不良の高血圧(44％)，不整脈(29％；そのほとんどが心房細動)，環境因子(19％)，不適切な治療(17％)，呼吸器感染症(12％)，精神的ストレス(7％)および心筋梗塞(6％)であった。

2 Rich MW, et al. A multidisciplinary intervention to prevent the readmission of elderly patients with congestive heart failure. *N Engl J Med*. 1995; 333: 1190–5.

心不全で入院した70歳以上の高リスク患者282名を対象に行われた前向き無作為化試験。被験者は標準的治療群(コントロール群)と，看護師主導型の多職種介入を受ける指導管理群に割付けられた。指導内容には，被験者とその家族への包括的な教育，既定の食事，公的サービスの相談，服薬指導および注意深い経過観察が含まれる。多職種介入群で，再入院を伴わない生存率(主要エンドポイント)の改善が認められた(64.1％vs. 53.6％，$p=0.09$)。また，総入院回数は多職種介入群で有意に低く(53 vs. 94，$p=0.02$)，心不全関連入院も56％低かった(24 vs. 54，$p=0.04$)。総合的な診療費も多職種介入群で低かった(一人当たり460ドルの差)。126名のサブグループでは，90日目のQOLスコアに多職種介入群で改善が認められた($p=0.001$)。

3 Feenstra J, et al. Drug-induced heart failure. *J Am Coll Cardiol*. 1999; 33: 1152–62.

本レビューはアントラサイクリン，シクロホスファミド，パクリタキセル，ミトキサントロン，その他化学療法剤，非ステロイド系抗炎症薬，免疫抑制薬(例：インターフェロン，インターロイキン2)および抗うつ薬について論じている。また，3つの主要循環器薬剤クラス，抗不整脈薬，β遮断薬とCa拮抗薬の心不全発生への影響についても記述されている。

4 Hunt SA, et al. ACC/AHA 2005 guideline update for the diagnosis and management of chronic heart failure in the adult: a report of the American College of Cardiology/American Heart Association Task Force on Practice Guidelines (Writing Committee to Update the 2001 Guidelines for the Evaluation and Management of Heart Failure). *J Am Coll Cardiol*. 2005; 46: e1–82.

本ガイドラインでは，心不全患者の診断と治療について概説している。症候性および無症候性の左心室機能不全患者および難治性末期心不患者管理について記載している。効果が認められている介入方法の詳細，終末期の問題および，女性，少数民族，高齢者といった特定の集団への治療について述べている。

5 Jessup M, et al. 2009 focused update: ACCF/AHA Guidelines for the Diagnosis and Management of Heart Failure in Adults: a report of the American College of Cardiology Foundation/American Heart Association Task Force on Practice Guidelines: developed in collaboration with the International Society for Heart and Lung Transplantation. *Circulation*. 2009; 119: 1977–2016.

2005 ACC/AHA心不全ガイドラインの2009年アップデート版である。今回のアップデートは，最近の臨床研究により正当性が担保されている。また，心不全による入院

患者（急性心不全症候群）管理に関する新項目が追加された。委員会は，心不全入院患者へのさまざまな新推奨事項を概説し，診断検査，画像診断，薬剤管理，患者容態のモニタリングについて述べている。また，難治性末期心不全患者への推奨事項についても改訂された。

6 Jessup M, et al. Heart failure. *N Engl J Med.* 2003; 348: 2007-18.

心不全の疫学,病態生理学および病因について考察している。また,個々のステージ（AからD）の心不全治療法について論じられている。最後の2章では，非薬物治療について概要を述べている。

7 Maeder MT, et al. Heart failure with normal left ventricular ejection fraction. *J Am Coll Cardiol.* 2009; 53: 905-18.

この"最先端"の論文で著者らは，「正常な駆出率を有する心不全（HFNEF）」患者集団とその病態生理について説明している。彼らは，診断基準アルゴリズム，心エコー評価，および将来の治療法の選択肢に関連したバイオマーカーについて詳細に述べている。

8 Pang PS, et al. The current and future management of acute heart failure syndromes. *Eur Heart J.* 2010; 31: 784-93.

このレビューは，急性かつ有症候性の非代償性心不全と考えられる急性心不全症候群について述べている。著者らは，急性心不全の重要性と誘因および結果について注目している。また，心不全患者管理において外来治療に比べて入院治療のエビデンスが少ないことに注意を促している。これら患者の転帰を改善する事を目的とし，将来の治療法についても討議している。

疫学

9 Schocken DD, et al. Prevalence and mortality rate of congestive heart failure in the United States. *J Am Coll Cardiol.* 1992; 20: 301-6.

NHANES I（1971-1975）から得た有病率データとNHANES-I疫学的追跡調査（1982-1986）から得た死亡率データを中心に解析している。米国の非入院患者において臨床的基準に基づく有病率は2%であった。高齢に伴い死亡率は上昇し，男性でより高かった（55歳以上の15年死亡率：男性71.8%，女性39.1%）。

10 Levy D, et al. The progression from hypertension to congestive heart failure. *JAMA.* ; 275: 1557-62.

フラミンガム研究に参加した5,143名，平均追跡期間14.1年に基づく解析。新規発症心不全患者の91%に，高血圧の既往があった。危険因子補正後，高血圧は心不全発症の相対リスクとして約2.0（男性），3.0（女性）関連していた。高血圧合併の心不全患者の5年生存率は悪く，男性24%，女性31%であった。

11 Adams KF Jr, et al. Relation between gender, etiology and survival in patients with symptomatic heart failure. *J Am Coll Cardiol.* 1996; 28: 1781-8.

本前向き観察試験には，557名（女性177名；非虚血性68%）の被験者が参加。平均観察期間2.4年，全死亡率は36%。女性の生存率が高く（$p<0.001$），これは非虚血性心不全の死亡率が低いことが主な理由であった（男性 vs. 女性，RR 2.36，$p<0.001$）。

12 Roger VL, et al. Trends in heart failure incidence and survival in a community-based population. *JAMA.* 2004; 292: 344-50.

1979-2000年に，さまざまな人口構成からなる心不全患者集団の生存率評価を目的として，ミネソタ州オルムステッド地域の心不全患者4,537名を登録した。心不全発生率は男性でより高かった（男性；378人/10万人，女性；289人/10万人）。平均観察期

間4.2年で,生存率は男性でより悪かった (RR 1.33, 95% CI 1.24-1.43)。5年生存率は,1979-1984年と比較し1996-2000年で改善が認められた (1979-1984年 年齢調整生存率43% 対 1996-2000年 年齢調整生存率52%, $p<0.001$)。しかし, この生存率の改善は主に男性と若い患者集団に認められ, 女性と高齢者ではほとんどわずかの改善しか認められなかった。この地域に基づいたコホート研究では, 心不全の発生率は20年間で減少しなかったが, 生存率は改善した。

13 Adams KF Jr, et al.; FIRST Investigators. Gender differences in survival in advanced heart failure. Insights from the FIRST study. *Circulation*. 1999; 99: 1816-21.

Flolan International Randomized Survival Trial (FIRST) の471名を対象として解析した。全対象者のうち女性は112名, NYHA分類IVは60%, 平均EFは18%であった。年齢・性別・6分間歩行距離で補正したCox比例ハザードモデルによると, 女性はより高い生存率であることが示された(相対死亡リスク 男性対女性は2.18 ; $p<0.001$)。

14 Levy D, et al. Long-term trends in the incidence of and survival with heart failure. *N Engl J Med*. 2002; 347: 1397-402.

1950年から1999年に心不全を発症したフラミンガム心臓研究の登録者1,075名を解析した。1950-1969年と比較し, その後の3つの期間 (1970-1979年, 1980-1989年, 1990-1999年) で男性の心不全発生率は変化しなかった。女性では31%-40%減少した (1990-1999年の発生率比 0.69, 95% CI 0.51-0.93)。男女ともに, 心不全発症後の生存率は改善した。年齢調整後の30日, 1年, 5年死亡率は, 男性で1950-1969年では12%, 30%および70%減少し, 1990-1999年では11%, 28%および59%減少した。女性では, 同死亡率は18%, 28%, 57% (1950-1969), 10%, 24%および45% (1990-1999) 減少した。全体として, 心不全発症後の生存率は, 10年当たり12%改善した(男性$p=0.01$, 女性$p=0.02$)。

15 O'Meara E, et al.; CHARM Investigators. Sex differences in clinical characteristics and prognosis in a broad spectrum of patients with heart failure: results of the Candesartan in Heart failure: Assessment of Reduction in Mortality and morbidity (CHARM) program. *Circulation*. 2007; 115: 3111-20.

CHARM試験はNYHA分類II-IVどの患者を対象とした関連春がそれぞれ独立した3つの試験からなる。EFとACE阻害薬の投与経験に基づいて, プラセボ群またはカンデサルタン群に無作為に割付けられた。CHARM-Alternative (EF≤40%, ACE阻害薬不耐性)に2,028名, CHARM-Added (EF≤40%, ACE阻害薬をすでに服用している)に2,548名, CHARM-Preserved(EF>40%)に3,023名が登録された。それぞれの主要転帰は, 心血管系死亡または予定外の心不全入院であり, 全体の一次エンドポイントは全死亡率である。

O'Maera et al. は性別による転帰の差の評価のためにCHARM試験を用いた。女性の全死亡率は男性より低く (女性21.5% vs. 男性25.3%, 補正 HR 0.77, $p<0.001$), 心血管死亡率および心不全入院率も女性でより低かった (女性30.4% vs. 男性33.3%, 補正 HR 0.83, $p<0.001$)。女性の死亡リスクは, 心不全の原因やEFとは関連していない。

予後評価

身体所見

16 Stevenson LW, et al. The limited reliability of physical signs for estimating hemodynamics in chronic heart failure. *JAMA*. 1989; 261: 884-8.

慢性心不全患者50例を対象とした前向き研究。過去1週以内の起座呼吸は, PCWP

上昇（≧22 mmHg）を予測する最も感度の高い（91％）症状であった．身体所見はPCWP上昇の予測において感度が低く，ラ音，浮腫，平均頸静脈圧上昇は43例のうち18例（41.9％）で認めなかった．脈圧＜25％は，心係数＜2.2L/分/m^{2}に対して感度91％，特異度83％であった．

17 Butman SM, et al. Bedside cardiovascular examination in patients with severe chronic heart failure: importance of rest or inducible jugular venous distension. *J Am Coll Cardiol*. 1993; 22: 968–74.

右心カテーテル検査を行った慢性心不全患者52例を対象とした前向き研究である．頸静脈怒張は，PCWP18 mmHgに対して感度57％，特異度93％であった．安静時の頸静脈怒張または腹部頸静脈試験による怒張の誘発を併用すると，感度81％，特異度80％，予測正確度81％であった．

18 Badgett RG, et al. Can the clinical examination diagnose left-sided heart failure in adults? *JAMA*. 1997; 277: 1712–9.

本レビューでは，左室充満圧上昇のもっとも良い診察所見は，頸静脈怒張およびX線写真上の血管陰影の再分布であるとしている．また左室収縮不全の最も良い所見は，心尖部拍動異常，X線写真による心拡大，心電図上の異常Q波または左脚ブロックであるとしている．

19 Nohria A, et al. Clinical assessment identifies hemodynamic profiles that predict outcomes in patients admitted with heart failure. *J Am Coll Cardiol*. 2003; 41: 1797–804.

心不全の入院患者を臨床所見から，cold-wet，cold-dry，warm-wet，warm-dryの4種の血行動態の群に分けた．この分類は，心不全症例の予後予測に役立つことが示された（cold-wet群が最も予後悪い）．しかしそれだけではなく，治療法の選択や侵襲的治療の決定にも役立つ．

20 Drazner MH, et al. Prognostic importance of elevated jugular venous pressure and a third heart sound in patients with heart failure. *N Engl J Med*. 2001; 345: 574–81.

SOLVD研究の後ろ向き解析．2,569例の症候性心不全を，エナラプリルまたはプラセボ投与に無作為に割り付け平均32か月追跡．頸静脈圧上昇またはIII音の存在は，試験組み入れ時の理学的検査によって確認され，心不全もしくは心不全の進行による入院の転帰を予測できるかを検討した．多変量解析の結果，複合エンドポイントのリスクは頸静脈圧上昇もしくはIII音の存在をみとめた症例で高かった（$p<0.05$，死亡または心不全による入院，心不全による入院，ポンプ機能不全による死亡）．

病因

21 Luk A, et al. Dilated cardiomyopathy: a review. *J Clin Pathol*. 2009; 62: 219–25.

収縮性心不全，とりわけ心室拡大をひき起こす収縮性心不全の原因は多岐にわたる．このレビューは多くの原因，遺伝性のもの，後天性のもの，病態生理学・病理学・診断基準に焦点をあてて論じている．

22 Massie BM, et al.; WATCH Trial Investigators. Randomized trial of warfarin, aspirin, and clopidogrel in patients with chronic heart failure: the Warfarin and Antiplatelet Therapy in Chronic Heart Failure (WATCH) trial. *Circulation*. 2009; 119: 1616–24.

デザイン：前向き，無作為割り付け，臨床研究．
目的：EFの低下した洞調律の慢性心不全症例に対する至適な抗血栓薬を検討する．
対象：18歳以上の3か月以上の症候性心不全を呈する，洞調律でEF≦35％の1,587例．
治療：次の3種類の治療法に振り分けた．オープンのワルファリン，二重盲検でアスピ

ン162 mg/日かクロピドグレル75 mg/日。クロピドグレルもアスピリンもローディングなし。
結果：一次エンドポイントの死亡，非致死性心筋梗塞，非致死性脳梗塞については3群間に有意差なし（ハザード比がワルファリンvsアスピリンが0.98，クロピドグレルvsアスピリンが1.08，ワルファリンvsクロピドグレルが0.89，NS）。心不全による入院はワルファリン群に比べアスピリン群で有意に高率 ($p = 0.02$)。脳梗塞はアスピリン群・クロピドグレル群に比べ，ワルファリン群で低率であった。クロピドグレル群に比べワルファリン群では出血が多かった。($p = 0.01$)。（ワルファリン群vs.アスピリン群では $p = 0.22$)。

検査項目，その他

23 Gheorghiade M, et al.; OPTIMIZE-HF Investigators and Coordinators. Relationship between admission serum sodium concentration and clinical outcomes in patients hospitalized for heart failure: an analysis from the OPTIMIZE-HF registry. *Eur Heart J.* 2007; 28: 980–8.

OPTIMIZED-HFレジストリーのデータを検討。心不全で入院したコホートの入院時血清ナトリウム値の60-90日予後に与える影響を検討。259病院の48,612例の多変量解析の結果，入院時の血清ナトリウムが＜140 mmol/Lの症例では3 mmol/L低下するごとに入院中死亡は19.5％，追跡期間中の死亡が10％，再入院が8％と，おのおののリスクが高まることが示された。

24 Cooper LT, et al. The role of endomyocardial biopsy in the management of cardiovascular disease: a scientific statement from the American Heart Association, the American College of Cardiology, and the European Society of Cardiology. *Circulation.* 2007; 116: 2216–33.

心内膜生検より14の臨床像を提示し，著者らは心内膜生検のエビデンスを述べ，施行するメリットとリスクを検討した。

25 Maisel AS, et al.; Breathing Not Properly Multinational Study Investigators. Rapid measurement of B-type natriuretic peptide in the emergency diagnosis of heart failure. *N Engl J Med.* 2002; 347: 161–7.

デザイン：前向き，単盲検，多施設研究。一次エンドポイントは，B型ナトリウム利尿ペプチド（BNP）の最適なカットオフ値での診断精度，および救急室の医師が心不全の臨床診断の可能性が80％以上とした診断精度。
目的：血清BNP値と心不全の臨床診断の関係を検討。
対象：救急室の医師により心不全と臨床診断された患者1,538例。
除外基準：重度の腎不全（クレアチニンクリアランス＜15 mL/分），急性心筋梗塞，呼吸困難の明らかな要因のあるもの（胸部外傷など）。
治療：心不全の標準的な評価および治療。
結果：盲検された2人の循環器医により個別に行われた最終診断では，心不全は47％（744例）であり，心不全の所見なしとされたのが49％（770例）であった。BNP値は，それだけで他の臨床マーカーよりも心不全の診断に有用であった。100pg/mLは，diagnostic accuracyは83.4％で，カットオフ値を50pg/mLとすると，negative predictive valueは96％であった。

26 McCullough PA, et al.; BNP Multinational Study Investigators. B-type natriuretic peptide and clinical judgment in emergency diagnosis of heart failure: analysis from Breathing Not Properly (BNP) Multinational Study. *Circulation.* 2002; 106: 416–22.

心不全の可能性が80％のカットオフ値では，臨床診断は感度49％，特異度96％であった．BNP値100pg/mLでは，感度90％，特異度73％であった．正確な診断（心不全vs心不全でない）を下す際に，BNP値を検討に加えると，診断精度は74％から81％に上昇した．心不全の可能性が中等度（21％-79％）の患者においては，74％がBNPカットオフ値（100pg/mL）に当てはまった．ROC曲線は，臨床診断0.86（95％CI 0.84-0.88），BNPカットオフ値100pg/mL 0.90（95％CI 0.88-0.91），両者の併用0.93（95％CI 0.92-0.94）であった（$p<0.0001$：すべての対比較）．

27 Mueller C, et al. Use of B-type natriuretic peptide in the evaluation and management of acute dyspnea. *N Engl J Med.* 2004; 350: 647–54.

BNP値で診断した心不全の入院期間と入院費にあたえる影響を評価するため，呼吸困難を有するの452例を無作為にBNP値を測定する診断法と標準診断法に無作為に割り付けた．標準診断法の症例に比べて，BNP測定を受けた症例は入院および集中治療の必要性が少なかった（$p=0.008$, $p=0.01$）．入院期間はBNP測定した群で短かく（8日vs.11日，$p=0.001$），総治療費も安かった（$p=0.006$）．30日死亡率は同様であった．（$p=0.45$）．著者らは，救急科でBNPを測定することは心不全診断の精度が高まり迅速になる結果，より効果的な治療が可能で入院期間も効率的になるとのべている．しかし，より大規模な評価が必要である．

28 Lindahl B, et al. Serial analyses of N-terminal pro-B-type natriuretic peptide in patients with non-ST-segment elevation acute coronary syndromes: a Fragmin and fast Revascularisation during In Stability in Coronary artery disease（FRISC）-II substudy. *J Am Coll Cardiol.* 2005; 45: 533–41.

非ST上昇型急性冠症候群の症例で，著者らは血清BNP値を，割り付け時・48時間・6週間・3か月・6か月後に測定．1,216例で，3つの値のうち最低値が予後に与える影響を検討した．急性冠症候群においてBNP値は初期にはあがっているが，一過性であるようだ．どの時点においてもBNP値は2年後の予後を予測したが，予測力は，慢性期，安定期の計測値の方が高かった．

29 Jourdain P, et al. Plasma brain natriuretic peptide-guided therapy to improve outcome in heart failure: the STARS-BNP Multicenter Study. *J Am Coll Cardiol.* 2007; 49: 1733–9.

NYHAIIかIIIの220例を，従来心不全治療か，BNP＜100pg/mLを目標としたBNPガイド治療群とに割り付けた．一次エンドポイントは心不全死もしくは心不全による入院とした．全例，心不全治療の専門家が治療にあたった．これにより，BNPガイド治療群のほうがβ遮断薬とACE阻害剤の投与量が多かった（$p<0.05$）．BNPガイド治療群の方が，一次エンドポイントは抑制された（24％ vs.52％，$p<0.001$）．

30 Weber M, et al. N-terminal B-type natriuretic peptide assessment provides incremental prognostic information in patients with acute coronary syndromes and normal troponin T values upon admission. *J Am Coll Cardiol.* 2008; 51: 1188–95.

トロポニン正常のACS症例におけるBNP値の有用性を評価．2つの独立したレジストリー（ひとつはACSと確認された症例からなり，もうひとつは胸痛の症例からなる）から，2,614例でBNPを測定．トロポニン正常例では，ROC解析したところBNP値を474pg/mLをカットオフとするのがよいとわかった．このカットオフ値でどちらのデータでも6か月死亡を予測でき，高リスク症例を選別できることが示された．

31 Pfisterer M, et al.; TIME-CHF Investigators. BNP-guided vs symptom-guided heart failure therapy: the Trial of Intensified vs Standard Medical Therapy in Elderly Patients With Congestive Heart Failure (TIME-CHF) randomized trial. *JAMA*. 2009; 301: 383–92.

60歳以上の収縮性心不全で，外来治療におけるBNPガイド治療の有用性を，QOLと入院率で検討。499例を年齢（60–74，75以上）で層別化し，BNPガイド治療か従来治療かに割り付けした。18か月の追跡期間で，再入院率（BNPガイド治療群 vs. 従来治療群＝41% vs. 40%，$p＝0.39$）も，QOL改善度も2群間で差はなかった。しかし，年齢群に応じて予後と年齢とは関連し，BNPガイド治療は60–74歳の若年層に対してのみ予後を改善する効果が認められた。

32 Singer AJ, et al. Rapid Emergency Department Heart Failure Outpatients Trial (RED-HOT II): a randomized controlled trial of the effect of serial B-type natriuretic peptide testing on patient management. *Circ Heart Fail*. 2009; 2: 287–93.

心不全患者の退院時のBNP値の有用性を評価した。急性心不全447例をBNP値ガイド治療群と従来治療群とに割り付けた。主治医はBNP値に沿った標準治療について知識を与えられることなく，ただ検査結果だけを知らされた。一次エンドポイントである入院期間（両群ともに6.5日），30日以内の再入院，全死亡，ともに差はなかった。しかし対象が少数で，フォローアップ期間も短く，この研究の結論には限界がある。

非侵襲的検査

33 Mancini DM, et al. Value of peak exercise oxygen consumption for optimal timing of cardiac transplantation in ambulatory patients with heart failure. *Circulation*. 1991; 83: 778–86.

114例を対象としたこの研究では，62例が最大酸素消費量≤14 mL/kg/分（心移植候補者35例，心疾患なし27例），52例が＞14 mL/kg/分であった。3群のNYHA分類，LVEF，心係数は同等であった。最大酸素消費量＞14 mL/kg/分の患者では，PCWPが低く，1年生存率は有意に良好であった。（94%vs.70%（心移植候補者），47%（心疾患なし））。多変量解析では，最大酸素消費量が最もよい生存予測因子であり，PCWPは予後予測の参考情報となった。

34 Bittner V, et al.; SOLVD Investigators. Prediction of mortality and morbidity with a 6-minute walk test in patients with left ventricular dysfunction. *JAMA*. 1993; 270: 1702–7.

CHFのX線写真所見および/またはLVEF＜45%，平均追跡機関8か月のSOLVD試験患者898例を分析した。本試験に関連した合併症は認めなかった。運動耐容能が最高および最低の群（3% vs. 10.2%），入院が51%少なく（19.9% vs. 40.9%），心不全による入院は91%少なかった（2% vs. 22.2%）。ロジスティック回帰分析では，LVEFと歩行時間は，どちらも同等に急性心不全による死亡および入院に対して強い独立した予測因子であることが示された。

治療

アンジオテンシン変換酵素阻害薬とアンジオテンシンⅡ受容体拮抗薬

メタアナリシス

35 Garg R, et al.; Collaborative Group on ACE Inhibitor Trials. Overview of randomized trials of angiotensin-converting enzyme inhibitors on mortality and morbidity in patients with heart failure. *JAMA*. 1995; 273: 1450–6.

本解析は，32の研究の7,105例を対象とした。すべての研究がプラセボ対象，追跡期間8週で，intention-to-treat解析で全死亡を評価した。ACE阻害剤により，全死亡が有意に減少し（オッズ比0.77，95%CI 0.67–0.88，$p<0.001$），心不全による死亡または入院も減少した（オッズ比0.65，95%CI 0.57–0.74，$p<0.001$）。これは，LVEFの最も低い群で最も有効であった。死亡率の減少は，主に心不全の進行による死亡が減少したことによる（オッズ比0.69，95%CI 0.58–0.83）。不整脈の減少（オッズ比0.91，95%CI 0.73–1.12）および致死性心筋梗塞の減少（オッズ比0.82，95%CI 0.60–1.12）は有意ではなかった。異なる薬剤間における有意差は認められなかった。

36 CONSENSUS Trial Study Group. Effects of enalapril on mortality in severe congestive heart failure. Results of the Cooperative North Scandinavian Enalapril Survival Study (CONSENSUS). *N Engl J Med*. 1987; 316: 1429–35.

デザイン：前向き，ランダム化，二重盲検，プラセボ対照，多施設研究。平均追跡期間は6か月。一次エンドポイントは全死亡。
目的：重症CHF患者において，通常の治療にエナラプリルを併用した場合の死亡率に対する有効性を評価。
対象：NHYA心機能分類Ⅳで，左室容量が＞600 mL/m² 体表面積（男性）および ＞550 mL/m² 体表面積（女性）の患者253例。
除外基準：急性肺水腫，2か月以内のMI，不安定狭心症，心臓手術の予定，血清クレアチニン値＞300μM。
治療：経口エナラプリル2.5 mg/日，最大20 mg（2回/日まで）。全例に利尿薬，94％にジゴキシン，50％に血管拡張薬（大半は硝酸イソソルビド）を投与。
結果：エナラプリル群の死亡率が有意に良好なため試験は早期に中止された。死亡率の相対リスク減少は，6か月後40％（26％ vs.44％，$p=0.0002$），1年後31％（36％ vs.52％，$p=0.001$），試験終了時27％（39％ vs.54％，$p=0.003$）であった。最大の死亡率低下は，進行した心不全患者において認められた（約50％低下）。突然死について有意差は認めなかった。2年の追跡期間中，有意な死亡率低下は維持された。

37 SOLVD Investigators. Effect of enalapril on survival in patients with reduced left ventricular ejection fractions and congestive heart failure. *N Engl J Med*. 1991; 325: 293–302.

デザイン：前向き，ランダム化，二重盲検，プラセボ対照，多施設研究。平均追跡期間は41か月。一次エンドポイントは全死亡。
目的：左室機能不全および心不全症状を有する患者において，エナラプリルの死亡率に対する有効性を評価。
対象：21–80歳，EF≦35％，NYHA心機能分類ⅡおよびⅢの患者2,569例。
除外基準：外科治療を要する狭心症，不安定狭心症，1か月以内の心筋梗塞，腎不全，肺疾患，ACE阻害薬の治療中。
治療：エナラプリル2.5–5 mg（2回/日）より開始し，2週後に5–10 mg（2回/日）へ増量，

またはプラセボ。他の薬剤(利尿薬，ジゴキシン，血管拡張薬など)は制限しなかった。
結果：エナラプリル群では死亡率が16％低かった(35.2％ vs. 39.7％ リスク減少率16％，$p = 0.0036$)。主にこの有効性は，心不全の進行による死亡が少なかったことによる(16.3％ vs. 19.5％ $p = 0.0045$)。エナラプリル群では，心不全悪化による死亡および再入院とも少なかった。(47.7％ vs. 57.3％，リスク減少率26％，$p < 0.0001$)。突然死は同等であった。

38 SOLVD Investigattors. Effect of enalapril on mortality and the development of heart failure in asymptomatic patients with reduced left ventricular ejection fractions. *N Engl J Med*. 1992; 327: 685–91.

デザイン：前向き，ランダム化，二重盲検，プラセボ対照，多施設研究。追跡期間は37か月。一次エンドポイントは全死亡。
目的：明白な心不全のない左室機能不全患者において，エナラプリルの死亡率に対する有効性を評価。
対象：21–80歳，EF≦35％，心不全に対する薬物治療を受けていない(高血圧に対する利尿薬，心房細動に対するジゴキシンは許可)患者4,228例。
除外基準：SOLVED試験(前出)参照。
治療：経口エナラプリル2.5–20 mg/日。
結果：全死亡率はエナラプリル群14.8％，プラセボ15.8％であった ($p = 0.30$)。この有意でない差異は，エナラプリル群で心血管死が12％少なかったことに起因する (12.5％ vs. 14.1％，$p = 0.12$)。エナラプリル群では，心不全発症が少なく (20.7％ vs. 30.2％，$p < 0.001$)，心不全による入院も少なかった(8.7％ vs.12.9％，$p < 0.001$)。

39 Acute Infarction Ramipril Efficacy（AIRE）Study Investigators. Effect of ramipril on mortality and morbidity of survivors of acute myocardial infarction with clinical evidence of heart failure. *Lancet*. 1993; 342: 821–8.

デザイン：前向き，ランダム化，二重盲検，プラセボ対照，多施設研究。平均追跡期間は15か月。一次エンドポイントは全死亡。
目的：心不全の所見を有する急性心筋梗塞患者において，ramiprilの死亡率に対する有効性をプラセボと比較。
対象：試験登録の2–9日前に，急性心筋梗塞を生じ，心不全の臨床所見を認める患者2,006例。
除外基準：重症心不全 (NYHA心機能分類IV)，不安定狭心症，弁膜症または先天性心疾患に起因する心不全。
治療：経口ramipril 2.5 mg (2回/日)を2日投与後，5 mg (2回/日)，またはプラセボ。
結果：ramipril群では死亡率が27％減少した (17％ vs. 23％，$p = 0.002$)。この有効性は30日の時点で明らかであった。心臓突然死は30％減少した($p = 0.011$)。
コメント：AIREX追跡研究では603例を平均59か月追跡し，ramipril群でなお，有意な死亡率低下を認めた(相対リスク0.64，27.5％ vs. 38.9％，$p = 0.002$)。

40 Pitt B, et al.; ELITE Study Investigators. Randomised trial of losartan versus captopril in patients over 65 with heart failure（Evaluation of Losartan in the Elderly Study, ELITE）. *Lancet*. 1997; 349: 747–52.

デザイン：前向き，ランダム化，二重盲検，プラセボ対照，多施設研究。一次エンドポイントはクレアチニン0.3 mg/dLの増加。
目的：高齢心不全患者において，アンジオテンシンII受容体拮抗薬ロサルタンとカプトプリルをクレアチニンおよび心イベントについて比較。
対象：NYHA心機能分類II-IV，EF≦40％のACE阻害薬未投与患者722例。
除外基準：SBP＜90 mmHg，72時間以内の急性心筋梗塞または冠動脈形成術，2週間以

内のバイパス術，3か月以内の不安定狭心症，3か月以内の脳卒中または一過性脳虚血性発作．

治療：ロサルタン12.5–50 mg/日またはカプトプリル6.25–50 mg（3回/日）を48週投与．

結果：両群においてクレアチニンの増加は同等であった（10.5%）．ロサルタン群では治療中止例が少なかった（12.2% vs.20.8%，$p=0.02$，咳：0例 vs. 14例）ロサルタン群では，死亡および入院（9.4% vs. 13.2%，$p=0.075$）が少ない傾向を認め，全死亡は有意に45%低下した（4.8% vs. 8.7%，$p=0.035$，心臓突然死：5例 vs.14例）．この死亡率改善効果は，女性（240例，7.6% vs.6.6%）を除くすべてのサブグループにおいて認められた．

コメント：本研究は死亡率を評価するデザインではなかった．

41 Packer M, et al.; ATLAS Study Group. Comparative effects of low and high doses of the angiotensin-converting enzyme inhibitor, lisinopril, on morbidity and mortality in chronic heart failure. *Circulation*. 1999; 100: 2312–8.

デザイン：前向き，ランダム化，二重盲検，プラセボ対照，多施設研究．一次エンドポイントは全死亡．追跡期間は4年．

目的：左室機能不全および心不全症状を有する患者において，リシノプリルの死亡率に対する有効性を評価．

対象：NYHA心機能分類II-IVの心不全でEF≦30%の患者3,164例．

除外基準：2か月以内の急性冠虚血イベントまたは血行再建術，持続性または症候性心室性頻拍の既往，ACE阻害薬不耐，血清クレアチニン値＞2.5 mg/dL．

治療：低用量リシノプリル群（2.5–5.0 mg/日）または高用量リシノプリル群（32.5–35 mg/日）．ランダム化前に全例でリシノプリルを4週投与し，耐容能を評価．ジギタリス，ACE阻害薬，血管拡張薬は許可されたが，必須ではなかった．

結果：高用量群では，死亡が有意ではないが8%減少し（$p=0.13$），死亡または入院は有意に12%減少（$p=0.002$），心不全による入院は有意に24%減少した（$p=0.002$）．めまいおよび腎機能低下は高用量群でより多く認めら得たが，投薬の中止を要した患者数は両群間で同等であった．

42 Pitt B, et al.; ELITE II investigators. Effect of losartan compared with captopril on mortality in patients with symptomatic heart failure: randomised trial--the Losartan Heart Failure Survival Study ELITE II. *Lancet*. 2000; 355: 1582–7.

デザイン：前向き，ランダム化，二重盲検，プラセボ対照，多施設研究．一次エンドポイントは全死亡．

目的：高齢者心不全患者において，アンジオテンシンII受容体拮抗薬ロサルタンとカプトプリルの全死亡に対する有用性を比較．

対象：NYHA心機能分類II-IV，EF＜40%のACE阻害薬未投与患者3,152例．

除外基準：ACE阻害薬またはアンジオテンシンII受容体拮抗薬不耐，SBP＜90 mmHg，DBP＞95 mmHg，血行動態的に重要な弁狭窄疾患，活動性の心筋炎または心膜炎，ICD植込み，血清クレアチニン値＞220 mM，1週以内のPTCA，6週以内の脳血管事故または一過性脳虚血発作，2週間以内のCABG，急性心筋梗塞，不安定狭心症．

治療：ロサルタン12.5–50 mg/日またはカプトプリル6.25–50 mg/（3回/日）．

結果：2群間で，全死亡（平均年間死亡率：11.7% vs. 10.4%），突然死または蘇生を要する心停止（9.0% vs. 7.3% $p=0.08$）に有意差はなかった．ロサルタン群では有害事象が少なく，（9.7% vs.14.7%，$p<0.001$），とくに咳が少なかった．

コメント：この結果は，登録患者の少ない試験（ELITE Iなど）から結論を導くことの問題点を示した．本研究は2つの治療群間の同等性を示すためのデザインではなく，この結果はプラセボと比較したロサルタンの有効性を示したものではない．

43 Cohn JN, et al.; Valsartan Heart Failure Trial Investigators. A randomized trial of the angiotensin-receptor blocker valsartan in chronic heart failure. *N Engl J Med.* 2001; 345: 1667–75.

デザイン：前向き，ランダム化，二重盲検，プラセボ対照，多施設研究。一次エンドポイントは全死亡。
目的：心不全患者において，通常のCHF治療にバルサルタンを追加した場合の死亡率に対する有効性を評価。
対象：NYHA心機能分類II-IV，EF≦40％の患者5,010例，患者は利尿薬，ジゴキシン，ACE阻害薬，β遮断薬を投与されていた。
治療：バルサルタン40–50 mg/日またはカプトプリル6.25–50 mg（3回/日）。
結果：バルサルタン群とカプトプリル群で全死亡に有意差はなかった（19.7％ vs. 19.4％）。複合二次エンドポイント（死亡，蘇生を要する心停止，心不全による入院，4時間以上の心収縮増強薬または血管拡張薬投与）はバルサルタン群で有意に低かった（相対リスク 0.87，$p = 0.009$）。この有効性は主に心不全による入院の減少によるものであった（13.8％ vs. 18.2％，$p < 0.001$）。バルサルタン群では，NYHA心機能分類，EF，心不全の兆候および症状，QOLも改善した。

44 Pfeffer MA, et al.; Valsartan in Acute Myocardial Infarction Trial Investigators. Valsartan, captopril, or both in myocardial infarction complicated by heart failure, left ventricular dysfunction, or both. *N Engl J Med.* 2003; 349: 1893–906.

デザイン：前向き，ランダム化，二重盲検，プラセボ対照，多施設研究（24カ国931施設）。
目的：急性心筋梗塞後に心不全または左室機能低下を合併した患者に対して，バルサルタン単剤，カプトプリル単剤，その併用を行った3群間でバルサルタンのカプトプリルに対しての非劣性を含めてその有用性を検討した。
対象：急性心筋梗塞発症後12時間以上10日未満の14,808名のハイリスク心不全患者（放射線医学的肺うっ血・臨床的肺浮腫のいずれかの所見を有するか，核医学検査で40％以下または心エコーにて35％以下の左室駆出率低下例）。
治療：対照群としてカプトプリル50 mg・1日3回（1回量を6.25→12.5→25→50 mgと漸増），治療群としてバルサルタン160 mg・1日2回（1回量を20→40→80→160 mgと漸増）の単独群とバルサルタン80 mg・1日2回（1回量を20→40→80 mgと漸増）＋カプトプリル50 mg・1日3回（1回量を6.25→12.5→25→50 mgと漸増）の併用群の3群にランダム割付し治療を行った。これらは3か月間に臨床的に可能であれば漸増した。
結果：一次エンドポイントである総死亡に関して三群間で有意差は認められず，同様に，二次エンドポイントである心血管死・再梗塞・心不全入院に関しても有意差はみられなかった。

45 Pfeffer MA, et al.; CHARM Investigators and Committees. Effects of candesartan on mortality and morbidity in patients with chronic heart failure: the CHARM-Overall programme. *Lancet.* 2003; 362: 759–66.

デザイン：ランダム化，二重盲検，プラセボ対照臨床試験。
目的：3つの異なる背景（ACE阻害薬に対する耐容性のない左室駆出率（LVEF）が40％以下の患者，ACE阻害薬が投与されているLVEFが40％以下の患者，ACE阻害薬投与の有無にかかわらずLVEFが40％以上の患者）を持った心不全患者に対してカンデサルタンの有用性を検討する。
対象：全体で7,601名（カンデサルタン群：3,803名，プラセボ群3,796名）。
治療：カンデサルタン32 mg/日，またはプラセボ。
結果：平均37.7か月のフォローで，カンデサルタン群では全死亡が減少する傾向が見ら

れ（23% vs 25%, $p = 0.0055$），心血管死（18% vs. 20%, $p = 0.012$），心不全入院（20% vs. 24%, $p < 0.0001$）は有意差を持って減少した。異なる背景による群間比較をしても有意差はなかった。

46 Massie BM, et al.; I-PRESERVE Investigators. Irbesartan in patients with heart failure and preserved ejection fraction. *N Engl J Med.* 2008; 359: 2456–67.

デザイン：ランダム化，プラセボ対照，前向き試験。主要複合転帰は，全死因死亡または心血管イベント（心不全，心筋梗塞，不安定狭心症，不整脈，脳卒中）による入院とした。
目的：左心機能の保たれている心不全患者に対してイルベサルタンの有用性を検討する。
対象：60歳以上の左心機能（EF>45%）が保たれているNYHA心機能分類II, III, IVの患者4,128名。
結果：イルベサルタンは一次エンドポイント（HR0.95, $p=0.35$），総死亡（HR 1.00, $p=0.98$），心不全入院（HR 0.95, $p=0.44$）を有意差を持って減らすことはできなかった。
コメント：この研究は，心機能が保たれている心不全患者に従来の心不全治療に反応しないというエビデンスを強める結果となった。

47 Konstam MA, et al.; HEAAL Investigators. Effects of high-dose versus low-dose losartan on clinical outcomes in patients with heart failure（HEAAL study）: a randomised, double-blind trial. *Lancet.* 2009; 374: 1840–8.

デザイン：前向き，ランダム化，二重盲検，多施設（30カ国，255施設）共同研究。一次エンドポイントは平均4.7年の観察期間の中での総死亡，もしくは，心不全入院とした。
目的：心不全の患者に対して高用量のロサルタンと低用量のロサルタンの有効性を比較すること。
対象：ACE阻害薬耐用性のない患者，かつEF≦40%を満たすNYHAII, III, IVの心不全患者3,846名。
治療：ロサルタン150 mg/日，もしくは50 mg/日。
結果：一次エンドポイントの発生は，有意差を持って高用量群で少なく（43% vs. 46%, $p = 0.027$），心不全入院がとくに少なかった（HR 0.87, $p = 0.025$）。一方，有害事象（腎機能障害，低血圧，高カリウム血症）の出現は高用量群で多かったが，投薬の中止に結び付くようなものではなかった。

48 McKelvie RS, et al. Comparison of candesartan, enalapril, and their combination in congestive heart failure: randomized evaluation of strategies for left ventricular dysfunction（RESOLVD）pilot study. The RESOLVD Pilot Study Investigators. *Circulation.* 1999; 100: 1056–64.

デザイン：多施設，二重盲検，ランダム化，プラセボ対照試験。
目的：カンデサルタン単剤，エナラプリル単剤，両者併用の3群間で，運動耐容能，左室機能，QOL，神経分泌ホルモン値，耐用性を比較すること。
対象：症候性心不全患者（NYHA分類II～IV度，駆出率40%未満，6分間歩行500 m未満）768例。
治療：カンデサルタン単剤（4, 8, 16 mg），エナラプリル単剤（20 mg），カンデサルタン（4 or 8 mg）+エナラプリル20 mg投与のいずれか。
結果：観察期間は43週。6分間歩行，NYHA class，QOLでは3群間で差を認めずカンデサルタン/エナラプリル併用群は，カンデサルタン単剤群，エナラプリル単剤群に比してEDV, ESVの増加がより抑制された。著者はカンデサルタンはエナラプリルと同等に安全であり，併用することで左室のリモデリングに対してさらなる効果が得られるのかもしれないと述べている。

利尿剤

49 Dormans TP, et al. Diuretic efficacy of high dose furosemide in severe heart failure: bolus injection versus continuous infusion. *J Am Coll Cardiol.* 1996; 28: 376–82.

本交差試験では，20名の患者が初回ローディング（全体の20％）の後，等用量のボーラスもしくは8時間の持続静注に割り付けられた．使用された用量は250 mgから2,000 mg/24時間であった．持続静注群で尿量の増加（2.9 vs. 2.3 L，$p<0.001$）と，ナトリウム排泄増加が得られた．ボーラス静注群で5人の患者に可逆的な聴力障害がみられた（最大血漿濃度，95 μg/mL vs. 24 μg/mL，9名の患者のみボーラスプラス48時間持続静注が1日3回ボーラス静注よりも良好な結果が得られた）．

50 Pitt B, et al.; Randomized Aldactone Evaluation Study Investigators. The effect of spironolactone on morbidity and mortality in patients with severe heart failure. *N Engl J Med.* 1999; 341: 709–17.

デザイン：前向き，無作為，二重盲検，プラセボ対照，多施設研究．平均追跡期間は24か月．一次エンドポイントは総死亡．

目的：スピロノラクトンが重症心不全患者において死亡を有意に減少させるかどうかを評価すること．

対象：左室駆出率が35％以下のNYHA心機能分類III（69％）もしくはIV（31％）の1,663名．虚血性心不全が54％．

除外基準：弁膜症，不安定狭心症，肝不全，カリウム値5 mM以上，クレアチニン 2.5 mg/dL以上．

治療：スピロノラクトン 25 mgもしくはプラセボを一日1回．心不全増悪がありカリウム値正常の場合，用量は50 mgまで増量可．全例がループ利尿剤を，95％がACE阻害剤を，74％がジゴキシンを使用した．

結果：スピロノラクトン群でプラセボ群に比べ有意（30％）に死亡率が低下した．この有益性は心原性突然死（相対危険度減少率29％）と心不全進行による死亡（相対危険度減少率36％）のリスク低下に起因した．スピロノラクトンでは女性化乳房の発生が高率に見られた（10％ vs. 1％，$p<0.001$）が，重篤な高カリウム血症の発生は同等であった（2％ vs. 1％）．

51 Pitt B, et al.; Eplerenone Post-Acute Myocardial Infarction Heart Failure Efficacy and Survival Study Investigators. Eplerenone, a selective aldosterone blocker, in patients with left ventricular dysfunction after myocardial infarction. *N Engl J Med.* 2003; 348: 1309–21.

デザイン：前向き，無作為，プラセボ対照，二重盲検，多施設研究．一次エンドポイントは総死亡，心血管死もしくは心血管イベントによる入院．平均追跡期間は16か月．

目的：左室機能不全を伴う急性心筋梗塞患者の罹病率と死亡率に対するエプレレノンの効果を評価すること．

対象：急性心筋梗塞発症3から14日目で，心エコーで左室駆出率が40％以下の患者6,632名．

除外基準：カリウム保持性利尿剤の使用，クレアチニン>2.5 mg/dL，カリウム>5.0 mmol/L．

治療：エプレレノン 25–50 mgもしくはプラセボ 1日2回投与．ACE阻害剤がほとんどすべて（94％）で，β遮断薬は75％で使用された．

結果：エプレレノン群ではプラセボ群に比較して総死亡が有意に低下した（14.4％ vs. 16.7％，RR 0.85，$p=0.008$）．これは心血管死や心血管イベントに関連した入院でも同様であった（RR 0.87，$p=0.002$）．また，エプレレノンは心臓性突然死を21％相対的

に減少させた ($p = 0.03$)。重篤な高カリウム血症はエプレレノン群で頻度が多く（5.5% vs. 3.9%, $p = 0.002$），低カリウム血症は同群で少なかった (8.4% vs. 13.1%, $p < 0.001$)。

ジゴキシン

レビュー論文

52 Hauptman PJ, et al. Digitalis. *Circulation*. 1999; 99: 1265–70.

本レビューは心臓配糖体について分子的，臨床薬理的に論述しており，ジギタリス中毒の臨床症状や治療を記載，またDIG研究の結果に着目して最近の臨床試験について考察している。

研究

53 Packer M, et al.; RADIANCE Study. Withdrawal of digoxin from patients with chronic heart failure treated with angiotensin-converting-enzyme inhibitors. *N Engl J Med*. 1993; 329: 1–7.

デザイン：前向き，無作為，二重盲検，プラセボ対照，多施設研究。一次エンドポイントは心不全増悪による試験の中止，中止までの時間と運動耐容能の変化。
目的：ジゴキシン，利尿剤，ACE阻害剤を内服している臨床的に安定した慢性心不全患者におけるジゴキシン中止の影響を評価した。
対象：ジゴキシン，利尿剤，ACE阻害剤（カプトプリルもしくはエナラプリル）を内服しているNYHA心機能分類IIもしくはIIIの患者178名。
除外基準：収縮期血圧160 mmHg以上もしくは90 mmHg未満。拡張期血圧95 mmHg以上。上室性不整脈や持続性心室性不整脈の既往。3か月以内の心筋梗塞。12か月以内の脳梗塞。
治療：12週間のジゴキシン継続群とプラセボ群に患者を無作為に割りつけた。
結果：ジギタリス中止／プラセボ群で心不全増悪に伴う研究中止 (24.7% vs. 4.7, RR 5.9, $p < 0.001$)，EF低下 ($p < 0.001$)，機能的能力の低下（最大運動耐容能 $p = 0.033$，準最大運動持久力 $p = 0.01$，NYHA心機能分類 $p = 0.019$）が高率にかつ有意に認められ，QOLスコアの低下も認められた ($p = 0.04$)。

54 Uretsky BF, et al.; PROVED Investigative Group. Randomized study assessing the effect of digoxin withdrawal in patients with mild to moderate chronic congestive heart failure: results of the PROVED trial. *J Am Coll Cardiol*. 1993; 22: 955–62.

デザイン：前向き，無作為，二重盲検，プラセボ対照，多施設研究。一次エンドポイントは治療不成功，不成功までの時間，トレッドミル歩行時間および6分間歩行距離。
目的：軽度から中程度の心不全患者におけるジゴキシン中止の影響を評価する。
対象：正常洞調律でジゴキシンと利尿剤を内服しているNYHA心機能分類IIもしくはIIIの患者88名。
除外基準：収縮期血圧90 mmHg未満。72時間以内の急性心筋梗塞もしくは冠動脈形成術。2週間以内の冠動脈バイパス術。3か月以内の不安定狭心症。3か月以内の脳梗塞もしくは一過性脳虚血発作。
治療：ジギタリス中止／プラセボ群で運動耐容能の低下（−96秒 vs. −4.5秒, $p = 0.003$），治療不成功例の倍増 (39% vs. 19%, $p = 0.039$)，治療不成功までの時間短縮 ($p = 0.037$)，EF低下 ($p = 0.016$)，高心拍数 ($p = 0.003$) が認められた。

55 Digitalis Investigation Group. The effect of digoxin on mortality and morbidity in patients with heart failure. *N Engl J Med*. 1997; 336: 525–33.

デザイン：前向き，無作為，二重盲検，プラセボ対照，多施設研究。追跡期間は37か月。一次エンドポイントは総死亡率。

目的：心不全患者の総死亡率におよぼすジゴキシンの効果を検討する。

対象：左室駆出率45％以下で洞調律の患者6,800名。多くの患者がACE阻害剤（94％）と利尿剤（82％）を使用した。

治療：ジゴキシン（平均用量0.25 mg／日）もしくはプラセボ。

結果：死亡率に有意差を認めなかった（34.8％ vs. 35.1％）。ジゴキシン群で心不全入院が少なく（26.8％ vs. 34.7％，RR 0.72，$p < 0.001$），心不全死が少ない傾向が見られた（RR 0.88，$p = 0.06$）ものの，この効果は他の心臓死の増加によって相殺された（あらかじめ決められたアウトカムではない，15％ vs. 13％，$p = 0.04$）。サブグループ解析にて心不全増悪に伴う入院や死亡の減少が駆出率25％未満（−23％ vs. −16％）やNYHA心機能分類III／IV（−22％ vs. −18％）の場合に認められた。全入院の減少は9／1,000患者・年のみであった。駆出率45％以上の患者988名を対象とした付随試験においても死亡率は変わらなかった（両群とも23.4％）。

コメント：次いで行われたサブグループ事後解析（*N Engl J Med* 2002; 347:1403参照）では，多変量解析の結果から，女性においてジゴキシン群で死亡率が有意に高値（33.1％ vs. 28.9％（プラセボ群））であった一方，男性ではその差は認められなかった。その他，左室駆出率45％以下の男性患者3,782名の分析から，適切な血中ジゴキシン濃度は0.5から0.8 mg/mLであり，0.9 mg/mL以上で死亡率が高くなることが示された（*JAMA* 2003; 289:871参照）。

血管拡張剤に関する研究

56 Cohn JN, et al. Effect of vasodilator therapy on mortality in chronic congestive heart failure. Results of a Veterans Administration Cooperative Study. *N Engl J Med*. 1986; 314: 1547–52.

デザイン：前向き，無作為，二重盲検，プラセボ対照，多施設研究。平均追跡期間は2.3年。一次エンドポイントは総死亡率。

目的：広く用いられている2種類の血管拡張剤治療が，男性の安定慢性心不全患者の平均余命を改善するか否かを検討する。

対象：18から75歳までの慢性心不全患者（胸部レントゲンもしくは心エコーで心拡大が認められたもの）もしくは駆出率が45％未満で運動耐容能の低下を伴う男性642名。

除外基準：胸痛で運動耐容能が制限される者，3か月以内の心筋梗塞，長時間作用型の亜硝酸剤，Ca拮抗薬，β遮断薬を必要とする者。

治療：プラゾシン 20 mg/1日1回，ヒドララジン 300 mg/日，硝酸イソソルビド 160 mg/日，もしくはプラセボ。ジゴキシンと利尿剤は投与可とした。

結果：ヒドララジン―硝酸イソソルビド群でプラセボに比し，1年で38％（12.1％ vs.19.5％（プラセボ）），2年で25％（25.6％ vs.34.3％（プラセボ），$p < 0.028$），3年で23％（36.2％ vs. 46.9％）の死亡率低下が認められた。左室駆出率はヒドララジン―硝酸イソソルビド群で8週目と1年後に有意な増加（+2.9％，+4.2％，両者とも $p < 0.001$）を示した。プラゾシンの有意性は示されなかった。

57 Cohn JN, et al. A comparison of enalapril with hydralazine-isosorbide dinitrate in the treatment of chronic congestive heart failure. *N Engl J Med*. 1991; 325: 303–10.

デザイン：前向き，無作為，二重盲検，プラセボ対照，多施設研究。平均追跡期間は2.5年。

一次エンドポイントは2年間の総死亡率。

目的：心不全患者におけるエナラプリルとヒドララジン+硝酸イソソルビドの有効性を比較検討する。

対象：18から75歳の男性，ほとんどがNYHA心機能分類Ⅱ/Ⅲでジゴキシンと利尿剤を使用している。

除外基準：3か月以内の心筋梗塞もしくは心臓手術，胸痛による運動制限もしくは長期の医学的治療を要する者。

治療：エナラプリル 20 mg/日もしくはヒドララジン 300 mg/日+硝酸イソソルビド 160 mg/日。

結果：エナラプリル群で2年間の死亡率が28%低減（18% vs. 25%，$p = 0.016$）し，総死亡は14%低減（32.8% vs. 38.2%，$p = 0.08$）された。この死亡率の差は主にNYHA心機能分類ⅠまたはⅡの患者において，心臓性突然死が少ない（57名 vs. 92名）ことによる。13週目には，ヒドララジン+硝酸イソソルビド群において駆出率と運動耐容能の高い改善効果が見られた一方，エナラプリル群ではより高い降圧効果が認められた。

58 Taylor AL, et al.; African-American Heart Failure Trial Investigators. Combination of isosorbide dinitrate and hydralazine in blacks with heart failure. *N Engl J Med.* 2004; 351: 2049–57.

デザイン：前向き，無作為，二重盲検，プラセボ対照，多施設研究。一次エンドポイントは総死亡率，心不全入院，QOLからなる相対尺度評価。

目的：黒人の末期心不全患者において硝酸イソソルビドとヒドララジンの合剤が有効性を示すかどうかを検討。

対象：NYHA心機能分類ⅢもしくはⅣの黒人拡張型心不全患者，1,050名。

治療：硝酸イソソルビドとヒドララジンの合剤もしくはプラセボ。

結果：プラセボ群で総死亡が有意に高値（10.2% vs. 6.2%，$p = 0.02$）のため本試験は早期中止とされ，複合スコアにおいてもプラセボ群が低値（-0.5 vs. -0.1，$p = 0.01$）を示した。複合スコアのすべての評価項目においても硝酸イソソルビド+ヒドララジン群で有意性が示された。

コメント：アメリカ食品医薬局（FDA）は本研究結果から初めて特定人種への薬剤承認を行った。

59 Packer M, et al.; Prospective Randomized Amlodipine Survival Evaluation Study Group. Effect of amlodipine on morbidity and mortality in severe chronic heart failure. *N Engl J Med.* 1996; 335: 1107–14.

デザイン：前向き，無作為，二重盲検，プラセボ対照，多施設研究。平均追跡期間は14か月。一次エンドポイントは死亡率と心血管イベント（心筋梗塞による24時間以上の入院，肺水腫，重度の低灌流，心室頻拍，心室細動）。

目的：重症慢性心不全患者におけるCa拮抗薬アムロジピンの安全性と有効性を検討する。

対象：駆出率35%未満の患者，1,153名。心不全原疾患は，虚血心が732名（63.5%）である。

除外基準：過去1か月以内の不安定狭心症もしくは心筋梗塞，1年以内の心停止もしくは持続型心室頻拍・心室細動，3か月以内の脳梗塞もしくは冠血行再建術，収縮期血圧 85 mmHg未満もしくは160 mmHg以上，活動性心筋炎，収縮性心外膜炎，弁膜症。

治療：アムロジピン 10 mg/日（最初の2週間は5 mg/日）もしくはプラセボ。

結果：アムロジピン群で有意差は認めないものの一次エンドポイントの発生が9%少なかった（39% vs. 42%，$p = 0.31$）。死亡率も有意差は認められないが16%低下した（33% vs. 38%，$p = 0.07$）。非虚血心の患者ではアムロジピン群で46%の死亡率低下（$p < 0.001$），31%の総イベント低下（$p = 0.04$）が認められた。

コメント：興味深いサイトカインに関する付随研究では，高インターロイキン6と，心不全，死亡の増加に相関が示され ($p = 0.048$)，アムロジピンはインターロイキン6値が正常の5倍以上のままであったにもかかわらずこのイベントを減少させた ($p = 0.006$)。

60 **PRAISE-2** (Prospective Randomized Amlodipine Survival Evaluation-2). Effect of amlodipine on morbidity and mortality in severe non ischemic chronic heart failure: preliminary results presented at the 49th Annual American College of Cardiology Scientific Sessions, Anaheim, CA, November 2000 [unpublished results].

デザイン：前向き，無作為，二重盲検，プラセボ対照，多施設研究。平均追跡期間は14か月。一次エンドポイントは総死亡と心血管イベント（心筋梗塞による24時間以上の入院，肺水腫，重度の低灌流，心室頻拍，心室細動）。平均追跡期間は4年間。

目的：重症非虚血性心不全患者におけるCa拮抗薬アムロジピンの安全性と有効性を検討する。

対象：駆出率30％未満で，利尿剤，ACE阻害剤，ジゴキシンで治療したにも関わらずNYHA心機能分類ⅢbもしくはⅣの症状を有する患者1,652名。

除外基準：Ca拮抗薬，β遮断薬，心抑制作用を有する抗不整脈薬の使用；過去1か月間の不安定狭心症と心筋梗塞；1年以内の心静止もしくは持続型心室頻拍・心室細動，3か月以内の脳梗塞もしくは冠血行再建術，収縮期血圧85 mmHg未満もしくは160 mmHg以上，活動性心筋炎，収縮性心外膜炎，弁膜症。

治療：アムロジピン 10 mg/日（最初の2週間は5 mg/日）もしくはプラセボ。

結果：両群間に総死亡で有意差は認められなかった（31.7％（プラセボ），33.7％（アムロジピン）；ハザード比 1.09；95％信頼区間 0.92から1.29；$p = 0.32$）。アムロジピン群でいかなるサブグループでも死亡率改善効果は認められなかった。

コメント：PRAISE-IとPRAISE-IIを合わせた集団を用いた，さらなる解析においても総死亡率に有意差は認められなかった。

61 Colucci WS, et al.; Nesiritide Study Group. Intravenous nesiritide, a natriuretic peptide, in the treatment of decompensated congestive heart failure. *N Engl J Med.* 2000; 343: 246–53.

デザイン：前向き，無作為，一部盲検の多施設研究。主要エンドポイントは，有効性試験では，肺毛細管楔入圧の6時間後の変化，比較試験では，全体的な臨床状態および症状の有無とした。

目的：うっ血性心不全の患者における，B型ナトリウム利尿ペプチドであるネシリチドの静脈内点滴投与の効果を検討。

対象：有効性試験は，肺毛細管楔入圧が 18 mmHg 以上および心係数が体表面積 1 m^2 当り 2.7 L/分以下であった 127 例の患者，比較試験は 305 例の患者を対象とした。

除外基準：ドーパミン，ドブタミン，血管拡張剤を4時間以上投与中；48時間以内の心筋梗塞，不安定狭心症；弁膜症；肥大型心筋症，拘束型心筋症；収縮性心外膜炎；心筋炎。

治療：有効性試験：Swan-Ganz カテーテルを留置し，6 時間のプラセボまたはネシリチド（体重 1 kg 当り 0.015 または 0.030 μg/分の速度で点滴）の二重盲検治療に無作為に割り付けた。比較試験：血行動態モニタリングを必要とせず，標準薬または最長で 7 日間のネシリチドの非盲検治療に無作為に割り付けた。

結果：有効性試験では，6 時間後，ネシリチド群の肺毛細管楔入圧がそれぞれ 6.0 および 9.6 mmHg 下降した（これに対してプラセボ群では 2.0 mmHg 上昇した，$p < 0.001$）。全体的な臨床状態はこれらの患者の 60％および 67％で改善し（これに対してプラセボの投与を受けた患者では 14％で改善したのみ，$p < 0.001$），呼吸困難はこれらの患者の 57％および 53％で軽減し（これに対してプラセボの投与を受けた患者では 12％で軽

減したのみ，$p < 0.001$），倦怠感もこれらの患者の32%および38%で軽減した（これに対してプラセボの投与を受けた患者では5%で軽減したのみ，$p < 0.001$）。一方，比較試験では，最長で7日間のネシリチドの治療によって，全体的な臨床状態，呼吸困難，および倦怠感に持続した改善が得られたが，その程度は心不全の標準的な静脈内投与療法で観察された改善と同程度であった。最も発現頻度が高かった副作用は用量依存の低血圧であった（比較試験では11%，17% vs 4%，$p = 0.008$；有効性試験では2%，5% vs なし，$p = 0.55$）。

62 **Publication Committee for the VMAC Investigators. Intravenous nesiritide vs nitroglycerin for treatment of decompensated congestive heart failure: a randomized controlled trial.** *JAMA*. 2002; 287: 1531–40.

デザイン：前向き，無作為，二重盲検研究。主要エンドポイントは薬剤投与3時間後の肺毛細管楔入圧の変化および呼吸困難感。

対象：安静時呼吸困難のある入院中のうっ血性心不全患者489例。そのうち246例はSwan-Ganzカテーテルを留置された症例。

治療：標準治療に加えてネシリチド，ニトログリセリン，プラセボを3時間静注した。更に標準治療に加えてネシリチド，ニトログリセリンを24時間継続投与した。

結果：3時間後の肺毛細血管楔入圧の平均低下値はネシリチド群でプラセボ群（$p < 0.001$）およびニトログリセリン群（$p = 0.03$）に比べ有意に低下した。また，3時間後の呼吸困難感はプラセボ群に比しネシリチド群で有意に改善した（$p = 0.03$）が，ニトログリセリン群と比べた場合は有意差が認められなかった。また24時間後では，肺毛細血管楔入圧はネシリチド群で−8.2 mmHg，ニトログリセリン群で−6.3 mmHgとネシリチド群で有意に低下した。が，呼吸困難感は有意差が認められず，全身状態がわずかに改善したのみであった。

63 **Sackner-Bernstein JD, et al. Short-term risk of death after treatment with nesiritide for decompensated heart failure: a pooled analysis of randomized controlled trials.** *JAMA*. 2005; 293: 1900–5.

2004年12月までのネシリチドと利尿薬や血管拡張薬との臨床比較試験を再検討すると，12の無作為試験のうち，3試験で（862症例）で再評価できた。残りの試験は急性心不全患者における，無作為，二重盲検試験という対象患者基準に合致しなかった。30日後の全死亡率はネシリチド群でより高い傾向を認めた（7.2% vs 4.0%，リスク減少率1.74，$p = 0.059$）。このメタ解析の結果から急性心不全患者にネシリチドをルーチンに投与することは害を及ぼす可能性があることが示された。

β遮断薬

レビューとメタアナリシス

64 **Lechat P, et al. Clinical effects of beta-adrenergic blockade in chronic heart failure: a meta-analysis of double-blind, placebo-controlled, randomized trials.** *Circulation*. 1998; 98: 1184–91.

二重盲検，プラセボ対照，並行群間比較の全18試験（計3,023症例）のメタ解析によると，β遮断薬は左室駆出率を29%改善し（$p < 0.0001$），心不全による死亡や入院のリスクを37%低下させた（$p < 0.001$）。また，全死亡のリスクは32%低下し（$p = 0.003$），β1選択性と比べ非選択性の方がより低下した（49% vs 18%；$p = 0.049$）。NYHA分類におけるβ遮断薬の効果はぎりぎりで有意差を認めた（$p = 0.04$）。

カルベジロールの研究

65 Packer M, et al.; PRECISE Study Group. Double-blind, placebo-controlled study of the effects of carvedilol in patients with moderate to severe heart failure. The PRE-CISE Trial. *Circulation.* 1996; 94: 2793–9.

デザイン：前向き，無作為，二重盲検，プラセボ対照，多施設研究．主要エンドポイントは運動耐容能．
目的：中等度，重度心不全患者におけるカルベジロールの効果を検討．
対象：中等度，重度の慢性心不全患者で左室駆出率35％未満，ジゴキシン，利尿薬，ACE阻害薬を内服している278例．
除外基準：3か月以内の心筋梗塞，不安定狭心症，冠動脈バイパス術後，脳梗塞；未治療の弁膜症；収縮期血圧＜85 mmHg，＞160 mmHg，拡張期血圧＞100 mmHg；心拍数＜68/分；Ca拮抗薬，抗不整脈薬投与例．
治療：オープンラベルの2週間，カルベジロール6.25 mgを1日2回投与，効果不十分の場合には無作為に2群に割り付けられ，カルベジロール12.5 mgを1日2回から開始し，2–6週で25 mgから50 mgまで増量，6か月間追跡した．
結果：カルベジロール群では，プラセボ群に比べて症候改善度が高く，NYHA分類の改善が見られた ($p = 0.014$)．被験者による症状進行評価，主治医による評価についても有意に改善が認められた ($p = 0.002$, $p < 0.001$)．また，駆出率の有意な増加 (+8％ vs +3％, $p < 0.001$)，合併症発生率および死亡率の有意な低下 (19.6％ vs 31.0％; $p = 0.029$) を示した．が，運動耐容能やQOLスコアでは，有意な差は認められなかった．

66 Bristow MR, et al.; MOCHA Investigators. Carvedilol produces dose-related improvements in left ventricular function and survival in subjects with chronic heart failure. *Circulation.* 1996; 94: 2807–16.

デザイン：前向き，無作為，二重盲検，プラセボ対照，多施設研究．追跡期間は6か月．主要エンドポイントは6分間歩行試験および9分間トレッドミル負荷試験．
目的：慢性心不全患者の標準治療にカルベジロールを追加した際のイベントおよびQOLを検討．
対象：18歳から85歳で，6分間歩行で150–450 m歩行可能な症状の安定した心不全患者345例．
除外基準：3か月以内の心筋梗塞，脳梗塞；未治療の弁膜症；冠動脈バイパス術やPCI予定の患者，収縮期血圧＜85 mmHg，＞160 mmHg，；Ca拮抗薬，抗不整脈薬投与例．
治療：ジゴキシン，利尿薬，ACE阻害薬など標準治療中の患者にカルベジロール6.25–25 mg/日を追加．
結果：6分間歩行試験，9分間トレッドミル負荷試験では，カルベジロール群における歩行能力の改善は認められなかった．しかし，用量の異なるカルベジロール3群(低用量6.25 mg，中等量12.5 mg，高用量25 mg)において用量依存的に心機能が改善された(それぞれ +5％，+6％，+8％, vs. プラセボ+2％, $p < 0.001$)．同様に，カルベジロール各群における死亡率は，プラセボ群15.5％に比べ有意な生存率の改善が認められた (それぞれ 6.0％，6.7％，1.1％；$p < 0.001$)．3群すべて合わせると全死亡率は73％低下した($p < 0.001$)．また入院率も低下した($p = 0.01$)．

67 Packer M, et al.; U.S. Carvedilol Heart Failure Study Group. The effect of carvedilol on morbidity and mortality in patients with chronic heart failure. *N Engl J Med.* 1996; 334: 1349–55.

デザイン：前向き，無作為，二重盲検，プラセボ対照，多施設研究．主要エンドポイント

は死亡率.

目的:慢性心不全患者に対するカルベジロールの安全性と有効性を検討.

対象:左室駆出率35％未満で,ジゴキシン,利尿薬,ACE阻害薬を内服中の慢性心不全患者1,094例.

除外基準:収縮期血圧＜90 mmHg, 72時間以内に急性心筋梗塞やPCIを施行された患者, 2週間以内に冠動脈バイパス術を施行された患者, 3か月以内の不安定狭心症, 3か月以内の脳梗塞や脳虚血発作.

治療:オープンラベルの2週間の後, 6分間歩行試験によって4群(軽症:426–550 m, 中等症: 150–425 m, 重症:＜150 m, 用量決定群)に割り当てられた.カルベジロール2–10週で6.25 mgから50 mg 1日2回まで増量した群とプラセボ群に割り付けられた.

結果:6か月後,カルベジロール群では死亡率が65％低下 (3.2％ vs 7.8％, $p<0.001$),心血管イベントによる入院が27％低下 (14.1％ vs 19.6％;$p=0.036$),さらに全死亡と入院が38％低下 (15.8％ vs 24.6％;$p<0.001$) した.心拍数＞82/分の患者ではより効果がみられた.プラセボ群では心不全の悪化が多く見られた.

68 Australia/New Zealand Heart Failure Research Collaborative Group. Randomised, placebo-controlled trial of carvedilol in patients with congestive heart failure due to ischaemic heart disease. *Lancet.* 1997; 349: 375–80.

デザイン:前向き,無作為,二重盲検,プラセボ対照,多施設研究.平均追跡期間は19か月.主要エンドポイントは左室駆出率およびトレッドミル運動負荷時間の変化.

目的:安定した慢性心不全患者に対するカルベジロールの長期有効性を死亡および重症イベントで評価検討.

対象:NYHA分類II–III度の慢性心不全患者415例.

除外基準:NYHA分類IV度の心不全患者;弁膜症;収縮期血圧＜90 mmHg, ＞160 mmHg, 拡張期血圧＞100 mmHg; 4週間以内に心筋梗塞, 不安定狭心症, 冠動脈バイパス術, PCIを施行された患者.

治療:オープンラベルの2–3週の間に27名が脱落.カルベジロール6.25 mgから25 mg 1日2回投与した群とプラセボ群に割り付けられた.

結果:1年後,カルベジロール群では左室駆出率が有意に増加 (+5.3％;$p<0.001$),拡張末期径 (-1.7 mm, $p=0.06$) および収縮末期径 (-3.2 mm, $p=0.001$) が減少した.しかし,トレッドミル運動負荷時間や6分間歩行試験, NYHA分類,活動性スコアでは有意差はみられなかった.19か月後,心不全のエピソードでは差はみられなかったが,カルベジロール群では死亡率入院率が有意に低かった (50％ vs. 63％, RR 0.74, 95％ CI 0.57–0.95).

コメント:ANZでの123名の心エコーサブ解析では,カルベジロール群ではプラセボ群と比較し,左室拡張末期容積 (-14 mL/m^2;$p=0.0015$) および左室収縮末期容積 (-15.3 mL/m^2, $p=0.0001$) が小さく,左室駆出率が有意に高かった(+5.8％, $p=0.0015$).

69 Packer M, et al.; Carvedilol Prospective Randomized Cumulative Survival Study Group. Effect of carvedilol on survival in severe chronic heart failure. *N Engl J Med.* 2001; 344: 1651–8.

デザイン:前向き,無作為,二重盲検,プラセボ対照,多施設研究.主要エンドポイントは左室駆出率およびトレッドミル運動負荷時間の変化.平均追跡期間は10か月.

目的:安定した慢性心不全患者に対するカルベジロールの長期有効性を死亡および重症イベントで評価検討.

対象:NYHA分類III–IV度の慢性心不全患者2,289例.

除外基準:弁膜症,心筋症による心不全;心臓移植;β遮断薬に対して禁忌, 2か月前ま

で使用していた患者；2か月以内にPCI，心筋梗塞，脳梗塞を発症した患者；4週間以内にα遮断薬，Ca拮抗薬，抗不整脈薬投与例；収縮期血圧＜85 mmHg；クレアチニン＞2.8 mg/dL。

治療：オープンラベルの2-3週の間に27名が脱落。カルベジロール6.25 mgから25 mg 1日2回投与した群とプラセボ群に割り付けられた。

結果：カルベジロール群では死亡リスクが35％低下し（95％CI 19%–48%，$p = 0.0014$），死亡または入院を合わせた複合リスクが24％低下した（$p < 0.001$）。さらに，有害事象や他の理由によって試験から脱落した患者も，カルベジロール群で少なかった（$p = 0.02$）。6か月間の治療後，カルベジロール群では改善したと感じる患者が多く，悪化したと感じる患者がより少なかった（$p = 0.0009$）。

コメント：非常に進行した心不全患者が含まれていなかった。また黒人患者の比率が少なかった。

70　Poole-Wilson PA, et al.; COMET Investigators. Comparison of carvedilol and metoprolol on clinical outcomes in patients with chronic heart failure in the Carvedilol Or Metoprolol European Trial（COMET）: randomised controlled trial. *Lancet.* 2003; 362: 7–13.

デザイン：前向き，無作為，二重盲検，多施設研究。主要エンドポイントは全死亡率および死亡または入院の複合。平均追跡期間は58か月。

目的：慢性心不全患者におけるカルベジロールとメトプロロールの比較検討。

対象：NYHA分類II–IV度で，心血管系イベントで入院歴があり，左室駆出率＜35％，すでにACE阻害剤投与中の慢性心不全患者3,029例。

治療：カルベジロール群は最大25 mg 1日2回まで増量を目標，メトプロロール群は最大50 mg 1日2回まで増量を目標とした。

結果：カルベジロール群で全死亡率のリスク低下がみられた（34％ vs. 40％，$p = 0.0017$）。しかし，死亡または入院を合わせた複合リスクでは両群間で有意差は見られなかった（カルベジロール群74％ vs. メトプロロール群76％；$p < 0.122$）。

71　Beta-Blocker Evaluation of Survival Trial Investigators. A trial of the beta-blocker bucindolol in patients with advanced chronic heart failure. *N Engl J Med.* 2001; 344: 1659–67.

デザイン：前向き，無作為，二重盲検，プラセボ対照，多施設研究。主要エンドポイントは全死亡率。平均追跡期間は2年間。

目的：比較的進行した心不全患者に対するブシンドロールの有効性を死亡率で評価検討。

対象：NYHA分類III度（92％），IV度（8％）で，左室駆出率＜35％の心不全患2,708例。

除外基準：心臓移植の資格がある患者，心不全の原因で改善可能な患者，未治療の弁膜症，肥大型心筋症，6か月以内の心筋梗塞，60日以内にPCIや冠動脈バイパス術施行患者，1週間以内にCa拮抗薬やβ刺激剤を，30日以内にβ遮断薬を，8週間以内にアミオダロンを投与した患者。

治療：ブシンドロール3–10 mg内服した群とプラセボ群に割り付けられた。

結果：試験は中間解析後，中止となった。全死亡率は2群間で同等だった（ブシンドロール群411例 vs プラセボ群449例；$p = 0.16$）。しかし，心血管イベントによる死亡や心臓移植および死亡の割合はブシンドロール群で有意に低かった。

コメント：この試験結果は驚くべき結果であり，β遮断薬は有効であるという概念に疑問を投げ掛ける結果となった。

その他の研究

72 Waagstein F, et al.; Metoprolol in Dilated Cardiomyopathy (MDC) Trial Study Group. Beneficial effects of metoprolol in idiopathic dilated cardiomyopathy. *Lancet.* 1993; 342: 1441–6.

デザイン：前向き，ランダム化，二重盲検，プラセボ対照，2群間，多施設研究．追跡期間は12–16か月．一次エンドポイントは死亡および心臓移植の必要性．

目的：特発性拡張型心筋症による心不全患者において，メトプロロールの有効性をプラセボと比較．

対象：16–75歳，EF＜0.4の383例．94％はNYHA心機能分類IIまたはIIIであった．

除外基準：β遮断薬あるいはCa拮抗薬の使用，CAD（狭窄＞50％），SBP＜90 mmHg，心拍数＜45拍/分，β作動薬を要する閉塞性肺疾患，インスリン依存性糖尿病．

治療：テスト容量(メトプロロール5 mg（2回/日）を2–7日投与)に忍容性があれば，メトプロロール（10 mg/日から100–150 mg/日まで漸増（平均108 mg/日））またはプラセボにランダム化．

結果：メトプロロール群では，死亡または心臓移植の必要性が34％減少した (22.5％ vs. 36.5％，$p = 0.058$)．追跡期間中，メトプロロール群ではLVEFの改善（12か月後，+0.12 vs. +0.06，$p < 0.0001$）と運動時間の延長（12か月後，+76秒 vs. +15秒，$p = 0.046$）が有意であり，PCWPの減少傾向を認めた（−5 vs. −2 mmHg，$p = 0.06$）．メトプロロール群ではQOLの改善を認め（12および18か月後の患者による評価，$p = 0.01$），内科医により判定されるNYHA心機能分類とQOL評価との間に有意な相関が認められた．続報ではメトプロロール群で運動時酸素消費指数が有意に改善した（$p = 0.045$）．

73 CIBIS-II Investigators and Committees. The Cardiac Insufficiency Bisoprolol Study II (CIBIS-II): a randomised trial. *Lancet.* 1999; 353: 9–13.

デザイン：前向き，ランダム化，二重盲検，プラセボ対照，多施設研究．平均追跡期間は1.3年．一次エンドポイントは全死亡．

目的：症候性慢性心不全患者において，ビソプロロールの全死亡率に対する有効性を評価．

対象：NYHA心機能分類III–IV，EF＜35％の2,647例．

除外基準：コントロール不良の高血圧，3か月以内の心筋梗塞または不安定狭心症，6か月以内のPTCAまたはCABG，心拍数＜60拍/分，β遮断薬治療を受けているか予定している．

治療：ビソプロロール1.25 mg–10.0 mg/日またはプラセボ．全例，利尿薬とACE阻害薬の投与を受けている．

結果：ビソプロロール群で有意な死亡率減少が示された時点で研究は中止 (11.8％ vs. 17.3％（ハザード比 0.66，$p < 0.0001$）．またビソプロロール群では突然死の減少 (3.6％ vs. 6.3％，ハザード比 0.56，$p = 0.0011$) と再入院が20％少なくなった．治療効果は心不全の重症度や原因とは無関係であった．

コメント：導入期間がなくても，ビソプロロールの臨床的に有効であった．死亡率が低く必ずしも全例がNYHA心機能分類III–IVではなかったと考えられる．

74 MERIT-HF Study Group. Effect of metoprolol CR/XL in chronic heart failure: Metoprolol CR/XL Randomised Intervention Trial in Congestive Heart Failure (MERIT-HF). *Lancet.* 1999; 353: 2001–7.

デザイン：前向き，ランダム化，二重盲検，プラセボ対照，多施設研究．平均追跡期間1年．一次エンドポイントは全死亡．

目的：左室機能障害を有する症候性心不全患者において，標準治療にメトプロロール

CR/XL（1回／日）投与を追加した場合の死亡率低減効果を検討。

対象：NYHA心機能分類II-IV（II: 41%, III: 55%），EF≦40%の患者3,991例。うち3分の2は虚血性心不全。89%にACE阻害薬，90%に利尿薬，63%にジゴキシンが投与されていた。

治療：メトプロロールCR/XL 12.5 mg（1回／日）（NYHA心機能分類IIIまたはIV）または25 mg（1回／日）（NYHA II）投与，またはプラセボ。8週以上かけて，目標用量200 mg／日まで増量。ランダム化前の導入期間（2週）に単盲検のプラセボを投与。

結果：全死亡はメトプロロール群で有意に低かった（7.2% vs.11.0%, RR 0.66, $p<0.001$）。メトプロロール群では，心血管死亡も38%減少し（$p<0.001$），突然死は41%減少（$p<0.001$），心不全の進行による死亡は49%減少した（$p=0.002$）。有害事象の発生率は両群で同等であった。

75 Exner DV, et al. Beta-adrenergic blocking agent use and mortality in patients with asymptomatic and symptomatic left ventricular systolic dysfunction: a post hoc analysis of the Studies of Left Ventricular Dysfunction. *J Am Coll Cardiol.* 1999; 33: 916–23.

デザイン：β遮断薬が登録時に使用されていたSOLVED試験の後ろ向き解析。

目的：β遮断薬の使用が死亡の減少に関連しているか，またその効果はACE阻害薬の使用と相関するかどうかを評価。

対象：6,790例の心不全患者（4,223例はほとんど無症状，2,567例は有症状）。

結果：全体で無症候性の1,015例（24%）と症候性の197例（8%）のみが登録時にβ遮断薬を投与されていた。しかし，これらの群はβ遮断薬を受けていない群に比して症状が少なく，駆出率が高かった（単変量解析）。β遮断薬の使用は両群において死亡の有意な減少と相関していて，その効果は無症候性患者に対する多変量解析でも同様であった。さらにこの効果はβ遮断薬にエナラプリルを加えた患者において相乗的であった。

76 CAPRICORN Investigators. Effect of carvedilol on outcome after myocardial infarction in patients with left-ventricular dysfunction: the CAPRICORN randomised trial. *Lancet.* 2001; 357: 1385–90.

デザイン：多施設（163施設，17カ国），ランダム化，二重盲検，プラセボ対照試験。一次エンドポイントは全死亡または平均1.3年間の心血管疾患による入院。

目的：左室機能障害を有する心筋梗塞後患者において標準治療＋カルベジロールの有用性を評価。

対象：EF≦40%の心筋梗塞後患者1,959例。

投与方法：カルベジロール6.25 mg（25 mg，2回／日投与まで忍容性に応じて調整増量）またはプラセボ投与。

結果：一次エンドポイントのイベント発生率は2群間で有意差がなかった（カルベジロール群35%vs.プラセボ群37%）。しかしながら全死亡だけはカルベジロール群で有意に減少した（12% vs. 15%, HR 0.77, $p=0.03$）。さらに心血管死亡と非致死的心筋梗塞もカルベジロール群で少なかった。

77 Remme WJ, et al. The benefits of early combination treatment of carvedilol and an ACE-inhibitor in mild heart failure and left ventricular systolic dysfunction. The carvedilol and ACE-inhibitor remodelling mild heart failure evaluation trial（CARMEN）. *Cardiovasc Drugs Ther.* 2004; 18: 57–66.

デザイン：多施設（63施設，13カ国），二重盲検，ランダム化試験。主要な結果は18か月後のLVESVI（左室収縮終期容積係数）の変化であった。

目的：心不全における心室リモデリングに対するACE阻害薬＋β遮断薬の有用性の確認。

対象：EF＜40%，軽度の安定した心不全(NYHA心機能分類I, IIまたはIII)患者572例。

治療：カルベジロール(191例)，エナラプリル(190例)または併用(191例)。後者ではエナラプリル投与の前にカルベジロールを調整増量。
結果：LVESVIはエナラプリル単独に比して併用群で有意に5.4 mL/m^{2}減少 ($p=0.0015$)。しかし，カルベジロール単独とエナラプリル単独では有意差がなかった。さらにカルベジロールはLVESVIを基準より有意に2.8 mL/m^2 ($p=0.018$)減少させた。一方，エナラプリルは減少させなかった。LVESVIは併用群で有意に6.3 mL/m^2 ($p=0.0001$)減少した。

78 Colucci WS, et al.; REVERT Study Group. Metoprolol reverses left ventricular remodeling in patients with asymptomatic systolic dysfunction: the REversal of VEntricular Remodeling with Toprol-XL (REVERT) trial. *Circulation*. 2007; 116: 49–56.

デザイン：ランダム化，二重盲検，プラセボ対照試験。一次エンドポイントは開始から12か月までのLVESVIの変化。
目的：左室収縮機能不全を有する無症候性患者においてβ遮断薬が左室リモデリングを軽減出来るか検討。
対象：LVEF＜40%，軽度の左室拡張(LVEDVI＞75 mL/m^2)を有する特発性，虚血性または高血圧性心筋症(少なくとも2か月以内に心不全のないもの)。
治療：長時間放出型メトプロロール酢酸200 mg (48人)または50 mg (48人)またはプラセボ(53人)。
結果：200 mg群において12か月でLVESVIの14 mL/m^{2}の減少とEFの6±1%の増加 ($p<0.05$，基準とプラセボ双方に対して)があった。50 mg群ではLVESVIとLVEDVIがベースラインに比して減少したが，プラセボ群との比較では有意差はなかった。

アミオダロン

79 Doval HC, et al.; Grupo de Estudio de la Sobrevida en la Insuficiencia Cardiaca en Argentina (GESICA). Randomised trial of low-dose amiodarone in severe congestive heart failure. *Lancet*. 1994; 344: 493–8.

デザイン：前向き，ランダム化，オープン，平行群，多施設研究。追跡期間は2年。一次エンドポイントは全死亡。
目的：症候性心室性不整脈を有さない重症心不全患者において，低用量アミオダロンの死亡率に対する有効性を評価。
対象：NYHA心機能分類II－IVで機能的に安定していて，抗不整脈薬治療を要しない患者516例。
除外基準：3か月以内のアミオダロン治療，3か月以内の心筋梗塞，心不全発症，失神発作，持続性VTまたはVFの既往。
治療：アミオダロン500 mg/日，14日間投与。300 mg/日，2年間投与，または標準治療(利尿薬，ジゴキシン，ACE阻害薬)。
結果：アミオダロン群では，2年後の死亡率が28%減少し (33.5% vs. 41.4%，$p=0.024$)。心不全増悪による入院は31%減少した (45.8% vs. 58.2%，$p=0.0024$)。この減少は，突然死 (RR 27%，$p=0.16$)および心不全の進行による死亡 (RR 23%，$p=0.16$)でも認められた。これらの有効性はすべてのサブグループで認められ，非持続性VTの有無とは無関係であった。有害作用はアミオダロン群の17例(6.1%)で認められ，そのうちの12例が治療を中止した。
コメント：この研究は研究協力施設のみがブラインドされており，10%がChagas病であるユニークな研究対象であった。また試験期間の3分の2の時点で終了となった。

80 Singh SN, et al.; Survival Trial of Antiarrhythmic Therapy in Congestive Heart Failure. Amiodarone in patients with congestive heart failure and asymptomatic ventricular arrhythmia. *N Engl J Med.* 1995; 333: 77–82.

デザイン：前向き，ランダム化，二重盲検，プラセボ対照，多施設研究。一次エンドポイントは全死亡および心由来の突然死。追跡期間は45か月。

目的：心不全および無症候性心室性不整脈患者において抗不整脈薬治療の死亡率に対する有効性を評価。

対象：心不全症状，心肥大を有し，10連未満の心室性期外収縮，EF40％以下の患者674例。

除外基準：3か月以内の心筋梗塞，心停止あるいは持続性VTの既往。抗不整脈薬治療の必要性。収縮期血圧90 mmHg未満。

治療：アミオダロン800 mg/日を14日間投与後，400 mg/日を50週投与しその後300 mg/日投与。またはプラセボ投与。その他，血管拡張薬（全例），ジゴキシンまたは利尿薬投与。

結果：死亡または突然死には有意差が見られなかった（30.6％（アミオダロン群）vs. 29.2％，15％ vs. 19％，$p = 0.43$）。しかし，非虚血性心筋症患者のサブグループでは，アミオダロン群で死亡率が低い傾向にあった（$p = 0.07$）。アミオダロン群では，2年後の心室性不整脈の抑制およびEFの増加（+10.5％ vs. +4.1％）も認めた。

コメント：この在郷軍人病院を対象とした研究では，GESICAと比較して明らかな違いがあり，高齢者（+6％），男性が多く（GESICAでは，女性の死亡率48％に対し男性26％），EFが高い患者が多かった。しかしサブグループ解析では，HF-STATにおける最大の有効性はNYHA心機能分類IIの患者で認められることが示された。

強心薬およびその他の薬剤

81 DiBianco R, et al. A comparison of oral milrinone, digoxin, and their combination in the treatment of patients with chronic heart failure. *N Engl J Med.* 1989; 320: 677–83.

この前向き，ランダム化研究は230例を対象にジゴキシン，ミルリノン，それらの併用を12週投与。いずれの単独投与も運動耐容能を改善し（+64秒 vs. +82秒），代償不全の頻度は減少した（15％，34％ vs. 47％（プラセボ））。全体では2つの薬物の有効性に有意差はなかった。ミルリノンとジゴキシンの併用はジゴキシン単独と差がなかった。

82 Packer M, et al.; PROMISE Study Research Group. Effect of oral milrinone on mortality in severe chronic heart failure. *N Engl J Med.* 1991; 325: 1468–75.

デザイン：前向き，ランダム化，二重盲検，プラセボ対照，多施設共同研究。平均追跡期間6.1か月。一次エンドポイントは全死亡。

目的：重症心不全患者において，フォスフォジエステラーゼ ミルリノンの経口投与の死亡率に対する有効性を評価。

対象：NYHA心機能分類III–IV，EF＜35％の患者1,088例。

除外基準：閉塞性心臓弁膜症，重症心室性不整脈の既往，3か月以内の心筋梗塞，収縮期血圧85 mmHg未満，β遮断薬，Ca拮抗薬，抗不整脈薬治療の必要。

治療：ミルリノン40 mg/日またはプラセボ投与。全例に，ジゴキシン，利尿薬，ACE阻害薬を投与。

結果：研究は早期に終了。ミルリノン群では全死亡（30％ vs. 24％，$p = 0.038$），心血管死亡（29.4％ vs. 22.6％，$p = 0.016$）が有意に高かった。ミルリノン群は突然死リスクが69％高かったが（$p = 0.005$），心不全進行による死亡リスクは増加しなかった。有害作用は心機能分類IVの患者で最も高かった（53％の死亡率上昇，$p = 0.006$）。

83 Califf RM, et al. A randomized controlled trial of epoprostenol therapy for severe congestive heart failure: The Flolan International Randomized Survival Trial (FIRST). *Am Heart J.* 1997; 134: 44–54.

　この前向き，ランダム化研究は，EF25％未満の患者（強心薬服用の場合，30％未満）471例で，ジゴキシン，利尿薬，ACE阻害薬投与にもかかわらず，NYHA心機能分類 III–IVの症状が1か月以上持続し，心係数≦2.2 mL/kg/m^2，PCWP≧15 mmHgであった。患者はepoprostenol群（初回量2 ng/kg/分,平均4.0）または標準治療群にランダム化。epoprostenol群では，心係数が増加し（1.81→2.61），PCWPが減少したが（24.5→20.0 mmHg），死亡率は増加傾向を示し，試験は早期に中止された。

84 Cohn JN, et al.; Vesnarinone Trial Investigators. A dose-dependent increase in mortality with vesnarinone among patients with severe heart failure. *N Engl J Med.* 1998; 339: 1810–6.

　利尿薬，血管拡張薬，ACE阻害薬・ジギタリスによる至適治療にもかかわらず，NYHA分類III–IV度かつ左室駆出率30％以下の心不全症例3,833症例が，この前向き無作為二重盲検比較試験に登録された。患者にはvesnarinone 30 mg，60 mg，もしくはプラセボ薬を1日1回投与された。平均286日の観察期間で，プラセボ群ではvesnarinone 60 mg/日投与群と比較して有意に死亡率が低かった（18.9％ vs. 22.9％，$p = 0.02$）。vesnarinoneによる死亡率の上昇は，突然死の増加によるものが大きかった（12.3％ vs. 9.1％）。Minnesota Living with Heart Failure Questionnaireによる生活の質（QOL）調査では，vesnarinon 60 mg/日投与群がプラセボ群と比較し，8週目（$p < 0.001$），16週目（$p = 0.003$）の時点で有意なQOL改善が認められたが，26週目の時点ではもはや有意差は認められなかった。無顆粒球症が，vesnarinon 60 mg/日投与群，30 mg/日投与群でそれぞれ1.2％，0.2％の頻度で認められた。

85 Packer M, et al.; OVERTURE Study Group. Comparison of omapatrilat and enalapril in patients with chronic heart failure: the Omapatrilat Versus Enalapril Randomized Trial of Utility in Reducing Events (OVERTURE). *Circulation.* 2002; 106: 920–6.

デザイン：前向き，無作為，二重盲検，多施設共同研究．一次エンドポイントは全死亡または心不全による入院．平均観察期間は15か月。

患者背景：登録時に利尿剤を服用しており，過去に心不全で入院歴のある，左室駆出率30％以下，虚血性・非虚血性心疾患のいずれかによりNYHA分類II–IV度の心不全が2か月以上持続する5,770症例。

除外基準：可逆性の原因による心不全，48時間以内の心不全入院，心移植やLVADの可能性がある症例，1か月以内の急性冠症候群，3か月以内の冠血行再建または急性脳虚血イベント，心室頻拍・心室細動・突然死の病歴（植込み型除細動器植込み術後で，2か月以内に作動がなければ許容）は除外。

治療：Omapatrilat 40 mg/日またはenalapril 20 mg/日。

結果：Enalapril群と比較し，omapatrilat群では，心不全による死亡や入院の頻度が低い傾向にあった（32％ vs. 34％，$p = 0.19$）。全死亡率は両群間で有意差は認められなかった（17％ vs. 18％）。この傾向は，omapatrilatがenaraprilと比較して，非劣勢を示す十分な所見である。

86 Cuffe MS, et al.; Outcomes of a Prospective Trial of Intravenous Milrinone for Exacerbations of Chronic Heart Failure (OPTIME-CHF) Investigators. Short-term intravenous milrinone for acute exacerbation of chronic heart failure: a randomized controlled trial. *JAMA.* 2002; 287: 1541–7.

　この試験では，強心薬の経静脈内投与を必要としない慢性心不全急性増悪を来した

951症例を48時間のミルリノン投与群とプラセボ群に無作為に振り分けた。60日以内の心血管イベントによる心不全の平均入院日数は，ミルリノン群とプラセボ群間で有意差を認めなかった (6日 vs. 7日, $p = 0.71$)。ミルリノン群はプラセボ群と比較して，何らかの介入を必要とする遷延する低血圧 (10.7% vs. 3.2%, $p < 0.001$) や新規不整脈 (4.6% vs. 1.5%, $p = 0.004$) の合併が多かった。ミルリノン群とプラセボ群間で，院内死亡率 (3.8% vs. 2.3%, $p = 0.19$) と60日死亡率 (10.3% vs. 8.9%) は有意差は認められなかった。

機械的補助装置と外科的オプション

87 Oz MC, et al. Screening scale predicts patients successfully receiving long-term implantable left ventricular assist devices. *Circulation*. 1995; 92: II169–73.

左室補助装置 (LVAD) 植込み術を施行された56症例において，術前に容易に観察可能な危険因子の解析に基づきスクリーニング・スケール (0–10点) を開発した。得点は以下の如くに割り当てた：尿量30 mL/時未満 (3点)，中心静脈圧16 mmHg以上 (2点)，人工呼吸器による換気 (2点)，プロトロンビン時間16秒以上 (2点)，再手術 (1点)。スクリーニング・スケール5点以上の症例における死亡率は67%であった。死亡例の平均スコアは5.43，生存例の平均スコアは2.45であった ($p < 0.0001$)。

88 Bolling SF, et al. Intermediate-term outcome of mitral reconstruction in cardiomyopathy. *J Thorac Cardiovasc Surg*. 1998; 115: 381–6; discussion 387–8.

IV度僧帽弁閉鎖不全症を伴い，NYHA分類III–IV度の重症拡張型心筋症48症例に外科的治療を施行した；全例で弁輪形成術用リング挿入，7例で冠動脈バイパス術，11例で三尖弁形成術を施行した。術後の経食道心臓超音波検査では，41例で僧帽弁逆流は消失，7例で軽度の僧帽弁逆流を認めた。1年および2年の推定生存率は82%および71%であった。平均22か月の観察期間で，NYHA分類は3.9度から2.0度へと有意な改善を認めた。

89 Mancini D, et al. Comparison of exercise performance in patients with chronic severe heart failure versus left ventricular assist devices. *Circulation*. 1998; 98: 1178–83.

心不全症例65名とLVAD症例20名に心肺負荷試験を施行した。最大酸素消費量はLVAD群で有意に高かった (15.9 mL/kg/分 vs. 12.0 mL/kg/分, $p < 0.001$)。最大運動負荷時，LVAD群では有意に心拍数，血圧，心拍出量が高く，肺動脈楔入圧は低かった (14 mmHg vs. 31 mmHg, $p < 0.001$)。安静時においても，LVAD群では，より高い心拍出量，より低い肺動脈楔入圧など，良好な血行動態を認めた。

90 Mancini DM, et al. Low incidence of myocardial recovery after left ventricular assist device implantation in patients with chronic heart failure. *Circulation*. 1998; 98: 2383–9.

LVAD植込み術を受けた111症例の後ろ向き調査では，LVAD抜去に成功したのは5症例であった。LVAD抜去可能となる症例の同定に関し，39症例で運動負荷検査を用いた前向き研究を行った。39症例中15例で，最大限のLVADサポート下で運動負荷検査を行う事が出来た。最大平均酸素消費量は14.5 mL/kg/分，心拍出量 (Fick法) は11.4L/分であった。7症例では20サイクル/分の運動負荷で血圧は正常血圧に保たれており，最大酸素消費量は17.3 mL/kg/分から13.0 mL/kg/分に減少した。その7症例のうち1症例で，LVADの抜去に成功した。

91 Rose EA, et al.; Randomized Evaluation of Mechanical Assistance for the Treatment of Congestive Heart Failure (REMATCH) Study Group. Long-term use of a left ventricular assist device for end-stage heart failure. *N Engl J Med*. 2001; 345: 1435–43.

デザイン：前向き，無作為，多施設共同研究。一次エンドポイントは全死亡および心不全による入院。平均観察期間14.5か月。
目的：末期心不全症例において標準治療と比較した左室補助装置(LVAD)の優位性の証明。
対象：心移植の適応のない129名の末期心不全症例。
除外基準：心移植適応症例，過去90日間のNYHA分類IV度に満たない心不全，左室駆出率25％以下，最大酸素消費量14 mL/kg/分以上の症例は除外。
治療：モーター駆動携帯型LVADまたは至適内科的治療。無作為振り分け前の90日間で，少なくとも60日間β遮断薬が投与されていた症例は，そのβ-遮断薬は継続可能。
結果：LVAD群では，標準治療群に比べ48％の死亡率の減少を認めた ($p = 0.001$)。1年の時点で，LVAD群の生存率は52％，標準治療群の生存率は25％であった($p = 0.002$)。しかしながら，2年の時点では，LVAD群の生存率は23％，標準治療群の生存率は8％と有意差は認めなかった($p = 0.09$)。感染症，出血，LVAD機能不全など，重篤な合併症の頻度はLVAD群では標準薬物治療群の2.35倍であった (95％CI 1.86 to 2.95)。1年の時点で，LVAD群で生活の質(QOL)の有意な改善を認めた。

92 Slaughter MS, et al.; HeartMate II Investigators. Advanced heart failure treated with continuous-flow left ventricular assist device. *N Engl J Med*. 2009; 361: 2241–51.

デザイン：無作為試験。複合一次エンドポイントは，2年の時点での症候性脳血管障害やLVADを修正，交換せずに生存できたか。
目的：従来の拍動流型LVAD (66症例)に対して持続流型LVAD (134症例)を比較し，長期使用でのアウトカムへの影響を検討すること。
対象：200症例を無作為に2：1の比率となるよう，持続流型LVAD (134症例)および拍動流型LVAD (66症例)植込み術症例を登録した。術前に60％の症例が心室再同期治療(CRT)を受けており，おおよそ80％の症例で植込み術前まで静注強心薬が投与され，20％の症例で大動脈内バルーンパンピング(IABP)を受けていた。
結果：2年の時点で拍動流型LVAD群に比べて持続流型LVAD群でより良好な一次エンドポイント達成率が認められ(46％ vs. 11％，$p < 0.001$)，同様に，2年の時点で持続流型LVAD群でより良好な生存率を示した (58％ vs. 24％，$p = 0.008$)。二次エンドポイントに関しても，持続流型LVAD群では，合併症やLVAD交換の発生率，生活の質(QOL)や機能的容量の改善といった点で，その優位性が示された。
コメント：持続流型LVAD群での1年生存率はたったの68％であったが，これはLVAD植込み術の時点での，進行した病状による早期死亡が寄与していると考えられる。将来，より早期の植込み術による有益性の評価が望ましい。

93 Jones RH, et al.; STICH Hypothesis 2 Investigators. Coronary bypass surgery with or without surgical ventricular reconstruction. *N Engl J Med*. 2009; 360: 1705–17.

デザイン：26か国，127施設による多施設，非盲検，無作為試験。一次アウトカムは全死亡もしくは心イベントによる入院までの時間。二次アウトカムは30日以内の全死亡，何らかの原因による入院，もしくは心血管イベント，心筋梗塞，脳血管イベントによる入院が含まれる。
目的：STICH試験には2つの主要構成要素がある。仮説1では，無作為に，薬物治療＋冠動脈バイパス術群と，薬物治療＋冠動脈バイパス術＋外科的心室再建群の2群に割り振られる。ここでは，仮説2の結果を示す。
対象：外科的治療適応のある冠動脈病変かつ左室駆出率35％以下の症例。
結果：冠動脈バイパス術単独による収縮末期容積係数 (ESV index)の減少率が6％であるのに対し，外科的心室再建術の併用は収縮末期容積係数(ESV index)を19％減少させた。心原性症状と運動耐容能は2群とも同等に改善した。しかしながら，一次アウトカム，

死亡，心イベントによる入院に関しては有意差は観察されなかった(冠動脈バイパス術単独群59% vs. 冠動脈バイパス＋外科的心室再建術群58%，$p = 0.90$)。

侵襲的治療

94 ESCAPE Investigators and ESCAPE Study Coordinators. Evaluation study of congestive heart failure and pulmonary artery catheterization effectiveness: the ESCAPE trial. *JAMA*. 2005; 294: 1625–33.

デザイン：多施設，無作為比較試験。一次エンドポイントは，6か月間の院外生存日数。
目的：重症心不全症例のアウトカム改善のために，肺動脈カテーテルが安全かつ有用であるか否かを決定すること。
対象：心不全のため入院し，以下の3つの重症度基準の一つを満たした433症例：(1) 1年以内の心不全入院，(2) 救急外来への緊急来院，(3) 先行する1か月間の160 mg/日以上のフロセミド(もしくは当用量の他の利尿剤)による治療。この重症度基準に加え，アンジオテンシン変換酵素(ACE)阻害薬と利尿剤による治療にも関わらず少なくとも3か月残存する心不全症状，左室駆出率30%以下，収縮期血圧125 mmHg以下，そして少なくとも一つ以上の理学所見ないしは心不全症状を持つ症例。
治療：肺動脈カテーテル・ガイドもしくは臨床的アセスメントによる心不全治療。両群とも，目標肺動脈楔入圧(PCWP)は15 mmHg，目標右房圧は8 mmHgとする。
結果：両群間で，一次アウトカムに関して有意差は認められなかった(肺動脈カテーテル・ガイド群133日 vs. 臨床的アセスメント群135日，$p = 0.99$)。死亡率および入院日数に有意差は認めなかった。しかしながら，肺動脈カテーテル・ガイド群では入院中の合併症発症率が高値であった(21.9% vs. 25%，$p = 0.04$)。
コメント：高い登録率と，熟練した臨床チームのいる施設においては，より改善したアウトカムを示す傾向にあった。したがって，熟練した臨床チームによる緊密なモニターにより，迅速かつ適切なデータへの反映が得られるならば，肺動脈カテーテル・ガイドによる治療は有益である可能性がある。

95 Costanzo MR, et al.; UNLOAD Trial Investigators. Ultrafiltration versus intravenous diuretics for patients hospitalized for acute decompensated heart failure. *J Am Coll Cardiol*. 2007; 49: 675–83.

急性，循環血液量過多の非代償性心不全を来たした200症例を，体液とナトリウム除去を目的として，標準的な静注利尿薬治療群と静注内限外濾過治療群に無作為に振り分けた。心原性ショックの症例は認めず，全症例で血清クレアチニンは3.0 mg/dL以下であった。限外濾過治療群では，一次エンドポイントである48時間での平均体重減少において，より大きな減少を認めた (5.0 kg vs. 3.1 kg, $p = 0.001$)。両群間で，急性腎不全，低血圧，合併症の発生は有意差を認めなかった。両群とも，同程度に主観的な呼吸苦の改善を認めたが，患者からの改善度の申告と総体液除去量とは相関しなかった。特記すべきこととして，限外濾過治療群では，再入院率および90日間の再入院日数が有意に低かった。それに加え，標準治療群に比べ，限外濾過治療群では，退院時の経口利尿薬容量が少なく，限外濾過法が腎臓に対して"保持(sparing)"効果を持つ事が示唆される。

運動／トレーニング

96 Keteyian SJ, et al. Exercise training in patients with heart failure. A randomized, controlled trial. *Ann Intern Med*. 1996; 124: 1051–7.

この小規模の無作為比較試験は，左室駆出率35%以下の40名の男性で構成されてい

る。治療計画の運動訓練は3セットで構成され，各セットは11分間（目標心拍数，最大負荷の60％の強度）のメニューを2週間，その後で最大運動耐応能の80％まで上げていくものとした。24週の時点で，運動療法群で，運動時間の延長（+2.8分），16％の最大酸素消費量の増大，運動出力の増加(+20 w)を認めた。

97 Wilson JR, et al. Circulatory status and response to cardiac rehabilitation in patients with heart failure. *Circulation*. 1996; 94: 1567–72.

この研究では，運動療法に良好に反応する症例と反応不良症例の病態生理に関する知見を示す。32症例で，最大運動負荷によるトレッドミル検査を施行し，その後3か月間のリハビリテーションを行った。21症例で，運動負荷に対する正常な心拍出量の反応が見られ，その内43％でリハビリテーションへの反応が認められた（最大酸素消費量および嫌気性代謝閾値の10％以上の上昇）。その他の11症例では，3例でリハビリテーションを中止（疲労のため），1例で運動処方への反応を認めた(9％, $p<0.04$)。運動への正常反応群では身体的脱調節（deconditioning）により制限を受けていると考えられ，運動への反応不良群は循環不全によって損なわれていると考えられた。

98 Hambrecht R, et al. Regular physical exercise corrects endothelial dysfunction and improves exercise capacity in patients with chronic heart failure. *Circulation*. 1998; 98: 2709–15.

この20症例による小規模な前向き無作為試験により，運動負荷トレーニングにより最大酸素摂取量が増大する事が示された（6週の時点で+26％, $p<0.01$）。この増大は，末梢血流における内皮依存性変化と相関ししており（$r=0.64$, $p<0.005$），内皮機能の改善が運動耐容能の増大に少なからず寄与した事が示唆される。

合併症

99 Middlekauff HR, et al. Prognostic significance of atrial fibrillation in advanced heart failure. A study of 390 patients. *Circulation*. 1991; 84: 40–8.

本研究は，平均左室駆出率19％，NYHA分類III–IV度の心不全症例連続390症例を，後ろ向きに分析した研究である。推定生存率および突然死回避による生存率は，正常洞調律群と比較して，心房細動群で有意に低かった（52％ vs. 71％，69％ vs. 82％，両者とも$p=0.0013$）。

100 Middlekauff HR, et al. Syncope in advanced heart failure: high risk of sudden death regardless of origin of syncope. *J Am Coll Cardiol*. 1993; 21: 110–6.

本後ろ向き研究は，NYHA分類IIIあるいはIVの心不全症例で，過去に心停止の既往なく，平均左室駆出率20％の491症例に焦点を当てた。60症例（12％）で失神の既往を認めた。平均1年の観察期間中に突然死が14％発生，そして13％が進行性の心不全により死亡した。失神既往群では，失神の既往のない群にくらべ，1年推定突然死発生率は3倍以上高かった（45％ vs. 12％，$p<0.00001$）。心原性失神と非心原性失神のいずれも，突然死の発症率は同等であった（49％ vs. 39％，$p=$ NS）。

第6章 不整脈

Christopher P. Cannon, Benjamin A. Steinberg, Jonathan Walter Dukes

心房不整脈

疫学

　心房細動（AF）は米国においては持続性不整脈のなかで最も頻度が高く，40歳以降の生涯リスクは約25%であり[2]，他の不整脈と比較し入院加療を必要とする率も高い。AFは心血管疾患に合併している患者群で発症する率が最も高く，また高齢になればなるほど発症リスクは高くなる[2,4]。発症時の平均年齢は70歳から74歳（孤立性AFの発症年齢は65歳）である。女性は他の循環器疾患と同様，発症年齢は男性よりも高い傾向がある。AFは虚血性脳卒中の重要な病因であり，AFを合併した患者は合併していない患者と比較し死亡率が高いことが知られている[3]。

　AFと同類ではあるが，やや整ったリズムを示す心房組動（AFL）も，洞調律と比較すると脳卒中の発症リスクが高い[8,10]。現在のコンセンサスとしては，AFLも血栓塞栓リスクならびに予防においては，AFと同様に治療されるべきである。

自然歴

　AFの経過はさまざまである。発作の頻度がまちまちで発作が自然停止する患者もいれば，発作の停止のためになんらかの治療介入を必要とする患者もいる。AFの自然停止率はさまざま（15%以下から78%まで）であるが，これは調査対象によっている。自然停止率が高いのはAFの持続時間が短く（<12時間），若年で，他の心臓疾患の合併がない場合である。一般に，高齢で，他の心疾患があり，長期にわたり症状を自覚している患者では，積極的な治療を行っていても持続性・慢性AFに進行する傾向がある。自然停止しない，持続性AF患者の多くは洞調律の回復は可能であるが，50%以上の患者で1年以内に再発する。

病因と危険因子

　多くの新規発症AF患者では明確な単一の病因があるわけではない。3%から11%の患者には器質的心疾患の合併は認めない。一方，急性疾患（心疾患・非心疾患）に合併することも珍しくはない。例としては肺炎，肺塞栓，急性肺疾患，敗血症，急性心筋梗塞（MI），大手術などが挙げられる。これらの場合には，原

疾患の治療が最も重要である。心臓手術の場合には，術後にAFとなるリスクはきわめて高く，冠動脈バイパス術（CABG）や弁膜症の手術後には30%～40%の患者で発症する。他のAFの誘因としてはアルコール中毒（ホリデー・ハート・シンドローム）や心膜炎，心筋炎，甲状腺疾患がある。他の不整脈に対する高周波カテーテルアブレーション治療（RFCA）によってもAFが誘発されることがある。

種々の慢性心疾患はAFの進行と関連があり，最も一般的なものは高血圧とうっ血性心不全（CHF）である。フラミンガム心臓研究で38年間にわたり追跡した多変量モデルでは，AFの進行のオッズ比（ORs）はCHFで最も高く（男性4.5，女性5.9），弁膜症（1.8，3.4），高血圧（1.5，1.4），糖尿病（1.4，1.6）と続く。陳旧性心筋梗塞は男性では独立した危険因子（1.4）であったが，女性では有意差を認めなかった。リウマチ性心疾患は以前はAFと強く関連していたが，先進国における有病率の低下に伴い，現在ではAFと最も関連ある弁膜症は僧帽弁逆流となっている。AFは上記の病態の結果として，心筋線維化による心房の拡大とそれに引き続く心筋の電気的リモデリングにより引き起こされる。また，このほかの心肺疾患–肥大型・拡張型・拘束型心筋症や心房中隔欠損症などの先天異常，睡眠時無呼吸症候群など–とAFも関連がある。さらに，高齢者のAF患者の多くは徐脈頻脈症候群として知られるような洞機能障害を合併している。これらの患者では正常心房組織の器質的な変性や線維化と関連してこの二つの不整脈が発現する。

有病率によって分類したAFの原因を以下に示す。
 1. 頻度高：高血圧，CHF，虚血性心疾患，心臓手術後
 2. 頻度中：アルコール中毒，呼吸器疾患，心臓弁膜症，リウマチ性心疾患，心筋症，甲状腺機能亢進症
 3. 頻度低：心膜炎，浸潤性疾患，心房粘液腫，自律神経障害，心房/心室中隔欠損，肺塞栓

脳卒中の危険因子

フラミンガム心臓研究は，AF患者の脳卒中の発生率は年齢・性・高血圧をマッチさせた非AF患者と比較すると約5倍に増加することをはじめて示し，とくにリウマチ性心疾患のAF患者ではきわめて高いことを示した（相対リスク17.6）。抗凝固療法を用いた主要な5件のトライアルの，対照群患者のデータを統合したメタアナリシスにおいて，脳卒中の予測因子が調べられ[6]，臨床所見の中では脳卒中の既往もしくは一過性脳虚血発作（TIA）（OR 2.5），高血圧（1.6），CHF（1.4），年齢（10歳で1.4），糖尿病（1.7）が脳卒中の独立した危険因子であることが示された。臨床所見とは独立して，心エコーにおける，左室収縮機能の低下と左房径の拡大が重要な予測になることとする報告もある。非弁膜症性AF患者に

6. 不整脈

表6.1 米国心房細動登録研究(NRAF)参加者のCHADS$_2$スコアに基づいた脳卒中リスク

CHADS$_2$スコア	100人・年当たりのNRAF粗脳卒中発症率
0	1.2
1	2.8
2	3.6
3	6.4
4	8.0
5	7.7
6	44.0

CHADS$_2$スコアは,最近発症のうっ血性心不全(C),高血圧(H),75歳以上(A),糖尿病(D)で各1点,脳卒中の既往あるいは一過性脳虚血発作(S)で2点を加算して計算する。(Gage BF, et al. Validation of clinical classification schemes for predicting stroke: results from the National Registry of Atrial Fibrillation. *JAMA*. 2001;285(22):2864-70.)

おいては,経食道心エコー法(TEE)での血栓の存在,左心耳のspontaneous echo contrastや流速減少,大動脈のアテローム性プラークの存在などが脳卒中のリスクを評価する上で重要な追加情報となる。米国AF登録研究コホートから作成されたCHADS$_2$スコアがAFの抗凝固療法非実施時の脳卒中発症リスクの評価に頻用されている[JAMA 2001; 285: 2864-70.参照](**表6.1**)。

治療

米国心臓病学会(ACC),米国心臓協会(AHA),欧州心臓病学会(ESC)はAFの管理に関する2001年の包括的なガイドラインの内容を2006年に改定した[1]。治療法の概略を以下に簡略に示す。詳細はガイドラインを参照されたい。

心拍数調節 vs. 洞調律維持

低血圧やうっ血性心不全,狭心症を合併する患者ではAFの症状が不安定であったり,きわめて重篤な場合もある。これらの場合には除細動がすみやかに行われる必要があり,場合によっては緊急性を要する場合もある。しかし,心拍数の調節により,多くのAFの症状は消失もしくは極小化できる。AFが持続性となった場合,医師と患者はその後長期にわたる治療方針として心拍数調節治療か,洞調律維持治療かを選択せざるを得なくなる。洞調律維持はAF症状の軽減に加え,洞調律維持派は,洞調律維持によって脳卒中や死亡率の低下が心拍数調節よりも期待できると仮説を立てていた。この仮説は,北米におけるAFFIRMと欧州のRACEのランダム化大規模研究で検討された[11,12]。両試験いずれでも,洞調律維持療法群は,抗凝固療法を行った心拍数調節療法群と比較し,脳卒中発症率や死亡率の有意な低下を示せなかった。

このようなデータが示されたにもかかわらず，AFFIRMのon-treatment解析や，DIAMONDのサブ解析において，洞調律が死亡のリスク軽減に関連していると示したことなどから，この議論はいまだに続いている．一方，抗不整脈薬が洞調律下に投与されている場合，死亡リスクが高くなることもAFFIRMのサブ解析によって示されている．これらを考慮すると，臨床上は抗不整脈薬による洞調律維持の利点は，その催不整脈作用や心外毒性により打ち消されているといえる[13-15]．このようなことから，AFに対する高周波カテーテルアブレーションなどの非薬物治療による洞調律維持の重要性が高まっている．この技術は，現在は第二選択の治療法とみなされており，症例選択が必要と考えられているが，対象となる患者集団は広がってきている．

　どの治療戦略をとるかを決定する際には，AFの症状の重症度，運動耐容能，患者の希望を評価することが重要である．さらなる検討が必要ではあるが，薬物による洞調律維持療法は無症状でのAF再発などによる血栓塞栓症のリスクがあることが判明している．そのため，洞調律維持もしくは心拍数調節のいずれを選択したとしても，高リスク患者においては，抗凝固療法の継続が血栓塞栓症予防には不可欠である[1]．

心拍数調節に対する薬物治療

1. β遮断薬：さまざまなプラセボ対照研究がおこなわれ，β遮断薬の有効性が評価されているが，薬剤により効果は異なっている．AFFIRMにおいては，目標心拍数の到達率がβ遮断薬では70％であり，Ca拮抗薬の54％よりも高かった[11]．アテノロール[16]，メトプロロール[17]，ティモロール，ピンドロール，ナドロールはいずれもプラセボと比較し，安静時，労作時ともに有効であることが示されている．ザモテロールは労作時は心拍数調節に有効であったが，安静時には有効性は示せず[18]，ラベタノールは安静時に無効であった[19]．カルベジロールは心不全患者にしばしば推奨されているが，心拍数調節に関してプラセボ対照試験は実施されていない．緊急の心拍数調節が必要な場合にはメトプロロール5 mg静注を計3回まで5分ごとに行うか，エスモロールを500μg/kgを1分以上かけて静注投与したのちに60-200μg/kg/minで持続投与する方法が用いられる．通常使用される1日1回の経口投与のβ遮断薬はメトプロロールとアテノロールで，25-100 mg/日を投与する．重篤な気管攣縮のある患者には使用を避け，左室機能障害がある場合には注意深く使用する必要がある．

2. Ca拮抗薬：非ジヒドロピリジン系Ca拮抗薬であるジルチアゼムやベラパミルが，プラセボやジギタリスよりも安静時，運動時ともにAF患者の心拍数調節に有効であることが示されている[17,20]．ジルチアゼムとベラパミルの直接比較においては同等の効果が示された．通常使用においては，ジルチ

アゼム（半減期1–2時間）では2分以上かけて0.25 mg/kgで静注投与後，5–15 mg/hrで持続する。ベラパミル（半減期30分未満）では，2分かけて0.075–0.15 mg/kgを静注投与した後，40–120 mgを8時間おきに内服させる。

3. ジゴキシン（0.5 mg静注投与後，0.25 mg静注を4時間ごとに2–4回行い，その後0.125–0.375 mgの連日内服を行う）：ジゴキシンは心筋に直接作用するわけでなく，迷走神経活性の上昇により効果を示すと考えられる。発作性AFよりも慢性AFで効果があり，作用発現には時間を要するため，急性期の心拍数調節には有効ではない。交感神経活性が高い場合には効果が乏しく，労作時には効果が乏しいことが研究によって示されている[10-1,19,42,92,93]。そのため，ガイドラインでは活動度の低い高齢者や心不全患者などに対する使用に限定されている[1]。心不全患者においては心不全症状の軽減にも役立つことが示されている。

心房細動の急性期除細動のための薬剤

抗不整脈薬は複雑な薬理学的，生理学的作用を有しており，すべての薬剤は心外毒性および，治療される不整脈よりも潜在的に危険な不整脈を誘発する催不整脈性作用の副作用を起こしうる。これらの副作用のリスクは腎機能，性別，左室収縮能，左室肥大，冠動脈疾患の有無，心筋梗塞の既往の有無など，いくつかの危険因子によって修飾される。副作用のリスクについて理解することは，どの治療法を選択したとしても，その治療指数を最大限にするために不可欠である。薬理学的除細動を選択する際には，心房細動エピソード開始から7日以内の薬理学的除細動が最も効果的であることを留意することが重要である。

静注薬

1. アミオダロン（10分以上かけて150 mg静注もしくは30–60分以上かけて5–7 mg/kg，つづけて1.2–1.8 g/日持続もしく分割経口投与を通算10 gまで，さらにつづけて200–400 mg/日で維持投与）。アミオダロンは最も幅広く用いられる抗不整脈薬のひとつであり，I，II，III，IV群の抗不整脈作用を持つ。心房細動の急性期除細動におけるアミオダロンのデータはさまざまであるが，総じて支持されている（AHAガイドライン：クラスIIa）[1]。急性期の除細動に対して，ほとんど効果がないとする試験もあるが，いくつかのメタ解析は，洞調律化までの時間が遅いものの，アミオダロンがIc群薬と同様の効果を有していることを示している[21-24]。一般的に持続期間7日未満の心房細動に対してより効果的であるが，最近のメタ解析と同様にSAFE-T試験では持続性心房細動の洞調律化においてもプラセボ群に比べて効果を適度に有することが示された[24, 25]。総じて一般的に，重症例，器質的心疾患，弁膜症，心不全の症例において認容性が優れており，これらの患者においてアミオダロンは急性期の除細動のための第一選択とされている。有害事象は，低血圧，

洞性徐脈，静脈炎，胃腸障害，肝障害，甲状腺機能異常（亢進，低下とも），肺毒性，非常にまれではあるがtorsades de pointesがある。

2. ibutilide（10分以上かけて1–2 mg静注，1回まで繰り返し可）。III群抗不整脈薬であるibutilideの初期の研究において，とくに心房細動発症後数週間以内に投与された症例では中程度から高い除細動成功率が示されている[26, 31, 44]。しかし，さらに長期間持続した心房細動における効果の確立には，これらのデータでは不十分である。また，これらの研究において，ibutilideが，同剤および他の抗不整脈薬と比べても，心房細動より心房粗動の洞調律化にわずかに有効性が高いことが示された[26, 31]。ある試験では新規発症の心房細動の洞調律化においてはアミオダロンと同様の効果であったが，心房粗動においてはibutilideが優れていた（ibutilide群87％ vs. アミオダロン29％）[26]。さらに最近の研究では，β遮断薬もしくはマグネシウムをibutilide投与に加えることで，心房細動，心房粗動の洞調律化の成功率が上昇する可能性が示された[32;Pacing Clin Electrophysiol 2007;30:1331-1335も参照]。ibutilideのQTc延長作用により，持続性多形性心室頻拍およびtorsades de pointes（女性で最も多い）のリスクがおおよそ2％–4％ある[44]。ibutilide投与の際に硫酸マグネシウム4 g静注を投与することで，QTcが短縮することが示されている（33）が，torsades de pointesの頻度を減少させることを示した研究はない。一方でibutilideとエスモロールを併用することで，torsades de pointesの頻度を6.5％から0％に減らしたという研究がある[32]。総じて，これらのibutilideの催心室性不整脈作用により，最近のAHAガイドラインでは，駆出率低下症例ではibutilideの投与を避けることが推奨されている。

3. プロカインアミド（20 mg／minで15–17 mg／kgでの負荷，つづけて2–6 mg／分の持続投与）。血圧低下が10％–15％の患者で認められ，QT延長とtorsades de pointesのリスクが知られている。プロカインアミドがプラセボに比べて有効であるという研究もある[34, 35]が，比較効果の研究の結果はさまざまである。プロパフェノンよりも効果が優れるとした研究もあるが，ほとんどの研究はAF発症急性期（48時間以内）の除細動において他の抗不整脈薬よりも効果が劣るとしている[31, 35]。48時間以上の持続性心房細動に対しては効果がないと推測されるとする研究もあるが，十分に検討されてはいない[34]。効果に関してこれらの種々のデータより，AHA／ACC／ESCガイドラインでは，急性期除細動におけるプロカインアミドはクラスIIbに分類されている[1]。

4. 静注用フレカイニド，プロパフェノンは，米国以外で利用可能である。これらの薬剤は，持続期間7日以下の心房細動の除細動においてクラスIの推奨で，7日より持続する心房細動においてクラスIIbの推奨とされている[1]。フレカイニドの経静脈的投与と経口投与の直接比較では同等の効果が示されている

が, 経静脈投与においては作用発現がはやい[36]。比較効果に関する研究では, 静注用フレカイニドはibutilideと同様の効果であり[37], 静注用プロパフェノンとibutilideの直接比較では, ibutilideがより有効である可能性が示されている[38]。静注用プロパフェノンと経口用プロパフェノンの比較では同等の効果が示されているが, 経静脈投与において作用発現がはやい。静注用ソタロールも米国国外で使用可能であるが, 急性期の心房細動の除細動には推奨されていない(経口薬の項を参照)。

経口薬

1. アミオダロン(600–1200 mg/日の分割投与を10–14日間, その後200–400 mg/日の1回投与)。アミオダロンは経口剤も使用可能であるが, 心房細動の急性期の除細動に関する研究のほとんどは静注用アミオダロンを用いている。全身分布する量が大きいため, 経口用アミオダロンは, 急性期の除細動に用いられる他の薬剤に比べて効果発現が非常に遅いが, 催不整脈性は非常に低い。慢性心房細動の除細動に対してプラセボよりもより効果があることが示されている (34% vs 0%) [J Cardiovasc Pharmacol Ther 2000; 6: 341-350参照]。臨床試験の数が少ないため, 7日未満および7日以上持続のいずれの心房細動の除細動において経口アミオダロンはクラスIIaの推奨である[1]。

2. フレカイニド(経口200–300 mg/day)。Ic群抗不整脈薬であるフレカイニドは除細動において, 静注用と経口用は同等の効果を持っており, 持続期間7日未満の心房細動の除細動においてクラスI, 7日以上持続する心房細動においてクラスIIbの推奨である。フレカイニドの単独経口負荷投与は, 7日未満の心房細動の除細動において, プラセボよりも効果があることが示されている。これらの研究では, 経口用プロパフェノンと同等の効果があるが, 投与後3時間および8時間の時点では経口用アミオダロンよりも効果があることが示されている。フレカイニドの経静脈投与と経口投与では同等の効果が示されているが, 静注用フレカイニドの作用発現が短い[36]。総じて, 7日以上持続する心房細動においてフレカイニドの効果は十分に検討されておらず, クラスIIbの推奨となっている。しかしながら, (プロパフェノンとともに)外来療法すなわち"pill-in-the-pocket療法"において, 限られた患者において効果が示されている[39]。副作用として, 一過性低血圧, QRS拡大, 心室応答の速い心房粗動への転換が起こりうる。本剤は虚血性心疾患および左室機能低下症例では禁忌である[1]。

3. プロパフェノン(450–600 mg経口投与)。このIc群抗不整脈薬は広く検討されてきた薬剤であり, AHAガイドラインにおいて, 7日未満の心房細動の除細動に対してクラスIの推奨, 7日以上持続する心房細動においてクラスIIbの推奨となっている[1]。経口用プロパフェノンの負荷投与(通常単回600 mg)に

関する11件の研究のメタ解析では，最近発症した心房細動(試験により7日以下から14日未満)において，除細動成功率は56%-83%と推定されている[40]。除細動成功率は経口フレカイニドと同様であった。発症7日未満の心房細動においてプラセボ，経口アミオダロン，経口キニジンとの比較では，投与開始8時間での経口プロパフェノンのほうが優れていた。ほとんどの研究が8時間未満の観察期間であったが，より長い観察期間を用いた研究では投与24時間時点での洞調律の割合が，プロフェンノン，アミオダロン，プラセボの間でほとんど差がなかった[134]。7日以上持続する心房細動において，投与を支持する研究はほとんどない。フレカイニドと同様に一過性の不整脈の可能性があり，左室機能低下症例および虚血性心疾患症例では避けるべきである。器質的心疾患における安全性に関するデータはほとんどない。

4. キニジン(0.75–1.5 g/日を6–12時間以上の間隔で分割投与)。中等度の効果とされ，7日未満および7日以上持続する心房細動に対してクラスIIbの推奨である[1]。キニジンに関する試験のほとんどが，ジゴキシンと同時投与されており，除細動されるかキニジン投与量が600–2500 mgに到達するまで2–3時間ごとに繰り返し投与されている。ほとんどの研究は経口プロパフェノンとプラセボに対してキニジン＋ジゴキシンの併用を比較している。これらの結果では，キニジン＋ジゴキシン群は，投与後24時間まで，経口プロパフェノンよりも効果が乏しく，24時間の時点では，3群間で洞調律の占める割合は同等であった[41]。経口ソタロールとキニジン＋ジゴキシンを比較した一研究では，キニジン＋ジゴキシンにおいて効果が優れていた。キニジンはQT延長とtorsades de pointesを引き起こす。キニジンの迷走神経抑制作用により，心室応答が増加するため，心拍数調節のための薬剤の併用が推奨されている[42]。

5. dofetilide(125–500μg分2を経口投与)。この新しいIII群薬は，心房細動持続時間に関係なく除細動においてクラスIの推奨である。心房細動，心房粗動の洞調律化の効果は，2つの無作為プラセボ対照試験，すなわちEMERALD (European and Australian Multicenter Evaluative Research on Atrial Fibrillation Dofetilide)とSAFIRE-D (Symptomatic Atrial Fibrillation Investigation and Randomized Evaluation of Dofetilide)により確立されている。短期間の除細動率はプラセボの1%に対して，dofetilide 250μg分2で約10%，500μg分2で約30%である(詳細はPhysician's Desk Referenece参照)。SAFIRE-Dでは特に慢性心房細動について検討されており，dofetilide 500μg分2が，慢性心房細動の除細動においてより効果が優れ，ほとんどが投与開始36時間以内に除細動されている[47]。QT延長とtorsades de pointesが起こり得るため，投与開始時は入院を要するが，他の抗不整脈薬と異なり，左室

機能障害と冠動脈疾患の患者においてもdofetilideの安全性は確立されている。

器質的心疾患における抗不整脈薬の使用に関して，さらなる安全性の研究が行われた．新規もしくは増悪したうっ血性心不全と左室機能障害を伴う1518症例（DIAMOND-CHF），心筋梗塞後の高度左室機能障害を伴う1510症例（DIAMOND-MI）において，dofetilideとプラセボが比較検討された．開始時に心房細動を有していた患者において，dofetilideはプラセボに対してはるかに優れた洞調律化効果（1年時44% vs 13%, $p < 0.001$）および洞調律維持効果（ハザード比0.35, $p < 0.001$）を認めた．さらに開始時に洞調律の患者において，プラセボと比べて新規に心房細動に移行する割合が低いこと（2.0% vs 6.6%, $p < 0.001$）が示された．これらの研究では全死亡については有意差を認めていない．torsades de pointesはDIAMOND-CHF試験においてdofetilide投与群の3.3%にみられたが，投与アルゴリズムを調整することで，DIAMOND-MI試験では0.9%と減少した．以上よりdofetilideはうっ血性心不全および心筋梗塞後の症例においても安全であると考えられるが，注意深い投与量の調整（クレアチニンクリアランスに基づく），QT間隔のモニタリングを行いながら入院管理下での薬剤導入が必要である[45, 46]．

6. その他．ソタロールとジゴキシンは，急性期の心房細動除細動に推奨されておらず，クラスIIIの適応である[1]．静注および経口用ジゴキシンは心房細動を洞調律化する効果がないことがいくつかの研究により示されている[48]．ソタロールに関する研究の結果はさまざまであり，SAFE-T試験では急性期の除細動においてアミオダロンと同等であった[25]．Ca拮抗薬，ジソピラミドはいずれも十分に研究されていないか，心房細動の急性期除細動に対して効果がない．

洞調律の長期維持のための薬剤

例外はあるが，急性期の除細動のためにこれまで述べてきた経口薬が，洞調律維持のためにも用いられている．特定の臨床試験（CAST，SWORD）における死亡率増加の結果から，Ia群，Ic群抗不整脈薬は一般的には，器質的心疾患のない患者に対してのみ推奨される．

1. アミオダロン（200 mg／日）．冠動脈疾患（CAD）や左室機能障害のある患者では安全性がはっきりと示されているだけでなく，CTAF試験，AFFIRM試験，SAFE-T試験[13, 25, 49]で示されたように，アミオダロンはIc群と比較して，洞調律の長期維持のためにもっとも有効な薬剤であることが明らかになっている．有用性が増す一方で，心外毒性（肺，肝，甲状腺）やその他の副作用（神経学的なもの，皮膚の色素沈着）に関して，とくにより若い患者において注意を要する．このため，AHA／ACC／ESCガイドラインにおいて，心不全，

中等度から高度の左室機能障害,高度の高血圧性心肥大の症例においてのみ,洞調律維持のための第一選択薬としてアミオダロンを推奨している。他の薬剤に対して抵抗性の心房細動に対しては第二選択薬として用いられる。

2. dronedaroneはアミオダロンと類似した複数の群にまたがる電気生理学的性質を持つ新しい抗不整脈であるが,アミオダロンの甲状腺,肝,肺毒性を起こすと考えられているヨウ素部分を持たない。いくつかのランダム化試験において,dronedaroneが催不整脈性,甲状腺および肺毒性を持たないこと,AFの再発予防においてプラセボよりも有効であることが示されている[27]。dronedaroneの安全性はATHENA試験でも確認されており,さらにATHENA試験は,AFまたは心房粗動の患者において,dronedaroneが死亡および心臓血管疾患入院のリスク軽減に関与していることが示されている[28]。その一方で,ANDROMEDA試験においてdronedaroneを内服している重症心不全患者において死亡率が倍増したことが示されており,dronedaroneはNYHA心機能分類Ⅳの心不全患者においては避けられるべきであろう[29]。dronedaroneとアミオダロンとの直接比較であるDIONYSOS試験では,アミオダロン群の心房細動再発率が少ないものの,dronedarone群と比べて副作用が多いという結果であった[30]。

3. dofetilide（125–500μg分2を経口投与）。dofetilideは,うっ血性心不全および冠動脈疾患患者において,唯一アミオダロンよりも安全性に優れた抗不整脈薬である[45, 46]。DIAMONDおよびSAFIRE-D試験ともに,dofetilideが洞調律維持および新規心房細動の予防においてプラセボよりも有効であることを示した[14, 45-47]。dofetilideはtorsades de pointesのリスクを増加させるため,腎機能障害のある患者においては使用を避けるべきである。また,いくつかの薬剤相互作用を有する。本薬剤の導入は,催不整脈性に対応するため入院患者に対して行われるべきである。

4. ソタロール（80–160 mg分2を経口投与）。ソタロールはⅡ群のβ遮断作用を併せ持つⅢ群抗不整脈薬である。いくつかの研究では,ソタロールは洞調律維持においてプラセボより優れ[25, 50],キニジンと同等の効果であることが示されている[51]。ある研究ではプロパフェノンとソタロールの比較では,少なくとも1年時では同等の効果が示されている[52]。一方で,他の長期間の研究では6か月後の時点ではプロパフェノンが優れているとの報告もある[53, 54]。アミオダロンとの比較すなわちCTAFおよびSAFE-T試験では,洞調律維持に関してアミオダロンと比べてソタロールの劣性が示された[25, 49, 53]。ソタロールは腎排泄型でありQT間隔を延長させる。心不全,腎不全もしくは著明な左室肥大患者においては推奨されない。

5. フレカイニド（100–150 mg分2を経口投与）。フレカイニドはIc群抗不整脈薬

であり，洞調律維持においてプラセボよりも優れている。他の抗不整脈薬との比較では，フレカイニドはキニジン，プロパフェノンと同等の効果を有する[55, 56]が，副作用が少なく，プロパフェノンを継続する傾向にある。フレカイニドは，器質的心疾患を有さない患者を対象とすべきである。

6. プロパフェノン（150–300 mg分2–3を経口投与）。プロパフェノンはIc群抗不整脈薬であり，洞調律維持においてプラセボよりも優れている[57]。高用量で高い効果が得られるが，副作用も増加する[57]。プロパフェノンはフレカイニドと同等の効果をを有する[55, 56]が，キニジンよりは優れている可能性がある。ある研究ではプロパフェノンとソタロールの比較では，少なくとも1年時では同等の効果が示されている[52]。一方で，他の長期間の研究では6か月後の時点ではプロパフェノンが優れているとの報告もある（53, 54）。プロパフェノンに対するアミオダロンの効果を比較した最近の研究では，2つの研究が（アミオダロンが）より優れた効果を示し，1つの研究が同等の効果を示していた。プロパフェノンは他のIc群抗不整脈薬と同様の有害事象と注意点を有する。

7. Ia群抗不整脈薬（ジソピラミド，キニジン，プロカインアミド）。キニジンで他のIa群薬よりデータが多いものの，グループとしてIa群抗不整脈薬は，Ic群やIII群抗不整脈に比べて効果を支持するデータがほとんどない[42]。これらのいずれの薬剤も，QT延長作用や，重大な心外毒性の可能性を有する。洞調律維持のためのIa群抗不整脈の使用は確実に減少している。

カテーテルアブレーションおよび外科的アブレーション
カテーテルアブレーション

心房細動のトリガーとなる異所性心房興奮の大部分は，肺静脈と左房の接合部およびその付近から出現するとされる。初期の報告により，これらのトリガーをラジオ波焼灼カテーテルで焼灼する方法は大きな期待を持たせるものとなった。この方法は心臓が正常構造である比較的若年の患者を対象として行われ，対象者の50%–70%で心房細動を改善させたが，持続性心房細動よりも発作性心房細動の患者において，明らかに成功率が高かった[Circulation 2002;105:1077]。

心房細動の治療目的のカテーテルアブレーションは注目される研究対象となったが，抗不整脈薬におけるランダム化比較試験に比べると，現在のところカテーテルアブレーションについてのランダム化比較試験の数は少なく，対象数も小さい。臨床試験のなかで，多くのものは抗不整脈薬単独での治療に不成功であったもののセカンドライン治療としてのカテーテルアブレーションを対象としている。1年間のフォローアップという制限はあるが，すべての臨床試験においてカテーテルアブレーションは抗不整脈薬よりも正常洞調律維持に優れていた[59-63]。抗不整脈薬で治療されたことがない発作性心房細動に対してカテー

テルアブレーションをファーストライン治療として行った対象者数の小さなランダム化比較試験が一つあるが，これによると正常洞調律維持にはカテーテルアブレーションのほうが抗不整脈薬よりも優れている[64]。

外科的アブレーション

Coxや他の研究者は，外科的に心房を区分けし，心房細動の基質を変更する方法を確立した。この方法（Cox maze）は，何回もの修正を経た結果，外科的切開を用いるのではなく，アブレーション可能なエネルギー源を用いて行う多数の類似した方法を産み出した。これらの外科的介入は，他の治療介入で改善しない，明らかに有症状の持続性心房細動で用いられることもあるが，それよりも特に僧帽弁や他の心臓手術の際に付加的に行われることが多い。外科的アブレーションを受ける患者を対象としたほとんどの臨床試験は，対象者数が小さく盲検法を用いていない。ただしいくつかのメタアナリシスは，メイズ法は60％-90％の患者を正常洞調律に復帰させたという結論を出している[65, 66]。直近では，ラジオ波を用いて外科的に肺静脈のアブレーションを行ったものは，Modified Cox maze法と同等の成績で，慢性心房細動と僧帽弁疾患を合併する患者を正常洞調律に復帰させたという報告もある[67,68]。

電気的除細動

電気的除細動は不安定な患者をすぐに管理できるという点で好まれ，心房細動が短期から中期間持続した患者においては，薬理学的除細動よりも電気的除細動のほうが効果がある（約70％から90％）とされる。不幸なことに，電気的除細動直後あるいは後日に不整脈の再発を認めることはよくあり，いくつかのスタディでは再発率を50％の高値と示している。局所的な皮膚障害のほかには，有害事象は比較的少ないが，著明な洞性除脈が露呈することがある。電気的除細動におけるもっとも重大なリスクは血栓塞栓症であり，除細動前後における抗凝固に関してのガイドラインが存在する（後述）。

電気的除細動で用いるエネルギーの種類および量

旧来の教科書には電気的除細動を低いエネルギー（50-100J）で開始すると記載されるが，単相性のエネルギーを用いたあるランダム化比較試験では，高いエネルギーで除細動をした方が明らかに除細動成功率が高かった。除細動のエネルギーを100，200，360Jとしたときの除細動成功率は，それぞれ14％，39％，95％であった。高いエネルギーから除細動を開始された患者は，より少ないショック回数と，より低い総エネルギーで除細動され，いずれの患者においてもトロポニン検査において明らかな心筋障害を示さなかった[Am J Cardiol 2000;86:348-350]。最近では，二相性のエネルギーを用いた体外式除細動器が臨床に導入され，標準的に用いられるようになった。昔の一相性エネルギーの除細動器と比較して，二相性エネルギーの除細動器を用いた試験では，より低いエネルギーで同等か

或いは優れた除細動率を示した[69 ; Am J Cardiol 2002;90[3]:331-332も参照]。また，一相性のエネルギーによる除細動で不成功であった患者に対しても二相性のエネルギーで除細動した場合には成功率が高かった[Am J Cardiol 2002;90[3]:331-332]。他の試験では，二相性エネルギーの除細動では，より低いエネルギーが用いられるために，皮膚の熱傷が減少したということが報告された[Resuscitation. 2006:Dec;71[3]:293-300. Epub 2006 Sep 20.]。二相性の除細動でどのくらいの量のエネルギーを用いるべきかということを研究した研究がいくつかいくつかある。ある二つのスタディでは，心房細動の持続時間が長いこと[70]およびBMI＞25であること[71]が，電気的除細動におけるエネルギー量の増加に関連しており，両者とも大きなエネルギーから除細動を開始することが少ないショック回数での除細動成功につながったと結論づけている。これらのことからは，二相性の除細動では200Jから開始することが一般的に推奨されている。

除細動前後の抗凝固療法

心房細動で血栓塞栓症のリスクは上がるが，除細動（薬理学的除細動あるいは電気的除細動）がそれ以上に一時的に血栓塞栓症を増加させるということが1920年代から指摘されてきた。これは一つには左心房内にすでに形成されていた血栓が飛ぶためであり[72]，また他には除細動後の心房の機械的運動の改善が遅延することによって血栓をつくる（心筋気絶といわれる）ためだといわれる。除細動時の抗凝固療法についてはランダム化比較試験が不足しているが，心房細動患者の血栓塞栓症を対象とした長期にわたる観察研究の結果からは，除細動の前後の時期における抗凝固療法についての特別な勧告が作られた。以下に述べるものは，除細動をうける患者に対する抗凝固療法についての勧告をまとめたものである(詳細についてはAHA／ACC／ESC ガイドラインを参照)：

1. 心房細動の持続時間が48時間未満である場合は，事前に抗凝固療法なしに除細動を行うことは許容されるが，除細動後4週間は血栓の新たな形成を予防するために抗凝固療法が行われるべきである（クラスⅡa）。この経験に基づいて決められた期間を指示するデータは前向き研究では少ないが，後ろ向き研究では，この方法を取った時に塞栓症による合併症が少なかったとしている[72; J Am Coll Cardiol 2002;40:934]。
2. 最近発症した心房細動で血行動態が不安定な場合においては，緊急処置として事前の抗凝固療法がなされずとも除細動されるべきであるが，可能であれば同時にヘパリンを投与するべきであり，また除細動後3–4週間ワルファリンで治療するべきである(INRは2から3に設定する)。
3. 48時間以上持続するあるいは発症時期の不明な心房細動では，除細動の前および後にワルファリンによる抗凝固（INRを2から3に設定する）を3から4週間行うべきである。

4. 経食道エコーで左心耳内血栓がないことを確認するのは，除細動前3から4週間の抗凝固療法の代替として許容される。この方法を用いた時の安全性は，ランダム化されていない比較試験およびランダム化比較試験の両者において確立されている[73, 74]。

除細動前後の時期におけるヘパリンの経静脈投与，またはワルファリン投与の代替として低分子ヘパリンを投与することについては，現在研究中である。あるランダム化比較試験ではenoxaparinの非劣勢を指示している[86]が，これはこの短期間における塞栓症の発症率の低さを考えると，証明するのが困難である。

長期抗凝固療法

血栓塞栓症による脳梗塞が心房細動のもっとも重大な合併症であり，心原性脳梗塞について多くの研究がなされてきた。心房細動についてのメタアナリシスでは[1,6,77,88,89]，ワルファリンによる抗凝固はプラセボに比較して約60％脳梗塞の発症を減少させ，またアスピリンを用いた場合は約20％減少した。発作性心房細動と慢性心房細動では脳梗塞の発症率に差はなかった。抗凝固療法を行う場合，SPAF III[86]ではINRが低いと虚血性脳卒中や塞栓症による合併症が増加しており（**表6.2**），この結果によるとINRは2.0から3.0を目指すべきである[77-87]。脳卒中のリスク軽減という意味では抗凝固は明らかに効果があるが，出血の合併症という問題もある。リスクのバランスをとるために，いくつかのガイドラインでは心房細動患者におけるリスク評価方法を確立しようと試みている。CHADS$_2$スコアは最も検証されているものの一つであり，AFIとSPAFアルゴリズムの一部を含んでいる(表6.2)。

AHA／ACC／ESCガイドラインに基づいた長期抗凝固療法についての勧告は以下のとおりである。

1. 孤立性心房細動（すなわち脳卒中危険因子がない場合）あるいはCHADS$_2$スコアが0点である場合，アスピリン単独療法はほぼ全ての専門家において妥当であると考えられる。この集団における脳卒中発症リスクは低い（およそ1年あたり0.5％）[5]。

2. CHADS$_2$スコアが1点以上である場合，ワルファリンによる抗凝固療法が勧められる（目標とするINRは2.0から3.0）。アスピリンはCHADS$_2$スコアが1点の患者においては抗凝固療法の代替法として許容される。

3. 除細動後のワルファリン治療の適切な継続期間は明確なものはないが，AHA／ACC／ESCのガイドライン基準[1]によると"少なくとも"3から4週間の継続が勧められる。これまでにおいて，ワルファリンを中止した場合に洞調律維持が脳卒中発症のリスクを低下させるといった明らかな報告はない。

治験中の抗凝固療法治療薬

いくつかの経口直接トロンビン阻害薬または経口第Xa因子阻害薬がワルファ

表 6.2 非弁膜症性心房細動患者を対象とした，ワルファリンによる血栓塞栓症の予防についての主なランダム化比較試験

試験名	一次エンドポイント	目標INR	ワルファリン	対照	p値
AFASAK[78]	脳卒中，TIA，諸臓器や四肢の塞栓症	2.8-4.2	2.0	5.5^a	<0.05
BAATAF[79]	虚血性脳卒中	1.5-2.7	0.4	3.0^b	0.002
SPAFI[80]	虚血性脳卒中，全身性の塞栓症	2.0-3.5	2.3	7.4^a	0.01
CAFA[81]	ラクナ梗塞以外の脳卒中，中枢神経以外の塞栓症，党がい内出血，その他の致死性の出血	2.0-3.0	3.5	5.2^a	NS
SPINAF[82]	脳梗塞	1.4-2.8	0.9	4.3	0.001
EAFT[83]	血管死，脳卒中，心筋梗塞，最近発症した脳卒中/TIA，全身性の塞栓症	2.5-4.0	8.0	15.0^a	0.001
SPAF II[84]	虚血性脳卒中，全身性の塞栓症	2.0-4.5	1.9	2.7^c	0.15
SPAF III[86]	虚血性脳卒中，全身性の塞栓症	2.0-3.0	1.9	7.9^d	<0.0001
AFASAK II[87]	脳卒中，全身性の塞栓症	2.0-3.0	2.8	3.6^e	NS

CAFA, Canadian atrial fibrillation anticoagulation; SPAF, stroke prevention in atrial fibrillation; INR, international normalized ratio; ICH, intracranial hemorrhage; MI, myocardial infarction; TIA, transient ischemic attack; CNS, central nervous system; NS, not significant.
^{a} プラセボ群
^{b} 抗凝固療法はおこなわないがアスピリン内服は許容
^{c} アスピリン
^{d} アスピリンと低用量のワルファリン（平均INR1.3）
^{e} 低用量ワルファリン

リンの代替薬になりうるものとして開発中であり，それらは凝固能の評価や投与量の調整が必要でないとされる．ダビガトランは最近発表されたRE-LY試験において素晴らしい結果を出した．RE-LY試験では，高容量のダビガトランと低用量のダビガトランを心房細動に対する通常のワルファリン治療と比較した．低用量のダビガトラン（110 mgを1日2回投与）はワルファリン治療と比較して血栓塞栓症の予防においては非劣勢を示したが，出血性の合併症は低用量ダビガトランのほうが少なかった．高用量のダビガトラン（150 mgを1日2回投与）ではワルファリン治療と比較して血栓塞栓症を減少させ，出血性の合併症は同等であった[90]．その他の経口直接トロンビン阻害薬であるximelagatranは開発中に認められた肝障害のため，FDA（米国食品医薬品局）の認可を取得する前に開発中止した[91]．3つの経口第Xa因子阻害薬（リバーロキサバン，apixaban，edoxaban）

は現在開発中であるが，これらの心房細動に対する使用成績はまだ使用できるデータが出ていない。

その他の治療法

1. 植込み型心房除細動器

   頻繁に発症する有症状の心房細動であり他の方法では治療困難な患者は高性能ICDによる治療の適応になりうるかもしれない。これは抗頻拍刺激，あるいは自動的または患者自身の操作によるショック治療により心房性不整脈を終了させることができるデバイスである。

2. 心房ペースメーカー

   心房を2か所からペーシングすること，および植え込み式ペースメーカーで自動的に心房に対するオーバードライブ刺激をいれるアルゴリズムは，心房細動の"負荷"を減らすための画期的なペースメーカー治療である。これらについては別途記載されている("心臓ペーシング研究"の項を参照).

3. 房室接合部アブレーションおよび永久ペースメーカーの植え込み

   洞調律維持がもはや困難であったり，望めない状態であるが心房細動により明らかに症状がある患者においては，房室接合部のアブレーションと心室ペーシングのペースメーカーを組み合わせた治療が効果的であると証明されている。この治療法は心拍数調節治療の最たるものであり，また，早い心拍数でなくても患者によっては症状としてあらわれる心室応答のばらつきをなくすことができる。しかしながら，心房が心房細動の状態であるため，血栓形成と血栓塞栓症のリスクは残存し，抗凝固療法の継続を必要とする。

心臓外科手術後の心房細動の予防

心臓外科手術後の心房細動は良くおこりうるものであり，約25％の患者に認める。術後の心房細動は術後2日目から3日目に最も発症しやすい。いくつかの試験では心房細動の発生は死亡率の高さと相関が認められている。心臓手術患者を対象としたある試験では，術後の心房細動は術後1か月および6か月時点での死亡率の上昇と相関していた。術後の心房細動は入院期間の延長にも関係する。

術後のβ遮断薬の使用は心房細動の発生を抑制することが証明されており，標準治療となっている[92]。24のランダム化比較試験を対象としたあるメタアナリシスにおいて，β遮断薬治療がCABG後の心房細動の発生率を77％減少させたという報告がある[92]。術前にβ遮断薬を開始することは術後に開始するよりもより効果的であることが証明されている。

いくつかのランダム化比較試験では，アミオダロンの経静脈投与あるいは内服投与による心房細動の予防効果が評価された[93]。アミオダロンは入院中の心房細動の発生率を特に低下させたが，それにより在院期間が明らかに短くなっ

たのは，術前7日前から内服でアミオダロン投与を開始された1つの試験のみであった[93]。アミオダロンをβ遮断薬と比較したランダム化試験が1つだけ存在する（プロプラノロールを使用している[Am Heart J 2001;142:811]）。これによるとアミオダロンは術後の心房細動の発生頻度を少なくしたが，在院期間にはかわりがなかった。アミオダロンは肺毒性を持ち，β遮断薬治療を併用されている患者では除脈性不整脈の発生頻度が高い。このため，心房細動の予防のためにはβ遮断薬が依然として第一選択であり，アミオダロンはβ遮断薬を内服できない患者や高リスクの患者（心房細動の既往，75歳以上，弁膜症の手術など）において考慮されるべきであろう。その他の試験では経口ソタロール（β遮断薬と比較して優位性はなく，トルサードポワンの増加を認めた），dofetilide（プラセボに比べて効果的であった）[94]，プロカインアミド（効果なし），ベラパミル（効果なし）などが評価されている。

心室性不整脈

米国では年間25万人以上の突然死がおこるが，その約半分が院外で発症している。原因の大部分が血行動態不良の心室性不整脈とされている。

急性期治療：自動体外式除細動器（AED）

目撃された心停止患者のほとんどが，倒れた直後であれば"ショック可能な"心室性頻拍であること，また生存率は迅速な除細動と非常に密接な関係があることから，公共の場へAEDを設置する努力が続けられてきた。AEDはほとんど訓練なく操作することが可能であり，心停止患者に対して最初に現場に到着する消防士が使用した際，パラメディックが到着するまで待った場合に比較して蘇生率が改善した，というのが最初の報告である[95]。操作が簡易で蘇生率の改善があったことから，公共の場での有用性に関する研究がされてきた。カジノ[96]，飛行機[97]での検討では，AEDにより調律を正しく診断しショックを有効に行うことができることが示された。その結果，患者が退院できる割合が40%-50%改善した。このことから市民によるAED使用の大規模な研究が行われた。北米の一般市民1万9千人のボランティアにAEDの使用方法を教えた結果，心肺蘇生のみを行った場合に比較して，AED使用時，患者が退院する割合が著明に改善した（23.4% vs. 14%）[98]。AEDはさまざまな場所に設置されてきているが，個人宅への設置が有用かどうかは現在のところわかっていない。最近，個人宅におけるAEDは心肺蘇生のみの場合に比較しても蘇生率を改善しない，というデータが報告されたからである[99]。

急性期治療：アミオダロン静注

　ARREST, ALIVEという重要な研究により心停止の迅速な蘇生に関する結果が示された[100, 101]。除細動が不可能であった無脈性心室頻拍や心室細動にアミオダロンのボーラス投与を行うと，プラセボやリドカイン静注に比較して，病院搬送率が改善する，ということが示された。ただし，どちらの研究も規模が小さく，より妥当なエンドポイント（生存退院など）が必要であると考えられた。アミオダロンの静注は，2000年以降のACLSのガイドラインの心室頻拍／細動の治療の第一選択薬として確立された。

二次予防の研究：薬剤か植込み型除細動器（ICD）か

　1990年代の停止蘇生生存者や血行動態の不良な心室性不整脈の患者におけるICDと抗不整脈薬による治療の検討として重要な試験は3件ある。CASH, CIDSとAVIDがある（表6.3）。これらの研究に続いてICD植え込みが予後を改善する，というデータが沢山発表された。デバイスの技術は急速に進化し，薬物療法に対する展望も変わってきている。

　CASHは心停止蘇生患者をアミオダロン，メトプロロール，ICD, プロパフェノンに無作為化した研究である[102]。プロパフェノン群はICD群に比較して死亡率が有意に高かったため，早期に中止された。長期経過観察では，ICD群においてアミオダロン，メトプロロール群に比較して全死亡率の改善傾向があった。CIDSは心停止蘇生患者と血行動態不安定な心室頻拍のある患者でICDとアミオダロンによる薬物治療を比較した[103]。CASHと同様に，ICD群において全死亡率，不整脈死亡率に関して改善する傾向があったが，有意ではなかった。AVIDは3つのなかで最も規模が大きく，千人以上の患者をICD群と抗不整脈薬群（その96％はアミオダロン）にランダマイズしたが[104]，ICD群で2年生存率が有意に高いことが示された（75 vs.64%, $p<0.02$）。CASH, CIDSではおそらく患者数が少なかったためにこのような結果がでなかったのであろうと結論された。3つの研究をあわせて検討すると，ICD治療は薬物療法よりも二次予防として優れていることがわかり，二次予防目的にはICDが第一選択の治療として用いられることが一般である。

一次予防の研究：抗不整脈薬

　1970-80年代初期に，急性心筋梗塞後の患者における突然死を予測する研究が多く行われた。低心機能，非持続性心室頻拍，ホルター心電図，加算平均心電図による遅延電位，電気生理学検査による持続性心室頻拍の誘発などであり，このような指標を用いて，主に抗不整脈薬による心筋梗塞後の突然死の一次予

6. 不整脈

表6.3 ICDと薬物治療の生存率比較試験

	AVID [104]	CASH [102]	CIDS [103]	MADIT [113]	MADIT II [115]	DINAMIT [116]	SCD-HeFT [117]	IRIS [118]	AMIOVIRT [120]	DEFINITE [121]
対象／登録基準	VTあるいは、失神を有するCT、EF40%以下で重篤な症状のVT	心室性不整脈を有する突然死蘇生例	VF、心V停止、持続性VT（忍容性低下）もしくはEF35%以下）、あるいは特発性もしくは誘発性VTによる失神	心筋梗塞の既往＋EF35%以下あるいはNYHA I-III＋EPSによる非持続性VT	心筋梗塞の既往、EF30%以下、NYHA I-III	心筋梗塞後6-40日、EF35%未満、心臓自律神経機能低下	NYHA IIあるいはIIIのうっ血性心不全でEF35%未満	心筋梗塞後5-31日、EF35%未満、少なくとも一つのNSVT予測因子	非虚血性拡張型心筋症、EF35%未満、無症候性NSVT	非虚血性拡張型心筋症、EF36%未満、心室期外収縮
治療	ICD vs.アミオダロンあるいはソタロール	ICD、アミオダロン、メトプロロール、プロパフェノン	ICDもしくはアミオダロン	ICDもしくは従来の薬物治療	ICDもしくは従来の薬物治療	ICDもしくは従来の薬物治療	アミオダロン、ICDもしくは従来の薬物治療	ICDもしくは従来の薬物治療	ICDもしくは従来の薬物治療	ICDもしくは従来の薬物治療
主要評価項目	全死亡	全死亡	全死亡	全死亡	全死亡	全死亡	全死亡	全死亡	全死亡	全死亡
結果	ICD群で39%死亡率低下（3年時で24.6% vs. 35.9%; P<0.02）	ICD群でアミオダロン、メトプロロール群に比して38%死亡率低下（36%; vs. 44%; P=0.08）	ICD群で20%死亡率低下8.2%/年 vs. 10.2%;/年P=0.14）	ICD群で54%死亡率低下17%vs. 39%P=0.009)	ICD群で28%死亡率低下（20か月時で14.2% vs. 19.8%）	死亡率に影響なし（不整脈死の減少は非不整脈死によって相殺された）	ICD群で23%死亡率低下（ICD症例のハザード比率は非不整脈死で相殺）	死亡率に影響なし（フォローアップ中の不整脈死減少）	有効性が見いだせないため早期終了（1-3年で有効性なし）	ICDで死亡ハザード比35%減少

EF: 左室駆出率、ICD: 植え込み型除細動器、VF: 心室細動、VT: 心室頻拍、NYHA: ニューヨーク心臓協会
a プロパフェノン群は死亡率の高さから1992年に中止

443

防の研究が行われた。残念ながら，アミオダロン以外の抗不整脈薬では死亡率がかえって悪化することが示された。特に，心筋梗塞後の患者においてVaughan-Williams分類のI群薬（プロパフェノン，エンカイニド，フレカイニド[105]，モリシジン[106]）ではコントロール群に比較して死亡率が増加した。それに対して，経口アミオダロンでは，心筋梗塞後の心不全患者において，不整脈イベントや突然死を軽減することが示された[108-111]。ただし，全死亡率の改善は全部の検討で認められたわけではなく，SCD-HeFTでは，プラセボに比較して，アミオダロン群で全死亡率は改善しなかったことが示された[117]。アミオダロンの研究のメタ解析[112]では，プラセボがその他の抗不整脈薬に対してわずかな生存率の改善を示唆した。III群薬のドフェチライドは陳旧性心筋梗塞の心不全患者において，その予後に影響がないこと（悪化させないこと）が示された。現在では心房細動にのみ適応が認められている(心房細動の除細動のための薬物療法を参照)。

一次予防研究：薬剤とICD

抗不整脈薬に対する研究が残念な結果になり，その後ICDによる一次予防が検討された。突然死のリスクの高い，陳旧性心筋梗塞の患者を対象に最初の2つの研究が行われた。MADITとMUSTT[113,114]は低心機能，非持続性心室頻拍があり，電気生理学検査により持続性心室頻拍が誘発された患者を対象にしている。二次予防の研究と同様に，薬物療法に比べてICD群で明らかな改善が認められた。

続いて，MADIT IIでは，心筋梗塞後30日以上経過した低心機能（左室駆出率30％以下）患者において，ICD治療群では死亡率が28％有意に低下したことが示された[115]（表6.3）。SCD-HeFTでも，低心機能(左室駆出率35％以下)のNYHA心機能分類II–IIIの患者で，ICD治療でプラセボ，アミオダロンに比べて23％の死亡率減少が示された[117]。

一次予防研究：非虚血性心筋症患者

虚血性心疾患患者における突然死予防のための治療の進歩に比較して，非虚血性心筋症患者において，ACE阻害薬やβ遮断薬のように，ICD治療により死亡率が改善するか否かは難しい問題である。小規模の研究では，非虚血性心筋症患者においてプラセボに比較して(Cardiomyopathy Trial：CAT)，あるいはアミオダロンに比較して(AMIOVIRT)，ICDによる改善はなかった。CATでは，非虚血性心筋症患者(左室駆出率30％未満)においてICDとコントロールを比較しているが[119]，この研究はコントロール群における死亡率が低かったため，患者登録を終了する前に中止された。その結果，2群間での死亡率比較のためには十分な人数が登録されなかった（26％（ICD）vs. 31.5％，p=NS）。AMIOVIRTはアミオダロンのみの治療群とICDとアミオダロン内服群を非虚血性心筋症患者（左室駆

出率35％未満）にて比較したが生存率には有意差がないことが示された[120]。そのあと，より規模の大きなDEFINITE，SCD-HeFTが続いた。DEFINITEでは拡張型心筋症（左室駆出率35％未満）で心室性期外収縮か非持続性心室頻拍を認める患者を対象に，ICD治療とACE阻害薬，β遮断薬などの薬物治療群を比較した。ICD群で突然死が有意に低下したことが示されたが全死亡率には有意差を認めなかった（一次エンドポイント）[121]。これは，薬物療法群における死亡率が低かったためと考えられる。SCD-HeFTでは，虚血性，非虚血性心筋症患者が登録され非虚血性心筋症患者においてもICDが全死亡率を有意に低下させた，という結果が示された[117]。その結果，2008年のAHA/ACC/HRSガイドラインではNYHA心機能分類II–IIIの非虚血性心筋症患者においても予防的ICD植え込みがクラスIの適応となった[122]。

心臓ペーシング研究

従来，恒久ペースメーカーは徐脈性不整脈の治療に用いられてきた。しかし，ペーシング技術の進歩により，頻脈性不整脈，うっ血性心不全や，限定的ではあるが血管迷走神経性失神の管理にも有用であることが示されている。

ペースメーカーモード選択試験

通常の臨床業務では，慢性心房細動の患者以外の徐脈性不整脈の患者には二腔（デュアルチャンバー）ペースメーカーを植え込むことが多い。房室同期が維持され，逆行性室房伝導が回避でき，また洞機能が正常な人においては正常の心拍数応答が保たれるなど，生理的である二腔ペーシングが合理的であることは十分知られていたが，二腔ペーシングの恩恵を客観的かつ前向きに定量化することは難しかった。いくつかの臨床試験では，以前の後ろ向きデータが正しいことが確認され，心室単腔ペーシング（VVI）と比較して，心房ペーシングや二腔ペーシングの方が，ペースメーカー症候群を予防し，とりわけ洞機能不全の症例において心房細動の新規発症や慢性化が少なくなることが判明した。しかしながら，脳卒中や死亡のような「より確固とした」転帰が改善するのはひとつの予備試験で観察されたのみであり，後のより大規模な試験（CTOPP，MOST[124, 125]）では確認できなかった。さらに，DAVID試験では，植え込み型除細動器を植え込まれた左室駆出率40％以下の506人を対象に，二腔ペーシングと心室バックアップペーシングが比較されたが，1年後の時点で心不全での入院や死亡のなかった人の数がバックアップペーシング群で多かった（83.9％ vs 73.3％，HR 1.61，95％CI 1.06–2.44）[126]。これは，不要なペーシングで左右心室の同期が崩れることが害になる可能性を示唆する。ごく最近では，PACE試験の研究者らに

より，慢性右室ペーシングは左室機能を低下させる可能性が示された。

血管迷走神経性失神に対するペーシング

　血管迷走神経性失神を頻繁に繰り返す患者は，通常満足の行く治療ができない。無作為化したデータではないが，明らかな心臓抑制型（徐脈）の血管迷走神経性失神では恒久的ペーシングが有効であると以前示されていた。このため，内因性の心拍数が設定した値以上に低下を示す時に自動的に高頻度ペーシングするようなペースメーカーが開発された（rate-drop response）。Vasovagal Pacemaker Study（VPS）のような初期の無作為化試験は盲検化されていないため，rate-drop response機能のついたペースメーカーを植え込むとその後の失神が有意に減少したという結果には疑問が残る[128-130]。完全に盲検化され，ティルトテーブル試験で徐脈が観察され，強い症状があった患者を対象に行ったVPS IIやSYNPACEでこれらの結果は引き続き検証された。盲検化されていなかった研究の結果とは反対に，VPS IIでは統計的に有意でないわずかな恩恵しか見られず[131]，一方でSYNPACEはペーシングによる統計的に有意な失神の減少は見られないと中間解析で判断され，早期に中止となった[132]。特にVPS IIの結果を考慮すると，ふたつの研究はペーシングの限定的な効果を検出するには力がなかったのであって，この疑問にきちんと答えるためにはより大規模な試験が必要であろうことに注意すべきである。現時点では血管迷走神経性失神に対するペーシング治療は第一選択としては勧められない。

心房細動予防としてのペーシング

　心房細動を起こしやすい患者において，通常の右房ペーシングが心房細動を予防するという事実をふまえ，専用のペーシングソフトウエアを開発して自動的に心房のオーバードライブペーシングを行ったり，離れた2か所に心房リードを植え込むことで，通常の二腔ペーシングよりも心房細動が抑制できるかが検証された。右房のオーバードライブペーシングは心房細動という"負担"をいくぶんか軽減するようにみえるが[133]，1か所のペーシングに対する2か所ペーシングの優位性については明確には確立されていない。一部の転帰や一部の下位集団においては，これらの手法で統計学的に有意な結果が報告されているが，このような治療手法の恩恵の重大性や転帰の臨床的意義，将来性については，まだよく分かっていない[134-136]。

うっ血性心不全に対する心臓再同期療法

　心室の収縮能障害による慢性うっ血性心不全の患者では，30％以上に（脚ブロックや心室内伝導遅延という）電気的な伝導欠損があり，心室筋の一部の興奮

が遅延する。その結果，同一心室内あるいは両心室間で電気的な同期不全が起こり，心臓の機械的効率をさらに障害する。これは心不全症状悪化の一因となり，恐らく死亡率の増加にも影響する。これに対応するため，ペーシングシステムに冠状静脈洞系を通して留置するリードが組み込まれた。これにより，このような患者では通常最も遅く興奮する左室後側壁の心外膜側を早期に興奮させることができる。

これらのシステムは左室あるいは両室ペーシングを可能とし，心臓"再同期"療法(Cardiac "Resynchronization" Therapy，CRT)として知られている。

左室あるいは両室ペーシングで直ちに血行動態が改善することが予備試験で示されたあとは，いくつかの異なったペーシングシステムで多くの臨床試験が実施された[J Am Coll Cardiol 2002; 39:194のレビューを参照]。これらの研究はいずれも短期あるいは中期のフォローアップで，左室あるいは両室ペーシングにより，NYHA心機能分類，6分間歩行試験，最大酸素消費量，生活の質(QOL)を含む，さまざまな主観的，客観的尺度が改善することが示された[137-140]。MIRACLE試験では両室ペーシングシステムを植え込まれたNYHA心機能分類IIIあるいはIV度で左室駆出率が35％未満の453人が対象となり，ペーシング群（心房同期の両室ペーシング）とペーシングなし群に無作為に振り分けられ，6か月観察された[140]。ペーシング群は，左室駆出率や心不全の悪化による入院など，観察されたすべての尺度が有意に改善した。

より長期にフォローアップした最近の研究では，ICDの有無に関わらず，CRT群（CRT-DとCRT）で，標準内科的治療と比較して，症状に加えて生存率も有意に改善することも示された[141]。COMPANION試験では，心機能分類III-IV度の心不全があり，QRS幅が120 msec未満である患者1,520名が登録され，両室ペーシングと両室ペーシング＋ICD (CRT-D)で，死亡と入院が有意に減少することが示された。さらに，CRT-D群では，最善の薬物治療を行われた群と比較して，死亡率が有意に減少した（36％の減少）[142]。この結果は，NYHA心機能分類II-IV度の心不全があり，QRS幅が120 msecを超える左室駆出率35％未満の患者813名を対象としたCARE-HFでも確認された。また，CRT群でも一次転帰である死亡あるいは入院の発生率が減少していたが（CRT群39％vs. 薬物治療55％，$p<0.001$），この試験ではCRT群において死亡率も有意に減少していた（CRT群20％vs. 薬物治療30％，$p<0.002$）[144]。これらの知見とともに，以前の研究でも見られたQOLや客観的所見の改善も認められた[141,144]。MADIT-CRT試験ではより軽症の心不全（NYHA心機能分類I-II度）も対象となり，このような症例におけるCRT-D治療の有効性が示されて[143]，CRT効果の可能性をさらに広めた。これらのデバイスは高価であるため，患者を適切に選択するための基準は大変重要である。

これらの知見，特に生存率の知見がもととなり，ACC/AHA/HRSガイドラインの2008年の改定では次のようなクラスIa勧告が記載された[122]。『左室駆出率が35％以下，QRS幅が0.12秒以上で洞調律の患者で，最善の推奨薬物治療を行ってもNYHA心機能分類III度の心不全症状がある，あるいは外来管理可能であって心機能分類IV度の心不全症状がある場合，ICD機能の有無に関わらずCRT植込みの適応である』。これらの知見はまた，FDAが両室ペーシング専用デバイス（両室ペーシング可能なICDを含む）の承認への道を開いた。

参考文献

心房細動

1. Fuster V, et al.; American College of Cardiology/American Heart Association Task Force on Practice Guidelines; European Society of Cardiology Committee for Practice Guidelines; European Heart Rhythm Association; Heart Rhythm Society. ACC/AHA/ESC 2006 Guidelines for the Management of Patients with Atrial Fibrillation: a report of the American College of Cardiology/American Heart Association Task Force on Practice Guidelines and the European Society of Cardiology Committee for Practice Guidelines (Writing Committee to Revise the 2001 Guidelines for the Management of Patients With Atrial Fibrillation): developed in collaboration with the European Heart Rhythm Association and the Heart Rhythm Society. *Circulation*. 2006; 114: e257–354.

疫学

2. Lloyd-Jones DM, et al. Lifetime risk for development of atrial fibrillation: the Framingham Heart Study. *Circulation*. 2004; 110: 1042–6.

    フラミンガム（マサチューセッツ州）において1968–1999年での一般住民の男性3,999人と女性4,726人で行われた研究。40歳以上の患者で生涯で心房細動になる危険があるのは男性の26％，女性の23％であった。うっ血性心不全（CHF）と心筋梗塞（MI）の既往を有する患者を除いて，生涯で心房細動となる危険は約16％であった。

3. Benjamin EJ, et al. Impact of atrial fibrillation on the risk of death: the Framingham Heart Study. *Circulation*. 1998; 98: 946–52.

    フラミンガム（マサチューセッツ州）行われた一般住民研究。年齢，高血圧，喫煙，糖尿病，左室肥大，心筋梗塞，うっ血性心不全，弁膜症，脳卒中で調整して死亡率を算出すると，心房細動は男性の死亡オッズ比1.5（95％CI 1.2–1.8），女性の1.9（95％CI 1.5–2.2）と関連していた。心房細動は女性の生存率のアドバンテージを消失させることも判明した。

4. Go AS, et al. Prevalence of diagnosed atrial fibrillation in adults: national implications for rhythm management and stroke prevention: the AnTicoagulation and Risk Factors in Atrial Fibrillation (ATRIA) Study. *JAMA*. 2001; 285: 2370–5.

    健康維持機構（HMO）により20歳以上の成人を対象に行われた大規模横断調査。心房細動の有病率は0.95％（男性1.1％，女性0.8％）であった。有病率は年齢とともに増加し55歳以下では0.1％だが，80歳以上では9％となった。この有病率により米国内の成人の230万人が心房細動に罹患していると試算され，2050年までに2.5倍の560万人以上に増え，その半数以上が80歳以上の高齢者であると予測されている。

5. Kopecky SL, et al. The natural history of lone atrial fibrillation. A population-based study over three decades. *N Engl J Med*. 1987; 317: 669–74.

    オルムステッド郡（ミネソタ州）の一般住民を対象とした研究において，1950年から1980年の間の居住者の3,623人が心房細動であることが判明した。そして，その97人（2.7％）は60歳未満（診断時の平均年齢44歳）で，明らかな心血管疾患または誘因となる疾患がなかった。これらの孤立性AF患者の21％は孤発エピソード，58％は再発性心房細動，22％は慢性心房細動であった。15年の追跡調査で，累積生命表での脳卒中は1.3％だけであった。孤立性AFの3タイプで生存率あるいは脳卒中非発症生存率に違いはなかった。これらの所見に基づいて，著者らは孤立性AFではルーチンの抗凝固療法は適応にはならないとした。

6. Atrial Fibrillation Investigators. Risk factors for stroke and efficacy of antithrombotic therapy in atrial fibrillation. Analysis of pooled data from five randomized controlled trials. *Arch Intern Med.* 1994; 154: 1449–57.

5つの研究 (AFASAK, SPAF, BAATAF, SPINAF, CAFA) からの個人別データにより，ワルファリン使用が脳卒中リスクを68％減少させ (1年につき1.4％)，全死亡率を33％低下させることが示された。ワルファリンのこの顕著な効果は，発作性/間欠性心房細動の患者でも証明された (1.7％ (ワルファリン) vs. 5.7％ (プラセボ) /年)。血栓塞栓症の危険因子は，高血圧歴，脳卒中・TIAの既往，糖尿病，年齢65歳超であった。大出血の頻度は非有意な増加を示した。これらの5つの研究のうち2つは，アスピリン群にランダム化しており，プラセボと比較し36％のリスク減少率であった。

7. Benjamin EJ, et al. Left atrial size and the risk of stroke and death. The Framingham Heart Study. *Circulation.* 1995; 92: 835–41.

50歳以上の3,099人の患者で行われた解析。左心房径が1cm大きくなることに対する，脳卒中の相対リスクは男性で2.4，女性で1.4であり，死亡の相対リスクは男性1.3，女性1.4であった。

8. Wood KA, et al. Risk of thromboembolism in chronic atrial flutter. *Am J Cardiol.* 1997; 79: 1043–7.

高周波アブレーションを受けた86人の患者の後向き解析。年間の塞栓イベントリスクは3％ (TIAと肺塞栓症患者を除外すると1.6％) であった。ロジスティック回帰モデルでは，血栓塞栓症のリスクを増加させる有意な独立予測因子はみつからなかった。

9. Benjamin EJ, et al. Impact of atrial fibrillation on the risk of death: the Framingham Heart Study. *Circulation.* 1998; 98: 946–52.

5,209人のフラミンガム研究の参加者のうちで，男性296人と女性325人が40年の追跡調査中に心房細動を発症した。心房細動患者は，登録時に喫煙者，高血圧，心電図上の左室肥大，心筋梗塞，うっ血性心不全，弁膜症，脳梗塞，TIAの既往のあるものがより多かった。心房細動は死亡の補正オッズ比と関係しており，男性で1.9 (95％CI 1.5–2.2)，女性で1.5 (1.2–1.8) であった。心房細動は，すべての年齢で死亡リスクを増加させた。死亡の過剰リスクは心房細動発症後30日間で有意に高かった。

10. Seidl K, et al. Risk of thromboembolic events in patients with atrial flutter. *Am J Cardiol.* 1998; 82: 580–3.

心房粗動患者の連続191人で行われた後ろ向き解析。平均26か月の追跡調査で，塞栓イベントは11人(7％)に起こった。急性(48時間以内)塞栓症は，4人(3人は電気的除細動の後，1人はカテーテルアブレーションの後)に起こった。多変量解析において，塞栓イベントの唯一の独立予測因子は高血圧であった(OR 6.5, 95％CI 1.5–4.5)。

レートコントロール対リズムコントロール

11. Wyse DG, et al.; Atrial Fibrillation Follow-up Investigation of Rhythm Management (AFFIRM) Investigators. A comparison of rate control and rhythm control in patients with atrial fibrillation. *N Engl J Med.* 2002; 347: 1825–33.

この前向き無作為多施設試験には，6時間以上6か月以内の持続期間の心房細動を有する4,060人が登録された。対象は65歳以上で，1つ以上の脳卒中の危険因子があり，電気的除細動に失敗したことのない患者で，レート対リズムコントロールのランダム化を了承した患者。患者は，電気的除細動と抗不整脈薬 (39％がアミオダロン，33％がソタロール，15％がIc群薬で開始) によるリズムコントロール，または標準的薬剤によるレートコントロールに無作為に割り当てられた。アミオダロンは最終的に60％の患

者に投与された。ワルファリンはレートコントロール群で継続したが，リズムコントロール群では1か月以上洞調律を維持した場合，担当医師の裁量で中止することができた。追跡調査（平均3.5年）で，総死亡率（一次エンドポイント）と脳卒中を含むその他の主要二次エンドポイントで2群間に有意差は認められなかった（7.3%（リズムコントロール）vs. 5.7%，p＝NS）。

12 Van Gelder IC, et al.; Rate Control versus Electrical Cardioversion for Persistent Atrial Fibrillation Study Group. A comparison of rate control and rhythm control in patients with recurrent persistent atrial fibrillation. *N Engl J Med.* 2002; 347: 1834–40.

このより小さい研究はAFFIRMと類似した構造であった。レートコントロール群には256人，リズムコントロール群に266人が登録された。リズムコントロール群ではいって期間洞調律が維持された後，ワルファリンを中断するものとした。3年で，心血管死，心不全入院，塞栓イベント，重篤な出血，ペースメーカ植え込み，薬剤の重篤な副作用といった複合一次エンドポイントで統計学的な有意差はみられなかった（17.2%（レートコントロール）vs. 22.0%）。リズムコントロール群で塞栓イベント，心不全，薬剤の有害作用がより多かった。イベント発生率は，高血圧患者でより高かった。

13 AFFIRM Investigators. Relationships between sinus rhythm, treatment, and survival in the Atrial Fibrillation Follow-Up Investigation of Rhythm Management (AFFIRM) Study. *Circulation.* 2004; 109: 1509–13.

心調律，使用抗不整脈と生存率のそれぞれの関連をみたAFFIRMのon-treatment再解析。この解析で正常洞調律でワルファリンを内服している場合は死亡リスクが低かった。正常洞調律を維持している群では抗不整脈薬の内服は死亡率を増加させた。正常洞調律は生存率の規定因子であるとともに，生存率と関連するなんらかの因子のマーカーであるした。抗不整脈薬による死亡率の増加は，正常洞調律化による生存率改善により打ち消され，オリジナルのAFFIRM解析で示されたようにレートコントロールと同等の死亡率を示す結果となった。

14 Pedersen OD, et al.; Danish Investigations of Arrhythmia and Mortality ON Dofetilide Study Group. Efficacy of dofetilide in the treatment of atrial fibrillation-flutter in patients with reduced left ventricular function: a Danish Investigations of Arrhythmia and Mortality ON Dofetilide(DIAMOND) substudy. *Circulation.* 2001; 104: 292–6.

2つのDIAMOND試験（DIAMOND CHF，DIAMOND MI）のサブ解析で，心房細動，心房粗動患者における正常洞調律と，dofetilideの死亡率と入院率に対する効果をを検討した。dofetilideはプラセボより正常洞調律の維持に有効である（79% vs. 42%，p<0.001）が，dofetilideは総死亡率には効果を示さなかった。正常洞調律を達成した投与群と達成できなかった群の比較においては，正常洞調律群では死亡率が有意に低かった（DIAMOND試験の詳細は文献46を参照）。

15 Roy D, et al.; Atrial Fibrillation and Congestive Heart Failure Investigators. Rhythm control versus rate control for atrial fibrillation and heart failure. *N Engl J Med.* 2008; 358: 2667–77.

デザイン：無作為，国際的，多施設試験。一次エンドポイントは平均追跡期間37か月における心血管死発生までの時間。

目的：心房細動とそれに合併したうっ血性心不全を有する患者で，レートコントロールとリズムコントロールでの治療戦略を比較すること。

対象：EFが35%以下の症候性うっ血性心不全を合併した心房細動患者1,376人。

治療：薬理学的除細動が失敗した際に電気的除細動（必要に応じて繰り返す）により積極的に洞調律を維持する群と，β遮断薬やジギタリスにより薬理学的レートコントロー

ルを行った群の比較。
結果：心血管死亡率は，37か月間2群間で同程度だった（リズムコントロール群27％，レートコントロール群25％，$p = 0.59$）。心不全悪化を含む二次エンドポイントは2群間で同等で，サブグループ解析でもまったく差はみられなかった。

心房細動に対する抗不整脈薬の臨床試験

16 Farshi R, et al. Ventricular rate control in chronic atrial fibrillation during daily activity and programmed exercise: a crossover open-label study of five drug regimens. *J Am Coll Cardiol*. 1999; 33: 304–10.

運動により頻拍化する慢性心房細動12例において5種類の薬物療法を比較した。経口ジゴキシン，ジルチアゼム，アテノロール，ジゴキシン＋ジルチアゼム併用，ジゴキシン＋アテノロール併用で比較，一次エンドポイントは24時間の心拍変動。ジルチアゼム単独およびアテノロール単独と比較して，ジゴキシンとアテノロールの併用療法は心拍数の日内変動を抑制し有意に低下させる，最も効果的な治療法であることが示された。

17 Ahuja RC, et al. Digoxin or verapamil or metoprolol for heart rate control in patients with mitral stenosis--a randomised cross-over study. *Int J Cardiol*. 1989; 25: 325–31.

ジゴキシン（0.25–0.5 mg／日），メトプロロール（50–100 mg 1日2回），ベラパミル（40–80 mg1日3回）のオープンラベル，無作為化クロスオーバー試験。心房細動群（10例）において，心拍数コントロールの50％以上の主観的改善が，ベラパミル服用の80％，メトプロロール服用の40％，ジゴキシン服用の30％でみられた。トレッドミル運動負荷試験での運動量は薬物非服用群で555±232 kpm，ベラパミル群で1,379±553 kpm，メトプロロール群で1,251±575 kpm，ジゴキシン群で716±340 kpmであった。

18 Lawson-Matthew PJ, et al. Xamoterol improves the control of chronic atrial fibrillation in elderly patients. *Age Ageing*. 1995; 24: 321–5.

Xamoterolにジゴキシンまたはプラセボを追加した二重盲検クロスオーバー比較試験。Xamoterol単独とジゴキシン単独では日中の最高心拍数に差はみられなかった（xamoterol群132／分，ジゴキシン群122／分，$p>0.05$）が，夜間の最低心拍数はxamoterol群で有意に高かった（xamoterol群85／分，ジゴキシン群62／分，$p<0.0001$）。xamoterolとジゴキシンを併用すると，夜間の最低心拍数は有意に上昇し（68／分，$p<0.05$），日中の最高心拍数は低下した（115／分，$p<0.05$）。xamoterol単独使用では1.5秒以上のポーズがほとんどみられなかった。

19 Wong CK, et al. Usefulness of labetalol in chronic atrial fibrillation. *Am J Cardiol*. 1990; 66: 1212–5.

ラベタロール，ジゴキシン，ラベタロール＋ジゴキシンの併用，プラセボのランダム化クロスオーバー比較試験。運動耐容能に群間差はなかった。ジゴキシンはプラセボに比して運動時の最高心拍数を抑制しなかった（ジゴキシン群177／分，プラセボ群175／分，$p>0.05$）。ラベタロールはジゴキシンの有無に関わらず，プラセボに比して運動時最高心拍数を抑制した（単独群156／分，ジゴキシン併用群154／分，プラセボ群177／分，$p<0.01$）。

20 Botto GL, et al. Modulation of ventricular rate in permanent atrial fibrillation: randomized, crossover study of the effects of slow-release formulations of gallopamil, diltiazem, or verapamil. *Clin Cardiol*. 1998; 21: 837–40.

gallopamil（100 mg 1日2回），ジルチアゼム（120 mg 1日2回），ベラパミル（120 mg 1日2回），ジゴキシンのランダム化クロスオーバー比較試験。運動時の最大心拍数を

比較。ジゴキシン群（167/分）に比較し，gallopamil群（149/分，p=0.01），ジルチアゼム群（142/分，p<0.01），ベラパミル群（137/分，p<0.01）はいずれも有意な減少作用を示した。Ca拮抗薬間では有意差はなかった。

21 Hilleman DE, et al. Conversion of recent-onset atrial fibrillation with intravenous amiodarone: a meta-analysis of randomized controlled trials. *Pharmacotherapy.* 2002; 22: 66–74.

18のランダム化比較試験のメタ解析で，550例のアミオダロン静注，451例の他の抗不整脈薬，202例のプラセボ間で比較。洞調律への復帰率は非補正でアミオダロン群76%，抗不整脈薬群72%，プラセボ群60%であった。プラセボ対照試験にかぎるとアミオダロン群は82.4%，プラセボ群は59.7%であった（p=0.003）。また抗不整脈薬とアミオダロンの比較にでは両者に差はみられなかった（アミオダロン群72.1%，他の抗不整脈薬群71.9%，p=0.84）。安全性は両者で差はなく，静脈炎，徐脈，血圧低下などの有害作用発症率はアミオダロン群で17%，他の抗不整脈薬群では14%であった。

22 Chevalier P, et al. Amiodarone versus placebo and class Ic drugs for cardioversion of recent-onset atrial fibrillation: a meta-analysis. *J Am Coll Cardiol.* 2003; 41: 255–62.

計595例のアミオダロンとプラセボの比較をした6試験と，579例のアミオダロンとIc群抗不整脈薬を比較した7試験のメタ解析。アミオダロンとプラセボの差は静注後8–16時間経過するまで現れず（RR 1.23, p = 0.022），その後24時間まで持続した（RR 1.44, p<0.001）。アミオダロンは静注8時間後の時点ではIc群抗不整脈薬に劣っていたが（RR 0.67, p<0.001），24時間後には差はみられなかった（RR 0.95, p = 0.50）。

23 Letelier LM, et al. Effectiveness of amiodarone for conversion of atrial fibrillation to sinus rhythm: a meta-analysis. *Arch Intern Med.* 2003; 163: 777–85.

アミオダロンの洞調律への復帰率についてプラセボ，ジゴキシン，Ca拮抗薬と比較した21試験のメタ解析。洞調律に復帰する相対リスクはAF持続時間48時間以内で1.4（95%CI 1.25–1.57），48時間以上で4.33であった（2.76–6.77）。

24 Doyle JF, et al. Benefits and risks of long-term amiodarone therapy for persistent atrial fibrillation: a meta-analysis. *Mayo Clin Proc.* 2009; 84: 234–42.

持続性心房細動5,060例に対し，アミオダロンとプラセボまたはレートコントロール薬を使用した12のランダム化比較試験のメタ解析。洞調律への復帰率はアミオダロン群で高かった（RR 3.2, 95%CI 1.9–5.5）。長期の生命予後には差はみられなかった（RR 0.95, 95%CI 0.8–1.1, p= 0.51）。有害作用による中止はアミオダロンで多かった（RR 3.0, 95%CI 1.4–6.2）。

25 Singh BN, et al.; Sotalol Amiodarone Atrial Fibrillation Efficacy Trial (SAFE-T) Investigators. Amiodarone versus sotalol for atrial fibrillation. *N Engl J Med.* 2005; 352: 1861–72.

持続性心房細動665例に対する，アミオダロン，ソタロール，プラセボの二重盲検，プラセボ対照試験。まず経口薬を服用し，正常洞調律への復帰を試みる。28日間で洞調律に復帰しない場合は電気的除細動が施行された。一次エンドポイントは心房細動再発までの時間。28日以内に薬理学的除細動に成功したのは，アミオダロン群27.1%，ソタロール群24.2%，プラセボ群0.8%（アミオダロン群 vs. ソタロール群：p=0.45，プラセボ群 vs. アミオダロン群またはソタロール群：p<0.001）。28日以内の薬理学的除細動不成功例における電気的除細動の成功率に有意差はなかった（アミオダロン群72.3%，ソタロール群73.5%，プラセボ群67.9%，p=0.54）。心房細動再発までの時間の中央値はアミオダロン群487日，ソタロール群74日，プラセボ群6日であり（ITT解析），アミオダロンはソタロールおよびプラセボより優れており（p<0.001），ソタロールはプラセ

ボより優れていた（p<0.001）。虚血性心疾患患者のサブ解析では洞調律の維持率に違いはみられなかった（ソタロール群428日、アミオダロン群569日、p=0.53）。

26 Kafkas NV, et al. Conversion efficacy of intravenous ibutilide compared with intravenous amiodarone in patients with recent-onset atrial fibrillation and atrial flutter. *Int J Cardiol.* 2007; 118: 321–5.

心房細動または心房粗動が3–48時間持続した152例に対し、静注ibutilideまたはアミオダロンを投与した前向きランダム化比較試験。心房細動の除細動率に関してはibutilideとアミオダロンで差はなかった（77% vs. 69%、p=NS）。心房粗動においてはibutilideはアミオダロンより除細動により有効であった（87% vs. 29%、p=0.003）。

27 Singh BN, et al.; EURIDIS and ADONIS Investigators. Dronedarone for maintenance of sinus rhythm in atrial fibrillation or flutter. *N Engl J Med.* 2007; 357: 987–99.

発作性心房細動患者1,237例に対する、dronedarone（400 mg 1日2回）とプラセボの洞調律維持効果を比較した2つの二重盲検ランダム化比較試験の報告。どちらの試験もdronedarone群の方が再発するまでの時間が短かった（dronedarone群41日、39日、プラセボ群96日、158日、p=0.01, 0.002）。肺、甲状腺、肝機能障害には有意な差はなかった。

28 Hohnloser SH, et al.; ATHENA Investigators. Effect of dronedarone on cardiovascular events in atrial fibrillation. *N Engl J Med.* 2009; 360: 668–78.

ATHENA試験。発作性または持続性の心房細動、心房粗動4,628例に対しdronedaroneとプラセボを比較した、二重盲検ランダム化比較試験。dronedaroneは、死亡と心血管疾患による入院を含めた複合一次エンドポイント（dronedarone群31.9%、プラセボ群39.4%、p<0.001）、また二次エンドポイントである心血管系の死亡（dronedarone群2.7%、プラセボ群3.9%、p=0.03）のいずれでもリスク低下と関連した。主な副作用は胃腸障害、徐脈、QT延長、血清クレアチニン値の上昇であった。

29 Køber L, et al.; Dronedarone Study Group. Increased mortality after dronedarone therapy for severe heart failure. *N Engl J Med.* 2008; 358: 2678–87.

ANDROMEDA試験。NYHA分類III–IV度の左室機能低下例627例に対しdronedarone（400 mg 1日2回）とプラセボを比較した二重盲検ランダム化比較試験。donedarone群で死亡率が増加したため（dronedarone群8.1%、プラセボ群3.8%、p=0.03）早期に中止された。死因は催不整脈薬作用ではなく主に心不全増悪であった。

30 Le Heuzey JY, et al. A short-term, randomized, double-blind, parallel-group study to evaluate the efficacy and safety of dronedarone versus amiodarone in patients with persistent atrial fibrillation: the DIONYSOS study. *J Cardiovasc Electrophysiol.* 2010; 21: 597–605.

DIONYSOS試験は、持続性心房細動患者504例に電気的除細動を行い、その後の洞調律の維持率をアミオダロン600 mg/日とdronedarone 400 mg 1日2回で比較した。アミオダロン群はdronedarone群と比較して心房細動の再発率は低かった（アミオダロン群24.3%、dronedarone群36.5%、p<0.001）。甲状腺障害、徐脈、薬剤の早期中止はdronedarone群で少なかったが、消化管障害は同群で多かった。

31 Stambler BS, et al. Antiarrhythmic actions of intravenous ibutilide compared with procainamide during human atrial flutter and fibrillation: electrophysiological determinants of enhanced conversion efficacy. *Circulation.* 1997; 96: 4298–306.

心房細動、心房粗動に対してibutilideとプロカインアミドを比較した、ランダム化、部分盲検化（ibuilide群を盲検化）、プラセボ比較試験。心房細動では、ibutilideはプロカインアミドおよびプラセボより洞調律化に優れていた（それぞれ32%、5%、0%）。心房粗動ではibutilide群の64%で洞調律となり、プロカインアミド群とプラセボ群は

0％であった。ibutilide群における心房細動と心房粗動の洞調律化率の違いは有意であった（32％，64％，$p<0.05$）。

32 Fragakis N, et al. Acute beta-adrenoceptor blockade improves efficacy of ibutilide in conversion of atrial fibrillation with a rapid ventricular rate. *Europace*. 2009; 11: 70–4.

90例の心房細動患者において，ibutilide単独とibutilide＋エスモロール併用での除細動効果を比較したオープンラベル，ランダム化比較試験。エスモロール併用群では67％，ibutilide単独では46％が正常洞調律となった（$p=0.04$）。また，ibutilide開始時の心拍数が低いほど除細動しやすいことが確認された（$p=0.015$）。エスモロール追加によりQTcの短縮効果がみられた（433 vs. 501 msec，$p=0.003$），これはエスモロール併用により催不整脈性が低下する理由の一つと考えられた（ibutilide単独群では6.5％で催不整脈がみられ，持続性多型性VTが1例，非持続性VTが3例。esmolol併用群では催不整脈なし）。併用群ではVTのエピソードはなかったが，2例で重度の徐脈がみられた。

33 Caron MF, et al. Effects of intravenous magnesium sulfate on the QT interval in patients receiving ibutilide. *Pharmacotherapy*. 2003; 23: 296–300.

心房細動および心房粗動患者20例に対しibutilideでの洞調律化を行う際に，マグネシウム静注追加の効果を検討した，二重盲検，ランダム化，プラセボ対照試験。Ibutilide使用の前後でそれぞれ2gずつ，計4gの硫酸マグネシウムを使用した。プラセボ群ではibutilide静注30分後でQTcは18％延長し（$p=0.007$），マグネシウム併用群では4.4％であった（開始時とは有意差なし，有意差なし，マグネシウム併用と非併用では$p=0.04$）。torsades de pointesは両群で出現しなかった。

34 Kochiadakis GE, et al. Conversion of atrial fibrillation to sinus rhythm using acute intravenous procainamide infusion. *Cardiovasc Drugs Ther*. 1998; 12: 75–81.

114例の心房細動患者に対し，ジゴキシンとの併用として静注プロカインアミドをプラセボと比較した二重盲検，プラセボ対照試験。静注1時間後にプロカインアミド群では50.9％，プラセボ群では28.1％が洞調律に復した（$p=0.012$）。心房細動持続時間で層別化すると，発症48時間以内の心房細動ではプロカインアミド群の69％，プラセボの38.1％で洞調律に復した（$p=0.004$）。48時間以上経過例ではどちらの群でも洞調律への復帰はみられなかった。また，復帰率は左房径と反比例していた。

35 Kochiadakis GE, et al. A comparative study of the efficacy and safety of procainamide versus propafenone versus amiodarone for the conversion of recent-onset atrial fibrillation. *Am J Cardiol*. 2007; 99: 1721–5.

最近発症の心房細動患者362例に対しプロカインアミド，プロパフェノン，アミオダロン，プラセボの効果を比較した単盲検試験。薬物開始後24時間以内の洞調律への復帰の有無を検討。洞調律への復帰はプロカインアミド群68.53％，プロパフェノン群80.21％，アミオダロン群89.13％，プラセボ群61.11％で，薬物療法群はいずれもプラセボ群より有効であった（$p<0.05$）。アミオダロンとプロパフェノンはプロカインアミドより有効であった（$p<0.05$）。除細動までの時間はプロカインアミド（中央値3時間）とプロパフェノン（中央値1時間）で早く，アミオダロン（中央値9時間）とプラセボ（中央値17時間）では遅かった（ログランク検定$p<0.001$）。

36 Alp NJ, et al. Randomised double blind trial of oral versus intravenous flecainide for the cardioversion of acute atrial fibrillation. *Heart*. 2000; 84: 37–40.

静注のフレカイニドを経口液剤と比較した79例の二重盲検，ランダム化，二重プラセボ試験。除細動率は経口と静注で差はなかった。投与2時間後では静注群64％，経口群68％で洞調律化がみられた（$p=0.74$）。8時間後ではそれぞれ72％，75％となった（$p=0.76$）。除細動まで要した平均時間は静注群52分，経口群110分で有意差がみられた

(p=0.002)。

37 Reisinger J, et al. Flecainide versus ibutilide for immediate cardioversion of atrial fibrillation of recent onset. Eur Heart J. 2004; 25: 1318–24.

発症48時間以内発症の心房細動207例に対し、静注フレカイニドと静注ibutilideの効果を比較した単盲検ランダム化比較試験。静注90分後における除細動率で比較した。除細動率に差はみられなかった(フレカイニド群56.4％, ibutilide群50.0％, p=0.34)。

38 Zhang N, et al. Comparison of intravenous ibutilide vs. propafenone for rapid termination of recent onset atrial fibrillation. *Int J Clin Pract*. 2005; 59: 1395–400.

静注ibutilideと静注プロパフェノンの心房細動82名で行った単盲検無作為試験。薬物静注により90分以内に除細動ができた場合を成功とした。ibutilideはプロパフェノンと比較して除細動に対してより有効であった(70.73％ vs. 48.78％, p= 0.043)。

39 Alboni P, et al. Outpatient treatment of recent-onset atrial fibrillation with the "pill-in-the-pocket" approach. *N Engl J Med*. 2004; 351: 2384–91.

発作性心房細動に対して、外来患者がフレカイニドまたはプロパフェノンを自己内服することの実現可能性のを検討するために、これら薬剤により薬物的除細動に最近成功した心房細動患者210名で評価した(有害事象発症例は除外)。それぞれの薬剤の経口薬を与えられ、症状発現時に内服するものとした。平均15か月の追跡期間において165名に618回の不整脈イベントが発症した。569エピソードに対して治療が試みられ、534エピソードで有効であり(94％)、平均113分で症状は軽快した。試験期間中の医療機関受診(救急来院および入院)は開始前年と比較して有意に低下した(いずれの比較もp<0.001)。

40 Khan IA. Single oral loading dose of propafenone for pharmacological cardioversion of recent-onset atrial fibrillation. *J Am Coll Cardiol*. 2001; 37: 542–7.

心房細動の除細動のためにプロパフェノン600 mgをローディング単回内服した、11研究のメタ解析。報告された成功率は56％–83％、心房細動持続時間に関連した。単回経口投与がプラセボより有意に有効であったのは、発症8時間以内にかぎられた。24時間経過するとプラセボ群と差は認めなかった。洞調律復帰は110–287分と幅があった。静注と経口とで比較したところ、発症2時間以内では静注の方が有効であったが、それ以降は有効性に差はなかった。副作用は一過性の不整脈、一過性のQRS幅増加、血圧低下であった。一過性の不整脈は主に洞調律復帰時に生じ、徐脈や心房粗動、接合部調律などであった。

41 Capucci A, et al. Safety of oral propafenone in the conversion of recent onset atrial fibrillation to sinus rhythm: a prospective parallel placebo-controlled multicentre study. *Int J Cardiol*. 1999; 68: 187–96.

48時間以内発症の早期発症心房細動患者246名を、経口キニジン1,100 mg＋静注ジゴキシン0.75–1 mg併用群、経口プロパフェノン450–600 mg単独群、経口プロパフェノン450–600 mg＋静注ジゴキシン0.75–1 mg併用群、プラセボ群に割り当てた、無作為プラセボ対照試験。発症3時間以内であれば、プロパフェノングループはジゴキシンの有無にかかわらず、キニジン＋ジゴキシン群、プラセボ群より有効であったが(p<0.05)、24時間経過後は有意な有効性の群間差はみられなかった。洞調律復帰までの平均時間はプロパフェノン群で4.0±4.1時間、プロパフェノン＋ジゴキシン併用群で平均5.0±8.6時間、キニジン＋ジゴキシン併用群で5.4±4.5時間、プラセボ群で7.8±7.2時間であった(p<0.01：プロパフェノンとプラセボ群の比較)。

42 Coplen SE, et al. Efficacy and safety of quinidine therapy for maintenance of sinus rhythm after cardioversion. A meta-analysis of randomized control trials. *Circulation.* 1990; 82: 1106–16.

この解析は6試験，808名を対象に行った。キニジン使用は心房細動再発の低下と関連した。キニジン群での洞調律維持率は3か月，6か月，12か月で69％，58％，50％であったが，対照群では45％，33％，25％であった。再発率は低かったものの，キニジン群では全死亡率が高かった(2.9％ vs. 0.8％, $p<0.05$)。

43 Gosselink AT, et al. Low-dose amiodarone for maintenance of sinus rhythm after cardioversion of atrial fibrillation or flutter. *JAMA.* 1992; 267: 3289–93.

この研究では以前の治療が不成功に終わった心房細動患者89例について検討している。アミオダロン600 mgを4週間以上負荷投与し，減量後は平均204 mgとした。15名(16％)の患者は負荷投与中に正常洞調律に復帰した。90％が除細動後に洞調律に復帰し，3年のフォローアップ期間において53％が正常洞調律を維持した。催不整脈作用は認められなかった。

44 Stambler BS, et al.; Ibutilide Repeat Dose Study Investigators. Efficacy and safety of repeated intravenous doses of ibutilide for rapid conversion of atrial flutter or fibrillation. *Circulation.* 1996; 94: 1613–21.

この無作為試験は3時間から45日間持続した，心房細動ならびに心房粗動患者266名について研究した。Ibutilideまたはプラセボの10分間，10分の間を開けて2回行った(1 mg投与後に0.5 mg投与，または1 mg投与後に1 mg追加)。Ibutilideは全体の47％を洞調律化し(vs. 2％ プラセボ群)，心房細動よりも心房粗動に対してより有効であった(63％vs. 31％)。平均27分で停止した。投与量による有意な差はみられなかった。多形性心室頻拍が8.3％に生じたが，持続したものは1.7％のみであった。

45 Torp-Pedersen C, et al.; Danish Investigations of Arrhythmia and Mortality on Dofetilide Study Group. Dofetilide in patients with congestive heart failure and left ventricular dysfunction. *N Engl J Med.* 1999; 341: 857–65.

デザイン：多施設，無作為，二重盲検，プラセボ対照試験。一次エンドポイントは全死亡，平均追跡期間は18か月であった。
目的：うっ血性心不全および重症左室低心機能を有する患者に対し，新しい抗不整脈薬であるdofetilideを用い安全性を評価する。
対象：1,518名の有症候性うっ血性心不全および重症左室機能低下を有する患者。
治療：dofetilide（心房細動例500 μg，洞調律例250 μg，以降腎機能を考慮し投与），あるいはプラセボ。
結果：安全性評価において，一次エンドポイントである全死亡に関しては2群間で有意差はなかった(dofetilide群41％vs. プラセボ群42％)。torsade de pointesはdofetilide群で多かった(3.3％vs. 0％)。しかしdofetilide群は心不全悪化による入院は少なく，心房細動を有する患者も洞調律に復帰する傾向が高く(12％vs. 1％)，dofetilide群では洞調律維持率が高かった。

46 Køber L, et al.; Danish Investigations of Arrhythmia and Mortality on Dofetilide (DIAMOND) Study Group. Effect of dofetilide in patients with recent myocardial infarction and left-ventricular dysfunction: a randomised trial. *Lancet.* 2000; 356: 2052–8.

デザイン：多施設，無作為，二重盲検，プラセボ対照試験。一次エンドポイントは全死亡，二次エンドポイントは心臓死または不整脈死とした。
目的：急性心筋梗塞後の重症左室機能低下患者に対するdofetilideの安全性評価。
対象：心筋梗塞発症7日以内で，重症左室機能低下を有する1,510名を対象とした試験。

登録時に8％の患者で心房細動，心房粗動を合併していた。
治療：dofetilideまたはプラセボ。
結果：全死亡（dofetilide 31％ vs. プラセボ32％），心臓死（26％ vs. 28％），不整脈死（17％vs. 18％）に関しては2群間で同等であった。心房細動または心房粗動を有したdofetilide群では洞調律復帰が多かった（42％vs. 13％, $p=0.002$）。しかし，torsade de pointesを発症した7例はすべてdofetilide群であった。

47 Singh S, et al.; Dofetilide Atrial Fibrillation Investigators. Efficacy and safety of oral dofetilide in converting to and maintaining sinus rhythm in patients with chronic atrial fibrillation or atrial flutter: the symptomatic atrial fibrillation investigative research on dofetilide (SAFIRE-D) study. *Circulation*. 2000; 102: 2385–90.

心房細動または心房粗動を有する325名に対しdofetilide（125, 250, 500 µg）とプラセボ群で比較した二重盲検，プラセボ対照試験。dofetilideによる洞調律化は125 µgで6.1％，250 µgで9.8％，500 µgで29.9％であり，プラセボ群では1.2％であった（dofetilideとプラセボで比較すると250µg（$p=0.015$），500µg（$p<0.001$）にて有意差を認めた）。洞調律化に成功した群での1年後の洞調律維持率は，125µgで0.4，250µgで0.37，500µgで0.58であり，プラセボでは0.25であった（500µgとプラセボを比較すると$p=0.001$と有意差を認める）。dofetilide群の2名（0.8％）では治療1日目または2日目でtorsade de pointesとなり，1名（0.4％）が8日目で突然死を起こした。

48 Digitalis in Acute Atrial Fibrillation (DAAF) Trial Group. Intravenous digoxin in acute atrial fibrillation. Results of a randomized, placebo-controlled multicentre trial in 239 patients. *Eur Heart J*. 1997; 18: 649–54.

発症早期（7日以内）の心房細動患者239名に対する，ジゴキシン静注とプラセボ静注の二重盲検，無作為，プラセボ対照試験。ジゴキシン静注は体重によって量を調節し，3回から4回の投与を行った。16時間の時点でジゴキシン群の51％，プラセボ群の46％で洞調律に移行した（$p=NS$）。ジゴキシンは2時間時点で心拍数減少と関連した（104.6±20.9 vs. 116.8±22.5/分, $p=0.0001$）。

49 Roy D, et al.; Canadian Trial of Atrial Fibrillation Investigators. Amiodarone to prevent recurrence of atrial fibrillation. *N Engl J Med*. 2000; 342: 913–20.

デザイン：前向き無作為多施設研究。平均追跡期間は16か月であった。
目的：心房細動再発予防におけるアミオダロンの有効性を評価する。
対象：症候性心房細動を有する403名。
治療：アミオダロン，ソタロール，プロパフェノン（1年時点での平均投与量は194 mg, 231 mg, 554 mg）。
結果：アミオダロン群では35％のみ心房細動再発を認めたが，他の抗不整脈薬投与群では63％であった。試験薬の有害作用による脱落はアミオダロン群18％に対し，ソタロール，プロパフェノン群で11％であった（$p=0.06$）。

50 Benditt DG, et al.; d,l-Sotalol Atrial Fibrillation/Flutter Study Group. Maintenance of sinus rhythm with oral d,l-sotalol therapy in patients with symptomatic atrial fibrillation and/or atrial flutter. *Am J Cardiol*. 1999; 84: 270–7.

心房細動または心房粗動を有する253名におけるソタロールの洞調律効果を二重盲検，無作為，プラセボ対照試験で評価した。ソタロール80 mg, 120 mg, 160 mg 1日2回またはプラセボで行った。治療開始時点ではすべての患者は洞調律であり，12か月間追跡した。プラセボ群における再発時間中央値は27日であった。ソタロール群では80 mgで106日（$p=0.066$），120 mgでは229日（$p=0.004$），160 mgでは175日（$p=0.102$）であった。160 mgでは副作用ならびに脱落が多かった。torsade de pointes，持続性心室頻拍，

心室細動は認められなかった。

51 de Paola AA, et al.; SOCESP Investigators. Efficacy and safety of sotalol versus quinidine for the maintenance of sinus rhythm after conversion of atrial fibrillation. Am J Cardiol. 1999; 84: 1033-7.

発症6か月以内の心房細動の除細動後に，ソタロール（160-320 mg/日）とキニジン（600-800 mg/日）を洞調律維持に用いた121名の無作為試験。6か月時点でソタロール群の74%，キニジン群の68%で洞調律が維持されていた（p=NS）。再発した患者では，キニジン群よりソタロール群で再発までの時間が長かった（69日 vs. 10日，p<0.05）。平均心拍数はソタロール群で低かった（p<0.05）。興味深いことにソタロールはキニジンに比べ，除細動前の心房細動持続時間が72時間以内の患者で有効であった（93% vs. 64%，p=0.01）が，72時間以上ではキニジンの方が有用であった（68% vs. 33%，p<0.05）。ソタロール群で5%，キニジン群で2%の患者に催不整脈作用を認めた。

52 Bellandi F, et al. Long-term efficacy and safety of propafenone and sotalol for the maintenance of sinus rhythm after conversion of recurrent symptomatic atrial fibrillation. Am J Cardiol. 2001; 88: 640-5.

除細動後の正常洞調律維持についてプロパフェノン，ソタロール，プラセボで比較した，心房細動を有する300名における，二重盲検，プラセボ対照試験。除細動後1年では，プロパフェノン群の63%，ソタロール群の73%で洞調律維持できたが，プラセボ群では35%であった（プラセボ vs. 両剤，p=0.001）。副作用による中途脱落はソタロール群，プロパフェノン群で同等であった（10%，9%）。洞調律維持の可能性が高いのは，左房径が小さく心疾患を有さない若年者であった。

53 Kochiadakis GE, et al. Amiodarone, sotalol, or propafenone in atrial fibrillation: which is preferred to maintain normal sinus rhythm? Pacing Clin Electrophysiol. 2000; 23: 1883-7.

正常洞調律維持に対して，アミオダロン 200 mg/日，プロパフェノン 450 mg/日，ソタロール 320 mg/日を使用した，心房細動を有する214名での，オープンラベル，無作為比較試験。この試験では36か月時点でアミオダロン群77%，ソタロール群32%，プロパフェノン群62.5%が洞調律を維持していた（p<0.01，アミオダロン群とプロパフェノン群 vs. ソタロール群）。

54 Kochiadakis GE, et al. Sotalol versus propafenone for long-term maintenance of normal sinus rhythm in patients with recurrent symptomatic atrial fibrillation. Am J Cardiol. 2004; 94: 1563-6.

心房細動254名における正常洞調律維持に，ソタロール（480 mg/日）とプロパフェノン（150 mg 1日3回）を比較した単盲検，前向き，無作為対照比較試験。ソタロール群の81%，プロパフェノン群の52%，プラセボ群の87%で心房細動の再発を認めた（p＜0.001，プロパフェノン群 vs. ソタロール群/プラセボ群）。再発までの平均期間はソタロール群は18か月，プラセボ群は11か月であったのに対し，プロパフェノン群では26か月と長かった。

55 Chimienti M, et al. Safety of long-term flecainide and propafenone in the management of patients with symptomatic paroxysmal atrial fibrillation: report from the Flecainide and Propafenone Italian Study Investigators. Am J Cardiol. 1996; 77: 60A-75A.

フレカイニド（200-300 mg/日）とプロパフェノン（450-900 mg/日）を比較した発作性心房細動200名の無作為，オープンラベル試験。12か月時点で試験を終えた患者数により効果を間接的に評価した。フレカイニド群の77%，プロパフェノン群の75%が試験を完遂し，それぞれ11%，13%が有効性の欠如により脱落している。2群間では副

作用発症数に有意差はなかった.

56 Aliot E, et al.; Flecainide AF French Study Group. Comparison of the safety and efficacy of flecainide versus propafenone in hospital out-patients with symptomatic paroxysmal atrial fibrillation/flutter. *Am J Cardiol.* 1996; 77: 66A-71A.

フレカイニド（50–150 mg 1日2回），プロパフェノン（300–600 mg 1日2回）発作性心房細動または心房粗動を有する97名に対する無作為オープンラベル試験．治療1年時点での治療維持は高く，フレカイニド（0.619）とプロパフェノン（0.469）に統計的有意差はなかった（$p=0.079$）．1か月あたりの発作の頻度に関しても2群間に差はなかった（発作なし81.6% vs. 81.5%，1回の発作8.5% vs. 6.4%，2回以上の発作9.1% vs. 10.1%）．

57 Pritchett EL, et al.; Rythmol Atrial Fibrillation Trial (RAFT) Investigators. Efficacy and safety of sustained-release propafenone (propafenone SR) for patients with atrial fibrillation. *Am J Cardiol.* 2003; 92: 941–6.

発作性心房細動523名における，プロパフェノン SR（225，325，425 mg 1日2回）とプラセボの正常洞調律維持に関する二重盲検，無作為，対照比較試験．プロパフェノン SR投与群の再発までの時間（中央値）はプラセボで41日であるのに対し，225 mg群で112日，325 mg群で291日，425 mg群で300日以上であった（$p<0.001$：325 mg/425 mg vs. プラセボ，$p=0.014$：225 mg vs. プラセボ）．425 mg群では副作用による脱落が多かった（425 mg群25%，225 mg群12.7%，325 mg群14.1%）．

58 Kochiadakis GE, et al. Long-term maintenance of normal sinus rhythm in patients with current symptomatic atrial fibrillation: amiodarone vs propafenone, both in low doses. *Chest.* 2004; 125: 377–83.

この試験では，難治性心房細動を有する146名を除細動後，アミオダロン（200 mg/日）とプロパフェノン（450 mg/日）を，無作為，前向き単盲検法で割付，約20か月の追跡期間で心房細動の再発と副作用を評価した．アミオダロン群72名中25名が平均9.8か月で，プロパフェノン群74名中33名が平均3.8か月で再発した．しかし，洞調律であるにもかかわらず，試験薬中止の必要な副作用が，アミオダロン群では12名，プロパフェノン群で2名で報告された．

カテーテルアブレーションと外科的アブレーション

カテーテルアブレーション

59 Stabile G, et al. Catheter ablation treatment in patients with drug-refractory atrial fibrillation: a prospective, multi-centre, randomized, controlled study (Catheter Ablation For The Cure Of Atrial Fibrillation Study). *Eur Heart J.* 2006; 27: 216–21.

薬剤治療不成功の発作性心房細動患者における，多施設，前向き，無作為化試験．対象患者は137名で，抗不整脈薬単独と，抗不整脈薬に加えてカテーテルアブレーション（三尖弁輪−下大静脈間峡部，左下肺静脈−僧房弁輪峡部，全周性肺静脈隔離術（CPVA））を施行した患者について比較検討を行っている．1年間の観察で，30秒以上持続する心房細動再発（一次エンドポイント）は，対照群（薬物療法単独群）では69名中63名（91.3%）で認められたのに対して，カテーテルアブレーション群では68名中30名（4名が心房粗動例，44.1%，$p<0.001$）であった．

60 Pappone C, et al. A randomized trial of circumferential pulmonary vein ablation versus antiarrhythmic drug therapy in paroxysmal atrial fibrillation: the APAF Study. *J Am Coll Cardiol.* 2006; 48: 2340–7.

198名の薬剤抵抗性の発作性心房細動患者を，薬物療法（フレカイニド，ソタロール，

アミオダロン）とCPVAに無作為に割り付けた。1年間の観察でアブレーション群では93％の例，薬物療法群では35％の例で，心房頻脈性不整脈を発症しなかった。カテーテルアブレーション群の合併症としてはTIAと心嚢液貯留を各1例認めた。

61 Oral H, et al. Circumferential pulmonary-vein ablation for chronic atrial fibrillation. *N Engl J Med*. 2006; 354: 934–41.

146名の慢性心房細動患者を対象とし，初期にアミオダロンと2回の電気的除細動を施行する群と，それに加えてCPVAを施行する群とに無作為に割り付け，心調律を電話遠隔モニタリングにより1年間観察した。ITT解析で抗不整脈薬なしでの心房細動非再発率は，アブレーション群では74％，対照群では58％であった(p=0.05)。しかし，クロスオーバーが非常に多く（対照群の77％），またアブレーション群の26％で再アブレーションを要した。左心房径は洞調律維持と関連した。

62 Jaïs P, et al. Catheter ablation versus antiarrhythmic drugs for atrial fibrillation: the A4 study. *Circulation*. 2008; 118: 2498–505.

112名の発作性心房細動についてのCPVAに関する多施設，前向き無作為化試験。CPVA群と新しい抗不整脈薬療法群に割り付けられた。1年間の観察で，心房細動の非発症はカテーテルアブレーション群では52名中46名(89％)，薬物療法群では55名中13名(23％)であった。クロスオーバーはやはり多く，薬物療法群の63％ (55名中37名)が，カテーテルアブレーションを受けた。

63 Wilber DJ, et al.; ThermoCool AF Trial Investigators. Comparison of antiarrhythmic drug therapy and radiofrequency catheter ablation in patients with paroxysmal atrial fibrillation: a randomized controlled trial. *JAMA*. 2010; 303: 333–40.

167名の発作性心房細動患者(抗不整脈薬治療不成功)を，2：1の割合で，肺静脈隔離術群と薬物療法群(dofetilide, フレカイニド，プロパフェノン，ソタロール，キニジン)に非盲検にて無作為に割り付けられた。9か月間の追跡で，心房細動非再発はカテーテルアブレーション群66％，薬物療法群16％であった(p<0.001, カテーテルアブレーション群のHR 0.30)。治療に伴った副作用は，薬物療法群で8.8％，カテーテルアブレーション群で4.9％に発生した。

64 Wazni OM, et al. Radiofrequency ablation vs antiarrhythmic drugs as first-line treatment of symptomatic atrial fibrillation: a randomized trial. *JAMA*. 2005; 293: 2634–40.

症候性発作性心房細動に対する第一選択としての肺静脈隔離術を評価するために，患者70名を高周波アブレーションによる肺静脈隔離術群と薬物療法群とに無作為に割り付け，1年間心房細動の再発を観察した。心房細動の再発は薬物療法群で35名中22名(63％)，アブレーション群では32名中4名(13％)であった。6か月後のQOLはアブレーション群で有意に改善され，1年間の入院率は同群で有意に低率であった(9％ vs. 54％, p<0.001)。

外科的アブレーション

65 Barnett SD, et al. Surgical ablation as treatment for the elimination of atrial fibrillation: a meta-analysis. *J Thorac Cardiovasc Surg*. 2006; 131: 1029–35.

修正メイズ手術（両心房アブレーション）を従来型の左心房のみのメイズ手術と比較した過去の論文をMedline検索し，レビューした。計69の研究，5,885名の患者の3年までのデータを再解析した。両心房術は生存率の改善には寄与しなかったが，心房細動再発までの時間を延長させ，各時期の非再発率が高かった。

66 Reston JT, et al. Meta-analysis of clinical outcomes of maze-related surgical procedures for medically refractory atrial fibrillation. *Eur J Cardiothorac Surg*. 2005; 28: 724–30.

僧房弁形成術を施行された発作性心房細動患者について，4つの無作為化試験と6つの後ろ向き研究のデータをプールし，僧房弁形成術のみを施行した群と，メイズ手術を併用施行した群とで比較した。しかし，著者らは異なるエンドポイントを評価した異なる研究を統合し最終的に905名を検討している。その結果，死亡率については2群間で有意差を認めなかったが，洞調律復帰率はメイズ手術併用施行群で良好であり（80.7% vs. 17.3%，$p<0.000001$），脳卒中発症率も低率であった（0% vs. 5.8%，$p=0.008$）。この研究により弱いながらもメイズ手術の有効性が示された一方で，より正確な評価のための妥当な臨床データが不足していることも示唆された。

67 Albrecht A, et al. Randomized study of surgical isolation of the pulmonary veins for correction of permanent atrial fibrillation associated with mitral valve disease. *J Thorac Cardiovasc Surg.* 2009; 138: 454–9.

慢性，永続性心房細動例での外科的肺静脈隔離術の有効性を，メイズ手術と比較検討した。60名の患者を20名ずつ，3群に割り付けた（僧房弁形成術単独の対照群，メイズ手術群，外科的肺静脈隔離術群）。全例僧帽弁疾患を合併しており，僧帽弁形成術が行われた。術後心房細動の相対リスクは外科的肺静脈隔離術群で0.07（$p<0.001$，vs. 対照群），メイズ手術群で0.195（$p=0.002$）であった。両介入群間では統計的な有意差は認めなかった（RR 0.358，$p=0.215$）。この結果は，僧房弁疾患における心房細動への外科的治療の有効性を支持するものであった。

68 Srivastava V, et al. Efficacy of three different ablative procedures to treat atrial fibrillation in patients with valvular heart disease: a randomised trial. *Heart Lung Circ.* 2008; 17: 232–40.

リウマチ性心疾患に対しての外科的治療を施行する160名の心房細動患者を，以下の4群に割り付け検討を行った。両心房アブレーション（Coxメイズ手術）群，左心房のみのCoxメイズ手術群，肺静脈隔離術群，そして対照群（メイズ手術未施行例）。アブレーションは微小二極性凝固と冷凍凝固アブレーションを施行した。洞調律は両心房アブレーションでは62.5%，左心房メイズ手術では57.5%，肺静脈隔離では67.5%，対照群では20%で維持された。この結果から，バイパス時間，クロスクランプ時間の長い従来のCoxメイズ術は，リウマチ性弁膜症を有する心房細動患者では必須ではないことが示された。

電気的除細動と除細動前後での抗凝固療法

69 Kawabata VS, et al. Monophasic versus biphasic waveform shocks for atrial fibrillation cardioversion in patients with concomitant amiodarone therapy. *Europace.* 2007; 9: 143–6.

154名の心房細動患者に対して，アミオダロンに引き続き，心房細動への電気的除細動として二相性と，単相性（出力は二相性の2倍とした）の2群に割り付け，比較検討した単施設研究。初回の除細動により洞調律へ復した率は両群間で差はなく，また，電気ショックの成功率も同等であった。必要な除細動の回数も両群で差はなかった。

70 Wozakowska-Kaplon B, et al. Efficacy of biphasic shock for transthoracic cardioversion of persistent atrial fibrillation: can we predict energy requirements? *Pacing Clin Electrophysiol.* 2004; 27: 764–8.

94名の二相性の電気的除細動を施行した患者において，除細動されるまで段階的に出力を上げる方法によって成功率は89%であった。平均除細動回数は2.2回，出力は217 Jであった。ちなみに，50 Jのみ，もしくは50 Jから100 Jへの出力変更のみでの洞調律復帰率は51%にとどまった。心房細動持続期間が，低出力での電気的除細動によ

る洞調律復帰に対しての唯一の予測因子であったため，ほとんどの患者では200 Jからの開始が推奨される．

71 Glover BM, et al. Biphasic energy selection for transthoracic cardioversion of atrial fibrillation. The BEST AF Trial. *Heart.* 2008; 94: 884–7.

380名の心房細動患者を，二相性の電気的除細動で，段階的に出力を上げる方法（100 J，150 J，200 J，200 J）と，出力を固定する方法（200J，200J，200J）とに，前向きに無作為に割り付けて検討した．初回の除細動での洞調律復帰率は，出力を固定した群で有意に高率であり（71% vs. 48%, $p<0.01$），BMIの大きい患者においても高かった．BMIが正常（BMI≦25%）の患者では，初回ショック，再ショック，全体の成功率で差は認められなかった．

72 Gentile F, et al. Safety of electrical cardioversion in patients with atrial fibrillation. *Mayo Clin Proc.* 2002; 77: 897–904.

717名の患者での834回の電気的除細動成功例における，血栓塞栓合併症の発症率を後ろ向きに検討した．電気的除細動後1か月間での血栓塞栓症発症率は0.9%で，発症患者すべてにおいてINRが治療域ではなかった．治療域以下のINRに加えて，糖尿病と高血圧も，血栓塞栓症と独立して関連した．

73 Manning WJ, et al. Cardioversion from atrial fibrillation without prolonged anticoagulation with use of transesophageal echocardiography to exclude the presence of atrial thrombi. *N Engl J Med.* 1993; 328: 750–5.

2日以上心房細動が持続（平均4.5週間）した94名の患者において検討された．80名の患者では除細動前にヘパリンが投与された．経食道心臓超音波検査では14個（12名）の心房内血栓が認められ，経胸壁心臓超音波検査では14個中2個しかみられなかった（12名の患者のうち2名が突然死し，残る10名では長期の抗凝固療法の後に除細動が行われた）．そのほかの患者では，除細動後の血栓塞栓症の発症はみられなかった（82名中78名の患者が洞調律に復した（47名は薬物による））．

74 Klein AL, et al.; Assessment of Cardioversion Using Transesophageal Echocardiography Investigators. Use of transesophageal echocardiography to guide cardioversion in patients with atrial fibrillation. *N Engl J Med.* 2001; 344: 1411–20.

デザイン：前向き，無作為化，オープンラベル，多施設試験．一次エンドポイントは塞栓イベント．

目的：心房細動患者における経食道心臓超音波検査（TEE）ガイド下除細動の安全性と有効性を評価する．

対象：48時間以上持続した心房細動患者1,222名．

除外基準：心房粗動（心房細動歴なし），長期ワルファリン投与，不安定な血行動態，TEE禁忌．

治療：3週間以上のワルファリンの後に除細動を行った群と，TEEガイド下除細動群．全例，除細動後に4週間のワルファリン治療を行った．

結果：血栓塞栓症の発生頻度は両群間で差異は認めなかった（0.5%（TEE）vs. 0.8%）．TEE群では，出血性合併症の頻度が低く（2.9% vs. 5.5%, $p=0.03$），ほとんど小出血であった．TEE群の初回除細動成功率は高かったが（71.1% vs. 65.2%, $p=0.03$），8週間後の洞調律率は同等であった．

75 Page RL, et al.; BiCard Investigators. Biphasic versus monophasic shock waveform for conversion of atrial fibrillation: the results of an international randomized, double-blind multicenter trial. *J Am Coll Cardiol.* 2002; 39: 1956–63.

この多施設，前向き，無作為化試験では，心房細動の電気的除細動における単相性

と二相性のショックの有効性を比較している。203名の心房細動患者を，単相性と二相性に割り付け，ショック成功まで必要に応じて100J，150J，200Jと3段階に出力を増加させ，さらに最大出力（二相性の場合200J，単相性の場合360J）で除細動を行い，必要であれば，クロスオーバーさせ単相性であれば二相性の，二相性であれば単相性に切り替え，それぞれの最大出力での除細動を行った。洞調律復帰率は，各段階すべてで二相性の電気的除細動器で高率であった（100 Jで60％ vs. 22％，150 Jで77％ vs. 44％，200Jで90％ vs. 53％，$p<0.0001$）。平均して，二相性の群では必要なショック回数が少なく（1.7 vs. 2.8回，$p<0.0001$），除細動成功までの総出力も低値であった（217 J vs. 548 J，$p<0.0001$）。二相性ショックでは皮膚損傷率が低率であった（17％ vs. 41％，$p<0.0001$）。

76 Stellbrink C, et al.; ACE (Anticoagulation in Cardioversion using Enoxaparin) Study Group. Safety and efficacy of enoxaparin compared with unfractionated heparin and oral anticoagulants for prevention of thromboembolic complications in cardioversion of nonvalvular atrial fibrillation: the Anticoagulation in Cardioversion using Enoxaparin (ACE) trial. *Circulation.* 2004; 109: 997–1003.

この研究はヨーロッパで行われ，待機的電気的除細動の予定されている496名の非弁膜症性心房細動患者を対象とした。対象患者は，未分画ヘパリン投与後にphenprocoumonを投与する群と，enoxaparin群（最初の3–8日は1 mg/kgを1日2回，その後は40 mgもしくは60 mgを1日2回投与）とに無作為に割り付けた。86％の患者で経食道心臓超音波検査が施行された。全死亡，神経学的イベント，塞栓イベント，大出血を含めた一次エンドポイントは，未分画ヘパリン群で4.8％であったのに対して，低分子ヘパリン群では2.8％と有意差は認めなかった（ITT解析，非劣性の$p=0.013$）。このことから，enoxaparinは未分画ヘパリンに対して劣性ではないことが示された。

長期抗凝固療法に関する研究

77 Albers GW. Atrial fibrillation and stroke. Three new studies, three remaining questions. *Arch Intern Med.* 1994; 154: 1443–8.

複数の試験の解析から，抗凝固療法はプラセボと比較して脳卒中発症率を約50％低下させるのに対して，アスピリンは約25％の低下であることを示した。発作性と慢性の心房細動では脳卒中の発症率に有意差のないことも示した。これらのデータに基づき，以下の推奨がなされた。(a) 60歳以下で危険因子（脳卒中，一過性脳虚血発作の既往，糖尿病，高血圧）のない症例は治療の必要はない（脳卒中発症リスク<0.5％/年），(b) 65歳から75歳の孤立性心房細動の症例は，アスピリンのみが適当である（無治療の場合の脳卒中発症リスク2％/年），(c) 75歳以上あるいは，75歳未満で危険因子を持つ症例はワルファリンによる抗凝固療法がなされるべきである。

78 Petersen P, et al. Placebo-controlled, randomised trial of warfarin and aspirin for prevention of thromboembolic complications in chronic atrial fibrillation. The Copenhagen AFASAK study. *Lancet.* 1989; 1: 175–9.

デザイン：前向き，無作為化，一部非盲検（ワルファリン），一部盲検（アスピリン vs. プラセボ）による検討。追跡は2年間。一次エンドポイントは血栓塞栓症の合併（一過性脳虚血発作，軽度の脳卒中，障害の伴わない脳卒中，致死性脳卒中，他の内臓あるいは四肢の塞栓症）。
目的：低用量ワルファリンの非リウマチ性心房細動における脳卒中予防効果を評価する。
対象：18歳以上の慢性心房細動症例1,007名。
除外基準：6か月以上抗凝固療法を受けている症例，1か月以内の脳血管イベント，血圧

180/100 mmHg以上。
治療：低用量ワルファリン（目標プロトロンビン時間で正常対照の1.2–1.5倍（およそPT-INR 2.8–4.2））、アスピリン75 mg/日、プラセボ。
結果：ワルファリン群で血栓塞栓症の発症率が有意に低かった（1.5% vs. 6.0%（アスピリン）、6.3%（プラセボ））。血管死はワルファリン群0.9%、アスピリン群3.6%、プラセボ群4.5%（$p<0.02$%）。ワルファリン群は非致死性の出血合併症が他の群に比べて多かった（6.3%、アスピリン群0.6%、プラセボ群なし）。

79 Boston Area Anticoagulation Trial for Atrial Fibrillation Investigators. The effect of low-dose warfarin on the risk of stroke in patients with nonrheumatic atrial fibrillation. *N Engl J Med*. 1990; 323: 1505–11.

デザイン：前向き、無作為化、非盲検、対照比較、多施設共同研究。平均追跡期間は2.2年。一次エンドポイントは虚血性脳卒中。
目的：非リウマチ性心房細動に対する低用量ワルファリンの脳卒中予防効果の評価。
対象：420名（平均年齢63歳）の慢性あるいは間欠性心房細動。
除外基準：人工弁、重症心不全、6か月以内の脳卒中既往、アスピリンあるいはワルファリンに対する禁忌あるいは必要例。
治療：ワルファリン（目標PT、正常の1.2–1.5倍（PT活性83%））。対照群ではアスピリンの内服は可能。
結果：研究はワルファリンに有利な強力なデータが出たため、試験は早期中止となった。ワルファリン群は脳卒中の発症が86%少なく（年間発症率0.41% vs. 2.98%（対照群）、$p=0.002$）、死亡率は62%少なかった（2.25% vs. 5.97%/年、$p=0.005$）。ワルファリン群は軽度出血合併症が多かった（38症例 vs. 21症例）。

80 Stroke Prevention in Atrial Fibrillation Investigators. Stroke Prevention in Atrial Fibrillation Study: Final results. *Circulation*. 1991; 84: 527–39.

デザイン：前向き、無作為化、一部オープン（ワルファリン）、一部盲検（アスピリン vs. プラセボ）、多施設共同研究。一次イベントは虚血性脳卒中および全身性塞栓症。平均追跡期間は1.3年。
目的：非リウマチ性心房細動症例における虚血性脳卒中および全身性塞栓症の予防における、ワルファリンあるいはアスピリンの有効性と安全性をプラセボと比較する。
対象：間欠性あるいは慢性心房細動の1,330症例。
除外基準：人工弁、僧帽弁狭窄症、3か月以内の心筋梗塞の既往、2年以内の脳卒中あるいは一過性脳虚血発作の既往。
治療：グループ1（627症例（ほとんどが75歳以下））：ワルファリン（目標PT、正常対照の1.3–1.8倍（PT-INR 2.0–4.5））、アスピリン325 mg/日、プラセボ。グループ2（703症例の非抗凝固療法参加者）：アスピリンあるいはプラセボ。
結果：アスピリン治療群はプラセボ群に比して一次イベント発症が67%少なかった（3.6% vs. 6.3%/年、$p=0.02$）。ワルファリン適応可能症例では、ワルファリンはプラセボに比して一次イベント発症が67%少なかった（2.3% vs. 7.4%/年、$p=0.01$）。一次イベント発症あるいは死亡はワルファリンにより58%（$p=0.01$）、アスピリンにより32%（$p=0.02$）減少した。障害のある脳卒中あるいは血管死はワルファリンにより54%、アスピリンでは有意差は認めなかったが22%（$p=0.33$）減少した。大出血の発症率は3群で同等であった（年間発生率1.4%–1.6%）。脳卒中の有意な危険因子としては、(a) 脳血管イベント既往、(b) 100日以内のうっ血性心不全、(c) 高血圧、および心エコー上の(d) 左房径5cm以上、(e) 左室機能障害が挙げられた。1つの危険因子が存在した場合、脳卒中の発症率は年間7%となり、2つあるいは3つの危険因子が存在した場合、発症

率は年間18％となった。いずれの危険因子も伴わない群（26％）では，イベント発症率は年間わずか1％であった。
コメント：グループ1のプラセボ割り付け群は，ワルファリンあるいはアスピリンの明らかな優位性が認められたため，1989年後半に中止された。

81 Connolly SJ, et al.; CAFA Study Coinvestigators. Canadian Atrial Fibrillation Anticoagulation (CAFA) Study. *J Am Coll Cardiol*. 1991; 18: 349–55. (editorial 301–2)
デザイン：前向き，無作為化，二重盲検，プラセボ対照，多施設共同研究。一次エンドポイントは非ラクナ性虚血性脳卒中，他の全身性血栓塞栓症および頭蓋内あるいは致死的出血性合併症。
目的：心房細動症例におけるワルファリン使用の安全性および有効性の検討。
対象：378例の慢性あるいは繰り返す発作性心房細動症例。
除外基準：抗凝固療法の明らかな禁忌あるいは明白な適応症例，1年以内の脳卒中あるいは一過性脳虚血発作，1か月以内の心筋梗塞，抗血小板薬使用症例およびコントロールされていない高血圧。
治療：ワルファリン（目標INR 2–3）あるいはプラセボ。
結果：目標INRに達した症例はわずか44％であった（治療域以下が39.6％）。ワルファリン群では一次エンドポイントのリスク減少は非有意の37％であった（3.5％ vs. 5.2％/年，$p=0.26$）。大出血／致死性出血および小出血イベントはともにワルファリン使用群で多かった（2.5％ vs. 0.5％/年および16％ vs. 9.4％/年）。
コメント：AFASAKおよびSPAFの結果により，本試験は早期終了となった。

82 Ezekowitz MD, et al.; Veterans Affairs Stroke Prevention in Nonrheumatic Atrial Fibrillation Investigators. Warfarin in the prevention of stroke associated with nonrheumatic atrial fibrillation. *N Engl J Med*. 1992; 327: 1406–12.
デザイン：前向き，無作為，二重盲検，プラセボ対照，多施設共同研究。平均追跡期間は1.8年。一次エンドポイントは脳梗塞。
目的：非リウマチ性心房細動症例において低強度の抗凝固療法が脳卒中発症のリスクを減少させるか否かを評価。
対象：571名の男性，46名に脳卒中の既往。心エコー上リウマチ性心疾患の認められず，かつ4週間あけた2回の心電図検査で心房細動が確認された症例。
除外基準：抗凝固療法の禁忌あるいは必要，血圧180/105 mmHg超，非ステロイド性抗炎症薬を使用中。
治療：ワルファリン（目標INR1.4 –2.8）あるいはプラセボ。
結果：脳卒中の既往のない症例では79％のリスク減少を認めた（0.9％ vs. 4.3％/年，$p=0.001$）。70歳以上の症例（0.9％ vs. 4.8％/年，$p=0.02$）および脳卒中の既往のある症例（6.1％ vs. 9.3％/年）においても有意な有効性がみられた。大出血合併率は両群同様であった（1.3％（ワルファリン）vs. 0.9％/年）。脳梗塞発症は脳梗塞既往のある症例でより多く生じた（9.3％/年（プラセボ群）および6.1％/年（ワルファリン群））。
コメント：試験開始時の516の頭部CT検査の解析では14.7％に1つの無症候性梗塞が認められた。試験期間中の脳卒中の発症は，開始時の頭部CT上の梗塞からは予測できなかったが，狭心症発作がむしろ予測因子となった（プラセボ群，15％（狭心症）vs. 5％）。

83 EAFT (European Atrial Fibrillation Trial) Study Group. Secondary prevention in nonrheumatic atrial fibrillation after transient ischaemic attack or minor stroke. *Lancet*. 1993; 342: 1255–62.
デザイン：前向き，無作為化，一部非盲検（抗凝固療法），アスピリン二重盲検，プラセボ対照，多施設共同試験。一次エンドポイントは血管関連死亡，あらゆる脳卒中，心筋

梗塞および全身性血栓塞栓症。平均追跡期間は2.3年。
目的：最近生じた軽症脳血管イベントを有する心房細動症例におけるアスピリンと経口抗凝固療法の有用性の比較。
対象：3か月以内の一過性脳虚血発作あるいは軽症脳卒中を伴う非リウマチ性心房細動症例1,007症例。
除外基準：非ステロイド性抗炎症薬使用あるいは他の抗血小板薬使用，3か月以内の心筋梗塞の既往，外科的な冠動脈形成術あるいは頸動脈内膜剥離術の3か月以内の予定。
治療：グループ1（669症例）―ワルファリン（目標INR 2.5–4.0），あるいはアスピリン300 mg/日，あるいはプラセボ。グループ2：抗凝固療法禁忌症例；338症例。
結果：抗凝固療法はアスピリンあるいはプラセボに比してより有用であった。一次エンドポイント年間発症率は8% vs. 15% vs. 17%。脳卒中の発症リスクはとくにワルファリン治療群で低かった（4% vs. 12%/年（プラセボ））。ワルファリン使用により1,000人・年あたり90件の血管イベントを減少させることができた（vs. アスピリン40件）。出血性イベントはワルファリン治療群に多かった（年間発症率2.8% vs. 0.9%（アスピリン群）。グループ2の解析を含めると，最適なINRの治療域は2.0から3.9であり，ほとんどの出血性合併症はINRが5.0以上の時に生じており，INRが2.0以下のときは治療効果がみられないことが判明した。

84 Stroke Prevention in Atrial Fibrillation Investigators. Warfarin versus aspirin for prevention of thromboembolism in atrial fibrillation: Stroke Prevention in Atrial Fibrillation II Study. *Lancet*. 1994; 343: 687–91.

デザイン：前向き，無作為化，非盲検，平行グループ，多施設共同研究。一次イベントは脳卒中と全身性塞栓症。平均フォローアップ期間は2.3年。
目的：ワルファリンの長期使用の有用性と危険性を，年齢や血栓塞栓症のリスクからアスピリンと比較すること。
対象：12か月以内の心房細動がある1,100症例，715症例が75歳以下，385症例が75歳超。
除外基準：60歳未満の孤立性心房細動，2年以内の脳卒中，一過性脳虚血発作の既往。
治療：ワルファリン（目標INR2.0–4.5）あるいはアスピリン325 mg/日。
結果：両群間に統計的な有意差は認められなかった。ワルファリン群の28件のイベントのうち12件は，ワルファリンを服用していない期間に生じていた。したがって，これらのイベントを除外すると，ワルファリン群の方が50%イベントが少なかった結果となる。75歳以下の症例の年間発症率は1.3% vs. 1.9%（$p=0.24$），75歳より高齢症例では3.6% vs. 4.8%（$p=0.39$）であった。若年のリスクの低い（高血圧，最近の心不全，塞栓症既往がない）症例は，一次エンドポイントの年間発症率は低く0.5%であった。高齢症例では，脳卒中発症率は両治療群同等であった（アスピリン群4.3% vs. ワルファリン群4.6%/年）。ワルファリン治療群では頭蓋内出血が若年者にくらべて高齢者で有意に多かった（1.6% vs. 4.2%，$p=0.04$）。
コメント：無作為化は2つの年齢層で別々に行われた。

85 Hylek EM, et al. An analysis of the lowest effective intensity of prophylactic anticoagulation for patients with nonrheumatic atrial fibrillation. *N Engl J Med*. 1996; 335: 540–6.

この後ろ向きの，症例対照研究はワルファリンを内服中に虚血性脳卒中を生じた74名の連続症例（INRは入院時に計測）と，222名の対照群（INRは症例患者が入院した日に最も近い日に測定）を検討した。脳卒中のリスクはINRが2.0未満となったときに有意に上昇した。脳卒中に対する補正ORは，INR 2.0に対して，INRが1.7では2.0，INR 1.5で3.3，INR 1.3で6.0であった。他の独立した危険因子としては，脳卒中既往（OR

10.4)，糖尿病(OR 2.9)，高血圧(OR 2.5)および喫煙(OR 5.7)であった。

86 Stroke Prevention in Atrial Fibrillation Investigators. Adjusted-dose warfarin versus low-intensity, fixed-dose warfarin plus aspirin for high-risk patients with atrial fibrillation: Stroke Prevention in Atrial Fibrillation III randomised clinical trial. *Lancet.* 1996; 348: 633–8.

デザイン：前向き，無作為化，一部非盲検，多施設共同研究。一次エンドポイントは虚血性脳卒中および全身性塞栓症。平均追跡期間は1.1年。
目的：脳卒中高リスクの心房細動症例において，低強度用量固定のワルファリン＋アスピリン併用群の有効性と安全性を，用量調節ワルファリン使用群と比較する。
対象：以下を有する心房細動症例1,044症例。うっ血性心不全あるいは左室駆出率25％以下，血栓塞栓症の既往，収縮期血圧160 mmHg超，75歳超の女性。
除外基準：通常の抗凝固療法が必要とされる状況の症例，あるいはアスピリン，ワルファリンの禁忌症例。
治療：固定用量ワルファリン（開始時INR 1.2–1.5（平均1.3））＋アスピリン325 mg／日併用群と用量調節ワルファリン群(INR 2–3（平均2.4））。
結果：研究は早期に打ち切られた。低INR群は虚血性脳卒中および全身性塞栓症の発症が4倍高かった(7.9％ vs. 1.9％／年, $p<0.0001$)。障害の残る脳卒中(5.6％ vs. 1.7％／年, $p=0.0007$)や，一次エンドポイントあるいは血管死(11.8％ vs. 6.4％／年, $p=0.002$)も併用群で高かった。出血性合併症は両群で同等であった。標準的な用量調節ワルファリン使用の最大の利益は血栓塞栓症の既往のある症例で認められた。

87 Gulløv AL, et al. Fixed minidose warfarin and aspirin alone and in combination vs adjusted-dose warfarin for stroke prevention in atrial fibrillation: Second Copenhagen Atrial Fibrillation, Aspirin, and Anticoagulation Study. *Arch Intern Med.* 1998; 158: 1513–21.

デザイン：前向き，無作為，対照比較，単一施設研究。一次エンドポイントは脳卒中あるいは全身性血栓塞栓イベント。
目的：少量ワルファリン単独およびアスピリン併用の，慢性心房細動患者における効果を検討する。
対象：1か月間隔以上の複数回の心電図で確認された慢性心房細動677症例(中央値74歳)。
除外基準：60歳以下の孤立性心房細動，収縮期血圧180 mmHg超，拡張期血圧100 mmHg超，6か月以内の脳卒中あるいは一過性脳虚血発作。
治療：ワルファリン群(1.25 mg／日)，ワルファリン(1.25 mg／日)＋アスピリン(300 mg／日)群，アスピリン単独群，あるいはワルファリン群(目標INR 2–3)。
結果：SPAF IIIの結果が出たため，研究は早期に終了した。1年後の累積一次エンドポイント発症率は以下のとおり。低用量ワルファリン群5.8％，低用量ワルファリン＋アスピリン併用群7.2％，アスピリン単独群3.6％，用量調節ワルファリン群2.8％ ($p=0.67$)。3年で有意差を認めなかった。大出血合併症発症は稀であった。

88 Hart RG, et al. Antithrombotic therapy to prevent stroke in patients with atrial fibrillation: a meta-analysis. *Ann Intern Med.* 1999; 131: 492–501.

16件のワルファリンあるいはアスピリンの無作為化研究のデータを用い，9,874例の心房細動症例について脳卒中の予防について解析をおこなった。プラセボと比較し，ワルファリンは62％（一次予防で2.7％／年，二次予防で8.4％／年），脳卒中を減少させたが，アスピリンは22％（一次予防で1.5％／年，二次予防で2.5％／年）の減少であった。ワルファリンとアスピリンの直接比較では，ワルファリンの方がアスピリンより脳卒中予防に関してよい結果であった(RRR 36％，95％CI 14％–52％)。

89 Singer DE, et al. The net clinical benefit of warfarin anticoagulation in atrial fibrillation. *Ann Intern Med.* 2009; 151: 297–305.

　心房細動におけるワルファリンによる抗凝固療法の正味の臨床的利益を評価するために，integrated health care delivery systemに蓄積された成人13,559名のデータ，6万6千人・年以上のフォローアップデータ，を用いた。出血性脳卒中と虚血性脳卒中イベント（血栓塞栓によるとみなされる）とのバランスを取るため，荷重係数を用いた（出血性イベントを虚血性イベントの1.5倍とカウント）。CHADS$_2$スコアで症例を層別化した後，総合的にワルファリンは0.68％の臨床的利益があるとされた。しかし，この数値はCHADS$_2$スコアによってかなり変化していた。CHADS$_2$スコアが0あるいは1の場合あまり臨床的な利益は認められなかったのに対し，CHADS$_2$スコアが4-6の場合は年間2.22％の正味臨床的利益が認められた。とくに85歳以上の高齢者にとっては2.34％の大きな正味臨床的利益が認められた。

研究中の抗凝固薬

90 Connolly SJ, et al.; RE-LY Steering Committee and Investigators. Dabigatran versus warfarin in patients with atrial fibrillation. *N Engl J Med.* 2009; 361: 1139–51.

　18,113人の脳卒中高リスク心房細動患者に対して，新しい直接的トロンビン阻害薬であるダビガトランを評価した。患者は非盲検でダビガトラン群（以下の2用量のいずれか：110 mg/日，150 mg/日），用量調節したワルファリン群に無作為に割り付けられた。平均2年間，脳卒中または全身性塞栓症などの一次エンドポイントを追跡した。一次エンドポイント発症率は，ワルファリン群で1.69％/年，ダビガトラン110 mg投与群では1.53％/年，ダビガトラン150 mg投与群では1.11％/年であった。大出血はワルファリン群で3.36％/年，ダビガトラン110 mg投与群では2.71％/年，ダビガトラン150 mg投与群では3.11％/年であった。出血性脳卒中の発症率もダビガトランが有利であり，ワルファリン群0.28％/年，ダビガトラン110 mg投与群0.12％/年，ダビガトラン150 mg投与群では0.10％/年。ワルファリンとダビガトラン150 mg投与群の出血の比較以外のすべては統計的に非劣性のマージンに合致した。群間で死亡率に差を認めなかった。

91 SPORTIF III Investigators. Stroke prevention with the oral direct thrombin inhibitor ximelagatran compared with warfarin in patients with non-valvular atrial fibrillation (SPORTIF III): randomised controlled trial. *Lancet.* 2003; 362: 1691–8.

　このオープンラベル，ランダム化，多施設研究には，3,410人の少なくとも1つ以上の脳卒中リスクを持った非弁膜症性心房細動患者が登録された。患者はximelagatran 36 mg1日2回，またはワルファリン（目標INR 2-3，平均2.5）を投与された。平均21か月の追跡でximelagatran群の脳卒中または全身性塞栓症の発生率は1.6％/年であった（ワルファリン群2.3％）。on-treatment解析でximelagatranは有意な41％の相対リスク減少を示した（1.3％/年 vs. 2.2％/年，$p=0.018$）。ximelagatranはまた重度あるいは軽度の出血性合併症のリスクも有意に低下させた（25.5％ vs. 29.8％，$p=0.0065$）が，肝酵素上昇も多かった（6％ vs. 1％，$p<0.0001$）。後者は典型的には2-6か月の間に生じ，治療の中止あるいは経過観察によって正常化した。

術後心房細動の予防

92 Andrews TC, et al. Prevention of supraventricular arrhythmias after coronary artery bypass surgery. A meta-analysis of randomized control trials. *Circulation.* 1991; 84: III236–44.

このメタ解析は24件のランダム化対照試験の1,549例で行われた。LVEF30％未満，インスリン依存性糖尿病，房室ブロック，洞不全症候群，非心臓手術患者は除外した。術前のβ遮断薬の導入は術後の導入より効果的で，β遮断薬治療はCABG後の心房細動を77％減少させた。

93 Daoud EG, et al. Preoperative amiodarone as prophylaxis against atrial fibrillation after heart surgery. *N Engl J Med*. 1997; 337: 1785–91.

この前向き，ランダム化，二重盲検試験には待機的心臓手術予定の124例の患者が登録された。患者は手術の少なくとも1週間前に経口アミオダロン（600 mg/日7日間，その後200 mg/日退院まで）とプラセボに割り付けられた。術後の心房細動はアミオダロン群で有意に少なかった（25％ vs. 53％, $p=0.003$）。アミオダロン患者の入院はプラセボ患者と比べ短く経済的であった（6.5 vs. 7.9日, 18,375ドル vs. 26,491ドル, $p=0.03$）。術後の非致死性および致死性合併症は両群で有意差を認めなかった。

94 Serafimovski N, et al. Usefulness of dofetilide for the prevention of atrial tachyarrhythmias (atrial fibrillation or flutter) after coronary artery bypass grafting. *Am J Cardiol*. 2008; 101: 1574–9.

ランダム化，二重盲検の形式で，弁膜症手術の有無にかかわらずCABGの行われた133人を手術直前にdofetilideとプラセボに割り付けた。術後心房頻拍性不整脈の一次エンドポイントはプラセボ群で36％，dofetilide群で18％に発症した（絶対リスク減少18％，$p<0.017$）。dofetilide群で心房頻拍性不整脈を発症した症例でも，入院日数はプラセボ群での発症例より1日短かった。両群ともtorsades de pointesの発症は認めなかった。

心室性不整脈

急性期治療：自動体外式除細動器（AED）

95 Weaver WD, et al. Use of the automatic external defibrillator in the management of out-of-hospital cardiac arrest. *N Engl J Med*. 1988; 319: 661–6.

この連続1,287例の心肺停止患者に対する前向き研究では，最初に現場に着く消防士によってAEDを用いて行われた除細動と，それに少し遅れて現場に到着するパラメディックによって行われる除細動との比較が行われている。この結果，消防士によって除細動が行われた場合（30％）のほうがパラメディックを待って除細動が行われた場合（19％）より生存退院の率が有意に高かった（$p<0.001$）。

96 Valenzuela TD, et al. Outcomes of rapid defibrillation by security officers after cardiac arrest in casinos. *N Engl J Med*. 2000; 343: 1206–9.

この研究ではいくつかのカジノで，最小限のトレーニングを受けた警備員がAEDを用いて除細動を行った心停止患者の追跡をした。発見時に心室細動が認められた105例の53％が生存退院できた。生存率は，心停止が目撃されている場合のほうが目撃されていない場合より高く，また3分以内に除細動が行われた場合のほうが3分を超えた場合より高かった（74％ vs. 49％）。これらの結果は医療従事者以外がAEDを用いた除細動を行うことが実行可能でかつ有効であることを示唆している。

97 Page RL, et al. Use of automated external defibrillators by a U.S. airline. *N Engl J Med*. 2000; 343: 1210–6.

このパイロットスタディでは，米国国内線旅客機にAEDが装備された。200のAEDの使用がレポートされ，99件では意識消失の状態であった。14名の心室細動患者すべてにおいて，AEDの指示により除細動が行われ，他の調律の患者では行われなかった

（心電図診断の感度，特異度ともに100％）。心室細動患者の40％が生存退院できた。この研究においても医療従事者以外のAED使用が支持された。

98 Public Access Defibrillation Trial Investigators. Public-access defibrillation and survival after out-of-hospital cardiac arrest. *N Engl J Med*. 2004; 351: 637–46.
さまざまなコミュニティーセンター（ショッピングモール，共同住宅など）を，一般人へのCPRのみトレーニングする救急システムと，AEDを用いたCPRトレーニングする救急システムとに割り付けた。北米の約1万9千人のボランティアにより行われ，一次エンドポイントは院外心停止患者の生存退院であった。CPRのみの群では107人中15人生存退院したのに対し，AED群では128人のうち30人が生存退院した（p=0.03）。不適切ショックはなく，両群で退院時の機能的状態に差はなかった。

99 Bardy GH, et al.; HAT Investigators. Home use of automated external defibrillators for sudden cardiac arrest. *N Engl J Med*. 2008; 358: 1793–804.
7,001人の心臓突然死の高リスク患者，つまり最近発症した（ICD植込み候補でない）前壁梗塞患者において，ランダムに半数の自宅にAEDを設置した。37.3か月追跡した全死亡の一次エンドポイントは両群で差がなかった（AED群6.4％，コントロール6.5％，p=0.77）。しかし，全死亡の35.6％だけが突然の頻拍性不整脈の機序によるものと判断された。

急性期治療：アミオダロン静脈内投与

100 Kudenchuk PJ, et al. Amiodarone for resuscitation after out-of-hospital cardiac arrest due to ventricular fibrillation. *N Engl J Med*. 1999; 341: 871–8.
デザイン：前向き，ランダム化，プラセボ対照，二重盲検，単施設研究。一次エンドポイントは病院到着時の生存率。患者は退院時まで追跡。
目的：アミオダロン静脈内投与が，除細動抵抗性のVT/VF患者の病院到着時の生存率を改善するかをプラセボと比較。
対象：3回の除細動後も脈拍触知不可能なVT/VFを呈する非外傷性，院外発症の成人心停止患者504例。
治療：エピネフリン1 mg静注後，300 mgのアミオダロンまたはプラセボを静注し，その後通常のACLSに従った救命処置を施行。
結果：アミオダロン群ではプラセボ群に比べて有意に病院到着時の生存率が高かった（44％ vs. 33％，p=0.03）。アミオダロン群では低血圧（59％ vs. 48％，p=0.04）と徐脈（41％ vs. 25％，p=0.004）を多く認めた。

101 Dorian P, et al. Amiodarone as compared with lidocaine for shock-resistant ventricular fibrillation. *N Engl J Med*. 2002; 346: 884–90.
デザイン：前向き，ランダム化，二重盲検，対照比較，単施設研究。一次エンドポイントは病院到着時の生存率。
目的：除細動抵抗性のVT/VFに対するアミオダロン静注とリドカイン静注の比較。
対象：3回の除細動を行った後，エピネフリン静注＋4回目の除細動後の無脈性VF，もしくは初回の除細動成功後に再発したVF症例で，非外傷性，院外発症の成人心停止患者347例。
治療：5 mg/kgのアミオダロン＋リドカインのプラセボ静注，または1.5 mg/kgのリドカイン＋アミオダロンのプラセボ静注を行い，その後通常のACLSに従った救命処置を施行。VFが続く場合には，同じ実薬（2.5 mg/kgのアミオダロンまたは1.5 mg/kgのリドカイン）が投与可能。
結果：アミオダロン群ではリドカイン群に比べ有意に病院到着時の生存率が高かった

(22.8% vs. 12.0%, p=0.009)。早期に治療された患者（救急車の出動から薬剤の投与までの時間が24分以内）で生存率が高かったが，このサブグループ内でもアミオダロン群の生存率が高かった(27.7% vs. 15.3%, p=0.05)。

二次予防試験：薬剤 vs. 植込み型除細動器

102 Kuck KH, et al.; CASH Investigators. Randomized comparison of antiarrhythmic drug therapy with implantable defibrillators in patients resuscitated from cardiac arrest : the Cardiac Arrest Study Hamburg (CASH). *Circulation.* 2000; 102: 748-54.(also see Am Heart J 1994; 127: 1139).

1987年に始まったこの前向き試験では心臓突然死蘇生例を，当初，3：1の比率で経口プロパフェノン群，アミオダロン群，メトプロロール群，薬物を併用しないICD群にランダム化された。中間解析によって，プロパフェノン群（56例）の平均11か月の時点の全死亡および突然死の発生率が，ICD群に比べて有意に高かったため（12% vs. none, p<0.05），1992年に早期に打ち切られた。残り3群の登録数288例の内訳は，ICD群99例，アミオダロン群92例，メトプロロール群97例であった。平均57か月の追跡の結果，全死亡に対する抑制効果において，ICD群は薬物療法群（アミオダロン群＋メトプロロール群）に比べて，非有意な減少を示した（36% vs. 44%，片側検定のp=0.08）。薬物療法と比したICD群における生存率の相対的な改善度は，1年後の時点では42%と大きいが，その後の追跡期間が長くなるにつれ徐々に低下していった。

103 Connolly SJ, et al.; CIDS Investigators. Canadian implantable defibrillator study (CIDS) : a randomized trial of the implantable cardioverter defibrillator against amiodarone. *Circulation.* 2000; 101: 1297-302.

この前向き，ランダム化試験においては，VFが記録されている例，可逆的な原因のない院外心停止例，有症状またはLVEF35%未満の症例でのVT症例，自然発作あるいは心室刺激にて誘発されるVTを認める失神症例が登録された。患者は，経口アミオダロン投与群（311例，5年後の平均投与量225 mg/日），またはICD群（328例）にランダム化され，ICD群の90%では経静脈的な植え込みが行われた。中等度（21%〜28%）の治療変更があり，ソタロールとβ遮断薬がICD群において多く用いられた。全死亡(8.2%/年 vs. 10.2%/年, p=0.14)，不整脈死 (3.0%/年 vs. 4.5%/年, p=0.09) ともICD群で少なかったが，有意差は認めなかった。ICDによる生存率の改善傾向は，生存率で統計的に有意な差を示したAVID試験でも一貫してみられた。

104 Antiarrhythmics versus Implantable Defibrillators (AVID) Investigators. A comparison of antiarrhythmic-drug therapy with implantable defibrillators in patients resuscitated from near-fatal ventricular arrhythmias. *N Engl J Med.* 1997; 337: 1576-83.

デザイン：前向き，ランダム化，オープン，多施設試験。一次エンドポイントは全死亡。
目的：心臓突然死二次予防に対する抗不整脈薬（主としてアミオダロン）とICDの効果を比較。
対象：VF蘇生例（45%），一過性あるいは修正可能な原因によらない血行動態的に不安定なVT（55%）で，LVEF40%未満の1,016例。大部分（81%）が冠動脈疾患既往を有する。
除外基準：アミオダロンまたはICDの禁忌例。
治療：患者は薬物治療群（96%がアミオダロン），あるいはICD群にランダム化された。ICDはほとんどが経静脈リードで胸部植え込み型。両群ともおよそ10%の治療変更が生じた。ICD群においてはアミオダロン群に比べ3-4倍β遮断薬の使用が多かった。
結果：1年後（10.7% vs. 17.7%），2年後（18.4% vs. 25.3%），3年後（24.6% vs. 35.9%，p<0.02）のいずれにおいてもICD群における死亡率は，抗不整脈薬群に比べて有意に低

かった。

コメント：本試験におけるβ遮断薬の使用頻度に差がありすぎるとの批判もあるが，ICDの優位性を示す主要な結論は許容されるべきものである。

一次予防トライアル：抗不整脈薬

105 Cardiac Arrhythmia Suppression Trial (CAST) Investigators. Preliminary report: effect of encainide and flecainide on mortality in a randomized trial of arrhythmia suppression after myocardial infarction. *N Engl J Med.* 1989; 321: 406–12（第4章も参照のこと）

心筋梗塞後の1,727人の患者について，エンカイニドとフレカイニドの投与は，10か月の追跡期間で死亡率がプラセボ群より有意に高かった（7.7% vs. プラセボ群3.0%，RR 2.5, 95%CI 1.6–4.5）。不整脈死もIc群抗不整脈薬の方がプラセボ群より多かった（4.5% vs. 1.2%）。

106 Cardiac Arrhythmia Suppression Trial II Investigators. Effect of the antiarrhythmic agent moricizine on survival after myocardial infarction. *N Engl J Med.* 1992; 327: 227–33.

CAST IIは心筋梗塞後6日から90日までの患者で，左室駆出率が40%以下，あるいは1時間に6発以上の心室性期外収縮が生じた2,699例を登録した。患者は無作為にプラセボ群とIc群抗不整脈薬moricizine投与群に分けられ，2週間プロトコール（n=1,325）と18か月プロトコール（n=1,374）で追跡された。この研究は2週間プロトコールでmoricizineに関連していると思われる死亡例が増加したため，早期に終了した（2.6% vs. 0.5%，補正p<0.01）。18か月群での死亡についても同様であった（15% vs. 12%）。この研究の責任著者は，心筋梗塞後のmoricizine投与は有益といえないばかりでなく，むしろ有害であると結論付けた。

107 Waldo AL, et al.; SWORD Investigators. Effect of d-sotalol on mortality in patients with left ventricular dysfunction after recent and remote myocardial infarction. *Lancet.* 1996; 348: 7–12.

心筋梗塞後，左室駆出率が40%以下かNYHA分類II，III度の心不全を有する3,121人の患者が，D-ソタロール（100–200 mg 1日2回）群とプラセボ群に無作為に割り付けられた。D-ソタロール群の死亡率は，総死亡（5.0% vs. 3.1%），心臓死亡（4.7% vs. 2.9%），および不整脈が原因と推定される死亡（3.6% vs. 2.0%）のすべてでプラセボ群より高かった（平均148日追跡，すべてp値＜0.01）。

108 Doval HC, et al.; Grupo de Estudio de la Sobrevida en la Insuficiencia Cardiaca en Argentina (GESICA). Randomised trial of low-dose amiodarone in severe congestive heart failure. *Lancet.* 1994; 344: 493–8.

この試験は無作為に516人のアルゼンチン人の心不全患者を，1日300 mgのアミオダロン群とプラセボ群に割り付けて施行された。心不全の原因としてシャーガス病やアルコール性心筋症が多くみられた。この試験により，アミオダロン群で非有意な27%の突然死減少（p=0.16）と，有意な全死亡の減少が示された（33.5% vs. 41.4%，p=0.02）。

109 Singh SN, et al.; Survival Trial of Antiarrhythmic Therapy in Congestive Heart Failure. Amiodarone in patients with congestive heart failure and asymptomatic ventricular arrhythmia. *N Engl J Med.* 1995; 333: 77–82.

このCHF-STAT試験の登録条件は，心不全症状のある患者でかつ左室駆出率が40%以下，1時間に10発以上の心室期外収縮，心拡大を認める患者。70%は虚血性心筋症患者であった。674人がアミオダロン群（維持量1日300 mg）とプラセボ群の2群に割り付けられ，平均45か月追跡された。全死亡と心臓突然死の予防にアミオダロンは有

用性が認められなかった。

110 Julian DG, et al.; European Myocardial Infarct Amiodarone Trial Investigators. Randomised trial of effect of amiodarone on mortality in patients with left-ventricular dysfunction after recent myocardial infarction: EMIAT. *Lancet.* 1997; 349: 667–74.

　心筋梗塞後で左室駆出率40％以下の1,486人の患者について検討した。全死亡はアミオダロン群とプラセボ群で同等であったが，不整脈死は35％抑制した（p=0.05）。著者らは，心筋梗塞後で低心機能の患者に対しては，アミオダロンの予防的内服は推奨されないが，アミオダロンには催不整脈作用がみられなかったため，他の理由によるアミオダロンの内服治療は支持されると結論付けている。

111 Cairns JA, et al.; Canadian Amiodarone Myocardial Infarction Arrhythmia Trial Investigators. Randomised trial of outcome after myocardial infarction in patients with frequent or repetitive ventricular premature depolarisations: CAMIAT. *Lancet.* 1997; 349: 675–82.

　CAMIAT試験では，頻繁に心室期外固有再分極（期外収縮）を1時間に10回以上生じるか，非持続性心室頻拍を有する1,202人の心筋梗塞後の患者を，無作為にアミオダロン群とプラセボ群に割り付けた。平均1.8年追跡したところ，心室細動蘇生や不整脈死がアミオダロン群においては減少した（4.5％ vs. 6.9％, p=0.03）が，全死亡には有意差を認めなかった。

112 Sim I, et al. Quantitative overview of randomized trials of amiodarone to prevent sudden cardiac death. *Circulation.* 1997; 96: 2823–9.
　突然死予防のためのアミオダロン治療や，その代替としてのデバイスを用いない治療（プラセボ治療を含む）について，すべて無作為試験の結果をこのメタ解析は集積した。二次予防研究の少数例の試験も含んでいる。全試験を通して，通常治療との比較や実薬対照ではアミオダロンは全死亡を19％低下させたが，プラセボ対照では10％の低下であった。アミオダロン治療の効果は，このように集積して検討してみると，心筋梗塞後や心不全あるいは突然死の蘇生後生存者を対象とした臨床研究においては独立的効果があったと考えられた。

一次予防トライアル：薬物治療対植込み型除細動器

113 Moss AJ, et al.; Multicenter Automatic Defibrillator Implantation Trial Investigators. Improved survival with an implanted defibrillator in patients with coronary disease at high risk for ventricular arrhythmia. *N Engl J Med.* 1996; 335: 1933–40.

デザイン：前向き，無作為，オープンラベル，多施設試験。一次エンドポイントは全死亡。追跡期間は平均27か月。
目的：心臓突然死のリスクが高い冠動脈疾患患者において，ICDと標準的薬物治療（抗不整脈薬を含む）の効果の比較。
対象：心筋梗塞後，確認された非持続性心室頻拍，左室駆出率35％以下で，電気生理学的検査でVT/VFが誘発され，かつプロカインアミドで不整脈が抑制されなかった患者196人。
除外基準：心停止や失神を伴う心室頻拍の既往，症候性高血圧，3週間以内の心筋梗塞，2か月以内の冠動脈バイパス，3か月以内の冠動脈形成術。
治療：患者は無作為にICD群（50％が経胸壁，50％が経静脈）と標準薬物治療群に割り付けられた。薬物治療群では74％がアミオダロン，10％がI群抗不整脈薬，7％がソタロールを服用。
結果：この研究は中間解析においてあらかじめ定められた中止基準に達した時点で，症

例登録が中止された。その後の追跡において，死亡率はICD群で17％，通常治療群では39％，ICDで54％のリスク減少効果が認められた(p=0.009)。

114 Buxton AE, et al.; Multicenter Unsustained Tachycardia Trial Investigators. A randomized study of the prevention of sudden death in patients with coronary artery disease. N Engl J Med. 1999; 341: 1882–90.

デザイン：前向き，無作為，オープンラベル，多施設試験。一次エンドポイントは心停止あるいは不整脈死。追跡期間中央値は39か月。

目的：心臓突然死のリスクが高い冠動脈疾患患者における，突然死の一次予防について，電気生理学検査に基づいた治療(抗不整脈薬，無効な場合のICD)と，標準的治療(抗不整脈薬を含まない)を比較する。

対象：心筋梗塞既往例で，確認された非持続性心室頻拍，左室駆出率40％以下，電気生理検査でVT/VFが誘発された成人。誘発されなかった患者は，その後任意で追跡された。誘発された704人が無作為割り付けされた。

除外基準：失神，急性心筋梗塞発症48時間以降の持続性心室頻拍あるいは心室細動，未治療の運動誘発性心筋虚血。

治療：標準治療(抗不整脈薬治療を含まず)，あるいは一連の電気生理学的検査に基づき心室頻拍が抑制されると期待される抗不整脈薬による治療，アミオダロン(前2剤が不成功の場合)あるいはICD。当初は3剤以上の抗不整脈薬治療が不成功に終わった場合にICDが選択されたが，試験の途中でこの基準は1剤以上に緩められた。最終的には電気生理検査の施行された患者は46％がICDが植え込まれて退院した。45％は薬物治療で，26％はI群抗不整脈薬，10％はアミオダロン，9％はソタロールであった。

結果：電気生理学的検査が施行された群は心停止・不整脈死が少なく(p=0.04)，全死亡も低下した(HR 0.80, p=0.06)。しかし最もベネフィットが得られたのはICD患者群であった(5年間で全死亡24％)。一方，電気生理学的検査が施行された抗不整脈薬群は，抗不整脈薬なしの標準的治療群に比べてわずかに死亡率が高かった(5年間で55％ vs. 48％)。

115 Moss AJ, et al.; Multicenter Automatic Defibrillator Implantation Trial II Investigators. Prophylactic implantation of a defibrillator in patients with myocardial infarction and reduced ejection fraction. N Engl J Med. 2002; 346: 877–83.

デザイン：前向き，無作為，オープンラベル，多施設試験。一次エンドポイントは全死亡。平均追跡期間は20か月。

目的：心臓突然死高リスク冠動脈疾患患者における，ICDと従来の薬物治療(抗不整脈薬以外が主体)の，心臓突然死一次予防効果を比較。

対象：左室駆出率が30％以下の心筋梗塞後の成人。

除外基準：FDA承認のICD適応，NYHA分類IV度，1か月以内の心筋梗塞，3か月以内の冠動脈形成術，あるいは他の生命の危険な状態。

治療：患者は無作為に3：2の比率で，ICD群(すべて経静脈的に施行)と標準治療群に割り付けられた。アミオダロンは研究終了までにICD群の13％，標準治療の10％に使用された。他の心臓薬(β遮断薬，ACE阻害薬を含む)の使用頻度は両群で同等であった。

結果：全死亡は標準治療群で19.8％，ICD群で14.2％であった(HR 0.69, p=0.016)。すべてのサブグループを通じてベネフィットは同じであった。心不全による入院はICD群で多い傾向にあった(19.9％ vs. 14.9％, p=0.09)。この所見は心室ペーシングが同期不全を生じさせ，心不全悪化につながったためと考えられた(DAVID試験の結果も参照：文献125)。

コメント：この結果をふまえて，ACC/AHAガイドラインは心筋梗塞後の左室駆出率

30%以下の患者については，ICD治療をクラスIIaの推奨とした。

116 Hohnloser SH, et al.; DINAMIT Investigators. Prophylactic use of an implantable cardioverter-defibrillator after acute myocardial infarction. *N Engl J Med.* 2004; 351: 2481–8.

デザイン：前向き，無作為，オープン型多施設試験。一次エンドポイントは全死亡。平均追跡期間は30か月。

目的：急性心筋梗塞後早期(6–40日)のICD植え込みが有利かどうかを判定すること。

対象：急性心筋梗塞後6–40日で，左室駆出率が35％以下かつ心臓の自律神経機能が減弱している患者(心拍変動の低下あるいは24時間心拍数の上昇) 674人。

治療：VT/VFへのショック，40/分でのバックアップペーシング，一定のVTレートにおける抗頻拍ペーシングがプログラムされたシングルリードICDの植え込み，あるいはデバイスなし。

結果：全死亡は2群間で同等で，ICD群では322人中62人，非ICD群では342人中58人が死亡した(ICD群のHR 1.08, $p=0.66$)。事前に規定されたアウトカムである不整脈死は，ICD群12例，非ICD群29例でICD群で有意に低下した (ICD群のHR 0.42, $p=0.009$)。しかしこれはICD群の非不整脈性死亡が増加によって相殺された。

117 Bardy GH, et al.; Sudden Cardiac Death in Heart Failure Trial (SCD-HeFT) Investigators. Amiodarone or an implantable cardioverter-defibrillator for congestive heart failure. *N Engl J Med.* 2005; 352: 225–37.

デザイン：前向き，無作為試験。一次エンドポイントは全死亡。追跡期間中央値は45.5か月。

目的：うっ血性心不全患者において心臓突然死を予防する最適な方法を決定する。

対象：NYHA分類II，III度の心不全で左室駆出率35％以下の2,521人。

治療：標準的心不全治療＋プラセボ群，標準的治療＋アミオダロン群，標準的治療＋シングルリード（ショックのみ）ICD群。アミオダロンとプラセボは，二重盲検法で行われた。

結果：全体として，NYHA分類II度の患者が70％，ほぼ半数は虚血を背景に有していた。プラセボ群では244人の死亡(29％)，アミオダロン群では240人の死亡(28％)で(アミオダロン群のHR 1.06, $p=0.53$)，ICD群は188人であった(ICDのHR 0.77, $p=0.007$)。結果は心不全の原因（虚血かあるいはそれ以外）による違いはなかった。特記すべきこととして，プラセボ群22％，アミオダロン群32％で薬物が中止となった。一方，ICD群の14％の患者がオープンラベルでアミオダロンを開始していた。

118 Steinbeck G, et al.; IRIS Investigators. Defibrillator implantation early after myocardial infarction. *N Engl J Med.* 2009; 361: 1427–36.

デザイン：前向き，無作為試験。一次エンドポイントは全死亡。平均追跡期間37か月。

目的：心室不整脈リスクが高まっている患者では，心筋梗塞後早期にICDを植え込むことが有用であるという仮説を立証する。

対象：急性心筋梗塞後5–31日の左室駆出率35％以下の患者898人で以下の1つ以上を有する。最初の心電図で心拍数が90/分以上(602人)か非持続性心室頻拍（心拍数150/分以上)がホルター心電図で記録されている(208人)。88人は両方を満たしていた。

治療：単腔ICD挿入，あるいはICDなし。

結果：ICD群と非ICD群に有意な死亡率の差はなかった (それぞれ445人中116人 vs. 453人中117人，HR 1.04, $p=0.78$)。ICD群では心臓突然死が多かった(27 vs. 60, HR 0.55, $p=0.049$)が，ICD群で非突然死イベントが多かった。登録基準のそれぞれを満たした患者間で比較しても，差はみられなかった。

一次予防トライアル：非虚血性心筋症患者

119 Bänsch D, et al.; CAT Investigators. Primary prevention of sudden cardiac death in idiopathic dilated cardiomyopathy: the Cardiomyopathy Trial (CAT). *Circulation*. 2002; 105: 1453–8.

この前向き，無作為，多施設試験は，最近（9か月以内）発症した拡張型心筋症患者で，左室駆出率30％以下，NYHA分類 II, III度の104例を登録した。血管造影によって冠動脈疾患合併例は除外された。他の除外基準としては，心筋梗塞歴，症状性徐脈，心室頻拍，心室細動。患者はICD群と対照群に割り付けられた。平均追跡期間5.5年で，2群間で死亡率に有意差はなかった（26.0％ vs. 31.5％）。死亡を予測する唯一の因子は左室駆出率の低下であった。

120 Strickberger SA, et al.; AMIOVIRT Investigators. Amiodarone versus implantable cardioverter-defibrillator:randomized trial in patients with nonischemic dilated cardiomyopathy and asymptomatic nonsustained ventricular tachycardia--AMIOVIRT. *J Am Coll Cardiol*. 2003; 41: 1707–12.

デザイン：前向き，多施設，無作為試験。一次エンドポイントは3年間の全死亡。
目的：非持続性心室頻拍を有する非虚血性拡張型心筋症の患者において，ICDとアミオダロンのどちらが有効かを判定すること。
対象：無症候性非持続的心室頻拍を合併し，左室駆出率35％以下の非虚血性拡張型心筋症患者103人。
治療：アミオダロン治療あるいはICD治療。
結果：この試験は事前に設定された中止基準である無益性の基準に合致したため，安全性監視委員会（DSMB）によって中止された。1年および3年の生存率は2群間で差はなかった（1年目90％（アミオダロン）vs. 96％（ICD）。3年目88％ vs. 87％, $p=0.8$）。ICD群で不整脈非発症生存率の改善と総コストの低下傾向がみられたが，無益性による中止とサンプルサイズが小さいため，そのままの解釈は困難である。

121 Kadish A, et al.; Defibrillators in Non-Ischemic Cardiomyopathy Treatment Evaluation (DEFINITE) Investigators. Prophylactic defibrillator implantation in patients with nonischemic dilated cardiomyopathy. *N Engl J Med*. 2004; 350: 2151–8.

デザイン：前向き，無作為試験。一次エンドポイントは全死亡。平均観察期間は29か月。
目的：非虚血性拡張型心筋症において，ICDが有益かどうかを判定すること。
対象：非虚血性拡張型心筋症で左室駆出率が36％未満，かつ心室期外収縮か非持続性心室頻拍を有する患者458人。
治療：単腔ICD（40/分のバックアップペーシング）植え込み＋標準治療，あるいは標準治療のみ。標準治療はACE阻害薬やβ遮断薬など現代の処方。
結果：死亡はICD群で28人，標準治療群では40人（HR 0.65, $p=0.08$），ICD群では有意に不整脈による突然死が低下した（3 vs. 17, HR 0.20, $p=0.006$）。2年後の時点で死亡率はICD群で7.9％，標準治療群で14.1％であった。

心臓ペーシング研究

ガイドライン

122 Epstein AE, et al. ACC/AHA/HRS 2008 Guidelines for Device-Based Therapy of Cardiac Rhythm Abnormalities: a report of the American College of Cardiology/American Heart Association Task Force on Practice Guidelines (Writing Committee to Revise the ACC/AHA/NASPE 2002 Guideline Update for Implantation of Cardiac Pacemakers and Antiarrhythmia Devices) developed in collaboration with the American Association for Thoracic Surgery and Society of Thoracic Surgeons. *J Am Coll Cardiol*. 2008; 51: e1–62.

ガイドライン改訂の2つの着目すべき変更点は，下記がクラスIaの推奨になったことである。心不全を有する特定の症例への両心室ペーシング，NYHA分類III，IVで心筋梗塞後40日以上経過し，左室駆出率が35％以下の症例に対するICD治療。

モード選択治験

123 Lamas GA, et al. Quality of life and clinical outcomes in elderly patients treated with ventricular pacing as compared with dual-chamber pacing. Pacemaker Selection in the Elderly Investigators. *N Engl J Med*. 1998; 338: 1097–104.

前向き，無作為，単盲検，多施設研究で，徐脈に対して二腔ペースメーカー治療を受けた年齢65歳以上の407症例が参加している。症例は無作為に二腔ペーシングと，心室ペーシングに割り付けられた。一次エンドポイントであるQOLと，二次エンドポイントである脳卒中あるいは死亡は，両群で有意差を認めなかった。洞機能不全の症例では，心房細動発症率は二腔ペーシング群で低い傾向にあった（19％ vs. 28％，$p=0.06$）。さらに，心室ペーシングに割り付けられた症例の26％は，ペースメーカー症候群による症状のため，二腔ペーシングへクロスオーバーした。

124 Connolly SJ, et al.; Canadian Trial of Physiologic Pacing Investigators. Effects of physiologic pacing versus ventricular pacing on the risk of stroke and death due to cardiovascular causes. *N Engl J Med*. 2000; 342: 1385–91.

デザイン：前向き，無作為，多施設研究。一次エンドポイントは脳卒中あるいは心血管死。
目的：有症候性徐脈症例において，心室ペーシングより生理的ペーシング（心房あるいは二腔）が優れていることを確定すること。
対象：有症候性徐脈に対して最初の永久ペースメーカー植込みが行われた2,568症例。およそ60％が房室ブロック症例であり，40％が洞機能不全症例。
除外基準：慢性／持続性心房細動，房室結節アブレーションの既往，予後の限られている症例。
治療：生理的(心房あるいは二腔)あるいは心室ペーシング。
結果：3年時点で，一次エンドポイントである脳卒中あるいは心血管死の発症に，生理的ペーシングと心室ペーシングで有意差を認めなかった（4.9％ vs. 5.5％）。総死亡率と心不全による入院においても有意差を認めなかった。生理的ペーシングでは，心房細動発症が18％少なかった（5.3％／年 vs. 6.6％／年，$p=0.05$）。

125 Lamas GA, et al.; Mode Selection Trial in Sinus-Node Dysfunction. Ventricular pacing or dual-chamber pacing for sinus-node dysfunction. *N Engl J Med*. 2002; 346: 1854–62.

デザイン：前向き，無作為，多施設研究。一次エンドポイントは死亡あるいは非致死性脳卒中。
目的：洞機能不全症例において，二腔ペーシングが心室ペーシングより優れていることを確定すること。

対象：洞機能不全に対し，最初の二腔ペースメーカー植込みが行われた2,010症例。無作為割り付け時に洞調律であることが必要，45％は心房細動歴を有していた。
除外基準：重篤疾患の合併。
治療：全症例に二腔ペースメーカー植込みを施行し，二腔ペーシング（DDD）と心室ペーシング（VVI）に割り付けた。
結果：死亡あるいは非致死的脳卒中発症に，両群間で差を認めなかった。調整解析では，二次エンドポイントである心不全による入院（HR 0.73, p=0.02），死亡，脳卒中，心不全による入院の複合（HR 0.85, p=0.05）において，わずかな利益が二腔ペースメーカー群で認められた。二腔ペーシング群では，心室ペーシング群に比し，心房細動発症率が低く（HR 0.79, p=0.008），慢性心房細動への移行も少なく（心房細動を有する症例において15％ vs. 27％, $p<0.001$），QOLのいくつかの尺度も大きく改善している。最終来院の時点で，初期に心室ペーシング群に割り当てられた31％が二腔ペーシングへ移行して，その半数は厳格に診断されたペースメーカー症候群であった。
コメント：CTOPPでは，MOSTと同じく，二腔ペーシング群での心房細動の発症率の減少のみならず，慢性心房細動への移行率も減少していた（二腔ペーシング群では2.8％/年に対し，VVIペーシング群では3.8％/年；p=0.016）（*J Am Coll Cardiol*. 2001; 38: 167参照）。

126 DAVID Trial Investigators. Dual-chamber pacing or ventricular backup pacing in patients with an implantable defibrillator: the Dual Chamber and VVI Implantable Defibrillator (DAVID) Trial. *JAMA*. 2002; 288: 3115–23.

デザイン：前向き，無作為，単純盲検，平行群，多施設研究。一次エンドポイントは死亡と心不全による初回入院の複合である。
目的：抗徐脈ペーシング治療の適応はなく，標準的なICD植込み適応のある症例において，バックアップ心室ペーシングに比較して，二腔ペーシングの効果を決定すること。
対象：LVEFが40％以下で，抗徐脈ペーシングの適応なし，持続性心房不整脈を合併しない506症例。
治療：全例で二腔，心拍応答ペーシング機能を有するICDの植込みが施行され，ICDの設定を40/分でのバックアップペーシング（VVI 40/分），あるいは70/分での二腔心拍数応答型ペーシング（DDDR 70）とした。
結果：VVI 40群の方が，1年後の複合エンドポイント非発症生存率が高かった（VVI 40群83.9％ vs. DDDR 70群73.3％, RR 1.61, 95％CI 1.06–2.44）。VVI 40群で死亡率が低い傾向が認められた（6.5％ vs. 10.1％, RR 1.61, 95％CI 0.84–3.09）。

127 Yu CM, et al. Biventricular pacing in patients with bradycardia and normal ejection fraction. *N Engl J Med*. 2009; 361: 2123–34.

正常EF，徐脈（洞機能不全あるいは高度房室ブロック），BiVペースメーカー植込み例の177症例を登録した。BiVペーシングと右室心尖部（RV）ペーシングに無作為に割り付け，12か月後にEFと収縮末期容積の追跡を行った。追跡時，EFはRVペーシング群で有意に低下し（54％ vs. 62％, $p<0.001$），左収縮末期容積もRVペーシング群で大きかった（35.7 mL vs. 27.6 mL, $p<0.001$）。平均の心室ペーシング率はBiVペーシング群で98％，RVペーシング群で97％であった（p=0.95）。いくつかの問題点，とくに洞機能不全症例に対するRVの持続的なペーシングが本研究により問題点として浮上した（RVペーシングにより誘発される同期不全を避ける努力をしている二腔ペーシングと比較して）。研究者らは，本研究が行われた中国での標準的な治療であり，米国では多くの同様の症例が今後も二腔のデバイス治療を受けている（本研究でその理由を厳密に示したため）ため，RVペーシングへの依存を最小にする試みがなされるであろうと述

べている。

血管迷走神経失神に対するペーシング

128 Connolly SJ, et al.; Vasovagal Pacemaker Study Investigators. The North American Vasovagal Pacemaker Study (VPS). A randomized trial of permanent cardiac pacing for the prevention of vasovagal syncope. *J Am Coll Cardiol.* 1999; 33: 16–20.

デザイン：前向き，無作為，非盲検，多施設研究。一次エンドポイントは失神の最初の再発。
目的：レートドロップアルゴリズムを有する永久ペースメーカーが，血管迷走神経失神の頻度を減少させることができるかどうかを検討すること。
対象：6回以上の失神歴があり，ヘッドアップティルト陽性（失神あるいは前失神症状），"相対的徐脈"（イソプロテレノールの使用の有無，使用量により定義がことなる）の54症例。
治療：ペースメーカー植込みあるいは薬物治療継続（標準化なし）。
結果：第1回中間解析において，ペースメーカー治療が好ましい結果であることが判明したため，研究は早期に中止となった。非ペースメーカー植込み群で27例中19例（70％），ペースメーカー群の27例中6例（22％）で失神が認められた（$p<0.001$）。最初の再発までの期間は，非ペースメーカー群で54日，ペースメーカー群では112日であった。ペースメーカー群において，前失神症状の頻度の減少が認められたが，統計的有意差は認められなかった。

129 Ammirati F, et al.; Syncope Diagnosis and Treatment Study Investigators. Permanent cardiac pacing versus medical treatment for the prevention of recurrent vasovagal syncope: a multicenter, randomized, controlled trial. *Circulation.* 2001; 104: 52–7.

デザイン：前向き，無作為，多施設研究。一次エンドポイントは失神の最初の再発。
目的：再発性血管迷走神経性失神に対して，永久二腔ペースメーカー植込みと薬物治療とを比較すること。
対象：再発性血管迷走神経失神を有する93症例。
治療：二腔，永久ペースメーカーをDDD（加えてレートドロップ機能）の設定で植え込みあるいは，β遮断薬アテノロールによる薬物治療。
結果：第1回中間解析において，ペースメーカー群で有意な望ましい結果を示したため（再発率4.3％ vs. 25.5％，$p=0.004$），中央値135日で登録終了となった。

130 Sutton R, et al.; Vasovagal Syncope International Study (VASIS) Investigators. Dual-chamber pacing in the treatment of neurally mediated tilt-positive cardioinhibitory syncope : pacemaker versus no therapy: a multicenter randomized study. *Circulation.* 2000; 102: 294–9.

デザイン：欧州での前向き，無作為，多施設研究。一次エンドポイントは失神の最初の再発。平均追跡期間は3.7年。
目的：再発性神経調節性失神に対する永久二腔ペースメーカー植込み治療を，標準的治療と比較する。
対象：重症心抑制型神経調節性失神でティルト試験陽性の42症例。
治療：DDIに加えレートヒステリシス設定とする永久ペースメーカーの植込み，あるいは，行わない。
結果：再発性失神は，ペースメーカー群では1回イベントを1症例で認めたのに対し，非ペースメーカー群では14症例であった（5％ vs. 61％，$p=0.0006$）。
コメント：登録後15日においての再度のティルト試験では，両群間で反応に相違を認めなかった。このことは，この非盲検試験の交絡因子が潜在していることを示しているのかもしれない。

131 Connolly SJ, et al.; VPS II Investigators. Pacemaker therapy for prevention of syncope in patients with recurrent severe vasovagal syncope: Second Vasovagal Pacemaker Study (VPS II): a randomized trial. *JAMA*. 2003; 289: 2224–9.

デザイン：前向き，無作為，二重盲検，多施設研究。一次エンドポイントは失神の最初の再発までの時間。
目的：ペーシング治療が血管迷走神経失神患者の失神リスクを低下できるかどうかを検討する。
対象：6回以上の失神歴あるいは最近2年間で3回以上の失神歴を有する，ティルト試験陽性の100症例。
治療：レートドロップレスポンスを有する二腔ペーシング(DDD)，あるいはODO。
結果：6か月後の時点で，累積失神リスクはODO群で40％，DDD群では31％であった。失神までの時間はDDD群で非有意の相対リスク減少率30％を示した($p=0.14$)。リードの位置移動あるいは位置修正が7症例にて施行された。

132 Raviele A, et al.; Vasovagal Syncope and Pacing Trial Investigators. A randomized, double-blind, placebo-controlled study of permanent cardiac pacing for the treatment of recurrent tilt-induced vasovagal syncope. The vasovagal syncope and pacing trial (SYNPACE). *Eur Heart J*. 2004; 25: 1741–8.

デザイン：前向き，無作為，二重盲検，プラセボ対照，多施設研究。一次エンドポイントは，追跡中央値715日間での，失神の最初の再発までの時間。
目的：遮蔽したペーシング治療が，血管迷走神経失神患者の失神リスクを低下させるかどうかを評価する。
対象：再発性失神を有し，ティルト試験で心停止あるいは混合型の反応で陽性であった29症例。
治療：全症例で永久ペースメーカー植込みが施行され，ペースメーカーをONあるいはOFFとした。
結果：追跡期間中，失神再発がペースメーカーON群で50％，OFF群で38％に生じた($p=$NS)。しかし，再発までの時間はON群で長い傾向にあった(中央値97日 vs. 20日，$p=0.38$)。これらの結果は，ティルト試験で反応の異なる患者間でも違いはなかった。
コメント：仮説を厳格に証明ためには，盲検で，プラセボ対照研究であることの重要性を，この研究は強調している。研究規模が小さいものの，この試験は，早期に行われた，非盲検の失神に対する永久ペースメーカ試験の結果に疑問を投げかけるものとなった。

心房細動予防のためのペーシング

133 Carlson MD, et al.; ADOPT Investigators. A new pacemaker algorithm for the treatment of atrial fibrillation: results of the Atrial Dynamic Overdrive Pacing Trial (ADOPT). *J Am Coll Cardiol*. 2003; 42: 627–33.

この試験は，患者の内因性洞レートより高いレートでペーシングことで，しばしば心房期外収縮によってひきおこされる，心房細動を抑制することに限定したペーシングアルゴリズムを評価したものである。洞機能不全を有し，過去1か月以内に2回以上の心房細動発作のある患者を，このアルゴリズムのあり・なしの二腔ペースメーカー群へ無作為割り付けした。著者らは心房細動発症日数が約25％減少したと報告した。

134 Fan K, et al. Effects of biatrial pacing in prevention of postoperative atrial fibrillation after coronary artery bypass surgery. *Circulation*. 2000; 102: 755–60.

単施設でCABGを受けた132例のコホートにおいて,術後に右房ペーシング，左房ペーシング，両心房ペーシング，ペーシングなしに無作為に割り付けされた。能動的ペー

シングのグループでは，90/分であるいは，120/分を上限とした内因性レートよりも10/分早いオーバードライブペーシングを5日間行った。10分以上持続する，あるいは処置が必要となった心房細動発症率は，両心房ペーシングで12.5％，左房ペーシング，右房ペーシング，ペーシングなしではそれぞれ36％，33％，42％であった（すべての比較で$p<0.005$）。両心房ペーシング群はペーシングなし群に比し，入院期間を2日間短縮した。

135 Greenberg MD, et al. Atrial pacing for the prevention of atrial fibrillation after cardiovascular surgery. *J Am Coll Cardiol*. 2000; 35: 1416–22.

別の単施設研究では，154人の心臓手術症例（CABGと弁置換術）を右房ペーシング，左房ペーシング，両心房ペーシング，ペーシングなし群へ無作為割り付けを行い，術後72時間100-110/分でペーシングを行った。β遮断薬の使用を強く推奨した。心房細動の1時間以上の持続と緊急追加処置が必要になった症例は，ペーシングなし群で37.5％，右房ペーシング，左房ペーシング，両心房ペーシングでそれぞれ8％，20％，26％であった。このように，ペーシングあり群（右房，左房，両心房ペーシング）では，ペーシングなし群に比し，心房細動発症が有意に少なかった（17％ vs. 37.5％，$p<0.005$）が，上述のFanらによる研究とは対照的に，両心房ペーシングは右房ペーシングより優れていなかった。

136 Saksena S, et al.; DAPPAF Investigators. Improved suppression of recurrent atrial fibrillation with dual-site right atrial pacing and antiarrhythmic drug therapy. *J Am Coll Cardiol*. 2002; 40: 1140–50; discussion 1151–2.

この前向き，無作為，単盲検，クロスオーバー試験は，2本の心房リード，すなわち1本は従来の高位右房もう1本は低位右房である冠状静脈洞入口部の外に留置した，二腔ペースメーカー植込み後症例を登録した。全症例を3種類のペーシングモード，すなわち高位右房のオーバードライブペーシング，右房2点でのオーバードライブペーシング，"サポート"（DDIあるいはVDIで50/分）ペーシングに6か月間割り付けられ，その後ランダムな順序で他のペーシングモードへクロスオーバーした。追加の低位右房リードの位置移動の頻度は高くなかった（1.7％）。予想通り，"サポート"モードは認容性，心房細動再発率において，最低の結果であった。2点右房ペーシング群では，高位右房ペーシングよりも，わずかであるがモードに対する認容性からクロスオーバーが少ない傾向にあった（クロスオーバーまでの期間において，5.8か月 vs. 4.7か月，$p<0.01$）が，モードに関連する副作用については同等であった。全体では，2点右房ペーシングと高位右房ペーシングとの間で有症候性心房細動の回避と心房細動再発までの期間において，有意差を認めなかった。ポストホック・サブグループ解析では，週に1回以上の心房細動を有する症例に対する心房細動抑制において，2点右房ペーシングは高位右房ペーシングよりも優位性があったとしている（HR 0.62，$p=0.06$）が，この傾向は抗不整脈薬服用例に限定されているようでもあった（HR 0.67，$p=0.06$）。

うっ血性心不全に対する再同期治療

137 Auricchio A, et al.; Pacing Therapies for Congestive Heart Failure Study Group, Guidant Congestive Heart Failure Research Group. Effect of pacing chamber and atrioventricular delay on acute systolic function of paced patients with congestive heart failure. *Circulation*. 1999; 99: 2993–3001.

本単純盲検研究は，NYHA分類IIIあるいはIVの心不全で，EFが35％未満，QRS幅が120 ms以上，多くが左脚ブロックを有する42症例が登録された。すべての患者で両心室ペーシングシステムを植込み，左室リードは局所的開胸術によって施行された。

植込み後，直後の3種類の異なるペーシング(右室，左室，両心室)での血行動態が比較された。その結果，左室単独ペーシングが最も好ましい結果であった。患者は長期的な最適モード選択のための3か月間のクロスオーバー期間に入り，能動的なペーシングで12か月間追跡された。12か月後では，両心室と左室ペーシング群では，ベースラインと比し有意に，6分間歩行距離が延長しており (446 m vs. 357 m, $p<0.001$)，最大酸素消費量も増大しており(1.19 L/分 vs. 0.97 L/分, $p=0.019$)，無酸素閾値が改善し(0.91 L/分 vs. 0.76 L/分, $p=0.018$)，NYHA心機能分類の改善と (1.90 vs. 3.05, $p<0.001$)，QOLの改善を認めた(20 vs. 49, $p<0.001$)。

138 Gras D, et al. Cardiac resynchronization therapy in advanced heart failure the multicenter InSync clinical study. *Eur J Heart Fail*. 2002; 4: 311–20.

InSyncは両心室ペーシングの非無作為化試験であり，すべてのリードを経静脈的に留置した。103症例が登録され，治療による改善が(ベースラインと比し)NYHA心機能分類，QOL，6分間歩行において認められた。約半数の症例で定期的に心エコーが施行され，左室駆出率が22%から26%へと改善した ($p=0.006$)。1例のみ，処置に関連する合併症が発生した。

139 Cazeau S, et al.; Multisite Stimulation in Cardiomyopathies (MUSTIC) Study Investigators. Effects of multisite biventricular pacing in patients with heart failure and intraventricular conduction delay. *N Engl J Med*. 2001; 344: 873–80.

デザイン：前向き，無作為，単盲検，クロスオーバー，多施設試験。一次エンドポイントは6分間歩行テスト。

目的：電気的伝導遅延を有する心不全症例において，両心室ペーシングの臨床的利益(ペーシングなしと比較して)を評価すること。

対象：至適な薬物治療にも関わらず，持続的なNYHA心機能分類IIIの心不全，駆出率35%未満，左室拡張末期径60 mm以上，QRS幅が150 msを超え，ペースメーカー植込みの他の適応のない，洞調律の67症例。9症例は無作為割り付け前に脱落，10症例は2相の研究期間を完了しなかった。

除外基準：肥大型あるいは拘束型心筋症，治療可能な弁膜症，急性心筋炎，最近の急性冠動脈症候群あるいは血行再建術，ICD植込み適応症例。

治療：全症例で，右房と右室は心内膜に，左室は冠状静脈の枝を経て留置することにより，経静脈的に両心室ペーシングシステムの植込みが施行された。植込み2週間後，患者はクロスオーバーデザインである連続的な3か月ごとの"消極的"ペーシング(VVI 40/分)あるいは"能動的"ペーシング群に無作為に割り付けられた。能動的ペーシング群での至適房室間隔は植込み時の心エコー評価によって決定された。

結果：最初の植込み成功率は92%であった。早期リード位置移動が8症例で発生し，全例で修正術を行い，3例で不成功であった。能動的ペーシング群では，"消極的"ペーシング群と比し，平均6分間歩行距離が有意に延長した (399 m vs. 325 m, $p<0.001$)。能動的ペーシング群では，QOLにおいても32%の改善に関与しており($p<0.001$)，最大酸素消費量を8%増加させた($p<0.03$)。

コメント：両心室ペーシングの同様な利益は，慢性心房細動を有する64症例においても認められた(*Circulation*. 2000; 102: 3349Aを参照)。

140 Abraham WT, et al.; MIRACLE Study Group. Cardiac resynchronization in chronic heart failure. *N Engl J Med*. 2002; 346: 1845–53.

デザイン：前向き，無作為，二重盲検，対照比較，多施設試験である。一次エンドポイントは6分間歩行，NYHA心機能分類，QOLスコアである。

目的：心室内伝導遅延を伴う心不全症例において，ペーシングなしと比した，両心室ペー

シングの安全性と効果を評価する.

対象：駆出率35％以下，左室拡張末期径55 mm以上，QRS幅が130 ms以上，6分間歩行距離が450 m以下であるNYHA分類IIIあるいはIVの453症例.

治療：全症例に両心室ペースメーカー植込みを施行し，6か月間の能動的ペーシング群（心房に同期した両心室ペーシング）とペーシングなし群に無作為割り付けした.

結果：植込み初期成功率は約92％，30症例では左室ペーシングリードの位置修正あるいは再留置が必要であった.両心室ペーシング成功群では対照群と比し，6分間歩行距離（+39 vs. +10 m, p=0.005），最大酸素消費量（+1.1 vs. +0.2 mL/kg/分, p=0.009），QOL（−18 vs. −9ポイント, p=0.001），トレッドミル時間（+81秒 vs. +19秒, p=0.001），駆出率（+4.6％ vs. −0.2％, $p<0.001$）において有意な改善が認められた.さらに，両心室ペーシング群の多くの患者のNYHA心機能分類が1以上改善し（68％ vs. 38％, $p<0.001$），心不全増悪による入院が有意に少なかった（HR 0.50；p=0.02）.

141 Young JB, et al.; Multicenter InSync ICD Randomized Clinical Evaluation (MIRACLE ICD) Trial Investigators. Combined cardiac resynchronization and implantable cardioversion defibrillation in advanced chronic heart failure: the MIRACLE ICD Trial. *JAMA*. 2003; 289: 2685–94.

デザイン：前向き，無作為，二重盲検，平行対照，多施設試験.一次エンドポイントは，登録時から6か月後のQOL，機能分類，6分間歩行距離の変化.

目的：適切な薬物治療にもかかわらずNYHA分類IIIあるいはIVの心不全症例に対する，CRTとICDの組み合わせ治療の効果と安全性を検証する.

対象：左室駆出率35％以下，QRS幅130 ms以上，致死性心室性不整脈の高リスク，NYHA分類IIIあるいはIVの369例.

治療：全例でICDは作動可能状態とした.対照群ではCRTをオフとした.

結果：CRT群では対照群に比し，QOLスコア中央値（p=0.02）と機能分類（p=0.007）において顕著な改善を示したが，6分間歩行での有意差を認めなかった（55 m vs. 53 m, p=0.36）.CRT群では，最大酸素消費量が有意に増大した（+1.1 mL/kg/分 vs. 0.1 mL/kg/分（対照群），p=0.04）.

142 Bristow MR, et al.; Comparison of Medical Therapy, Pacing, and Defibrillation in Heart Failure (COMPANION) Investigators. Cardiac-resynchronization therapy with or without an implantable defibrillator in advanced chronic heart failure. *N Engl J Med*. 2004; 350: 2140–50.

この前向き，無作為，多施設研究では，QRS幅が120 msより広く，PR間隔が150 msより延長している，虚血あるいは非虚血による中等度以上の心不全（NYHA分類IIIあるいはIV）1,520症例が登録された.患者は1：2：2の割合で，適切な薬物治療群，適切な薬物治療＋CRT群，適切な薬物治療＋ICD機能付きのCRT（CRT-D）群に割り付けられた.一次エンドポイントは全死亡とあらゆる理由による入院.1年の時点で，複合エンドポイントの発症リスクは，CRT群で34％（$p<0.001$），CRT-D群で40％の減少（$p<0.001$）を認めた.死亡のみのリスクは，CRT-D群では有意に36％減少（p=0.003），CRT群では非有意な24％の減少であった（p=0.059）.CRT-Dの死亡に対しての利益は虚血性と非虚血性で同等であった.

143 Moss AJ, et al.; MADIT-CRT Trial Investigators. Cardiac-resynchronization therapy for the prevention of heart-failure events. *N Engl J Med*. 2009; 361: 1329–38.

デザイン：前向き，無作為，対照比較試験.一次エンドポイントは，追跡期間2.4年における，全死亡あるいは最初の非致死性心不全イベントである.

目的：NYHA分類IあるいはIIの，心電図上同期不全所見のある心不全患者において，疾

患の状態と死亡率への，心臓再同期療法の利益を確認すること。
対象：駆出率30％以下，心電図上のQRS幅が130 ms以上，NYHA分類IあるいはIIの症状を有する虚血性，非虚血性心筋症1,820症例。
治療：CRT機能付きのICD植込み群と従来のICD植込み群を，3：2のCRT優位な割り付けとした。
結果：CRT治療群では，ICD単独治療に比較して，有意に一次エンドポイントの発症を減少させた（17.2％ vs. 25.3％，p=0.001）。虚血群と非虚血群との間に相違を認めなかった。しかし，複合一次エンドポイントは臨床的心不全イベント発症の減少に影響を受けており（CRT-ICD群13.9％ vs. ICD単独群22.8％，$p<0.001$），死亡率には相違を認めていなかった（CRT-ICD群3.3％ vs. ICD単独群2.5％）。心不全発症後に生じたものも含めた総死亡率は同等であった（CRT-ICD群6.8％ vs. ICD単独群7.3％，p=0.99）。

144 Cleland JG, et al.; Cardiac Resynchronization-Heart Failure (CARE-HF) Study Investigators. The effect of cardiac resynchronization on morbidity and mortality in heart failure. *N Engl J Med*. 2005; 352: 1539–49.

デザイン：前向き，無作為，対照比較試験。一次エンドポイントは，平均追跡期間29.4か月の間の，全死亡あるいは心血管イベントによる予定外の入院。
目的：NYHA分類IIIあるいはIVの心不全症例における疾患の状態と死亡に対するCRTの効果を確認すること。
対象：左室収縮不全，NYHA分類III，IVの症状，心臓同期不全を有する813症例。
治療：標準的薬物治療単独，あるいはCTRの追加。
結果：一次エンドポイントはCRT群で有意に減少し（39％ vs. 55％，$p<0.001$），効果は疾患の状態ではなく，CRT群の死亡率が有意に減少していた（20％ vs. 30％，$p<0.002$）。さらに，CRT群では，左室機能と効率の心エコー上の測定値が，有意に改善していた。

索引

数字

4S *11*

アルファベット

A

AASK *21*
abciximab *111*
ACADEMIC *29*
ACCOMPLISH *20*
ACCORD *16*
ACE *275*
ACES *29*
ACME *114*
ACUITY *214*
ADMIRAL *275*
ADP 受容体拮抗薬 *209*
ADVANCE *16*
ADVANCE MI *276*
AED *441*
AFCAPS/TexCAPS *10*, *26*
AFFIRM *427*, *428*
AFTER *274*
A-HeFT *385*
AIRE *261*
Air PAMI *269*
ALIVE *442*
ALLHAT *20*
AMIOVIRT *444*
AMISTAD *278*
AMISTAD II *278*
ANBP-2 *21*
AngioJet study *125*
APRICOT-2 *274*
ARREST *442*
ARTIST *124*
ARTS *128*
ASCENT *105*
ASCOT *10*
ASCOT-BPLA *19*

ASPECT-2 *274*
ASSENT-2 *265*
ASSENT-3 *273*, *276*
ASSENT-4 PCI *270*
ASSET *263*
ASTEROID *11*
ATLAS *381*
A to Z *13*, *211*, *221*
ATT *30*
AVID *442*
AWESOME *128*
AZACS *29*

B

BARI *127*
BASIS *278*
BERT *120*
BESMART *105*
BEST *105*, *387*
BETA-WRIST *120*
BNP *378*
BNP multinational 試験 *378*
BOAT *124*
BRITE II *120*

C

CABRI *127*
CADILLAC *271*, *275*
CAMIAT *278*
CAPP *19*
CAPRICORN *387*
CAPRIE *31*, *108*
CAPTURE *112*, *215*, *221*
CARDS *10*
CARE *11*, *26*
CARE-HF *447*
CARESS-AMI *115*
CARESS-in-AMI *270*
CARMEN *387*
CASH *442*
CASS *126*
CAST I *277*
CAST II *277*
CAT *444*

487

CAVEAT I *124*
CAVEAT II *124*
CCS-1 *277*
CCTA *220*
CETP 阻害薬 *14*
CHAMP *12, 218, 274*
CHARISMA *33*
CHARM *375, 383*
CHARM-added *383*
CHARM-alternative *383*
CHARM-preserved *383*
Chlamydia pneumoniae *28*
CIBIS II *386*
CIDS *442*
CLARIFY *29*
CLARITY-TIMI 28 *259*
CLARITY-TIMI28 *33*
CLAS *14*
CLASSICS *108*
COAST *105*
COMET *386*
COMMIT *33, 259, 260*
COMPANION *447*
CONSENSUS I *381*
CONSENSUS II *261*
CONTRAST *119*
CONVINCE *19*
COPERNICUS *386*
Coronary Drug Project *14*
COURAGE *12, 114*
C-PORT *269*
CREATE-ECLA *279*
CREDO *33, 108, 109*
CRP *25*
CRT *447*
CRUISE *103*
CTOPP *445*
CURE *33, 208*
CURRENT-OASIS 7 *106*

D

DANAMI-2 *267*
DASH *18*
DAVID *445*

DCCT *16*
DEBATE II *104*
DEFINITE *445*
DES *120*
DIAMOND *428*
DIG *385*
DIGAMI *280*
Diltiazem Reinfarction Study *217*
DOSE *379, 384*

E

EARLY-ACS *216*
EARTH *388*
EAST *127*
ECSG *115*
ECSG-4 *269*
ECSS *126*
ELITE *382*
ELITE II *382*
EMERALD *126*
EMIAT *278*
ENABLE *388*
ENDEAVOR II *122*
ENDEAVOR III *122*
ENTICES *106*
EPHESUS *384*
EPIC *111, 215*
EPILOG *112, 215*
EPISTENT *112, 115, 215*
eptifibatide *112*
ERACI *127*
ERACI II *128*
ERBAC *124*
ER-TIMI 19 *263*
ESCAPE *392*
ESPRIT *112, 266*
ESSENCE *208, 211*
ETT *220, 285*
EVEREST *389*
EVET *211*
EXTRA *105*
ExTRACT-TIMI 25 *115, 273*
ExTRACT-TIMI25 *107*

F

索 引

FANTASTIC 107
FATS 14
FINESSE 271
FIRE 126
FRAXIS 211
FREEDOM 129
FRIC 211
FRISC 211, 221

G

GABI 127
GAMMA 120
GESICA 387
GISSI-1 263
GISSI-2 263
GISSI-3 261, 277
GPIIb/IIIa 受容体阻害薬 107
GRACE 208
GRACIA 270
GR-II 105
GUSTO-1 263
GUSTO Angiography 265
GUSTO I 265, 280, 283
GUSTO IIb 214
GUSTO-IIb 267, 273
GUSTO IV ACS 216
GUSTO-V 276

H

HATS 14
HEAAL 383
HeartMate II 390
HERO 273
HERO-2 273
HERS 24
HF-STAT 387
HMG-CoA 還元酵素阻害薬 9
HORIZON-HF 389
HORIZONS-AMI 274
HOT 21
HPS 13

I

IABP 280

ICD 442
ICTUS 219
IDEAL 12
IMPACT-AMI 276
INHIBIT 120
INJECT 265
INTERACT 211
INVEST 19
I-PRESERVE 383
IRMA-2 16
ISAR 107
ISAR-2 275
ISAR-DESIRE 116
ISAR-REACT 2 216, 221
ISAR-REACT 3 107
ISAR-SMART 105
ISAR-STEREO 118
ISAR-STEREO 2 118
ISIS-2 259
ISIS-3 263
ISIS-4 277, 278
IVRT 120

J

JETSTENT 125
JNC 7 18
JUPITER 11

L

LIMIT-2 278
LIPID 11
Lipid Research Clinics Mortality Follow-up 23
LONG WRIST 120
LOOK ADHEA 18
Lp-PLA2 28
LRC 1

M

MACH-1 388
MADIT 444
MADIT-CRT 447
MADIT II 444
MAGIC 278

489

MDPIT *277*
MERIT-HF *386*, *387*
METEOR *11*
MIRACL *13*, *218*
MIRACLE *447*
MORE *25*
MOST *445*
MRFIT *1*, *22*
MULTILINK-DUET *105*
MUSTT *444*

N

NHS *22*
NICE-1 *106*
NICE-4 *106*
Nordil *19*
NRMI *272*

O

OARS *124*
OASIS 1 *214*
OASIS 2 *214*
OASIS-2 *214*
OASIS 5 *214*
OASIS 6 *273*
ONTARGET *20*
OPTIMAAL *262*
OPUS-TIMI 16 *221*
OVERTURE *388*

P

PACE *445*
PACT *115*
PAF-AH *28*
PAMI *267*
Paragon B *221*
PARIS II *31*
PCI *100*
PCI-CLARITY *109*
PCI-CURE *109*
PEP-HF *381*
PHS *26*, *29*
PLA1/A2 *29*
PLATO *210*

Post-CABG trial *12*
PRAGUE-2 *267*
PRAISE *386*
PRAISE-2 *386*
prasugrel *209*
PREFECT *124*
PREMIER *18*
PRINCE *26*
PRISM *221*
PRISM-PLUS *113*, *208*, *215*, *221*
PROMISE *380*, *388*
PROSPER *13*
PROVED *385*
PROVE IT-TIMI 22 *13*, *29*
PURSUIT *113*, *208*, *215*

R

R3 *112*
RA *124*
RACE *427*
RALES *384*
RAPID II *265*
RAPPORT *275*
REDUCE *106*
RE-LY *439*
REMATCH *390*
RENAAL *16*
REPLACE-2 *214*
REPLACE2 *107*
RESIST *103*
RESOLVD *383*
REST *116*
RESTORE *113*
REVERT *387*
RIBS *116*
RITA-2 *114*
RITA 3 *219*
RITZ-4 *388*
ROMICAT *220*
RUTH *25*

S

SAFER *125*
SAFE-T *429*

索　引

SAPAT　*30*
SAVE　*261*
SAVED　*100*
SCAI　*101*
SCD-HeFT　*393, 444*
SCORES　*105*
SCRIPPS　*120*
SHOCK　*271*
SIRIUS　*121*
SISA　*105*
Sleep Heart Health Study　*392*
SMART　*105*
SOLVD　*375*
SOLVD-Prevention　*387*
SPEED　*276*
SPIRIT III　*122*
SPRINT-I　*277*
SPRINT-II　*277*
SPRIT IV　*122*
STARS　*103, 107*
START　*120*
STAT　*271*
Stent PAMI　*271*
STICH　*390*
STOPAMI-2　*271*
STOP-HTN2　*19*
STRATAS　*124*
STRESS　*115*
STRETCH　*383*
SURVIVE　*389*
SVG WRIST　*120*
SWIFT　*115, 270*
SWORD　*278*
SYMPHONY　*216*
SYMPHONY II　*216*
SYNERGY　*107, 214*
SYNPACE　*446*
SYNTAX　*128*

T

TACTICS-TIMI 18　*208, 218, 221*
TAMI　*269*
TAMI I　*115*
TAPAS　*125*

TARGET　*113*
TAUSA　*216*
TAXUS IV　*121*
TENISS　*105*
TIME-HF　*378*
TIMI-2　*283*
TIMI-2A　*269*
TIMI 3　*216*
TIMI 3B　*218, 221*
TIMI 3 Registry　*208*
TIMI-4　*265*
TIMI-5　*273*
TIMI 9B　*214*
TIMI-9B　*273*
TIMI 10B　*266*
TIMI 11B　*208*
TIMI 14　*115*
TIMI-14　*276*
TIMI IIA　*115*
TIMI IIB　*115, 211, 270, 284*
TIMI リスクスコア　*208*
tirofiban　*113*
TNT　*12*
TOPCAT　*384*
TRACE　*261*
TRANSFER-AMI　*115, 270*
TRENT　*277*
TRITON-TIMI 38　*110, 210*

U

UNASEM　*216*
USPSTF　*30*

V

VAACME　*114*
Val-HeFT　*382*
VALIANT　*262, 382, 387*
VANQWISH　*218*
VA study　*126*
VERITAS　*388*
V-HeFT　*385*
V-HeFT I　*385*
V-HeFT II　*385*
V-HEFT II　*381*

VMAC 379
VPS 446
VPS II 446

W

WARIS 274
WARIS-2 274
WHS 30
WIZARD 29
Women's Health Initiative 24
WOSCOPS 10
WRIST 120
WRIST 12 120
WRIST PLUS 120

かな

あ

アジスロマイシン 29
アスピリン 30, 106, 209
アスピリン不全の予後 221
アミオダロン静注 442
アルコール 24
安定狭心症，PCI 114

い

一次予防試験 30
遺伝子マーカー 29

う

右室梗塞 280
運動 22

え

植込み型除細動器 442
ST上昇型心筋梗塞 114, 257
　疫学 257
　血清マーカー 258
　心エコー図 258
　診断 257
　心電図 258
　治療 259
　疼痛 258
　病因 257

エストロゲン補充療法 24
エゼチミブ 8
HMG-CoA阻害薬 217
遠位塞栓保護 125

お

ω-3脂肪酸 5

か

回転式アテレクトミー 124
拡張不全 377
家族歴 23
ガチフロキサン 29
カッティングバルーン 104
カテーテルアブレーション 435
Ca拮抗薬 217
感染 28
冠動脈コンピューター断層撮影血管造影 220
冠動脈疾患
　一次予防 1
　二次予防 1
冠動脈造影 99, 218
冠動脈バイパス術 126

き

喫煙 15
狭窄形態 99
Killip分類 376
禁煙補助薬 15

く

クラリスロマイシン 29
クレアチンキナーゼ 207, 258
クロピドグレル 31, 209

け

経皮的冠動脈インターベンション 100
　アクセス 101
　合併症 116
　施行 100
　施設症例数 101
　術者 101
　術者症例数 101

492

索引

腎機能障害 119
適応 100
外科的アブレーション 436
血管内放射線療法 120
血小板減少症 119
血流グレード 99

こ

抗凝固療法，除細動後 437
高血圧 17
　診断 18
　治療 18
　病因 18
　目標血圧 21
抗不整脈薬 442
コレスチラミン 7
コレステリルエステル転送蛋白阻害薬 14
HDL コレステロール 14
コレステロール 1
コレステロール吸収阻害薬 8

さ

再狭窄 118
魚 5

し

C 反応性蛋白 25
GPIIb/IIIa 受容体拮抗阻害薬 215
脂質 1
自動体外式除細動器．AED を参照
収縮不全 377
修正不能な危険因子 23
硝酸薬 217
食事 1
心室性不整脈 441
心臓再同期療法 447
心拍数調節 427
しんふぜん
　疫学 375
　心不全 375
　検査 378
　身体所見 377
　治療 379
　病因 377

病歴 377
心不全のステージ分類 375
心房細動 425
　危険因子 425
　自然歴 425
　治療 427
　病因 425
心房不整脈 425
　疫学 425

す

スタチン 9, 217
ステント 105
ステント血栓症 118
座りがちな生活習慣 22

せ

性別 23
全米コレステロール教育プログラムガイドライン 4

そ

造影剤 102

た

大伏在静脈グラフト 126

ち

チエノピリジン系薬剤 209
チクロピジン 209
地中海風料理 6
超音波検査 220
直接ステント留置 115
直接トロンビン抑制薬 107

て

低分子量ヘパリン 106
低分子量ヘパリン 211

と

糖蛋白 IIb/IIIa 受容体阻害薬 111
洞調律維持 427
糖尿病 15
トレッドミル運動負荷核イメージング 220

493

トレッドミル運動負荷試験 *220, 285*
トロポニン *207*
トロポニン I *258*
トロポニン T *258*

な

ナイアシン *14*
内胸動脈 *126*

に

二次予防試験 *31*
New York Heart Association 分類 *375*

ね

年齢 *23*

の

脳卒中 *426*

は

バルーン血管形成術 *104*
バルーン前拡張 *115*

ひ

非 ST 上昇型心筋梗塞
　予後 *220*
非 ST 上昇型心筋梗塞, PCI *114*
非侵襲的検査 *220*
ビタミン *5*
肥満 *21*
病変の評価 *102*

ふ

不安定狭心症
　予後 *220*
不安定狭心症, PCI *114*
不安定狭心症 / 非 ST 上昇型心筋梗塞 *205*
　疫学 *205*
　心電図 *207*
　治療 *209*
　病態生理 *205*
　病歴 *207*
　分類 *205*
フィブラート *7*

不整脈 *425*
フラミンガム心臓研究 *29, 375, 426*
フラミンガムリスクスコア *1*

へ

β 遮断薬 *216*
ヘパリン *106*
ヘパリン *210*

ほ

方向性冠動脈粥腫切除術 *122*
方向性粥腫切除術 *116*
ホモシステイン *27*
ホリデー・ハート・シンドローム *426*
ホルモン *24*

み

ミオグロビン *208, 258*

め

メタボリックシンドローム *17*

や

薬剤溶出性ステント *120*
薬剤負荷イメージング *220*

よ

予防医学 *1*
予後
　BNP *221*
　C 反応性蛋白 *221*
　心電図 *221*
　トロポニン・レベル *221*

り

リポ蛋白質関連ホスホリパーゼ A2 *28*

ろ

ロータブレータ *124*

エビデンス循環器病学　第3版

発行	2012年7月8日　第1刷発行
著者	Christopher P. Cannon
	Benjamin A. Steinberg
日本語版監修	道下一朗，足利貴志，菅野晃靖，福井和樹
発行所	ライフサイエンス出版株式会社
	〒103-0024 東京都中央区日本橋小舟町11-7
	TEL 03-3664-7900/ FAX 03-3664-7734
	http://www.lifescience.co.jp/
印刷・製本	三報社印刷株式会社

ISBN 978-4-89775-303-4

落丁，乱丁の場合はお取り替えいたします。
本書に掲載する著作物の複写に関わる複製権・上映権・譲渡権・公衆送信権（送信可能化権を含む）はライフサイエンス出版株式会社が保有しています。

JCOPY ＜(社)出版者著作権管理機構 委託出版物＞

本書の無断複写は著作権法上での例外を除き禁じられています。複写される場合は，そのつど事前に，(社)出版者著作権管理機構（電話 03-3513-6969，FAX 03-3513-6979，e-mail: info@jcopy.or.jp）の許諾を得てください。